AF816065

Reinhard Larsen

Thomas Ziegenfuß

# La respirazione artificiale

Basi e pratica

Reinhard Larsen
Thomas Ziegenfuß

# La respirazione artificiale

## Basi e pratica

Con 112 Illustrazioni

*Seconda edizione*

Springer

Prof. Dr. REINHARD LARSEN
Università di Saarbrücken
Direttore, Divisione di Anestesia
e Terapia Intensiva
Policlinico Saarland
Homburg, Germania

Dr. THOMAS ZIEGENFUß
Direttore, Divisione di Anestesia
e Terapia Intensiva
Ospedale St. Joseph
Moers, Germania

Tradotto dall'opera originale:
*Beatmung, 4. Auflage*
R. Larsen, T. Ziegenfuß


Traduzione dal tedesco a cura di Emanuela Morinello, Dirigente Medico I° livello, Divisione di Anestesia e Terapia Intensiva, Policlinico Saarland, Homburg, Germania

ISBN 978-88-470-2381-9 ISBN 978-88-470-2382-6 (eBook)

DOI 10.1007/978-88-470-2382-6



Progetto grafico della copertina: Simona Colombo, Milano
Impaginazione: C & G di Cerri e Galassi, Cremona
Stampa: Grafiche Porpora, Segrate (Mi)

Springer-Verlag Italia S.r.l., Via Decembrio 28, I-20137 Milano
Springer fa parte di Springer Science+Business Media (www.springer.com)

# Prefazione alla seconda edizione italiana

Sulla scia del grande successo ottenuto dalla prima edizione in lingua italiana, pubblicata nel 2007, abbiamo deciso, di comune accordo con Springer Italia, di riproporre il volume in una nuova versione che include tutti gli aggiornamenti da noi effettuati alla più recente edizione – la quarta ormai – in lingua tedesca.

I contenuti proposti in questa e nella precedente edizione sono nati dall'elaborazione di dati derivati dalla pratica clinica quotidiana e dai dati disponibili nella letteratura scientifica internazionale: vengono descritte le basi anatomiche dell'apparato respiratorio, la fisiologia del respiro e l'equilibrio acido-base, l'analisi delle diverse forme di insufficienza respiratoria, per poi passare alle applicazioni pratiche della respirazione artificiale, alle diverse indicazioni e alla descrizione delle sue complicazioni, delle sue diverse forme, sia standard che alternative, nonché alle informazioni relative alla sua impostazione e gestione nelle più frequenti patologie respiratorie. Di rilevante importanza sono inoltre i concetti sviluppati circa la ventilazione con protezione polmonare, le metodiche di respirazione artificiale nell'ARDS, le linee guida per la ventilazione non invasiva. La struttura del libro è rimasta quindi sostanzialmente la stessa, ma in ogni capitolo sono stati inseriti i necessari adeguamenti, in modo da offrire una panoramica il più possibile aggiornata sull'argomento.

Speriamo vivamente che anche questa nuova edizione del volume possa rappresentare per i colleghi italiani una lettura utile, piacevole e interessante.

Ringraziamo la traduttrice, Dr.ssa Emanuela Morinello, e Springer Italia per la gentile e competente collaborazione.

*R. Larsen*
*T. Ziegenfuß*

# Prefazione alla IV Edizione in lingua tedesca

**Un libro orientato alla pratica vive di attualità!**

Per questo motivo, in questa nuova edizione abbiamo raccolto e inserito nei relativi capitoli più importanti aggiornamenti in ambito clinico e i progressi in ambito terapeutico riguardanti la ventilazione artificiale. Inoltre, grande rilevanza viene riconosciuta al tema della protezione polmonare durante la ventilazione meccanica, i cui vantaggi e la cui utilità nella patologia polmonare acuta, pur non essendo più oggetto di discussione, non vengono sempre applicati nel modo più appropriato.

Contemporaneamente, abbiamo eliminato i vecchi concetti, e per questo motivo il numero di pagine della nuova edizione non è eccessivamente aumentato.

Con questo libro vogliamo fornire ai nostri lettori le più aggiornate conoscenze necessarie alla pratica della ventilazione meccanica, insieme a una valutazione critica basata sulle evidenze dei relativi vantaggi e svantaggi.

Ringraziamo i nostri numerosi lettori per i consigli e i suggerimenti che ci hanno voluto dare allo scopo di migliorare il contenuto del libro; un grazie va anche ai collaboratori di Springer, in particolare alla Signora Ulrike Hartmann, per il competente supporto offertoci nell'elaborazione di questa nuova edizione.

Ci auguriamo che la lettura del libro arricchisca le conoscenze di tutti coloro che avranno l'opportunità di leggerlo, e ancora una volta saremo grati a tutti coloro che vorranno inviarci consigli critici e costruttivi.

Homburg e Moers, Marzo 2009

*R. Larsen*
*T. Ziegenfuß*

# Prefazione alla I Edizione in lingua tedesca

In passato, la ventilazione artificiale era vista come un semplice procedimento meccanico. Oggi, grazie alle nuove tecnologie nel campo dei ventilatori e alle diverse modalità in cui può essere erogata, la respirazione artificiale si è sviluppata nell'ambito di un complesso procedimento terapeutico che richiede, da parte degli operatori di terapia intensiva, una vasta conoscenza delle basi, dei principi e delle indicazioni differenziali.

Queste conoscenze di base, ai fini della pratica clinica della terapia respiratoria artificiale, non possono essere acquisite al letto del paziente, ma richiedono una preparazione e delle riflessioni personali.

Questo libro, secondo il volere degli Autori, si propone di evidenziare, in base alla personale esperienza, come valutare e conseguentemente reagire alle diverse condizioni di pericolo che possono presentarsi nel corso di una terapia con il respiratore.

Il libro è una presentazione sistematica della ventilazione meccanica e del sostegno respiratorio del paziente in terapia intensiva. Esso può essere considerato come un utile libro di testo attraverso il quale il lettore, in modo semplice, partendo dalle basi anatomiche, fisiologiche e patologiche, apprende le basi necessarie alla pratica della ventilazione, sia in terapia intensiva che in sala operatoria.

Nel volume sono esposte le classificazioni e le varie forme di ventilazione, con descrizione completa delle grandezze da impostare al ventilatore, delle forme standard della respirazione artificiale, di quelle alternative, fino ad arrivare alle non convenzionali. Sono inoltre valutati i procedimenti di sorveglianza e di custodia polmonare nel corso di ventilazione artificiale. Si esaminano anche i processi di broncoscopia a fibre ottiche e di posizionamento di drenaggi toracici.

Nella seconda parte del libro, sono descritte le varie modalità di sostegno del respiro e di ventilazione nelle tipiche patologie respiratorie e alterazioni quali l'ARDS, lo scompenso acuto della BPCO, lo stato asmatico ed il trauma toracico. Nell' ultima parte sono invece presentate le condizioni di ventilazione in caso di trauma cranico e di incrementata pressione intracerebrale. Inoltre, viene descritta la ventilazione in età pediatrica, nel corso di anestesia totale e nel postoperatorio.

È stato nostro intento creare un testo completo e riassuntivo che, in base alla valutazione clinica, fornisca le basi per l'impostazione di una corretta ventilazione meccanica e di sostegno del respiro. In tal senso ci siamo basati non solo sulla nostra esperienza personale, ma anche sulle attuali conoscenze dedotte dalla letteratura scientifica, nonché sui suggerimenti recepiti in occasione di congressi del settore circa la classificazione dei ventilatori e delle forme di respirazione artificiale. Sono state prese in considerazione anche le diverse linee guida internazionali (sebbene queste subiscano modifiche che richiedono un costante aggiornamento) relative alla terapia delle patologie del sistema respiratorio.

Il libro è diretto a tutti i medici che assistono i pazienti in terapia intensiva, siano essi anestesisti, chirurghi, neurochirurghi, neurologi, internisti o pediatri, agli specializzandi e, non ultimo, al personale infermieristico di terapia intensiva e di sala operatoria – in altre parole, a tutti coloro che giornalmente sorvegliano la funzione del ventilatore e che devono saper valutare in tempo, ponendovi tempestivo rimedio, le possibili condizioni che mettono a rischio la vita del paziente.

Gli Autori ringraziano sentitamente Kerstin Rupp, per la perfetta elaborazione elettronica dei dati, Victor Oehm e J. Sydor ed i loro colleghi della casa editrice Springer per la competente e piacevole collaborazione.

Homburg, Luglio 1997

*R. Larsen*
*T. Ziegenfuß*

# Indice

# Anatomia dell'apparato respiratorio

L'apparato respiratorio è costituito da vie aeree e polmoni.

La sua funzione più importante è la **respirazione esterna**, cioè l'assunzione di ossigeno e la cessione di anidride carbonica. Le vie aeree trasportano, purificano, inumidiscono, riscaldano l'aria inspirata. Sono inoltre sede degli organi della fonazione. Tali strutture originano dalle cavità nasali e terminano negli alveoli.

Lo scambio dei gas respiratori avviene negli alveoli per diffusione, attraverso un processo di variazione del volume polmonare, definito **ventilazione.**

Le vie aeree iniziano dalle cavità nasali e terminano negli alveoli. Trasportano aria ma non partecipano agli scambi gassosi. L'albero tracheo-bronchiale e le successive diramazioni di questo, vengono suddivisi in diverse generazioni, di cui la trachea rappresenta la generazione 0 e gli alveoli la generazione 23.

## 1.1 Vie aeree

Topograficamente si distinguono vie aeree superiori ed inferiori (Fig. 1.1):

- **vie aeree superiori:** cavità nasali, faringe, laringe;
- **vie aeree inferiori:** trachea, sistema bronchiale polmonare.

Funzionalmente si distinguono:

- **sezioni addette alla conduzione aerea:** cavità nasali, laringe, trachea, bronchi principali, lobari, segmentali, interlobulari, lobulari, intralobulari, terminali;
- **segmenti deputati agli scambi gassosi:** bronchioli respiratori, alveoli.

### 1.1.1 Trachea

La trachea ha una lunghezza di circa 10-12 cm ed un diametro di 1,8-2 cm.

Inizia con un segmento extratoracico subito dopo la cartilagine cricoidea (Pars cervicalis), all'altezza della 4°-7° vertebra cervicale, si continua con il segmento intratoracico (Pars toracica), attraverso il mediastino superiore, fino al limite del corpo e del manubrio dello sterno, a circa 5-7 cm al di sotto della superficie cutanea. Si divide quindi nei due bronchi principali. La biforcazione è localizzata, a seconda dell'età, in corrispondenza, in media, della 4°-5° vertebra toracica, con valori estremi nei neonati (2°) e negli anziani (7°).

**Parete tracheale.** La trachea ed i bronchi principali hanno uno scheletro costituito da anelli car-

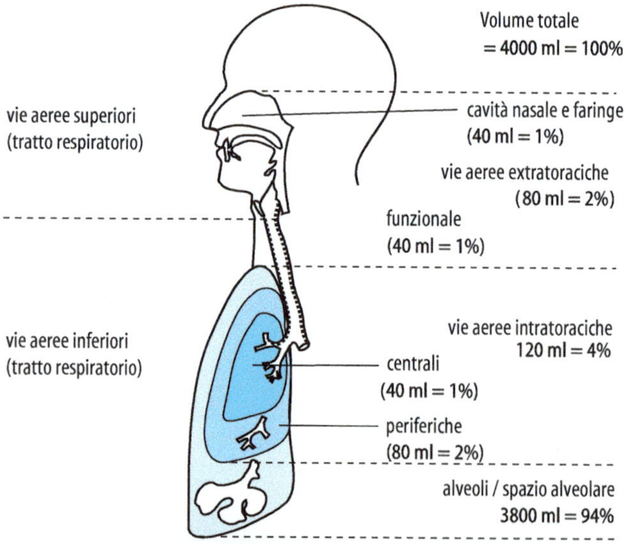


**Fig. 1.1.** Suddivisione dell'albero respiratorio e dei volumi polmonari. L'apparato respiratorio è costituito dalle vie aeree extra ed intratoraciche e dagli spazi alveolari. La laringe divide il tratto respiratorio superiore da quello inferiore. Il diametro delle vie aeree periferiche è inferiore ai 2 mm

tilaginei incompleti sovrapposti, in numero di 16-20 per la trachea, 6-8 per il bronco destro e 9-12 per il sinistro. La parete della trachea e dei bronchi principali è costituita, procedendo dall'esterno all'interno, dai seguenti strati: tonaca fibrosa, tonaca sottomucosa, tonaca mucosa. La tonaca fibrosa, formata da tessuto connettivo denso ricco di fibre elastiche, inguaina gli anelli cartilaginei. Negli intervalli tra gli anelli forma i legamenti interanulari. In corrispondenza della parete membranacea, anteriormente alla tonaca fibrosa si trova uno strato muscolare o muscolo tracheale, costituito da fascetti muscolari a decorso prevalentemente trasversale, che si inseriscono sulle estremità degli anelli cartilaginei e, dove questi mancano, sui legamenti interanulari. La tonaca sottomucosa è formata da connettivo lasso e contiene ghiandole tracheali e bronchiali.

Grazie ai semianelli cartilaginei, il lume tracheale rimane pervio. L'esercizio di pressioni di circa 40 cm d'$H_2O$ (1 cm d'$H_2O$ = 98,07 Pa), può determinare la chiusura della trachea in corrispondenza della laringe e della regione extratoracica. Questo rischio può verificarsi in corso di emorragie successive ad interventi alla tiroide. La compressione della trachea può avvenire in conseguenza dello sviluppo di pressioni intratoraciche, come in corso di tosse. Grazie alla sua elasticità, la trachea si allunga fino a 5 cm durante l'inspirazione profonda e segue i movimenti di testa, laringe e gola.

**Mucosa.** La tonaca mucosa è costituita dall'epitelio di rivestimento e dalla tonaca propria. L'epitelio è batiprismatico, pluriseriato, secernente, con ciglia vibratili. Il movimento delle ciglia è diretto verso l'alto, in modo da veicolare particelle di polvere e microrganismi verso la laringe. Questo meccanismo difensivo, presente anche nei piccoli bronchioli, viene definito "clearance" mucociliare. Sono inoltre presenti cellule a canestro produttrici di muco e cellule basali che non presentano ciglia.

La tonaca propria è ricca di fibre elastiche e può contenere accumuli di linfociti; nel suo spessore decorrono i dotti delle ghiandole tracheali e bronchiali.

**Innervazione ed irrorazione.** Il muscolo tracheale della Pars membranacea è innervato dal vago, nella porzione superiore attraverso rami del nervo laringeo ricorrente, inferiormente, invece, da rami diretti. Sensibilità e secrezione della mucosa sono controllate dal vago. I vasi della mucosa sono innervati da fibre simpatiche.

La trachea è irrorata soprattutto dall'arteria tiroidea inferiore.

### 1.1.2 Bronchi principali extrapolmonari

La biforcazione della trachea nei due bronchi principali destro e sinistro avviene a livello della carena. Questi poi si suddividono nei bronchi dei rispettivi lobi (Fig. 1.2).

I due bronchi principali presentano delle importanti differenze:

- bronco principale destro: lunghezza inferiore (1-2,5 cm), diametro maggiore (circa. 14 mm), angolo di biforcazione dalla trachea di soli 22°;
- bronco principale sinistro: lunghezza superiore (4,5-5 cm), diametro minore (circa 12 mm), angolo di biforcazione di 35° circa.
- l'ampiezza dell'angolo tra i due bronchi varia tra 55°-65°.

A causa del minor grado dell'angolo di biforcazione, corpi estranei o tubo endotracheale, possono adagiarsi più facilmente nel bronco destro.

Durante un atto di inspirazione profonda, i due bronchi principali si dilatano, aumentando il loro diametro trasversale di circa 2-3 mm.

**Parete e mucosa.** Ricordano la struttura tracheale: a destra sono presenti 6-8, mentre a sinistra 9-12 anelli elastici cartilaginei, tra loro collegati a ferro di cavallo nella parte anteriore e laterale, chiusi posteriormente da membrane muscolo-cartilaginee elastiche. Sono inoltre presenti epitelio cilindrico, cellule a canestro produttrici di muco.

**Innervazione e vascolarizzazione.** L'innervazione è la medesima della trachea, l'irrorazione dei bronchi principali viene soprattutto fornita dai rami bronchiali.

## 1.2 Polmoni

Entrambi, destro e sinistro, si dividono in lobi, segmenti, lobuli ed acini (Fig. 1.3).

Ciascun polmone è contenuto nelle cavità pleuriche. La pleura parietale riveste le pareti

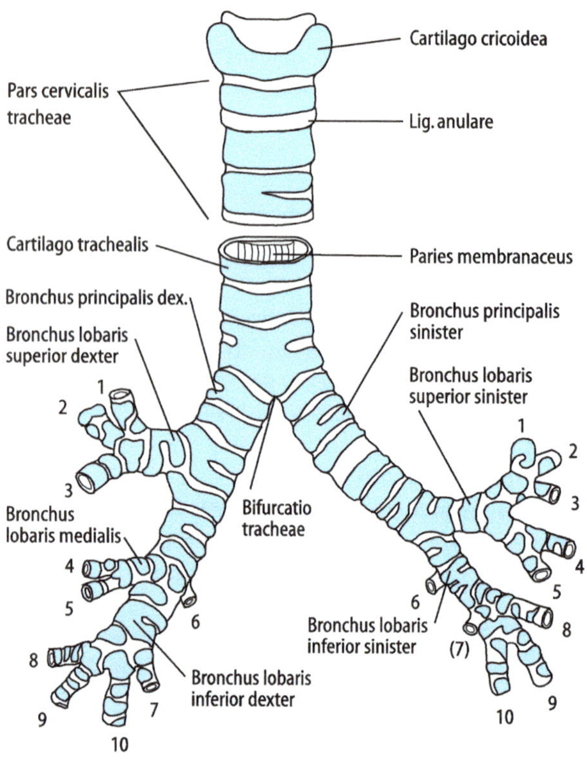


**Fig. 1.2.** Trachea, bronchi principali, lobi, lobuli e segmenti. La porzione centrale della trachea non è rappresentata per permettere di evidenziare la Pars membranacea. (Mod. da Schiebler 1995)

interne della cavità toracica. La pleura viscerale è una membrana sottile e trasparente che avvolge il polmone, ad esclusione della regione dell'ilo e lungo una stretta porzione sottoilare della faccia polmonare mediale. I due foglietti pleurici delimitano uno spazio chiuso, denominato cavità pleurica. Una piccola quantità di liquido umetta le superfici di contatto, permettendo lo scorrimento dei due foglietti l'uno sull'altro, durante i movimenti respiratori. Nello spessore di ogni foglietto pleurico si riconoscono uno strato superficiale di cellule epiteliali appiattite (mesotelio), uno strato sottomesoteliale fibroelastico e uno strato sottosieroso di connettivo lasso, riccamente vascolarizzato. Trachea e bronchi principali si trovano nel mediastino posteriore.

### 1.2.1 Lobi polmonari

Ciascun polmone è suddiviso in lobi da profonde incisure o scissure polmonari, in cui affonda la pleura polmonare, che si spingono, in profondità, quasi fino all'ilo.

**Polmone destro.** Il polmone destro è costituito da tre lobi:

- Superiore;
- Medio;
- Inferiore.

Presenta una scissura interlobare principale (od obliqua) ed una secondaria (od orizzontale). I lobi superiore e medio sono separati tra loro dalla scissura orizzontale. Il lobo inferiore è diviso dagli altri due dalla scissura obliqua.

**Polmone sinistro.** A differenza del destro, nel polmone sinistro si osservano due soli lobi, separati dalla fessura obliqua:

- Superiore;
- Inferiore.

Al lobo superiore del polmone sinistro corrispondono il medio ed il superiore del destro. Comunque, per la presenza del cuore, è più piccolo dei due lobi destri.

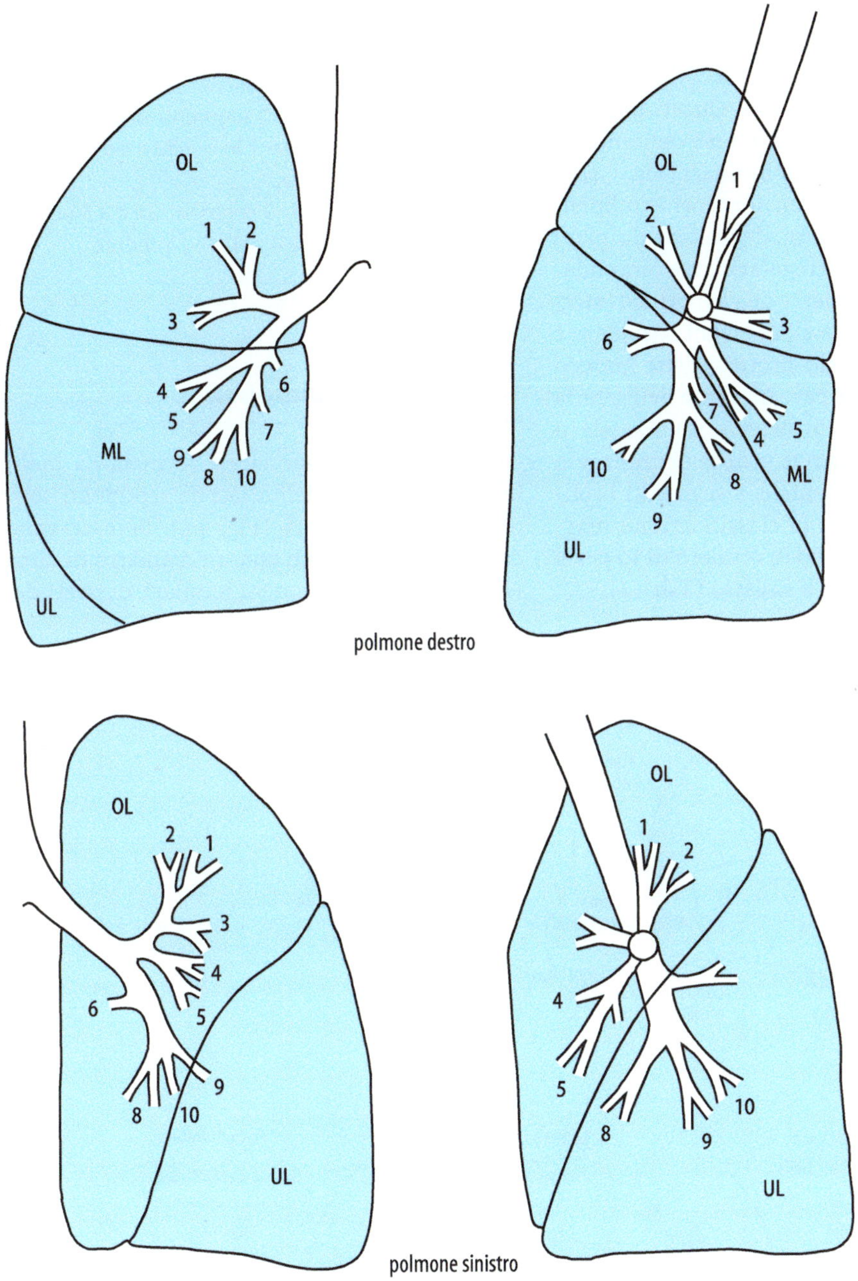


**Fig. 1.3.** Topografia di lobi polmonari e segmenti; a destra veduta anteriore, a sinistra veduta laterale. I numeri corrispondono ai relativi segmenti. La lingula del polmone sinistro presenta un origine comune ed è paragonabile al lobo bronchiale medio destro

**Ili polmonari.** Bronchi principali, vasi e nervi costituiscono gli ili polmonari. Il bronco principale decorre posteriormente, le arterie polmonari anteriormente, le vene sono poste al di sotto delle arterie. Tra le strutture vascolari, si trovano i linfonodi ilari.

1

### 1.2.2 Segmenti polmonari o zone bronco-polmonari

I polmoni sono divisi in lobi. Questi possono essere a loro volta suddivisi in aree denominate segmenti o zone bronco-polmonari (Fig. 1.4). Il segmento polmonare è un territorio indipendente del lobo polmonare, delimitato da piani connettivali, di forma irregolarmente piramidale, con base corrispondente alla superficie esterna del polmone e apice all'ilo. Ogni segmento è ventilato da un proprio bronco, detto bronco segmentale o zonale, riceve un ramo dell'arteria polmonare, denominato arteria segmentale o zonale ed possiede una rete venosa di drenaggio perizonale o perisegmentale. I segmenti bronco-polmonari, secondo la classificazione maggiormente accettata, sono in numero di 10 per il polmone destro e 9 per il sinistro (Tab. 1.1).

**Definizione**

I polmoni contengono il seguente numero di segmenti:
- Polmone destro: 10 segmenti, di cui 3 nel lobo superiore, 2 in quello medio e 5 nel lobo inferiore.
- Polmone sinistro: 9 segmenti, di cui 5 nel lobo superiore e 4 nel lobo inferiore.

### 1.2.3 Lobuli polmonari

Ciascuna zona polmonare è formata da molti lobuli polmonari, delimitati da sepimenti connettivali perilobulari (Fig. 1.5). Si osservano così campi poligonali con un diametro di circa 1-4 cm, forniti di bronchi lobulari, derivati dai

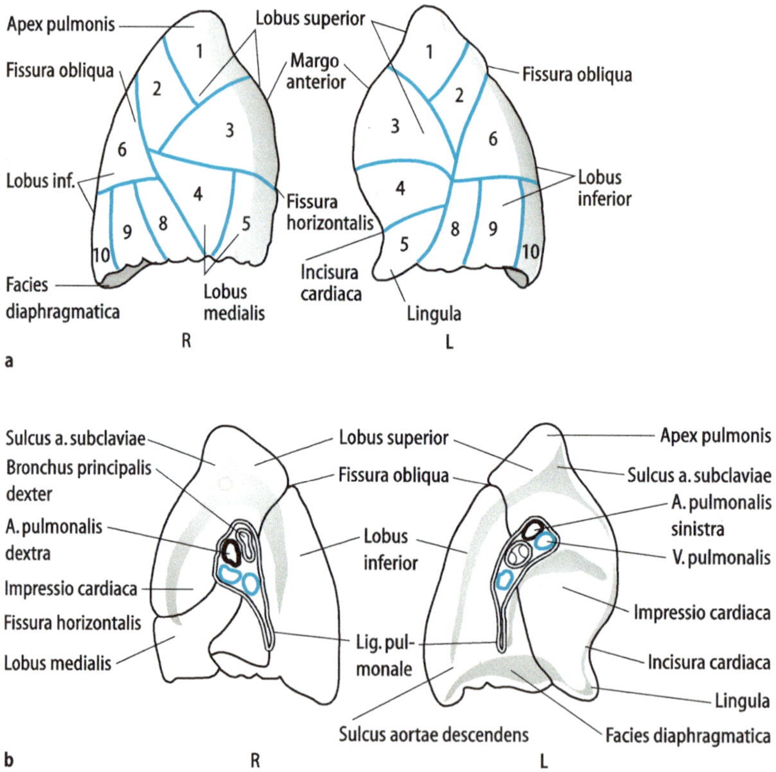


**Fig. 1.4 a,b.** **a** Vista laterale (*faccia costale*) del polmone destro e sinistro; limiti dei segmenti in rosso, segmenti polmonari indicati da frecce. **b** Vista mediale del polmone destro e sinistro. Ili polmonari con arterie (*in nero*), vene (*in blu*) e bronchi (il bronco principale polmonare sinistro non è rappresentato). (Da Schiebler 1995)

**Tab. 1.1.** Segmenti polmonari e rispettivi bronchi

| | |
|---|---|
| **Polmone destro** | |
| **Lobo superiore** | **Bronco lobare superiore destro** |
| Segmento apicale (1) | Bronco segmentale apicale |
| Segmento posteriore (2) | Bronco segmentale posteriore |
| Segmento anteriore (3) | Bronco segmentale anteriore |
| **Lobo medio** | **Bronco lobare superiore medio** |
| Segmento laterale (4) | Bronco segmentale laterale |
| Segmento mediale (5) | Bronco segmentale mediale |
| **Lobo inferiore** | **Bronco lobare inferiore destro** |
| Segmento superiore (6) | Bronco segmentale superiore |
| Segmento basale mediale (7) | Bronco segmentale basale mediale |
| Segmento basale anteriore (8) | Bronco segmentale basale anteriore |
| Segmento basale laterale (9) | Bronco segmentale basale laterale |
| Segmento basale posteriore (10) | Bronco segmentale basale posteriore |
| **Polmone sinistro** | |
| **Lobo superiore** | **Bronco lobare superiore sinistro** |
| Segmento apicale posteriore (1+2) | Bronco segmentale apicale posteriore |
| Segmento anteriore (3) | Bronco segmentale anteriore |
| Segmento lingulare superiore (4) | Bronco lingulare superiore |
| Segmento lingulare inferiore (5) | Bronco lingulare inferiore |
| **Lobo inferiore** | **Bronco lobare inferiore sinistro** |
| Segmento superiore (6) | Bronco segmentale superiore |
| Segmento mancante (nella maggior parte dei casi) | |
| Segmento basale anteriore (8) | Bronco segmentale basale anteriore |
| Segmento basale laterale (9) | Bronco segmentale basale laterale |
| Segmento basale posteriore (10) | Bronco segmentale basale posteriore |

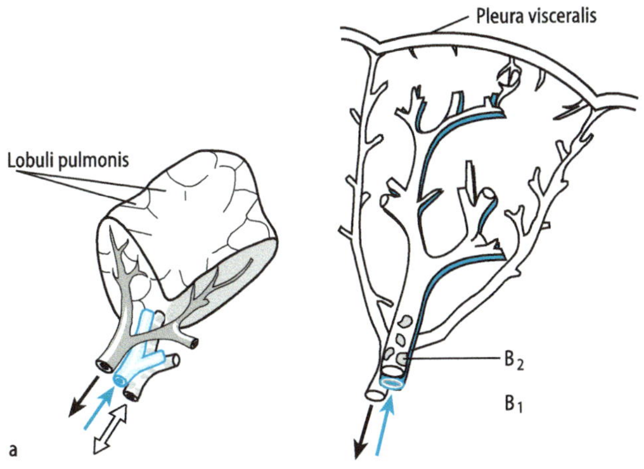


**Fig. 1.5 a,b.** **a** Segmento bronco-polmonare. L'arteria ed il bronco segmentale decorrono ai bordi del segmento cuneiforme, la vena (*blu*) è intersegmentale. **b** Rappresentazione schematica di un lobulo. *B1* piccolo bronco, *B2* bronchioli. (Da Schiebler 1995)

bronchi interlobulari. Un lobulo viene raggiunto da bronchioli di prima generazione, che si dividono poi fino a 3-4 volte. L'ultima generazione bronchiolare è costituita dai bronchioli terminali, i quali immettono nelle suddivisioni finali dell'albero bronchiale, cioè gli alveoli.

### 1.2.4 Acini

L'acino polmonare è definito come il territorio di parenchima dipendente da un bronchiolo terminale e risulta costituito da numerosi alveoli. Ciascun bronchiolo terminale si divide in due bronchioli respiratori, così denominati perché la loro parete presenta estroflessioni emisferiche denominate alveoli polmonari. Ciascun acino polmonare contiene da 1500 a 4000 alveoli, il cui diametro è compreso in media tra 2,5-5mm, con un massimo 8 mm.

### 1.2.5 Albero bronchiale polmonare

L'albero bronchiale comprende sezioni prossimali conduttive, deputate alla conduzione dell'aria, e sezioni distali sede dello scambio gassoso (Fig. 1.6).

Le sezioni conduttive rappresentano lo spazio morto del volume inspirato. Le sezioni veicolanti l'aria dell'albero respiratorio si suddividono in:

- Bronchi principali destro e sinistro (vedi sopra);
- Bronchi lobari;
- Bronchi segmentali;
- Bronchioli;
- Bronchioli terminali.

Secondo Weibel, l'albero tracheo-bronchiale si può suddividere in generazioni successive, in ognuna delle quali il numero delle vie aeree, mediamente, raddoppia:

- Trachea: generazione 0;
- Bronchi principali, lobari e segmentali: generazione 1-4;
- Piccoli bronchi: generazione 5-11;
- Bronchioli: generazione 12-16;
- Bronchioli respiratori: generazione 17-19.

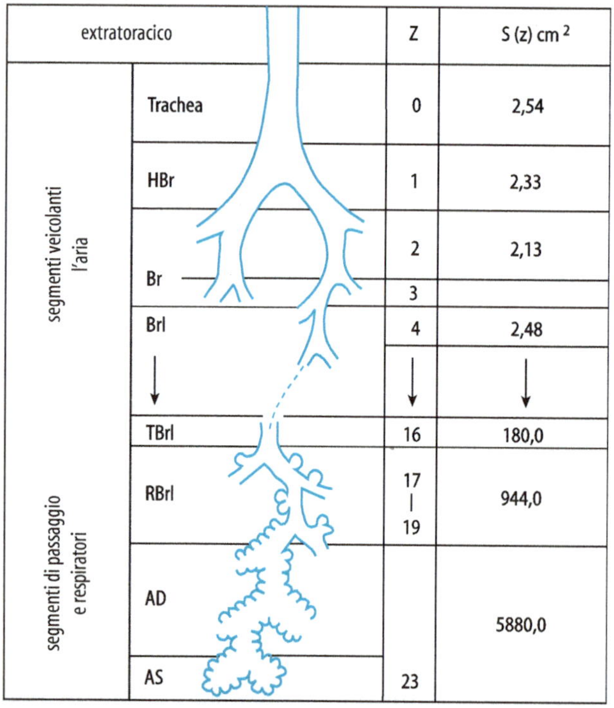


**Fig. 1.6.** Diametri delle differenti parti dell'albero tracheo-bronchiale; sezione totale *S* (*z*) derivata da ciascuna generazione di suddivisione. *Hbr* bronco principale, Br medi e piccoli bronchi, *Brl* bronchioli *TBrl* bronchioli terminali *RBrl* bronchioli respiratori, *AD* dotti alveolari, *AS* sacculi alveolari. (Mod. da Matthys 1988)

### Bronchi lobari

Seguono ai bronchi principali. Sono, rispettivamente, tre a destra e due a sinistra. Il loro diametro è compreso tra 8 e 12 mm. Il bronco lobare superiore destro prende origine direttamente dall'ilo, seguendo un percorso extrapolmonare. Il medio e l'inferiore, derivano dal bronco d'origine.

Il bronco lobare sinistro lascia il principale in zona extrapolmonare. In entrambe i polmoni, il bronco lobare inferiore è il solo che deriva dal decorso naturale del principale.

### Bronchi segmentali

Derivano dai bronchi lobari. Si suddividono inizialmente in 6-12 bronchi medi, il cui diametro diminuisce fino a 2 mm. Seguono i piccoli bronchi nei quali il diametro si riduce fino a 1 mm. Sia i bronchi principali che i grossi bronchi, così come la trachea, sono provvisti di anelli cartilaginei ad U. Nei medi e piccoli bronchi sono invece presenti strutture cartilaginee di forma irregolare.

### Bronchioli

Originano dai piccoli bronchi, in seguito a suddivisioni successive di bronchi interlobali e lobulari. Si suddividono, successivamente, e raggiungono i lobuli polmonari. Le strutture cartilaginee sono quasi del tutto assenti. La muscolatura liscia è invece ben sviluppata.

**Bronchioli terminali.** Rappresentano la porzione finale dei bronchioli, il termine dell'albero bronchiale di conduzione. Il loro diametro è di circa 0,3-0,4 mm.

### Bronchioli respiratori

Costituiscono la successiva suddivisione dei bronchioli terminali. Il loro diametro medio è di circa 0,4 mm. Hanno il significato di zona di passaggio, all'albero bronchiale respiratorio. Da ogni bronchiolo respiratorio si dipartono 5-8 dotti alveolari di eguale forma, la cui parte è costituita da estroflessioni emisferiche dette alveoli polmonari. L'ingresso alveolare è di circa 0,25-0,4 mm. La maggior parte termina in due corti sacculi alveolari di eguale struttura. L'insieme bronchiolo respiratorio-alveolo è definito acino.

### Parete dell'albero bronchiale conduttivo

**Bronchi.** Tutti i bronchi richiamano fondamentalmente la struttura tracheale. Tuttavia, i bronchi lobari e segmentali non presentano i caratteristici anelli, ma irregolari strutture cartilaginee, che tendono via via a scomparire, collegate da fibre collagene ed elastiche, con le quali formano la tonaca fibro-cartilaginea. La chiusura della parete posteriore è assicurata da un sottile strato di muscolatura liscia, denominato tonaca muscolare. Nei grossi bronchi la muscolatura ha andamento anulare, mentre nei piccoli bronchi assume un decorso spirale. Nella lamina propria della mucosa decorrono i condotti delle ghiandole bronchiali. Sono, inoltre, presenti follicoli linfocitari (con funzione di difesa) e plessi venosi. Nell'avventizia peribronchiale decorrono vasi sanguigni, nervi e vasi linfatici. Questi tessuti connettivi lassi, che si estendono fino ai bronchioli respiratori, consentono lo scivolamento dell'albero bronchiale rispetto al contorno di tessuto polmonare durante i movimenti respiratori.

**Bronchioli.** Non contengono ghiandole ed anelli cartilaginei. Importante è invece la presenza muscolare. Strati di tessuto connettivo mettono in relazione i bronchi con le circostanti componenti polmonari, rilassandole. Il rilassamento della muscolatura mantiene i bronchioli aperti. La contrazione ne determina, invece, la completa chiusura.

> **I piccoli bronchi ed i bronchioli, per contrazione della muscolatura, possono variare notevolmente il loro diametro, al contrario dei principali e medi.**

**Bronchioli terminali.** La struttura della parete richiama quella dei bronchioli interlobulari.

**Bronchioli respiratori.** Derivano dai terminali e la loro struttura è simile. Nella loro muscolatura e nella tonaca mucosa si trovano spazi dai quali prendono origine, singolarmente od in piccoli gruppi, gli alveoli, la cui parete è rivestita da epitelio piatto.

**Dotti alveolari.** Dai bronchioli respiratori originano i dotti alveolari e dal loro lume gli alveoli. La parete del dotto è rivestita da un solo strato di epitelio cubico. Nelle parti distali, la muscolatura è assente. Negli alveoli sono presenti solo fibre elastiche e collagene.

### Mucosa bronchiale e "clearance" muco-ciliare

**Film mucoso ed epitelio vibratile.** La mucosa dell'albero bronchiale di conduzione, è costituita, procedendo dall'esterno all'interno, da più strati di epitelio vibratile, una lamina propria, tessuto connettivo lasso e fibre elastiche. La mucosa è lievemente tesa ma, per forti contrazioni della muscolatura, possono formarsi pieghe longitudinali. Nei bronchi principali, medi e piccoli, la mucosa contiene un certo numero di cellule a canestro e ghiandole bronchiali.

Nei bronchioli, privi di strutture ghiandolari, l'epitelio cilindrico vibratile si dispone su un'unica fila, mentre nei bronchioli respiratori, l'epitelio è cubico.

Le cellule a canestro e le ghiandole bronchiali producono un secreto muco-sieroso misto, il film epiteliale, formato da una fase sol- e una gel, deputato alla rimozione di polvere e germi patogeni.

Nella fase sol basale vibrano le chinociglia che, con una frequenza di 15-25 movimenti al secondo, trasportano la fase gel superficiale insieme alle particelle estranee verso la trachea. La velocità di trasporto è di 1 mm/minuto nelle piccole vie aeree e di 2 cm/minuto nella trachea.

Il meccanismo sopra descritto viene definito "clearance" muco-ciliare.

**Macrofagi alveolari.** Se alcune particelle riescono a raggiungere gli alveoli, vengono fagocitate dai macrofagi alveolari, monociti che, dai capillari del setto alveolare e attraverso l'epitelio, arrivano fino allo spazio alveolare.

I macrofagi scivolano nel sistema bronchiale e sono trasportati per via retrograda, verso l'alto. In parte, le sostanze estranee vengono depositate, attraverso il tessuto connettivo delle pareti alveolari, nei tessuti peribronchiali, subpleurici ed interlobulari e fagocitate dagli istiociti; in parte sono invece, attraverso i vasi linfatici, convogliate alle stazioni linfatiche regionali.

## 1.2.6 Alveoli, sede dello scambio gassoso

Negli alveoli ha luogo lo scambio dei gas. Sono piccole camere d'aria di forma esagonale o sferica, che possono raggiungere un diametro medio di 250-300 micrometri in fase di massima insufflazione.

Le pareti sono costituite da setti interalveolari, sebbene alcuni alveoli presentino una parete comune. Il numero totale degli alveoli per ciascun polmone viene stimato, in media, attorno ai 300 milioni, con un "range" tra 200 e 600 milioni, in dipendenza dalle dimensioni polmonari.

La dimensione degli alveoli dipende dal volume polmonare. In completa insufflazione, sono della stessa ampiezza dalla base all'apice, in condizioni di respirazione normale la parte superiore è più estesa della inferiore. La superficie di scambio alveolare è compresa tra 70 e 140 metri quadri, in relazione a sesso, altezza, età ed allenamento fisico.

### Setto interalveolare

Rappresenta la parete degli alveoli ed è costituito dalle seguenti strutture (Fig. 1.7):
- Setto di tessuto connettivo;
- Capillare alveolare;
- Epitelio alveolare.

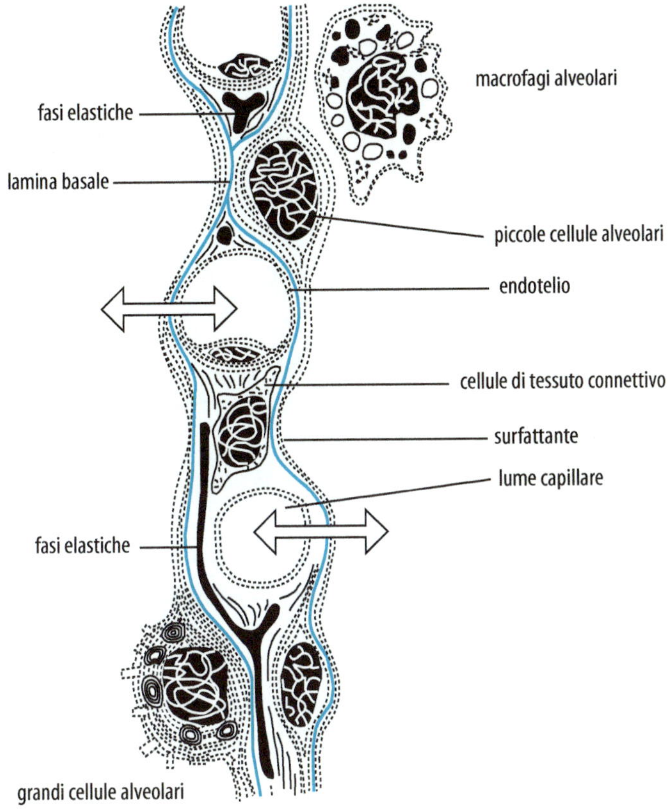


**Fig. 1.7.** Setto interalveolare. Sezione polmonare nel tessuto connettivo. La membrana basale (*blu*) dei capillari e le cellule alveolari capillari, in corrispondenza dei punti di contatto, sono accomunate da una membrana. *Frecce*: via dello scambio gassoso. (Mod. da Schiebler 1995)

**Setto connettivale.** Il setto interalveolare è, a riposo, una struttura lassa, compresa tra albero bronchiale e tessuto polmonare, costituito da collagene, fibre di tessuto connettivale reticolare e dalla continuazione del fitto sistema di fibre elastiche della parete dei bronchioli e dei tessuti peribronchiali.

Nell'inspirazione profonda, le fibre collagene, che hanno la funzione di impedire un'eccessiva distensione, vengono completamente stirate. Contemporaneamente, le fibre elastiche vengono allungate fino al doppio della loro lunghezza originale e possono essere accorciate, per progressiva riduzione della distensione del polmone, di circa il 60% della loro lunghezza iniziale. Grazie a questi rapporti, i setti interalveolari rimangono distesi, permettendo una riduzione del volume alveolare fino al 20% della loro capacità massima e si piegano solo per riduzioni del volume polmonare al di sotto delle dimensioni a riposo. Le fibre collagene ed elastiche del setto interalveolare, sono posizionate in un interstizio basale dove si trovano fibroblasti, macrofagi, mastcellule e leucociti. Ai limiti con l'epitelio alveolare il tessuto connettivo si ispessisce ad entrambe i lati, partecipando alla costituzione della membrana basale. Lo strato di tessuto connettivo non è continuo, ma presenta diverse aperture attraversate dalle componenti capillari.

**Capillari alveolari** (Fig. 1.8). I capillari alveolari sporgono attraverso le aperture della base connettivale nello spazio alveolare.

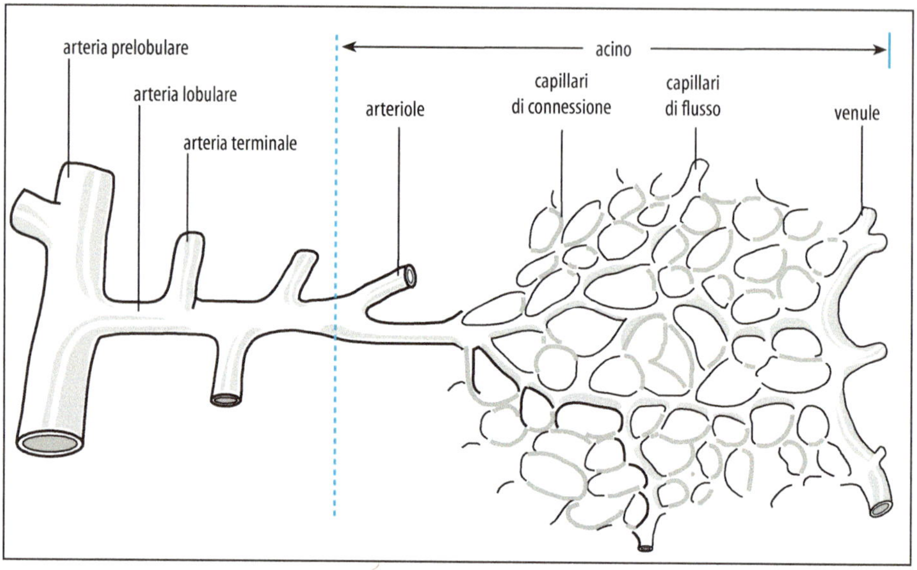


**Fig. 1.8.** Strutture di flusso terminale del polmone con connessioni e capillari di flusso. (Mod. da Ferlinz 1994)

**Epitelio alveolare.** Si distinguono due tipi di cellule epiteliali dette pneumociti: tipo 1 (pneumociti di primo tipo) e tipo 2 (pneumociti di secondo tipo).

**Cellule epiteliali alveolari di tipo 1.** Di minime dimensioni (50-150 nm), sporgenti in superficie. Formano uno strato cellulare continuo, per questo vengono definite cellule di copertura del setto interalveolare. Il corpo delle cellule si trova nel contesto del letto capillare. Rappresentano il 90% della superficie del setto interalveolare. I prolungamenti delle cellule si spingono fino ai capillari e al setto di tessuto connettivale. Nei punti di contatto tra cellule epiteliali e capillari, le due lamine basali si accomunano, in modo da formare una barriera di scambio molto sottile. Una parte dei prolungamenti delle cellule di primo tipo, insieme ai capillari, penetra negli spazi dello strato connettivale e raggiunge il lato opposto formando un esteso rivestimento epiteliale superficiale. I prolungamenti delle cellule epiteliali sono uniti strettamente gli uni agli altri dalle cosiddette "tight junctions". In tal modo, lo spazio interstiziale che sporge nella cavità alveolare, viene coperto. I setti interalveolari confinanti, sono in comunicazione fra loro attraverso i pori alveolari, rivestiti dalle cellule alveolari epiteliali.

**Cellule alveolari di tipo II.** Sono grosse cellule, intercalate tra le cellule epiteliali di tipo I e rappresentano solo il 7% della superficie alveolare. Producono fosfolipidi e specifiche proteine che, insieme ai primi, formano un film distribuito su tutta la superficie alveolare, il cosiddetto **surfattante,** la cui funzione è di ridurre la tensione superficiale polmonare e stabilizzare gli alveoli (vedi unità pag. 30). Il surfattante viene riassorbito dalle cellule di I tipo e dai macrofagi alveolari e nuovamente sintetizzato dalle cellule di II tipo. Dalle cellule tipo II derivano le cellule di tipo I, prive della capacità di sintetizzare il surfattante.

**Cellule a spazzola.** Si tratta di cellule di tipo epiteliale che presentano elementi simili ad una spazzola. Sono presenti non solo negli alveoli ma nell'intero albero bronchiale. Hanno funzione di recettori e sono in grado di produrre monossido d'azoto.

**Macrofagi alveolari.** Derivano dai monociti del midollo osseo. Dal sangue, nel setto interalveolare, lasciano i capillari e si localizzano superficialmente alle cellule epiteliali di tipo I. Assimilano germi e particelle di polvere, eritrociti e strutture alveolari danneggiate. I macrofagi attivati sintetizzano mediatori pro-infiammatori, che hanno un ruolo importante nello sviluppo e nel mantenimento di determinate patologie polmonari come nell'ARDS.

### Barriera alveolo capillare

Nel setto interalveolare si trova l'interfaccia sangue-aria, la barriera di diffusione, attraverso la quale i gas vengono scambiati per semplice diffusione. La parte più sottile e breve della superficie di scambio, è laddove membrana basale dell'epitelio alveolare e capillare si accomunano. In queste zone, preferite ai fini dello scambio gassoso, con spessore di circa 0-0,4 mm, i gas devono attraversare le seguenti barriere:

- Il plasma tra gli eritrociti e l'endotelio;
- Il citoplasma delle cellule dell'endotelio capillare;
- La membrana basale capillare e dell'epitelio alveolare;
- Il citoplasma delle cellule dell'epitelio alveolare di tipo I;
- Il surfattante degli alveoli.

Dove invece la barriera è più spessa, i gas attraversano il setto con le sue fibre, i prolungamenti cellulari ed i corpi delle cellule dell'endotelio.

A questo livello l'entità dello scambio gassoso è inferiore.

## 1.2.7 Irrorazione polmonare

Il sistema vascolare polmonare è formato dai vasi pubblici e dai vasi privati. I vasi pubblici portano il sangue venoso allo scambio gassoso attraverso i capillari alveolari. I vasi privati provvedono all'apporto di ossigeno del tessuto polmonare, dei bronchi fino ai bronchioli terminali, dei tessuti delle arterie polmonari e peri-bronchiali e della pleura. I bronchioli respiratori, i dotti alveolari, i setti di tessuto connettivo e sottopleurici, vengono invece irrorati dai vasi pubblici.

**I vasi pubblici comprendono:**

- Le arterie polmonari con le loro suddivisioni;
- I capillari alveolari;
- Le vene polmonari.

**Ai vasi privati appartengono:**

- I rami bronchiali (arterie bronchiali) della circolazione corporea;
- Le vene bronchiali della grande circolazione;
- Le anastomosi tra l'arteria polmonare ed i rami bronchiali, tra vasi bronchiali e vene bronchiali.

I vasi pubblici, indicati nell'insieme con il termine di circolazione polmonare o piccolo circolo, ricevono la totale gittata del ventricolo destro. In funzione del breve percorso del tratto vasale e del maggiore diametro rispetto ai vasi della circolazione sistemica (grande circolo), la resistenza vascolare nella circolazione polmonare è molto bassa: circa 1/10 delle resistenze dei vasi corporei. Il piccolo circolo, le vene del grande circolo ed il ventricolo destro appartengono al sistema a bassa pressione della circolazione.

### Arterie polmonari

Entrambe derivano dal tronco polmonare. Ciascuna arteria polmonare penetra nell'ilo e segue le suddivisioni di lobi, segmenti, bronchi e bronchioli. Dopo l'ingresso nell'ilo si localizzano ventralmente ai bronchi principali. Si portano poi lateralmente rispetto alle suddivisioni bronchiali. Sono invece dorsali ai bronchi lobari inferiori. Le diramazioni terminali scorrono come arteriole tra i dotti alveolari nei setti interalveolari e provvedono all'irrorazione alveolare. Le suddivisioni delle arterie polmonari sono arterie terminali, non presentano cioè anastomosi di importanza funzionale.

**Parete vasale.** Le arterie polmonari sono, fino alle più piccole diramazioni, di tipo elastico, poiché appartengono al sistema a bassa pressione. Presentano pertanto una parete più sottile rispetto alle relative arterie del grande circolo. Le suddivisioni terminali delle arterie,invece, a partire dai vasi con un diametro di 2-3 mm, sono di tipo muscolare.

**Arteriole.** Le arteriole polmonari non sono i tipici vasi di resistenza. Contengono cellule muscolari a disposizione spirale, separate da tratti privi di muscolatura. Il diametro è compreso tra 50 e 150 micrometri.

**Capillari alveolari.** Alle arteriole seguono i pre-capillari privi di muscolatura, con un diametro di 40-70 micrometri e, quindi, i capillari alveolari, con diametro di 6-9 micrometri. Nello spessore del setto interalveolare formano un certo numero di connessioni e offrono una superficie abbastanza estesa per lo scambio gassoso.

### Vene polmonari

Il sangue proveniente dai capillari alveolari scorre, attraverso i post-capillari privi di muscolatura, nelle venule del diametro di 50-80 micrometri e, quindi, nelle piccole venule con sottile strato muscolare che decorrono nel tessuto connettivo tra i segmenti o sotto la pleura, fino all'ilo. Tutte le vene intersegmentali, convogliano verso l'ilo in direzione delle vene polmonari: successivamente, queste lasciano l'ilo ventralmente e caudalmente al bronco principale e all'arteria polmonare. Le vene polmonari, che terminano nel ventricolo sinistro, sono relativamente sottili e prive di valvole.

### Volume ematico nella circolazione polmonare

Il piccolo circolo ha una capacità di circa 450 millilitri di sangue di cui, più del 50% contenuto nelle vene dotate di ampia estensibilità e circa 100 millilitri nel letto capillare. Sotto sforzo, la quantità di sangue nel letto capillare può aumentare fino a 150-200 millilitri. L'aumento di pressione all'interno del torace può invece ridurre la quantità di sangue veicolata.

### Vasi privati

Appartengono al grande circolo. Da 1 a 3 rami bronchiali per ciascun polmone derivano direttamente dall'aorta toracica o dalla terza o quarta arteria intercostale. Irrorano la parete dei bronchi e delle arterie polmonari. Alle diramazioni capillari dei rami bronchiali seguono le vene bronchiali che, in prossimità dell'ilo si riducono a due, le quali convergono poi nelle vene azygos ed emiazygos. Ulteriori diramazioni periferiche delle vene bronchiali sfociano nelle vene polmonari.

**Anastomosi.** Alcuni rami dei vasi bronchiali alimentano, attraverso anastomosi artero-venose, i plessi venosi della mucosa dei piccoli bronchi, in prossimità dei quali si evidenziano anastomosi tra rami dei vasi bronchiali e dell'arteria polmonare. Tali comunicazioni tra la piccola e la grande circolazione sono di regola chiuse ma, in determinate condizioni (es: in caso di assenza di ventilazione di una regione polmonare), possono essere riaperte.

### Vasi linfatici

Si distinguono due sistemi linfatici polmonari:

- Sistema linfatico peri-bronchiale;
- Sistema linfatico segmentale superficiale.

Sono separati e si ricongiungono in prossimità dell'ilo.

**Sistema linfatico peri-bronchiale.** Scorre al centro del segmento. Origina, in corrispondenza del tessuto connettivo lasso in prossimità dei bronchioli respiratori, con capillari linfatici, e si continua poi con linfatici privi di muscolatura, ma provvisti di valvole. Interposti vi sono i nodi linfatici broncopolmonari e i nodi linfatici tracheo-bronchiali superiori ed inferiori ("linfonodi dell'ilo").

**Sistema linfatico segmentale superficiale.** Inizia con capillari linfatici nel tessuto connettivo della sottosierosa e nei setti interlobulari ed intersegmentali, i quali scorrono insieme ai rami delle vene polmonari fino all'ilo. I primi linfonodi del sistema sono i nodi linfatici tracheo-bronchiali in corrispondenza dell'ilo, dove i due sistemi linfatici polmonari si ricongiungono.

### 1.2.8 Innervazione polmonare

Le fibre nervose efferenti comprendono una componente simpatica (2°, 3°, 4° ganglio del tronco simpatico) ed una parasimpatica (nervo vago). Giungono in corrispondenza dell'ilo a livello del plesso polmonare e con i loro rami si distribuiscono alla muscolatura, alle strutture vascolari, alle ghiandole ed alla pleura viscerale.

I rami del vago contengono anche fibre afferenti da trachea, bronchi, bronchioli e pleura, convogliate poi fino al centro del respiro del midollo allungato.

## 1.3 Pleura e cavità pleuriche

La pleura è una membrana mesoteliale costituita da uno strato di epitelio piatto ed una lamina propria. Si distinguono una pleura parietale ed una viscerale.

**Pleura parietale.** Riveste le pareti della cavità toracica. La pleura mediastinica riveste lateralmente il mediastino, la pleura costale la superficie interna della parete toracica e la pleura diaframmatica la parte superiore del diaframma. Il punto di convergenza delle tre porzioni pleuriche viene definito come **confine pleurico**.

**Pleura viscerale.** Riveste entrambi i polmoni con eccezione dell'ilo.

**Spazio pleurico.** Sono spazi chiusi senza comunicazione con l'esterno, limitati da costole, diaframma e mediastino, la cui superficie interna è costituita da mesotelio, l'esterna da fibre elastiche e collagene. Nello spazio pleurico è repertabile una quantità minima di fluido sieroso (circa 5 ml), sintetizzato e riassorbito dal mesotelio di entrambe le pleure, che permette lo scorrimento dei polmoni sulla parete toracica e ne consente l'aderenza.

**Innervazione della pleura.** Solo la pleura viscerale è provvista di sensibilità. L'innervazione della pleura costale è garantita dai nervi intercostali, la mediastinica e la diaframmatica sono provviste da rami del nervo frenico.

**Spazi di riserva-recessi pleurici.** Sono spazi di riserva o complementari in corrispondenza dei punti di passaggio di una sezione pleurica nell'altra. In parte i due foglietti pleurici sono, in condizioni di riposo, sovrapposti, ma durante atti di inspirazione profonda si distaccano al fine di concedere un'ulteriore espansione polmonare anche in questi spazi di riserva. I recessi di maggior importanza sono:

**Recesso costo-mediastinico.** Nella cavità pleurica sinistra, i foglietti, per la presenza del pericardio, formano, in regione caudale tra questo e la parete toracica, un recesso ampio; la cavità pleurica destra, invece, presenta un recesso molto piccolo. Per l'innalzamento delle costole nell'inspirazione profonda, il recesso viene aperto.

**Recesso costo-diaframmatico.** Spazio profondo complementare tra diaframma e parete toracica (seno costo-frenico), che permette un'importante espansione del polmone in inspirazione profonda. Durante l'inspirazione e l'espirazione profonda il polmone si sposta di 5 cm in direzione caudale e di 2-3 cm in senso laterale. La possibilità di movimento del polmone sulla parete toracica nei soggetti giovani e sani, è di circa 5 cm anteriormente e di circa 10 cm lateralmente verso la linea ascellare e posteriormente verso la scapolare. La possibilità di movimento respiratorio del polmone sinistro è maggiore rispetto al destro. Tra pleura e polmone vi è uno stretto rapporto topografico, sebbene, durante la respirazione, i limiti della pleura parietale

siano fissi e quelli polmonari siano gli unici a cui è concesso il movimento. Per la definizione di questi limiti, sono importanti le seguenti linee (Fig. 1.9):
- Linea sternale;
- Linea medioclavicolare;
- Linea ascellare media;
- Linea scapolare;
- Linea paravertebrale.

### 1.3.1 Limiti polmonari e pleurici

In condizioni di riposo è possibile distinguere i seguenti limiti polmonari (Fig. 1.9).

**Polmone destro.** L'apice polmonare è in corrispondenza della prima costa a 3-5 cm al di sopra della clavicola. Da qui, il limite posteriore polmonare origina dalla porzione posteriore del manubrio e dal corpo dello sterno, taglia la linea dello sterno al livello della sesta costa e prosegue fino alla linea medio-clavicolare. Nella linea ascellare media, vengono incrociate l'ottava, nella scapolare la decima e nella paravertebrale l'undicesima costola.

**Polmone sinistro.** L'andamento fino all'incisura cardiaca, richiama quello del polmone destro. A sinistra della linea sternale, il limite polmonare segue la quarta costola, continua poi verso il basso, raggiunge la linea medio-clavicolare della sesta costola e continua poi come il polmone destro.

**Limiti pleurici.** Il percorso rispecchia quello dei limiti polmonari. Importanti differenze si riscontrano solo in corrispondenza degli spazi di riserva, in particolare a livello della linea ascellare (Fig. 1.9).

## 1.4 Scheletro toracico

Lo scheletro toracico è formato da dodici vertebre toraciche, dallo sterno e dalle costole.

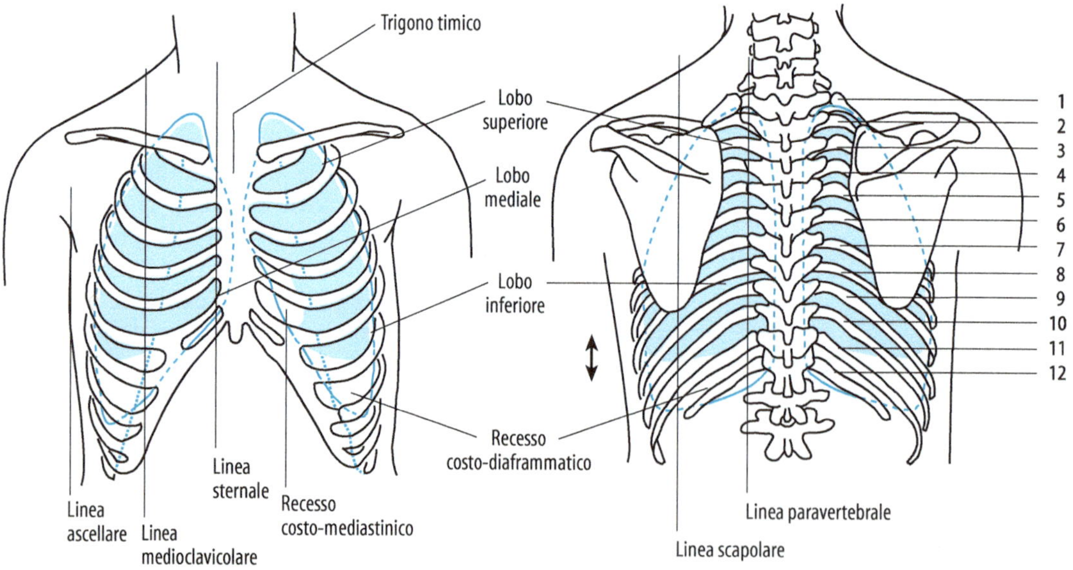


**Fig. 1.9.** Limiti polmonari e pleurici (*linee blu*). A sinistra vista anteriore, a destra vista posteriore. Le frecce indicano gli spostamenti dei limiti polmonari nell'inspirazione profonda. Parallela alla quarta costola decorre la fessura orizzontale. Tra polmone e pleura si trovano gli spazi complementari. (Mod. da Schiebler 1995)

Queste sono connesse posteriormente alle vertebre, tramite articolazioni, mentre nella parte anteriore si collegano allo sterno con corpi ialini, ad esclusione dell'ottava e della decima costola che convergono sulla settima. Le costole decorrono in senso postero-anteriore, dall'alto verso il basso. Per contrazione dei muscoli intercostali esterni, le costole vengono innalzate durante l'inspirazione, permettendo al torace di espandersi (Fig. 1.9 e 1.10).

## 1.5 Muscolatura respiratoria

Si distingue una muscolatura principale (diaframma e muscoli intercostali) ed una accessoria (muscoli della parete addominale, erector spinae, scaleni, sternocleidomastoidei e serrati) che entra in funzione nello sforzo respiratorio o nella inspirazione difficile, come ad es. in caso di BPCO.

**Diaframma.** È il più importante muscolo respiratorio. Ha uno spessore di 3-5 mm e divide il torace dalla cavità addominale. A forma di cupola, è fissato a sterno, costole e colonna vertebrale lombare. Nella porzione centrale (centrum tendineum) convergono le fibre muscolari. Il diaframma è connesso superiormente con il pericardio ed inferiormente con l'area nuda del fegato; sulla sua superficie si osservano tre grosse aperture attraversate dalla vena cava, dall'aorta e dall'esofago. La faccia superiore del diaframma è rivestita dalla fascia pleuro-frenica. Sulla faccia inferiore, fino al confine con il fegato, si stende il peritoneo parietale.

L'**innervazione** del diaframma è garantita dal nervo frenico (C3-C4), la vascolarizzazione arteriosa deriva dall'arteria toracica interna, attraverso l'arteria pericardio-frenica e l'arteria muscolo-frenica e da altri piccoli vasi direttamente dall'aorta.

> **Il diaframma è il più importante muscolo respiratorio. La sua contrazione determina l'abbassamento della cupola pleurica e l'aumento dello spazio toracico in lunghezza (Fig. 1.10). L'aumento di volume così ottenuto rappresenta circa 2/3 del volume respiratorio a riposo.**

**Muscolatura intercostale** (Fig. 1.11). Costituita da uno strato esterno ed uno interno, le cui fibre seguono direzioni diverse, incrociandosi. La muscolatura intercostale esterna, decorre dal bordo inferiore di una costola, verso il basso, al bordo superiore della successiva. I muscoli intercostali interni si estendono in senso caudo-craniale dall'angolo costale al margine sternale. I fascetti muscolari sono diretti obliquamente, in basso e anteriormente.

All'innervazione provvedono i relativi nervi intercostali.

> **La muscolatura intercostale esterna nella fase inspiratoria innalza le costole mentre, l'interna riduce il diametro del torace ed agisce come muscolatura espiratoria.**

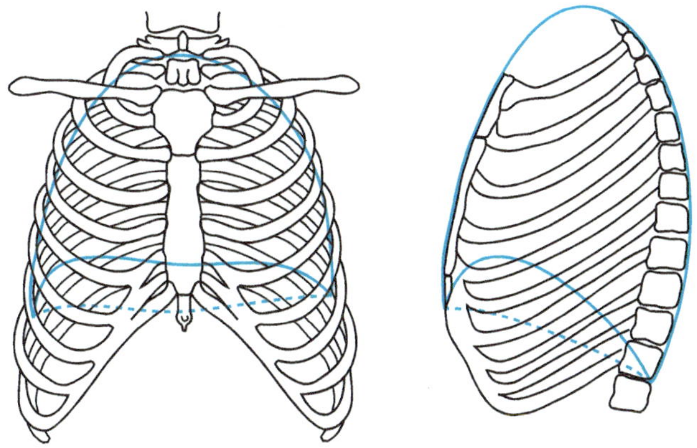

**Fig. 1.10.** Posizione topografica del diaframma in inspirazione (*linea tratteggiata*) ed in espirazione (*linea continua*). (Mod. da Ferlinz 1994)

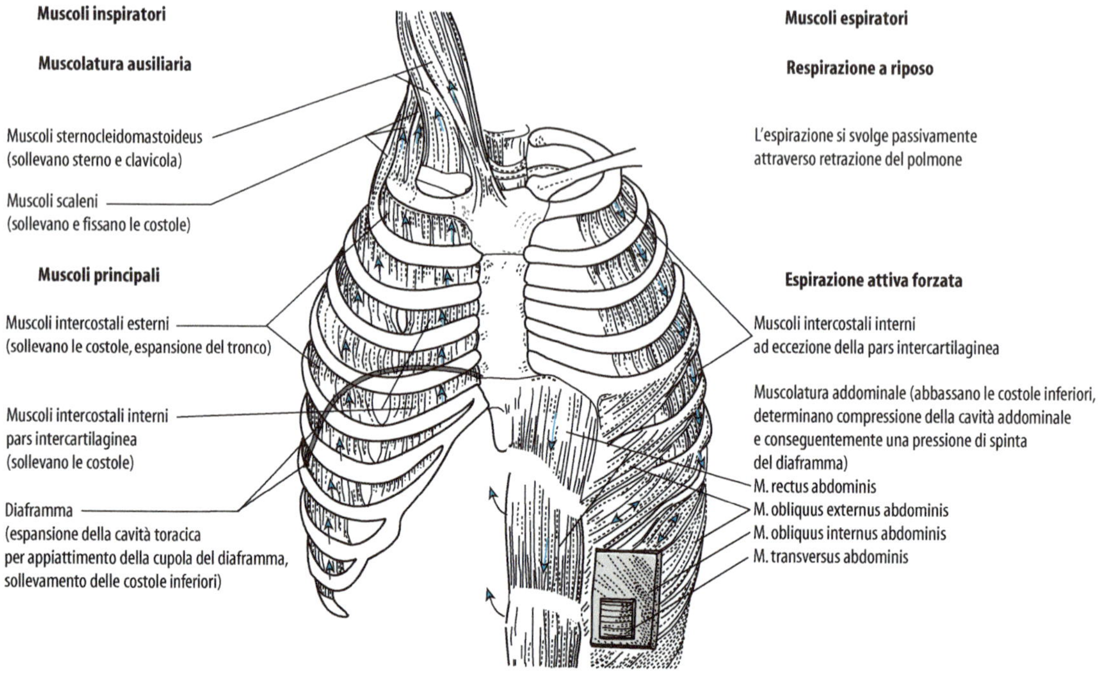


**Fig 1.11.** Muscolatura respiratoria principale ed ausiliaria

**Muscolatura respiratoria secondaria** (Fig. 1.11). A questa appartengono i muscoli della parete addominale, l'erettore spinale, gli scaleni, gli sternocleidomastoidei ed i serrati. Entrano in funzione in caso di incremento del respiro o di inspirazione difficoltosa, come avviene nella BPCO.

## Letture consigliate

Ferlinz R (1994) Pneumologie in der Praxis. Thieme, Stuttgart

Matthys H (1988) Pneumologie, 2. Aufl. Springer, Berlin Heidelberg New York Tokyo

Schiebler TH et al (1995) Anatomie, 6. Aufl. Springer, Berlin Heidelberg New York Tokio

# Fisiologia del respiro

Il compito principale dell'apparato respiratorio è rifornire le cellule dell'organismo di ossigeno ed allontanare l'anidride carbonica derivata dai processi metabolici.

Alla respirazione partecipano: i polmoni, che effettuano gli scambi gassosi; il sistema circolatorio, che ne organizza il trasporto.
Essa consiste in 4 fondamentali processi:

- Ventilazione: l'inspirazione riempie e l'espirazione svuota gli alveoli di aria;
- Scambi gassosi polmonari: diffusione di ossigeno dagli alveoli ai capillari polmonari e, viceversa, di anidride carbonica;
- Trasporto di ossigeno ai tessuti e di anidride carbonica da questi ai polmoni, grazie al sistema circolatorio;
- Regolazione del respiro.

Ventilazione e scambi gassosi nei polmoni sono definiti respirazione esterna, il fabbisogno di ossigeno e la formazione di anidride carbonica respirazione interna.

Entrambe i processi sono correlati al sistema circolatorio.

Nel seguente capitolo è descritta la fisiologia della respirazione esterna, cioè il funzionamento polmonare.

La respirazione esterna consiste nei seguenti processi:

- Ventilazione degli alveoli;
- Diffusione dei gas respiratori negli alveoli;
- Irrorazione polmonare;
- Regolazione della ventilazione e della circolazione.

**Abbreviazioni**

| | |
|---|---|
| $V$ | Volume gas |
| $\dot{V}$ | Volume gas per unità di tempo |
| $Q$ | Volume ematico |
| $\dot{Q}$ | Volume ematico per unità di tempo |
| $p$ | Pressione |
| $F$ | frazione di concentrazione |
| $A$ | Spazio alveolare |
| $I$ | Aria inspirata |
| $E$ | Aria espirata |
| $D$ | Spazio morto respiratorio |
| $a$ | Sangue arterioso |
| $v$ | Sangue venoso |
| $\bar{v}$ | Sangue venoso misto |
| $c$ | Contenuto |
| $S$ | Saturazione |

## 2.1 Volumi polmonari

Il volume polmonare è la quantità di gas contenuta nei polmoni, il volume respiratorio indica il gas che viene inspirato ed espirato (Fig. 2.1). Si distinguono volumi polmonari statici e dinamici, mobilizzabili e non mobilizzabili:

- Volumi statici: non dipendenti dalla capacità del sistema respiratorio.
- Volumi dinamici: dipendenti dalle riserve dell'apparato respiratorio.
- Volumi polmonari mobilizzabili: volumi che vengono in- ed espirati per attività dei muscoli respiratori.
- Volumi polmonari non mobilizzabili: volume residuo non mobilizzabile anche dopo espirazione forzata.

I volumi mobilizzabili possono essere valutati con la spirometria, il volume residuo invece solo indirettamente, perché non viene espirato.

### 2.1.1 Capacità polmonare totale

Come capacità polmonare totale (TLC: "Total Lung Capacity") viene definito il volume polmonare a seguito di una profonda inspirazione.

Essa è la somma di due volumi: la capacità vitale ed il volume residuo (Fig. 2.1).

### Capacità vitale

Definita come il volume che dopo una profonda inspirazione, a seguito di una massima espirazione, può essere espirato. È cioè la somma del volume per atto respiratorio, del volume di riserva inspiratorio e del volume di riserva espiratoria.

La capacità vitale viene valutata con la spirometria e può essere suddivisa in:

**Capacità vitale inspiratoria ($VC_I$).** Massimo volume inspirabile dopo una massima espirazione.

**Capacità vitale espiratoria ($VC_E$).** Massimo volume espirabile dopo una massima inspirazione.

**Volume per atto respiratorio.** Volume che per ogni atto respiratorio viene in- ed espirato. Negli adulti è di ca. 500 ml, cioè 7 ml/kg.

**Volume di riserva inspiratorio (IRV).** Volume che dopo una normale inspirazione può essere ulteriormente inspirato. Valore normale ca. 3 litri.

**Volume di riserva espiratorio (ERV).** Volume che a seguito di una normale espirazione può essere ancora espirato. Valore normale ca. 1 litro.

La capacità vitale partecipa alla capacità polmonare totale con un contributo del 74%.

### Volume residuo

Il volume residuo (VR) è la quantità di aria che rimane nei polmoni anche dopo una espirazione forzata e che, quindi, non può essere valutata con la spirometria.

Contribuisce alla capacità polmonare totale per il 26%. Può essere valutato con la pletismografia.

**Capacità funzionale residua (FRC).** Definita come somma del volume residuo e del volume di riserva espiratorio, quindi come volume polmonare di fine espirazione: RV + ERV. In assenza di patologie polmonari, la FRC rappresenta il volume di gas intratoracico al termine di una espirazione (IGV).

## 2.1.2 Valori normali e significato dei volumi polmonari

La capacità polmonare totale, la capacità vitale ed il volume residuo dipendono da altezza, sesso, età, condizioni di allenamento fisico, mentre il contributo della capacità vitale e dei volumi di riserva alla capacità polmonare totale sono indipendenti da sesso ed altezza. Nelle donne, volumi e capacità si riducono del 20-25% rispetto agli uomini.

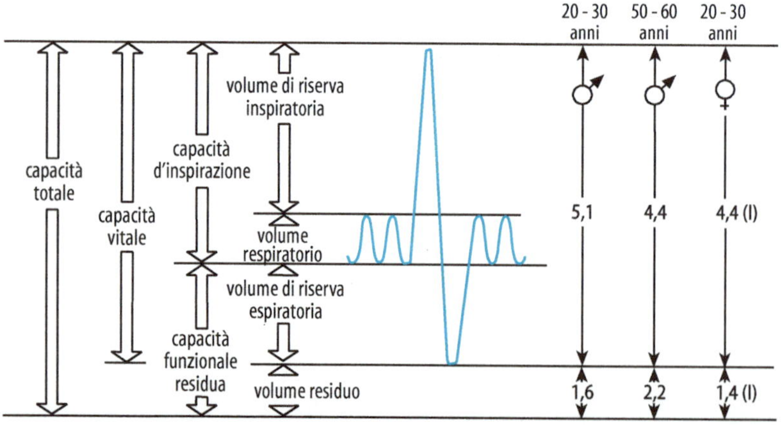


**Fig. 2.1.** Volumi e capacità polmonare. Le grandezze dipendono dall'età e dal sesso. (Mod. da Schmidt e Thews 1995)

I volumi polmonari sono parametri misurabili che non permettono la valutazione dell'efficacia degli scambi gassosi.
Per la funzione polmonare, le variazioni della ventilazione e della perfusione sono più importanti delle modificazioni dei volumi polmonari.

Nella tabella 2.1 sono elencati i valori normali dei volumi polmonari.
I volumi polmonari sono influenzati da temperatura e pressione atmosferica.

**Tab. 2.1.** Volumi polmonari in soggetti sani. Uomini e donne. (Unità di misura in litri)

| Parametri | Uomini | Donne |
|---|---|---|
| Capacità polmonare totale, TLC | 7,0 | 6,2 |
| Capacità vitale, VC | 5,6 | 5,0 |
| Volume residuo, RV | 1,4 | 1,2 |
| Capacità funzionale residua, FRC | 3,2 | 2,8 |

## Significato clinico della capacità vitale

Come già accennato, la capacità vitale dipende dall'età e dall'altezza.

È necessario, però, considerare gli altri fattori, di seguito riportati:

- Variazioni giornaliere;
- Posizione corporea;
- Influenze extrapolmonari;
- Malattie polmonari.

**Variazioni giornaliere.** La capacità vitale ed il volume residuo variano nel corso della giornata del 3-5% rispetto al valore assoluto.

**Posizione corporea.** Da sdraiati, i volumi di riserva sono inferiori (circa il 20% in meno) che da seduti.

**Influenze extrapolmonari.** Le più importanti sono:

- Limitazione dei movimenti toracici per deformazioni;
- Disturbi della ventilazione per paralisi della muscolatura respiratoria;
- Limitazione del movimento del diaframma ad esempio per ascite;
- Dolori pleurici o addominali;
- Versamenti pleurici.

**Patologie polmonari.** Importanti sono le patologie polmonari che alterano la distensione polmonare. Un esempio è la fibrosi polmonare, che determina riduzione della capacità vitale, ma è diagnosticabile solo in stadio già avanzato. Anche le ostruzioni delle vie aeree possono limitare la capacità vitale; tali variazioni non sono comunque sfruttabili a scopo diagnostico.

Clinicamente è importante ricordare che:

> **Solo una riduzione riproducibile della capacità vitale di almeno il 25% del valore normale determina una importante alterazione funzionale. Non è tuttavia sempre possibile identificarne la causa.**

## Significato della capacità funzionale residua (FRC)

Il volume residuo, cioè quello che permane nei polmoni nonostante una massima espirazione, dipende dall'età (Fig. 2.2). Con l'avanzare dell'età, infatti, la percentuale del volume residuo alla capacità polmonare totale, aumenta del 23-35%. La capacità funzionale residua, somma del volume residuo e del volume di riserva espiratorio, si modifica meno con l'età ma, in alcuni casi, può notevolmente aumentare. I soggetti più alti hanno una maggiore FRC di quelli con statura minore. Nei soggetti obesi o nelle pazienti gravide, la FRC diminuisce notevolmente, così come in posizione supina è minore, per la pressione degli organi addominali sul diaframma. Diversi sono quindi i fattori che influenzano l'entità della FRC, tali per cui sono da attendersi importanti variazioni.

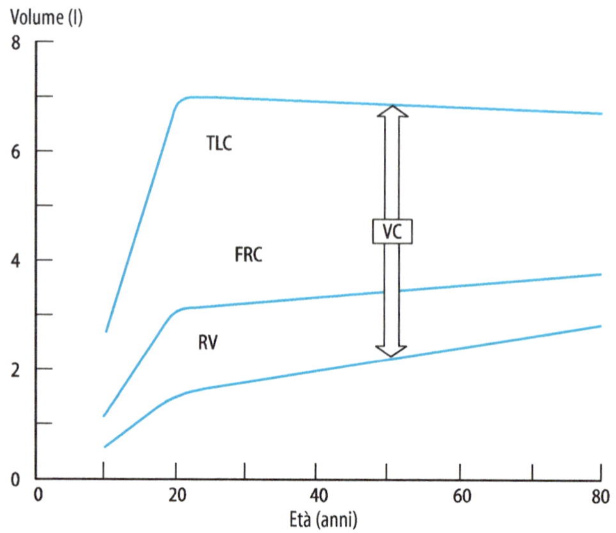


**Fig. 2.2.** Dipendenza dall'età della capacità vitale (VC), della capacità totale (TLC), della capacità funzionale residua (FRC) e del volume residuo (VR) nell'uomo. (Mod. da Schmidt e Thews 1995)

La FRC agisce come *tampone* nei confronti di forti variazioni della pressione parziale arteriosa ed alveolare di ossigeno ed anidride carbonica, durante il ciclo respiratorio. Il volume residuo impedisce il collasso degli alveoli durante l'espirazione.

**Riduzione della capacità funzionale residua.** In questi casi, la pressione parziale alveolare di ossigeno in espirazione è paragonabile alla $pO_2$ del sangue venoso misto, mentre in inspirazione a quella dell'aria inspirata. Questo effetto è simile a quello determinato dall'ineguale ventilazione. Si sviluppa una lieve ipossia.

**Aumento della capacità funzionale residua.** Tra volume residuo e ventilazione alveolare non esiste un rapporto diretto. Quindi, l'aumento del volume residuo e della FRC al di sopra dei valori normali, non influenza lo scambio gassoso polmonare.

Tuttavia, l'incremento della FRC agisce come tampone nei confronti di importanti alterazioni della pressione parziale arteriosa ed alveolare di ossigeno ed anidride carbonica. Gli svantaggi correlati all'aumento della FRC sono di seguito elencati:

- L'aumento della frazione inspiratoria di ossigeno non determina relativo incremento della pressione parziale alveolare del gas, così come avviene in caso di normale FRC.
- Quando il volume residuo è aumentato, anche dopo una massima espirazione, i polmoni sono eccessivamente insufflati.
- La maggiore insufflazione polmonare incrementa lo spazio morto anatomico (vedi pag. 25). L'importante aumento della FRC ostacola la meccanica respiratoria.
- Un significativo incremento della FRC riduce la capacità inspiratoria, quando, contemporaneamente, non aumenta la capacità polmonare totale. In tal caso, il paziente non può aumentare, a seconda del bisogno, il suo volume inspiratorio. Le riserve di ventilazione sono ridotte.

Da un punto di vista clinico è importante quanto segue:

**Le patologie da ostruzione aumentano, le malattie restrittive riducono il volume residuo. L'esatta valutazione è possibile solo se associata ad altri parametri di ventilazione. La constatazione del solo volume residuo e della FRC, non è sufficiente.**

## 2.2 Ventilazione polmonare

Con il termine ventilazione viene indicato il ciclico alternarsi di in- ed espirazione dell'aria respiratoria. Il compito più importante della ventilazione è quello di mantenere livelli fisiologici di pressione parziale alveolare ed arteriosa di ossigeno ed anidride carbonica. Poichè dall'aria alveolare viene continuamente assunto ossigeno da parte del sangue venoso misto e, da questo, ceduta anidride carbonica, il ricircolo fra aria fresca ed aria respiratoria deve essere continuo.

**La ventilazione viene regolata in modo che nell'aria alveolare si ottenga una $pO_2$ di circa 100 mmHg ed una $pCO_2$ di circa 40 mmHg.**

Nel contesto della ventilazione si deve distinguere il volume per ciclo respiratorio dalla ventilazione alveolare. Se il primo comprende, infatti, il volume di gas che viene inspirato ad ogni atto inspiratorio, la ventilazione alveolare fa riferimento solo quella parte di aria che giunge agli alveoli. È quindi sempre minore rispetto alla ventilazione totale. La ventilazione alveolare è descrivibile grazie ai seguenti parametri:

- Frequenza respiratoria;
- Volume per atto inspiratorio;
- Volume dello spazio morto;
- Volume respiratorio per minuto.

### 2.2.1 Frequenza respiratoria

La frequenza respiratoria degli adulti è di 7-20 atti respiratori/minuto. I bambini respirano più velocemente degli adulti: tanto minore è l'età, tanto maggiore è la frequenza respiratoria (i valori più alti si riscontrano nei neonati). In seguito ad uno sforzo fisico, aumenta la frequenza respiratoria. Per patologie polmonari od alterazioni del respiro non di pertinenza polmonare, la frequenza respiratoria può essere aumentata o ridotta. L'aumento viene definito **tachipnea**, la riduzione **bradipnea**. Con la sola frequenza respiratoria non si può definire la qualità della ventilazione.

Il respiro veloce o lento può essere associato ad insufficiente od eccessiva ventilazione, può cioè associarsi ad una iper- o ipoventilazione.

**Fondamentalmente, le bradipnee o le tachipnee estreme indicano un grave disturbo respiratorio.**

### 2.2.2 Volume per atto respiratorio

Il volume per atto respiratorio ($V_T$) può variare individualmente ed assumere valori compresi tra 350-850 millilitri. Da solo non permette la valutazione della ventilazione alveolare, poiché, a seconda delle condizioni, può preesistere una iper- o ipoventilazione.

I medici esperti sono però in grado di escludere, in base alla frequenza ed al volume per atto respiratorio, un'insufficiente ventilazione alveolare.

*A riposo, il volume per atto respiratorio è compreso tra 350-850 ml.*

### 2.2.3 Spazio morto anatomico

Una parte dell'aria inspirata non arriva agli alveoli ma rimane nelle vie aeree conduttrici.

Questa quota del volume inspirato, che non partecipa allo scambio gassoso, viene definita spazio morto anatomico. È la somma di tutti i volumi delle vie aeree anatomiche. Durante l'inspirazione aumenta, a causa della distensione delle vie aeree. Negli adulti si quantifica in circa 150-200 ml, cioè 2 ml/kg o circa il 30% del volume inspirato.

**Ventilazione dello spazio morto.** Calcolato per minuto, rappresenta il prodotto del volume dello spazio morto ($V_D$) per la frequenza respiratoria:

Ventilazione dello spazio morto = frequenza respiratoria · volume dello spazio morto.

**Tanto maggiore è la frequenza, tanto più alta sarà la ventilazione dello spazio morto.**

### Valutazione dello spazio morto anatomico

Non è possibile darne una definizione semplice. Sono spesso a disposizione delle tabelle che riassumono i valori normali, che ne permettono il calcolo. È possibile derivarlo attraverso l'eguaglianza di Bohr, secondo cui l'aria espirata è una miscela di quella alveolare e di quella dello spazio morto. Se si sottrae all'aria espirata quella alveolare, l'aria dello spazio morto è facilmente calcolabile. La "reale" aria alveolare è però difficilmente deducibile.

Aria dello spazio morto ($V_D$) =

$$= \frac{F_ACO_2 - F_ECO_2}{F_ACO_2} \cdot V_T$$

$F_A$ frazione alveolare, $F_E$ frazione espiratoria di $CO_2$, $V_T$ volume per atto respiratorio.

## 2.2.4 Spazio morto fisiologico

Anche nel caso di un normale funzionamento polmonare, sono presenti regioni polmonari nelle quali gli alveoli sono ventilati ma non vascolarizzati; queste aree, in cui non avviene lo scambio gassoso, sono definite spazio morto alveolare. Se gli alveoli vengono ventilati eccessivamente, cioè a livelli superiori rispetto a quelli necessari ad ottenere normali valori arteriosi di $pO_2$ e $pCO_2$, una parte non prende parte agli scambi gassosi, contribuendo alla determinazione dello spazio morto fisiologico.

## 2.2.5 Volume respiratorio per minuto

È la quantità di aria che viene inspirata per minuto:

Volume respiratorio per minuto = Volume inspirato per atto · frequenza respiratoria/min.

**A riposo, ha un valore compreso tra 6-10 litri.**

Il suo valore è in stretto rapporto con il fabbisogno di ossigeno e la produzione di anidride carbonica. L'ambito di variazioni individuali è inferiore rispetto a quelle del volume per atto inspiratorio e della frequenza.

**Ventilazione specifica.** È il volume respiratorio per minuto necessario per ogni ml di fabbisogno di ossigeno:

Ventilazione specifica =

$$= \frac{\text{AMV (ml/min)}}{\text{fabbisogno di ossigeno (ml/min)}} = 28 \pm 3$$

## 2.2.6 Ventilazione alveolare

Solo il volume d'aria che arriva agli alveoli prende parte agli scambi gassosi. Dipende dall'entità dello spazio morto e dal volume per atto inspiratorio. È il volume di aria fresca che, per minuto, raggiunge gli alveoli. Deriva dalla frequenza e dalla porzione alveolare rispetto alla inspirata:

Ventilazione alveolare per minuto ($AMV_{alv}$) = Frequenza respiratoria · (volume inspirato – volume dello spazio morto)
$AMV_{alv} = f \cdot (V_T - V_D)$.

Si deve osservare che:

In caso di minimo volume per atto inspiratorio ed elevata frequenza respiratoria, la ventilazione alveolare può diminuire. In caso, invece, di volumi respiratori eccessivamente elevati, il significato della ventilazione dello spazio morto sulla ventilazione alveolare, è progressivamente minore.

# 2.3 Meccanica respiratoria

Affinché possa avvenire lo scambio gassoso polmonare, gli alveoli devono essere ritmicamente ventilati. Il processo è definito ventilazione. La ritmica variazione di volume polmonare avviene per attività della muscolatura respiratoria.

Le forze e le resistenze sono importanti per lo spostamento di aria e per la ventilazione alveolare. La meccanica respiratoria comprende i fattori che determinano lo spostamento di aria nei polmoni durante l'in- e l'espirazione: soprattutto i rapporti pressione/volume e pressione/forza di flusso.

## 2.3.1 Muscolatura respiratoria

Sviluppa la forza necessaria per la ventilazione. Importante muscolo inspiratorio in condizioni di riposo è il diaframma. La muscolatura respiratoria non viene attivata durante l'espirazione, fenomeno che avviene passivamente. Solo in caso di aumento del fabbisogno di ventilazione od in corso di determinate patologie polmonari, viene impiegata la muscolatura e l'espirazione diventa un processo attivo.

### Diaframma

L'anatomia è stata descritta a pag. 17. La contrazione del muscolo determina l'appiattimento della cupola diaframmatica e lo spostamento dell'addome verso l'esterno. Le cavità toraciche si allargano verso il basso. Vengono contemporaneamente spostati anteriormente i margini inferiori delle costole, determinando un ulteriore ampliamento del torace.

### Muscoli intercostali esterni

Nel respiro a riposo, i muscoli intercostali esterni stabilizzano la parete toracica. Per aumento del fabbisogno di ventilazione, intervengono durante l'inspirazione. Per contrazione, l'effetto sulle costole caudali è maggiore rispetto a quello sulle craniali. Queste vengono innalzate ed il diametro laterale e trasversale del diaframma aumenta.

### Altri muscoli inspiratori

A questi appartengono gli scaleni e i muscoli sternocleidomastoidei. Vengono attivati solo per aumento del fabbisogno inspiratorio di ventilazione.

Altri muscoli ausiliari sono i muscoli posteriori del collo, il trapezio ed alcuni muscoli della schiena. Altri ancora allargano le vie aeree, come ad es. i milo-joidei, il digastrico, le ali nasali, il platisma, la muscolatura laringea, la muscolatura della lingua ed i muscoli posteriori della nuca.

### Muscoli espiratori

Come già ricordato, l'espirazione normale avviene passivamente, per retrazione delle fibre elastiche. In questi tessuti del polmone e del torace, viene conservata energia durante l'inspirazione che viene poi liberata durante l'espirazione, in modo che questa possa avvenire senza contrazione muscolare.

Solo per notevole aumento del fabbisogno di ventilazione o per ostruzioni da medie a severe delle vie aeree, la muscolatura respiratoria si contrae e partecipa attivamente all'espirazione.

**Muscoli della parete addominale.** I più importanti muscoli espiratori sono l'obliquo esterno, il retto dell'addome, l'obliquo interno ed il trasverso. La loro contrazione determina incremento della pressione intra-addominale: il diaframma viene spostato verso l'alto. Vengono attivati quando il fabbisogno di ventilazione aumenta oltre i 40 litri/minuto ed in caso di tosse, pressione, vomito.

**Muscoli intercostali interni.** Agiscono in modo antagonista rispetto agli esterni. Per loro contrazione, le costole vengono spostate verso il basso ed internamente. Contemporaneamente lo spazio intercostale è più contratto ed i muscoli non possono cedere verso l'esterno.

**Diaframma.** Questo muscolo principale a termine inspirazione è ancora contratto: il rilassamento avviene lentamente, così da garantire un'espirazione omogenea. Per retrazione polmonare, in espirazione normale, il diaframma viene spostato passivamente verso l'alto, nell'espirazione attiva anche per contrazione della muscolatura addominale.

Per massima contrazione dei muscoli espiratori, la pressione intrapolmonare può raggiungere i 120 mmHg, in alcuni casi anche i 300 mmHg. La pressione all'interno dell'addome, per contrazione dei rispettivi muscoli, può raggiungere i 150-200 mmHg. A queste pressioni viene ostacolata l'irrorazione dell'aorta. Si deve osservare che la pressione massima raggiungibile dipende dai volumi polmonari e dalle condizioni di distensione della muscolatura.

### 2.3.2 Come si determina il movimento d'aria nelle vie aeree?

L'aria fluisce secondo una caduta di pressione da un luogo a più alto verso uno a più basso livello. A fine espirazione, la pressione alveolare eguaglia quella atmosferica, non determinando alcun movimento di aria. Affinché durante l'inspirazione l'aria possa giungere agli alveoli, è necessario che in questi la pressione sia più bassa di quella atmosferica, cioè di quella presente all'inizio delle vie aeree. Questa riduzione della pressione nel torace avviene per contrazione della muscolatura inspiratoria: si determina così allargamento del torace e anche degli alveoli, in modo che l'aria vi fluisca per caduta di pressione. Durante l'inspirazione, la forza derivata dalla contrazione della muscolatura, deve vincere delle resistenze:

- Resistenze elastiche di polmone e torace;
- Resistenza d'attrito per movimenti dei tessuti polmonari e toracici;
- Resistenze al flusso dell'albero tracheobronchiale.

Nell'espirazione le forze devono agire all'opposto e la pressione alveolare deve essere più alta della atmosferica, in modo che l'aria possa fluire in direzione contraria. A fine inspirazione la muscolatura si rilassa e non esercita alcuna forza traente sui polmoni e sul torace. I tessuti elastici di polmone e torace si contraggono per le forze di retrazione. Il polmone viene compresso e l'aria fluisce, in relazione al gradiente di pressione, dagli alveoli all'ambiente.

**L'inspirazione è un processo attivo, l'espirazione avviene passivamente. Solo in caso di eccessivo sforzo fisico o per elevate resistenze espiratorie è necessaria, anche per la fase espiratoria, una contrazione della relativa muscolatura.**

### 2.3.3 Quali fattori determinano il volume di insufflazione polmonare?

Il volume di organi cavi elastici polmonari e del torace, dipende dalla pressione distendente, cioè dalla differenza di pressione trans-murale. Se, durante la ventilazione, il polmone viene progressivamente insufflato con aria, al suo interno si determina una pressione maggiore di quella esterna. Ciò può anche avvenire quando il torace si trova all'interno di una camera priva d'aria nella quale viene praticata una sottopressione (risucchio), rimanendo la testa all'esterno (principio del polmone d'acciaio).
In entrambe i casi, la condizione di riempimento polmonare di aria, dipende solo dalla differenza di pressione trans-murale, cioè quella esistente ai lati della parete polmonare:

differenza di pressione trans-murale = pressione interna – pressione esterna.

Negli organi respiratori vi sono diverse differenze di pressione trans-murale, che dipendono dalla pressione all'interno del polmone, dalla pleura e dalla pressione atmosferica. Per la meccanica respiratoria vale che:

**Definizione**

Tutte le pressioni vengono poste in relazione a quella atmosferica. La pressione nulla è quella barometrica, una pressione negativa è sub-atmosferica, una positiva ha un valore superiore a quella atmosferica.

### Pressione all'interno dei polmoni

Viene definita pressione intrapolmonare alveolare ($p_A$).

**Differenza di pressione trans-polmonare.** Rappresenta la differenza tra la pressione alveolare e quella presente nello spazio pleurico: $p_A$-$p_{Pl}$. La pressione all'interno degli alveoli è sempre maggiore rispetto ai tessuti circostanti, a meno che al loro interno non si trovi più aria. L'aumento progressivo del volume polmonare determina incremento graduale della pressione trans-polmonare. Questo gradiente non è egualmente distribuito a livello di tutto il polmone. Infatti:

- **Nelle regioni polmonari superiori, gli alveoli contengono un maggior volume rispetto alle inferiori. A questi livelli, il gradiente di pressione trans-murale è maggiore. Tale gradiente diminuisce dall'alto verso il basso di circa 1 cm d'$H_2O$ ogni 3 cm.**

### Pressione all'interno dello spazio pleurico

La pressione nello spazio pleurico, cioè la pressione alla superficie polmonare e sulla parete toracica interna, viene definita come pressione pleurica ($p_{Pl}$) (Fig. 2.3).

In realtà, si tratta di un gradiente di pressione, cioè una differenza tra la pressione atmosferica e quella nello spazio pleurico. Viene definita anche differenza di pressione trans-toracica. La pressione nello spazio pleurico può essere valutata attraverso cannule inserite nella cavità pleurica o per mezzo di sonde posizionate nel terzo inferiore dell'esofago. Questa parte dell'esofago si trova all'interno del torace, ma all'esterno del polmone. Da seduti, la pressione nello spazio pleurico si trasmette alla parete rilassata dell'esofago.

**La pressione nello spazio pleurico è negativa.** Nello spazio pleurico la pressione è negativa (più correttamente sub-atmosferica). Normalmente, a fine espirazione è di circa 5 cm d'$H_2O$ ed a fine inspirazione di 8 cm d'$H_2O$ al di sotto della pressione atmosferica. Il motivo per cui la pressione dello spazio pleurico è sub-atmosferica è da ricercarsi nelle forze di retrazione polmonari, a causa delle quali il polmone tende a ridurre il suo volume ed a dissociarsi dalla parete toracica. Si sviluppa una pressione sub-atmosferica nello spazio pleurico, tanto maggiore quanto più il polmone viene disteso durante l'inspirazione.

**Film pleurico.** Un film liquido è interposto tra pleura parietale e pleura viscerale. Ciò permette che i due foglietti aderiscano l'uno all'altro

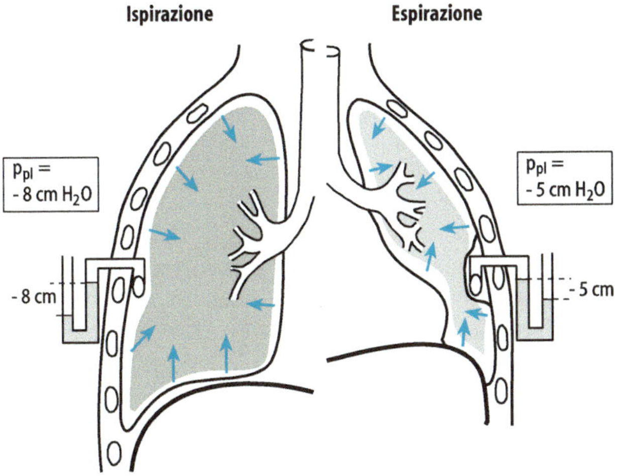


**Fig. 2.3.** Origine della pressione intrapleurica ($p_{pl}$). Grazie alle forze elastiche polmonari (direzione d'azione indicata dalle freccette blu), nello spazio pleurico, rispetto all'ambiente esterno, si origina una pressione "negativa". (Mod. da Schmidt e Thews 1995)

per forze capillari e che i polmoni seguano gli spostamenti del torace durante i movimenti inspiratori. Il meccanismo può essere spiegato paragonandolo all'azione di due oggetti traenti e aderenti l'uno all'altro, tra i quali è interposto un sottile strato fluido. Se l'oggetto traente superiore viene innalzato, l'inferiore non perde il contatto. Anche per l'azione di una forza tirante che agisce all'angolo destro, la separazione è molto difficile, se invece questa si esercita in senso orizzontale, i due oggetti si spostano di poco l'uno dall'altro. L'ingresso di aria nello spazio pleurico (pneumotorace), divide pleura parietale e viscerale e determina il collasso del polmone.

### 2.3.4 Elasticità dei polmoni

I polmoni sono elastici. Durante l'inspirazione si determinano variazioni della loro forma. Nell'ambito di un determinato volume polmonare, l'elasticità dei polmoni segue la legge di Hooke: quanto maggiore è la forza muscolare esercitata, tanto più forte sarà la distensione dei tessuti elastici e maggiore il volume polmonare, fino a quando il limite di elasticità non viene raggiunto o superato. Il rapporto tra la variazione di volume per unità di variazione di pressione viene definito "compliance", mentre il suo valore reciproco è denominato rigidità o elastanza. Con la progressiva distensione, la "compliance" diminuisce e l'elastanza aumenta.

**Cosa determina l'elasticità polmonare?** L'elasticità polmonare non è dovuta solo alle sue fibre elastiche ed alla particolare costituzione geometrica. Elementi maggiormente significativi sono l'azione delle forze di superficie alveolari e l'ancoraggio degli alveoli ai circostanti tessuti polmonari.

#### Forze superficiali alveolari e surfattante

**Forze superficiali.** Un polmone pieno di liquido, ad eguali variazioni di pressione, si lascia distendere di più rispetto ad uno ripieno d'aria.

Causa di questo fenomeno sono le forze superficiali, che si esercitano sulle superfici limite curve tra la forma gassosa e liquida della parete alveolare. Secondo la legge di Laplace, la differenza di pressione trans-murale ($p_{tm}$) in una bolla d'aria, dipende dalla tensione superficiale del fluido alla superficie limite (T) e dal raggio (r) della bolla, cioè dell'alveolo:

$$P_{tm} = \frac{2T}{r}$$

Se alla superficie limite dell'alveolo è presente solo acqua, la pressione trans-polmonare è di circa 3 kPa. In realtà, la tensione superficiale degli alveoli è circa 10 volte minore di quanto ci si dovrebbe aspettare con una superficie acquosa. È relativamente minore la pressione necessaria per distendere gli alveoli con uguale volume. Negli alveoli è presente un film fluido attivo contenente sostanze che riducono la tensione superficiale denominato surfattante.

**Surfattante.** È composto da fosfolipidi e carboidrati. La sintesi ed il riassorbimento avviene, così come esposto nel primo capitolo, da parte delle cellule alveolari di tipo II, a partire dagli acidi grassi del sangue. L'effetto superficiale attivo si deve soprattutto alla dipalmitoinlecitina ed alla colesterina. Il film alveolare è costituito da un'ipofase acquosa basale sulla quale poggia il surfattante, come tappeto uni-molecolare. La parte idrofila del surfattante è ancorata allo strato acquoso, la parte idrofoba propende verso la fase gassosa. La tensione superficiale del film liquido non è costante ma varia con il ciclo respiratorio.

Per riduzione del raggio dell'alveolo, aumenta la concentrazione di surfattante nel film e, secondo la legge di Laplace, si riduce la tensione superficiale (Fig. 2.4). Al contrario per incremento del volume e quindi del raggio, la concentrazione di surfattante diminuisce e la tensione superficiale aumenta. Il surfattante impedisce che i piccoli alveoli si svuotino nei più

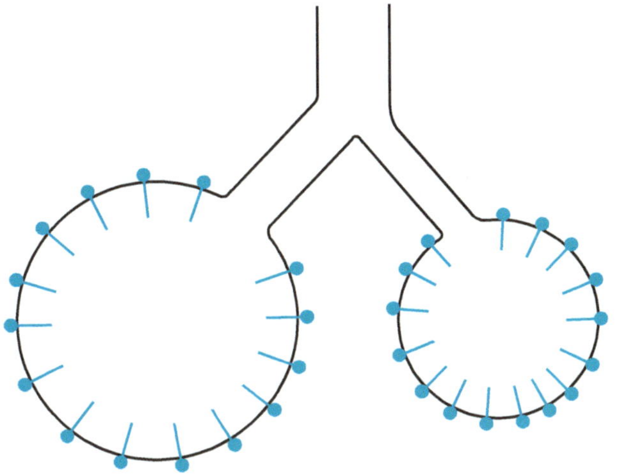

**Fig. 2.4.** Effetto del surfattante sulla struttura alveolare. Nei piccoli alveoli domina una maggiore forza di tensione superficiale, che viene ridotta o, quantomeno, eguagliata dalle molecole del surfattante. Le molecole del surfattante sono rappresentate a forma di spilli. La porzione terminale idrofoba propende in direzione alveolare, l'altra terminazione è idrofila

grandi, poiché i primi hanno una maggiore tensione di parete rispetto ai secondi.

Riassumendo, le funzioni del surfattante sono:

- Riduzione della tensione superficiale alveolare;
- Riduzione della forza necessaria a distendere i polmoni;
- Stabilizzazione dei piccoli alveoli per riduzione della tensione superficiale durante la fase espiratoria.

### 2.3.5 Elasticità del torace

Anche il torace è elastico, possiede cioè forza di retrazione. Se il torace viene aperto, le costole si pongono in posizione inspiratoria ed il volume toracico aumenta di circa un litro al di sopra della capacità residua. Se penetra aria nello spazio pleurico, viene persa la forza di coesione tra polmone e parete toracica: il polmone diminuisce di volume ed il torace si allarga. Per completa apertura toracica, il volume aumenta di circa 600 millilitri al di sopra del volume residuo. Si determina collasso polmonare con contenuto di volume minimo. Questo volume è minore del volume residuo.

**"Compliance" toracica.** È definita come la variazione di volume polmonare per unità di variazione di gradiente di pressione tra la pressione atmosferica e quella all'interno della cavità pleurica: equivale a circa 200 ml/cm d'$H_2O$.

### 2.3.6 "Compliance" del sistema respiratorio

Il rapporto passivo tra pressione e volume viene definito come "compliance" meccanica (C) (variazione di volume per unità di variazione di pressione). Per definire la "compliance" devono essere valutati, quindi, sia la pressione che il volume:

$$C = \overset{\varnothing}{\underline{V}} \quad (l/cm\,H_2O)$$

∅p = Pressione transpolmonare

È una misura della resistenza elastica del sistema respiratorio, cioè di polmone e torace.

Può essere valutata con l'aiuto delle curve pressione-volume (curve di distensione a riposo).

#### Curve di distensione a riposo di volume e torace

Vengono definite con la muscolatura respiratoria rilassata, per minimizzare l'influenza delle resistenze di viscosità durante la ventilazione. Nella respirazione molto lenta, la resistenza per viscosità può essere trascurata, in modo che il rapporto tra volume polmonare ed azione della pressione dipenda essenzialmente dalla capacità elastica del polmone e del torace. Non considerando i fattori dinamici, la distensione di volume viene definita come "compliance" statica.

**Determinazione delle curve di distensione a riposo.** Viene valutata la pressione necessaria a distendere torace e polmone di un soggetto che inspira a bocca aperta. La condizione di distensione elastica polmonare dipende dalla differenza tra pressione intrapolmonare ed intrapleurica.

Il gradiente esistente tra la pressione all'interno dello spazio pleurico e quella esterna, determina la distensione elastica toracica. La curva di distensione a riposo di polmone e torace ha andamento sinusoidale, in corrispondenza della normale escursione respiratoria ha decorso lineare, al di sopra ed al di sotto andamento piatto.

> **L'espansibilità dell'apparato respiratorio è massima quando il volume polmonare corrisponde alla capacità funzionale residua (FRC). Al di sotto di questo valore aumenta la forza di retrazione elastica toracica. Al di sopra della FRC polmone e torace, a progressivo aumento di distensione, si distendono sempre più.**

In base alla curva descritta è possibile definire la "compliance" statica di polmone ($C_P$), torace ($C_t$) e del completo apparato respiratorio ($C_P + C_t$) (Fig. 2.5).

$$C_P = \frac{V}{p_A - p_{Pl}}$$

$$C_P = \frac{V}{p_{Pl}}$$

$$C_{P+t} = \frac{V}{p_A}$$

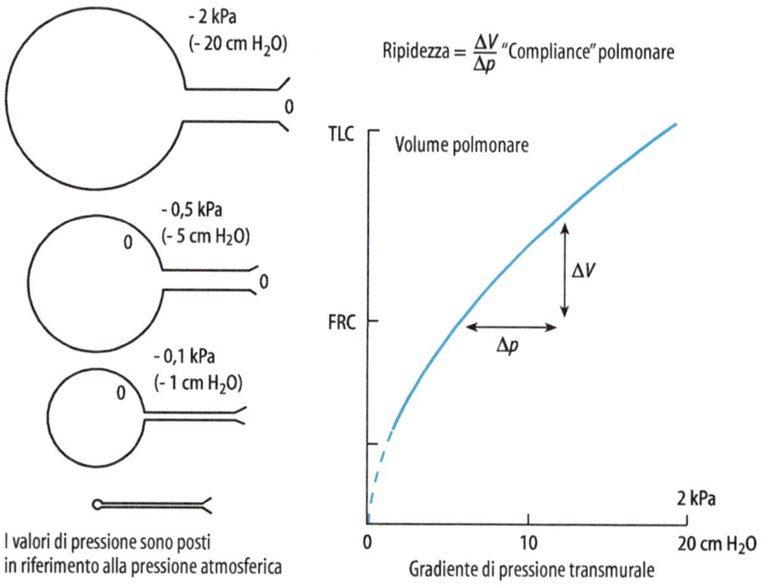


**Fig. 2.5.** Rapporto tra volume polmonare e differenza di pressione tra gli alveoli e lo spazio intratoracico (gradiente di pressione transmurale). In corrispondenza di normali volumi per atto respiratorio, il rapporto ha andamento lineare. Il diametro delle piccole vie aeree diminuisce parallelamente al volume respiratorio. Quando viene raggiunta la capacità di chiusura ("closing capacity"), inizia la chiusura delle piccole vie aeree. Al raggiungimento del volume residuo, si verifica una chiusura estesa. Il diagramma è valido per la posizione eretta con progressiva diminuzione di pressione. Non è indicata la pressione di apertura dell'alveolo chiuso. (Mod. da Nunn 1993)

In corrispondenza della normale escursione respiratoria, l'andamento della curva di distensione è più ripida e la "compliance" statica massima. In condizioni di riposo, i valori sono i seguenti:

$C_{p+t} = 0{,}1$ l/cm $H_2O$,
$C_p \ = 0{,}26$ l/cm $H_2O$,
$C_t \ = 0{,}26$ l/cm $H_2O$

La "compliance" totale di polmone e torace è circa la metà di quella del polmone o del torace singolarmente.

**Elastanza.** La ripidità (elastanza), è il valore reciproco della "compliance".

Rappresenta la somma dell'elastanza di polmone e torace:

$$\frac{1}{C_{p+t}} = \frac{1}{C_p} + \frac{1}{C_t}$$

Elastanza totale = elastanza polmonare + elastanza toracica

**"Compliance" specifica.** La "compliance" dipende dal volume polmonare. Per predire la forza di retrazione del polmone, deve essere noto il valore del volume polmonare al quale viene valutata la "compliance". Il quoziente tra "compliance" e volume polmonare viene definito "compliance" specifica:

$$\text{"compliance" specifica} = \frac{\text{"compliance"}}{\text{volume polmonare}}$$

Se la "compliance" specifica è ridotta, il polmone è meno estensibile (come avviene ad esempio In corso di fibrosi polmonare). Nell'enfisema polmonare è invece più alta ed il polmone è più distendibile:

> **Se la "compliance" è ridotta, il lavoro respiratorio è aumentato; a ciò si associano alterazioni del rapporto volume-flusso.**

Nella respirazione, è necessario determinare non solo le retrazioni elastiche di polmone e torace ma anche le resistenze ai flussi d'aria.

## 2.3.7 Resistenze nelle vie aeree

Le vie aeree superiori ed inferiori oppongono una resistenza al flusso d'aria. Per determinare un movimento d'aria nelle vie aeree deve verificarsi una caduta di pressione (vedi par. 2.3.2), che vinca le resistenze al flusso. Se durante l'inspirazione, la pressione nella cavità orale deve essere maggiore di quella alveolare, in fase di espirazione i valori pressori devono capovolgersi:

Pressione di flusso in inspirazione =
Pressione in cavità orale (pressione atmosferica) – pressione alveolare;

Pressione di flusso in espirazione =
Pressione alveolare – pressione in cavità orale (pressione atmosferica)

La resistenza delle vie aeree è data da:

$$R = \frac{\begin{array}{c}\text{Pressione in cavità orale}\\ \text{(pressione atmosferica)}\\ \text{pressione alveolare}\end{array}}{\text{Intensità di flusso respiratorio}}$$

$$R = \frac{p_{ao} - p_A}{\dot{V}} \quad (\text{cm } H_2O/l/s \text{ oppure kPa/l/s})$$

La resistenza nelle vie aeree è dovuta all'attrito interno, determinato dallo scorrimento dell'aria inspirata e da quello tra questa e le vie aeree.

**Conduttanza.** La capacità di conduzione è il reciproco della resistenza. L'unità di misura è l/cm $H_2O$. La capacità di conduzione specifica è data dal rapporto tra la conduttanza delle vie aeree inferiori ed il volume polmonare. Valuta il significato dei volumi polmonari rispetto alla resistenza nelle vie aeree.

### Resistenza nel flusso laminare e turbolento

**Flusso laminare.** Secondo la legge di Hagen-Poiseuille, nel flusso laminare la resistenza nelle vie aeree è direttamente proporzionale alla loro lunghezza ed alla viscosità del gas ed indirettamente proporzionale alla quarta potenza del raggio:

$$R = \frac{\text{Viscosità} \cdot \text{Lunghezza}}{r^4} \cdot \frac{8}{\pi}$$

Se il condotto veicolante è corto e largo, è necessaria solo una minima pressione trainante per vincere le resistenze al flusso. Se, invece, il condotto è lungo e stretto, per le stesse entità di flusso è necessario esercitare una pressione maggiore. Nel flusso laminare, la viscosità del gas non svolge alcun ruolo.

**Flusso turbolento.** Nel flusso turbolento, è necessaria una maggiore differenza di pressione, rispetto al flusso laminare, per vincere le resistenze. Inoltre, vi è una dipendenza dalla viscosità del gas. In queste condizioni si possono determinare delle turbolenze per:

- elevato flusso gassoso;
- variazioni nel diametro;
- divisioni;
- importanti angolature.

Elevate velocità di flusso si verificano solo nelle vie aeree di maggiore diametro (trachea e bronchi principali) e solo in caso di respiro veloce. Nelle piccole vie aeree, invece, la velocità di flusso è minima, poiché l'aria si distribuisce ad innumerevoli bronchioli. Comunque, in ciascun punto di suddivisione, è possibile che si creino turbolenze tali da rendere necessaria un'elevata differenza di pressione. Alterazioni del flusso si possono anche verificare quando la parete delle piccole vie aeree, per la presenza di muco, si presenta irregolare.

## Dove è maggiore la resistenza nelle vie aeree?

Al contrario di quanto viene comunemente pensato, la resistenza non è maggiore nelle piccole vie aeree ma nelle superiori: trachea, bronchi principali, bronchi lobari e segmentali fino alla sesta generazione con un diametro di 2 millimetri (Fig. 2.6). In queste sezioni è concentrata più dell'80% della resistenza nelle vie aeree, mentre nei bronchioli con diametro inferiore ai 2 millimetri meno del 20%. Durante una normale respirazione nasale, le resistenze si distribuiscono nel seguente modo:

- Naso 50%;
- Laringe 20%;
- Albero tracheo-bronchiale 30%;
- Bronchioli terminali (dalla sedicesima generazione) meno dell'1% della resistenza totale.

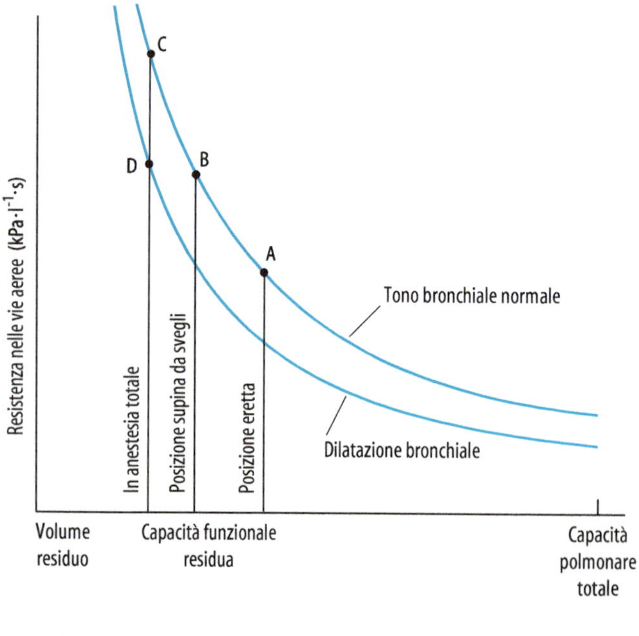


**Fig. 2.6.** Resistenze nelle vie aeree in relazione al volume polmonare, in caso di tono bronchiale normale ed in caso di bronco-dilatazione. A posizione eretta, da svegli; B posizione supina, da svegli; C posizione supina, in anestesia totale, senza bronco-dilatazione; D posizione supina, in anestesia totale e con induzione di broncodilatazione. In B e D la resistenza nelle vie aeree è comparabile, poiché la riduzione della capacita funzionale residua viene compensata grazie all'impiego di bronco-dilatatori. (Mod. da Nunn 1993)

Durante la respirazione a bocca aperta, la resistenza nella laringe è del 40%, nell'albero tracheo-bronchiale del 60%. La resistenza nelle piccole vie aeree è minore in virtù dell'importante aumento del numero di bronchi e bronchioli che, se da una parte presentano diametro inferiore, dall'altra diminuiscono in lunghezza. Per il significativo numero di suddivisioni, infatti, il diametro totale aumenta.

Il **valore normale** per le resistenze nelle vie aeree, valutate grazie alla pletismografia equivale a: 0,05-1,5 cm d'$H_2O$/l/s.

### Fattori che influenzano la resistenza nelle vie aeree

La resistenza nelle vie aeree è influenzata dal volume polmonare e dal tono della muscolatura bronchiale.

**Volume polmonare.** Il suo aumento determina una riduzione della resistenza nelle vie aeree (Fig. 2.7). Il progressivo aumento del volume polmonare, dilata i bronchi di grande e medio diametro. Al contrario, una sua diminuzione, incrementa le resistenze poiché le vie aeree, per le forze di retrazione elastica polmonare, riducono il loro calibro. A volumi polmonari molto piccoli, si può determinare un collasso dei bronchioli, con notevole aumento delle resistenze. Nella in- ed espirazione a riposo, la resistenza delle vie aeree si modifica solo minimamente, probabilmente perché queste modificano contemporaneamente lunghezza e diametro.

> **Nell'inspirazione massima, la resistenza nelle vie aeree diminuisce, nella massima espirazione, aumenta.**

**Regolazione nervosa della resistenza delle vie aeree.** La regolazione nervosa della contrazione e del rilassamento della muscolatura liscia bronchiale, modifica attivamente le resistenze nelle vie aeree. Le fibre muscolari lisce sono suddivise in tutte le vie aeree fino all'ingresso alveolare. Gli alveoli ne sono privi, ma al loro ingresso si trovano elementi muscolari di tipo sfinterico, che si contraggono indipendentemente dalla muscolatura bronchiale. La loro contrazione comprime l'aria dagli alveoli verso l'esterno. Volume polmonare e "compliance" diminuiscono. Al contrario, la contrazione dei bronchioli terminali, aumenta la resistenza nelle vie aeree. L'espirazione è più difficoltosa ed il volume polmonare aumenta. Per l'incremento del fabbisogno di ventilazione, come in caso di attività fisica, di

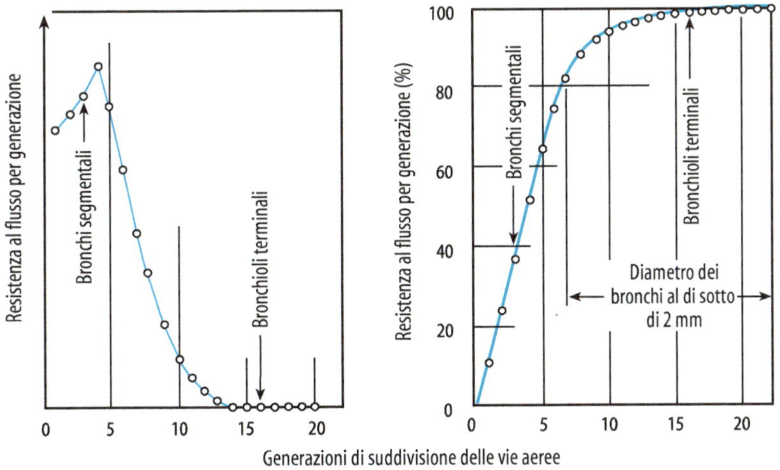


**Fig. 2.7.** Resistenza al flusso nelle singole sezioni dell'apparato respiratorio. In periferia, parallelamente alla progressiva suddivisione bronchiale, la resistenza diminuisce. Le vie aeree con un diametro superiore ai 2 millimetri, determinano l'80% della resistenza totale. (Mod. da Scheidt, in Klinke e Silbernagl 1996)

riflesso le vie aeree, durante l'inspirazione, si distendono. Gli **impulsi parasimpatici efferenti,** per stimolazione dei recettori muscarinici, determinano contrazione della muscolatura bronchiale ed aumento della secrezione delle ghiandole mucose e delle cellule a canestro. Antagonista di questi effetti è l'atropina. Non del tutto chiaro è il ruolo delle fibre **efferenti simpatiche.** In particolare, non è stato ancora dimostrato se vi è una diretta innervazione simpatica della muscolatura liscia delle vie aeree.

I recettori β2 sono numerosi. Reagiscono in maniera importante all'adrenalina, inducendo dilatazione bronchiale, per aumento dell'AMP ciclico. La secrezione ghiandolare viene inibita. I recettori α-adrenergici sono poco presenti.

**Aumentata resistenza nelle vie aeree.** Vedi Cap. 5.

### 2.3.8 Resistenza offerta dai tessuti e dai movimenti respiratori

Il movimento dei tessuti di polmone, torace, diaframma ed organi interni addominali, determina una certa resistenza, dipendente dalla velocità del movimento di aria ed agisce durante l'in- e l'espirazione. Nei soggetti giovani sani, la resistenza dovuta ai tessuti è circa il 10%, quella delle vie aeree il 90%. In determinate patologie, come ad es. fibrosi polmonare, sarcoidosi, scoliosi, la resistenza dovuta ai tessuti può notevolmente aumentare senza comunque limitare significativamente la capacità funzionale.

### 2.3.9 Lavoro respiratorio

Per la respirazione è necessario il lavoro della muscolatura respiratoria, per vincere le resistenze elastiche di polmone e torace, le resistenze viscose contro il flusso aereo e quelle opposte dai tessuti polmonari.

**Definizione**

Il lavoro respiratorio è il prodotto della pressione per l'aumento di volume, cioè il lavoro necessario per portare un volume V contro una pressione p da un valore $V_1$ ad uno $V_2$ ($dV = V_2 - V_1$):

$$A = p_l \cdot dV$$

$p_l$ Pressione pleurica; V volume respiratorio.

A riposo, il lavoro viene eseguito dalla muscolatura respiratoria durante l'inspirazione.

L'espirazione segue passivamente, per distensione degli elementi elastici durante la fase inspiratoria.

#### Lavoro necessario per il movimento polmonare

Il lavoro per la distensione dei polmoni può essere definito con la determinazione del volume respiratorio e della pressione all'interno della pleura (diagramma pressione-volume). La pressione necessaria per la distensione del polmone è una somma delle seguenti:
- Pressione per vincere le retrazioni elastiche;
- Pressione necessaria a vincere le resistenze al flusso nelle vie aeree;
- Pressione occorrente a superare le resistenze tessutali.

La maggior parte del lavoro respiratorio, circa il 75% durante l'inspirazione, occorre per superare le resistenze elastiche, il 25% per vincere le resistenze al flusso. Quanto maggiore è il volume polmonare, tanto più alte sono le resistenze elastiche e tanto più intenso sarà il lavoro respiratorio necessario.

#### Fabbisogno di ossigeno della muscolatura respiratoria

In condizioni di riposo, è minimo il lavoro svolto dalla muscolatura respiratoria e relativamente basso è il suo fabbisogno di ossigeno: ca. 3 millilitri al minuto, meno del 2% del fabbisogno totale di ossigeno. Questo aumenta ad ogni litro di incremento del volume respiratorio per minuto, di circa 1 millilitro/minuto. Determinate patologie polmonari aumentano il lavoro respiratorio (vedi Cap. 5).

**Grado di effetto della ventilazione.** È definito come rapporto tra lavoro respiratorio e fabbisogno energetico:

$$\text{Grado di effetto (\%)} = \frac{\text{Lavoro respiratorio}}{\text{fabbisogno energetico}} \cdot 100$$

Il grado di effetto della muscolatura respiratoria è molto basso: 5-10%. Per il lavoro meccanico della muscolatura respiratoria è necessaria una quantità di ossigeno 10-20 volte maggiore rispetto a quella necessaria alla produzione di una equivalente quantità di energia sotto forma di calore.

## 2.4 Circolazione polmonare

I componenti del piccolo circolo sono:
- Pompa: ventricolo destro;
- Sistema di distribuzione: arterie ed arteriole;
- Sistema di scambio: capillari polmonari;
- Sistema di raccolta: venule e vene.

La funzione più importante del circolo polmonare è lo scambio gassoso. Avviene nei capillari polmonari. Viene definito anche piccolo circolo perché presenta bassa pressione e resistenza vascolare.

Vale però che:

**La quantità di sangue che fluisce nella circolazione polmonare per minuto equivale a quella relativa nel grande circolo.**

**Arterie polmonari.** Le prime sei generazioni delle ramificazioni delle arterie polmonari sono elastiche. Dalla settima alla decima sono arterie di transito. Le arterie muscolari arrivano fino ai bronchioli terminali. Le arterie polmonari elastiche sono distendibili e la loro "compliance" è dieci volte maggiore alle paragonabili arterie sistemiche. Con il progressivo aumento della pressione all'interno dei vasi, le arteriole si distendono.

**Arteriole.** Quelle appartenenti al piccolo circolo non rappresentano tipici vasi di resistenza. Si trovano in corrispondenza del setto inter-alveolare e si suddividono in numerosi precapillari privi di muscolatura a cui seguono i capillari alveolari.

**Capillari alveolari.** Hanno un diametro compreso tra 6 e 9 micrometri ed una lunghezza variabile tra 300 e 500 micrometri. Si ritrovano nel setto inter-alveolare, possono subire collasso ma, probabilmente, non la distensione. Si continuano in post-capillari privi di muscolatura.

**Venule.** Derivano dal letto capillare dei bronchioli respiratori, dall'ingresso alveolare e dagli alveoli. La struttura è simile a quella dei capillari, il loro diametro è di circa 50-80 micrometri.

### 2.4.1 Pressione nel piccolo circolo

Le pressioni nella circolazione polmonare sono minime (Fig. 2.8):

**Il piccolo circolo è un sistema a bassa pressione.**

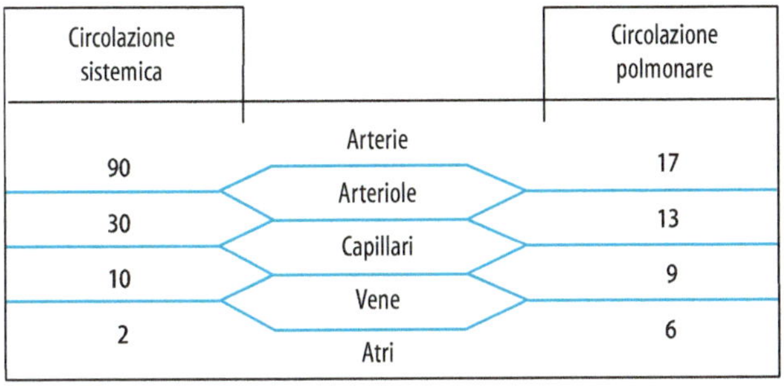


**Fig. 2.8.** Paragone del gradiente medio (in mmHg) della circolazione sistemica e della circolazione polmonare (Mod. da Nunn 1993)

Nel circolo polmonare devono essere differenziate le seguenti pressioni:

- Pressione intravascolare;
- Pressione transmurale;
- Pressione di flusso.

**Pressione intravascolare.** È la pressione presente in ciascuna sezione vascolare in relazione alla pressione atmosferica.

La pressione di riferimento è quindi quella atmosferica.

**Pressione transmurale.** Differenza tra la pressione nei vasi e quella nei tessuti circostanti. Questa distende i vasi in relazione alla loro espansibilità o "compliance". La pressione esterna ai grossi vasi, è quella intratoracica. Essendo di non semplice determinazione, viene considerata la pressione esofagea.

**Pressione di flusso.** È la differenza di pressione tra un punto del sistema vascolare ed un secondo punto, che si trova più a valle, cioè la pressione che deve vincere la resistenza al flusso, per fare fluire il sangue. Nella piccola circolazione vale che:

La pressione di flusso polmonare è la differenza tra la pressione all'inizio ed alla fine del piccolo circolo, cioè tra la pressione media dell'arteria polmonare e quella esistente nell'atrio sinistro. Il suo valore è di circa 10 mmHg.

La pressione nell'atrio sinistro rappresenta quella delle vene polmonari. Può essere misurata direttamente, in atrio sinistro, o indirettamente; è quindi calcolabile, attraverso un catetere polmonare, come pressione di chiusura dei capillari polmonari o pressione Wedge.

La pressione di flusso polmonare può quindi essere correttamente definita solo quando vengono determinate le pressioni nell'arteria polmonare e nell'atrio sinistro, soprattutto nei casi nei quali questa è aumentata come ad es. nella stenosi della mitrale o nelle forme severe di insufficienza cardiaca. Per la definizione delle resistenze vascolari polmonari deve essere determinata la pressione di flusso polmonare (vedi dopo).

## Pressione nell'arteria polmonare

Le pareti delle arterie polmonari sono sottili e incredibilmente espansibili. La loro forma ed il loro diametro dipendono fortemente dalla pressione transmurale. Equivale ad $^1/_6$-$1/_7$ della arteriosa sistemica. Le pressioni venose e capillari di entrambi i sistemi non presentano importanti differenze.

La pressione nelle arterie polmonari e la peri-arteriosa, dipendono dalle forze idrostatiche. In posizione eretta, il polmone si estende al di sopra e al di sotto delle arterie polmonari di 12 centimetri. In posizione verticale, quindi, vi è una differenza di pressione idrostatica di 0-12 cm d'$H_2O$ (= 0-9 mmHg), minore nelle regioni apicali e maggiore nei segmenti inferiori. La pressione di flusso aumenta così dall'apice alla base polmonare. La pressione arteriosa polmonare media per le forze idrostatiche equivale all'apice a circa 6 mmHg e alla base a circa 24 mmHg.

**Pressione peri-arteriosa.** Anche questa varia. In corrispondenza delle basi polmonari ed in posizione eretta è di circa –2 cm d'$H_2O$, all'apice di circa –8 cm d'$H_2O$.

Il primo valore può essere quindi trascurato, mentre all'apice, la pressione negativa mantiene pervie le arterie.

**Variazioni in relazione al ciclo respiratorio.** Le variazioni di pressione all'interno della pleura durante il ciclo respiratorio, vengono trasmesse a cuore e grossi vasi e determinano, modificazioni cicliche delle pressioni nelle arterie polmonari.

Poiché anche la pressione peri-arteriosa subisce le stesse variazioni in relazione alla ciclicità del respiro, la pressione transmurale e le resistenze vascolari arteriose, nel respiro a riposo, vengono poco influenzate. Gli effetti sono invece importanti agli apici polmonari. Soprattutto in inspirazione massima, la pressione all'interno della pleura è così fortemente negativa, che la pressione arteriosa polmonare diminuisce e l'irrorazione si arresta, nonostante l'aumento del ritorno venoso e della frequenza cardiaca.

### Pressione nei capillari polmonari

È di circa 7-10 mmHg. Non può essere direttamente valutata ma deve avere un valore minore rispetto a quella esistente nelle arteriole e maggiore delle venule, altrimenti non si determina flusso. Se la parte distale del catetere polmonare, a pallone bloccato all'apice, viene spinto nel ramo dell'arteria polmonare e se ne valuta la pressione, questa rappresenta la cosiddetta pressione Wedge, quella cioè delle vene polmonari e quindi nell'atrio sinistro.

### Aumento della pressione arteriosa polmonare

L'aumento patologico della pressione arteriosa polmonare ha due conseguenze:
- Aumento della permeabilità capillare con trasudazione di liquidi (edema polmonare);
- Aumento del lavoro di pressione del ventricolo destro con pericolo di insufficienza cardiaca destra.

I seguenti meccanismi possono aumentare la pressione arteriosa polmonare:
- Aumento di pressione nell'atrio sinistro, dopo il circolo polmonare, ad es. nella stenosi della mitrale od alterazioni del funzionamento del cuore sinistro con aumento delle pressioni di fine diastole, del ventricolo e dell'atrio sinistro. In tal caso le pressioni di flusso devono essere aumentate per mantenere una normale irrorazione polmonare.
- Aumento delle resistenze nel piccolo circolo con flusso invariato.
- Aumento del flusso polmonare con invariate resistenze vascolari e della pressione nell'atrio sinistro.
- Combinazione dei meccanismi.

Dalla pressione nell'arteria polmonare, non è possibile definire quella esistente nei capillari polmonari. Infatti, mentre la prima può essere notevolmente aumentata, la seconda può essere normale, quando ad es. la resistenza nelle arterie e nelle arteriole è notevolmente aumentata. In questo caso, nonostante un forte carico o insufficienza del cuore destro, non si determina edema polmonare.

## 2.4.2 Resistenze vascolari polmonari

La resistenza vascolare polmonare descrive il rapporto tra la pressione di flusso e l'irrorazione nel piccolo circolo:

$$\text{Resistenza vascolare polmonare} = \frac{\text{PAP} - \text{LAP}}{\text{gittata cardiaca}}$$

La LAP, (pressione nell'atrio sinistro), può essere sostituita dal valore Wedge (pressione di chiusura capillare polmonare):

$$\text{PVR} = \frac{\text{PAP} - \text{LCWP}}{\text{gittata cardiaca}}$$

PRV: resistenza vascolare polmonare, PAP: pressione media nell'arteria polmonare, PCWP: pressione Wedge, LAP: pressione nell'atrio sinistro.

Il valore normale equivale a ca. 144 dyn · s · $cm^{-5}$ oppure a 1,4 mmHg/l/min. La resistenza vascolare sistemica (SRV) è pari a 18 mmHg/l/min.

$$\text{SVR} = \frac{\text{pressione media nell'aorta} - \text{pressione nell'atrio destro}}{\text{gittata cardiaca}}$$

**Cause della bassa resistenza vascolare.** I vasi polmonari efferenti ed afferenti sono, come descritto, sottili, poveri di muscolatura e molto distensibili. Anche il tono basale delle arteriole polmonari, a paragone delle corrispondenti della circolazione sistemica, è molto basso e relativamente minima è la resistenza nei confronti del flusso di sangue.

**Dove è maggiore la resistenza?** Mentre nella circolazione sistemica sono le arteriole i vasi in cui la resistenza è massima, nel piccolo circolo, questa si distribuisce all'incirca equamente tra arterie, capillari e vene. La circolazione nei capillari è pulsatile, non continua. Più del 50% della resistenza vascolare polmonare è offerta dai vasi senza muscolatura, cioè da strutture che non possono attivamente contrarsi.

Pertanto, l'irrorazione polmonare si svolge per pressione passiva.

**Controllo nervoso.** I vasi polmonari sono innervati da fibre simpatiche ed in misura minore, da componenti parasimpatici. I recettori simpatici $\alpha$ adrenergici, determinano una vasocostrizione polmonare, i recettori $\beta$ determinano vasodilatazione. Sono coinvolte le fibre muscolari delle arterie e delle arteriole con diametro superiore a 30 micrometri. In condizioni di riposo, l'influenza del sistema simpatico sembra essere minima rispetto all'attivazione generale, nella quale si determina una vasocostrizione polmonare. Il sistema nervoso parasimpatico, attraverso l'acetilcolina, induce vasodilatazione, probabilmente grazie alla liberazione di monossido d'azoto.

## Modificazioni della resistenza vascolare polmonare

Mentre la resistenza vascolare sistemica viene regolata attivamente, quella del piccolo circolo avviene per variazioni passive del calibro vasale: l'aumento della pressione nelle arterie polmonari ma anche nelle vene polmonari, distende i vasi, aumenta il diametro e diminuisce la resistenza vascolare. In un polmone in condizioni di collasso, le piccole arterie sono chiuse, e oppongono una resistenza infinita. Se la pressione nell'arteria polmonare supera un certo valore (nei modelli animali circa 7 mmHg), il sangue inizia a fluire. Con il progressivo aumento di vascolarizzazione, le pressioni di apertura diminuiscono. A normali volumi (in corrispondenza della capacità funzionale residua), i vasi sono aperti e l'irrorazione può avvenire a basse pressioni:

> la resistenza vascolare polmonare si riduce all'aumentare del volume polmonare fino al raggiungimento della FRC. A valori equivalenti alla capacità polmonare totale, la resistenza vascolare, per aumento del volume, aumenta progressivamente.

Causa della riduzione della resistenza vascolare polmonare per aumento del volume, è l'incremento delle forze di retrazione e, conseguentemente, della pressione transmurale: ciò comporta una progressiva apertura dei vasi extra-alveolari. Queste forze aumentano in inspirazione e si riducono durante la fase espiratoria. La resistenza vascolare polmonare subisce variazioni sincrone con il ciclo respiratorio: riduzione in inspirazione ed aumento in espirazione.

**Recupero dei capillari.** I capillari non sono tutti irrorati contemporaneamente. Vengono aperti in relazione alla pressione di flusso. A bassi valori di pressione arteriosa, prevale l'irrorazione dei componenti del setto alveolare, a valori più alti vengono aperti i capillari prima chiusi ed il loro diametro aumenta passivamente. La distensione passiva dovuta alla pressione e l'apertura dei capillari, sono i meccanismi più importanti alla base della riduzione della resistenza vascolare polmonare in corrispondenza dell'incremento della pressione nell'arteria polmonare.

**Resistenza vascolare in corrispondenza di elevati volumi polmonari elevati.** In corrispondenza di elevati volumi polmonari, i vasi sono massimamente dilatati ed il loro diametro, anche per progressivo incremento della pressione transmurale, non aumenta ulteriormente. Allo stesso tempo, i vasi alveolari (capillari), per la distensione della parete alveolare, vengono compressi. La loro resistenza aumenta e di conseguenza anche la resistenza polmonare vascolare totale.

## Vasocostrizione polmonare ipossica

Una riduzione della $pO_2$ alveolare (ipossia alveolare) o della venosa mista (arteriosa polmonare), conduce ad una contrazione delle strutture arteriose che alimentano gli alveoli, con un diametro inferiore ad 1 millimetro. La resistenza vascolare polmonare aumenta. Questo effetto è definito "vasocostrizione polmonare ipossica" (IPV) o meccanismo Euler-Liljestrand. Probabilmente ciò si verifica per adeguare l'irrorazione regionale alla ventilazione regionale.

> **Grazie alla IPV, le regioni polmonari meno ventilate, con bassa $pO_2$, ricevono meno sangue. In tal senso, l'irrorazione regionale viene adeguata alla ventilazione.**

In diverse patologie polmonari, il meccanismo è alterato.

**! Nella circolazione sistemica, l'ipossia determina una vasodilatazione.**

**Monossido d'azoto (NO).** L'esatto meccanismo della vasocostrizione polmonare ipossica non è noto. Molto probabilmente, il monossido d'azoto gioca un ruolo importante. Viene sintetizzato nell'endotelio delle strutture vascolari e rilassa la muscolatura dei vasi polmonari.

**Ipercapnia.** La vasocostrizione polmonare ipossica viene rafforzata dall'ipercapnia, probabilmente per effetto dell'acidosi.

### 2.4.3 Irrorazione polmonare

L'intera gittata del ventricolo destro viene pompata nei polmoni e, successivamente, viene distribuita alla rete capillare delle unità respiratorie terminali dove, in una superficie di 120 metri quadri, avviene lo scambio gassoso. Il sangue fluisce poi, attraverso le vene polmonari e l'atrio sinistro, nel ventricolo sinistro. Da qui, come volume per minuto, viene distribuito alla circolazione sistemica. Per l'irrorazione polmonare, a differenza della sistemica, è necessaria una minima pressione. Ad una pressione media dell'arteria polmonare di 15 mmHg, ne corrisponde una di fine diastole ventricolare sinistra pari a 8 mmHg: la differenza è, quindi, di soli 7 mmHg. La pressione per il flusso nel grande circolo è invece di circa 90 mmHg, a riposo. L'irrorazione polmonare, relativamente alla normale gittata cardiaca, equivale a circa 6 l/minuto. In caso di sforzo fisico, può aumentare fino a 25 l/minuto.

#### Ineguale distribuzione dell'irrorazione polmonare

Per la forza di gravità, la pressione arteriosa, in posizione eretta, nelle regioni polmonari superiori, è più bassa rispetto alle inferiori. Relativamente, la distribuzione della circolazione polmonare, dipende dalla forza di gravità. Si determina infatti un significativo gradiente di irrorazione in senso verticale.

**› In posizione eretta, l'irrorazione del polmone, in base alla forza di gravità, aumenta dall'apice alla base; in posizione supina, si osserva un incremento in senso antero-posteriore; in decubito laterale sinistro, da destra verso sinistra.**

Comunque, le variazioni della distribuzione dell'irrorazione, in posizione supina e laterale, per piccole distanze, non sono così marcate come nella stazione eretta.

Secondo West, in posizione eretta è possibile distinguere tre zone in base all'irrorazione, in dipendenza della forza di gravità (Fig. 2.9):

**Zona I.** In corrispondenza dell'apice polmonare, la pressione nei capillari è minore rispetto a quella alveolare, i vasi sono compressi e la circolazione è assente. Nella zona I, la pressione diastolica capillare è inferiore alla pressione alveolare, ma la sistolica è maggiore.

L'irrorazione avviene quindi in modo sincrono all'azione cardiaca.

**Zona II.** Nella zona polmonare media, la pressione all'interno dell'ultimo tratto dei vasi arteriosi comprimibili, è maggiore rispetto a quella alveolare, ma questa è superiore alla venosa polmonare.

L'irrorazione avverrà, quindi, in base alla differenza di pressione tra l'arteria polmonare e quella alveolare e non per il gradiente artero-venoso.

**Zona III.** Nelle basi polmonari, sia la pressione arteriosa che quella venosa polmonare, superano quella alveolare e l'irrorazione viene determinata dal gradiente artero-venoso. Secondo Hughes e coll., esisterebbe anche una **Zona IV** nella quale l'irrorazione, per la compressione dei grossi vasi, è ostacolata a causa dell'elevata pressione interstiziale.

L'effetto è più evidente in caso di minimi volumi polmonari.

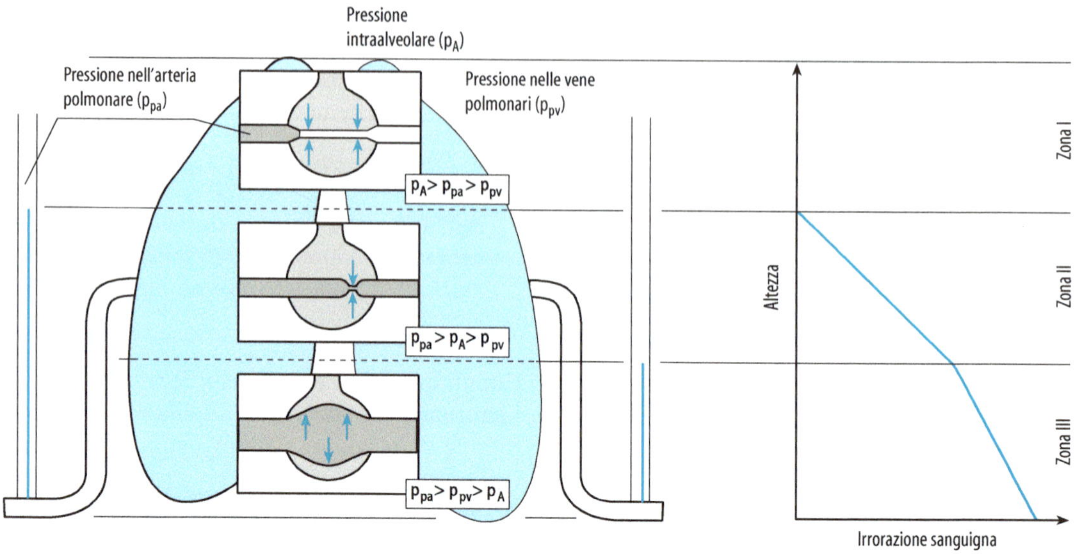


**Fig 2.9.** Dipendenza della distribuzione dell'irrorazione dalla forza di gravità in posizione eretta. Nella zona I la pressione del flusso non raggiunge gli apici polmonari, nella zona II i capillari sono compressi e l'irrorazione dipende dalla differenza di pressione tra l'arteria polmonare e lo spazio alveolare ($p_{pa}$–$p_A$), ma non dalla pressione esistente nella vena polmonare ($p_{pv}$). Nella zona III, i capillari vengono distesi dalla maggiore pressione e l'irrorazione è normale. (Mod. da Klinke e Silbernagl 1996)

## 2.5 Ineguale distribuzione della ventilazione alveolare

La forza di gravità, in posizione eretta, influenza anche la distribuzione dell'aria inspirata (Fig. 2.10). La forza di gravità spinge i polmoni verso il basso. In tal modo, nella parte superiore viene esercitato un risucchio ed in quella inferiore una pressione. La pressione nello spazio pleurico si riduce dall'alto verso il basso: agli apici polmonari è fortemente negativa rispetto alle basi. Per tale motivo, il polmone è più disteso nelle zone superiori e gli alveoli contengono più aria rispetto alle zone inferiori. Durante la fase inspiratoria, la pressione nello spazio pleurico, a seconda dell'entità dell'escursione respiratoria, si riduce. Il conseguente aumento di volume, è maggiore alle basi polmonari, per il minor grado di distensione precedente. Agli apici, dove la distensione è stata invece maggiore, l'incremento di volume è minore.

**In posizione eretta, gli apici polmonari sono più distesi rispetto alle basi. A causa della differente entità di distensione precedente, la ventilazione aumenta dall'alto verso il basso, determinando una disomogenea distribuzione dell'aria.**

## 2.6 Rapporto ventilazione-flusso

Il rapporto tra l'entità della ventilazione ($\dot{V}$) ed il flusso nei capillari polmonari ($\dot{Q}$), viene definito rapporto ventilazione/flusso: $\dot{V}/\dot{Q}$. In condizioni di riposo, la ventilazione alveolare è di circa 4 litri/minuto e l'irrorazione intorno ai 5 litri/minuto.

Dal rapporto si ottiene un valore di 0,8. Se ventilazione ed irrorazione fossero omogenee, questo sarebbe il valore in tutto l'ambito polmonare.

Come già evidenziato però, esiste una disomogeneità. Dalle zone apicali alle basali, i quozienti sono differenti: nella zona II secondo West, esiste il rapporto "ottimale", agli apici questo valore è maggiore, alle basi invece minore.

Da un punto di vista funzionale, i rapporti ventilazione/flusso più alti o più bassi, determinano aumento dello spazio morto alveolare, dello "shunt" destro-sinistro intrapolmonare o entrambi.

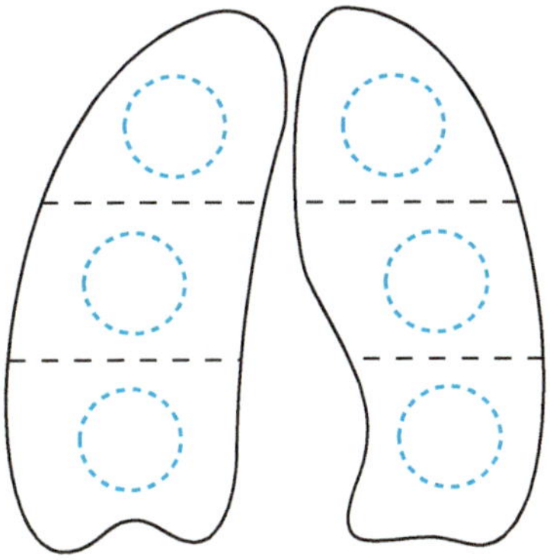

| Vol.-% | $\dot{V}$ (l/min) | $\dot{Q}$ (l/min) | $\dot{V}/\dot{Q}$ |
|---|---|---|---|
| 33,3 | 1,37 | 0,95 | 1,44 |
| 33,3 | 1,73 | 2,08 | 0,83 |
| 33,3 | 1,98 | 2,97 | 0,67 |
| 100 | 5,08 | 6,00 | 0,85 |

**Fig. 2.10.** Suddivisione della ventilazione e del flusso nel modello a tre zone nel polmone sano in posizione eretta. $\dot{V}$ ventilazione per minuto, $\dot{Q}$ irrorazione polmonare o gittata cardiaca, $\dot{V}/\dot{Q}$ rapporto ventilazione/flusso. A causa della differente distensione, la ventilazione polmonare aumenta progressivamente dall'alto verso il basso (disomogeneità apicale–basale). In posizione eretta l'irrorazione polmonare, per azione della forza di gravità, incrementa dall'alto verso il basso. Essendo disomogenee sia la ventilazione che l'irrorazione, si creano diversi quozienti $\dot{V}/\dot{Q}$: nella zona media si ha un rapporto ottimale, nella zona apicale il rapporto è maggiore, nella basale minore. (Mod. da Kilian et al. 1994)

### 2.6.1 Spazio morto alveolare

Se un alveolo è ventilato, ma non irrorato, si determina uno spazio morto di ventilazione alveolare, nel quale non avviene lo scambio gassoso polmonare. Il rapporto ventilazione/flusso è infinito. Le $pO_2$ a la $pCO_2$ di questi alveoli corrispondono a quelle dell'aria inspirata.

Negli alveoli con quoziente $\dot{V}/\dot{Q}$ medio, le pressioni parziali dei gas respiratori, hanno valori compresi tra quelli presenti nel sangue venoso misto e quelli esistenti nell'aria inspirata.

### 2.6.2 "Shunt" vascolare

Se invece un alveolo viene solo irrorato e non ventilato, si determina il cosiddetto "shunt". Il quoziente può raggiungere valore nullo ed anche in questo caso non avviene lo scambio gassoso. Se l'irrorazione permane invariata e la ventilazione diminuisce, il quoziente $\dot{V}/\dot{Q}$ si abbassa. Ciò si determina anche in caso di incremento di irrorazione e ventilazione invariata. Le $pO_2$ e la $pCO_2$ corrispondono a quelle del sangue venoso misto. Nel sangue arterioso, la $pO_2$ diminuisce e la $pCO_2$ aumenta. Lo "shunt" funzionale determinato da alterazione del rapporto ventilazione/flusso, può essere influenzato incrementando la concentrazione inspiratoria di ossigeno del 10-20%: la $pO_2$ aumenta nelle regioni con basso rapporto $\dot{V}/\dot{Q}$ nelle basi polmonari e la saturazione arteriosa di ossigeno aumenta. (vedi anche Cap. 5).

**"Shunt" extra-alveolare.** Lo "shunt" anatomico od extra-alveolare, rappresenta la quota della gittata cardiaca che non raggiunge gli spazi alveolari e che quindi non partecipa agli scambi gassosi. Si tratta di sangue presente in vasi provenienti dal ventricolo sinistro, nelle arterie bronchiali e nelle anastomosi polmonari artero-venose.

> **La circolazione "shunt" extra-alveolare, rappresenta il 2-5% della gittata cardiaca. Questo sangue non prende parte allo scambio gassoso ma, evitando la circolazione polmonare, passa direttamente al sistema arterioso.**

Lo "shunt" anatomico non può essere influenzato dalla frazione inspiratoria di ossigeno: la saturazione arteriosa di ossigeno viene solo minimamente modificata.

## 2.7 Scambio gassoso polmonare

### 2.7.1 Composizione dell'aria inspirata

L'aria inspirata è una miscela di gas (Tab. 2.2). L'ossigeno è presente con una percentuale del 20,9%, l'azoto ($N_2$) con il 79%, il resto è rappresentato da gas quali argo ed elio. La parte di volume di un gas in una miscela, viene definita come frazione (F):
$FiO_2 = 0{,}21$
$FiN_2 = 0{,}79$
$FiCO_2 = 0{,}0004$

Le singole frazioni dei gas rimangono, nell'atmosfera, invariate fino ad una altezza di 100 Km. Ad altezze maggiori, il numero delle molecole di gas per volume si riduce. Per questo, la quantità di gas per volume non può essere determinata in base alle frazioni di concentrazione, ma considerando le singole pressioni parziali.

### 2.7.2 Pressioni parziali dei gas respiratori

Nella miscela inspirata, i singoli gas sono presenti non solo in diverse concentrazioni, ma esercitano una pressione specifica, definita pressione parziale, proporzionale al numero delle molecole di gas presenti.

**La pressione parziale di un gas in una miscela, rappresenta la sua parte frazionaria. La pressione totale della miscela aerea è data dalla somma delle pressioni parziali dei singoli gas. Nell'aria inspirata, questi sono rappresentati da azoto, ossigeno ed anidride carbonica.**

L'aria inspirata, nelle vie aeree, viene saturata dall'acqua.

In una miscela gassosa, ciascun componente si comporta come se fosse unico, non avendo gli altri gas alcuna influenza sulla pressione parziale di quello preso in considerazione. La pressione parziale può essere calcolata conoscendo la pressione totale (= pressione atmosferica, $p_{atm}$) e la parte frazionaria, cioè la concentrazione del gas:

$$p_{GAS} = p_{atm} \cdot F_{GAS}$$

L'aria inspirata contiene anche vapore acqueo. Alla pressione atmosferica del gas deve essere sottratta quella dovuta al vapore acqueo:

$$p_{GAS} = (p_{atm} - p_{H_2O}) \cdot F_{GAS}$$

La pressione esercitata dal vapore acqueo, dipende direttamente dalla temperatura, ma non dalla pressione aerea. Ad una temperatura di 37 °C la pressione parziale esercitata dal vapore acqueo equivale a 47 mmHg. La pressione parziale di ossigeno nell'aria inspirata, al livello del mare (760 mmHg: pressione atmosferica), dopo saturazione con il vapore acqueo nelle vie aeree, equivale a:

$$p_iO_2 = (760 - 47) \cdot 0{,}21 = 150 \text{ mmHg.}$$

**Pressione parziale nei liquidi.** I gas esercitano una propria pressione non solo in una miscela, ma anche in liquidi in cui sono disciolti. Se si porta a contatto un liquido privo di gas con aria, i pas diffondono, in base al gradiente, fino a quando le pressioni parziali nello stato gassoso ed in quello liquido si equivalgono.

**Tab. 2.2.** Frazioni e pressioni parziali dei gas respiratori in condizioni di respiro a riposo e a livello del mare.

| | $F_i$ | $p_i$ (mmHg), umida | $F_A$ | $p_A$ (mmHg) |
|---|---|---|---|---|
| Azoto, $N_2$ | 0,79 | 563 | 0,754 | 573 |
| Ossigeno, $O_2$ | 0,21 | 150 | 0,131 | 100 |
| Anidride carbonica, $CO_2$ | 0,0004 | 0,3 | 0,053 | 40 |
| Vapore acqueo, $H_2O$ | 0 | 47 | 0,062 | 47 |

Questa condizione di equivalenza vale per ciascun gas che si trovi nella fase aerea. La concentrazione dei gas disciolti nella fase liquida, non dipende solo dalla pressione parziale (quanto maggiore è la concentrazione, tanto più alta sarà la quantità disciolta), ma anche dalla solubilità specifica.

I singoli gas mostrano una diversa solubilità nella fase liquida. I gas più solubili, anche se con bassa pressione parziale, diffondono in quantità maggiore rispetto ad altri con alta pressione parziale e minore solubilità.

### 2.7.3 Ventilazione alveolare

La ventilazione alveolare comprende la parte dell'aria inspirata che ad ogni esercizio inspiratorio raggiunge gli alveoli. Solo questa prende parte allo scambio gassoso.

L'aria restante si ritrova nelle vie aeree veicolanti. Viene definita come spazio morto anatomico ($V_D$), perché non prende parte allo scambio gassoso polmonare, ma, non modificata, viene nuovamente espirata. L'entità dello spazio morto anatomico (in millilitri) è circa il doppio del peso corporeo (Kg), cioè ca. 150 millilitri in un soggetto medio.

Con il termine spazio morto alveolare, vengono indicati gli alveoli ventilati ma non irrorati, nei quali non avviene scambio gassoso. L'insieme degli spazi morti anatomico ed alveolare, viene definito come "fisiologico". La ventilazione alveolare per minuto ($\dot{V}_A$) viene calcolata come differenza tra la ventilazione totale per minuto e la ventilazione dello spazio morto ($\dot{V}_D$) ($\dot{V}_D = \dot{V}_D \cdot f$):

$$\dot{V}_A = \dot{V}_E - V_D \text{ oppure}$$
$$\dot{V}_A = (V_T - V_D) \cdot f$$

Dalla formula si evince che, nell'inspirazione profonda, una parte maggiore del volume d'aria inspirato raggiunge i polmoni rispetto alla respirazione superficiale.

L'aumento della frequenza respiratoria, con uguale entità del volume inspirato, aumenta la ventilazione dello spazio morto.

**Formula di Bohr dello spazio morto.** Il volume d'aria espirato ad ogni atto, è la somma del volume dello spazio morto e del volume alveolare: $V_E = V_D + V_{ALV}$. Relativamente, l'anidride carbonica e l'ossigeno espirati, derivano dallo spazio morto e da quello alveolare. La quantità di gas è data dal prodotto di volume per frazione e, dato che la miscela di entrambi i gas nel volume espirato non viene modificata, vale che:

quantità espirata = quantità dello spazio morto + quantità alveolare

$$V_E \cdot F_E = V_D \cdot F_I + V_{ALV} \cdot F_A$$

Poiché $V_E = V_D + V_{ALV}$, per sostituzione si deriva la **formula di Bohr**:

$$\frac{V_D}{V_E} = \frac{F_E - F_A}{F_I - F_A}$$

La formula di Bohr vale per tutti i gas, può essere però semplificata per l'anidride carbonica, poiché la sua frazione inspiratoria è considerabile come nulla:

$$\frac{V_D}{V_E} = \frac{F_A CO_2 - F_E CO_2}{F_A VO_2}$$

Essendo le frazioni dei gas proporzionali alle loro pressioni parziali, la formula di Bohr vale anche per le pressioni parziali. Relativamente, il rapporto tra la ventilazione dello spazio morto e la ventilazione totale, può essere definito dalla formula:

$$\frac{V_D}{V_E} = \frac{p_A CO_2 - p_E CO_2}{p_A CO_2 - p_I CO_2}$$

Valutando trascurabile la concentrazione inspiratoria di anidride carbonica e, nello scambio gassoso normale, la concentrazione alveolare assimilabile alla arteriosa, si può definire che:

$$\frac{V_D}{V_E} = \frac{p_a CO_2 - p_E CO_2}{p_a CO_2}$$

$$V_D = V_E\,(p_a CO_2 - p_E CO_2)/p_a CO_2.$$

### 2.7.4 Cessione di $CO_2$, assunzione di $O_2$ e frazione alveolare dei gas inspirati

Dall'aria alveolare viene continuamente prelevato ossigeno nel sangue e, contemporaneamente, ceduta anidride carbonica. L'ossigeno assunto deve essere continuamente sostituito e l'anidride carbonica sintetizzata, espulsa. Ciò avviene durante la ventilazione alveolare, cioè durante il ciclico alternarsi di espirazione ed inspirazione. Durante l'inspirazione il polmone viene rifornito di aria fresca, durante l'espirazione l'anidride carbonica viene allontanata.

#### Quoziente respiratorio

Il rapporto tra l'ossigeno assunto e l'anidride carbonica ceduta viene definito come quoziente respiratorio. In condizioni standard, l'assunzione di ossigeno di una persona adulta a riposo è di 280 ml/minuto, la cessione di anidride carbonica di 230 ml/minuto. Il quoziente respiratorio è quindi 0,82, viene cioè prelevato più ossigeno dal sangue negli alveoli che ceduta anidride carbonica. In conseguenza, il volume espirato è di una certa misura, inferiore all'inspirato.

Le frazioni di $O_2$ e di $CO_2$ della miscela di gas alveolare, possono essere dedotte dalla assunzione di ossigeno e dalla cessione di anidride carbonica rispettivamente nel e dal sangue.

**Cessione di $CO_2$.** L'aria inspirata praticamente non contiene anidride carbonica. Pertanto, la quantità di $CO_2$ ceduta può essere dedotta dalla ventilazione espiratoria per minuto ($V_E = V_T \cdot f$) e dalla sua concentrazione nell'aria espirata ($FECO_2$):

$$CO_2 \text{ ceduta } (\dot{V}CO_2) = \dot{V}_E \cdot F_ECO_2$$

**Assunzione di $O_2$.** La quantità di $O_2$ assunta ($\dot{V}O_2$), deriva dalla quantità inspirata negli alveoli ($F_IO_2 \cdot \dot{V}_I$) meno quella espirata ($F_EO_2 \cdot \dot{V}_E$):

$$O_2 \text{ assunto } (\dot{V}O_2) = (\dot{V}_I \cdot F_IO_2) - (\dot{V}_E \cdot F_EO_2)$$

Poiché l'azoto non prende parte allo scambio gassoso, a paragone con la cessione di anidride carbonica, l'elevata assunzione di ossigeno conduce all'incremento della concentrazione di N2 nell'aria espirata. Il rapporto tra ventilazione in- ed espiratoria è quindi dato dal rapporto tra la concentrazione d'azoto in- ed espiratoria:

$$\dot{V}_I = \dot{V}_E \, (F_EN_2/F_IN_2).$$

A fini pratici, la correzione di azoto, cioè la differenza tra ventilazione in- ed espiratoria, può essere trascurata.

Dalla formula per la cessione di anidride carbonica e l'assunzione di ossigeno, può essere dedotta la composizione della miscela di gas alveolare:
- Concentrazione di ossigeno ($F_AO_2$) = 0,13 (13 Vol%),
- Concentrazione di anidride carbonica ($F_ACO_2$) = 0,056 (5,6 Vol%),
- Concentrazione d'azoto ($FN_2$) = 0,76 (76 Vol%).

Le frazioni alveolari di ossigeno ed anidride carbonica dipendono dall'assunzione del primo, dalla cessione della seconda e dall'entità della ventilazione alveolare.

Le frazioni dei gas nell'aria espirata, possono essere definite e continuamente mostrate grazie a rilevatori a misurazione continua. A disposizione sono la spettrometria e l'assorbimento agli infrarossi (per la $CO_2$) e la metodica para-magnetica (per l'$O_2$).

#### Valutazione dei volumi gassosi

Secondo l'eguaglianza $p \cdot V = n \cdot R \cdot T$, il volume di un gas dipende non solo dal numero delle molecole n, ma anche dalla pressione p, dalla temperatura T e dalla costante gassosa R. Inoltre, si deve considerare la pressione del vapore acqueo ($pH_2O$).

$$V = \frac{n \cdot R \cdot T}{p}$$

Pertanto, per la definizione di un volume, devono essere fornite le singole condizioni di valutazione. Si distinguono le seguenti condizioni:

**Condizioni – STPD** ("standard temperature", "pressure", "dry"). Le normali condizioni fisiche sono: $T = 273$ K, $p = 760$ mmHg e $pH_2O = 0$ (gas secco). $VO_2$ e $VCO_2$ vengono derivate da queste condizioni.

**Condizioni – BTPS** ("body temperature","pressure","saturated"). In questo caso si tratta di condizioni derivate dalla situazione polmonare. $T = 273 + 37 = 310$ K, p = ciascuna pressione barometrica, $pH_2O = 47$ mmHg (completa saturazione con vapore acqueo a 37 °C).

**Condizioni – ATPS** ("ambient temperature", "pressure", "saturated"). Sono le reali condizioni di valutazione all'esterno dell'organismo, ad es. con la spirometria: temperatura ambientale, pressione barometrica attuale, saturazione con vapore acqueo.

Per definire il volume determinante la pressione che mantiene il gas secco, la pressione del vapore acqueo deve essere sottratta alla pressione totale.

Nelle condizioni BTPS, la ventilazione alveolare equivale a ca. 5 l/minuto, in quelle STDP a ca. 4,1 l/minuto.

## 2.7.5 Pressione parziale alveolare

Lo scambio gassoso polmonare dipende dall'entità della pressione parziale alveolare: solo quando esiste una gradiente di pressione parziale tra alveoli e sangue, i gas respiratori possono diffondere. Affinché il sangue possa assumere ossigeno dagli alveoli, la $pO_2$ alveolare deve essere maggiore della venosa mista. Al contrario, l'anidride carbonica può diffondere dal sangue agli alveoli, quando la $pCO_2$ venosa mista supera quella alveolare. Importante funzione della ventilazione alveolare è il mantenimento delle fisiologiche pressioni parziali dei gas respiratori.

**Variazione della composizione dell'aria inspirata durante il ciclo respiratorio.** Quando inizia la fase espiratoria, il primo gas espirato è quello delle vie aeree veicolanti l'aria (fase I). La composizione è quella dell'aria di volta in volta inspirata. Subito dopo, la concentrazione varia rapidamente, perché il gas delle vie aeree si mescola a quello alveolare (fase II). Infine viene raggiunto un "plateau" con composizione costante dei gas che rappresenta quella dell'aria alveolare (fase III). A fine espirazione, nelle vie aeree è presente aria alveolare. La $pO_2$, a differenza dell'aria inspirata, è di soli 100 mmHg, la $pCO_2$ 40 mmHg. Con l'inizio della prima fase inspiratoria, questa aria alveolare viene veicolata negli alveoli, senza che ciò comporti una variazione dei valori $pO_2$ e $pCO_2$. Solo nella fase successiva, quando l'aria appena inspirata raggiunge gli alveoli, la $pO_2$ alveolare verrà aumentata e la $pCO_2$ ridotta.

Valori normali di pressione parziale alveolare in condizioni di respiro a riposo:
- $p_AO_2 = 100$ mmHg (13,3 kPa),
- $p_ACO_2 = 40$ mmHg (5,3 kPa).

La $pO_2$ alveolare raggiunge il suo maggiore livello a fine inspirazione ed il suo minimo a fine espirazione.

### Ventilazione e $pCO_2$ alveolari

Se gli alveoli sono irrorati e ventilati, l'anidride carbonica diffonde dal sangue venoso misto negli alveoli e viene espirata. Per la concentrazione, cioè la frazione di anidride carbonica nel gas alveolare, vale che:

$$F_ACO_2 = \frac{\dot{V}CO_2}{\dot{V}_A}$$

La frazione alveolare di anidride carbonica dipende dalla cessione di anidride carbonica (produzione) e dalla ventilazione alveolare. Se la cessione di $CO_2$ rimane invariata, si può affermare che quanto maggiore è la ventilazione alveolare, tanto minore sarà la concentrazione alveolare. Essendo la frazione $CO_2$ proporzionale alla sua pressione parziale, vale che:

$$\frac{p_ACO_2}{p_B} = \frac{\dot{V}CO_2}{\dot{V}_A} \quad \text{oppure}$$

pressione parziale alveolare di $CO_2$:

$$p_ACO_2 = \frac{\dot{V}CO_2\ (STPD) \cdot 863}{\dot{V}_A\ (BTPS)}\ [mmHg]$$

$\dot{V}CO_2$ (cessione di $CO_2$) = 230 ml/minuto; $\dot{V}_A$ = 5 l/minuto; 863 = fattore di calcolo.

**Condizione di equilibrio respiratorio.** Se l'eliminazione di anidride carbonica attraverso i polmoni equivale alla produzione metabolica, si stabilisce un equilibrio tra ventilazione e metabolismo. Se la produzione di $CO_2$ aumenta, come in caso di attività corporea o febbre, segue incremento della respirazione e dell'eliminazione di anidride carbonica. Se invece il metabolismo e la produzione di $CO_2$ subiscono una decelerazione, come in caso di ipofunzione della tiroide o raffreddamento corporeo, viene limitata anche la respirazione. Normali valori di $pCO_2$ indicano la presenza di equilibrio respiratorio.

Se il paziente aumenta la sua frequenza respiratoria più del necessario ad eliminare la $CO_2$ prodotta dall'attività metabolica, la $pCO_2$ diminuisce. Aumenta invece quando la ventilazione, in relazione al metabolismo, è inferiore oppure, a causa di determinate patologie polmonari, l'eliminazione di $CO_2$ viene limitata.

In Fig. 2.11 è rappresentato l'andamento della $pCO_2$ alveolare in relazione alla ventilazione. Da questa si evince che una riduzione della ventilazione superiore a 1 litro con eguale produzione di $CO_2$, conduce ad un importante incremento della $pCO_2$ alveolare.
D'altro lato, solo un discreto aumento della ventilazione superiore al fabbisogno determina una considerevole riduzione della $pCO_2$ alveolare. In corrispondenza di valori molto bassi, la $pCO_2$ alveolare, nonostante un ulteriore aumento della ventilazione, non diminuisce in maniera così importante.

**Valutazione della $pCO_2$ alveolare.** La $pCO_2$ alveolare può essere determinata con la valutazione in una provetta contenente un campione d'aria dopo una espirazione massima. La metodica non è affidabile in caso di non equa distribuzione della ventilazione, come ad es. nell'enfisema polmonare. A fini pratici, può essere valutata la $pCO_2$ arteriosa per valutare l'entità della $pCO_2$ alveolare. Questo vale solo per gli alveoli che prendono parte allo scambio gassoso polmonare, cioè ventilati ed irrorati, non nel caso di alterazioni del rapporto ventilazione-flusso. Si deve inoltre osservare che, l'aumento della produzione di $CO_2$, a costante ventilazione,

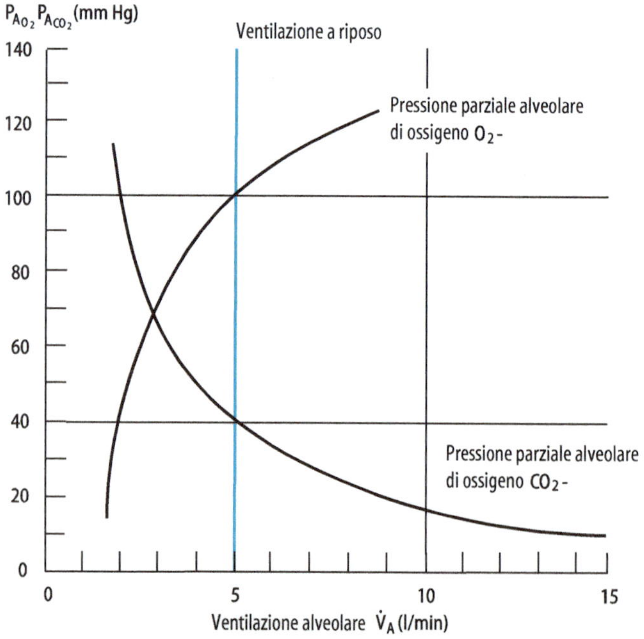


**Fig. 2.11.** Dipendenza della pressione parziale di ossigeno e di anidride carbonica dalla ventilazione alveolare a livello del mare ed a riposo (assunzione di ossigeno 280 ml/minuto, cessione di $CO_2$ 230 ml/minuto). Linea blu retta: pressione parziale di $O_2$ e $CO_2$ in condizione di ventilazione normale. (Mod. da Schmidt e Thews 1995)

determina obbligatoriamente incremento della $pCO_2$ arteriosa. Si può concludere che:

**In condizioni di equilibrio (eliminazione di $CO_2$ = produzione di $CO_2$), la $pCO_2$ arteriosa è assimilabile alla $pCO_2$ alveolare.**

### Ventilazione e $pO_2$ alveolari

Anche la $pO_2$ può essere valutata con l'aiuto della formula alveolare:

pressione parziale alveolare di $O_2$ ($pAO_2$)=

$$\frac{p_IO_2\ \dot{V}O_2\ (STPD) \cdot 863}{\dot{V}_A\ (BTPS)}\ [mmHg]$$

$p_IO_2 = 150$ mmHg; $\dot{V}O_2$(STPD) ($O_2$ assunto) = 280 ml/minuto; $\dot{V}_A = 5$ l/minuto.

La $pO_2$ alveolare può essere dedotta dalla $pCO_2$ media (= $pCO_2$ arteriosa) e dal quoziente respiratorio, RQ ($\dot{V}O_2/\dot{V}CO_2$ = 0,8), secondo la seguente formula semplificata:

$$p_AO_2 = p_iO_2 - \frac{p_aCO_2}{0{,}8}\ [mmHg]$$

$$p_AO_2 = 0{,}209\ (760 - 47) - \frac{40}{0{,}8}\ [mmHg]$$

= 0,209 (713) – 50 [mmHg]
= 150 – 50 [mmHg]
= 100 mmHg.

Da questo si deduce che:
- in caso di costante metabolismo e scambio, la $pO_2$ alveolare, ad un determinato valore di concentrazione inspiratoria di ossigeno, dipende dall'entità della ventilazione alveolare (Fig. 2.11).

### Differenza alveolo-arteriosa di $pO_2$

Nello scambio gassoso completo, la $pO_2$ arteriosa deve equivalere a quella alveolare. In realtà, però, la $pO_2$ arteriosa è sempre inferiore a quella alveolare; vi è, cioè, una differenza alveolo arteriosa di pressione parziale di ossigeno.

> In caso di respirazione di aria dell'ambiente circostante ed al livello del mare, la normale differenza di $pO_2$ alveolo arteriosa ($p_{(A-a)}O_2$) equivale a circa 10-15 mmHg, con un valore massimo di 25 mmHg. Se la percentuale inspiratoria di ossigeno è del 100%, questa differenza aumenta fino a 50-60 mmHg.

Due meccanismi fisiologici sono alla base della differenza di pressione parziale:
- "shunt" anatomico,
- "shunt" fisiologico.

**"Shunt" anatomico.** Come già esposto nel paragrafo 2.6, si tratta del 2% della gittata cardiaca che salta il passaggio alveolare e non prende parte allo scambio gassoso. Passa direttamente alle vene polmonari o nel ventricolo sinistro.

**"Shunt" fisiologico.** Nello "shunt" fisiologico, il sangue fluisce dalle regioni alveolari con basso rapporto ventilazione/flusso e, quindi, con basso contenuto di ossigeno, nelle vene polmonari. Il basso contenuto di ossigeno di questo sangue, in base all'andamento delle curve di dissociazione dell'$O_2$, non può essere compensato per mescolamento con sangue proveniente dalle regioni con elevato rapporto ventilazione/flusso. Per definire la $p_{(A-a)}$, devono essere note la $pO_2$ arteriosa e quella alveolare.

**Scambio gassoso polmonare.** Lo scambio gassoso polmonare avviene negli alveoli per diffusione. È un processo passivo senza meccanismo attivo di trasporto (Fig. 2.12). Grazie al processo di diffusione, il gas passa da un luogo ad alta ad uno a più bassa concentrazione, fino al raggiungimento dell'equilibrio. I gas più leggeri diffondono nella fase gassosa più velocemente di quelli pesanti. Secondo la legge di Graham, la velocità di diffusione è inversamente proporzionale alla radice quadrata del peso del gas. L'ossigeno è una molecola più leggera dell'anidride carbonica e per questo diffonde più velocemente dall'aria alveolare.

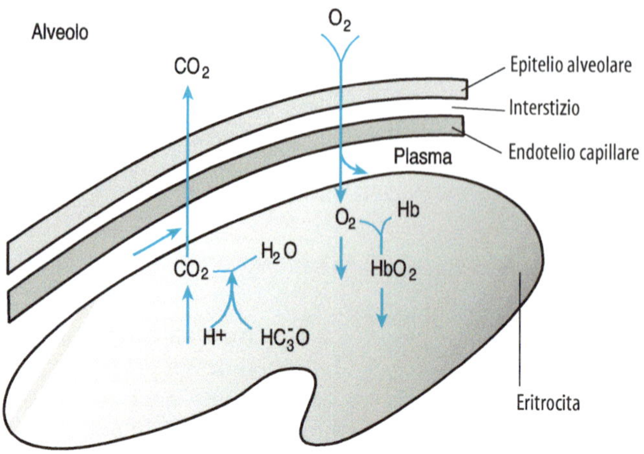


**Fig. 2.12.** Trasporto di ossigeno ed anidride carbonica nello scambio gassoso polmonare (Mod. da Schmidt e Thews, 1995)

**La diffusione dei gas respiratori avviene tra una fase gassosa ed una liquida.**

A fine di una normale espirazione, al raggiungimento della FRC, il diametro degli alveoli è di circa 200 micrometri. Un completo mescolamento del gas alveolare si raggiunge in meno di 10 millesimi di secondo. Negli alveoli, l'ossigeno diffonde da una fase gassosa ad una liquida (sangue).

Secondo la legge di Henry, la solubilità di un gas dipende dalla sua pressione parziale: la quantità di gas disciolta è direttamente proporzionale alla pressione parziale del gas. Questo rapporto vale comunque solo per i gas che non hanno una reazione chimica con il liquido.

La pressione parziale di un gas alla superficie di una fase liquida o di un tessuto è più alta rispetto a quella esistente subito al di sotto dello strato libero. Esiste cioè un gradiente di concentrazione tra lo strato superficiale e quelli più profondi.
L'anidride carbonica è più solubile nell'acqua rispetto all'ossigeno:

- Solubilità dell'anidride carbonica = 0,592 ml/ml di acqua ad 1 atm,
- Solubilità dell'ossigeno 0,0244 ml/ml di acqua ad 1 atm.

Si deduce il rapporto:

$$\frac{0{,}592}{0{,}0244} = 24.3$$

La solubilità dell'anidride carbonica è quindi 24 volte maggiore di quella dell'ossigeno.
Si può asserire che:

**A causa della sua più alta solubilità, l'anidride carbonica diffonde in un liquido più velocemente rispetto all'ossigeno. Negli alveoli, la molecola $CO_2$ diffonde però più lentamente perché ha maggiori dimensioni dell'ossigeno.**

A differenza dell'ossigeno, la diffusione di anidride carbonica da un punto di vista clinico – escludendo le gravi forme di patologie polmonari – non è alterata.

**Quali fattori determinano la diffusione dell'ossigeno?** I seguenti fattori determinano la diffusione dell'ossigeno dagli alveoli nel sangue venoso misto:

- differenza di pressione parziale tra l'aria alveolare ed il sangue capillare;
- lunghezza e spessore del tratto di diffusione;
- estensione della superficie di diffusione;
- coefficiente di diffusione D, proporzionale alla solubilità del gas.

**Differenza di pressione parziale.** Nella respirazione di aria dell'ambiente circostante, nella parte iniziale del capillare, vi è una differenza di pressione parziale di ossigeno di 100 – 40 = 60 mmHg; nella porzione terminale, invece, esiste una differenza di 100 – 99,99 = 0,01 mmHg. La forza trainante è un valore medio integrato di pressione parziale, influenzato dalla curva di legame dell'ossigeno.

**Spessore della superficie di diffusione.** Nel suo percorso dagli alveoli all'emoglobina, la molecola di ossigeno deve attraversare la membrana alveolo-capillare, il plasma del sangue capillare, la membrana degli eritrociti ed infine il fluido all'interno dei globuli rossi. I componenti della membrana alveolo capillare sono:

- Film fluido degli alveoli;
- Epitelio cellulare alveolare con membrana basale;
- Spazio interstiziale;
- Membrana basale dei capillari;
- Endotelio capillare.

Lo spessore della membrana alveolo-capillare oscilla tra 0,1 ed 1 micrometro. Per diversi processi patologici, questa può ispessirsi e compromettere la diffusione di ossigeno.
L'edema alveolare o interstiziale può allungare la superficie di diffusione.

**Estensione della superficie di diffusione.** Alla superficie di diffusione in senso stretto appartengono solo gli alveoli ventilati ed irrorati. La superficie equivale a circa 100-120 metri quadrati. L'embolia e l'enfisema polmonare, riducono l'estensione della superficie. In caso di occlusione acuta dell'arteria polmonare destra, la superficie a disposizione della diffusione viene dimezzata.

**Capacità di diffusione polmonare.** L'assunzione dell'ossigeno dagli alveoli nei capillari polmonari è proporzionale alla differenza di pressione parziale ed alla superficie di diffusione, inversamente proporzionale allo spessore del tratto di diffusione. Secondo la legge di diffusione di Fick vale il seguente rapporto:

$\dot{V}O_2 = D$ (superficie di scambio/tratto di diffusione) $(p_AO_2 - p_VO_2)$.

La capacità di diffusione indica la funzionalità della membrana alveolo-capillare, cioè l'efficienza dello scambio gassoso polmonare: determina quanti millilitri di ossigeno per mmHg di differenza di pressione trainante al minuto, diffondono dagli alveoli nel sangue capillare polmonare.

$$\text{Capacità di diffusione} = \frac{\text{trasporto netto di gas}}{\text{pressione media trainante}}$$

Capacità di diffusione di ossigeno ($DO_2$) =

$$= \frac{\text{assunzione di ossigeno (ml/minuto)}}{(\text{media } p_AO_2 - \text{media } p_aO_2)}$$

$= \text{ml } O_2/\text{min/mmHg } pO_2$

La capacità di diffusione di una persona sana a riposo, equivale a 20-50 ml di $O_2$/min. per ogni mmHg di differenza di pressione parziale.

Una riduzione della capacità di diffusione può essere determinata da riduzione della superficie di diffusione o aumento dello spessore oppure da una combinazione di entrambi i fattori. La valutazione della $DO_2$ è di difficile realizzazione ed è, in pratica, influenzata da diversi fattori. Più semplice è la determinazione della capacità di diffusione del monossido d'ossigeno.

**Capacità di diffusione del monossido di carbonio ($D_LCO$).** La determinazione della capacità di diffusione del monossido di carbonio è al momento attuale la metodica di "routine" maggiormente utilizzata. Comunque, le condizioni di diffusione del monossido di carbonio sono differenti da quelle dell'ossigeno, per cui vengono considerati valori assimilabili, per la capacità di diffusione polmonare di ossigeno:

$$D_LCO = \frac{\dot{V}CO}{p_ACO}$$

Valore normale di $D_LCO$: 30 – 50 ml/min. per mmHg

**Tempo di contatto per lo scambio gassoso polmonare.** Il tempo medio di passaggio del sangue nei capillari polmonari (= volume di sangue capillare/flusso di sangue polmonare o gittata cardiaca) a riposo, equivale a circa 0,8 secondi. Le pressioni parziali di $O_2$ e $CO_2$ nel sangue si equilibrano con quelle presenti negli alveoli, nell'arco di circa 0,25 secondi. In condizioni fisiologiche quindi, il tempo di transito non è un fattore limitante lo scambio gassoso.

**Incremento della gittata cardiaca.** Se, come avviene in caso di attività fisica, la gittata cardiaca aumenta di 3-5 volte, la capacità di diffusione ed il volume di sangue capillare polmonare subiscono un incremento fino a 2-2,5 volte. Ciò, se da un lato determina una riduzione del tempo di transito alla metà o ad 1/3 del valore normale, dall'altro non altera la differenza di pressione parziale tra la $pO_2$ alveolare e capillare. Altro vale in caso di patologie polmonari interstiziali: in questi casi, la capacità di diffusione dell'ossigeno ed il volume di sangue capillare non possono essere incrementati come nei polmoni sani. Il tempo di transito, cioè di contatto, che viene raggiunto a riposo, sotto sforzo fisico può essere ridotto fino a compromettere il raggiungimento della condizione di equilibrio tra la $pO_2$ alveolare ed arteriosa e causare una riduzione della $paO_2$.

**Ipossia.** In caso di importante ipossia alveolare (concentrazione inspiratoria di ossigeno del 12-14% al livello del mare), durante il tempo di passaggio non viene raggiunto l'equilibrio di pressione parziale di $O_2$ tra lo spazio alveolare ed il sangue capillare. Alla terminazione venosa del capillare vi è piuttosto un'elevata differenza di pressione parziale che indica una limitazione della capacità di diffusione dell'ossigeno.

**Diffusione di anidride carbonica nei polmoni.** L'anidride carbonica è più solubile in acqua dell'ossigeno ed il processo di diffusione si svolge con una velocità 20 volte maggiore. Anche quando nell'ambito di un normale tempo di passaggio del sangue non viene raggiunto l'equilibrio, questo fenomeno non assume significato clinico, poiché la differenza di pressione parziale tra il sangue venoso misto e gli alveoli è minima (circa 6 mmHg). Di conseguenza, anche l'aumento significativo del gradiente, non incide in maniera rilevante sulla capacità di diffusione. Vale che:

> **Un'ipercapnia non indica praticamente mai una limitazione della capacità di diffusione polmonare di $CO_2$, effetto da riferirsi ad altre condizioni. Causa più comune dell'ipercapnia è l'ipoventilazione alveolare.**

## 2.8 Regolazione del respiro

Il respiro viene regolato in modo che i valori di $pO_2$, $p_aCO_2$ e pH, vengano mantenuti a valori normali. A tale scopo, grazie ai movimenti di diaframma e torace, i polmoni devono essere riforniti di aria. La regolazione, per il raggiungimento di tali livelli, avviene da parte dei neuroni del centro respiratorio e prosegue autonomamente. Il respiro viene inoltre regolato da fattori chimici.

### 2.8.1 Controllo centrale

Mentre la ventilazione alveolare si svolge in due fasi, in- ed espirazione, il ritmo regolato dai neuroni comprende tre fasi:
- Fase-I: inspiratoria;
- Fase-$P_I$: fase post-inspiratoria di espirazione passiva;
- Fase-$P_2$: passaggio all'espirazione attiva durante l'espirazione.

**Inspirazione.** Viene regolata per incremento dell'attività dei nervi che alimentano i muscoli inspiratori. Il diaframma si contrae progressivamente e la cupola del diaframma si appiattisce. Contemporaneamente vengono attivati i muscoli intercostali esterni ed il torace viene allargato.

**Fase post-inspiratoria.** Quando diaframma e muscoli intercostali esterni si rilassano, inizia passivamente l'espirazione.

**Espirazione attiva.** In condizioni di riposo, l'espirazione avviene passivamente. La contrazione dei muscoli espiratori si manifesta attivamente in caso di incremento del lavoro respiratorio. Nel respiro superficiale e rapido, il ritmo respiratorio è determinato dalla fase inspiratoria e post-inspiratoria.

In condizioni di riposo, per il ciclo respiratorio, vale quanto segue:
- Frequenza respiratoria 10-20 atti/minuto;
- Durata totale del ciclo 3-6 secondi;
- Durata della fase inspiratoria 1-2,5 secondi;
- Durata della fase espiratoria 2-3,5 secondi.

#### Controllo del ritmo respiratorio nel midollo allungato

Il controllo centrale del ritmo respiratorio avviene grazie ad un gruppo di neuroni localizzati nel tronco encefalico.

Questi hanno sede nel gruppo respiratorio ventrale (VRG) e sono connessi gli uni agli altri da sinapsi. Si distinguono i seguenti neuroni respiratori:
- Neuroni inspiratori (Neuroni-I): vengono attivati durante l'inspirazione;
- Neuroni post-inspiratori (Neuroni-PI): intervengono durante la prima fase, o fase post-inspiratoria;
- Neuroni espiratori (Neuroni-E2): si attivano durante la seconda fase o fase attiva espiratoria.

**Collegamento del reticolato dei neuroni.** I neuroni respiratori sono connessi gli uni agli altri ed attivati da impulsi provenienti dalla formazione reticolare, la cui stimolazione determina lo sviluppo di potenziali post-sinaptici positivi o negativi. I primi ad essere eccitati sono gli inspiratori; i post-inspiratori ed espiratori di uscita vengono attivati in un secondo momento.
- La formazione reticolare è sollecitata da impulsi afferenti provenienti dalla periferia che, se abbastanza forti, possono influenzare il respiro.

### 2.8.2 Regolazione chimica del respiro

Lo scopo del respiro è di mantenere valori normali di:
- $p_aCO_2$,
- $p_aO_2$,
- pH, cioè concentrazione idrogenionica.

Questi parametri vengono mantenuti costanti nel sangue arterioso grazie all'adeguamento riflesso della ventilazione. Il controllo avviene attraverso recettori chimici centrali e periferici. L'anidride carbonica rappresenta il principale controllo chimico della respirazione.

Il gas per la sua buona solubilità, riesce a diffondere rapidamente in tutti i tessuti, compresi encefalo e liquor. Qui, la $CO_2$ determina una variazione della concentrazione di ioni idrogeno e quindi anche della ventilazione.

Il sistema di regolazione della respirazione reagisce ad alterazioni della $pCO_2$ anche di solo 1 mmHg con aumento o riduzione della ventilazione.

#### Controllo della $p_aCO_2$, $p_aO_2$ e del pH attraverso recettori chimici periferici

Il controllo dei gas ematici e del pH avviene grazie a recettori chimici arteriosi che sono localizzati nel glomo carotideo nel punto di biforcazione tra arteria carotide comune ed interna e che vengono (innervati dal nervo del seno carotideo proveniente dal glossofaringeo) e nell'arco aortico.

Altri recettori chimici sono localizzati nei paragangli dell'arco dell'aorta e dell'arteria succlavia destra. I recettori chimici arteriosi reagiscono molto velocemente ad aumenti della $p_aCO_2$, ad una riduzione della $paO_2$ od all'incremento della concentrazione di ioni idrogeno, ma anche ad una riduzione dell'irrorazione.

**Riduzione della pressione parziale arteriosa di ossigeno.** Se la $paO_2$ diminuisce, i recettori chimici periferici vengono stimolati: il volume per atto e la frequenza respiratoria aumentano.

Al contrario, l'aumento della $paO_2$ determina solo una minima riduzione della ventilazione. Da un punto di vista clinico è importante evidenziare che:

2

**Solo per una riduzione della $p_aO_2$ a valori di 50-60 mmHg, viene incrementato il respiro.**

La curva di risposta dell'$O_2$, cioè l'incremento del volume respiratorio per minuto in relazione alla riduzione della $paO_2$, ha andamento lievemente ripido. La causa è la riduzione dell'impulso della $CO_2$, causata dall'incremento del respiro indotto dall'ipossia, con riduzione della $pCO_2$. In un *range* di valori di $paO_2$ compresi tra 65-95 mmHg, non è osservabile una significativa variazione della ventilazione. Una riduzione del contenuto arterioso di ossigeno, ad es. per anemia, fino al 50% del valore normale, stimola solo minimamente i recettori chimici periferici.

**Aumento della pressione parziale arteriosa di anidride carbonica.** Variazioni della $p_aCO_2$ inducono una forte attivazione dei recettori chimici periferici, con incremento della ventilazione. Il valore limite della $p_aCO_2$ è di ca. 20-30 mmHg, al di sopra del quale, in condizioni fisiologiche, esiste una dipendenza lineare della frequenza di impulso dalla $paO_2$.

**Riduzione del valore pH.** L'acidosi, indipendentemente se respiratoria o metabolica, stimola i recettori chimici periferici (e centrali) e determina un incremento della ventilazione.

### Controllo della $p_aCO_2$ e della concentrazione di ioni idrogeno attraverso recettori chimici periferici

I recettori chimici centrali sono localizzati nel tronco encefalico, sebbene non siano repertabili con precisione. Essendo l'anidride carbonica facilmente diffusibile, l'aumento della $p_aCO_2$ conduce ad un rapido incremento della concentrazione extra-cellulare di $pCO_2$ e di ioni idrogeno nei liquidi extra-cellulari del tronco encefalico ed in misura minore del liquido cefalo-rachidiano (LCR). L'acidosi dell'ambiente extra-cellulare e del liquor attiva il reticolo respiratorio midollare ed incrementa il respiro. Alterazioni del sistema nervoso centrale, correlati a cambiamenti del valore di pH del liquor, possono influenzare il respiro. L'acidosi dell'LCR, può determinare iperventilazione, come ad esempio in caso di ictus od emorragia intracerebrale.

Esistono delle patologie di origine centrale nelle quali manca l'impulso respiratorio all'ipoventilazione e alla $p_aCO_2$, con conseguente ipossia ed ipercapnia. Il respiro viene mantenuto solo grazie all'azione dei recettori chimici periferici e meccanismi neurali.

L'esatta causa dell'alterazione non è, a tutt'oggi, conosciuta.

Nella sindrome di Pickwick, tipici sono adiposità ed ipoventilazione alveolare. Questa è conseguenza di una relativa insensibilità dei recettori chimici centrali alle variazioni della $p_aCO_2$.

### Curva di risposta della $pCO_2$

La curva di risposta della $pCO_2$ descrive il rapporto tra i valori di $pCO_2$ arteriosi ed il volume respiratorio per minuto (Fig.2.13). Viene definita in base alla reazione del sistema respiratorio all'aumento della $p_aCO_2$; fino ad un valore di $pCO_2$ di 60-70 mmHg, la curva ha andamento lineare. La sua ripidezza è una misura della sensibilità della regolazione del respiro attraverso la pressione parziale arteriosa di anidride carbonica. Normalmente, la ventilazione aumenta di ca. 2-3 litri al minuto per mmHg di incremento della $CO_2$. La reazione raggiunge l'equilibrio nell'arco di poco minuti. Una stimolazione massimale della ventilazione avviene per valori compresi tra 100 e 200 mmHg. Comunque, la reazione è soggettiva e può essere influenzata da patologie o farmaci: oppiacei ed anestetici inalatori, così come patologie polmonari restrittive e da ostruzione, spostano la curva verso destra.
Si può affermare che:

**La ripidezza della curva di risposta della $pCO_2$, è uno dei migliori parametri grazie ai quali è possibile valutare la reazione dell'apparato respiratorio a variazioni della $pCO_2$ arteriosa e l'inibizione del sistema di controllo da farmaci.**

### Curva di risposta della $pO_2$

Il rapporto tra ventilazione e $paO_2$ non ha andamento lineare (Fig. 2.13). Solo una cospicua

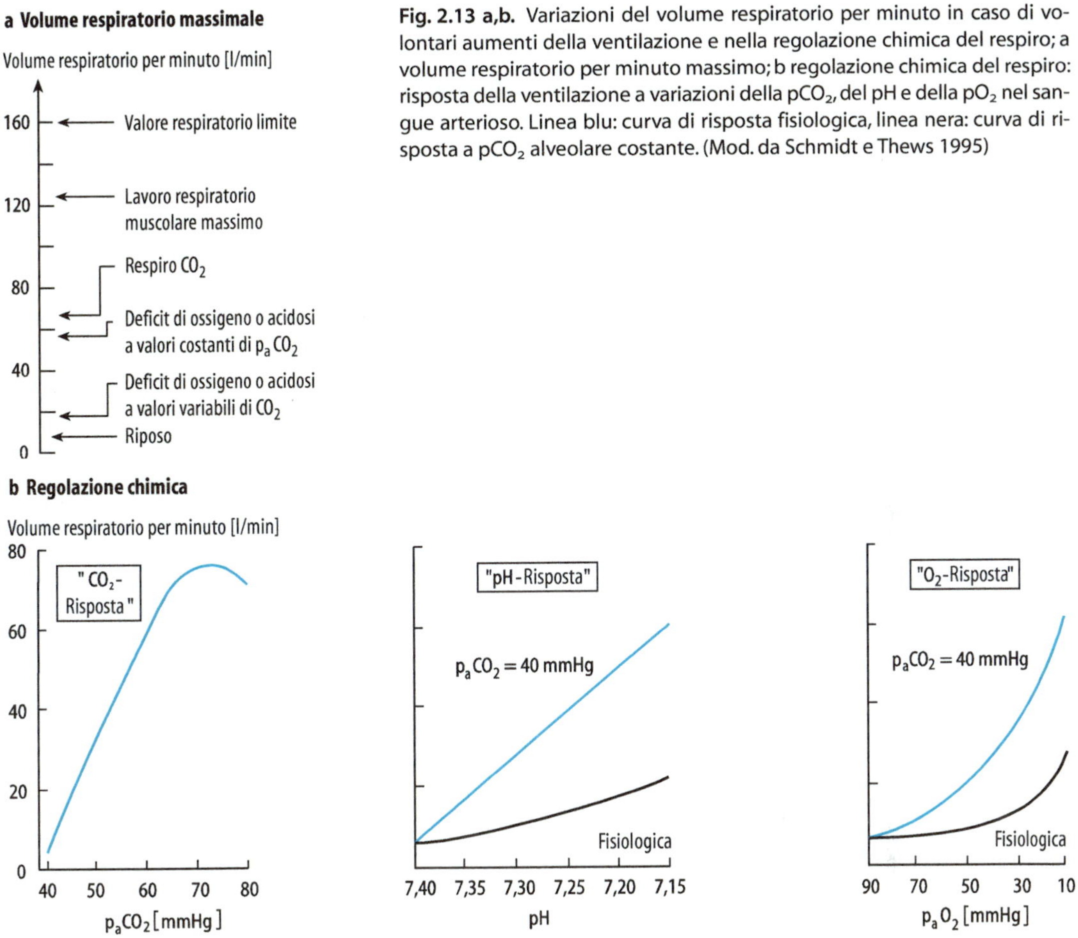


**Fig. 2.13 a,b.** Variazioni del volume respiratorio per minuto in caso di volontari aumenti della ventilazione e nella regolazione chimica del respiro; a volume respiratorio per minuto massimo; b regolazione chimica del respiro: risposta della ventilazione a variazioni della $pCO_2$, del pH e della $pO_2$ nel sangue arterioso. Linea blu: curva di risposta fisiologica, linea nera: curva di risposta a $pCO_2$ alveolare costante. (Mod. da Schmidt e Thews 1995)

riduzione della $paO_2$, in caso di ipossia, determina un significativo incremento della ventilazione in pochi secondi. La reazione però, dopo circa un minuto, si indebolisce a causa della iperventilazione con ipocapnia determinata dall'ipossia stessa. In tal modo, la respirazione viene ulteriormente ridotta anche quando la pressione parziale arteriosa di anidride carbonica viene mantenuta costante.

L'impulso respiratorio determinato dall'ipossia, è particolarmente importante nelle patologie polmonari associate ad una ritenzione di anidride carbonica, nelle quali la sensibilità del centro di regolazione del respiro alla $CO_2$ è ridotta. In questi pazienti prevale l'impulso respiratorio dovuto all'ipossia. La somministrazione di ossigeno in elevate concentrazioni può determinare ipoventilazione ed, in casi estremi, arresto respiratorio.

### Curva di risposta dei valori pH

La curva di risposta fisiologica del pH, ha andamento piatto (Fig. 2.13). Importanti variazioni della ventilazione sono osservabili solo quando il valore di pH varia di 0,15-0,2 (circa 2 l/minuto per una variazione di pH pari a 0,1). Solo in caso di acidosi di origine non respiratoria, per riduzioni dei valori di pH a circa 7,25 od inferiori, viene incrementata la ventilazione. Per aumento di origine non respiratoria del pH fino a valori di 7,55, la ventilazione viene ridotta. Causa della minima sensibilità è la maggiore cessione di anidride carbonica dovuta alla iperventilazione, la compensazione respiratoria ad una acidosi metabolica. Se invece la $p_aCO_2$ viene mantenuta costante, la curva di risposta del pH ha andamento marcatamente più ripido (circa 20 l/minuto per una variazione di pH pari a 0,1).

2

#### Associazioni degli impulsi respiratori chimici

L'aumento della $pCO_2$ e l'incremento della concentrazione idrogenionica nel sangue arterioso e nel liquor, così come una riduzione della $paO_2$, determinano incremento della ventilazione alveolare. Questa a sua volta riduce l'impulso chimico. Quindi, la regolazione chimica del respiro presenta accoppiamento di tipo negativo. Gli stimoli respiratori chimici agiscono certamente sempre insieme, ma è vero che:

- **Il parametro trainante del controllo respiratorio chimico è la $pCO_2$ arteriosa.**

### 2.8.3 Influenza della ventilazione da parte di fattori centrali e riflessi

Il ritmo di base di induzione centrale ed il controllo chimico, sono i più importanti meccanismi di regolazione del respiro. Una coordinazione avviene per azione del sistema cardiovascolare e di reazioni senso-motorie.

**Volontario aumento del respiro.** Il respiro può essere influenzato volontariamente, attraverso la corteccia cerebrale e il reticolo respiratorio. Le connessioni neurali decorrono nel sistema piramidale e si portano direttamente alle terminazioni muscolari.

**Incremento del respiro durante lo sforzo.** In caso di lavoro corporeo, il respiro deve essere incrementato, per consentire un maggiore apporto di ossigeno ai tessuti e l'eliminazione dell'anidride carbonica. Per l'incremento della ventilazione, la $paO_2$ rimane a livelli normali e la $p_aCO_2$ si riduce. Il valore arterioso di pH decrementa lentamente. Nella fase iniziale del lavoro, i recettori chimici non vengono coinvolti. Viene piuttosto stimolato il reticolo midollare cardiaco–respiratorio attraverso il sistema senso–motorio. Vengono interessati anche i riflessi spinali propri e l'adattamento dei movimenti respiratori.

**Riflesso dei recettori barometrici.** Quando i recettori barometrici intervengono nella regolazione della circolazione, di riflesso influenzano il respiro. L'ipotensione determina iperventilazione e l'ipertensione induce depressione respiratoria fino all'apnea.

**Riflesso laringeo e tracheale.** I riflessi di protezione del sistema respiratorio, ad es. per tosse o starnuti, vengono indotti da sensori chimici e meccanici presenti nelle vie aeree e nei tessuti polmonari.

**Riflesso da distensione polmonare (Riflesso di Hering-Breuer).** Nell'inspirazione, i bronchi vengono dilatati ed i sensori di distensione polmonare qui presenti attivati. Ciò induce la terminazione riflessa dell'inspirazione, l'attivazione della post-inspirazione e l'inizio della fase espiratoria. Le vie afferenti del riflesso decorrono nel vago fino ai neuroni respiratori del midollo allungato. Nel respiro a riposo, il riflesso di Hering-Breuer non sembra giocare un ruolo importante ma, nel respiro incrementato, limita la profondità degli atti inspiratori. Il riflesso di distensione polmonare provoca, inoltre, dilatazione bronchiale ed una stimolazione dell'azione cardiaca durante l'attività fisica.

**Riflesso di deflazione (Head Reflex).** Una forte riduzione del volume polmonare e nelle vie aeree, stimola sensori le cui connessioni si portano fino al centro di regolazione del respiro. Da qui, l'inspirazione e la post-inspirazione vengono attivate e l'espirazione inibita.

**Riflesso-J.** Nell'interstizio del setto alveolare (a ridosso dei capillari), recettori meccano-sensibili possono indurre il riflesso polmonare. Così, l'incremento del volume extra-cellulare (edema polmonare) determina, attraverso riflessi midollari, una forte inibizione dell'inspirazione fino all'apnea. L'edema polmonare quindi, attraverso il riflesso-J, può indurre disturbi respiratori.

**Terminazioni muscolari.** Riflessi spinali propri dei muscoli respiratori influenzano il respiro attraverso le loro terminazioni. Gli stimoli afferenti giungono non solo ai neuroni motori spinali dei muscoli respiratori, ma anche a quelli respiratori del midollo allungato.

### 2.8.4 Trattenimento del respiro

Il trattenimento del respiro conduce all'incremento della $pCO_2$ alveolare ed arteriosa ed alla riduzione della $pO_2$. Con respirazione dell'aria dell'ambiente circostante, al raggiungimento di valori di $p_aCO_2$ di 50 mmHg, il respiro non può essere più trattenuto. La precedente inspirazione di ossigeno, allunga il tempo di trattenimento del respiro nonostante l'innalzamento dei livelli di $CO_2$.

L'effetto è particolarmente accentuato dopo iperventilazione e precedente ossigenazione: in questi casi è possibile raggiungere anche i 14 minuti. Fattore limitante è la riduzione del volume polmonare fino al volume residuo, determinato dall'assunzione dell'ossigeno alveolare nel sangue circolante dai capillari polmonari.

## 2.9 Funzioni polmonari non respiratorie

I compiti primari dei polmoni sono la ventilazione alveolare e lo scambio gassoso polmonare. Insieme a questi vengono assolte però altre funzioni quali: difesa, filtrazione e metabolismo.

### 2.9.1 Funzione protettiva e di difesa

**Umidificazione, riscaldamento e pulizia dell'aria.** Alle più importanti funzioni di difesa e di protezione appartengono l'umidificazione ed il riscaldamento dell'aria inspirata, così come la sua pulizia, effettuata dal film epiteliale del tratto respiratorio ed, inoltre, la protezione nei confronti di infezioni.

A tal fine, nella ventilazione normale, vengono persi 250 millilitri di acqua e 350 kcal (1465 kJ) al giorno. In caso di febbre, la perdita di acqua e di calore possono aumentare a causa dell'iperventilazione.

**Funzione di filtro.** Le cavità nasali e l'albero tracheo-bronchiale agiscono come filtri aerodinamici per le particelle inalate. Queste vengono assorbite e, con il muco del film epiteliale, trasportate verso l'alto.

**Difesa cellulare.** Negli alveoli si rileva la presenza di macrofagi e cellule epiteliali, deputati ai processi di disintossicazione. La funzione fagocitaria dei macrofagi viene sostenuta da istiociti, leucociti e monociti.

**Proteine alveolari e lipidi.** Queste sostanze sono coinvolte nei processi di difesa. I lipidi alveolari possono assorbire particelle solide. Il film fluido alveolare ricco di proteine, favorisce l'assorbimento delle particelle.

**Immunoglobuline.** Nei secreti bronchiali si trovano diverse immunoglobuline, che probabilmente giocano un ruolo nella difesa polmonare da infezioni. La presenza più importante è quella delle IgA, il cui significato fisiologico non è ancora oggi conosciuto.

### 2.9.2 Funzioni metaboliche e di riserva del polmone

I polmoni non conservano solo sostanze, ma le metabolizzano. Nell'endotelio vascolare sono presenti enzimi che inattivano o trasformano i polipeptidi. I polmoni possono inoltre metabolizzare un certo numero di farmaci.

**Istamina.** Le *mastzellen* che circondano i piccoli vasi polmonari, contengono una certa quantità di istamina. I polmoni sintetizzano e conservano istamina, la cui funzione fisiologica non è ancora chiara. Nella reazione anafilattica e nelle lesioni dei tessuti polmonari, l'istamina viene liberata ed influenza probabilmente la microcircolazione.

**SRS-A ("Slow-Reacting Substance of Anaphylaxis").** Si tratta di una miscela di leucotrieni, che per azione di antigeni, sono coinvolti nello spasmo bronchiale. Probabilmente, le SRS sono sintetizzate e conservate nei mastociti polmonari.

**Serotonina.** Questa sostanza si trova nelle *mastzellen*. La sua liberazione può indurre spasmo bronchiale e variazioni dell'irrorazione polmonare.

**Polipeptidi vasoattivi.** Il polmone, probabilmente in corrispondenza dell'endotelio vasale, contiene chinasi e l'enzima di conversione dell'angiotensina. La bradichinina, durante l'unico passaggio polmonare, viene completamente inattivata per idrolisi. Nel polmone il polipeptide angiotensina I viene convertito nella potente vasoattiva angiotensina II.

**Catecolamine.** Il polmone contiene dopamina, adrenalina e noradrenalina. Molto probabilmente vengono sintetizzate nel polmone. È presente anche l'enzima inattivante, catecolamin-O-metiltransferasi.

**Metabolismo lipidico.** Nell'interstizio polmonare si rilevano fosfolipidi. Gli alveoli sono rivestiti internamente da surfattante ricco di fosfolipidi, la cui sintesi avviene nel polmone.

## Letture consigliate

Schmidt RF, Thews G (Hrsg) (2000) Physiologie des Menschen, 28. Aufl. Springer, Berlin Heidelberg New York Tokio

Lumb AB (2000) Nunn's applied respiratory physiology, 5th edn. Butterworth-Heinemann, Oxford

Klinke R, Silbernagel S (Hrsg) (2003) Lehrbuch der Physiologie, 4. Aufl. Thieme, Stuttgart

Ulmer WT, Nolte D, Lecheler J, Schäfer T (2003) Die Lungenfunktion, 7. Aufl. Thieme, Stuttgart

# Emogasanalisi

Una tra le più importanti funzioni del sangue è il trasporto dei gas ossigeno ed anidride carbonica. La molecola di ossigeno è necessaria per i numerosi processi metabolici, l'anidride carbonica è uno dei prodotti terminali dell'ossidazione dell'ossigeno.

Entrambe i gas sono poco solubili nel sangue, così che la quantità in forma fisicamente disciolta è relativamente bassa. La maggior parte viene trasportata nel sangue in forma chimicamente legata. Comunque, in sede polmonare, ciascuna molecola gassosa deve disciogliersi, poichè il passaggio attraverso le membrane alveolari, la migrazione dei partner di reazione nel sangue ed infine lo scambio tra sangue e tessuti (ossigeno), così come tra tessuti e sangue (anidride carbonica), possano avvenire solo con i gas allo stato di soluti. La concentrazione di un gas fisicamente disciolto dipende dalla sua pressione parziale e dal suo coefficiente di solubilità specifico.

**Pressione parziale dei gas nei liquidi.** La quantità fisicamente disciolta di ossigeno ed anidride carbonica dipende dalla pressione parziale: quanto più alto è questo valore, tanto maggiore sarà la quantità di gas disciolto. Quando un liquido, come ad esempio il sangue, viene messo a contatto con un gas, si raggiunge, dopo un determinato lasso di tempo, un equilibrio di pressione parziale del gas nelle 2 fasi.

**Concentrazione dei gas disciolti.** La concentrazione di un gas disciolto (= Quantità/Volume) dipende dalla sua pressione parziale e dalla sua solubilità specifica, descritta dal coefficiente di solubilità. Questo definisce quanti millilitri di un gas ad una pressione parziale di un'atmosfera ( = 760 mmHg, con 1 mmHg = 133,322 Pa) sono disciolti per millilitro di soluzione liquida. Secondo la Legge di Henry-Dalton, a temperatura costante la concentrazione di un gas in un fluido è proporzionale alla pressione parziale del gas stesso:

$$\text{Gas} = \frac{\alpha\, p_{\text{Gas}}}{760}$$

I coefficienti di solubilità dei gas nel sangue a 37 °C (ml Gas · ml sangue$^{-1}$ · atm$^{-1}$):

- $\alpha\ O_2$ 0,028
- $\alpha\ CO_2$ 0.49
- $\alpha$ N2 0,012.

## 3.1 Ossigeno

L'ossigeno dall'atmosfera raggiunge gli alveoli, diffonde attraverso la membrana alveolo-capillare nel sangue e raggiunge con il flusso sanguigno, in piccola parte fisicamente disciolto, per la maggior parte chimicamente legato all'emoglobina, i tessuti. Il movimento dell'ossigeno dall'ambiente circostante nell'apparato respiratorio e da questo attraverso il sangue ai mitocondri, avviene grazie a cadute di pressioni parziali, paragonabili ad una cascata, poiché la pressione parziale, nel suo cammino verso le cellule, diminuisce progressivamente.

### 3.1.1 Cascata dell'ossigeno

Nel suo percorso dall'inizio delle vie aeree fino ai tessuti e viceversa con il sangue venoso misto ai polmoni, la pressione parziale dell'ossigeno si riduce progressivamente.

#### Pressione parziale d'ossigeno nel sangue (Tab. 3.1)

La $pO_2$ nell'aria dipende dalla sua pressione barometrica: quanto più alta è quest'ultima, tanto

**Tab. 3.1** Pressioni parziali dell'ossigeno (pressione aria ambientale = 1 atm)

| | | | |
|---|---|---|---|
| Aria inspirata (naso-faringe) | $p_IO_2$ | 149 mmHg | |
| Aria alveolare | $p_AO_2$ | 105 mmHg | |
| Sangue arterioso | $p_aO_2$ | 95 mmHg | |
| Tessuti | $pO_2$ | ? mmHg | (nei mitocondri 5 mmHg) |
| Sangue venoso misto | $p_{\bar{V}}O_2$ | 40 mmHg | |

maggiore sarà la $pO_2$. Con l'aumento dell'altitudine si riduce la pressione barometrica e, di conseguenza, la $pO_2$. A livello del mare, la $pO_2$ dell'aria secca è di 159 mmHg e la concentrazione dell'ossigeno atmosferico di 20,94% (n = 0,2094).

### Pressione parziale d'ossigeno nell'aria inspirata

Quando l'aria penetra nell'apparato respiratorio, viene saturata con l'umidità: la $pO_2$ viene diluita e la frazione di concentrazione dell'ossigeno rimane costante. Secondo la Legge di Boyle vale quanto segue:

$pO_2$ inspiratoria = (Pressione atmosferica − pressione del vapore acqueo a 37 °C) · Concentrazione di $O_2$;

$(760 - 47) \cdot 0{,}2094 = 149$ mmHg

Oppure in kPa:

$(101{,}3 - 6.3)$ kPa $\cdot$ 0.2094 = 19,9 kPa

Per una valutazione approssimativa della pressione parziale di ossigeno in mmHg si può moltiplicare la sua concentrazione per 7. Quindi la $pO_2$ dell'aria che ci circonda è pari a $21 \cdot 7 = 147$ mmHg.

### Pressione d'ossigeno alveolare

Nel suo percorso fino al raggiungimento degli spazi alveolari, la $pO_2$ si riduce progressivamente fino ad un valore di 105 mmHg. Più semplicemente, la $pO_2$ ($p_AO_2$) è calcolabile con la seguente formula:

$$p_AO_2 = \frac{\text{Pressione barometrica (concentrazione inspiratoria di } O_2\text{-}O_2 \text{ assunto)}}{\text{ventilazione alveolare}}$$

Questa formula vale solo se la concentrazione delle molecole di azoto inspirato rimane costante. Nella seguente formula si tiene conto della correzione di azoto:

$$p_AO_2 = \frac{p_IO_2 - p_ACO_2\,(p_IO_2 - p_EO_2)}{p_ECO_2}$$

La $pO_2$ alveolare dipende dai seguenti fattori:

- Pressione barometrica secca;
- Concentrazione inspiratoria di ossigeno;
- Fabbisogno di ossigeno.

Inoltre, vengono coinvolti altri fattori come il volume cardiaco per minuto e l'effetto concentrazione.

**Pressione barometrica.** La $pO_2$ alveolare è direttamente proporzionale alla pressione barometrica secca: se questa diminuisce si riduce anche la $pO_2$. La maggiore pressione non determina invece alcuna proporzionalità.

**Concentrazione inspiratoria di ossigeno.** Variazioni della concentrazione inspiratoria di ossigeno comportano modificazioni proporzionali della $pO_2$ alveolare: l'aumento determina una maggiore $pO_2$ e viceversa. Questo rapporto è di notevole importanza poiché, in caso di ipoventilazione, la $pO_2$ alveolare, attraverso la somministrazione di ossigeno (aumento della concentrazione inspiratoria), può tempestivamente essere innalzata, ciò indipendentemente dalla velocità della ventilazione alveolare.

> **In caso di ipoventilazione, l'aumento della concentrazione inspiratoria di $O_2$ del 10% determina innalzamento della $pO_2$ alveolare di circa 64 mmHg – ammesso che gli altri fattori restino costanti.**

Un'ipossia da mescolamento con sangue venoso nei polmoni – in un determinato lasso di tempo – può essere positivamente influenzata, grazie all'aumento della concentrazione inspiratoria di ossigeno (vedi Cap. 5).

**Fabbisogno di $O_2$.** L'aumento del fabbisogno di ossigeno implica anche una maggiore ventilazione alveolare, per mantenere a livelli normali la $pO_2$; in caso invece di riduzione del fabbisogno di ossigeno, è necessaria una riduzione della ventilazione alveolare. Queste relazioni meritano maggiore attenzione nei pazienti in terapia intensiva nei quali, anche in apparente condizione di "riposo" il fabbisogno di ossigeno spesso non è costante. L'ipertermia, così come lo stress metabolico (catabolismo, agitazione, tremore, aumento del lavoro respiratorio durante lo svezzamento dal respiratore), aumentano il consumo di ossigeno che viene invece ridotto da condizioni quali ipotermia, ipotiroidosi ed anestesia. In relazione a ciò, l'impostazione del ventilatore deve

3

essere adeguata al fine del mantenimento della $pO_2$ in un "range"di valori normali.

**Ventilazione alveolare.** Tra la ventilazione e la $pO_2$ alveolare esiste un rapporto iperbolico: se la $pO_2$ inspiratoria aumenta, maggiore sarà anche la $pO_2$ alveolare senza comunque arrivare mai ad uguagliarla. Tuttavia l'effetto, per aumento della ventilazione, è proporzionalmente meno accentuato (massimo aumento della $pO_2$ a circa 140 mmHg in caso di iperventilazione), mentre in caso di ipoventilazione la $pO_2$ alveolare può pericolosamente ridursi ed annullarsi anche in caso di mantenimento di una minima ventilazione alveolare.

**Volume cardiaco per minuto.** Non vi è una diretta influenza del volume cardiaco per minuto sulla $pO_2$ alveolare. Un'improvvisa riduzione di questo parametro comporta un temporaneo aumento della $pO_2$ alveolare, poiché si riduce l'irrorazione polmonare ed è quindi minore la quantità di ossigeno che diffonde nel sangue. Comunque, in un secondo momento, si può osservare una maggiore estrazione di ossigeno da parte dei tessuti, una riduzione della $pO_2$ del sangue venoso misto e di conseguenza una maggiore diffusione di ossigeno a livello polmonare, cosicché la $pO_2$ alveolare potrà tornare ai valori normali.

**Effetto concentrazione.** L'immissione di gas solubili come l'azoto, può influenzare momentaneamente la $pO_2$ alveolare. Inizialmente fluisce una gran quantità di azoto dagli alveoli nei depositi corporei, mentre una percentuale minore diffonde nei gas alveolari. Ciò determina aumento temporaneo della $pO_2$ (e della $pCO_2$) alveolare. Al contrario, terminata la somministrazione di azoto, grandi quantità di gas lasciano il corpo, venendo sostituite da basse concentrazioni gassose. L'azoto che diffonde negli alveoli, diluisce ossigeno ed anidride carbonica riducendone le relative pressioni parziali. In queste situazioni, l'aumento della concentrazione inspiratoria di ossigeno può scongiurare l'ipossia.

### Differenza $pO_2$ alveolo-arteriosa

Il sangue venoso misto fluisce con una $pO_2$ di circa 40 mmHg nei capillari polmonari e viene, grazie ad una caduta di pressione parziale di 50-60 mmHg, saturato di ossigeno. Il tempo di transito degli eritrociti, in caso di normale volume cardiaco per minuto, è di circa 0,7 secondi; comunque, in condizioni di riposo, si instaura una condizione di equilibrio di $pO_2$ tra gli alveoli ed i capillari polmonari. Quindi, anche in caso di affaticamento corporeo o di disfunzioni polmonari, è a disposizione una temporanea e sufficiente riserva di ossigeno per gli scambi gassosi. Dopo lo scambio attraverso la membrana alveolo-capillare, non si instaura comunque un equilibrio di pressione parziale, ma una differenza, età dipendente, che nei soggetti giovani ammonta a 15 mmHg e nelle persone anziane a 37,5 mmHg circa (Tab. 3.1). Importante causa del gradiente di $pO_2$ sono i mescolamenti venosi, definiti anche come "shunt" fisiologici. Concorrono a costituire gli "shunt" fisiologici intrapolmonari:

- Piccole quantità di sangue venoso che si mescolano a quello arterioso;
- Insufficiente saturazione per disuguaglianza dei rapporti di ventilazione-perfusione nei polmoni.

Con il termine "shunt anatomico" si fa riferimento al sangue venoso che, evitando i polmoni, fluisce direttamente in quello arterioso, proveniente cioè dalle vene bronchiali e dal circolo cardiaco.

### Valori normali di $pO_2$ arteriosa

Come già accennato, la $pO_2$ si riduce progressivamente con l'aumentare dell'età – a differenza della $pCO_2$ arteriosa che, anche in età avanzata ed in assenza di patologie polmonari, resta invariata. In Tabella 3.2 sono elencati i valori normali della $p_aO_2$ in relazione all'età.

**Tab. 3.2.** Valori normali della $paO_2$ in relazione all'età. (Secondo Nunn 1993)

| Età (anni) | [mmHg] | [Pa] |
|---|---|---|
| 20-29 | 94 (84-104) | 12,5 (11,2-13,9) |
| 30-39 | 91 (81-101) | 12,1 (10,8-13,5) |
| 40-49 | 88 (78-98) | 11,7 (10,4-13,1) |
| 50-59 | 84 (74-94) | 11,2 (9,9-12,5) |
| 60-69 | 81 (71-91) | 10,8 (9,5-12,1) |

### 3.1.2 Trasporto dell'ossigeno nel sangue

Dopo la diffusione dell'ossigeno, attraverso la membrana alveolo-capillare, nel sangue venoso misto, ne segue il trasporto nel torrente arterioso in due forme:
- fisicamente disciolto nella componente acquosa del sangue;
- chimicamente legato all'emoglobina.

La quantità di ossigeno trasportato in entrambe le forme dipende dalla $p_aO_2$; la quota maggiore è comunque veicolata nella forma chimicamente legata. Prima di qualsiasi legame e scambio con i tessuti, deve essere superato lo stadio della soluzione fisica.

#### Trasporto dell'ossigeno in forma fisicamente disciolta

Dopo la diffusione attraverso la membrana alveolo-capillare, le molecole di ossigeno vengono a contatto con il plasma, nel quale viene disciolto; la quantità per unità di volume (secondo la legge di Henry) è direttamente proporzionale alla pressione parziale d'ossigeno:

quantità di ossigeno/volume, cioè concentrazione $c = \alpha \cdot p$

$\alpha$ Coefficiente di solubilità (vedi sopra); p Pressione parziale.

- 1 ml di plasma contiene, ad una temperatura di 37 °C, per mmHg $pO_2$, 0,00003 ml di ossigeno, 100 ml di plasma per mmHg $pO_2$, 0,003 ml di ossigeno.

  Ne consegue che;
- 100 ml di plasma trasportano ad una $pO_2$ di 100 mmHg 0,3 ml di ossigeno fisicamente disciolto.

Questa è una quantità molto piccola e non è in grado di soddisfare il fabbisogno di ossigeno che, a riposo, ammonta a 250 ml/min: se così fosse, il cuore dovrebbe pompare circa 83 litri di plasma al minuto. Anche solo respirando ossigeno puro, la quantità fisicamente disciolta non potrebbe essere sufficientemente elevata, dato che ad una $pO_2$ alveolare di 637 mmHg (760 mmHg-40 mmHg $pCO_2$ -47 mmHg pH2O) corrisponde un valore di ossigeno disciolto di soli 2 ml/100 ml di sangue.

Una ventilazione con pressione di 2 atm determina una quantità di ossigeno disciolta di 4,3ml/100 ml di plasma, con tre atm di 6,6. Così potrebbe essere soddisfatto il fabbisogno a riposo.

#### Ossigeno trasportato legato all'emoglobina

La maggior parte dell'ossigeno, cioè 21 ml/100 ml di sangue, viene trasportato chimicamente legato all'emoglobina degli eritrociti: questa è una proteina composta da una molecola di globina e quattro di eme. La globina è costituita da quattro sottounità – 2 catene $\alpha$ e 2 catene $\beta$ –, ciascuna delle quali è legata ad una molecola di eme. Ognuna di queste molecole contiene, in posizione centrale, un atomo di ferro allo stato bivalente, a cui si lega una molecola di ossigeno senza, peraltro, modificare lo stato di ossidazione del ferro stesso. La reazione di legame viene definita **ossigenazione,** mentre la rimozione dell'ossigeno dalla molecola di eme, **desossigenazione.** Conseguentemente si può definire:
- Emoglobina ossigenata ($HbO_2$) = emoglobina legata all'ossigeno,
- Emoglobina desossigenata (Hb) = emoglobina senza ossigeno.

L'emoglobina fetale (HbF) consiste, a differenza di quella dell'adulto, di due catene $\alpha$ e due catene $\gamma$.

**Affinità di legame dell'ossigeno da parte dell'emoglobina.** Una mole di emoglobina può legare al massimo quattro molecole di ossigeno:

$$Hb + 4\,O_2 = Hb(O_2)_4.$$

Teoricamente, 1 g di emoglobina lega 1,39 ml di ossigeno (numero di Hufner); comunque nell'emogasanalisi viene riconosciuto un valore di 1,34-1,36, probabilmente perché non tutta la quantità di emoglobina possiede la stessa affinità di legame. L'affinità con l'$O_2$, è definita come la massima quantità di ossigeno che, ad un'alta $pO_2$, può essere legata dall'emoglobina.

Essa dipende dal contenuto di emoglobina nel sangue in g/ml.

Esempio: 1 g di Hb lega 1,39 ml di ossigeno.

Un dimezzamento della concentrazione di Hb determina una riduzione alla metà della affinità con l'$O_2$.

### 3.1.3 Saturazione d'ossigeno e curva di dissociazione dell'emoglobina

La $pO_2$ arteriosa determina la saturazione di ossigeno del sangue arterioso ($S_aO_2$), cioè la percentuale di emoglobina saturata di ossigeno (ossiemoglobina) rispetto all'emoglobina totale nel sangue:

$$S_aO_2 = \frac{cO_2Hb}{cO_2Hb + c\,HbDesoss + cCOHb + cMetHb}$$

Il **valore normale della saturazione arteriosa dell'ossigeno** equivale a 96%. Un 100% di saturazione è praticamente irraggiungibile, poiché lo 0,5% dell'emoglobina è sottoforma di MetHb e l'1-2% presente come COHb. Inoltre, una piccola quantità di sangue non prende parte allo scambio gassoso polmonare e fluisce direttamente nel sangue arterioso ("Shunt").

**Saturazione parziale d'ossigeno.** A differenza del rapporto con l'emoglobina totale, la saturazione parziale d'ossigeno ($p_sO_2$) definisce la percentuale di emoglobina ossigenata rispetto alla somma $cO_2Hb$ + c HbDesoss:

$$p_SO_2\,(\%) = \frac{cO_2Hb}{cO_2Hb + c\,HbDesoss.}$$

#### Curva di dissociazione dell'ossiemoglobina

**La saturazione d'ossigeno dell'emoglobina dipende dalla pressione parziale dell'ossigeno (Tab. 3.3). A ciascun valore di $pO_2$ corrisponde una ben definita saturazione d'ossigeno dell'emoglobina. La rappresentazione grafica di questo rapporto è la curva di dissociazione dell'ossiemoglobina (Fig. 3.1).**

Per definirla, un campione di sangue con un contenuto di Hb pari a 15 g/dl ed una $pCO_2$ di 40 mmHg, viene posto a contatto con una miscela di gas con diversi valori di $pO_2$; dopo il raggiungimento dell'equilibrio, si calcola il contenuto di ossigeno, esplicitando il valore in ml di $O_2$ per 100 ml di sangue. Nella curva di dissociazione si pongono in ascisse i valori di $pO_2$ ed in ordinate le relative concentrazioni di ossigeno (quantità totale: chimicamente legata ed in forma disciolta) per volume di sangue. Nella pratica, si sostituisce alla concentrazione la saturazione d'ossigeno (Fig. 3.1).

Il rapporto tra la saturazione in ossigeno dell'emoglobina e la $pO_2$ non è lineare. La curva di dissociazione dell'ossigeno ha infatti andamento ad S. Questo andamento è importante per la funzione di trasporto.

**Tab. 3.3.** $pO_2$ Arteriosa ($p_aO_2$) e relative saturazioni di ossigeno dell'emoglobina ad un pH di 7,4, una $paCO_2$ di 40 mmHg ed una temperatura di 37 °C, con valori di emoglobina pari a 15 g/dl

| $p_aO_2$ (mmHg) | Saturazione di $O_2$ (%) |
|---|---|
| 10 | 13 |
| 20 | 36 |
| 30 | 58 |
| 40 | 75 |
| 50 | 84 |
| 60 | 90 |
| 80 | 95 |
| 100 | 97 |
| 150 | 99 |

**Significato della forma ad S dell'andamento della curva di dissociazione dell'ossiemoglobina**

- **Per valori di $pO_2$ elevati** (al di sopra,cioè, degli 8 KPa), l'andamento della curva è piatto; un aumento od una riduzione della $pO_2$ rispetto a questi livelli, influenza solo poco la saturazione. Allo stesso modo, riduzioni della $pO_2$ alveolare normale agiscono poco sulla saturazione. Se, in caso di completa saturazione dell'emoglobina, la $pO_2$ si riduce di 20 mmHg, la saturazione rimane al di sopra del 90% ed anche il

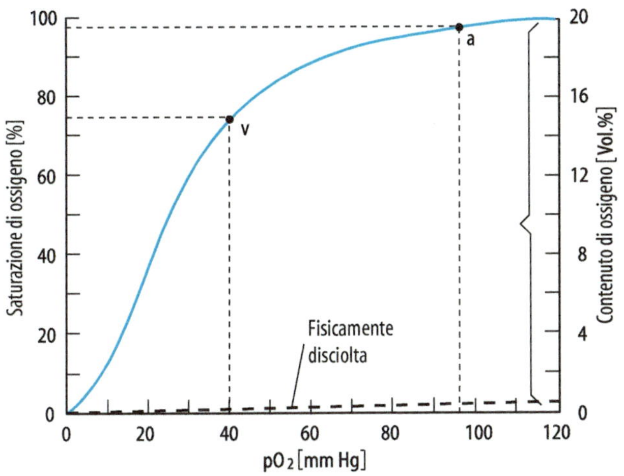


**Fig. 3.1.** Curva di dissociazione dell'ossiemoglobina. Nell'asse verticale sinistro, sono rappresentati i valori della saturazione arteriosa di ossigeno, nell'asse verticale destro, si evidenziano i contenuti di ossigeno del sangue arterioso. La curva di dissociazione dell'ossiemoglobina, ha un andamento ad S; il punto arterioso (a) si trova nella parte superiore piatta della curva, il punto venoso (v), nella parte ripida. Il contenuto di emoglobina è pari a 15 g/dl. La percentuale disciolta (linea tratteggiata) è significativamente minore rispetto all'emoglobina legata. (Mod. da Nunn 1993)

contenuto di ossigeno subisce modiche variazioni. Una riduzione della $pO_2$ arteriosa da 100 a 60 mmHg, comporta un abbassamento della saturazione arteriosa a 90%. A questi valori non si verifica un'ipossia tissutale, a patto che la concentrazione emoglobinica rimanga costante.

- **Per valori di $pO_2$ bassi** (inferiori a 60 mmHg), la curva segue un andamento molto ripido: anche piccole variazioni della $pO_2$ comportano un aumento importante della saturazione e viceversa. Questo percorso riveste notevole significato per quanto concerne la cessione dell'ossigeno ai tessuti: alla terminazione venosa capillare la $pO_2$ è di circa 40 mmHg, cioè nell'ambito della curva ad andamento rapido, a questi livelli, una minima riduzione della $pO_2$ causa una forte desaturazione dell'emoglobina con conseguente maggiore disponibilità di ossigeno.
- **Se l'emoglobina è completamente satura** non è possibile nessun altro legame chimico. Un ulteriore aumento della $pO_2$ comporta solo un moderato accrescimento della quota disciolta.

**Mezza saturazione.** Ad una $pO_2$ di 27 mmHg, la saturazione dell'emoglobina è del 50%. Tale valore è definito come mezza saturazione e la corrispondente $pO_2$ come $p_{50}$. Questo rapporto vale però solo se il contenuto di emoglobina è normale, a temperatura corporea fisiologica, ad un pH di 7,4 ed una $pCO_2$ di 40 mmHg. Variazioni dei precedenti fattori comportano slittamenti della curva di dissociazione verso destra o verso sinistra, anche se l'andamento rimane uguale: se la curva si sposta verso destra, la p50 aumenta, se verso sinistra diminuisce (Fig. 3.2).

## Spostamenti della curva di dissociazione dell'ossiemoglobina

Variazioni dell'affinità dell'emoglobina per l'ossigeno, cioè della saturazione di ossigeno a dati valori di $pO_2$, comportano uno spostamento verso destra o verso sinistra della curva:

**Spostamento verso destra**: ad uguali valori di $pO_2$ l'emoglobina lega minore quantità di ossigeno, cioè l'affinità è ridotta. L'ossigeno viene più facilmente liberato dal suo legame con l'emoglobina. Le condizioni che più frequentemente causano uno spostamento verso destra sono:

- Acidosi;
- Aumento della $pCO_2$ (ipercapnia);
- Febbre.

Saturazione d'ossigeno, in dipendenza dei valori di pH, ad una $paO_2$ di 100 mmHg:

| | |
|---|---|
| pH 7,2 | $SO_2$ = 95,2%, |
| pH 7,4 | $SO_2$ = 97,3%, |
| pH 7,6 | $SO_2$ = 98,5%. |

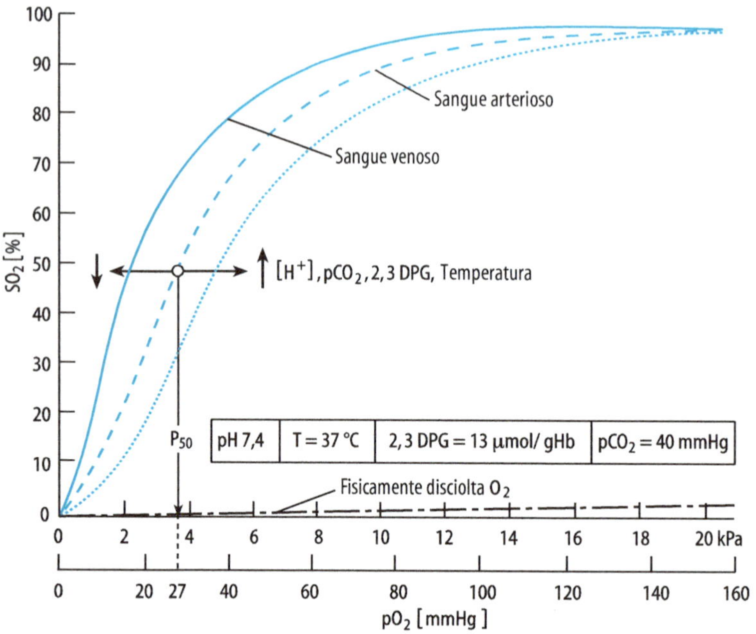


**Fig. 3.2.** Influenza del pH, della temperatura ematica, della $pCO_2$ e della concentrazione di 2,3-Difosfoglicerato sulla saturazione dell'emoglobina e del valore di $p_{50}$ del sangue. (Mod. da Matthys 1998)

**Spostamento verso sinistra**: allo stesso livello di $pO_2$ l'emoglobina lega più ossigeno, aumenta, cioè, l'affinità col gas che, di conseguenza, viene liberato con maggiore difficoltà. Uno scivolamento della curva si verifica nei seguenti casi:

- Alcalosi;
- Ipotermia;
- Carenza di 2,3-difosfo-glicerato (2,3-DPG).

**Influenza del pH e della $pCO_2$ (Fig. 3.2).** Un aumento della concentrazione idrogenionica (riduzione del pH), determina una riduzione dell'affinità dell'emoglobina per l'ossigeno e, quindi, uno spostamento della curva verso destra e viceversa. Lo stesso vale per un aumento della $pCO_2$ (spostamento a destra) e per un'ipocapnia (scivolamento a sinistra). Lo spostamento della curva di dissociazione dell'ossigeno, per gli effetti della concentrazione idrogenionica e della $pCO_2$, viene definito effetto Bohr: tale fenomeno favorisce l'assunzione di ossigeno nei polmoni, ma anche la cessione ai tessuti. Nei polmoni, il pH aumenta per l'espirazione della $CO_2$, l'affinità dell'emoglobina per l'ossigeno subisce un incremento e la curva viene spostata verso sinistra. Al contrario, nei tessuti l'assunzione di anidride carbonica nel sangue causa una riduzione del pH e, per riduzione dell'affinità, viene ceduto più ossigeno, provocando uno spostamento della curva verso destra.

**2,3 -Difosfoglicerato (Fig. 3.2).** Il 2,3-Difosfoglicerato (2,3-DPG), presente in alte concentrazione negli eritrociti, riduce l'affinità dell'emoglobina per l'ossigeno, a causa della preferenza di legame alle catene β del tetramero della desossiemoglobina. La curva di legame viene spostata a destra. Una riduzione della concentrazione di 2,3-DPG aumenta l'affinità e la curva scivola verso sinistra.

**Anemia.** L'anemia comporta un aumento del 2,3 -DPG; la curva di dissociazione viene traslata di circa 3,8 mmHg verso destra.

**Emoglobina fetale.** La molecola dell'emoglobina fetale contiene due catene α e due γ, la curva di dissociazione a paragone con quella dell'adulto è spostata a sinistra, ciò significa che l'emoglobina fetale assolve la sua funzione a più bassi valori di $pO_2$ (Fig. 3.3).

**Mioglobina.** La mioglobina presenta, come l'emoglobina, le quattro sub-unità e può legare

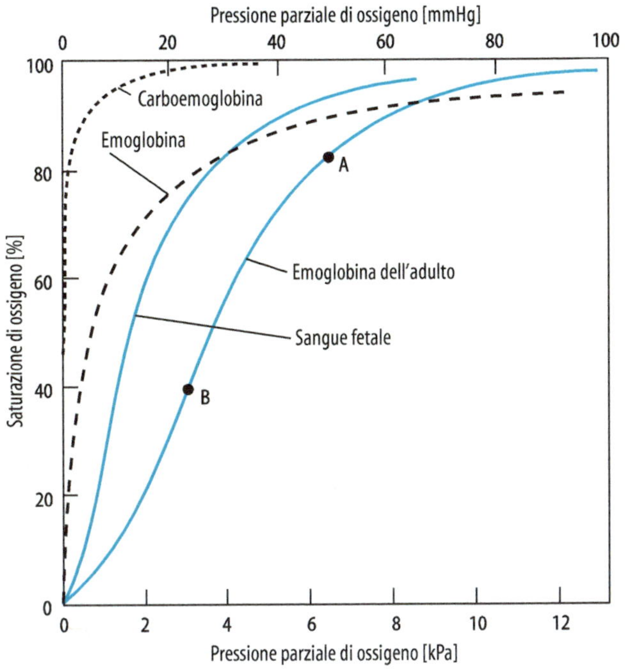


**Fig. 3.3.** Andamento delle curve di dissociazione dell'ossiemoglobina dell'adulto e del feto, della mioglobina e della carbossiemoglobina. Il sangue fetale lega, ad eguali valori di $pO_2$, più ossigeno dell'emoglobina dell'adulto; la curva è quindi spostata a sinistra. La mioglobina raggiunge la sua completa saturazione di ossigeno con una $pO_2$ di 15-30 mmHg; la carbossiemoglobina può dissociarsi solo a valori molto bassi di $pO_2$. Nel normale andamento della curva in un adulto, il punto A rappresenta una severa ipossia, che necessita di terapia tempestiva. Il valore critico per la perdita di coscienza è rappresentato dal punto B. (Mod. da Nunn 1993)

l'ossigeno (una sola molecola). La curva di dissociazione della mioglobina ha andamento iperbolico (Fig. 3.3); una completa saturazione si ottiene già a valori di 15-20 mmHg di $pO_2$.

### Forme inattive dell'emoglobina

L'atomo di ferro dell'emoglobina può legare, oltre all'ossigeno, altre molecole inorganiche. Viene in tal modo limitata l'assunzione di ossigeno. Importanti sono il monossido di carbonio ed il legame metaemoglobinico per mezzo di substrati ossidanti, come ad esempio i nitrati.

**Monossido di carbonio (CO).** Il monossido di carbonio ha per l'emoglobina un'affinità 300 volte maggiore rispetto all'ossigeno (Fig. 3.3). La molecola scalza l'ossigeno dal suo legame emoglobinico e si lega in maniera reversibile, ma forte, al ferro bivalente, originando la **Carbossiemoglobina.**

> **L'avvelenamento con monossido di carbonio blocca il legame con l'ossigeno. Inoltre sposta la curva di dissociazione verso sinistra e quindi ostacola la cessione di ossigeno ai tessuti.**

La carbossiemoglobina si trova soprattutto nel sangue dei fumatori (fino ad un 10%) e negli autisti di taxi.

**Metaemoglobina.** Il ferro bivalente dell'eme può essere ossidato a trivalente per mezzo di agenti ossidanti quali nitriti, nitrati e sostanze contenenti anilina. Da ciò deriva la metaemoglobina (MetHb), che non può legare l'ossigeno e non è quindi disponibile per il trasporto dello stesso. Nell'organismo, la metaemoglobina viene ridotta grazie all'enzima metaemoglobinareduttasi.

## 3.1.4 Contenuto di ossigeno e stato di ossigenazione del sangue

Il più importante parametro riguardante l'ossigeno nel sangue è la sua concentrazione o meglio il suo contenuto, $c_aO_2$ (ml $O_2$/dl di sangue). Il contenuto di ossigeno è dato dalla somma di quello disciolto e di quello chimicamente legato. Dipende dai seguenti parametri arteriosi:

- Pressione parziale di $O_2$ ($p_aO_2$) (mmHg o kPa);
- Saturazione di ossigeno ($S_aO_2$) (%);
- Contenuto di emoglobina (cHb) (g/dl).

Il contenuto di ossigeno nel sangue può essere calcolato con la seguente formula:

$c_aO_2$ (ml /dl) =
= $S_aO_2$ (%)/100 · cHb(g/dl) · 1,34 +($p_aO_2$ · 0,003)

**Valore normale del contenuto di ossigeno nel sangue arterioso ($c_aO_2$):**
Uomini 20,4 ml/dl; Donne 18,6 ml/dl.

Premesse per un normale contenuto di ossigeno sono il mantenimento di valori normali di $p_aO_2$, $S_aO_2$ ed Hb. I parametri $p_aO_2$, $S_aO_2$, Hb e $c_aO_2$ definiscono lo stato di ossigenazione del sangue.

### Disturbi dello stato di ossigenazione del sangue

Per la descrizione dei disturbi dello stato di ossigenazione del sangue sono importanti le seguenti definizioni:

- **Ipossia.** Riduzione della $p_aO_2$. L'ipossia arteriosa conduce ad ipossigenazione ed ipossiemia.
- **Ipossigenazione.** Insufficiente ossigenazione dell'emoglobina con l'ossigeno, cioè riduzione della saturazione arteriosa di ossigeno. Conduce a riduzione del contenuto di ossigeno ( = Ipossiemia).
- **Ipossiemia.** Riduzione del contenuto arterioso di ossigeno.

### Forme di ipossiemia

Le forme di ipossiemia, cioè la riduzione del contenuto arterioso e quindi della concentrazione di ossigeno ($c_aO_2$), possono essere suddivise in:

- **Ipossiemia ipossica.** Riduzione di $p_aO_2$, $S_aO_2$ e $c_aO_2$. Ad esempio: disfunzioni della funzione polmonare, del respiro esterno o della ventilazione.
- **Ipossiemia tossica.** Riduzione della saturazione e del contenuto di ossigeno con $pO_2$ inizialmente normale. Esempio: intossicazione con monossido di carbonio (vedi sopra).
- **Ipossiemia anemica.** Riduzione dell'emoglobina e del contenuto di ossigeno con normale saturazione e $pO_2$ arteriosa. Esempio: anemia.

Le diverse forme di ipossiemia hanno, anche per identica riduzione della concentrazione arteriosa ($c_aO_2$), effetti clinici differenti:

**Una ipossiemia anemica viene di gran lunga meglio tollerata rispetto ad una forma ipossica e questa, a sua volta, in misura maggiore rispetto ad una condizione di ipossiemia tossica.**

Fondamentale: gli stati di ipossiemia ipossica, tossica ed anemica mostrano, ciascuna, un diverso andamento della curva del contenuto di ossigeno. Questa curva descrive il rapporto tra il contenuto di ossigeno ($c_aO_2$) e $p_aO_2$ (per ricordare: la tradizionale curva di dissociazione dell'ossigeno descrive il rapporto tra la saturazione arteriosa di ossigeno e la sua pressione parziale). Poichè l'approvvigionamento di ossigeno dei tessuti non dipende solo dal suo contenuto arterioso, ma anche dalla sua pressione parziale come forza determinante per la diffusione di ossigeno dal sangue capillare nei tessuti, uno spostamento a sinistra della curva, anche ad uguali valori di contenuto di ossigeno, conduce ad una riduzione dell'approvvigionamento medio di ossigeno. Un tale slittamento verso sinistra si verifica nell'ipossiemia ipossica e nell'ipossiemia tossica.

L'andamento della curva subisce variazioni nulle nell'anemia acuta e minime nella cronica.

**Livelli minimi di concentrazione arteriosa di ossigeno:**

- Ipossiemia ipossica: 18 ml/dl: terapia consigliabile o da preventivare, 15 ml/dl: terapia obbligatoria;
- Ipossiemia tossica: 17 ml/dl: terapia consigliabile o da preventivare, 14 ml/dl: terapia obbligatoria;
- Ipossiemia anemica: 13 ml/dl: terapia consigliabile o da preventivare, 10 ml/dl: terapia obbligatoria.

Questi valori valgono per modificazioni acute che si verificano nell'arco di pochi minuti. Per le forme croniche, che si sviluppano nel giro di diversi giorni, i livelli limite, a seconda dei singoli casi, possono essere ridotti fino al 50%.

## 3.1.5 Offerta di ossigeno agli organi

L'approvvigionamento di ossigeno in sede tissutale, dipende dall'offerta dello stesso con il flusso sanguigno arterioso.

> **Definizione**
> Offerta di ossigeno: quantità di ossigeno che per minuto viene messa a disposizione dell'organismo.

Per l'organismo considerato nel suo insieme, l'offerta di ossigeno ($AO_2$) è data dal prodotto del volume cardiaco per minuto per il contenuto arterioso di ossigeno ($c_aO_2$):

$AO_2$ (ml/min) = HZV · $c_aO_2$ (ml/dl),
1020 ml/min = 5 l/min · 20,4 ml/dl

Da ciò si deduce che a riposo l'offerta di ossigeno all'organismo è di molte volte superiore rispetto al reale fabbisogno: ciò consente di creare una cospicua riserva funzionale.

L'offerta di ossigeno a ciascun organo è determinata dall'entità dell'irrorazione, Q (ml/min) e dal suo contenuto in ossigeno:

$AO_2$ ai singoli organi = Q (ml/min) · $c_aO_2$ (ml/dl).

Riassumendo, le seguenti variabili determinano la totale offerta di ossigeno agli organi:
- Volume cardiaco per minuto;
- Saturazione di ossigeno;
- Contenuto di emoglobina.

Se una variabile viene dimezzata, anche l'offerta di ossigeno si riduce alla metà; se le tre variabili si riducono del 50%, l'offerta di ossigeno ai tessuti assume un valore di 1/8 del valore iniziale di 1020 ml (125 ml/min). Questo valore non è compatibile con la vita. Vale quanto segue:

> **La minima offerta di ossigeno ai tessuti, necessaria per la sopravvivenza, è, a riposo, di 300-400 ml/min.**

Secondo Barcroft, una significativa riduzione del volume cardiaco per minuto conduce ad un'anossia da stasi, una diminuzione della saturazione arteriosa di ossigeno ad una anossia anossica ed una riduzione del contenuto di emoglobina ad una anossia anemica.

**Volume cardiaco per minuto e contenuto di ossigeno venoso misto.** Come già detto, l'entità del volume cardiaco per minuto gioca un ruolo importante ai fini del trasporto dell'ossigeno. Una sua riduzione può condurre ad ipossia tissutale. In primo luogo, viene ridotto il contenuto di ossigeno del sangue venoso. Il fabbisogno di ossigeno a riposo è di circa 250 ml/min, il volume cardiaco per minuto 5 l/min: quindi ciascun litro di sangue trasporta 250/5 = 50 ml di ossigeno ai tessuti. Essendo il contenuto di ossigeno del sangue arterioso circa 200 ml/l, il sangue venoso misto proveniente dagli organi contiene 200 – 50 = 150 ml di ossigeno per litro cioè 15 Vol. %. A valori costanti di $c_aO_2$, quando il volume cardiaco per minuto diminuisce, si riduce la $pO_2$ del sangue venoso misto e viceversa, all'aumentare del volume cardiaco (premettendo che il fabbisogno di ossigeno rimanga invariato). La determinazione del contenuto di ossigeno del sangue venoso misto e della sua pressione parziale, permette, entro determinati limiti, una valutazione dell'approvvigionamento di ossigeno.

## Rapporto tra offerta e fabbisogno di ossigeno

Il rapporto tra offerta ($AO_2$) e fabbisogno ($\dot{V}O_2$) di ossigeno, viene definito come estrazione di $O_2$ in valore percentuale. La saturazione in ossigeno del sangue venoso misto è data dalla differenza tra la sua saturazione arteriosa e la sua estrazione. In condizioni di riposo, con un'offerta arteriosa di ossigeno di 1000 ml/min ed un fabbisogno di 250 ml/min, l'estrazione di ossigeno è pari al 25%. Con una saturazione del 97%, quella del sangue venoso misto ammonta a 97 – 25 = 72%.

Se si verifica una riduzione importante dell'offerta di ossigeno – a prescindere dalla causa determinante – verrà mantenuto il fabbisogno di ossigeno, per aumento della sua estrazione dal sangue; la saturazione di ossigeno del sangue venoso misto tenderà a diminuire. Solo in caso di superamento di un livello critico dell'offerta, si instaura un rapporto lineare tra l'offerta stessa ed il fabbisogno di ossigeno, fino alla comparsa di ipossia con metabolismo anaerobico e sintesi di lattato.

**Riserve di ossigeno.** Le riserve di ossigeno dell'organismo sono, per respirazione di aria dell'ambiente circostante, molto limitate (Tab. 3.4) e sono sufficienti, a riposo, a coprire il fabbisogno di ossigeno per non più di tre minuti. Se la somministrazione di ossigeno viene improvvisamente interrotta, la morte subentra nell'arco di pochi mi-

**Tab. 3.4.** Riserve di ossigeno dell'organismo

| | Con respirazione di aria ambientale | Con respirazione del 100% di $O_2$ |
|---|---|---|
| Polmoni (FRC) | 450 ml | 3000 ml |
| Sangue | 850 ml | 950 ml |
| Disciolto ne liquidi | 50 ml | 100 ml? |
| Legato alla mioglobina | 200 ml? | 200 ml? |
| **Totale** | **1550 ml** | **4250 ml** |

nuti. Anche una riduzione della $pO_2$ alveolare ed arteriosa, agisce negativamente sulle riserve di ossigeno; inoltre, queste possono essere solo in parte utilizzate perché la $pO_2$ si riduce fino a valori critici. Ad una $pO_2$ di 26 mmHg, il 50% dell'ossigeno del sangue è a disposizione; anche la mioglobina, ad una $pO_2$ di 20 mmHg (2,7 kPa), può rendere disponibili solo piccole quantità di ossigeno.

La respirazione di ossigeno puro può determinare importanti aumenti delle riserve di ossigeno, sebbene la maggior parte venga accumulato a livello alveolare (Tab. 3.3). Da qui può essere assunto fino all'80%, senza che la $pO_2$ si riduca al di sotto dei valori normali. Se le riserve dell'organismo, per respirazione per pochi minuti di ossigeno puro, sono massimamente approvvigionate, nelle persone sane viene tollerato un tempo di apnea di circa 8 minuti, senza che si determini una condizione di ipossia.

**Arresto cardiocircolatorio.** In caso di arresto cardiocircolatorio, i tessuti assumono ossigeno dal sangue stagnante nei capillari sanguigni inducendo ipossia; nell'arco di 10 secondi, subentra la perdita di coscienza. Inoltre vengono sintetizzati i prodotti del metabolismo anaerobico.

**Arresto respiratorio.** In caso di apnea dopo respirazione di aria ambientale, si riduce velocemente la $pO_2$ alveolare e, per conseguenza, si sviluppa anossia, soprattutto per aumento del fabbisogno di ossigeno. La precedente respirazione con ossigeno puro per diversi minuti e la sua successiva somministrazione tramite una fonte, permette che, durante il periodo di apnea, la $pO_2$ arteriosa venga mantenuta a livelli adeguati per un lungo intervallo di tempo. Questa tecnica viene definita **ossigenazione apnoica,** sebbene si instauri un aumento della $paCO_2$.

## 3.2 Anidride carbonica

### 3.2.1 Provenienza dell'anidride carbonica

L'anidride carbonica è il prodotto finale del metabolismo aerobico: per ciascuna molecola di ossigeno metabolizzata si sviluppano circa 0,8 molecole di anidride carbonica. Lo sviluppo di anidride carbonica avviene a livello mitocondriale dove è relativamente alta la $pCO_2$. Dal sito di produzione, la $CO_2$ disciolta, attraverso il citoplasma e lo spazio extracellulare, raggiunge il sangue capillare. Qui è necessario un gradiente pressorio tra tessuti e sangue; questo gradiente è notevolmente inferiore a quello dell'ossigeno: nelle cellule, la $pCO_2$ è di circa 46 mmHg e nel sangue venoso di circa 40 mmHg; la differenza di pressione parziale è quindi di soli 6 mmHg. Il trasporto dell'anidride carbonica nel sangue avviene, per la maggior parte, in forma chimicamente legata, mentre solo in piccola percentuale in stato di soluto. Con il flusso sanguigno, la $CO_2$, nelle sue forme di trasporto, arriva ai polmoni dove viene eliminata: in condizioni di riposo,per minuto se ne espellono circa 200 ml (8.98 mmol). Per l'espirazione, è comunque necessario un gradiente pressorio di $pCO_2$ tra il sangue venoso misto e gli alveoli: i valori di pressione nel primo distretto ammontano a circa 46 mmHg, nel secondo equivalgono a più o meno 40 mmHg ed il gradiente pressorio risulta essere di circa 6 mmHg.

### 3.2.2 Trasporto dell'anidride carbonica nel sangue

Il trasporto di anidride carbonica nel sangue avviene per il 90% in forma chimicamente legata e per la rimanente percentuale allo stato fisicamente disciolto (Tab. 3.5 e Fig. 3.4).

Il trasporto avviene sotto le seguenti forme:

- Fisicamente disciolta (12%);
- Bicarbonato: circa 50% negli eritrociti e circa 27% nel plasma;
- Carbammato: circa 11%.

**Tab. 3.5.** Frazioni delle diverse forme di anidride carbonica nel sangue arterioso e venoso misto nel sangue (mmol/l)

| | Sangue arterioso Saturazione di ossigeno dell'Hb 95% | Sangue venoso Saturazione di ossigeno dell'Hb 70% |
|---|---|---|
| **Sangue intero** | | |
| $pCO_2$ (mmHg) | 40 | 46 |
| (KPa) | 5,3 | 6,1 |
| Quantità totale di anidride carbonica | 21,5 | 23,3 |
| (ml/dl) | 48,0 | 52,0 |
| **Plasma (mmol/l)** | | |
| Ossigeno disciolto | 1,2 | 1,4 |
| Acido carbonico ($H_2CO_3$) | 0,0017 | 0,002 |
| Bicarbonato ($HCO_3^-$) | 24,4 | 26,2 |
| Carbammati | Trascurabile | Trascurabile |
| Totale | 25,6 | 27,6 |
| **Eritrociti (Frazione in 1 l di sangue)** | | |
| Anidride carbonica disciolta | 0,44 | 0,51 |
| Bicarbonati | 5,88 | 5,92 |
| Carbammati | 1,10 | 1,70 |
| **Plasma (Frazione in 1 l di sangue)** | | |
| Anidride carbonica disciolta | 0,66 | 0,76 |
| Bicarbonati | 13,42 | 14,41 |

Nel sangue l'anidride carbonica viene legata chimicamente e trasportata come bicarbonato e carbammato, solo in piccola parte disciolta. Il sangue deossigenato lega più anidride carbonica rispetto a quello ossigenato. Così, avviene l'assunzione di anidride carbonica nei tessuti e la sua cessione negli alveoli. La molecola in questione è, come l'ossigeno, non polare e quindi idrofoba, motivo che giustifica la scarsa solubilità in acqua di entrambe i gas. Anche se l'anidride carbonica è maggiormente solubile dell'ossigeno, la sola forma disciolta non è sufficiente a trasportare la grande quantità derivante dal metabolismo.

### Trasporto in forma fisicamente disciolta

A causa della sua continua produzione, la pressione parziale di $CO_2$ nelle cellule tissutali è maggiore rispetto a quella nel sangue capillare. Questo gradiente pressorio, ne consente la diffusione. Solo una piccola parte rimane in forma disciolta. Secondo la legge di Henry è possibile calcolare la concentrazione della forma disciolta:

$$\text{concentrazione di } CO_2 \text{ in soluzione} = \alpha \cdot pCO_2$$

$\alpha$ = coefficiente di solubilità in mmol/l/mmHg

La solubilità dell'anidride carbonica dipende dalla temperatura corporea: se questa si riduce, aumenta la solubilità e viceversa. Ad una temperatura di 37 °C la solubilità del gas è di 0,0308 mmol/l/mmHg.

### Conversione dell'anidride carbonica in bicarbonato

Solo una minima parte di anidride carbonica viene, molto lentamente, idratata nel plasma, poiché qui non è disponibile alcun enzima. Un'ingente quantità diffonde dal plasma negli eritrociti dove, per azione della *carboanidrasi*, enzima reperibile negli eritrociti e nell'endotelio, avviene velocemente la reazione di forma-

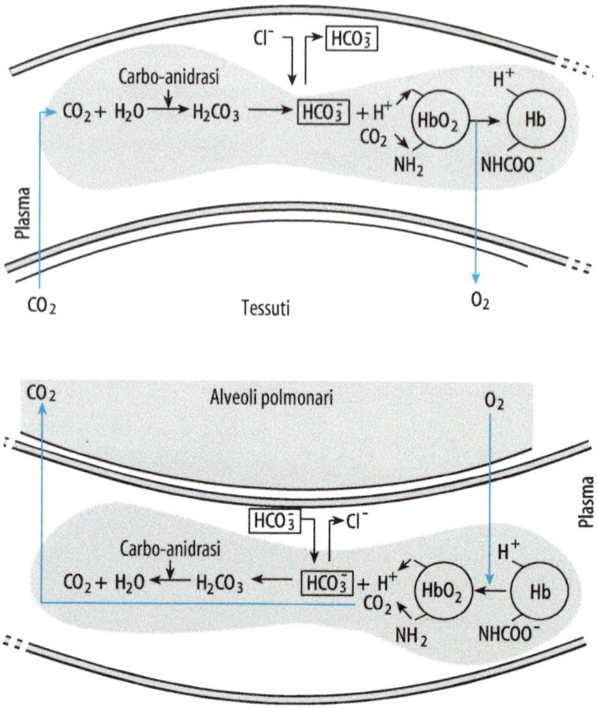


**Fig. 3.4.** Reazioni chimiche negli eritrociti durante gli scambi gassosi nei tessuti (sopra) e nei polmoni (sotto). (Mod. da Schmidt e Thews, 1995)

zione di acido carbonico, per reazione con l'acqua (idratazione), che viene subito dissociato in ione bicarbonato e protone:

$$CO_2 + H_2O \rightarrow H_2CO_3 \rightarrow HCO_3^- + H^+.$$

Per mezzo di questa reazione, aumenta la concentrazione di bicarbonato negli eritrociti venendo così ad instaurarsi una differenza di concentrazione tra questi e il plasma. Il bicarbonato, caricato negativamente, può lasciare gli eritrociti e diffondere nel plasma solo a condizione che si mantenga un'uguaglianza di carica elettrica, grazie al passaggio di un altro anione dal plasma agli eritrociti (i cationi non possono attraversare la membrana). Tale anione è il Cloro: questo, quindi, diffonde negli eritrociti scambiandosi con il bicarbonato fenomeno definito "Effetto Hamburger".

Dal processo di formazione del bicarbonato vengono liberati ioni $H^+$, i quali vengono tamponati dall'emoglobina, in modo che il pH del sangue rimanga costante. Nei tessuti ciò avviene per contemporanea cessione dell'ossigeno dall'emoglobina. La proteina in forma deossigenata presenta una minore acidità rispetto a quella ossigenata, riesce a legare gli ioni idrogeno in eccesso e più ioni bicarbonato possono essere derivati dall'anidride carbonica.

#### Carbammati

Una piccola quantità dell'anidride carbonica disciolta (5%) reagisce con il gruppo amminico dell'emoglobina dando luogo alla carbamminoemoglobina o carbammato:

$$Hb \cdot NH_2 + CO_2 = Hb \cdot NHCOO^- + H^+$$

Per questa reazione non è necessaria l'anidrasi carbonica. L'emoglobina deossigenata può legare più anidride carbonica rispetto all'ossigenata; conseguentemente, la concentrazione di carbamminoemoglobina è maggiore nel sangue venoso rispetto a quello arterioso (Effetto Haldane).

### 3.2.3 Curva di legame dell'anidride carbonica nel sangue

La curva di legame dell'anidride carbonica descrive il rapporto tra le tre forme di $CO_2$ conte-

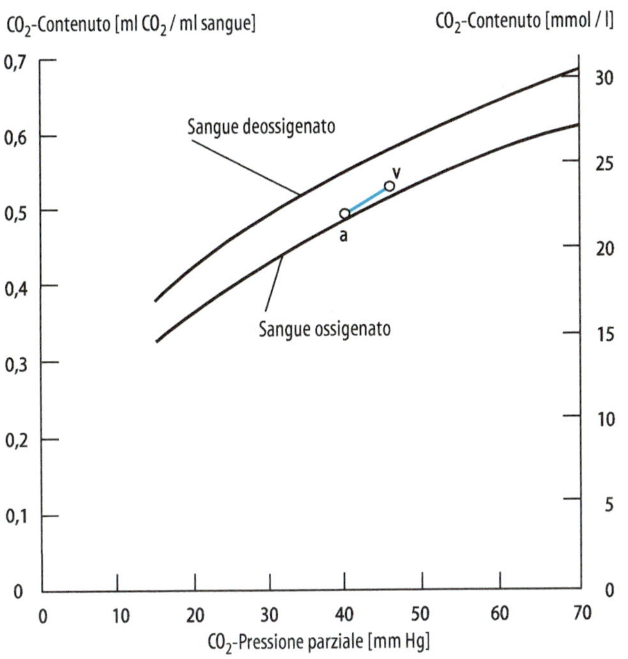


**Fig 3.5.** Curva di legame della $CO_2$ per il sangue ossigenato e deossigenato. La curva tra il punto a (sangue arterioso) e v (sangue venoso) è l'effettiva curva di legame della $CO_2$; questa determina lo scambio gassoso. (Mod. da Schmidt e Thews, 1995)

nute nel sangue, cioè tra la $CO_2$ totale e la sua pressione parziale (Fig. 3.5). Rispetto alla curva di legame dell'ossigeno, questa non mostra un aspetto caratteristico di saturazione e non si raggiunge un valore massimo. A differenza dell'andamento ad "S" della prima, la curva in questione presenta un rapporto lineare tra il legame $CO_2$ e la $pCO_2$ e, nel sangue ossigenato, cioè arterioso, descrive una diversa configurazione rispetto a quello venoso. Come acido debole, l'emoglobina deossigenata mostra maggiore affinità per l'anidride carbonica rispetto a quella ossigenata. Questo fenomeno, cioè la dipendenza del legame dell'anidride carbonica dal grado di ossigenazione dell'emoglobina, viene definito "Effetto Haldane".

**Significato dell'Effetto Haldane.** L'Effetto Haldane facilita non solo l'assunzione dell'anidride carbonica dai tessuti nel sangue, ma anche la cessione da questo agli alveoli. Nei tessuti l'emoglobina ossigenata cede continuamente ossigeno e determina la formazione di emoglobina deossigenata. Allo stesso modo, aumenta la capacità di legame del sangue e l'assunzione di anidride carbonica nei capillari tissutali. Il processo inverso si verifica nei polmoni, dove, con l'assunzione continua di ossigeno, aumenta il grado di ossigenazione dell'emoglobina e si riduce la capacità del sangue di legare anidride carbonica; la $pCO_2$ aumenta, così come la diffusione di anidride carbonica negli alveoli.

**Altri fattori che influenzano la curva di legame della $CO_2$.** Oltre all'Effetto Haldane, altri due fattori influenzano la curva di legame della $CO_2$. Questi sono il pH e la temperatura corporea:

- **Riduzioni del pH e aumenti della temperatura corporea, spostano la curva verso destra: la capacità di legame diminuisce. Al contrario, questa viene aumentata da innalzamenti del pH e riduzioni della temperatura.**

### 3.2.4 Diffusione dell'anidride carbonica attraverso membrane

Di notevole importanza è la capacità di diffusione dell'anidride carbonica: mentre le diverse membrane sono impermeabili agli ioni idrogeno, l'anidride carbonica può attraversarle indisturbata. La concentrazione idrogenionica intracellulare, poco influenzabile da variazioni di pH, reagisce però a modificazioni della $pCO_2$: l'anidride carbonica diffonde attraverso le membrane nelle cellule, viene idratata e ionizzata e produce idrogenioni, apportando modificazioni al pH intracellulare.

### 3.2.5 Riserve di anidride carbonica

L'organismo contiene circa 120 l di anidride carbonica e bicarbonato – circa 120 volte di più rispetto alle quantità di ossigeno. L'anidride carbonica si ritrova in diversi compartimenti dell'organismo:

- Compartimenti a scambio rapido: sangue circolante, cervello, reni ed altri organi ben vascolarizzati;
- Compartimenti a scambio medio: muscolatura scheletrica (a riposo) ed altri tessuti con una media vascolarizzazione;
- Compartimenti a scambio lento: ossa, tessuto adiposo ed altri tessuti con elevata capacità di conservare $CO_2$.

Ciascun compartimento presenta una sua propria costante di tempo; i compartimenti a scambio lento, tamponano le modificazioni di quelli medi e veloci. Se avvengono modificazioni del respiro, la concentrazione di $CO_2$ varia lentamente: solo dopo 20-30 minuti si ripristina una condizione di equilibrio. Al contrario, le riserve di ossigeno dell'organismo vengono velocemente svuotate.

**Iperventilazione.** In caso di iperventilazione, la concentrazione di $CO_2$ nei tre compartimenti diminuisce, più velocemente nel compartimento a scambio rapido: questo fenomeno è riconoscibile da una riduzione della $pCO_2$ arteriosa. Quanto rapidamente avviene la variazione della $pCO_2$, dipende dall'entità della ventilazione e dalla capacità delle riserve di $CO_2$.

**Ipoventilazione.** Una ventilazione insufficiente conduce ad aumento della $pCO_2$. La proporzione di questa variazione dipende direttamente dalla produzione di $CO_2$ nel metabolismo. Essendo la produzione di anidride carbonica l'unico fattore che può aumentarne la pressione parziale, l'incremento non segue in maniera speculare la rapida caduta della $CO_2$ in caso di iperventilazione e quando il metabolismo non subisce variazioni: l'aumento dell'anidride carbonica avviene molto più lentamente. Da un punto di vista clinico è importante quanto segue:

> **Se il metabolismo rimane costante, cioè non varia la produzione di $CO_2$, l'arresto respiratorio determina un aumento della $pCO_2$ di circa 3-6 mmHg.**

Questo andamento si basa sulla produzione di $CO_2$ e sulla capacità delle sue riserve.

In caso di ipo-ventilazione la velocità di aumento della $pCO_2$ è scarsa. In caso invece di graduale riduzione dell'attività respiratoria, l'aumento della $pCO_2$ è rapido e si verifica precocemente.

A paragone con il lento andamento dell'aumento della $pCO_2$ in caso di arresto respiratorio od ipo-ventilazione, nelle stesse situazioni, la $pO_2$ si riduce rapidamente, tanto che l'ossimetro per respirazione di aria ambientale, in caso di ipo-ventilazione, segnala più velocemente la variazione rispetto al capnometro.

**Insufflazione di $CO_2$ in laparoscopia.** L'insufflazione di $CO_2$ durante un intervento in laparoscopia, non determina un significativo aumento della $pCO_2$, a condizione che il paziente sia sufficientemente ventilato.

## Letture consigliate

Lumb AB (2000) Nunn's applied respiratory physiology, 4th edn. Butterworth-Heinemann, Oxford

Zander R, Mertzlufft F (eds) (1991) The oxygen status of arterial blood. Karger, Basel

# Equilibrio Acido-Base

## 4.1 Basi fisiologiche

La concentrazione idrogenionica dei fluidi corporei viene mantenuta in un range molto stretto di valori, affinché si svolgano indisturbati i processi metabolici ed elettrofisiologici delle membrane eccitabili dell'organismo. La concentrazione idrogenionica dell'ambiente extracellulare si attesta sui 35-44 nmol/l (una concentrazione notevolmente bassa).

> **Definizione**
>
> Il pH è il decimo logaritmo negativo della concentrazione idrogenionica. Il valore normale del pH del sangue arterioso è compreso tra 7,36 e 7,44.

I valori sopra citati di concentrazione idrogenionica vengono continuamente compromessi dalla produzione di anidride carbonica (24.000 mmol/24h, e di acidi (40-80 mmol/24h) derivanti dai processi metabolici di ossidazione di grassi e carboidrati. Significative deviazioni della concentrazione idrogenionica, possono intralciare le funzioni dell'organismo ed in casi estremi arrestarle. Per tale motivo, sistemi di regolazione agiscono in modo che acidi e basi non alterino in modo significativo la concentrazione idrogenionica ed il pH.

**Polmoni, reni, fegato e sistemi tampone regolano la concentrazione idrogenionica, cioè il pH dei fluidi dello spazio extracellulare.**

### 4.1.1 Acidi e basi

Secondo la definizione di Broenstedt vale quanto segue:

Gli **acidi** sono molecole o ioni che, in soluzione acquosa, liberano ioni idrogeno o protoni: sono, quindi, donatori di protoni.

Le **basi** sono molecole o ioni che, in soluzione acquosa, assumono ioni idrogeno o protoni: sono, quindi, accettatori di protoni.

Tutti gli anioni sono basi, poiché possiedono uno o più paia di elettroni e possono accettare protoni. Se un anione ($A^-$) accetta un protone, il prodotto risultante è un acido (HA). Gli acidi, a loro volta, si dissociano in soluzione acquosa in anioni e protoni:

$$A^- + H^+ = HA.$$

### 4.1.2 Equazione di Henderson-Hasselbach

Secondo l'equazione di Henderson, tutti gli ioni idrogeno derivano dagli acidi (HA) e tutti gli anioni dai sali. Da ciò si definisce tale formula:

$$H^+ = \frac{K \cdot HA}{BA}$$

dove K è la costante di dissociazione degli acidi. Tanto maggiore è il valore di questo rapporto, tanto più forte è l'acido.

La conversione nel decimo logaritmo negativo determina *l'equazione di Henderson-Hasselbach*:

$$pH = pK + \log \frac{BA}{HA} \quad \text{cioè} \quad \frac{\text{Sale}}{\text{Acido}}$$

Il pK è il logaritmo negativo di K.

**Una variazione di 0,01 unità di pH corrisponde ad una modificazione del valore assoluto della concentrazione idrogenionica di 1 nmol/l (Tab. 4.1).**

**Tab. 4.1.** Rapporto tra pH e $[H^+]$

| pH | $[H^+]$ (nmol/l) |
|---|---|
| 7,36 | 44 |
| 7,37 | 43 |
| 7,38 | 42 |
| 7,39 | 41 |
| 7,40 | 40 |
| 7,41 | 39 |
| 7,42 | 38 |
| 7,43 | 37 |
| 7,44 | 36 |

### 4.1.3 Regolazione della concentrazione idrogenionica

La concentrazione di ione idrogeno, cioè il pH, viene mantenuta costante grazie ai quattro seguenti meccanismi di regolazione:

- Tempestiva azione dei tamponi nell'ambiente extra ed intracellulare;
- Eliminazione di anidride carbonica attraverso i polmoni = regolazione respiratoria;
- Eliminazione renale di idrogenioni = regolazione metabolica;
- Neutralizzazione epatica del bicarbonato.

#### Tamponi

I tamponi sono sistemi formati da un acido debole e dalla sua base coniugata. Se in questi sistemi vengono aggiunti ioni $H^+$, i tamponi li legano, se invece vengono aggiunte basi, gli stessi sistemi liberano ioni $H^+$ (Fig. 4.1).

Questi meccanismi mantengono costante la concentrazione idrogenionica in un "range" limitato di valori. Il funzionamento dei sistemi tampone segue l'equazione di Handerson-Hasselbach.

L'organismo mette a disposizione diversi sistemi tampone che agiscono contrastando le variazioni della concentrazione idrogenionica:

- Bicarbonato-acido carbonico;
- Emoglobina;
- Proteine;
- Fosfati;
- Sistema ammonio-ammoniaca.

Però:

**Il sistema bicarbonato-acido carbonico è il più importante tampone dei fluidi in ambiente extracellulare.**

Il suddetto tampone è formato da acido carbonico ($H_2CO_3$) e bicarbonato di sodio. L'anidride carbonica, derivante dal metabolismo aerobio, viene idratata ad acido carbonico ($H_2CO_3$) grazie alla anidrasi carbonica. In tal modo la $CO_2$ viene convogliata al sangue, trasportata nei polmoni ed espirata:

$$CO_2 + H_2O = H_2CO_3 = H^+ + HCO_3^-.$$

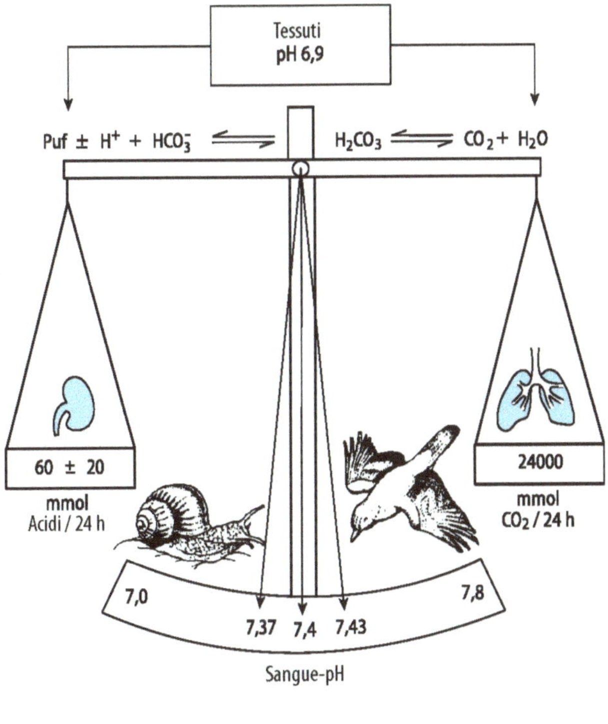


Fig. 4.1. Le vie di eliminazione e i sistemi di bilancio di idrogenioni ed anidride carbonica sono separati gli uni dagli altri, ma accomunati dai sistemi tampone. Il polmone reagisce come sistema tampone velocemente, il rene più lentamente. (Mod. da Matthys 1988)

4

La funzione del sistema tampone bicarbonato-acido carbonico può essere descritta secondo la seguente equazione:

$$pH = 6{,}1 + \log \frac{HCO_3^-}{H_2CO_3}$$

oppure

$$pH = \frac{0{,}03 + \log HCO_3^-}{pCO_2}$$

6,1 = Costante di dissociazione della reazione totale; 0,03 = Coefficiente di solubilità dell'anidride carbonica.

I tre parametri dell'eguaglianza – pH, $pCO_2$ ed $HCO_3^-$ – possono essere determinati; $HCO_3^-$ = anidride carbonica totale · $pCO_2$. Se il pH e la $pCO_2$ sono noti, è possibile calcolare la concentrazione dei bicarbonati nel sangue secondo la formula sopra riportata.

**Componente respiratoria.** Nell'equazione riportata sopra, la $pCO_2$ rappresenta la componente respiratoria ed è proporzionale alla $CO_2$ disciolta. La $pCO_2$ è data dal rapporto tra l'anidride carbonica prodotta nel metabolismo e la sua eliminazione attraverso i polmoni (*ventilazione alveolare*).

**Componente metabolica.** I bicarbonati costituiscono la componente metabolica dell'equilibrio acido-base, poiché tamponano acidi e basi metabolici:

$CO_2 + H_2O = H^+ + HCO_3^-$
$HCl + NaHCO_3 \rightarrow H_2CO_3 + NaCl$
$H^+ + HCO_3^- = H2CO_3$

L'$H_2CO_3$ derivato viene, a $pCO_2$ costante, completamente espirato a livello polmonare come $CO_2$.

Questi sistemi tampone entrano in azione velocemente, dalla comparsa della variazione della concentrazione idrogenionica.

**Tampone emoglobinico.** L'80% dell'attività tampone del sangue che non è svolta dal bicarbonato, viene assolta dall'emoglobina. Questa alta percentuale dipende dall'elevata concentrazione e dalla significativa rappresentanza di gruppi tampone nella molecola.

La capacità tampone dipende dal grado di ossigenazione (Effetto Bohr).

## Regolazione polmonare

Se aumenta la concentrazione di anidride carbonica, il valore di pH si riduce e viceversa. L'effetto della respirazione sulla concentrazione idrogenionica si evince dalla seguente eguaglianza:

$$CO_2 + H_2O \rightarrow H_2CO_3 \rightarrow HCO_3^- + H^+$$

L'aumento della concentrazione idrogenionica sposta la reazione a sinistra, poiché gli ioni idrogeno vengono neutralizzati dal bicarbonato. Si forma acido carbonico e la concentrazione di bicarbonato diminuisce. L'acido carbonico si scinde in acqua ed anidride carbonica, che viene subito espirata dai polmoni in modo che il rapporto bicarbonati-acido carbonico si attesti ai normali valori fisiologici.

La respirazione reagisce in pochi minuti alla variazione della concentrazione idrogenionica:un incremento di $H^+$ velocizza la respirazione e viceversa.

## Regolazione renale

**Il rene è l'organo più importante deputato all'eliminazione di ioni idrogeno!**

Il rene filtra a livello glomerulare, quotidianamente, circa 4500 mmol di ioni bicarbonato, che in gran parte vengono riassorbiti dal tubulo prossimale. Secondo questo processo, il bicarbonato si lega all'idrogeno che entra nelle cellule scambiandosi con ioni $Na^+$ e formando acido carbonico. Questo viene dissociato, per azione dell'anidrasi carbonica, in acqua ed anidride carbonica. La $CO_2$ nelle cellule del tubulo prossimale, reagisce con $HO^-$ a formare ioni bicarbonato, che, con ioni sodio, attraversa la membrana peritubulare e viene trasportato nel sangue. Il tal modo, il bicarbonato filtrato, senza perdita netta di ioni idrogeno, ritorna nel sangue.

Se il processo di eliminazione di ioni idrogeno a livello del tubulo prossimale viene alterato, il bicarbonato viene perso con l'urina, si riduce la sua concentrazione nel sangue e si instaura un'acidosi metabolica.

Il riassorbimento di bicarbonato non è sufficiente a mantenere costante il pH del sangue. Inoltre devono essere eliminati ioni idrogeno (1-3 mmol/Kg) derivanti dal metabolismo delle proteine ingerite. Questo carico di acidi è inizialmente tamponato nel sangue dai bicarbonati; il rene deve eliminare ioni idrogeno e rigenerare il relativo impiego di ioni bicarbonato. A tal fine, entrano in ausilio altri tamponi, che vengono filtrati a livello glomerulare. Importanti sono i tamponi fosfato ed ammonio-ammoniaca.

**Tamponi fosfato.** Questi sistemi trasportatori di acidi vengono filtrati nei glomeruli e legano ioni idrogeno:

$$PO_4^{2-} + H^+ \rightarrow H_2PO_4^-$$

Tale tampone consente l'eliminazione giornaliera di circa 10-30 mmol di ioni idrogeno od il 40-50% del carico acido, che viene eliminato quotidianamente dal rene. Per ogni idrogenione eliminato, viene generata una molecola $CO_3$ caricata negativamente, che sostituisce gli ioni bicarbonato necessari a tamponare gli acidi derivati dall'alimentazione.

**Tampone ammonio-ammoniaca.** Rilevante tampone urinario è l'ammoniaca ($NH_3$) che, come ione ammonio ($NH_4^+$), viene eliminata con l'urina.

La sintesi dello ione ammonio avviene nelle cellule tubulari prossimali, a partire dall'amminoacido Glutammina; da una molecola di Glutammina derivano due ioni ammonio ed una molecola cheto-glutarata. Ogni giorno vengono eliminate con l'urina 20-50 mmol di ioni ammonio.

### Ruolo del fegato

Nel fegato, viene sintetizzata urea, a partire da bicarbonato (base forte) e ione ammonio (acido debole). In tal modo, la base forte bicarbonato viene irreversibilmente neutralizzata dall'acido debole ammonio. L'urea viene poi eliminata con l'urina. Una riduzione della produzione di urea conduce ad un risparmio di bicarbonato. Il fegato gioca quindi un ruolo importante nella regolazione dell'equilibrio acido-base.

## 4.2 Disordini dell'equilibrio acido-base

I disordini dell'equilibrio acido-base si manifestano come riduzione od aumento della concentrazione idrogenionica, cioè del valore del pH nel sangue (Tab 4.2). Secondo l'equazione

**Tab. 4.2.** Alterazioni dell'equilibrio acido-base e condizioni dopo la compensazione

| Alterazione | pH | $pCO_2$ | $HCO_3^-$ | BE |
|---|---|---|---|---|
| **Acidosi respiratoria,** acuta, scompensata | ↓ | ↑ | n | n |
| subacuta, parzialmente compensata | ↓ | ↑ | ↑ | ↑ |
| cronica, completamente compensata | n | ↑ | ↑ | ↑ |
| **Alcalosi respiratoria,** acuta, scompensata | ↑ | ↓ | n | n |
| subacuta, parzialmente compensata | ↑ | ↓ | ↓ | ↓ |
| cronica, completamente compensata | n | ↓ | ↓ | ↓ |
| **Acidosi metabolica,** acuta, scompensata | ↓ | n | ↓ | ↓ (–) |
| subacuta, parzialmente compensata | ↓ | ↓ | ↓ | ↓ (–) |
| cronica, completamente compensata | n | ↓ | ↓ | ↓ (–) |
| **Alcalosi metabolica,** acuta, scompensata | ↑ | n | ↑ | ↑ (–) |
| subacuta, parzialmente compensata | ↑ | ↑ | ↑ | ↑ (–) |
| cronica, completamente compensata | n | ↑ | ↑ | ↑ (+) |

*n* normale; ↑ = incremento, ↓ = diminuzione (+) e (–) deviazione positiva o negativa

di Henderson-Hasselbach, la concentrazione idrogenionica è determinata dal rapporto di basi (bicarbonato) su acidi (pressione parziale di anidride carbonica).

L'acidosi (prevalenza di acidi) e l'alcalosi (prevalenza di basi), sono alla base dei disordini dell'equilibrio acido-base.

4

**Significato dei disturbi dell'equilibrio acido-base**

**Acidosi.** Eccedenza di acidi o mancanza di basi, primariamente contrassegnata da aumento della $p_aCO_2$ oltre valori di 45 mmHg (1 mmHg = 133,2 Pa) o riduzione della concentrazione arteriosa di bicarbonato a valori inferiori a 22 mmol/l. Il pH può restare invariato.

**Alcalosi.** Eccedenza di basi o mancanza di acidi; primariamente contrassegnata da aumento dei bicarbonati del sangue arterioso a valori superiori a 26 mmol/l o riduzione della $p_aCO_2$ a valori inferiori a 36 mmHg. Anche in questo caso il pH può attestarsi sui valori normali.

**Acidemia.** Aumento della concentrazione idrogenionica nel sangue arterioso a valori superiori a 44 nmol/l, cioè riduzione del pH del sangue a valori inferiori a 7,36.

**Alcaliemia.** Riduzione della concentrazione idrogenionica nel sangue a valori inferiori a 36 nmol/l, cioè aumento del pH a valori superiori a 7,44.

A seconda della causa scatenante, si distinguono disturbi dell'equilibrio acido-base di tipo respiratorio, metabolico o come combinazione di entrambe (Fig. 4.2) e, in virtù del decorso, in forme acute e croniche. Si suddividono quindi:

- Disturbi dell'equilibrio acido-base di tipo respiratorio, che si manifestano primariamente come variazioni della $p_aCO_2$ e che conducono ad acidosi od alcalosi respiratoria.
- Disturbi dell'equilibrio acido-base di tipo metabolico, che si manifestano primariamente come variazioni della concentrazione di ioni bicarbonato e che conducono ad acidosi od alcalosi metabolica.

Semplici modificazioni dell'equilibrio acido-base comportano variazioni solo di uno dei parametri sopra citati, quelle complesse di entrambi.

Forme acute si manifestano in un arco di tempo di pochi minuti od ore, quelle croniche nel giro di giorni, settimane od anche più.

### 4.2.1 Acidosi respiratoria

**Definizione**

Condizione determinata da insufficiente ventilazione che induce aumento della $p_aCO_2$ con riduzione del pH, cioè aumento della concentrazione idrogenionica.

L'acidosi respiratoria semplice o primaria è provocata da insufficiente eliminazione di anidride carbonica attraverso i polmoni. L'aumento acuto della sua pressione parziale conduce ad un corrispondente aumento della concentrazione e, di conseguenza, di ioni idrogeno, con riduzione del pH. Interviene tempestivamente il tampone bicarbonato/acido carbonico; i meccanismi di compensazione renale si attivano dopo diverse ore e raggiungono livelli intensi di azione dopo 3-5 giorni, in caso di persistenza dell'ipercapnia.

**Per respirazione di aria ambientale, in caso di acidosi respiratoria (= insufficienza respiratoria ipercapnica), si riduce la pressione parziale arteriosa di ossigeno!**

#### Cause

Alla base di una acidosi respiratoria vi è fondamentalmente un'insufficiente eliminazione di anidride carbonica e, quindi, un difetto di ventilazione. Si devono distinguere cause polmonari ed extrapolmonari:

- Cause polmonari: difetti o malattie delle vie aeree inferiori, del parenchima polmonare o del letto vascolare polmonare;
- Cause extrapolmonari: difetti o malattie del sistema nervoso centrale o periferico, della muscolatura respiratoria, della parete toracica, della pleura o delle vie aeree superiori, errori nella programmazione del ventilatore.

Ne consegue che la terapia dell'acidosi respiratoria deve essere impostata in riferimento alla causa scatenante.

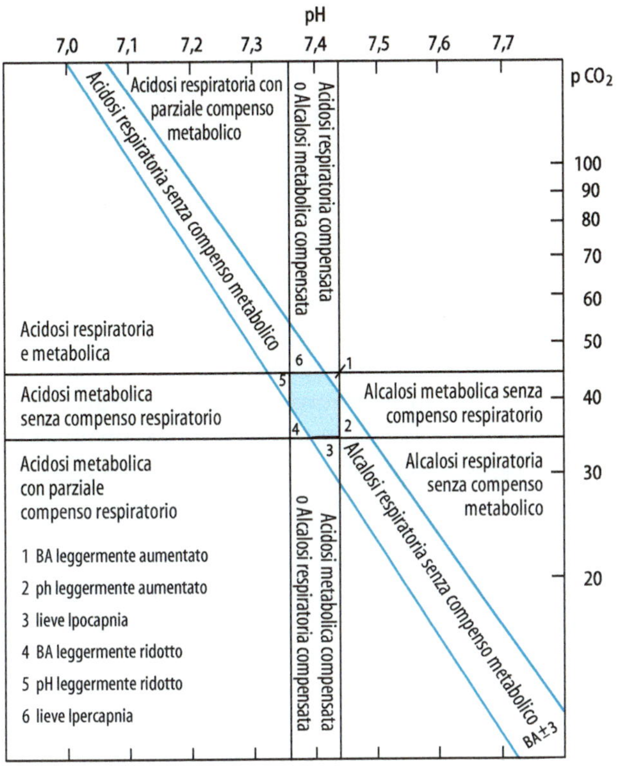


**Fig. 4.2.** Schema per la determinazione automatica dell'equilibrio acido-base nel sangue. BA deviazione di basi, valori pH inferiori a 7 o superiori a 7,7 mettono a rischio la vita del paziente, così come livelli di $p_aCO_2$, che costantemente si mantengono superiori a 100 o inferiori a 20 mmHg. (Mod. da Matthys 1988)

## Acidosi respiratoria acuta

### Caratteristiche

L'aumento della pressione parziale di anidride carbonica, in combinazione con un basso valore di pH, caratterizzano un'acidosi respiratoria acuta non compensata.

L'acidosi respiratoria acuta ha una durata di minuti o poche ore. La concentrazione idrogenionica si innalza di circa 7-8 nmol/l, ogni 10 mmHg di aumento di pressione parziale di anidride carbonica. La regola generale che deriva si può esprimere come segue:

$$\varnothing H^+ = 0{,}7 \cdot \varnothing p_aCO_2.$$

La concentrazione di bicarbonato rimane costante. Nel caso di un'acidosi respiratoria subacuta e parzialmente compensata, la concentrazione di bicarbonato e l'eccesso di basi sono aumentate, mentre il pH sempre ridotto.

### Effetti

L'aumento acuto della pressione parziale di anidride carbonica dilata i vasi cerebrali: l'irrorazione cerebrale e la pressione intracranica aumentano. La curva di dissociazione dell'ossiemoglobina viene spostata verso destra determinando una più semplice cessione di ossigeno ai tessuti.

## Acidosi respiratoria cronica

### Caratteristiche

L'aumento della pressione parziale di anidride carbonica insieme ad un normale valore pH, una maggiore concentrazione di ioni bicarbonato ed eccesso di basi, sono le condizioni che caratterizzano l'acidosi respiratoria cronica compensata.

Se l'ipercapnia acuta permane, dopo 6-8 ore si avvia la compensazione renale, con aumento dell'eliminazione di ioni idrogeno e formazione di bicarbonato nei polmoni; dopo 2-3 giorni le reazioni di compensazione raggiungono una condizione di equilibrio.

Grazie a questo meccanismo di compenso, l'aumento di ioni idrogeno è di soli 2-3 mmol/l e vale:

$$\varnothing H^+ = 0{,}3 \cdot \varnothing p_aCO_2$$

La concentrazione arteriosa di bicarbonato aumenta di 3-4 mmol/l, ogni 10 mmHg di aumento di pressione parziale arteriosa di anidride carbonica e vale:

$$\varnothing HCO_3^- = 0{,}3 \cdot \varnothing p_aCO_2$$

### Terapia dell'acidosi respiratoria

La terapia dell'acidosi respiratoria può essere specifica e/o di sostegno.

**Acidosi respiratoria acuta.** Devono essere rimosse le cause scatenanti. Inoltre deve essere valutata la possibilità di un'intubazione endotracheale con sostegno meccanico del respiro.

**Acidosi respiratoria cronica.** In questo caso si approccia una terapia a lungo termine. Una cura dell'ipercapnia nell'immediatezza è raramente necessaria, ad esclusione dei casi di scopenso acuto, con relativo aumento della $p_aCO_2$.

La scelta dell'intubazione con successivo impiego del respiratore, dipende dal successivo sviluppo dell'acidosi.

## 4.2.2 Alcalosi respiratoria

> **Definizione**
>
> L'iperventilazione alveolare determina una riduzione della pressione parziale arteriosa di anidride carbonica a valori inferiori a 45 mmHg, con riduzione della concentrazione idrogenionica ed aumento del pH.

Nell'alcalosi respiratoria, l'eliminazione di anidride carbonica è maggiore rispetto alla produzione derivante dal metabolismo aerobio. Nello stadio acuto non compensato, il pH è aumentato, mentre la concentrazione di bicarbonato rimane costante. Dopo pochi minuti dall'inizio dell'iperventilazione, si attivano i sistemi tampone del sangue e la concentrazione di bicarbonato si riduce; inoltre, aumentano temporaneamente gli acidi fissi del sangue (ad es. lattato).

Nella forma cronica dell'alcalosi, si sviluppano, nell'arco delle prime 24 ore i meccanismi di compensazione renale che raggiungono, dopo 2-3 giorni, la loro massima esplicazione. La concentrazione di ioni sodio diminuisce di circa 3 mmol/l, quella di ioni potassio di circa 0,1 mmol/l, per ciascun aumento di 0,1 del valore pH; l'incremento della concentrazione di ioni cloro risulta minimo. Se gli elettroliti nel siero subiscono significative variazioni, è probabile che si verifichi un contemporaneo disturbo di tipo metabolico.

### Cause determinanti l'alcalosi respiratoria

Le cause più importanti sono:
- Reazione ad uno stato di ipossia (iperventilazione compensatoria);
- Patologie polmonari;
- Errata programmazione del respiratore;
- Sepsi;
- Reazione ad una acidosi metabolica;
- Gravidanza;
- Alterazioni del sistema nervoso centrale;
- Grave anemia;
- Cirrosi epatica, tireotossicosi.

Nell'acidosi metabolica o nelle alterazioni del sistema nervoso centrale non si determina, nella maggior parte dei casi, una condizione di ipossiemia. Un'alcalosi respiratoria senza ipossiemia è da ricondurre quasi sempre a disordini cerebrali, paura o dolore.

### Alcalosi respiratoria acuta

> **Caratteristiche**
>
> Si manifesta un'alcalosi respiratoria clinicamente rilevante quando la pressione parziale di anidride carbonica arteriosa scende a valori inferiori a 30 mmHg ed il pH aumenta a livelli superiori a 7,5.

In caso di alcalosi respiratoria acuta, si riduce la concentrazione idrogenionica di 7-8 nmol/l per ogni 10 mmHg di riduzione di $p_aCO_2$, cioè:

$$\varnothing H^+ = 0{,}7 \cdot \varnothing p_aCO_2.$$

La concentrazione di ioni bicarbonato si riduce di 2 mmol/l ogni 10 mmHg di riduzione di pressione parziale di anidride carbonica:

$$\varnothing HCO_3^- = 0{,}2 \cdot \varnothing p_aCO_2$$

### Effetti

Una condizione di ipocapnia determina una vasocostrizione cerebrale con riduzione dell'irrorazione e della pressione intracranica. La curva di dissociazione dell'emoglobina si sposta verso sinistra, determinando una più difficile cessione di ossigeno ai tessuti. La soglia epilettica viene abbassata per effetto dell'ipocapnia. L'emodinamica generale non viene compromessa.

### Alcalosi respiratoria cronica

**Caratteristiche**

La pressione parziale arteriosa di anidride carbonica nell'alcalosi respiratoria cronica si attesta a valori inferiori a 45 mmHg, il valore di pH è normale, la concentrazione di bicarbonato e l'eccesso di basi sono ridotti.

In caso di alcalosi respiratoria acuta, si riduce la concentrazione idrogenionica di 4 nmol/l ogni 10 mmHg di riduzione di $p_aCO_2$, cioè:

$$\varnothing H^+ = 0{,}4 \cdot \varnothing p_aCO_2$$

La concentrazione di ioni bicarbonato si riduce di 4 mmol/l ogni 10 mmHg di riduzione di pressione parziale di anidride carbonica:

$$\varnothing HCO_3^- = 0{,}4 \cdot \varnothing p_aCO_2$$

### Effetti

Sono indotti dalle cause determinanti.

### Terapia dell'alcalosi respiratoria

Un'opzione terapeutica è necessaria quando il valore di pH è superiore a 7,55. Deve essere primariamente curata la causa scatenante. Nel caso di errata programmazione del respiratore, è necessaria una corretta impostazione. Nel caso di ipossia da iperventilazione, devono essere eliminate le cause scatenanti.

## 4.3 Disordini metabolici dell'equilibrio acido-base

Le forme non respiratorie di alterazioni dell'equilibrio acido-base sono indicate come disturbi metabolici. Si possono distinguere primariamente due forme:

- Acidosi metabolica;
- Alcalosi metabolica.

Alterazioni di tipo metabolico possono combinarsi con quelle di tipo respiratorio.

Per una esatta differenziazione, è necessaria l'emogasanalisi arteriosa; il sangue è facilmente prelevabile e rappresenta uno status medio di tutti i tessuti corporei.

### 4.3.1 Diagnosi dei disturbi metabolici

Per differenziare i disturbi metabolici da quelli respiratori, devono essere definiti i seguenti parametri del sangue arterioso:

- pH, cioè concentrazione idrogenionica;
- $p_aCO_2$ come parametro respiratorio;
- parametri di tipo non respiratorio ma metabolico: concentrazione degli ioni bicarbonato;
- bicarbonati standard, basi tampone, eccesso o modificazioni di basi.

La sola determinazione del pH e della $p_aCO_2$ non è sufficiente a caratterizzare in maniera completa lo stato acido-base e le possibili modificazioni.

**Bicarbonati attuali.** Definiscono l'attuale concentrazione di ioni bicarbonato nel plasma. Risentono delle influenze di tipo respiratorio e non respiratorio e sono quindi, da un punto di vista diagnostico, limitanti.

**Bicarbonato standard.** Definisce la concentrazione di ioni bicarbonato nel plasma di una provetta di sangue completamente ossigenata, con un valore normale di pressione parziale di anidride carbonica di 40 mmHg e a 37 °C.

Questo parametro non risente dell'influenza della $pCO_2$; quindi, le sue variazioni possono differenziare una condizione di alterazione di tipo metabolico o respiratorio.

Comunque, vengono determinati valori di bicarbonati standard maggiori, nel caso di una acidosi respiratoria, e minori, nell'eventualità di alcalosi respiratoria.

4

> **I bicarbonati standard rappresentano un parametro dello status acido-base non influenzabile da un disturbo di tipo respiratorio.**
> **Valori normali: 22-26 mmol/l.**

**Basi tampone ("buffer base").** Questa è la somma degli anioni tampone del sangue, data dalla somma della concentrazione degli ioni bicarbonato del plasma e degli eritrociti e degli anioni tampone emoglobina e proteine plasmatiche.

La concentrazione è indipendente dalla pressione parziale arteriosa di anidride carbonica, ma dipendente dalla concentrazione di emoglobina.

Non dipendendo dalla $p_aCO_2$, viene influenzata da alterazioni di tipo non respiratorio subendo riduzioni nell'acidosi ed aumenti nell'alcalosi metabolica. Valore normale: 48 mmmol/l.

Si deve però osservare che la concentrazione delle basi tampone in caso di basso contenuto di emoglobina può essere ridotto anche se lo status acido-base è normale.

**Eccesso di basi ("base excess").** Definisce quanti acidi o basi sono necessari per il ripristino di un valore di pH sanguigno di 7,4: la differenza, cioè, tra il "buffer base" attuale e quello dopo ritorno del pH ad un valore di 7,4 con una $p_aCO_2$ di 40 mmHg ed una temperatura di 37 °C.

Questo parametro non è influenzato dalla concentrazione di emoglobina e dalla pressione parziale di anidride carbonica nel sangue ed è quindi un parametro fidato per la definizione dei disturbi non respiratori dell'equilibrio acido-base.

Valore normale: compreso tra −3 e +3 mmol/l. Un eccesso di basi viene indicato con il segno + ed è caratteristico dell'alcalosi metabolica, un deficit con il segno − e contraddistingue invece l'acidosi metabolica.

Se aumentano gli acidi o si riducono i bicarbonati, aumenta l'eccesso di basi in senso negativo e i bicarbonati standard si riducono. Se invece vengono persi acidi o aumentano i bicarbonati, l'eccesso di basi ed i bicarbonati standard aumentano.

> **I bicarbonati standard ed il "base excess" sono i due parametri più importanti per la definizione delle modificazioni metaboliche dell'equilibrio acido-base.**

Si può quindi definire:

- Acidosi metabolica: riduzione dei bicarbonati standard; aumento negativo dell'eccesso di basi.
- Alcalosi metabolica: aumento dei bicarbonati standard; aumento positivo dell'eccesso di basi.

### 4.3.2 Acidosi metabolica

**Caratteristiche**

L'acidosi metabolica è caratterizzata da un aumento di concentrazione di ioni idrogeno nel sangue. I valori di pH, la concentrazione attuale di ioni bicarbonato, le basi tampone, l'eccesso di basi ed i bicarbonati standard sono ridotti.

#### "L'anion gap"

Per la legge della neutralità elettrica, la somma degli anioni nel siero deve essere uguale a quella dei cationi. In realtà si ha una differenza tra la somma degli anioni ($Cl^-$, $HCO_3^-$) e dei cationi ($Na^+$, $K^+$) determinabili nel siero. Il gap anionico può essere così definito:

$Na^+ - (Cl^- + HCO_3^-) = 3\text{-}11$ mmol/l.

**Influenza della concentrazione di albumina nel plasma.** La concentrazione di albumina nel plasma determina circa 11 mmol/l del "gap" anionico, la cui riduzione è, spesso, da ricondurre ad una minore concentrazione di albumina o ad una emodiluizione.

A seconda del rapporto degli anioni, è possibile distinguere acidosi con elevato ed acidosi con normale "gap" anionico.

### Acidosi metabolica con "gap" aumentato

Le cause più importanti sono l'acidosi lattica e l'insufficienza renale.

#### Cause dell'acidosi metabolica con "gap" aumentato (maggiore di 12 mmol/l)

- Alterazioni renali: riduzione dell'eliminazione di ioni idrogeno;
- Acidosi lattica;
- Chetoacidosi: diabete mellito, alcol, digiuno;
- Intossicazione: salicilati, metanolo, glicol etilenico, paraldeide, toluolo.

L'acidosi con aumentato "gap" anionico può essere normo- od ipocloremica.

### Acidosi lattica

> L'acidosi lattica appartiene alle cause più frequenti di alterazioni dell'equilibrio acido-base dei pazienti in terapia intensiva.

Il lattato è il prodotto del metabolismo anaerobio del glucosio: deriva dal piruvato. La normale concentrazione nel siero è di 1 mmol/l; nel caso di elevate prestazioni dell'organismo, può superare i 20 mmol/l. Per ossidazione fosforilativa del lattato si ottiene il piruvato che entra nel ciclo di Krebs.

Il lattato degli eritrociti e dei tessuti la cui capacità fosforilativa è stata superata, viene metabolizzato per il 50% dal fegato, per la restante parte da rene, muscoli e sistema nervoso centrale. Solo in caso di elevate concentrazioni nel siero (superiori a circa 10 mmol/l), il metabolismo a livello renale gioca un ruolo importante.

Normalmente vengono prodotti 1,5 moli di lattato al giorno. Il fegato riesce a metabolizzare fino a 3,4 mol di lattato al giorno, l'organismo nel suo insieme più di 17 mol. L'aumento delle concentrazioni di lattato può essere ricondotto ad una maggiore produzione o ad una minore "clearance". In caso di acidosi lattica, è sempre alterata anche la "clearance".

**Alterazioni del metabolismo del lattato.** La mancanza di ossigeno nei tessuti altera l'ossidazione fosforilativa, comportando un aumento di piruvato e quindi anche di lattato. La causa principale di mancanza di ossigeno è una riduzione dell'irrorazione tissutale, che conduce a glicolisi anaerobica. Concentrazioni di lattato superiori a 5 mmol/l indicano un'acidosi lattica. Si possono distinguere due forme di acidosi lattica: Tipo A e Tipo B. Il primo è da ricondurre ad un difetto di irrorazione e/o ad una mancanza di ossigeno nei tessuti, come ad esempio in caso di emorragie, trauma, shock settico o cardiaco; il secondo comprende tutte le altre forme di acidosi lattica. Non sempre è, però, possibile una netta distinzione delle due forme.

**Classificazione clinica dell'acidosi lattica**
**Tipo A. Ipoperfusioni/ipossiemie significative**
- Trauma multiplo
- Sepsi
- Patologie cardiache
- Emorragie, gravi anemie
- Forme asmatiche importanti
- Intossicazione con monossido di carbonio
- Attacchi epilettici tipo grande male
- Feocromocitoma

4

**Tipo B. Senza segni clinici di ipoperfusione:**
- Uremia
- Insufficienza epatica
- Diabete mellito
- Infezione (sepsi)
- Patologie maligne
- Farmaci, tossine, metaboliti: ad esempio etanolo e metanolo, salicilati, biguanidi, adrenalina, nitroprussiato, terbutalina
- Patologie ereditarie
- Altre cause: idiopatiche, produzione batterica di lattato, ipoglicemia

Nelle forme di acidosi lattica di tipo ipossico, la mortalità aumenta con l'aumentare delle concentrazioni di lattato: a concentrazione nel siero superiori a 5 mmol/l, la mortalità è del 75%; si attesta invece al 95%, se la concentrazione supera le 10 mmol/l.

Si deve inoltre osservare che un'acidosi lattica, attraverso una riduzione del pH, compromette il metabolismo del lattato a livello epatico e renale.

**Segni clinici dell'acidosi lattica.** La manifestazione clinica si rende evidente nell'arco di alcune ore, è tuttavia non specifica:
- Vomito e dolori addominali atipici;
- Agitazione;
- Letargia;
- Coma;
- Respiro di Kussmaul;
- Disidratazione;
- Ipotensione, tachicardia, vasocostrizione;
- Ipotermia.

Gli elevati valori di lattato nel siero confermano **la diagnosi.**

### Terapia dell'acidosi lattica

Scopo principale è l'eliminazione o quanto meno l'attenuazione delle cause scatenanti. Nel caso quindi del Tipo A, il ripristino di una sufficiente irrorazione al fine di garantire un adeguato approvvigionamento di ossigeno ai tessuti. La somministrazione di bicarbonato dovrebbe essere riservata solo ai casi di importante acidosi, cioè con valori di pH inferiori a 7,05.

## Acidosi metabolica con normale "anion gap"

Nel caso di acidosi metabolica con normale "anion gap", i valori plasmatici di cloro sono aumentati. Il cloro sostituisce gli ioni bicarbonato persi. Importanti cause dell'acidosi metabolica ipercloremica sono le perdite gastrointestinali o renali, cioè diarree o l'acidosi tubulare renale.

**Cause di acidosi metabolica con normale "anion gap"( valori inferiori a 12 mmol/l)**

1. **Perdita di bicarbonato:**
   - gastrointestinali: diarrea, enterostomia
   - renali: acidosi tubulare renale prossimale (Tipo 2), chetoacidosi, ipercapnia cronica
2. **Riduzione dell'eliminazione renale di acidi:**
   - Con ipokaliemia: acidosi tubulare renale distale (Tipo 1)
   - Ipoaldosteronismo: acidosi tubulare renale (Tipo 4)
   - Riduzione dell'irrorazione renale
3. **Immissione di acidi**
   - Iperalimentazione con soluzioni di amminoacidi con elevato contenuto di acido cloridrico
   - Cloruri colestiraminici
   - Somministrazione di acido cloridrico nelle gravi forme di alcalosi metabolica

### Effetti clinici dell'acidosi metabolica

La velocità e l'entità dell'abbassamento del pH, determinano gli effetti clinici dell'acidosi metabolica. Se tale fenomeno si sviluppa dopo ore o pochi giorni, sono sempre presenti i segni clinici, se invece l'andamento è più lento con uno sviluppo nel giro di mesi, la sintomatologia non rispecchia linearmente i valori di laboratorio.

In ogni caso vale che:

**Una riduzione del pH a valori inferiori a 7,2, è pericolosa per il paziente.**

**Effetti cerebrali.** Importante è la depressione del sistema nervoso centrale: la progressiva riduzione del pH, determina disturbi dello stato di coscienza che possono condurre al coma. Effetti cerebrali dell'acidosi:

- Agitazione;
- Debolezza muscolare;
- Stupore;
- Coma.

**Effetti cardiovascolari.** Gli effetti cardiovascolari dipendono dall'entità dell'abbassamento del pH. L'aumento degli ioni idrogeno determina maggiore liberazione di catecolammine, con sviluppo di tachicardie ed aritmie ventricolari; una riduzione del pH a valori inferiori a 7,15, causa bradicardia, per effetto dell'inibizione della liberazione di catecolammine determinata dall'acidosi. La compromissione della contrattilità miocardica e la vasodilatazione favoriscono lo sviluppo di ipotensione. Le gravi acidosi intracellulari causano una riduzione del volume cardiaco per minuto.

Effetti cardiovascolari dell'acidosi:

- Tachicardia seguita da bradicardia;
- Aritmie ventricolari;
- Ipotensione;
- Riduzione del volume cardiaco per minuto.

**Effetti respiratori.** L'acidosi metabolica causa un incremento dell'attività respiratoria (respiro di Kussmaul). Si tratta di un aumento del volume respiratorio per atto più che di maggiore frequenza. Nella semplice acidosi respiratoria, si riduce la pressione parziale arteriosa di anidride carbonica. Nei pazienti con respiro spontaneo, la riduzione attesa della $p_aCO_2$, può essere calcolata con la seguente equazione:

$$p_aCO_2 \text{ attesa (mmHg)} = [(1{,}5 \cdot HCO_3^-] + 8) \pm 2$$

**Effetti gastrointestinali.** Viene compromessa la motilità gastrointestinale. Soprattutto nella chetoacidosi si sviluppano dolori addominali diffusi ("pseudoperitonismo"), nausea e vomito.

**Reni.** Nell'acidosi metabolica acuta, si assiste inizialmente ad una riduzione dell'eliminazione di potassio con le urine, seguita, però, da un'inversione del fenomeno, che induce ipokaliemia. La liberazione di aldosterone aumenta e ciò comporta ritenzione di sodio ed eliminazione di potassio.

**Kaliemia.** Se la concentrazione extracellulare di acidi aumenta, gli ioni idrogeno possono passare nell'ambiente intracellulare ed essere scambiati con ioni potassio. Aumenta così la concentrazione di potassio:

$$\varnothing K^+ \text{ (mmol/l)} = 0{,}6/\varnothing 0{,}1 \text{ pH}$$

In caso di aumento di acidi organici, ad esempio HCl, l'incremento del potassio è notevolmente maggiore rispetto a quello degli acidi organici. Nei pazienti in terapia intensiva, sussistono altri fattori che conducono ad aumento della concentrazione plasmatica di potassio, per inibizione dell'ingresso nella cellula. Questi sono:

- Disidratazione;
- Iperosmolarità;
- Ipossia;
- Catabolismo,come ad esempio in caso di trauma multiplo, insufficienza renale acuta;
- Sostanze adrenergiche, β-bloccanti.

## Diagnosi dell'acidosi metabolica

La diagnosi viene emessa in base alla valutazione dell'emogasanalisi, degli elettroliti sierici e del gap anionico.

**Caratteristiche**

La semplice acidosi metabolica è caratterizzata da basso valore di pH e riduzione della concentrazione di bicarbonati; in caso di compensazione respiratoria, è anche ridotta la pressione parziale di anidride carbonica.

**Compensazione respiratoria.** L'acidosi metabolica viene compensata, da un punto di vista respiratorio, se non è in corso un sostegno meccanico della respirazione o vi sono altre cause che impediscono l'aumento della frequenza respiratoria. Come regola generale, nella compensazione respiratoria vale che:

> **Nell'acidosi respiratoria, diminuisce la pressione parziale arteriosa di anidride carbonica di 1-1,5 mmHg per ogni riduzione della concentrazione arteriosa di bicarbonato di 1 mmol/l.**

Una compensazione completa non viene tuttavia raggiunta solo con la respirazione. La riduzione dei bicarbonati viene anche compensata con un aumento degli anioni (solfati, cloruri). Le concentrazioni di potassio e fosfato aumentano.

**Disturbi combinati.** L'acidosi metabolica con "gap" elevato può essere combinata con una acidosi con normale "gap" o può accompagnarsi ad un'alcalosi metabolica. Queste possono essere differenziate paragonando l'aumento del "gap" con la riduzione degli ioni bicarbonato. Il rapporto è definito QAL o quoziente anionico:

$$QAL = \frac{\text{attuale "gap"} - 12 \text{ (mmol/l)}}{\text{24-attuale concentrazione di ioni bicarbonato}}$$

Si distinguono così:

QAL = 1: acidosi metabolica con "gap" aumentato attuale o preesistente.

QAL > 1: acidosi metabolica con "gap" aumentato con alcalosi metabolica.

QAL < 1: acidosi metabolica con "gap" aumentato con acidosi metabolica con "gap" normale.

## Terapia dell'acidosi metabolica

La terapia si propone di:

- Correggere l'acidosi;
- Eliminare le cause scatenanti.

La correzione dell'acidosi avviene con l'impiego di sostanze tampone. Se queste devono essere usate, dipende dal valore pH, dalle reazioni di compensazione e dalle cause scatenanti. In caso di acidosi per aumento di lattato e di chetoacidosi, la somministrazione di sostanze tampone è limitata.

> **Per valori di pH inferiori a 7,15-7,2 è necessario l'impiego di sostanze tampone.**

Anche con una riduzione della concentrazione di bicarbonato a valori inferiori a 10-12 mmol/l, con un pH maggiore di 7,15, si rende necessaria la somministrazione di bicarbonati. Secondo l'equivalenza $H^+ = 24\ p_aCO_2/HCO_3^-$, ad una riduzione di ioni bicarbonato corrisponde un aumento di idrogenioni. Quindi, la concentrazione di ioni bicarbonato deve essere mantenuta al di sopra di 10-12 mmol/l. Acidosi che spontaneamente si risolvono, come l'acidosi lattica, in caso di attacchi epilettici generalizzati, non necessitano di terapia tampone.

**Bicarbonato di sodio** È la sostanza di prima scelta nella terapia dell'acidosi metabolica. Gli acidi che causano un'acidosi vengono da questa tamponati, soprattutto se la causa determinante è proprio la perdita di bicarbonato. Il volume da somministrare è deducibile dalla formula:

> **Dosaggio**
>
> Bicarbonato necessario (mmol/l) =
> BE · 0,3 · Kg peso corporeo.

**Attenzione:** 1 ml di una soluzione di bicarbonato 8,4% contiene 1 mmol di ioni bicarbonato, 1 ml di una 4,2% invece 0,5 mmol. La somministrazione di bicarbonato deve essere controllatala al fine di evitare un'alcalosi metabolica.

> **La correzione dell'acidosi deve proporsi di raggiungere un valore di pH superiore a 7,2.**

I più importanti effetti collaterali della terapia con bicarbonato sono:

- L'ipernatriemia;
- L'iperosmolarità;

- L'aumento della pressione parziale arteriosa di anidride carbonica con rischio di comparsa di acidosi intracellulare;
- Lo spostamento a sinistra della curva di dissociazione dell'emoglobina.

L'ipernatriemia e l'iperosmolarità dipendono dal volume somministrato. In caso di ipernatriemia preesistente, la terapia con bicarbonato è controindicata. In alternativa, può essere impiegato il tampone Tris.

**Tampone-Tris (THAM, Trometalolo).** Questa sostanza lega ioni idrogeno ed abbassa la pressione parziale arteriosa di anidride carbonica, tamponando in tal modo l'acidosi respiratoria e metabolica. Non contiene sodio e per questo è indicata quando coesistono controindicazioni all'impiego di bicarbonato di sodio. La sostanza può determinare depressione respiratoria, probabilmente per riduzione della pressione parziale arteriosa di anidride carbonica e contemporanea formazione di bicarbonato. Quindi:

**! Il tampone Tris non deve essere somministrato a pazienti con insufficienza respiratoria in respirazione spontanea.**

Inoltre per il pericolo di accumulo, la sostanza è controindicata in caso di oliguria/anuria. Una inavvertita somministrazione extravasale, determina necrosi tissutale.

**Dosaggio**

ml Tris-tampone = BE · 0,3 · kg peso corporeo.

La velocità di infusione per la soluzione 0,3 molare non deve superare i 10 ml/min; la dose massima giornaliera della soluzione 0,3 molare è di circa 750 ml.

## 4.3.3 Alcalosi metabolica

**Caratteristiche**

Un'alcalosi metabolica primaria è caratterizzata da elevati valori di concentrazione plasmatica di bicarbonato, positivo eccesso di basi ed aumento di pH.

### Cause

L'alcalosi metabolica viene spesso diagnosticata in pazienti in terapia intensiva ed è determinata da una perdita di ioni idrogeno.

**Cause determinanti l'alcalosi metabolica:**
- Perdita di acidi gastrici: vomito, drenaggio con sonda naso-gastrica;
- Terapia con diuretici: diuretici osmotici, tiazide;
- Diarrea con perdita di ioni cloro; Post-ipercapnia, ad esempio dopo terapia di una ipercapnia;
- Eccessiva somministrazione di bicarbonato e soluzioni di infusione con bicarbonato;
- Iperaldosteronismo;
- Gravi deficit di potassio; Alterazioni epatiche.

La perdita di succhi gastrici e la terapia con diuretici, conducono a riduzione di ioni cloro, nei distretti ematico ed urinario.

### Effetti clinici

Tipico dell'alcalosi (respiratoria) è l'ipereccitabilità neuro-muscolare con parestesie, spasmi carpopedalici o sensazione di debolezza. L'alcalosi metabolica non si manifesta, invece, con segni clinici: in questi casi la sintomatologia è da ricollegare a condizioni di disidratazione ( debolezza, crampi muscolari, confusione). In terapia intensiva, l'alcalosi metabolica si può manifestare con aritmie, come conseguenza di un'ipossia o di una ipokaliemia.

La curva di dissociazione dell'emoglobina viene spostata verso sinistra.

### Diagnosi

Viene stabilita con l'emogasanalisi; la causa determinate si deduce dall'anamnesi e dalla visita clinica. In caso di alcalosi, deve essere monitorata la pressione arteriosa, è necessario quantificare gli elettroliti nel siero e, se necessario, anche la concentrazione di ioni cloro nell'urina.

**Alcalosi metabolica primaria**

| | |
|---|---|
| pH | > 7,4 |
| concentrazione di ioni bicarbonato | > 26 mmol/l |
| bicarbonati Standard | > 25 mmol/l |
| eccesso di basi | > 5 mmol/l |

4

**Meccanismi di compensazione.** L'organismo compensa primariamente l'alcalosi metabolica con meccanismi respiratori: viene eliminata più anidride carbonica, per normalizzare il rapporto bicarbonato acido carbonico. Si instaura un'ipoventilazione per inibizione dei meccanismi centrali di regolazione del respiro.

> **In caso di alcalosi metabolica, aumenta la $p_aCO_2$ di 0,7 mmHg pro mmol/l di aumento della concentrazione di bicarbonato plasmatici.**

Nella reazione di compensazione, aumenta la pressione parziale arteriosa di anidride carbonica al massimo fino a valori di circa 60 mmHg. Deviazioni del movimento in senso positivo o negativo, comportano un'ulteriore variazione dell'equilibrio acido-base: acidosi metabolica, acidosi respiratoria o alcalosi respiratoria.

**Alcalosi metabolica con compensazione respiratoria**
- pH a valori di normalità
- aumento della concentrazione degli ioni bicarbonato
- aumento dei bicarbonati Standard
- eccesso di basi positivo
- elevata pressione parziale arteriosa di anidride carbonica

### Terapia dell'alcalosi metabolica

Una terapia tempestiva dell'alcalosi metabolica non è necessaria, perché nella maggior parte dei casi non sono evidenziabili effetti negativi immediati dovuti all'aumento del pH. Più importante è evidenziare la causa ed impostare la terapia mirata.

**Somministrazione di cloro.** Nell'alcalosi metabolica, l'aumento dell'eliminazione di cloro con l'urina, viene compensato con la somministrazione di NaCl, KCl o entrambe, per favorire l'eliminazione del maggior numero di ioni bicarbonato.

**Acetazolamide.** La sostanza inibisce l'enzima carboanidrasi ed aumenta l'eliminazione renale di bicarbonato con l'urina.

**Somministrazione di acido cloridrico.** Le gravi forme di alcalosi possono essere trattate con la somministrazione di acido cloridrico. Bastano 20-30 mmol HCl/ora per ridurre il pH a valori di 7,5. L'HCl viene somministrato come soluzione 0,2-0,4 normale attraverso un accesso venoso centrale. Il controllo della terapia viene effettuato con l'emogasanalisi arteriosa e la determinazione della concentrazione di potassio ad intervalli di 1-2 ore.

**Arginina ed idrocloridlisina.** Queste sostanze vengono oggi impiegate solo raramente, in parte perché entrambe aumentano l'acidosi intracellulare ed in parte perché possono influenzare pericolosamente la concentrazione di potassio.

## Letture consigliate


Jones NL (1987) Blood gases and acid base physiology. 2nd edn. Thieme, Stuttgart New York

Müller-Plathe O (1973) Säure-Basen-Haushalt und Blutgase. In: Breuer H, Büttner H, Hillmann G, Stamm D (Hrsg) Klinische Chemie in Einzeldarstellungen, Bd 1. Thieme, Stuttgart

Lumb AB (2000) Nunn's applied respiratory physiology, 5th edn. Butterworth-Heinemann, Oxford

Shapiro B, Harrison FA, Walton JR (1977) Clinical application of blood gases, 2nd edn. Year Book Medical Publishers, Chicago

# Insufficienza respiratoria. Patofisiologia generale

Alterazioni della ventilazione, dello scambio gassoso o dell'irrorazione polmonare, conducono ad insufficienza respiratoria, cui consegue l'incapacità di mantenere a valori normali i gas del sangue arterioso. Da un punto di vista clinico, sono distinguibili alterazioni della ventilazione e dell'ossigenazione. Le prime conducono ad aumento della pressione parziale arteriosa di anidride carbonica e riduzione di quella di ossigeno, determinando una condizione di insufficienza respiratoria globale, le seconde, definite anche come insufficienza respiratoria parziale, conducono ad ipossia, cioè a riduzione della pressione parziale arteriosa di ossigeno.

5

### L'insufficienza respiratoria si può anche distinguere in:

- **Tipo 1 = Alterazioni dell'ossigenazione:** modificazioni del rapporto volume-flusso (aumento o riduzione del rapporto Va/Q) e/o "shunt" che conducono a riduzione della $p_aO_2$, mentre la $p_aCO_2$ è normale o diminuita (Iperventilazione compensatoria): il gradiente alveolo-arterioso di pressione parziale di ossigeno, il mescolamento venoso e la percentuale dello spazio morto respiratorio del volume inspirato sono aumentati.
- **Tipo 2 = Alterazioni della ventilazione:** sussiste una ipoventilazione alveolare; la pressione parziale arteriosa di anidride carbonica è elevata, quella di ossigeno (per respirazione con aria ambientale) è ridotta; il gradiente alveolo-arterioso di pressione parziale di ossigeno rimane invariato.
- **Tipo 3 = Combinazione delle alterazioni di ossigenazione e ventilazione**: coesistono un'alta pressione parziale arteriosa di anidride carbonica ed una bassa pressione parziale di ossigeno (ipossia ed ipercapnia), il gradiente alveolo-arterioso di pressione parziale di ossigeno è aumentato, così come il mescolamento venoso e la quota dello spazio morto respiratorio sul volume inspirato.

La differenziazione del tipo di alterazione viene determinata con l'emogasanalisi arteriosa (Tab. 5.1).

**Tab. 5.1.** Classificazione dell'insufficienza respiratoria

| | $p_aO_2$ | $p_aCO_2$ | $p_AO_2$-$p_aO_2$ |
|---|---|---|---|
| Tipo I: alterazioni dell'ossigenazione | ↓ | n (↑) | ↑ |
| Tipo II: alterazioni della ventilazione | ↓ | ↑ | ↔ |
| Tipo III: combinazione delle due | ↓ | ↑ | ↑ |

## 5.1 Alterazioni della ventilazione

Un'ipoventilazione alveolare, conduce ad aumento della $p_aCO_2$ e seguente riduzione della $p_aO_2$. In caso di rapporto di scambio di entrambi i gas pari a 1, la pressione parziale arteriosa di ossigeno si riduce, per ogni mmHg di aumento della pressione parziale arteriosa di anidride carbonica, di 1 mmHg (133,3 KPa).

**Caratteristiche**

Ipercapnia ed ipossia caratterizzano l'ipoventilazione alveolare.

Ciò vale solo in caso di respirazione con aria ambientale; in caso di somministrazione di ossigeno nonostante l'ipercapnia, la $pO_2$ è normale od addirittura aumentata.

L'ipoventilazione alveolare è una delle cause più comuni di insufficienza respiratoria nei pazienti in terapia intensiva. Oltre alle patologie polmonari, altre alterazioni possono condurre ad ipoventilazione alveolare (Fig. 5.1).

**Alterazioni che possono indurre ipoventilazione alveolare**

**Inibizione del Centro di regolazione del respiro**

- Farmaci: oppiacei, barbiturici, tranquillizzanti;
- Lesioni cerebrali: traumi cranici, infarti cerebrali, sindrome dell'attacco di sonno improvviso.

**Alterazioni neuro-muscolari e patologie muscolari, cioè alterazioni della funzionalità**

- Da farmaci: rilassanti muscolari, streptomicina, polimicina, kanamicina, neomicina;

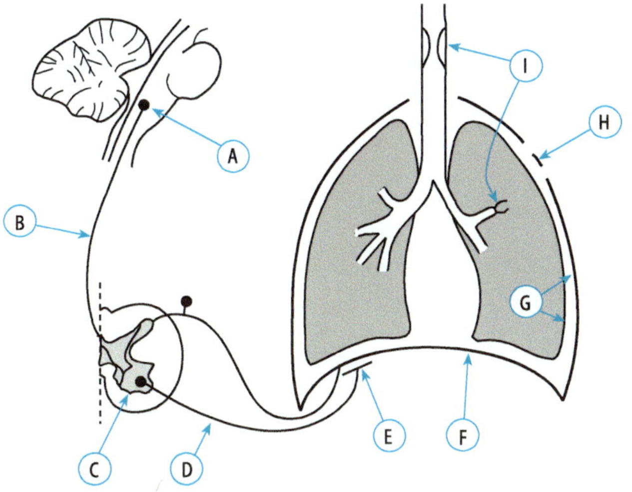


**Fig. 5.1.** Aree in cui lesioni, farmaci o alterazioni della funzionalità possono condurre a disturbi di ventilazione: *A* Centro del respiro, *B* Motoneurone superiore, *C* Cellule delle corna anteriori, *D* Motoneurone inferiore, *E* Terminazione neuro-muscolare, *F* Muscolatura respiratoria, *G* Variazioni di elasticità del polmone o della parete toracica, *H* Perdita dell'integrità strutturale della parete toracica o della cavità pleurica, *I* Aumento delle resistenze nelle vie aeree. (Mod. da Nunn 1993)

- Tetraplegia, Poliomielite, Sindrome di Guillain-Barrè, Paralisi di Landry, Sclerosi multipla, Botulismo, Miastenia grave, Distrofia muscolare, affaticamento della muscolatura respiratoria.

Patologie restrittive
- Alterazioni della distensione polmonare: Pneumotorace, Emotorace, raccolta di liquidi pleurici, Fibrosi interstiziale;
- Limitazione della mobilità toracica: Scoliosi;
- Limitazioni della motilità del diaframma, ad es. nel caso di Peritonite, Occlusione intestinale, adiposità estrema, interventi addominali superiori.

Patologie ostruttive
- Asma, Bronchite, Enfisema, occlusioni delle vie aeree.

## 5.2 Alterazioni del rapporto Volume-Flusso

Il rapporto Volume-Flusso ($\dot{V}/\dot{Q}$) descrive la relazione tra la ventilazione alveolare e l'irrorazione polmonare capillare (Cap. 2.6). A riposo, il rapporto è uguale a 0,8; a questo valore corrisponde un'ottimale relazione ventilazione-flusso polmonare. Aumenti o diminuzioni del rapporto, conducono ad un aumento dello spazio morto respiratorio o dello "shunt" destro-sinistro intrapolmonare od una combinazione dei due fattori (Fig. 5.2).

### 5.2.1 Mescolamento venoso o "shunt"

Se gli alveoli non sono ventilati ma irrorati, il sangue in questi compartimenti non viene ossigenato. Si mescola così il sangue venoso con quello arterioso, proveniente dalle altre regioni, determinandone una riduzione del contenuto di ossigeno – cosiddetto mescolamento venoso o "shunt" destro-sinistro intrapolmonare (Tab. 5.2). Il rapporto ventilazione-perfusione in questi casi è uguale a 0:

$$\dot{V}_A/\dot{Q} = 0$$

**Lo "shunt" intrapolmonare destro-sinistro è una causa comune di ipossiemia nei pazienti in terapia intensiva.**

L'eliminazione di anidride carbonica non viene influenzata dallo "shunt", poiché altre regioni alveolari vengono per compenso iperventilate. Viene però modificata l'ossigenazione. Da un punto di vista clinico è importante quanto segue:

**L'aumento della concentrazione inspiratoria di ossigeno non influenza in maniera importante lo "shunt" destro-sinistro e, pertanto, non determina aumento della $p_aO_2$.**

#### Influenza del volume cardiaco per minuto sull'entità dello "shunt"

L'aumento del volume cardiaco per minuto, determina aumento dello "shunt". Gli effetti di una

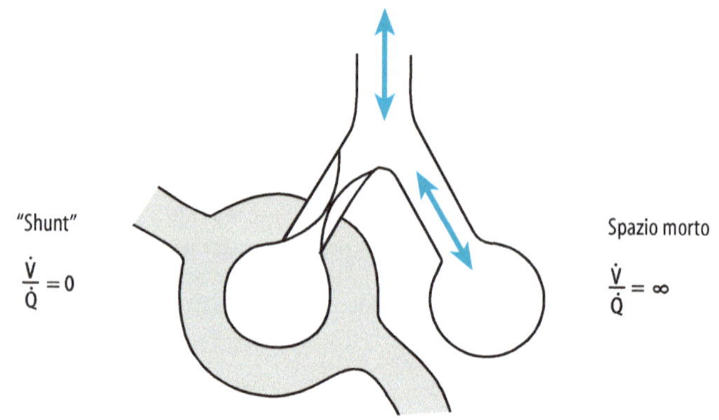


**Fig. 5.2.** Spazio morto e "shunt", estremi del rapporto Volume-Flusso. (Mod. da Killian et al. 1994)

**Tab. 5.2.** Mescolamento venoso e "shunt" destro-sinistro

| | |
|---|---|
| Mescolamento venoso: | indice totale del sangue venoso misto miscelato al sangue ossigenato. Corrisponde allo "shunt" fisiologico (b) |
| "shunt" fisiologico: | a) mescolamento venoso in soggetti sani (definizione poco usata)<br>b) mescolamento venoso totale calcolato ("shunt" anatomico e funzionale) |
| "shunt" anatomico: | sangue venoso proveniente dai collegamenti vasali tra la circolazione destra e sinistra. |
| "shunt" funzionale: | sangue venoso proveniente dagli alveoli non od inadeguatamente ventilati (vero ed effettivo "shunt") |
| "shunt" vero: | sangue venoso dagli alveoli non ventilati ($\dot{V}_A/\dot{Q}=0$) |
| "shunt" effettivo: | sangue venoso da alveoli inadeguatamente ventilati; "shunt" determinato da alterazioni della distribuzione ($\dot{V}_A/\dot{Q} = 0$) |
| "shunt" patologico: | provocato da collegamenti patologici tra la piccola e grande circolazione |
| "shunt" virtuale | "Shunt" calcolato o determinato graficamente dal diagramma dell'"isoshunt" (valore accettato $C_{a-\bar{v}}O_2=5$ ml/100 ml) |
| "shunt"-in-Time: | causato da occlusioni intermittenti delle piccole vie aeree. |

sua riduzione sono invece complessi. Ciò comporta, infatti, una riduzione del contenuto di ossigeno del sangue venoso misto e, se lo "shunt" rimane invariato, anche una diminuzione del contenuto di ossigeno del sangue arterioso. D'altro canto, una riduzione del volume cardiaco per minuto, riduce lo "shunt" intrapolmonare, probabilmente per vasocostrizione polmonare ipossica, consentendo solo un piccolo spostamento dei valori di pressione parziale arteriosa di ossigeno.

## Effetti del mescolamento venoso sulla pressione $p_aO_2$

Lo "shunt" intrapolmonare destro-sinistro altera lo scambio gassoso polmonare e comporta riduzione della $p_aO_2$. Il contenuto arterioso di ossigeno si riduce solo se pre-esiste un significativo "shunt" destro-sinistro. Gli effetti quantitativi dello "shunt" intrapolmonare sul contenuto arterioso di ossigeno, possono essere calcolati con le formule "shunt".

#### Effetti del mescolamento venoso sulla pressione $p_aCO_2$

Gli effetti sul contenuto arterioso di anidride carbonica corrispondono, all'incirca, a quelli esercitati sul contenuto di ossigeno. La $p_aCO_2$, in relazione all'andamento della curva di dissociazione della $CO_2$, non varia significativamente. Nella maggior parte dei casi, per l'iperventilazione di compenso, addirittura si riduce. Da un punto di vista clinico è importante che:

> **Un'ipercapnia è da ricollegare solo molto raramente ad uno "shunt" destro-sinistro.**

**Cause dello "shunt" intrapolmonare destro-sinistro: "shunt" destro-sinistro funzionale:**
- Atelettasie
- ARDS
- Pneumotorace
- Emotorace
- Versamento pleurico
- Edema polmonare
- Polmoniti

**"shunt" anatomico destro-sinistro:**
- Normale "shunt" attraverso le vene bronchiali, pleuriche e di Tebesio
- "shunt" patologico dovuto a fistole veno-arteriose
- "shunt" intracardiale

### 5.2.2 Aumento dello spazio morto di ventilazione alveolare

Se gli alveoli non sono più irrorati ma ventilati (rapporto Volume-Flusso tendente ad infinito), nelle regioni interessate (= spazio morto fisiologico) non avviene scambio gassoso (Fig. 5.3): la $p_aCO_2$ aumenta, ma quella di ossigeno rimane invariata, poiché si determina una ossigenazione di compenso nelle unità alveolari non interessate. Comunque, un aumento dello spazio morto respiratorio, conduce solo raramente ad insufficienza respiratoria, cioè ad ipercapnia, in quanto il volume respiratorio per minuto aumenta mantenendo l'eliminazione di anidride carbonica a valori adeguati.

> **L'aumento del gradiente di $p_aCO_2$ arterioso di fine espirazione a valori di più del 15% testimonia un aumento dello spazio morto respiratorio.**

Un aumento dello spazio morto respiratorio si verifica in corso di embolia polmonare e di ipotensione polmonare.

### 5.2.3 Alterazioni della distribuzione di aria

Anche nei soggetti sani, l'aria inspirata non viene distribuita uniformemente a tutti gli alveoli, così come disomogenea è l'espirazione. Se aumenta la resistenza regionale nelle vie aeree ("resistance") o si riduce l'espansibilità polmonare, si determinano alterazioni della distribuzione della ventilazione, che agiscono in modo sfavorevole sullo scambio di ossigeno polmonare, determinando ipossia.

L'aumento della resistenza nelle vie aeree, come nel caso di patologie polmonari da ostruzione, induce la comparsa dei cosiddetti compartimenti lenti, con una maggiore costante di tempo meccanica respiratoria, la cui ventilazione è incompleta (Fig. 5.4). Una riduzione della "compliance", per patologie polmonari restrittive, comporta l'instaurarsi di compartimenti rapidi, con piccola costante di tempo meccanico respiratoria.

Queste regioni vengono ventilate velocemente, ma possono assumere solo piccoli volumi.

#### Effetti

Un'alterazione della distribuzione di aria altera l'ossigenazione e conduce ad ipossia (Fig. 5.5), a meno che altre regioni non vengano di compenso iperventilate o l'irrorazione delle regioni insufficientemente ventilate venga deviata. In ogni caso, non si instaura ipercapnia. L'alterazione dell'ossigenazione può essere compensata per aumento della concentrazione inspiratoria di ossigeno, cioè della sua pressione parziale, nelle aree alveolari interessate.

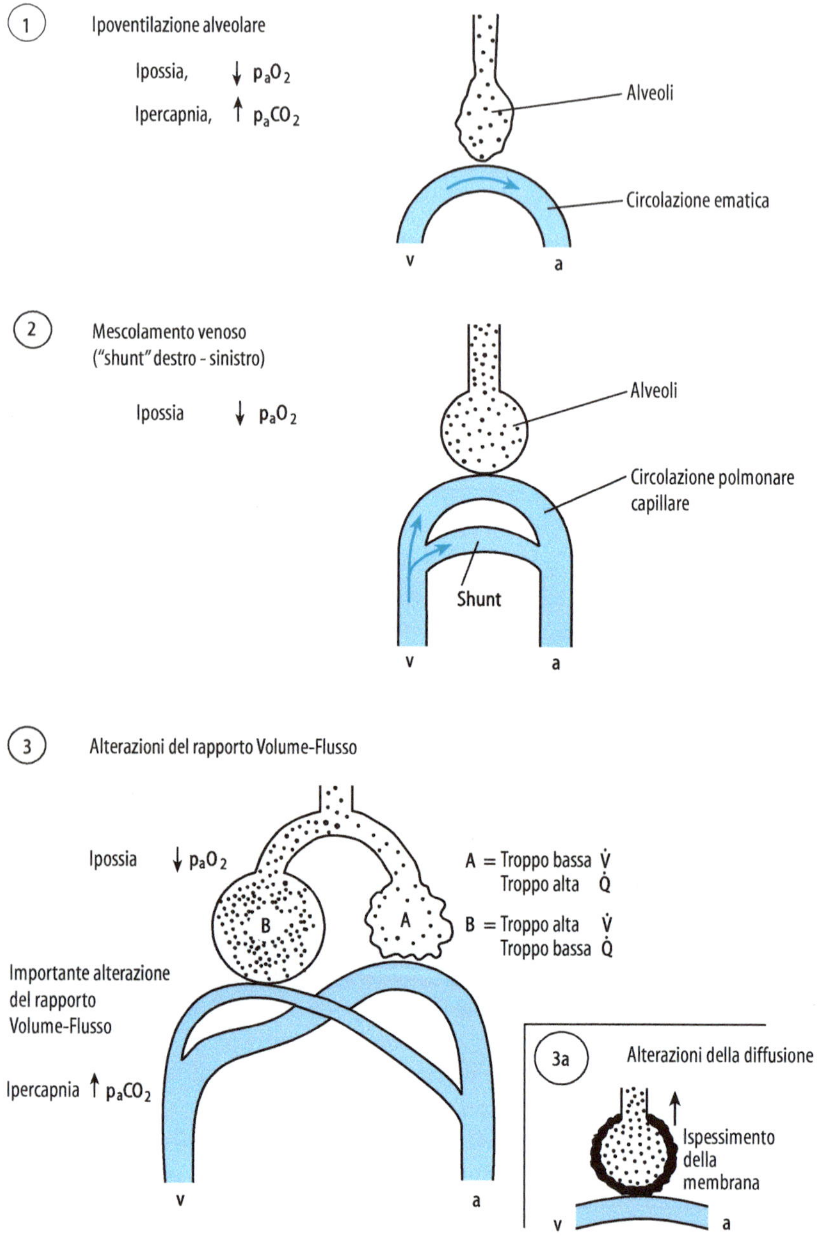


**Fig. 5.3.** Cause di ipossia arteriosa

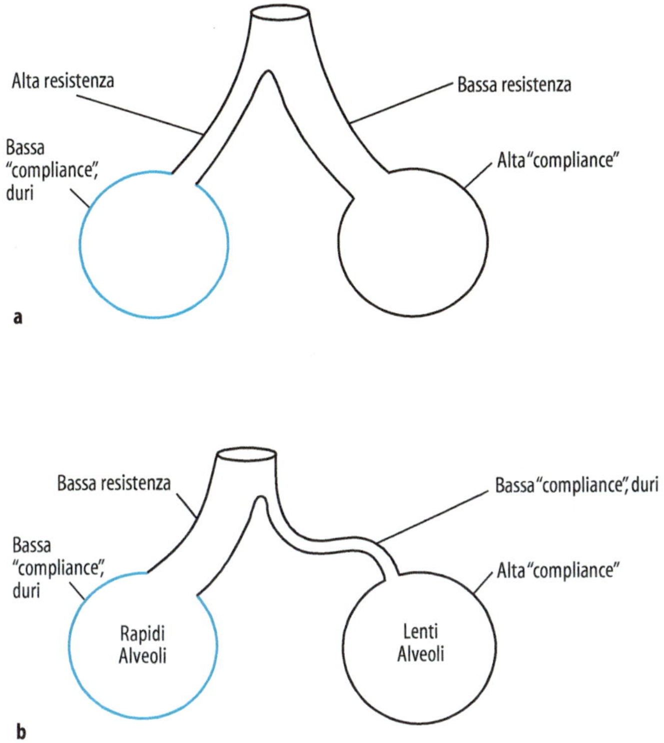


**Fig. 5.4 a,b.** Condizioni a seconda delle quali è possibile differenziare una "compliance" statica e dinamica. **a** Condizione ideale, nella quale il rapporto reciproco tra r-"resistance" e c-"compliance" fa sì che il flusso di gas prediliga le regioni più espandibili, indipendentemente dalla velocità di insufflazione. Le "compliance" statica e dinamica si equivalgono; **b** Condizione tipica di molti pazienti con insufficienza respiratoria: gli alveoli possono essere distinti in gruppi rapidi e lenti. Il rapporto diretto tra "compliance" e "resistance", induce una suddivisione del il gas, nell'insufflazione veloce, preferibilmente negli alveoli meno distendibili. Una pausa di fine inspirazione permette la suddivisione dagli alveoli più rapidi da quelli lenti. (Mod. da Lumb 2000)

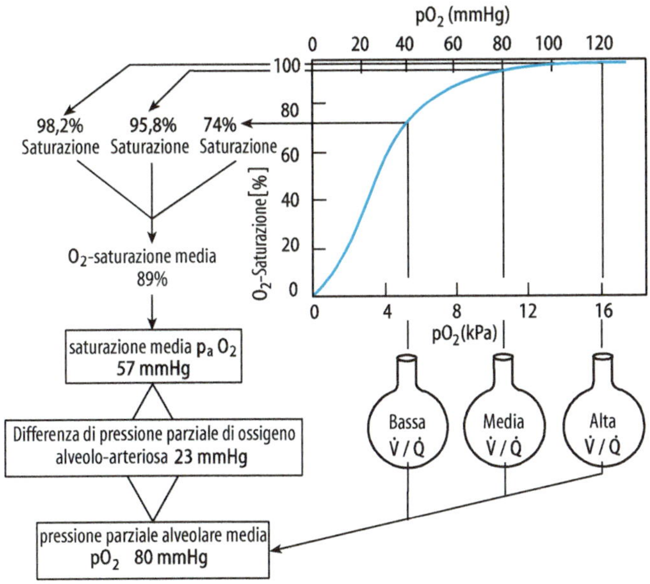


**Fig. 5.5.** Differenza di $p_aO_2$ per dispersione del rapporto $\dot{V}/\dot{Q}$, che mantiene elevati livelli di $pO_2$ nella porzione superiore della curva di dissociazione dell'ossigeno. Il diagramma mostra gli effetti di tre gruppi alveolari con valori di $p_aO_2$ di 40, 80 e 120 mmHg. Trascurando gli effetti dei diversi volumi di gas e dell'entità del flusso, nei tre gruppi si osserva un valore medio di $pO_2$ di 57 mmHg. A causa dell'andamento della curva di legame, la saturazione del sangue derivante dai tre gruppi alveolari, non è proporzionale alle rispettive pressioni parziali di ossigeno. La saturazione media è dell'89%, la $pO_2$ equivale a 57 mmHg, la differenza alveolo-arteriosa di $p_aO_2$ ammonta a 23 mmHg. (Mod. da Lumb 2000)

## 5.3 Alterazioni dell'estensione

Con il termine alterazioni della diffusione in senso stretto, si intende un allungamento dell'area di diffusione tra alveoli ed eritrociti. È interessata praticamente solo l'ossigenazione , mentre la diffusione di anidride carbonica, anche per gravi lesioni polmonari, non viene influenzata. A seconda delle modificazioni di base, le alterazioni della diffusione si possono distinguere in:

- Ispessimento della parete alveolare;
- Ispessimento della parete capillare;
- Estensione del tratto di diffusione tra entrambe le membrane.

Le alterazioni della capacità di diffusione comportano una riduzione di tale fenomeno. I disturbi di diffusione includono anche i meccanismi che ne limitano la sua stessa capacità :

- Minore superficie di diffusione per riduzione dello spazio alveolare o capillare;
- Accorciamento del tempo di transito capillare cioè del tempo di contatto;
- Alterazioni dei capillari ematici polmonari.

Non tutti questi meccanismi, però, sono coinvolti nell'alterazione della capacità di diffusione. È, inoltre, incerto se una reale limitazione della diffusione per ispessimento della membrana alveolo-capillare, possa significativamente ridurre il trasporto di ossigeno dagli alveoli al sangue capillare.

**Blocco alveolo-capillare.** In molte patologie polmonari, la membrana alveolo-capillare è ispessita (Fig. 5.3), come nelle patologie polmonari croniche da stasi, nella fibrosi polmonare interstiziale, nella sclerodermia e nella patologia del collagene, nei processi infiammatori alveolari e nel carcinoma alveolo-cellulare. Sono spesso interessate solo le membrane inattive, quelle cioè non partecipanti agli scambi gassosi.

In passato, allungamenti del tratto di diffusione, venivano considerati cause frequenti di ipossiemia. Spesso, alla base dei disturbi di ossigenazione, si evidenziano alterazioni della ventilazione e/o dell'irrorazione polmonare.

**Riduzione della superficie di diffusione.** Se la superficie di scambio gassoso è ridotta, diminuisce anche la capacità di diffusione, come nel caso di pneumectomia od enfisema polmonare. Il processo di diffusione di per sè non è alterato. Anche in caso di edema polmonare, si determina un'alterazione dello scambio gassoso, per aumento dello "shunt" intrapolmonare e non per allungamento del tratto di diffusione dovuto all'edema alveolare o interstiziale.

**Accorciamento del tempo di contatto.** Il tempo medio di passaggio del sangue nei capillari polmonari a riposo è di circa 0,8 secondi (vedi Cap. 2), il tempo necessario a raggiungere l'eguaglianza delle pressioni parziali di ossigeno ed anidride carbonica ammonta a circa 0,25 secondi. La riduzione dei capillari polmonari, in caso di volume cardiaco per minuto invariato, riduce il tempo di contatto del sangue; per aumento del volume cardiaco, si riduce ulteriormente il tempo di transito. Questi effetti si evidenziano soprattutto nelle patologie polmonari interstiziali (fibrosi polmonare) o nell'enfisema polmonare: la capacità di diffusione dell'ossigeno ed il volume capillare polmonare non possono essere in eguale misura incrementati, come invece avviene nei soggetti sani. In caso di aumentate prestazioni dell'organismo, con aumento del volume cardiaco per minuto e riduzione del tempo di contatto, può ridursi la $p_aO_2$ e determinarsi una condizione di ipossia, a causa della limitata diffusione.

**Stasi polmonare cronica.** In caso di difetti della mitrale o per insufficienza cardiaca cronica, aumenta la pressione nella circolazione polmonare. La membrana basale dei capillari è ispessita ed aumentano anche le dimensioni delle cellule della parete capillare, provocando un ampliamento della superficie di scambio.

### 5.3.1 Significato clinico delle alterazioni della diffusione

**La sola alterazione della diffusione, non altera quasi mai il trasporto di ossigeno dagli alveoli ai capillari polmonari.**

Nella maggior parte dei casi, alla base dell'ipossia sussistono altre cause, come ad es. alterazioni della distribuzione di aria o "shunt" intrapolmonari. In terapia intensiva, secondo le conoscenze attuali, i singoli difetti di diffusione non giocano un ruolo importante.

## 5.4 Alterazioni della capacità funzionale residua

La Capacità Funzionale Residua (FRC) è il volume polmonare a riposo alla fine di una normale espirazione (vedi Cap. 2): indica la somma del Volume residuo e del Volume di riserva espiratorio. Agisce come tampone contro le eccessive alterazioni della $p_aO_2$ e della $p_aCO_2$ alveolare ed arteriosa. Il suo significato clinico si evince dal rapporto con il Volume di Chiusura ("Closing Volume", CV) e la Capacità di Chiusura ("Closing Capacity", CC).

### 5.4.1 "Closing Volume" e "Closing Capacity"

Le piccole vie aeree tendono, durante l'espirazione, a chiudersi. Il "Closing Volume" polmonare è il volume al quale le piccole vie aeree si chiudono, la "Closing Capacity" è la somma del Volume di Chiusura e del Volume Residuo (CC = CV + RV). Quando la FRC tende ad eguagliare od essere minore della CC, le piccole vie aeree iniziano a chiudersi (Fig. 5.6). I rispettivi alveoli non vengono più ventilati determinando la formazione di atelettasie con "shunt" circolatorio.

**Riapertura.** Le vie aeree distali chiuse durante l'espirazione, vengono riaperte durante l'inspirazione e le regioni alveolari, di conseguenza, nuovamente ventilate.

### 5.4.2 Influenza della FRC sulla "compliance" polmonare

La espansibilità polmonare, viene influenzata dalla FRC. Aumento o riduzione della FRC, determinano le stesse variazioni di volume provocate da significative modificazioni di pressione: variazioni in senso positivo o negativo della FRC riducono la "compliance". Secondo la Legge di Laplace ($p = 2T/r$), la pressione di distensione è inversamente proporzionale al raggio alveolare e direttamente proporzionale alla tensione della parete, a sua volta determinata dall'attività del surfattante.

### 5.4.3 FRC e resistenze vascolari polmonari

Anche le resistenze polmonari vasali vengono influenzate da variazioni della FRC: se questa aumenta, gli alveoli vengono eccessivamente insufflati, gli spazi interstiziali e quindi i capillari, vengono compressi e le resistenze aumentano. Se la FRC diminuisce, si sviluppano atelettasie con vasocostrizione polmonare ipossica.

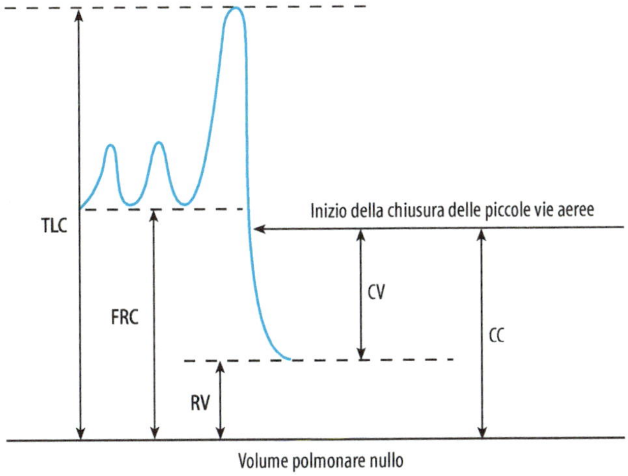


**Fig. 5.6.** Rapporto tra Volume di Chiusura ("Closing Volume", CV) e Capacità di Chiusura ("Closing Capacity", CC), in un soggetto giovane con una CC al di sotto della Capacità Funzionale Residua (FRC). TPC Capacità Polmonare Totale, RV Volume Residuo. (Mod. da Lumb 2000)

### 5.4.4 Cosa causa riduzione della FRC?

**La riduzione della FRC è una delle cause più comuni di alterazione polmonare, nei pazienti in terapia intensiva.**

Le **cause** più comuni che determinano riduzione della FRC sono:
- Collasso alveolare;
- Atelettasie;
- Polmoniti ed aumento dell'acqua polmonare.



In anestesia totale, la FRC si riduce anche in pazienti sani: in posizione supina, il diaframma del soggetto rilassato, intubato e ventilato, è spostato in direzione craniale. Il sangue fluisce nelle regioni polmonari corrispondenti, dove si verifica il collasso delle piccole vie aeree e l'aumento dello "shunt" circolatorio.

Anche l'ipossia nel postoperatorio di interventi dell'addome superiore è da ricollegarsi a riduzione della FRC e collasso alveolare, per spostamento verso l'alto del diaframma. Inoltre si determina una riduzione della FRC nell'insufficienza respiratoria acuta, per collasso alveolare ed atelettasia: in tale condizione patologica, aumenta lo "shunt" circolatorio con conseguente ipossia.

### 5.4.5 Aumento della FRC

Nell'asma e nella COPD, la FRC è tipicamente aumentata. L'aumento delle resistenze nelle vie aeree in queste patologie, determina una condizione di "air trapping" con eccessiva distensione alveolare. Conseguentemente, i vasi interstiziali vengono compressi ed il sangue deviato in altre regioni polmonari. Lo spazio morto respiratorio aumenta. La "compliance" è ridotta, la resistenza polmonare vascolare aumentata, così come il lavoro respiratorio.

### 5.4.6 Terapia della riduzione della FRC

Una ridotta FRC deve essere normalizzata per migliorare lo scambio gassoso polmonare.

I più importanti provvedimenti sono:
- PEEP in pazienti ventilati;
- CPAP in soggetti con mantenimento della respirazione spontanea.

## 5.5 Distensione polmonare ("compliance")

La "compliance" (C) descrive l'espansibilità volumetrica polmonare (C = V/p). Dipende non solo dalla capacità distensiva dei tessuti polmonari, ma anche dal volume polmonare (vedi Cap. 2). Quanto minore è il volume iniziale che distende i polmoni, tanto inferiore è la "compliance". La "compliance" del neonato è 30 volte minore di quella dell'adulto.

In età avanzata la "compliance" si riduce. Alterazioni patologiche del parenchima polmonare o modificazioni della funzione del surfattante riducono l'espansibilità polmonare.

#### Cause

Importanti cause determinanti una riduzione della "compliance" sono:
- ARDS;
- Polmoniti;
- Fibrosi polmonare;
- Edema polmonare;
- Aspirazione;
- Spostamento verso l'alto del diaframma;
- Pneumotorace, emotorace, versamento pleurico.

### 5.5.1 Effetti di una riduzione della "compliance"

Se l'espansibilità polmonare è ridotta, deve aumentare il lavoro respiratorio, al fine di mantenere una sufficiente ventilazione alveolare.

Ciò può determinare dispnea ed affaticamento della muscolatura respiratoria. Nelle diverse patologie, spesso la "compliance" non è ridotta uniformemente in tutto il parenchima polmonare: quindi, ad inspirazione terminata, nelle diverse regioni polmonari, si osservano differenti pressioni parziali dei gas respirati, con alterazioni del rapporto Volume-Flusso. Da un punto di vista clinico, la riduzione della "compliance" è riconoscibile dal tipo di respiro:

**Il paziente con ridotta "compliance" presenta un respiro superficiale e rapido, mentre atti inspiratori profondi necessitano di maggiore lavoro respiratorio.**

## 5.6 Resistenza delle vie aeree ("resistance")

La resistenza indica l'ostacolo al flusso aereo nelle vie respiratorie (vedi Cap. 2).

È data dalla differenza di pressione per flusso di gas: R = p/V. Nelle seguenti patologie vi è un aumento di resistenza nelle vie aeree:

- Attacco asmatico;
- COPD;
- Stenosi funzionale delle vie aeree dovuta, ad esempio, al tubo endotracheale od alla cannula tracheale.

### 5.6.1 Effetti di una aumento di resistenza delle vie aeree

L'espirazione normale (passiva) avviene nell'arco di 3 secondi. Se la resistenza nelle vie aeree è aumentata, l'espirazione non può avvenire nel tempo sopraindicato, una parte del volume inspirato permane nei polmoni e la Capacità Funzionale Residua aumenta. Per mantenere una sufficiente ventilazione alveolare, il paziente deve espirare attivamente. Aumenta la differenza di pressione per l'espirazione. La maggiore FRC aumenta le forze elastiche polmonari di fine inspirazione e, di conseguenza, la pressione per l'espirazione.

Il paziente con ostruzione delle vie aeree respira lentamente, in quanto l'aumento della velocità del flusso aereo accresce la resistenza.

## 5.7 Affaticamento della muscolatura respiratoria, "respiratory muscle fatigue"

La muscolatura respiratoria lavora normalmente in maniera continua ed automatica, senza affaticarsi, non superando, a riposo, il 15% e, sotto sforzo, il 40-45% della sua forza massimale. Così come per le altre unità muscolari, la forza di quella respiratoria dipende dalla precedente distensione meccanica. Durante l'inspirazione, "l'optimum" della distensione polmonare si ottiene ai valori di volume polmonare corrispondenti alla Capacità Funzionale Residua (FRC); l'ulteriore aumento di volume causa una riduzione della lunghezza delle fibre e, quindi, una diminuzione della forza sviluppata. Il valore più basso viene raggiunto in corrispondenza della Capacità Polmonare Totale (TPC). Al contrario, la muscolatura espiratoria, sviluppa la sua massima forza nell'ambito dei valori della TPC, mentre ai valori della FRC la forza estrinsecata è minima. Da un punto di vista clinico è importante che:

**Uno spostamento della condizione aerea polmonare in direzione della Capacità Polmonare Totale, riduce progressivamente la forza della muscolatura inspiratoria. Se, inoltre, è aumentata la resistenza nelle vie aeree, può determinarsi affaticamento della muscolatura respiratoria.**

In pazienti con patologia cronica da ostruzione, il lavoro respiratorio è aumentato e contemporaneamente è limitata la funzione del diaframma. L'affaticamento della muscolatura respiratoria, gioca un ruolo importante nello sviluppo di insufficienza respiratoria con ipercapnia. In questi pazienti, i seguenti fattori possono causare affaticamento della muscolatura respiratoria:

- Alterazioni della ventilazione;
- Eccessiva insufflazione polmonare;
- Insufficiente apporto energetico alla muscolatura respiratoria.

### 5.7.1 Aumento del lavoro inspiratorio per alterazioni della ventilazione

L'aumento del lavoro respiratorio nei pazienti con COPD, dipende dal grado di ostruzione bronchiale che, già a riposo, è da 1,3 fino a 1,7 volte maggiore.

Nell'esacerbazione acuta, può aumentare ulteriormente. I seguenti fattori determinano aumento del lavoro respiratorio:

- Aumento degli ostacoli al flusso aereo;
- Ridotto tempo inspiratorio.



### 5.7.2 Limitazioni della funzione del diaframma per eccessiva insufflazione polmonare

L'aumento del volume polmonare determina appiattimento del diaframma; ciò causa accorciamento delle fibre muscolari e limitazione della forza sviluppata. Inoltre, aumenta il raggio diaframmatico e la pressione transdiaframmatica si riduce. I fasci muscolari del diaframma terminanti sulle corrispondenti costole, non possono innalzare quelli sottostanti e, quindi, lo spazio toracico inferiore non può essere espanso. Di particolare importanza nella manifestazione dell'affaticamento, è l'accorciamento delle fibre muscolari del diaframma. Si limita in tal modo la forza massima ed, in caso di aumento del lavoro respiratorio, può spesso svilupparsi un affaticamento.

### 5.7.3 Riduzione dell'offerta energetica

Per esplicare il suo lavoro, anche la muscolatura respiratoria necessita di supporto energetico, cioè di ossigeno. Se il fabbisogno energetico supera l'offerta, si instaura una condizione di affaticamento metabolico della muscolatura respiratoria. Clinicamente è importante quanto segue:

**Una riduzione del contenuto di ossigeno nel sangue ed un minore volume cardiaco per minuto, riducono la soglia dell'affaticamento muscolare, soprattutto nei pazienti con ipercapnia.**

## 5.8 Aumento dell'acqua polmonare

Alterazioni del gradiente di pressione transcapillare o della permeabilità capillare, possono condurre ad aumento dell'acqua polmonare. Normalmente, la membrana epiteliale alveolare è relativamente impermeabile, l'endotelio capillare è permeabile all'acqua ed a piccole molecole idrosolubili. Il trasporto dei liquidi attraverso la membrana ($Q_f$) è determinato, secondo la legge di Starling, da diversi gradienti di pressione e dalla permeabilità della membrana:

$$Q_f = k \cdot (\delta \cdot p_{idro}) - \delta \cdot (\delta \cdot p_{onco})$$

- $p_{idro}$ differenza di pressioni idrostatiche tra capillari e tessuti,
- $p_{onco}$ differenza di pressioni colloidosmotiche tra capillari e tessuti,
- $\delta$ coefficiente di permeabilità di membrana.

I liquidi che dai capillari passano nell'interstizio, vengono rimossi dal drenaggio linfatico polmonare. In caso di deviazione o superamento della capacità di drenaggio, questi si raccolgono nell'interstizio, inducendo edema polmonare interstiziale.

**Edema da aumento della pressione.** Questa forma di edema è provocata da aumento della pressione idrostatica nel sistema vascolare. La condizione di maggiore pressione, causa passaggio di liquidi dai vasi nell'interstizio. Importanti cause dell'edema da aumento di pressione sono:

- Ipervolemia;
- Insufficienza cardiaca sinistra;
- Edema polmonare da altitudini elevate;
- Edema polmonare per ostruzione delle vie aeree.

**Edema da permeabilità.** Alla base di tale tipo di edema vi è una lesione della membrana capillare. Ciò comporta aumento di permeabilità e, anche a valori normali di pressione idrostatica nei capillari, passaggio attraverso la membrana dei liquidi, che si raccolgono nell'interstizio non appena la capacità di drenaggio viene superata. Le cause più comuni di edema da permeabilità sono:

- Inalazione di tossine;
- Aspirazione di acido gastrico;
- Polmoniti;
- Reazioni allergiche;
- "Shock", sepsi;
- Mediatori umorali;
- Pancreatite;
- Eroina.

La raccolta interstiziale di liquidi, causa aumento della rigidità polmonare. Se poi i liquidi passano all'interno degli alveoli, viene compromesso lo scambio gassoso polmonare, non a causa di alterazione della diffusione, ma piuttosto in virtù dell'aumento dello "shunt" circolatorio.

## 5.9 Alterazioni della circolazione polmonare

I fattori scatenanti più comuni di alterazioni della piccola circolazione sono il cuore polmonare acuto e cronico. Il cuore polmonare è una combinazione di ipertrofia e dilatazione del ventricolo destro, determinata da una condizione di ipertonia polmonare. Diverse patologie possono condurre all'insorgenza di cuore polmonare.

### 5.9.1 Embolia polmonare e cuore polmonare acuto

Causa comune di cuore polmonare acuto è l'embolia polmonare. Per lo più si tratta di una embolia da trombi di fibrina e piastrine in soggetti affetti da trombosi venosa profonda degli arti inferiori, occasionalmente da trombi settici provenenti dalle valvole cardiache, dalla regione del bacino o da cateteri venosi centrali infetti. Il cuore polmonare acuto può essere indotto, inoltre, da embolia da grasso successiva a fratture di ossa lunghe, da aspirazione di liquido amniotico prima e dopo il parto, da immissione di aria nel corso di interventi di neurochirurgia o, comunque, quando il cuore si trova al di sotto del livello del campo operatorio.
Fattori di rischio dell'embolia polmonare sono:

- Lunghe degenze a letto;
- Trombosi venosa profonda;
- Insufficienza cardiaca;
- Diabete mellito;
- Patologie maligne;
- Gravidanza;
- Chirurgia tumorale invasiva, a livello addominale e del bacino;
- Interventi chirurgici ortopedici delle estremità inferiori.

#### Patogenesi

I trombi fluiscono nella piccola circolazione e chiudono una parte della regione vascolare polmonare. Le conseguenze patofisiologiche sono da ricollegare solo in minima parte alla riduzione del diametro vascolare; devono attribuirsi maggiormente ad una riduzione della superficie capillare maggiore del 50%, che conduce ad aumento della pressione arteriosa polmonare.

#### Scambio gassoso polmonare

L'embolia polmonare provoca la liberazione di mediatori quali Serotonina e Trombossano, che possono condurre a vasocostrizione polmonare e broncospasmo. Inoltre, viene ridotta la produzione di surfattante con possibile collasso alveolare e microatelettasie. Si riduce la superficie di scambio gassoso e si verifica uno "shunt" intrapolmonare. Si instaurano inoltre alterazioni del rapporto flusso-volume, si sviluppa una condizione di ipossia e la stimolazione dei barorecettori polmonari conduce ad iperventilazione con ipocapnia.

**Emogasanalisi arteriosa.** Evidenzia ipossia ed ipocapnia, oppure una condizione del tutto normale. Una significativa riduzione della $p_aO_2$, è da attendersi solo nel caso di embolia polmonare grave o fulminante. L'ipossia arteriosa è da attribuire ad un'alterazione del rapporto volume-flusso od a "shunt" funzionale destro-sinistro intrapolmonare e, in caso di Forame Ovale Aperto, anche per "shunt" anatomico diretto. In caso di embolia da corpi estranei, non vengono liberati mediatori, quindi solo raramente si determina ipossia.

#### Emodinamica

Se più del 60-65% del letto vascolare polmonare viene chiuso per causa dell'embolo, si determina cuore polmonare con "shock". Al contrario, le embolie con minore grado di occlusione, seguono un andamento meno drammatico, soprattutto quando si tratta di condizioni recidivanti. In caso di embolia acuta, aumenta la resistenza vascolare polmonare: per compensazione aumentano il volume cardiaco per minuto e la pressione sistolica ventricolare destra. Se la pressione nel ventricolo destro supera i 50-60 mmHg, questo si dilata determinando aumento della pressione di riempimento. L'attività cardiaca viene compromessa, con conseguente riduzione del volume cardiaco per minuto e della pressione arteriosa.

### 5.9.2 Cuore polmonare cronico

Il Cuore polmonare cronico si caratterizza per ipertrofia e dilatazione del ventricolo destro. La causa è una malattia polmonare cronica con ipertensione della piccola circolazione. Il Cuore polmonare cronico è, quindi, una patologia cardiaca secondaria.

Nel 10-30% dei pazienti con insufficienza cardiaca, coesiste un cuore polmonare cronico. L'ipertensione polmonare è determinata dall'ipossia alveolare, che conduce a vasocostrizione polmonare ipossica. Una riduzione del diametro vascolare polmonare assume significato, solo quando è particolarmente importante.

## Letture consigliate

Erdmann E, Riecker G (Hrsg) (1996) Klinische Kardiologie, 4. Aufl. Springer, Berlin Heidelberg New York Tokio

Kilian J, Benzer H, Ahnefeld FW (1994) Grundzüge der Beatmung, 4. Aufl. Springer, Berlin Heidelberg New York Tokio

Lumb AB (2000) Nunn's applied respiratory physiology, 5th edn. Buttwerworth-Heinemann, Oxford

Ulmer WT, Reichel G, Nolte D, Islam MS (2003) Die Lungenfunktion. Physiologie und Pathophysiologie, Methodik, 7. Aufl. Thieme, Stuttgart

# Intubazione endotracheale

> **Definizione**
> **Intubazione endotracheale translaringea** = introduzione di un tubo nella cavità nasale od orale e successivo posizionamento attraverso la laringe nella trachea.

L'intubazione endotracheale e la tracheotomia appartengono alle più importanti procedure della terapia respiratoria nei pazienti in terapia intensiva: senza vie respiratorie artificiali – tubo o cannula tracheale – non sono possibili la ventilazione meccanica differenziata e la somministrazione di elevate concentrazioni di ossigeno durante la respirazione spontanea.

Non raramente, la terapia respiratoria fisica ha successo solo quando la rimozione di secreti, in pazienti con insufficiente funzione tossiva, viene praticata frequentemente, per aspirazione attraverso il tubo o la cannula endotracheale. In una percentuale minore di pazienti con riflesso delle vie aeree sospeso od indebolito, il tubo o la cannula proteggono dalla possibile aspirazione od occlusione.

> **Principali indicazioni all'intubazione:**
> - Ventilazione meccanica;
> - Somministrazione di elevate concentrazioni di ossigeno;
> - Aspirazione di secreti bronchiali;
> - Protezione delle vie aeree e del polmone dall'aspirazione;
> - Sicurezza delle vie aeree dall'occlusione.

L'intubazione endotracheale appartiene alle procedure standard della terapia respiratoria. Può essere eseguita per via nasale od orale. Nei pazienti in terapia intensiva, la via nasale presenta dei vantaggi quali: migliore possibilità di fissazione, migliore tolleranza da parte del paziente, pulizia della cavità orale adeguata. In condizioni di emergenza viene effettuata, con poche eccezioni, primariamente l'intubazione orale: è di più semplice e veloce esecuzione, mentre il pericolo di lesioni con possibili emorragie e limitazione del campo visivo è di gran lunga inferiore. Per determinate indicazioni, è comunque possibile prolungare l'intubazione orale per diversi giorni. Di regola, però, per la terapia respiratoria di lunga durata, viene preferita la tracheotomia.

## 6.1 Basi anatomiche

Premessa per l'adeguata effettuazione dell'intubazione endotracheale è la conoscenza di base dell'anatomia del tratto respiratorio superiore (Fig. 6.1).

### 6.1.1 Naso

La cavità nasale è separata dal setto in due metà. Il setto è costituito da strutture ossee e cartilaginee ed è rivestito da mucosa. Ha una posizione mediale, per quanto sia possibile una deviazione laterale, che può rendere più difficile od ostacolare il posizionamento del tubo.

**Consiglio pratico**
- In caso di intubazione nasale, le deviazioni del setto devono essere attentamente valutate. Prima di procedere è necessaria un'attenta valutazione della possibilità di passaggio attraverso la cavità nasale, optando per quella che presenta un maggiore diametro e quindi una migliore probabilità di buon posizionamento.

Ciascuna metà nasale è suddivisa in una parte superiore, una media ed una inferiore, da conche laterali sporgenti (Fig. 6.1). Le conche sono deputate all'umidificazione ed al riscaldamento dell'aria inspirata e possono subire lievi lesioni durante l'intubazione. Al di sotto di ciascuna conca si trova un'apertura, per la comunicazione con le fosse nasali. La loro occlusione può determinare accumulo di secreti con pericolo di infezione.

Il pavimento nasale si trova alla stessa altezza delle narici, motivo per cui un tubo od un catetere devono essere fatti scorrere direttamente all'indietro e non verso l'alto. Posteriormente, ciascuna cavità nasale si apre nel naso-faringe

Il naso provvede, oltre all'olfatto, a veicolare, riscaldare ed umidificare i gas respiratori. La mucosa nasale, ricca di vasi, può essere lesionata durante l'intubazione potendo, così, ostacolare il campo visivo. L'irrorazione delle cavità nasali avviene attraverso rami anteriori e posteriori dell'arteria oftalmica e rami delle arterie mascellare e facciale.

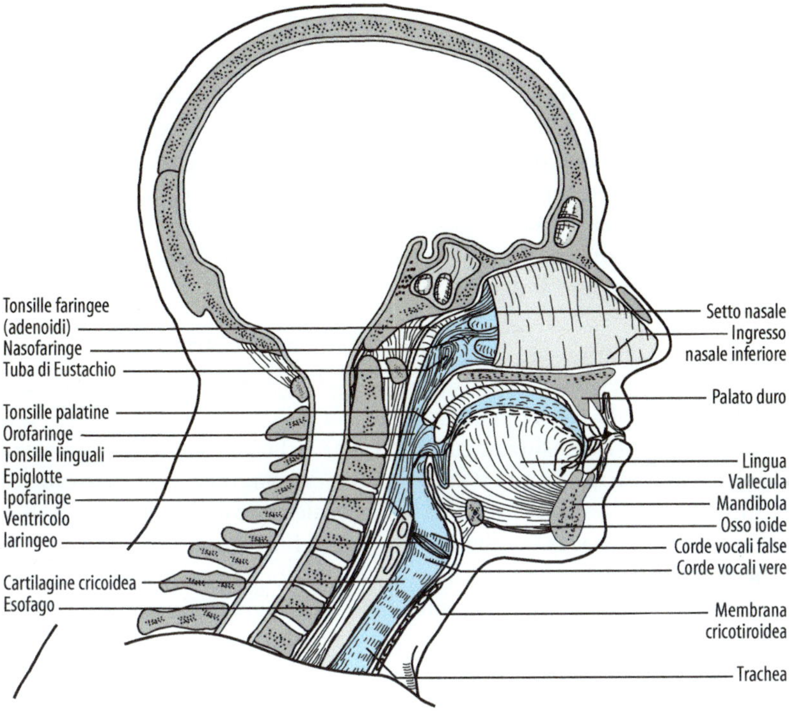


**Fig. 6.1.** Anatomia del tratto respiratorio superiore

## 6.1.2 Cavità orale e mandibola

**Cavità orale.** La cavità orale è delimitata, anteriormente dalle labbra e dalle guance, lateralmente dal palato e dai denti, superiormente dal palato duro e molle, posteriormente dalla lingua che continua nella mucosa faringea. Anomalie della cavità orale, possono rendere difficile l'intubazione. Per questo, è raccomandata un'attenta ispezione, prima di procedere ulteriormente.

**Articolazioni mandibolari.** Le articolazioni mandibolari articolano la mandibola alle ossa temporali. Il movimento può essere fortemente limitato per alterazioni congenite od acquisite, in modo tale da rendere difficile l'intubazione. Occasionalmente, non è possibile procedere con una intubazione convenzionale e si deve ricorrere alla broncoscopia.

**Lingua.** È costituita da fibre muscolari rivestite da mucosa. Normalmente, è lievemente mobile è può essere spostata verso sinistra con il laringoscopio, per facilitare la visione delle corde vocali. Se la lingua viene spinta con il laringoscopio verso il pavimento della cavità orale, l'intubazione viene significativamente facilitata.

**Denti.** Richiedono una particolare attenzione, non solo perché possono subire delle lesioni durante la laringoscopia, ma anche perché alterazioni della loro normale posizione possono rendere difficile l'intubazione. Ciò vale, in particolare, per gli incisivi poiché sono fissi nella mandibola solo con una radice e, per uno scorretto innalzamento del laringoscopio, possono subire delle rotture, soprattutto se precedentemente lesi. Particolare attenzione deve essere posta nei seguenti casi:
- Bambini con denti da latte;
- Pazienti anziani;
- Scarsa igiene orale;
- Patologie gengivali;
- Sporgenza degli incisivi.

## 6.1.3 Faringe

La faringe inizia all'altezza della base cranica e termina all'inizio dell'esofago. È costituita da naso-, oro- ed ipofaringe. Le pareti della faringe sono molto distensibili: ciò determina la possibilità dello sviluppo di processi edematosi, in caso di traumi ed infezioni. In corrispondenza del palato molle, dal nasofaringe si accede all'orofaringe.



**Nasofaringe.** Nel tetto e nella parete posteriore del nasofaringe si trovano le tonsille faringee che, soprattutto in età pediatrica, possono essere ingrossate e limitare l'intubazione. Nella parete laterale del nasofaringe sbocca la tuba uditiva di Eustachio, che collega faringe ed orecchio medio e che, per la presenza del tubo, può essere occlusa.

**Orofaringe.** Inizia a livello del palato molle ed arriva all'epiglottide (plica ariepiglottica). Lateralmente, sono situate le tonsille palatine. In età pediatrica, possono subire processi di ipertrofia e spingersi fino alla linea mediale, ostacolando l'intubazione. Inferiormente e posteriormente alle tonsille palatine, si trova la parte posteriore della lingua. Questa è collegata all'epiglottide da tre pieghe. Nell'orofaringe la via aerea si divide da quella alimentare.

**Ipofaringe.** Inizia dall'epiglottide e si porta fino all'ingresso della laringe e dell'esofago. Anteriormente, nell'ipofaringe si trovano l'epiglottide, l'ingresso laringeo e le cartilagini laringee, rivestite da mucosa. Ad entrambi i lati della laringe, decorre nell'ipofaringe il recesso piriforme.

L'area rientrante, prima dell'epiglottide, viene definita vallecula. Per l'intubazione, questa è particolarmente importante perché l'estremità del laringoscopio curvo viene posizionata in tale punto. Immediatamente al di sotto dell'ipofaringe, si posizionano i corpi vertebrali cervicali C4 e C6.

## 6.1.4 Laringe

Il passaggio della laringe è il passo decisivo, ma a volte difficoltoso, durante l'intubazione endotracheale. Questa avviene dopo aver reso visibili le corde vocali e, quindi, con attento posizionamento del tubo attraverso la glottide (così definito lo spazio compreso tra le corde vocali).

### Cartilagini della laringe

La laringe (Fig. 6.2) è collegata alla trachea e si trova in corrispondenza delle vertebre cervicali C4 e C6. Lo scheletro è formato da diverse strutture cartilaginee, che possono essere palpate parzialmente dall'esterno, a livello della gola:
- Cartilagine tiroidea;
- Cartilagine cricoidea;
- Cartilagine aritenoidea;
- Epiglottide.

**Cartilagine tiroidea.** Forma il cosiddetto pomo d'Adamo. È costituita da due cartilagini piatte, collegate anteriormente e aperte posteriormente. Superiormente, è connessa allo ioide, attraverso la membrana tiroioidea, inferiormente, attraverso la membrana cricotiroidea, alla cartilagine cricoidea.

> **L'introduzione di una cannula di diametro sufficiente nella membrana cricotiroidea, in situazioni d'emergenza, può creare rapidamente una via aerea libera.**

**Cartilagine cricoidea.** Inferiormente, la laringe è collegata alla trachea dalla cartilagine cricoidea. Ha la forma di anello con castone, con una sottile curvatura antero-posteriore ed una più ampia posteriore. Inferiormente, è connessa, attraverso un legamento, al primo anello tracheale. Con la manovra di Selleck, esercitando una pressione dell'esterno, la cartilagine cricoidea può essere spinta verso il basso, chiudendo l'esofago ed ostacolando l'aspirazione.

**Epiglottide.** Il tetto della laringe è formato da una struttura a forma di sella da bicicletta, collegata posteriormente alla cartilagine tiroidea dal legamento tiroepiglottico e all'osso ioide dal legamento ioepiglottico. La parte superiore è, invece, libera di muoversi. Le pieghe ariepiglottiche

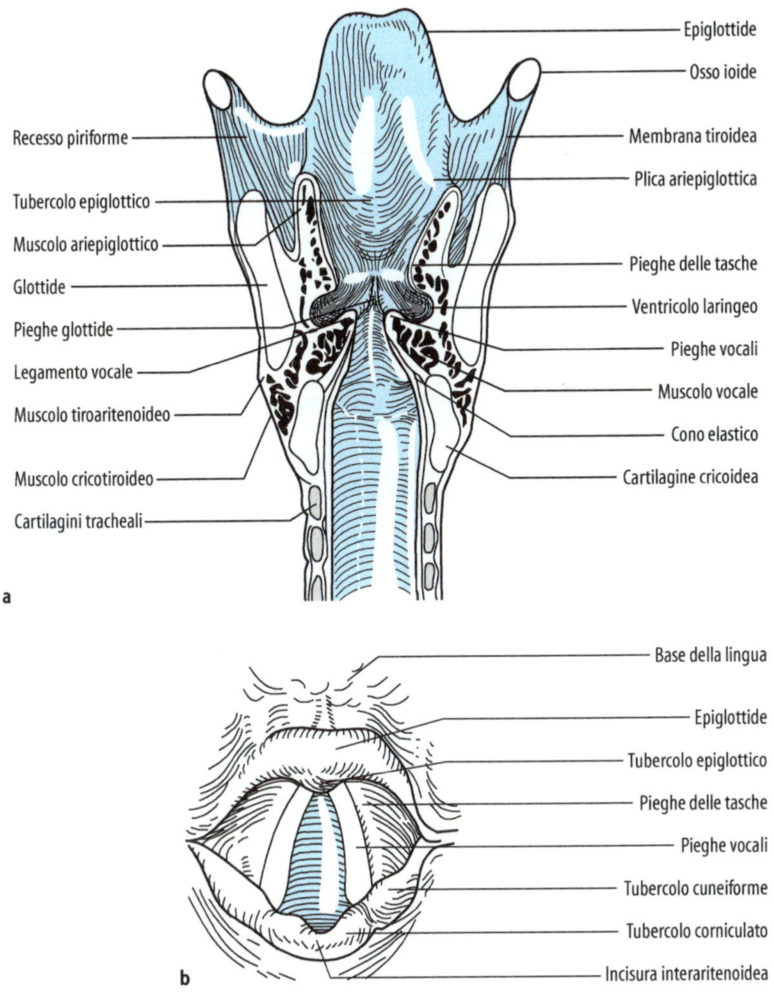


**Fig. 6.2 a,b.** Laringe; **a** Vista in sezione mediale; **b** Vista con la laringoscopia

si portano fino alle pareti laterali dell'epiglottide e collegano questa con le cartilagini aritenoidee.

### Consiglio pratico

Durante la laringoscopia, l'estremità anteriore del laringoscopio curvo viene posizionata prima dell'epiglottide. Grazie alla pressione in corrispondenza del legamento ioepiglottico, l'epiglottide viene sollevata, offrendo una visione libera dell'ingresso tracheale.

**Cartilagine aritenoidea.** Di forma piramidale, è collegata alla parte inferiore del cricoide da articolazioni. L'estremità superiore è curva posteriormente ed inferiormente. A questo livello sono presenti piccole cartilagini appuntite, le corniculate.

L'estremità si trova nella plica ariepiglottica e forma il tubercolo corniculato. Alla porzione anteriore della cartilagine aritenoidea sono collegate le corde vocali, mentre lateralmente, i muscoli delle corde vocali.

Le cartilagini aritenoidee sono il più importante punto di orientamento durante l'intubazione di pazienti nei quali, per motivi anatomici, le corde vocali non possono essere rese visibili.

## Glottide

Le corde vocali e lo spazio da esse delimitato, vengono definiti glottide (Fig. 6.2). Le corde vocali sono formate da muscoli, legamenti, sottomucosa e rivestite da mucosa. Anteriormente sono fissate alla parte posteriore della cartilagine tiroidea, posteriormente al processo vocale delle cartilagini aritenoidee. La lunghezza delle corde vocali negli uomini è compresa tra 1,7 e 2,3 cm, nelle donne tra 1,3-1,7 cm. Sono spesse circa 3 e larghe circa 2 millimetri. Per l'intubazione è importante quanto segue:

**La glottide negli adulti è la parte più stretta della laringe. Pertanto il diametro del tubo deve essere adeguatamente scelto. (Per l'età pediatrica vedi par. 6.1.5).**

Al di sopra delle corde vocali si trova, ad entrambi i lati, un recesso, il ventricolo laringeo, contenente un certo numero di ghiandole mucose che umidificano la laringe. Superiormente al recesso, decorrono le **corde vocali false** che sono disgiunte e che, parallelamente alle corde vocali vere, possono avvicinarsi l'una all'altra, svolgendo funzione protettiva nei confronti dell'aspirazione.

6

#### Innervazione della laringe

La laringe viene innervata dal vago, attraverso il nervo laringeo superiore ed il ricorrente. La componente sensitiva determina il riflesso di protezione per l'ingresso nelle vie aeree inferiori, al quale appartengono la chiusura della glottide e la tosse per allontanare i corpi estranei. Se questa regione viene stimolata durante l'intubazione, in assenza di un'adeguata anestesia, può determinarsi uno spasmo laringeo, cioè la chiusura riflessa delle corde vocali.

Il nervo laringeo ricorrente provvede alla componente sensitiva della mucosa, al di sotto delle corde vocali. È, inoltre, il più importante nervo motore della laringe che, con l'eccezione del cricoioideo, innerva tutti gli altri muscoli. Una lesione del ricorrente determina paralisi delle corde vocali. La lesione di un solo lato, porta a paralisi unilaterale e raucedine, mentre quella di entrambi i lati, induce paralisi delle corde vocali con perdita completa della voce e disturbi della ventilazione, poiché le corde vocali non possono aprirsi sufficientemente.

Il nervo laringeo superiore innerva l'intera mucosa al di sopra della laringe, compresa la parte sensibile dell'epiglottide, anteriormente, la mucosa al di sotto delle corde vocali ed, infine, la componente motoria del cricotiroideo.

#### Funzioni della laringe

- Veicolare i gas respiratori;
- Chiusura della trachea durante la deglutizione grazie alle pieghe ariepiglottiche e le corde vocali vere e false;
- Formazione della voce;
- Partecipazione al colpo di tosse in concomitanza con la pressione addominale;
- Attività di riflesso, ad esempio quello tossivo.

### 6.1.5 Laringe nell'età pediatrica

Si distingue da quella degli adulti per struttura e localizzazione.

Nella gola occupa una posizione superiore, il punto più stretto si trova ad un centimetro al di sotto delle corde vocali, quindi in corrispondenza della cartilagine cricoidea. Si deve quindi osservare che:

#### Consiglio pratico

- Nei bambini la scelta del diametro del tubo, deve essere adottata in base allo spazio sub-glottico.

Un tubo, che senza ostacolo può essere fatto scorrere tra le corde vocali, nei bambini può rimanere incastrato a livello della cartilagine cricoidea. L'epiglottide nei bambini è relativamente sottile e lunga. L'intero ingresso laringeo, è più stretto e può, in determinate patologie, sviluppare processi edematosi, che possono mettere in pericolo la vita del paziente pediatrico.

Le strutture cartilaginee laringee dell'età pediatrica sono più molli e cedevoli. La mucosa è maggiormente soggetta a traumi ed infezioni. Anche il solo inserimento del laringoscopio, di cateteri per aspirazione e del broncoscopio, può determinare facilmente la formazione di edemi, soprattutto della regione sub-glottica.

### 6.1.6 Trachea

La trachea inizia dalla cartilagine cricoidea e termina alla biforcazione bronchiale (vedi

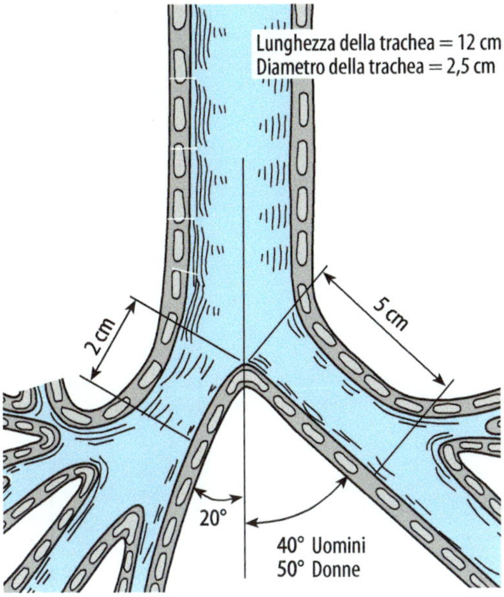


**Fig. 6.3.** Biforcazione della trachea

Cap. 1). Decorre nella regione mediana della gola e nel torace, all'altezza della quinta e sesta vertebra toracica, al livello delle quali si divide nei bronchi principali destro e sinistro (Fig. 6.3).

Negli adulti ha una lunghezza compresa tra 12 e 15 cm ed un diametro di 1,5 2,5 cm. Nei bambini la lunghezza è, invece, di circa 6-8 cm ed il diametro è compreso tra 5 e 8 mm. La sua lunghezza varia con gli atti respiratori: durante l'inspirazione aumenta, mentre in espirazione diminuisce.

La parete della trachea è formata da 16-20 corpi cartilaginei a forma di C, uniti gli uni agli altri da tessuto connettivo ed aperti posteriormente. Attraverso l'apertura posteriore, decorre una membrana che chiude posteriormente la *pars membranacea*.

In posizione immediatamente posteriore decorre l'esofago, nel quale può essere accidentalmente inserito il tubo durante l'intubazione.

La tiroide è posta anteriormente alla trachea, a livello del secondo e quarto anello tracheale.

## 6.2 Attrezzatura e preparazione

**L'attrezzatura deve essere sempre a disposizione e trovarsi nello stesso luogo, per evitare perdite di tempo, sia nel caso di una intubazione programmata, che, soprattutto, in situazioni di emergenza.**

Immediatamente prima di procedere, il medico dovrebbe provare il corretto funzionamento dell'attrezzatura, soprattutto per quello che riguarda la luminosità della fonte di luce del laringoscopio e la tenuta del manicotto del tubo.

Nelle situazioni di emergenza devono essere inoltre a disposizione, un pallone Ambu con maschera ed una fonte di ossigeno. Inoltre, prima di ogni intubazione, dovrebbe essere predisposto un accesso venoso ed un monitoraggio di base, cioè l'elettrocardiogramma, il misuratore automatico della pressione arteriosa e l'ossimetro periferico.

### 6.2.1 Laringoscopio

Sono strumenti che permettono di rendere visibile la laringe. I costituenti sono:
- Spatola con fonte luminosa;
- Manico con batteria.

Il manico contiene le batterie. La spatola con la fonte luminosa comprime la parte molle del pavimento orale, spinge la lingua verso sinistra e la mandibola verso il basso.

Così, la cavità orale viene ingrandita e viene offerta una visione diretta della laringe e della glottide, permettendo un corretto posizionamento del tubo. A seconda della forma della spatola, si distinguono due tipi di laringoscopi (Fig. 6.4):
- Macintosh: curva;
- Miller: dritta.

Per le piccole spatole pediatriche, sono a disposizione manici di minor diametro. Le relative spatole si adeguano comunque anche ai manicotti per adulti.

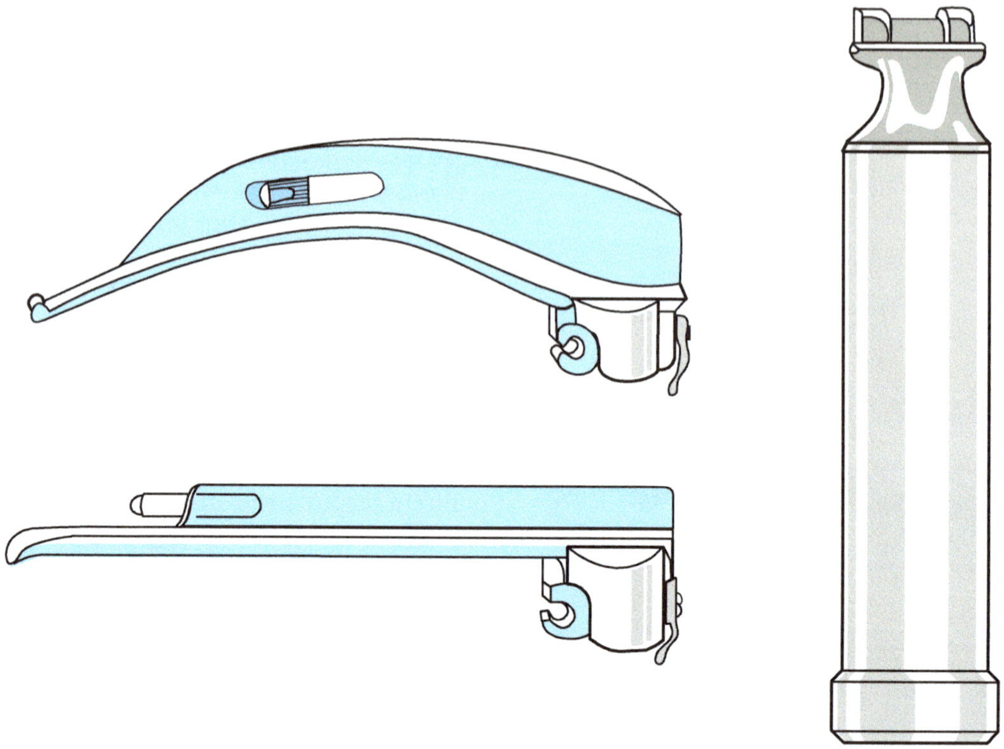

**Fig. 6.4.** Laringoscopi con spatola curva (Macintosh) e dritta (Miller)

## Laringoscopi con spatola curva

Vengono posizionati prima dell'epiglottide, nella vallecula, tra epiglottide e base della lingua (Fig. 6.5a), permettendo un migliore spostamento della lingua verso sinistra. Offrono una buona visione dell'ingresso laringeo ma un rischio lievemente più alto di lesione dentale.

### Spatole Macintosh

**Lunghezze delle spatole Macintosh**

Nr.1: Neonati e bambini in età prescolare: 9 cm;
Nr.2: Bambini in età scolare: 10,8 cm;
Nr.3 Adulti, misura media: 13 cm;
Nr.4 Adulti, misura grande:15,5 cm.

Solo per gli adulti sono a disposizione spatole Macintosh anche per i mancini. In queste, il canale guida è situato al lato destro della spatola. La lingua nella cavità orale, viene spostata verso destra ed il tubo viene posizionato con la mano sinistra dal relativo lato in trachea. Le spatole per la laringoscopia destra, cioè intubazione con la mano sinistra, riducono fratture dentali presso le emiarcate destre, lesioni della mandibola o del viso.

## Spatole dritte

A differenza delle curve, le spatole dritte permettono di "caricare" l'epiglottide (Fig. 6.5 b). La spatola viene posizionata alla superficie laringea dell'epiglottide ed esercita su questa una trazione. Il campo visivo sull'ingresso laringeo viene notevolmente migliorato. Le spatole dritte sono impiegate soprattutto nei neonati ed in età infantile, perchè facilitano l'intubazione, per la particolare forma dell'epiglottide.

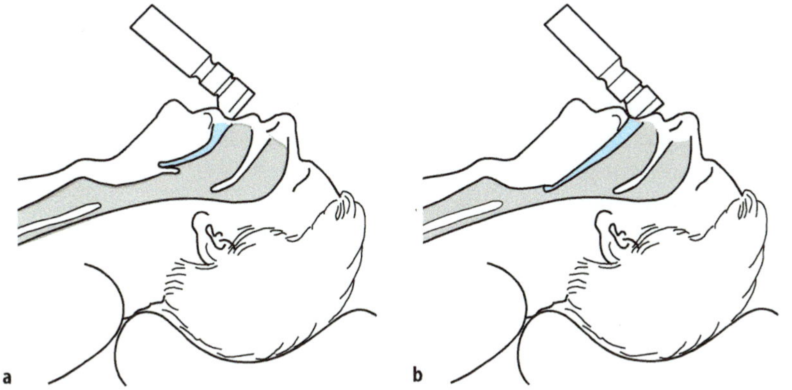


**Fig. 6.5 a,b.** Laringoscopia con diverse spatole. **a** Spatola curva, che viene posizionata prima dell'epiglottide. Grazie ad un movimento di trazione nella direzione della presa del laringoscopio, è concessa una visione diretta della glottide. **b** La spatola dritta carica anche l'epiglottide in modo che questa non sia più visibile

**Spatola Miller.** È la più usata delle spatole dritte e presenta, all'estremità distale, una piccola curvatura.

**Lunghezze delle spatole Miller:**

| | |
|---|---|
| Nr.0 | neonati: 7,5 cm; |
| Nr.1 | bambini in età prescolare: 10,2 cm; |
| Nr.2 | bambini in età scolare: 15,5 cm; |
| Nr.3 | adulti misura media: 19,5 cm; |
| Nr.4 | adulti misura grande: 20,5 cm. |

**Spatola Jackson-Wisconson.** A differenza della spatola Miller, anche l'estremità distale è dritta. Il canale guida per la lingua prosegue fino alla terminazione distale. L'intubazione con queste spatole è difficile, perché la bocca non può essere adeguatamente aperta.

**Lunghezze delle spatole Jackson-Wisconson**

| | |
|---|---|
| Nr.1 e 1 $^1/_2$: | Neonati 10,2-11,5 cm; |
| Nr.2: | bambini in età scolare: 13,5 cm; |
| Nr.3 | adulti, misura media: 16,2 cm; |
| Nr.4 | adulti, misura grande: 19,9 cm. |

Anche queste presentano diverse varietà: ad es. Foregger, Guedel, Snow, Bennett, Flag.

### Scelta della spatola

Avviene sulla base della propria esperienza.

**Vantaggi delle spatole curve:**

- Minore rischio di lesione dentale;
- Maggiore spazio nella cavità orale per il tubo;
- Nessuna lesione dell'epiglottide.

**Vantaggi delle spatole dritte:**

- Migliore visione dell'ingresso laringeo;
- Migliore controllo del tubo durante il posizionamento;
- Possibile posizionamento del tubo senza guida.

## 6.2.2 Tubi endotracheali

Sono a disposizione diverse misure e differenti materiali, con particolari cuffie.

**Caratteristiche generali.** La parte prossimale è provvista di adattatore, per consentire l'attacco al ventilatore od al pallone Ambu. All'estremità distale si trova la cuffia che consente l'adeguamento alla parete tracheale, per evitare le perdite d'aria. Il controllo avviene grazie ad un pallone di controllo che viene riempito d'aria, all'estremità prossimale (Fig. 6.6).

## Materiale del tubo

Cloruro di polivinile (PVC). Per le intubazioni di lunga durata, vengono, di preferenza, impiegati tubi di cloruro di polivinile (PVC). I tubi sono flessibili e tollerati dai tessuti. Si adattano bene alle curvature dell'apparato respiratorio superiore. Il catetere per aspirazione di secreti, si può introdurre facilmente, soprattutto dopo umidificazione con soluzione fisiologica. Il pericolo di piegamento è relativamente basso. Il calore deforma i tubi in PVC. La sterilizzazione gassosa con ossido di etilene deve essere evitata, poiché è possibile lo sviluppo di prodotti tossici.

**Materiale testato.** Alcuni tubi possono determinare reazioni tossiche nei tessuti, quindi devono essere usati solo tubi testati. Portano l'etichetta IT (test di impianto) o Z-79 ("Committee of the American National Standard Institute"). Ciò indica che sono stati testati e che non sono state evidenziate reazioni tossiche.

## Manicotto di blocco

La cuffia posta nella parte distale del tubo crea una chiusura tra questo e la parete tracheale. In tal modo, durante la ventilazione, non si ha perdita di aria. Inoltre, viene evitata l'aspirazione di succo gastrico, muco, sangue e corpi estranei.

Il sistema di blocco è costituito da:
- Manicotto (cuffia);
- Tubicino di collegamento;
- Palloncino di controllo.

Il tubicino permette il riempimento della cuffia con aria, fino a quando viene raggiunta l'aderenza con la parete tracheale. Il palloncino di controllo alla terminazione libera del tubicino, indica lo stato di riempimento del manicotto di blocco. Questo viene bloccato fino a quando non viene evidenziata l'assenza di fuoriuscita dell'aria.

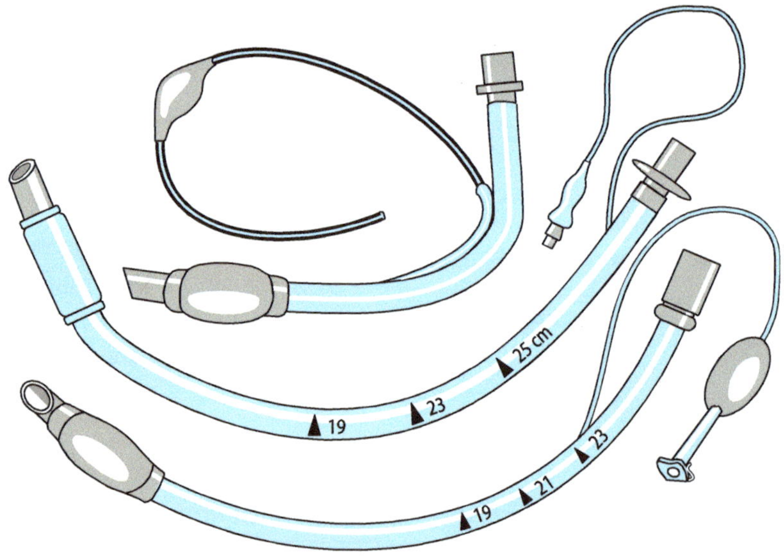


**Fig. 6.6.** Tubi endotracheali. *Dall'alto verso il basso*: tubo Oxford (per l'intubazione orale), tubo spirale Woodbridge (preferito per l'intubazione orale), tubo endotracheale Magill (per l'intubazione orale e nasale)

**Elevate pressioni della cuffia devono essere evitate perché ledono la mucosa tracheale.**

### Consiglio pratico

- Durante il blocco del tubo, ci si deve avvicinare con l'orecchio alla bocca del paziente e, durante la ventilazione, valutare la presenza di rumori respiratori. Il blocco deve essere continuato fino a quando questi rumori non sono più ascoltabili.

**Manicotti a bassa pressione.** Per la ventilazione prolungata, oggi vengono impiegati tubi con manicotti a bassa pressione. Questi sono riempiti con maggiori volumi. La pressione relativa sviluppata all'interno è bassa ("high volume low pressure cuff"). A differenza dei manicotti rigidi ad alta pressione, le cuffie a bassa pressione si distendono simmetricamente e si adeguano meglio alla forma della trachea. La pressione sviluppata sulla parete tracheale è minore ed il pericolo di una lesione ischemica da pressione viene limitato, anche se non del tutto evitato.

Nei pazienti intubati, la pressione della cuffia dovrebbe essere controllata con un manometro. Nel caso di volume del manicotto sufficientemente alto, la pressione rappresenta quella esercitata sulla parete tracheale. Si deve osservare che, nelle ventilazioni a lungo termine, la pressione della cuffia per riscaldamento dei gas respiratori può aumentare e deve essere, di conseguenza, ridotta.

**Nella ventilazione a lungo termine, la pressione della cuffia deve essere compresa tra 15-25 mbar e deve, inoltre, essere continuamente controllata con un manometro.**

Nella "controlled pressure cuff", il manicotto è collegato ad un pallone di riserva, attraverso una valvola di equilibrio di pressione. Questa permette di mantenere in maniera automatica una determinata pressione nel manicotto.

### Misure del tubo

Vengono generalmente riportate in mm, indicando il diametro interno (ID) ma, occasionalmente, anche in French (Fr.) o in Charriere (Charr).

**Significato del diametro interno.** Esprime la resistenza nella respirazione spontanea, come anche nella ventilazione meccanica. Il diametro esterno dipende dallo spessore della parete del tubo. Ha importanza pratica perché determina il passaggio del tubo attraverso le vie aeree superiori. Si deve osservare quanto segue:

Per mantenere le resistenze nelle vie aeree quanto più basse possibile, deve essere scelta la misura del tubo che si lascia facilmente introdurre nella trachea attraverso le vie aeree superiori.

Nell'intubazione orale negli adulti, la scelta viene eseguita in base allo spazio compreso tra le corde vocali, nell'età pediatrica, secondo il diametro della cartilagine cricoidea. Nell'intubazione nasale, la decisione avviene in base al diametro delle narici.

Tubi di diametro eccessivo ledono laringe e trachea, tubi troppo piccoli incrementano le resistenze nelle vie aeree.

**La scelta della misura del tubo avviene in base all'età ed al sesso.**

**Lunghezza del tubo.** Deve essere di lunghezza sufficiente affinchè il manicotto si trovi in posizione tracheale media e la parte prossimale sia sufficientemente esposta dalla rima orale o nasale, per consentire il collegamento al ventilatore o ad un vaporizzatore. I tubi di uso comune sono di lunghezza compresa tra 10-35 cm, sebbene questa dipenda dal diametro interno. I tubi nasali sono sempre più lunghi di quelli orali.

Nell'intubazione, non è semplice definire quanto profondamente debba essere introdotto il tubo, dopo il passaggio attraverso la glottide. Spesso esiste il pericolo dell'intubazione di un bronco principale. Per un migliore orientamento, il tubo è marcato in cm indicando la distanza dalla parte distale.

In tabella 6.1 sono rappresentate misure dei tubi per adulti e bambini e le distanze da labbra/arcata dentale, fino alla trachea.

**Tab. 6.1.** Misure del tubo e distanza tra labbra e trachea media

| Misura del tubo | Distanza labbra-trachea media (in cm)* |
|---|---|
| 2,5 | 10 |
| 3 | 11 |
| 3,5 | 11 |
| 4 | 12 |
| 3,5-4,5 | |
| 4-5 | 13 |
| 4,5-5,5 | |
| 5-6 | 14 |
| 5,5-6,5 | |
| 6-6,5 | 15-16 |
| 6,5 | 16-17 |
| 6,5-7 | 17-18 |
| 7,5 | 18-20 |
| 8 | 20-24 |
| 7-8 | 21-23 |
| 8-9 | 21-25 |

* + 3 cm nell'intubazione nasale

6

### Consiglio pratico

- La cuffia del tubo deve trovarsi a livello tracheale medio. Negli adulti la distanza da labbra/arcata dentale fino alla trachea media è di ca. 22 cm.

**Resistenza offerta dal tubo.** Nei pazienti intubati, il tubo appartiene funzionalmente alle vie aeree. Nella respirazione spontanea e nella ventilazione, causa una maggiore resistenza al flusso d'aria. Questa viene determinata dal diametro interno del tubo, mentre la sua lunghezza non ha un ruolo importante (Fig. 6.7). Adattatori e connettori, a seconda della costruzione e del diametro, incrementano la resistenza, sebbene il materiale plastico abbia effetto favorevole. Il diametro degli adattatori standard è di circa 14 mm.

Per mantenere la resistenza quanto più bassa possibile si deve:

- Scegliere un tubo di diametro quanto maggiore possibile, che senza resistenza possa essere introdotto in trachea;
- Evitare le piegature del tubo, poichè incrementano notevolmente le resistenze;
- Preferire adattatori e connettori dritti o poco curvi di materiale plastico, evitando quelli in metallo.

**Spazio morto determinato dal tubo.** Tubo, adattatori e connettori appartengono allo spazio morto funzionale delle vie aeree. L'intubazione endotracheale riduce lo spazio morto; nei bambini, però, questo può essere incrementato da lunghezza del tubo, dimensioni dell'adattatore, connettori e filtro respiratorio.

## Tipi di tubo

Si distinguono in base alla costruzione e, in parte, al materiale. Per le intubazioni a lungo termine, vengono impiegati soprattutto tubi tipo Magill, per quelle a breve tempo anche i tubi tipo Oxford. Esistono, inoltre, altri tipi di tubi, come ad es. quelli adatti all'intubazione endobronchiale.

**Tubo Magill.** Il tubo (Fig. 6.6) è di PVC a parete sottile, leggermente curvato, con o senza manicotto di blocco. A seconda della lunghezza può essere introdotto per via nasale od orale. L'estremità dei tubi orali presenta un taglio a 45° rivolto lateralmente; i tubi nasali possono anche avere una terminazione con forma a becco di flauto.

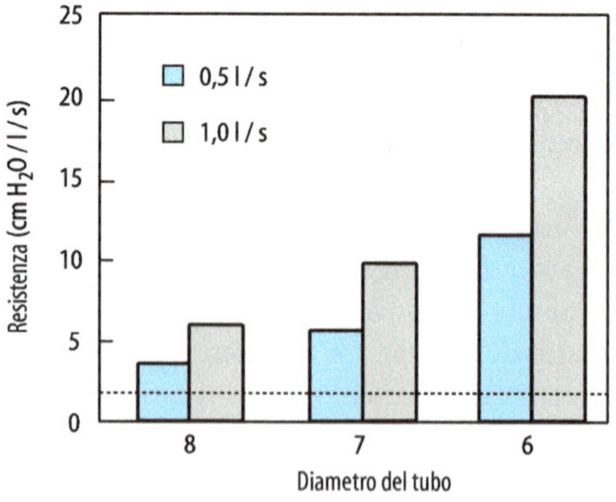


**Fig. 6.7.** Resistenza offerta dal tubo in dipendenza dal diametro, in relazione ad un flusso di gas di 0,5 ed 1 l/s. La normale resistenza, inferiore a 2 cm di H2O/l/s, viene indicata dalla linea tratteggiata

**Tubo Oxford.** Questo tipo di tubo (Fig. 6.6) di PVC o gomma, viene impiegato soprattutto per l'intubazione orale di breve durata. Presenta una curvatura ad angolo retto e non si piega (da qui la definizione "not kinking"). Essendo relativamente corto, non può essere introdotto più profondamente. Per questo si scongiura, tranne che nei pazienti con ridotta lunghezza del collo, il pericolo dell'intubazione unilaterale. Per facilitare l'intubazione, viene spesso inserita una guida.

### Consiglio pratico

- Il tubo tipo Oxford è di più semplice introduzione nelle intubazioni difficili, soprattutto perché è possibile far fuoriuscire la guida dall'estremità distale, posizionarla in trachea e, quindi, far scorrere il tubo lungo la guida.

Insieme a questi vantaggi, il tubo Oxford presenta degli svantaggi:

- Adatto solo alla intubazione orale;
- La breve lunghezza può, delle volte, far sì che il manicotto di blocco riesca a raggiungere solo la laringe.

**Tubo Kuhn.** È curvato a forma di S e viene impiegato per l'intubazione orale. La curvatura si adegua alla forma anatomica della gola e rende possibile un sicuro posizionamento.

**Tubo Woodbridge.** È di lattice o silicone e presenta, all'interno, una spirale di metallo (Fig. 6.6), che evita con sicurezza compressione e piegamento. Viene impiegato per interventi di neurochirurgia quando è necessario che il paziente assuma posizioni non convenzionali, condizioni nelle quali il pericolo di piegamento è particolarmente alto.

Per l'elevata flessibilità, deve essere impiegato solo con una guida. Delle volte, gli strati del tubo di lattice si separano gli uni dagli altri, potendo determinare ostruzione. Il frequente passaggio in autoclave può determinare rammollimento della spirale, al punto da determinarne il collasso in corrispondenza della cuffia per la pressione del manicotto e causare, così, un'ostruzione del lume del tubo. Ernie del tubo tipo Woodbridge sono possibili in caso di tubi usati più volte.

**! Rischi del riutilizzo dei tubi di lattice con spirale: ernie del tubo e collasso degli strati di lattice.**

### Consiglio pratico

- I tubi con spirale, a causa della loro particolare durezza, devono essere impiegati solo eccezionalmente per l'intubazione nasale.

**Tubi a doppio lume.** Permettono l'intubazione separata del bronco principale destro o sinistro ed una ventilazione separata dei polmoni. Mostrano un manicotto di blocco prossimale per la trachea ed uno distale per il bronco principale. Vengono spesso impiegati i tubi Robertshaw. I lumi sono a forma di S e sono posti l'uno accanto all'altro.

Sono predisposti per eseguire un'intubazione unilaterale destra o sinistra. La cuffia distale del tubo adatto alla ventilazione del solo polmone destro, presenta una fessura che ventila il lobo superiore destro. Nella ventilazione selettiva del polmone destro, esiste il pericolo che il lobo superiore destro non venga ventilato: per questo viene spesso impiegato il tubo laterale sinistro per l'isolamento del polmone sinistro e destro.

### Consiglio pratico

- Il posizionamento di un tubo a doppio lume deve essere controllato con la broncoscopia a fibre ottiche.

## Guide

Vengono impiegate per facilitare l'intubazione. Sono di gomma o di metallo plastificato. La parte distale è flessibile, per evitare lesioni della laringe e della trachea. Per i tubi di diametro inferiore, vengono impiegate anche guide di metallo. Al fine di evitare il pericolo di lesioni, l'estremità distale non deve fuoriuscire dalla parte distale del tubo. Le guide di metallo possono essere fissate al capo prossimale del tubo con un sistema a vite.

### Pinze da intubazione

L'intubazione nasale si serve spesso dell'impiego di pinze da intubazione (Fig. 6.8). Con questi strumenti, il tubo viene immesso dall'ipofaringe, sotto controllo laringoscopico, nella laringe e quindi manualmente o con l'ulteriore impiego di pinze, spinto ulteriormente in trachea. La pinza più comunemente impiegata è la Magill. Per la loro forma, le pinze devono essere prese con la mano destra, al fine di evitare la riduzione del campo visivo.



### Strumenti di aspirazione

Sono necessari, con cateteri di varie dimensioni, ad aspirare muco, sangue, materiale rigurgitato o corpi estranei.

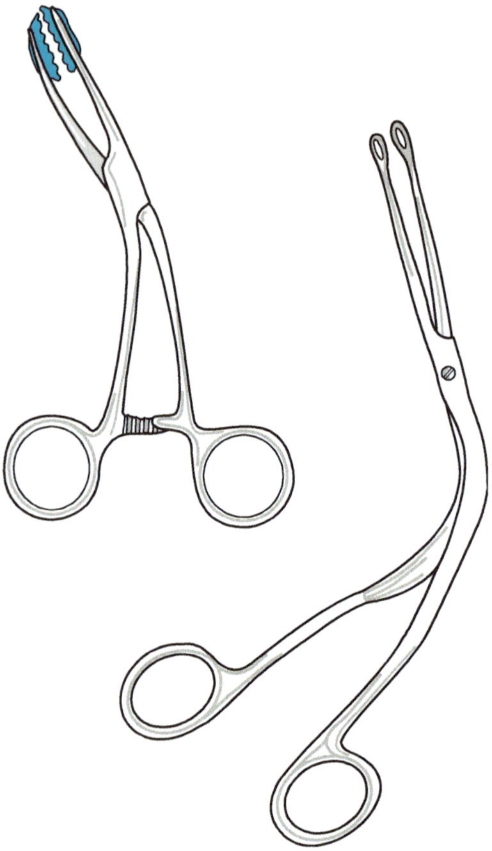

**Fig. 6.8 a,b.** Pinze da intubazione; **a** *sinistra* pinza a lingua, **b** *destra* pinza Magill

#### Consiglio pratico

- Prima di procedere con l'intubazione, si deve poter disporre di uno strumento di aspirazione con catetere.

## 6.3 Pratica dell'intubazione endotracheale

Prima di ogni intubazione – sia se elettiva, che in caso di urgenza od emergenza – ci si deve accertare della disponibilità dell'attrezzatura necessaria, valutare la via da utilizzare e le diverse metodiche:

- È a disposizione l'attrezzatura necessaria?
- Ci si devono aspettare difficoltà durante l'intubazione?
- Si deve procedere in anestesia totale od in stato di veglia e respiro spontaneo?
- L'intubazione deve essere eseguita per via nasale od orale?
- Si deve procedere con l'impiego del laringoscopio oppure alla cieca?

#### Attrezzatura e preparazione per l'intubazione endotracheale

- Fonte di ossigeno;
- Maschera facciale;
- Pallone Ambu;
- Sistemi di aspirazione e cateteri di diverso calibro;
- Tubi oro- e nasofaringei;
- Prese laringoscopiche, spatole dritte o curve di diversa lunghezza;
- Tubi endotracheali di diversa misura;
- Guide Bougie elastiche;
- Pinza Magill;
- Siringhe per bloccare la cuffia;
- Cuscino da intubazione;
- Nastri per fissare il tubo;
- Anestetico locale spray;
- Vasocostrittori per ridurre l'edema della mucosa;

▼

- Accesso venoso;
- Succinilcolina;
- Rilassanti muscolari non depolarizzanti;
- Sedativi, oppioidi, anestetici endovenosi;
- Farmaci per rianimazione;
- Fonendoscopio;
- Elettrocardiogramma;
- Misuratori della pressione arteriosa automatici;
- Ossimetro periferico;
- Capnometro.

### 6.3.1 Valutazione delle vie aeree superiori

Prima di ogni intubazione, devono essere valutati i rapporti anatomici di testa, gola e vie aeree superiori, anche se è a disposizione poco tempo. Da questa valutazione iniziale dipende la scelta della via da impiegare, gli strumenti necessari ed eventuali provvedimenti di sicurezza da adottare. Se è possibile la raccolta dell'anamnesi, si devono porre delle domande circa alterazioni o patologie delle vie aeree che possono rendere difficile l'intubazione.

#### Anamnesi

L'anamnesi è importante perché possono essere valutati diversi aspetti:
- Precedenti interventi a naso, bocca, laringe e trachea;
- Cicatrici, fibrosi in corrispondenza delle vie aeree;
- Alterazioni delle funzioni delle corde vocali;
- "Difficoltà" con la respirazione nasale;
- Instabilità della colonna cervicale;
- Tumori od ascessi in corrispondenza delle vie aeree;
- Lesioni acute.

**Consiglio pratico**
- Se sussistono patologie che possono potenzialmente rendere difficile l'intubazione, si deve procedere esclusivamente con il set da tracheotomia.

#### Visita clinica

Può evitare inaspettate sorprese che possono rendere difficile l'intubazione. In tal senso ci si deve domandare:
- Sono presenti anomalie del viso?
- Sono presenti malformazioni in corrispondenza di testa o gola?
- Le vie nasali sono libere? (ispezione del naso, osservare il paziente durante la respirazione)
- L'articolazione mandibolare è libera di muoversi? L'apertura della bocca è di almeno 4 cm?
- Quali dimensioni ha la lingua? La lingua è facile da ispezionare?
- Si rendono visibili base della lingua, ugola e palato molle?
- Quale è lo stato dentale? Il paziente è portatore di protesi?
- La gola è mobile nei limiti fisiologici (valutare piegamento, estensione, rotazione)?
- Come decorre la trachea (ispezione, eventualmente radiografia)?
- Il tono della voce è normale?

**Mobilità dell'articolazione atlanto-occipitale.** Può essere valutata quando non esistono lesioni della colonna cervicale. Nei pazienti con lesioni instabili in corrispondenza di C1-C2, estensione o piegamento della testa possono causare gravi danni neurologici. La valutazione del movimento deve essere eseguita da seduti, la testa deve mantenersi in posizione eretta e quindi essere estesa e piegata, in alternanza.

#### Quando si deve pensare alla possibilità di una intubazione difficile?

Le difficoltà di intubazione appartengono alle cause più comuni di grave complicazione respiratoria fino all'ipossia ed all'arresto cardiocircolatorio o, addirittura. alla morte. Queste complicazioni sono quasi sempre evitabili quando il medico valuta criticamente le condizioni che possono rendere più difficile l'intubazione e, in caso che queste si presentino, sappia reagire con prontezza.

**Condizioni in presenza delle quali si deve valutare la possibilità di una difficoltà durante l'intubazione**

- Collo corto e robusto con dentatura completa;
- Sporgenza degli incisivi con mandibola superiore prominente;
- Limitazione della mobilità dell'articolazione mandibolare;
- Palato lungo ed alto, con cavità orale lunga e stretta;
- Importante distanza tra punta del mento ed arcata dentale;
- Distanza tra cartilagine tiroidea e punta del mento inferiore a tre dita trasversali;
- Lingua di dimensioni cospicue;
- Limitazione della motilità atlanto-occipitale;
- Malformazioni congenite in corrispondenza delle regioni interessate dall'intubazione;
- Lesioni e tumori in corrispondenza di gola o delle vie aeree;
- Precedente dissezione del collo o resezione parziale della mandibola.

6

**Classificazione di Mallampati.** Per la valutazione delle vie aeree secondo Mallampati, il paziente deve essere seduto e deve mantenere la posizione eretta. La testa si trova in posizione neutrale, la bocca viene aperta quanto più possibile e la lingua esposta al massimo. A seconda dell'esito dell'ispezione, le vie aeree vengono classificate in (Fig. 6.9 a,b):

| | |
|---|---|
| Mallampati I: | palato molle, fauci, ugola, letto tonsillare anteriore e posteriore, completamente visibili; |
| Mallampati II: | palato molle, fauci, ugola visibili; |
| Malalmpati III: | palato molle, fauci e base dell'ugola visibili; |
| Malalmpati IV: | solo palato molle visibile. |

Nella Mallampati I, l'intero ingresso della laringe è visibile con il posizionamento del laringoscopio. Nelle Mallampati II e III, si possono trovare tutti i tipi di visioni laringoscopiche (la valutazione per questi gruppi è poco affidabile). Nella Mallampati IV, l'ingresso laringeo si presenta solo in maniera limitata o per nulla e le corde vocali non sono praticamente visibili.

**! Nei pazienti in terapia intensiva la classificazione di Mallampati non è per la maggior parte indicata a prevedere, con adeguata sicurezza, le eventuali difficoltà dell'intubazione.**

**Mobilità dell'articolazione atlanto-occipitale.** Attraverso flessione ed estensione della testa,

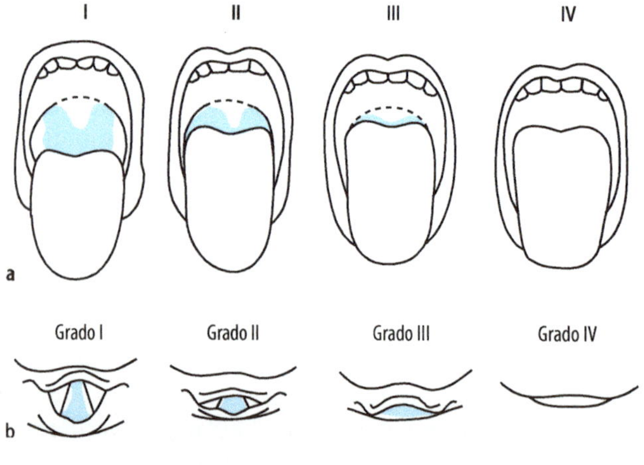


**Fig. 6.9 a,b.** Valutazione di una possibile intubazione difficile. **a** Classificazione di Mallampati delle vie aeree: I visibili palato molle, fauci, ugola, letto tonsillare anteriore e posteriore. II visibili palato molle, fauci e ugola. III visibili palato molle e base dell'ugola. IV visibile solo palato molle. Nella III e IV si deve pensare alla possibilità di una intubazione difficile. **b** vista laringoscopia dell'ingresso laringeo (suddivisione secondo Cormack). I gradi I-IV mostrano una progressiva riduzione del numero delle strutture visibili. I: glottide, corde vocali e strutture circostanti; IV: solo l'epiglottide

può essere verificata la mobilità della colonna cervicale, solo però nel caso che non coesistano lesioni di questa regione. Il "range" normale di flesso-estensione è di 160°-90°. Nel caso di mobilità inferiore a 90°, possono presentarsi difficoltà nell'intubazione.

**Procedura pratica nel paziente con trauma multiplo**

- In ogni caso di trauma multiplo, nel quale si deve procedere con l'intubazione, deve essere tenuta in considerazione la possibilità di coesistenza di un trauma della colonna cervicale;
- Se non vi sono lesioni facciali mediali e nessuna fuoriuscita nasale di liquor, può essere effettuata l'intubazione nasale;
- Nella grave ipossiemia od in caso di apnea, si deve invece preferire l'intubazione orale. La testa deve essere mantenuta ferma in posizione neutrale dall'assistente. In alternativa, per l'immobilizzazione, può essere impiegato un collare.

**Distanza tra cartilagine tiroidea e mandibola.** Se la distanza tra mento e cartilagine tiroidea è inferiore a tre dita trasversali, la laringe è posta anteriormente, prima cioè dell'asse di vista diretto durante l'intubazione: lingua ed epiglottide ostacolano la vista delle corde vocali.

**Pazienti in gravidanza.** Le difficoltà nelle intubazioni sono più frequenti che nelle pazienti non gravide. Inoltre il rischio di aspirazione è maggiore. Fattori favorenti le difficoltà dell'intubazione sono:

- Alto grado di classificazione di Mallampati;
- Collo corto;
- Mento sfuggente;
- Sporgenza incisivi.

L'edema del viso ed il rigonfiamento della lingua non hanno un ruolo importante per l'intubazione. Si deve inoltre considerare che nelle donne gravide, la capacità funzionale residua è ridotta. Per questo, la pressione parziale di ossigeno durante l'arresto respiratorio per l'intubazione si abbassa rapidamente ed il tempo a disposizione è relativamente minore. Lo stesso vale per i pazienti con adiposità estrema.

## 6.3.2 Farmaci per l'intubazione endotracheale

L'intubazione può essere eseguita a paziente sveglio od in anestesia totale. Quale dei due procedimenti sia da preferire dipende dalle condizioni associate. Per questo si deve effettuare una valutazione individuale. In ogni caso, l'intubazione endotracheale senza sostegno con farmaci, non è eseguibile e risulta non confortevole per il paziente. I farmaci impiegati devono facilitare l'intubazione ed evitare al paziente una esperienza spiacevole. Vengono impiegate le seguenti sostanze:

- Anestetici locali;
- Ipnotici-sedativi, oppioidi;
- Anestetici endovenosi;
- Miorilassanti.

### Anestetici locali

L'intubazione in stato di veglia deve essere eseguita dopo anestesia locale di naso, cavità orale, faringe, laringe, corde vocali e trachea. Vengono praticate le seguenti metodiche:

- Anestesia superficiale;
- Blocco del nervo laringeo superiore;
- Iniezione trans-tracheale dell'anestetico locale.

**Anestesia superficiale.** L'anestesia locale di naso, cavità orale, faringe e corde vocali viene effettuata per la maggior parte con una soluzione al 4% di lidocaina. Per il naso vengono inoltre impiegati vasocostrittori, per rendere possibile l'introduzione del tubo e ridurre il pericolo di emorragia. Se si vogliono instillare le corde vocali e la trachea, ci si deve aiutare con il laringoscopio.

**Blocco del nervo laringeo superiore.** Vengono iniettati 2-3 ml di lidocaina 1% immediatamente sotto le corna dello ioide, per indurre l'anestesia del vestibolo e del ventricolo laringeo e delle corde vocali.

**Anestesia trans-tracheale.** Vengono iniettati 2-3 ml di lidocaina 1-4%, attraverso il legamento cricotiroideo, nel lume della laringe inferiore e della trachea a fine espirazione. In tal modo, l'anestetico locale, con l'inizio della successiva inspirazione e del colpo di tosse, può distribuirsi alla trachea. Si determina una anestesia della laringe al di sotto delle corde vocali e della trachea.



**Rischio di aspirazione dovuto all'anestetico locale.** L'anestesia della laringe e delle corde vocali compromette il riflesso della tosse ed incrementa il rischio, nei pazienti svegli e non digiuni, di aspirazione. Dall'altro lato, l'effetto desiderato è una inibizione delle reazioni cardiovascolari allo stimolo dell'intubazione. I vantaggi e gli svantaggi dell'anestesia locale devono essere valutati individualmente.

## Sedativi-ipnotici, oppioidi ed anestetici endovenosi

Vengono impiegati quando l'intubazione viene eseguita a paziente sveglio e con anestesia locale. Devono essere somministrati con cautela, dato che possono determinare depressione respiratoria ed ostruzione delle vie aeree. Per questo, chi la esegue, deve essere perfettamente a conoscenza di come si effettua un sostegno del respiro con pallone Ambu. La somministrazione di anestetici per via endovenosa deve essere eseguita preferibilmente dall'anestesista.

**Midazolam.** Questa benzodiazepina a durata medio-lunga, viene spesso impiegata per la sedazione ai fini dell'intubazione endotracheale. Gli effetti collaterali sono minimi: occasionalmente si determina una riduzione della pressione arteriosa, soprattutto se in combinazione con oppiacei. Da osservare sono i possibili effetti collaterali respiratori: ostruzione delle vie aeree, depressione della funzione respiratoria fino all'apnea transitoria.

**Dosaggio**

Midazolam: 1-2 mg in bolo, a seconda del bisogno.

**Oppioidi.** Sebbene siano primariamente degli analgesici, remifentanil, alfentanil e fentanil vengono impiegati come sedativi per l'intubazione endotracheale. Il più importante effetto collaterale è la depressione respiratoria. Nella somministrazione di dosi elevate, si deve valutare la possibile alterazione prolungata dello stato di coscienza. Nei pazienti ipovolemici, è possibile anche l'aggravamento dell'ipotensione.

**Barbiturici.** I barbiturici a breve durata, come trapanale e metoexital, sono sostanze che inducono rapidamente l'anestesia, in virtù della loro rapida distribuzione. Inducono una depressione respiratoria con apnea transitoria. In condizioni di ipovolemia, è possibile una riduzione della pressione arteriosa.

**Dosaggio**

Trapanale 2-4 mg/kg di peso corporeo. Metoexital 1-2 mg/kg di peso corporeo. Nei pazienti con rischio cardiovascolare, la dose deve essere ridotta. In caso di abuso di alcol od uso cronico di tranquillanti, deve invece essere aumentato.

**Propofol.** Anestetico di breve durata, può essere somministrato in bolo o ad infusione continua. Gli importanti effetti collaterali sono: depressione respiratoria con apnea transitoria, ipotensione per vasodilatazione ed alterazione della contrazione del miocardio. Per questo si deve prestare cautela nei pazienti con ipovolemia!

**Dosaggio**

Propofol: 1-2 mg/kg di peso corporeo, a seconda dell'effetto.

**Etomidate.** È particolarmente adatto ai pazienti con rischio cardiovascolare, perché in tal senso, i suoi effetti collaterali sono minimi. Dopo la somministrazione si determina una temporanea depressione del respiro, in alcuni pazienti anche l'apnea. Inibisce la sintesi di cortisolo, per questo non deve essere somministrato per infusione continua.

> **Dosaggio**
> Etomidate: 0,2 (0,3) mg/kg di peso corporeo.

**Ketamina.** Determina un'anestesia dissociativa. La perdita di coscienza si verifica subito dopo la somministrazione e persiste per 10-15 minuti. Induce il rilascio di catecolamine e stimola, per effetto centrale, il sistema cardiovascolare. Per il suo ruolo nel rilascio di adrenalina, è particolarmente indicata nell'intubazione di pazienti con iper-reattività delle vie aeree. Nella patologia cardiaca coronarica, si deve prestare particolare attenzione, poiché il farmaco determina ipertensione e tachicardia. In fase di risveglio possono insorgere allucinazioni.

> **Dosaggio in endovena**
> Ketamina ca. 2 mg/kg di peso corporeo; S Ketamin 0,5-1 mg/kg.

### Miorilassanti

Determinano una completa paralisi della muscolatura, con mantenimento dello stato di coscienza. Per questo devono essere impiegati da medici che conoscono perfettamente le tecniche dell'intubazione e, in caso di mancata riuscita, che siano in grado di effettuare una respirazione con maschera e pallone, fino a quando termini l'effetto. Il paziente deve essere sedato od anestetizzato.

> **! I rilassanti muscolari devono essere impiegati nei pazienti in terapia intensiva ai fini dell'intubazione con molta attenzione.**

Se si rende necessario il loro impiego, l'intubazione deve essere eseguita dall'anestesista.

**Succinilcolina.** È il rilassante muscolare depolarizzante che, per il suo effetto rapido e la breve durata d'azione, viene più spesso impiegato ai fini dell'intubazione endotracheale.

> **Dosaggio**
> Succinilcolina: 0,5-1 mg/kg di peso corporeo.

Determina liberazione di potassio, che può indurre arresto cardiaco. A rischio sono i pazienti con ustioni, lungo periodo di immobilizzazione e determinate patologie muscolari. Le più importanti controindicazioni sono:
- Iperkaliemia;
- Trauma multiplo;
- Lunghi periodi di immobilizzazione;
- Ustioni;
- Miotonie e distrofie muscolari;
- Anamnesi positiva per ipertermia maligna.

**Rilassanti muscolari non depolarizzanti.** Per il tempo di insorgenza dell'effetto e la durata d'azione relativamente lunghi, devono essere evitati ed eventualmente impiegati solo da anestesisti. Sebbene l'effetto del rocuronio inizi abbastanza velocemente, rispetto agli altri rilassanti non depolarizzanti, la sua azione non è sempre prevedibile. La durata d'azione è paragonabile a quella di vecuronio e atracurio, quindi mediolunga.

## 6.3.3 Intubazione in condizione di veglia od in anestesia totale?

Entrambi i procedimenti hanno vantaggi e svantaggi.

### Intubazione in anestesia totale

È senza dubbio più confortevole per il paziente rispetto all'intubazione in condizioni di veglia. Vengono inoltre inibite le reazioni indesiderate e, delle volte, anche pericolose, allo stimolo dell'intubazione quali: ipertensione, tachicardia ed aritmie.

I rischi più importanti, quando fallisce l'intubazione, sono l'aspirazione polmonare, l'asfissia in caso di impiego di rilassanti muscolari e non è possibile la ventilazione con maschera e pallone Ambu.

> **! L'intubazione del paziente in anestesia totale e con rilassamento muscolare dovrebbe essere eseguita solo dall'anestesista.**

### Consiglio pratico

- Prima dell'intubazione, il paziente deve essere ossigenato per 3-5 minuti con un elevato flusso di ossigeno, attraverso una maschera ben aderente al viso;
- Nei pazienti con patologie gravi, le dosi di sedativi e/o anestetici endovenosi, devono essere ridotte.

### Intubazione in stato di veglia

Molti medici eseguono l'intubazione senza anestesia, per mantenere il controllo delle vie aeree da parte del paziente. Spesso questo è possibile nei pazienti con riduzione dello stato di coscienza.

Nei pazienti non digiuni, si dovrebbe procedere senza anestesia o sedazione. I vantaggi più importanti sono:

- Mantenimento del respiro spontaneo;
- Nessun o minimo rischio di aspirazione;
- Migliore visibilità della laringe per l'assenza del rilassamento muscolare.

Necessita però di tempi maggiori e non è confortevole per il paziente. Si devono per questo impiegare anestetici locali (vedi sopra), farmaci ad azione inibitoria sulla secrezione e, se necessario, sedativi.

### Consiglio pratico

- L'intubazione in anestesia locale della regione al di sopra della glottide è più sicura di quella con sedazione, ma senza anestesia locale.

L'anestesia della regione al di sotto della glottide, incrementa il rischio di aspirazione. Se vengono impiegati sedativi, questi devono essere dosati individualmente a seconda dell'effetto.

Una sedazione profonda, per l'elevato rischio di aspirazione, deve essere evitata.

## 6.3.4 Intubazione orale

È la metodica di scelta nelle condizioni di urgenza e nei casi controindicati per la via nasale. Inoltre viene spesso eseguita quando si prevede una durata dell'intubazione limitata ad alcuni giorni.

### Vantaggi

- Possibile impiego di tubi di maggiore diametro e minore lunghezza;
- Veloce e semplice da eseguire;
- Nessuna lesione da compressione ed emorragia delle cavità nasali;
- Riduzione dell'incidenza di infiammazione dei seni paranasali.

Può essere eseguita a paziente sveglio od in anestesia totale, con l'impiego del laringoscopio alla cieca, nelle intubazioni difficili, o con l'aiuto della broncoscopia a fibre ottiche.

### Posizione della testa

La giusta posizione della testa facilita il procedimento: la testa deve trovarsi sollevata su un cuscino a 8-10 cm (Fig. 6.10 a-c). Si determina così la flessione della gola e l'estensione dell'articolazione atlanto-occipitale. Ciò porta la trachea alla stessa altezza della faringe, mentre l'estensione dell'articolazione riduce l'angolo tra trachea/faringe e cavità orale. Si crea, così, una linea quasi dritta tra cavità orale, laringe e trachea.

> **Questa posizione crea una favorevole estensione ed una massima apertura delle vie aeree.**

### Procedimento

Prima di tutto si deve procedere all'adeguata preparazione degli strumenti necessari, se ne deve valutare la funzionalità, soprattutto per quel che riguarda la cuffia del tubo (nessuna perdita) ed il laringoscopio (sufficiente luminosità).

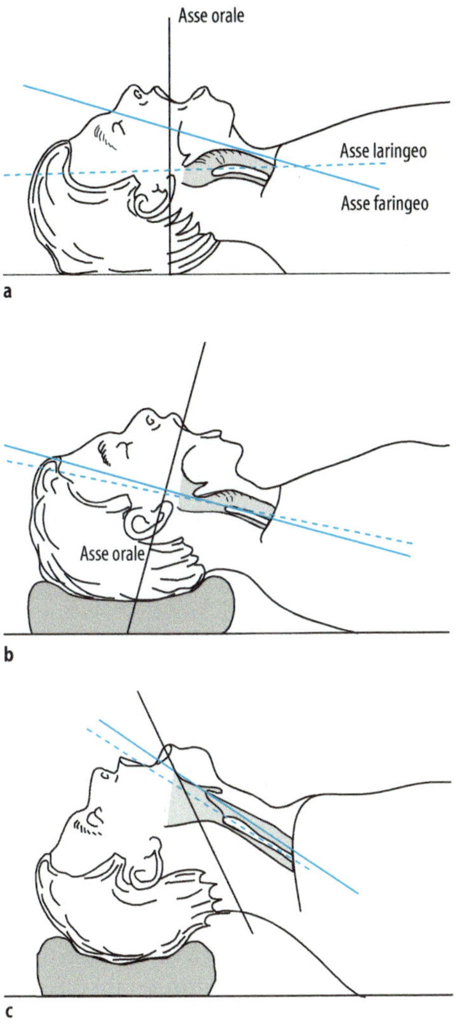


**Fig. 6.10 a-c.** Andamento dell'asse di intubazione in diverse posizioni. **a** Andamento dell'asse sfavorevole, nella normale posizione della testa. **b** Con il sollevamento della testa con un cuscino a ca. 10 cm, a spalle poggianti sul lettino, si avvicinano gli assi laringeo e faringeo. **c** Posizione pronta per l'intubazione: il sollevamento della testa associato ad estensione dell'articolazione atlantooccipitale, determina la formazione di un unico asse che decorre dagli incisivi fino all'epiglottide

- Bloccare il manicotto e verificare che non ci siano perdite. Il palloncino di controllo deve essere sicuro e mantenere il volume di riempimento. Controllare il passaggio attraverso il tubo con una guida;
- Verificare la fonte luminosa del laringoscopio;
- Impiegare guanti monouso. Valutare lo stato dentale del paziente e l'eventuale presenza di protesi (quelle mobili devono essere rimosse). Aprire quanto più possibile la cavità orale;
- Posizionare la testa adeguatamente (con cuscino a circa 8-10 cm d'altezza);
- Nell'intubazione in condizioni di veglia, eseguire l'anestesia locale ed eventualmente sedare il paziente;
- Pre-ossigenare per 3-5 minuti, con elevato flusso di ossigeno, attraverso una maschera ben aderente al viso;
- Nell'intubazione in anestesia totale: somministrare l'ipnotico endovena ed, eventualmente, il rilassante muscolare;
- Lasciare aprire la bocca o, in anestesia totale con l'aiuto del laringoscopio, creare una buona apertura della cavità orale (Fig. 6.11), facendo attenzione a non esercitare pressione sui denti. Incoraggiare e tranquillizzare il paziente sveglio;
- Prendere il laringoscopio con la mano sinistra e posizionarlo profondamente nella cavità orale, spostando contemporaneamente la lingua verso sinistra. In ogni caso, non incastrare il labbro inferiore tra denti e laringoscopio;
- Quindi, spingere con delicatezza il laringoscopio con la mano sinistra verso la cavità faringea. Nel paziente in anestesia totale, con il dito indice della mano destra portare la mascella verso l'alto spingendo sul palato, con il dito medio destro spostare il mento verso il basso;
- Se si impiega una spatola curva, questa viene posta tra la base della lingua e l'epiglottide. Se non è visibile, vuol dire che la spatola è troppo in profondità e ha caricato anche l'epiglottide o non è stata adeguatamente posizionata. Quindi, tirare il laringoscopio in direzione della presa. Questa manovra sposta anche l'epiglottide e offre una vista della glottide;

Se invece vengono utilizzate spatole dritte, queste caricano anche l'epiglottide sulla parte anteriore della spatola che, quindi, non deve essere posizionata prima dell'epiglottide stessa;

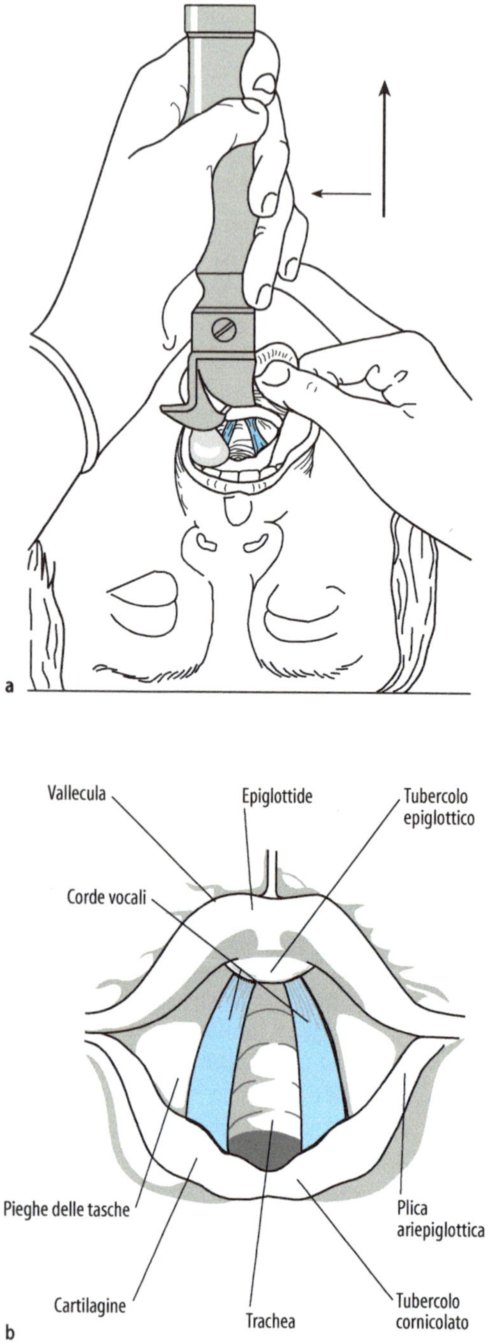


**Fig. 6.11 a,b.** Intubazione endotracheale. **a** Dopo l'apertura della cavità orale con la mano destra, introduzione del laringoscopio con la mano sinistra e spostamento della lingua verso sinistra. La spatola curva viene inserita prima dell'epiglottide, questa viene poi sollevata per trazione del laringoscopio in direzione della presa, in modo da offrire un campo visivo libero delle corde vocali. **b** Vista laringoscopica della laringe

**! Il sollevamento del laringoscopio è da evitare, perché può comportare rottura degli incisivi superiori.**

- Prendere, quindi, il tubo con la mano destra ed introdurlo dall'angolo destro della bocca, senza utilizzare la spatola come guida di percorso perché ostacola la vista. Far scivolare il tubo tra le corde vocali fino a quando la cuffia non si trova nella parte superiore della trachea o l'estremità distale del tubo nel suo tratto medio. Il tubo è posizionato con sicurezza in trachea quando le cartilagini aritenoidee sono visibili al di sotto. Se il tubo viene inserito troppo profondamente, si trova nella maggior parte dei casi nel bronco principale destro ("intubazione unilaterale").

## Consiglio pratico

- L'estremità distale del tubo si deve trovare a 2-4 cm al di sopra della carena, la cuffia in trachea media.

Un posizionamento troppo o non adeguatamente profondo del tubo deve essere evitato. La posizione della cuffia nella regione al di sotto della glottide favorisce lo sviluppo di lesioni laringee da pressione!

- Se la glottide non si lascia visualizzare, deve essere posizionata una guida nel tubo e la si deve far scorrere tra le corde vocali. Il tubo viene quindi posizionato e la guida rimossa;
- Il manicotto viene bloccato fino a quando non si ha più perdita di aria;
- **Controllare la corretta posizione del tubo!** ascultazione di entrambe i polmoni sulla linea ascellare anteriore. Nella corretta posizione, i polmoni sono ventilati equamente ed il torace si innalza bilateralmente in modo sincrono. L'innalzamento di un solo emitorace indica un'intubazione unilaterale. L'assenza di rumori respiratori e la presenza invece di gorgoglii durante la ventilazione, con distensione della regione gastrica, indicano invece un'errata intubazione dell'esofago. Per il controllo della posizione del tubo, impiegare il capnometro: l'espirazione di anidride carbonica in-

dica il corretto posizionamento. Inoltre, una radiografia del torace può essere di buon ausilio;

**La posizione scorretta del tubo in esofago deve essere subito riconosciuta e risolta: il tubo deve essere rimosso ed il paziente ventilato con maschera e pallone Ambu. Bisogna sempre tenere a mente che "When in doubt pull it out". Effettuare quindi un nuovo tentativo. L'aria che si trova in cavità gastrica deve essere aspirata.**

- Fissare il tubo saldamente e collegare al ventilatore.

### Intubazione orale alla cieca

Viene posizionato il tubo senza impiego del laringoscopio. Il procedimento richiede una certa esperienza e può essere effettuato in caso di difficoltà nell'intubazione, come ad es. nel trauma facciale. Il paziente deve respirare spontaneamente affinché siano ascoltabili i rumori respiratori.

### Intubazione orale fibroscopica

È più difficile da eseguire rispetto alla nasale (vedi Cap. 6.3.5). Deve pertanto essere effettuata quando si voglia evitare o non sia possibile la via nasale. Il respiro spontaneo deve essere mantenuto. Se ciò non è possibile, deve essere impiegata una maschera endoscopica, che presenta un ingresso, attraverso il quale si dovrà inserire il broncoscopio. In alternativa, questo può essere inserito attraverso il tubo, in modo da facilitare il passaggio in direzione laringea.

## 6.3.5 Intubazione naso-tracheale

Per un mantenimento dell'intubazione di non prevedibile o di almeno 5 giorni di durata, viene spesso preferita la via nasale. I vantaggi, rispetto ad una intubazione di lunga durata per via orale sono:

- Maggiore sicurezza nella fissazione;
- Migliore cura della cavità orale;
- Maggior "comfort" per il paziente.

Dall'altro lato si devono considerare le seguenti complicazioni:

- Emorragie nasali;
- Lesioni di ossa, parete faringea e tonsille faringee;
- Occlusione della tuba uditiva;
- Sinusite dei seni mascellari nelle intubazioni di lunga durata;
- Passaggio di microrganismi dallo spazio naso-faringeo nel sistema bronchiale;
- Necrosi da pressione nella regione nasale.

**Controindicazioni all'intubazione per via nasale**

- Fratture aperte della base cranica con fistole di liquor;
- Fratture mediali del viso;
- Infiammazione dei seni paranasali;
- Anomalie o patologie importanti dell'ingresso delle cavità nasali, ad es. polipi;
- Alterazioni manifeste della coagulazione;
- Impiego di anticoagulanti.

L'intubazione naso-tracheale può essere effettuata con l'aiuto del laringoscopio, per via nasale alla cieca o con la broncoscopia a fibre ottiche. La posizione della testa è quella dell'intubazione per via orale. Il tubo viene introdotto attraverso la narice che presenta maggior diametro.

**Misure del tubo per l'intubazione nasale:**

| | |
|---|---|
| uomini: | 7-7,5 mm ID |
| donne: | 6-6,5 mm ID |

La mucosa nasale prima dell'intubazione deve essere trattata con un vasocostrittore, per ridurre l'edema. Nei casi favorevoli, questo incrementa il diametro di ingresso e riduce il pericolo di emorragie e di lesioni.

### Intubazione nasale sotto controllo visivo

L'aiuto del laringoscopio rende più facile l'intubazione e deve essere preferito dai principianti rispetto al procedimento alla "cieca" (Fig. 6.12 a-d).

- Lasciare respirare spontaneamente il paziente, chiudere alternativamente le narici e scegliere quella con maggiore diametro. Eseguire un'anestesia locale della mucosa nasale ed applicare il vasocostrittore e del gel di lidocaina per facilitare lo scorrere del tubo. Nei pazienti svegli, eseguire l'anestesia locale delle vie aeree superiori ed,eventualmente, anche la sedazione (ad es. midazolam, dosaggio ad effetto);
- Preferire la narice destra perché la parte distale del tubo volge verso sinistra e, durante l'introduzione, si induce un danno inferiore alle conche. Se viene scelta la narice sinistra, il taglio laterale della parte distale deve essere rivolto verso il setto. Far scorrere poi il tubo verso l'orofaringe con delicatezza e, in caso di resistenze, ritirarlo ed estendere maggiormente la testa;
- Quando il tubo si trova nell'ipofaringe, si posiziona il laringoscopio in modo da visualizzare la glottide. Se il tubo non si trova in ipofaringe e solleva la mucosa, potrebbe averla perforata, inducendo emorragia: in questi casi, la perdita di sangue deve essere

6

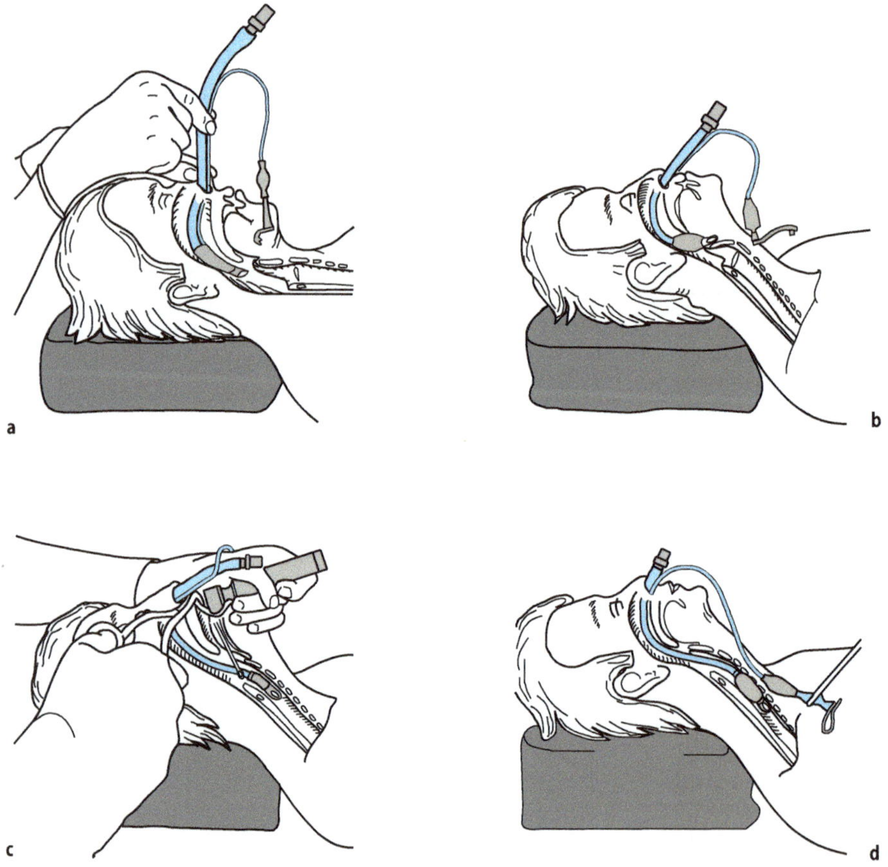


**Fig. 6.12 a-d.** Intubazione nasotracheale. **a** Introduzione del tubo attraverso l'ingresso nasale inferiore e posizionamento in orofaringe. **b** Il tubo si trova prima dell'epiglottide e non si lascia ulteriormente spingere. **c** Posizionamento del tubo nasale attraverso una pinza Magill. In tal caso la cuffia non deve essere agganciata dalla pinza. **d** Posizione corretta del tubo in trachea

aspirata, il tubo rimosso e riposizionato attraverso l'altra narice;
- Se la glottide è ben visibile, il tubo viene immesso, con una leggera rotazione, in trachea fino a quando la cuffia si trova nella sua parte superiore. Se il tubo si blocca a livello della laringe, deve essere impiegata, con la mano destra, una pinza per afferrare il tubo al di sopra del manicotto, al fine evitare danni e perdita di aria. La cuffia, comunque, può essere danneggiata anche per il solo movimento di scorrimento nel nasofaringe. In tal caso il tubo deve essere sostituito;
- Immediato controllo della posizione del tubo (vedi pag. 126).

### Intubazione nasale "cieca"

È meno consigliata, deve essere preferibilmente introdotta a paziente che respira spontaneamente, perché il tubo deve essere controllato con i rumori respiratori.

- Introdurre il tubo nell'ipofaringe;
- Mantenere l'orecchio vicino l'estremità prossimale del tubo e valutare i rumori respiratori;
- Quando i rumori respiratori sono molto forti, fare scorrere il tubo nella glottide durante l'inspirazione. Quando il tubo si trova correttamente in trachea, la maggior parte dei pazienti tossisce e non riesce ad articolare parole. Se la fonazione è possibile, il tubo è posizionato scorrettamente.

Infine, controllo della posizione del tubo (vedi pag. 126).

**Complicazioni durante l'intubazione.** Nell'intubazione nasale alla cieca, possono presentarsi le seguenti complicazioni:

- Il tubo si trova prima dell'epiglottide, tra la base della lingua e la superficie anteriore del tetto laringeo. In corrispondenza della cartilagine tiroidea, dall'esterno, è possibile notare un sollevamento. Con la flessione della testa si può tentare di dirigere il tubo posteriormente;
- Il tubo scivola nella commissura anteriore della glottide. È possibile riconoscerla allo stesso modo, cioè con un piccolo innalzamento a livello della cartilagine tiroidea e, quindi, cercare di correggerne la posizione con il piegamento della testa;
- Il tubo si trova in esofago. Questa posizione scorretta e pericolosa è così riconoscibile: facilità nello scorrimento del tubo, scomparsa dei rumori respiratori e mantenimento della fonazione del paziente. Il tubo deve essere ritirato e, dopo importante estensione della testa, reinserito;
- Il tubo si trova lateralmente nel seno piriforme. È riconoscibile dall'innalzamento laterale della gola e dalla difficoltà nello scorrimento del tubo. Inoltre scompaiono i rumori respiratori. Per correggere, ritirare indietro il tubo di 2-3 cm, ruotarlo di 45-90° e farlo scorrere nuovamente. Alternativamente, dopo aver piegato lateralmente la testa, si fa scorrere il tubo.

### Intubazione nasale con la broncoscopia a fibre ottiche

Permette una intubazione priva di pericoli anche in pazienti con condizioni di intubazione estremamente difficili.

Così, si possono evitare manovre di intubazione convenzionale estremamente rischiose. Per le situazioni d'urgenza, l'intubazione fibroscopica è meno indicata, soprattutto perché il campo visivo può essere ostacolato dalla presenza di sangue e materiale rigurgitato nelle vie aeree superiori.

#### Indicazioni
È indicata quando la convenzionale orale o nasale non è possibile o l'anamnesi e la visita clinica fanno sospettare possibili difficoltà durante l'intubazione.

6

**Indicazioni primarie alla intubazione con fibroscopio**
- Malformazioni o patologie in corrispondenza di testa e gola;
- Tumori o lesioni traumatiche del viso, gola o delle vie aeree superiori;
- Limitazione del movimento dell'articolazione mandibolare;
- Limitazione della motilità della colonna cervicale;
- Anamnesi positiva per intubazione difficile.

**Indicazioni relative all'intubazione con fibroscopio**
- Insuccesso nei tentativi di intubazione tradizionale;
- Intubazione di pazienti a rischio;
- Posizionamento endobronchiale del tubo;
- Fratture della base cranica.

### Consiglio pratico

- Si deve rinunciare all'intubazione infruttuosa ed optare per la tecnica fibroscopica, al fine di scongiurare evitare emorragie che limitino il campo visivo e di limitare le lesioni al paziente.

### Procedimento

È più facile da eseguire a paziente con respiro spontaneo. La via nasale deve essere preferita rispetto a quella orale (Fig. 6.13 a-d) perché è più semplice (tranne quando la prima via non sia indicata o non ci sia pervietà delle cavità nasali).

## 6.3.6 Custodia del tubo

L'attenta assistenza e cura del tubo endotracheale è di importanza fondamentale per il paziente in terapia intensiva. Ai più importanti provvedimenti appartengono:
- Fissazione salda del tubo;
- Cura di cavità orale, naso e faringe;
- Assenza di perdite dal tubo;
- Controllo della sede e della pressione della cuffia;
- Umidificazione e riscaldamento dell'aria respiratoria (vedi par. 18.1).

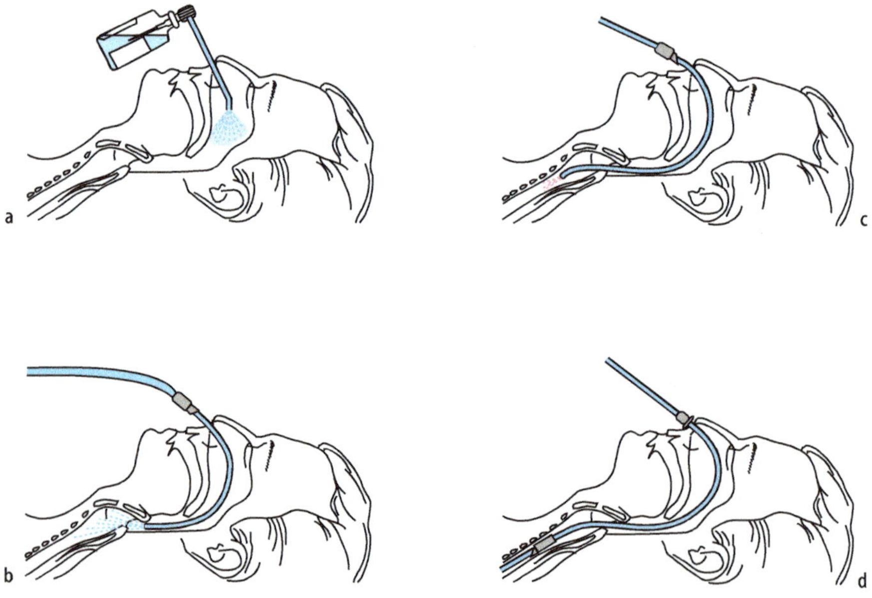


**Fig. 6.13 a-d.** Tecnica dell'intubazione nasale con broncoscopio a fibre ottiche. **a** Anestesia delle mucose delle vie nasali. **b** Posizionamento del broncoscopio a fibre ottiche con tubo inserito ed anestesia della mucosa dell'ipofaringe e della regione delle corde vocali. **c** Posizionamento del broncoscopio nella parte superiore della trachea. **d** Quindi controllo fibroscopico della corretta posizione. (Mod. da Landauer, in Larsen 1995)

### Fissazione del tubo

Ciascun tubo deve essere ben fissato per evitare inavvertiti spostamenti e l'estubazione non desiderata. Una corretta fissazione evita lo scivolamento del tubo in un bronco principale e movimenti eccessivi che possano provocare lesioni della mucosa delle vie aeree. Il tubo viene fissato con appositi nastri o cerotti alle guance od al naso del paziente.

Nell'intubazione orale viene, inoltre, applicata una protezione per evitare una chiusura del tubo, per accostamento delle arcate dentali. Il tubo dovrebbe essere marcato nella posizione corretta, al fine di riconoscere meglio eventuali spostamenti.

### Assistenza a cavità orale, naso e faringe

Cavità orale e spazio naso-faringeo devono essere spesso ripuliti. La mucosa secca deve essere umidificata. Nell'intubazione nasale è possibile la formazione di ulcere in corrispondenza del punto di ingresso.

Per evitarle è possibile porre una imbottitura contro il tubo. I secreti incrostati devono essere rimossi.

**Aspirazione dello spazio al di sotto della glottide.** Nei pazienti con tubo endotracheale al di sopra della cuffia si accumulano secreti che contengono un certo numero di batteri. Questi possono passare nel sistema bronchiale ed indurre una reazione infiammatoria. Per questo devono essere frequentemente eliminati. Esistono diverse metodiche:
- Semplice aspirazione dello spazio faringeo;
- Risciacquo (con acqua distillata o camomilla) dello spazio naso-faringeo attraverso un catetere sottile che viene introdotto nella faringe superiore e successiva aspirazione attraverso un catetere di maggiori dimensioni. Viene così pulito anche lo spazio al di sotto della glottide;
- Impiego di speciali tubi di risciacquo.

Dopo ciascuna manovra si deve eseguire una rimozione endotracheale dei residui, per allontanare la soluzione di risciacquo eventualmente passata nel sistema bronchiale.

### Sicurezza del passaggio attraverso il tubo

Il mantenimento della pervietà del tubo è la principale priorità che impedisce il soffocamento del paziente. La causa più comune di occlusione è l'accumulo di secreti. Piegamenti od ernie della cuffia possono determinare, tuttavia, un'ostruzione acuta. In caso di incremento della pressione di ventilazione, si deve sempre pensare alla possibilità di una ostruzione del tubo.

**! In caso di ostruzione acuta del tubo si deve tentare di risolverla o, se questa permane, si deve sostituire il tubo.**

### Controllo della posizione del tubo e della pressione della cuffia

Dopo ciascun cambiamento di posizione del paziente, si deve sempre controllare il tubo ed, in casi dubbi, effettuare l'ascoltazione. La pressione della cuffia deve essere monitorata con un manometro, per evitare lesioni da pressione della trachea.

Il manicotto deve essere insufflato fino a quando scompaiono le perdite di aria (tra 15-25 mbar). La quantità di aria necessaria deve essere annotata nella curva di controllo del paziente. Se sono continuamente necessarie elevate quantità di aria per bloccare il manicotto, è possibile che si sia verificata una lesione della mucosa tracheale.

### Aspirazione endotracheale

È, per la maggior parte dei pazienti, sgradevole e, nella grave insufficienza respiratoria, può anche essere pericolosa. Per questo si deve aspirare solo quando si riscontrano secreti all'ascoltazione.

Deve essere eseguita in condizioni di asepsi e non deve provocare lesioni. Si distinguono l'aspirazione aperta e chiusa. La prima è il procedimento standard. Si effettua con un catetere sterile monouso con temporanea sconnessione dal ventilatore. Nella seconda, un rivestimento trasparente ricopre il catetere da aspirazione, proteggendolo dalle contaminazioni esterne. Una sconnessione dal ventilatore non è necessaria. Il sistema può essere impiegato per 24 ore.

**Cateteri da aspirazione.** Sono generalmente monouso. Si distinguono in "atraumatici" e convenzionali. I primi presentano, alla loro terminazione distale (bronchiale), un'apertura centrale ad anello sollevato. Appena sopra questo rigonfiamento si trovano delle piccole aperture che, con l'attivazione del sistema da aspirazione, creano un meccanismo pneumatico all'estremità distale del catetere. Viene così evitata l'aspirazione della mucosa ed il pericolo di lesioni a suo carico. I cateteri convenzionali mostrano una apertura centrale senza rigonfiamento ed una o due grosse aperture laterali.



### Consigli pratici per l'aspirazione aperta

- Nella grave insufficienza respiratoria, prima dell'aspirazione si deve eseguire una pre-ossigenazione, con il 100% di concentrazione inspiratoria di ossigeno, per evitare pericolosi abbassamenti della sua pressione parziale di saturazione.
- Il catetere deve essere flessibile e non più spesso di 1/3 del diametro interno del tubo. Sono sufficienti cateteri di 14-16 Fr. Quelli di maggiori dimensioni determinano un forte risucchio e facilitano la formazione di atelettasie. Dopo l'aspirazione, i polmoni devono essere ventilati diverse volte con pallone Ambu per risolvere eventuali atelettasie.
- La tecnica asettica è la migliore protezione nei confronti di infezioni. Per questo il catetere si deve impiegare solo una volta. Per l'aspirazione endobronchiale, non deve essere mai utilizzato un catetere con il quale si sono ripuliti cavità orali e nasali.
- Il procedimento non deve di regola superare i 10 secondi. Particolare attenzione deve essere posta nei confronti di pazienti che necessitano di elevate concentrazioni di ossigeno o che sono ventilati con PEEP o CPAP. Procedimenti che durano a lungo possono causare bradicardia od arresto cardiaco. Pertanto, sono necessari il controllo ECG e l'ossimetria.
- Manovre di rotazione della testa. Devono essere evitate perché non facilitano il posizionamento mirato del catetere nel bronco principale di destra o sinistra.

**Aspirazione chiusa.** I cateteri presentano un sistema accessorio con un'apertura per il tubo o la cannula tracheale ed una per il sistema di conduzione dell'aria, una valvola di risucchio per il sistema di aspirazione ed un rivestimento, che accoglie il catetere sterile. Il risciacquo può avvenire attraverso il sistema accessorio o la valvola di risucchio.

Importanti vantaggi del sistema chiuso sono:

- La ventilazione durante l'aspirazione non viene interrotta, la PEEP viene mantenuta, assicurando così sicurezza per il paziente con gravi alterazioni dell'ossigenazione;
- La rimozione di secreti è possibile anche in posizione non convenzionale del paziente;
- Il paziente è protetto da infezioni;
- È più facile e rapido del sistema aperto.

Gli svantaggi sono gli elevati costi e le limitate possibilità di movimento del paziente.

### Procedimento pratico

- Preparare come nel sistema aperto. Si può evitare la pre-ossigenazione;
- Collegare il sistema chiuso al catetere da aspirazione, tenendo ferma la comunicazione al tubo;
- Far scorrere con l'altra mano il catetere senza risucchio fino ad incontrare una lieve resistenza;

- Indurre il risucchio, per pressione della valvola, e riportare attentamente il catetere nella posizione di partenza. Quando è necessario un lavaggio bronchiale, iniettare alcuni ml di soluzione fisiologica attraverso l'apposito accessorio per il risciacquo, senza determinare risucchio;
- Prendere una siringa con 5-10 ml di soluzione sterile di cloruro di sodio 0,9%, pressare la valvola di risucchio e iniettare lentamente la soluzione, per risciacquare il catetere;
- Chiudere l'ingresso per la soluzione, disconnettere il catetere e chiudere il risucchio.

**Aspirazione in broncoscopia.** L'aspirazione mirata con la broncoscopia è indicata in caso di atelettasie, nell'aspirazione di corpi estranei o di contenuto gastrico denso o per il prelievo di materiale bioptico in determinate sezioni polmonari.

### Sostituzione del tubo

Non è necessario il cambiamento di "routine", dopo un determinato periodo di tempo. Le più importanti indicazioni sono:
- Difetti della cuffia;
- Ostruzione del tubo.

Queste complicazioni possono presentarsi repentinamente, per questo in terapia intensiva devono essere sempre a disposizione la strumentazione necessaria per l'intubazione ed il pallone Ambu.

**Consiglio pratico**
- Prima di una sostituzione deve essere chiarito se sia possibile incontrare eventuali difficoltà durante l'intubazione. Se la risposta è positiva, la pratica deve essere eseguita solo da operatori esperti.

**Laringoscopia diretta.** La sostituzione può essere eseguita sotto controllo laringoscopico. Si rende visibile la glottide, si rimuove il tubo vecchio e si posiziona il nuovo.

**Intubazione con una guida.** La sostituzione può avvenire posizionando una guida attraverso il tubo fino alla trachea, sfilando il vecchio e facendo scorrere il tubo nuovo. Il rischio è di rimuovere accidentalmente la guida insieme al tubo.

**Sostituzione con il fibroscopio.** Deve essere praticata solo in rari casi, perché di difficile esecuzione.

Il nuovo tubo deve essere posizionato nella parte prossimale dello strumento. Si inserisce il fibroscopio nel vecchio tubo fino alla trachea, questo viene ritirato e tagliato e, quindi, si posiziona il nuovo. Alternativamente, si inumidisce il nuovo tubo, sotto guida del fibroscopio si inserisce sul vecchio passando sopra il manicotto di blocco e si effettua lo scambio tra i due.

## 6.4 Complicazioni dell'intubazione endotracheale

La frequenza e l'entità delle complicazioni dell'intubazione endotracheale sono differenti. Mentre è comune la comparsa di dolore alla gola ed edema della glottide, dopo intubazioni di durata superiore alle 48 ore, la frequenza delle complicazioni gravi ammonta a circa il 6%.

### 6.4.1 Fattori predisponenti

Alcuni fattori possono predisporre all'insorgenza di complicazioni:
- Età;
- Sesso;
- Urgenza nell'intubazione;
- Pressione del manicotto;
- Durata dell'intubazione;
- Infezioni delle vie aeree;
- Movimenti del tubo e delle corde vocali;
- Condizioni del paziente.

**Età.** Nei neonati e nei bambini piccoli, le complicazioni avvengono più frequentemente, in ragione delle ridotte dimensioni delle vie aeree. Tubi di diametro eccessivo o con manicotto di blocco, determinano edema della mucosa con ostruzione delle vie aeree. Mentre negli adulti l'edema di soli 2 mm in corrispondenza della glottide o della cartilagine aritenoidea non ha alcuna conseguenza, nei neonati e nei bambini piccoli può determinare pericolose ostruzioni delle vie aeree.

- Prevenzione: scelta del tubo di diametro adeguato e delicatezza nell'intubare.



**Sesso.** Nelle donne le complicazioni sono più frequenti che negli uomini, probabilmente per le dimensioni inferiori della laringe, le vie aeree più strette e la mucosa sottile. Particolarmente a rischio sono le donne con diabete o con ustioni.

- Prevenzione: per le donne impiegare tubi di minore diametro.

**Pressione del manicotto.** È maggiormente responsabile di lesioni rispetto al tubo stesso. Elevate pressioni della cuffia compromettono l'irrorazione della mucosa e delle cartilagini, potendo condurre ad ulcerazioni, tracheomalacie e stenosi tracheali.

- Prevenzione: impiegare manicotti a bassa pressione. Determinare una pressione della cuffia sufficiente ad evitare la perdita d'aria e controllare di "routine" la sua pressione (15-25 mbar). Il periodico sblocco del tubo nelle ventilazioni a lungo termine non influenza la frequenza delle lesioni da pressione.

**Durata dell'intubazione.** La frequenza delle complicazioni aumenta con l'incremento della durata della ventilazione. Nelle intubazioni per più di una settimana, la frequenza aumenta a più del 50%.

- Prevenzione: limitare i tempi al periodo strettamente necessario.

**Infezioni delle vie aeree.** Se quando si effettua un'intubazione coesiste una infezione delle vie aeree o si sviluppa dopo, l'incidenza delle complicazioni aumenta.

**Movimenti delle corde vocali e del tubo.** Movimenti importanti della testa o forti impulsi del respiratore trasportati dai sistemi di connessione, possono determinare spostamenti antero-posteriori del tubo, che ledono la mucosa di laringe e trachea, soprattutto quando il manicotto è bloccato. Tentativi di fonazione del paziente comportano movimenti delle corde vocali che possono indurre complicazioni. Effetti sfavorevoli sono determinati anche dai tentativi di parlare immediatamente dopo l'estubazione.

- Prevenzione: evitare i movimenti del tubo, valutare la capacità di fonazione del paziente intubato od appena estubato.

**Condizioni fisiche.** Tutte le condizioni anatomiche o funzionali che possono rendere difficile la laringoscopia e/o l'intubazione, incrementano la frequenza di complicazioni. Le patologie croniche come diabete mellito, patologie delle coronarie o terapia immunosoppressiva, favoriscono la comparsa di complicazioni.

### 6.4.2 Classificazione delle complicazioni

Le complicazioni dell'intubazione endotracheale sono così svariate che non è possibile stilare una classificazione completa. Il modo più semplice è quello di enunciarle secondo la presentazione in ordine cronologico.

**Suddivisione delle complicazioni secondo il tempo di presentazione:**
- Durante l'intubazione;
- A tubo già posizionato;
- Durante l'estubazione;
- Poco dopo l'estubazione;
- Complicazioni tardive.

Possibile è anche la classificazione in base alla sede anatomica della lesione.

### 6.4.3 Complicazioni durante l'intubazione (Fig. 6.14 a-e)

Le più importanti sono:

- Lesioni traumatiche meccaniche;
- Intubazione dell'esofago;
- Intubazione di un bronco principale;
- Reazioni cardiovascolari durante la laringoscopia ed il posizionamento del tubo.

#### Lesioni traumatiche meccaniche

Sono determinate da procedimenti grossolani e mancanza di attenzione durante l'intubazione o per condizioni di intubazione difficile in situazioni di urgenza.

> **Lesioni traumatiche meccaniche durante l'intubazione**
> - Lesioni dei denti;
> - Emorragie nasali, lesioni delle conche;
> - Lesioni della cornea;
> - Perforazione della mucosa faringea o esofagea;
> - Lesioni della laringe;
> - Lesioni della trachea o dei bronchi;
> - Aspirazione polmonare.

**Danneggiamento o rottura dei denti.** Questa complicazione si determina quando il laringoscopio viene sollevato anziché essere tirato in direzione longitudinale. È favorita dall'apertura limitata della bocca o dalla presenza di denti incisivi sporgenti.

**! Denti rotti, per il pericolo di aspirazione, devono essere immediatamente allontanati con una pinza Magill.**

Quando il labbro superiore o quello inferiore vengono incastrati tra la spatola del laringoscopio ed i denti, si possono verificare lesioni sanguinanti. Questa complicazione è comunque evitabile.

**Lesioni della cornea.** Sono causate dalle mani dell'operatore o dagli strumenti impiegati, per disattenzione e, quindi, evitabili.

**Lesioni della faringe e dell'esofago.** Sono rare ma possono comportare complicazioni pericolose. Le conseguenze possono essere: emorragie, lacerazioni, contusioni, sanguinamento delle sottomucose ed edemi determinati dal laringoscopio, dal tubo o dalla guida. La perforazione dell'ipofaringe o dell'esofago è una grave complicazione che può determinare enfisema del mediastino o sottocutaneo, pneumotorace, processi infiammatori del mediastino o formazione di ascessi che possono condurre ad ostruzioni delle vie aeree. Fattore favorente è l'intubazione d'urgenza, eseguita da medici inesperti. La perforazione del seno piriforme è una complicazione della forzata intubazione nasale alla cieca.

Può determinare barotrauma, con pneumotorace bilaterale ed ascesso del mediastino od ematoma faringeo ed enfisema sottocutaneo.

**Lesioni della laringe.** Alle più importanti lesioni della laringe, causate dall'intubazione, appartengono:

- Contusioni delle corde vocali;
- Rottura delle corde vocali;
- Ematoma delle corde vocali;
- Lussazione delle cartilagini aritenoidee.

La frequenza delle lesioni della laringe, nelle intubazioni di breve durata, si aggira attorno al 6%. Prevalgono ematomi e lacerazioni. La frequenza degli ematomi traumatici delle corde vocali è compresa tra il 4,6 ed il 5,2%. La corda vocale sinistra è più spesso interessata della destra.

L'ematoma si risolve spontaneamente un mese circa dopo il trauma. La lussazione delle cartilagini aritenoidee è una complicazione rara (frequenza 0,6-3%). È probabilmente dovuta all'introduzione in profondità della spatola sotto la cartilagine tiroidea, con successiva pressione. Si manifesta dopo l'estubazione con debolezza della voce fino al bisbiglio. Il trattamento è chirurgico.

**Lesioni della trachea e dei bronchi.** Perforazioni, lacerazioni e rotture della trachea sono

rare. La causa è un'intubazione eseguita con forza, che determina lacerazione della *pars membranacea* dovuta alla guida oppure al tubo bloccato con eccessiva pressione. Fattori favorenti sono le preesistenti anomalie della trachea.
L'intubazione di un bronco principale, soprattutto il destro, può comportare un'eccessiva insufflazione di un polmone con pneumotorace ed atelettasie controlaterali.

**Lesioni del midollo spinale cervicale.** Le manovre di posizionamento della testa o le eccessive estensioni della colonna cervicale, possono determinare lesioni in questa regione con conseguente lesione del midollo e paraplegia acuta e devono, per questo, essere assolutamente evitate.

**Aspirazione polmonare.** Il pericolo dell'aspirazione polmonare di succhi gastrici o materiale rigurgitato è particolarmente elevato nei pazienti non digiuni e nei casi di occlusione intestinale. È favorita dall'eccessiva insufflazione di aria nello stomaco, durante la ventilazione con maschera.

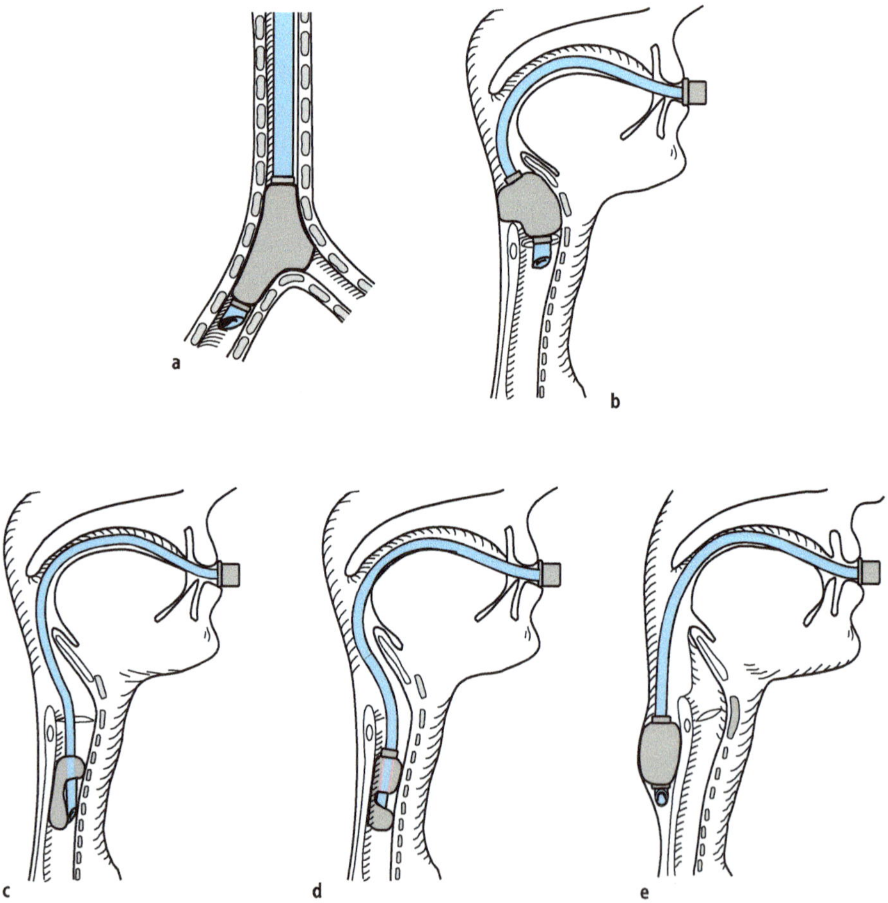

a b c d e

**Fig. 6.14 a-e.** Complicazioni dell'intubazione endotracheale. **a** Tubo posizionato troppo profondamente: intubazione unilaterale del bronco destro. in tal modo il polmone sinistro non viene ventilato. **b** Posizione errata del manicotto di blocco: si trova al di sopra delle corde vocali. Le conseguenze possono essere insufficiente aderenza, con perdita d'aria e lesioni della laringe. **c** L'estremità distale del tubo, a causa della cuffia bloccata eccessivamente, viene pressato alla parete della trachea, in modo che l'aria espiratoria non possa essere più allontanata. **d** Ernia della cuffia: il manicotto di blocco passa al di là dell'apertura distale del tubo, la componente espiratoria dell'aria non può essere più allontanata. La conseguenza è l'incremento della pressione di ventilazione. **e** Errata posizione del tubo in esofago: entrambi i polmoni non vengono ventilati. Lo stomaco, invece, viene riempito d'aria

### Intubazione dell'esofago (Fig. 6.14 e)

**Complicazione che mette a rischio la vita del paziente. Deve essere subito riconosciuta e risolta. Un ritardo nell'individuazione e nel trattamento, può condurre a gravi ipossie, con lesioni cerebrali irreversibili o morte del paziente.**

Uno studio recente ha dimostrato che più del 15% degli arresti cardiaci durante l'intubazione è stato determinato da una intubazione dell'esofago involontaria e non riconosciuta in tempo.

**Segni clinici:**
- Assenza di rumori respiratori nei campi polmonari;
- Distensione dello stomaco durante la ventilazione;
- Rumori di gorgoglio durante la ventilazione e non completa aderenza della cuffia;
- Crescente cianosi;
- Arresto cardiaco, quando l'errore nell'intubazione è riconosciuto in ritardo.

Quando la complicazione viene riconosciuta o sospettata non si deve più ventilare per evitare una insufflazione eccessiva dello stomaco e una sua rottura. Si deve rimuovere il tubo, quando necessario si deve temporaneamente ventilare e procedere con un secondo tentativo. Se vi è il rischio di aspirazione, il tubo bloccato può essere inizialmente lasciato nello stomaco fino a quando uno nuovo non venga posizionato e bloccato in trachea. Dopo l'intubazione corretta, lo stomaco deve essere liberato dall'aria, attraverso un sondino gastrico.

**Attenzione: un'intubazione dell'esofago, in un paziente con respiro spontaneo, può essere non riconosciuta.**

In questo caso si deve evitare di ventilare o di connettere al ventilatore per valutare la possibile attività respiratoria spontanea del paziente.

### Intubazione di un bronco principale

Questa complicazione grave ed evitabile, interessa, negli adulti, soprattutto il bronco destro (Fig. 6.14a). Le conseguenze più importanti sono le atelettasie del polmone sinistro.

**Segni clinici:**
- Movimenti toracici asimmetrici;
- Rumori respiratori deboli o mancanti, nella parte controlaterale.

### Reazioni cardiovascolari

Se durante l'intubazione o la laringoscopia, l'anestesia totale è superficiale o viene eseguita un'insufficiente anestesia delle vie respiratorie superiori nel paziente in stato di veglia, è possibile che si determinino reazioni di riflesso.

**Reazioni simpatico-adrenergiche:** ipertensione, tachicardia, aritmie.
**Reazioni vagali:** arresto respiratorio, spasmo laringeo, ipotensione, brachicardia.
**Riflessi midollari:** vomito, tosse, movimenti del busto e delle estremità.

Tachicardia, ipertensione e aritmie si determinano relativamente spesso nell'intubazione nasale ed orale. Nei pazienti con rischio cardiovascolare queste reazioni possono provocare gravi complicazioni quali: infarto del miocardio, rottura di aneurisma. Per questo devono essere assolutamente evitate.

## 6.4.4 Complicazioni dopo il posizionamento del tubo

Anche dopo il posizionamento del tubo si può osservare un certo numero di complicazioni. Le più importanti sono:
- Ostruzioni del tubo;
- Dislocazioni del tubo;
- Sconnessioni dal ventilatore;
- Difficoltà nel posizionamento di un catetere da aspirazione;
- Alterazioni del funzionamento della cuffia;
- Lesioni traumatiche meccaniche delle vie aeree;
- Aspirazione polmonare;
- Infezioni.

### Ostruzioni del tubo

L'ostruzione parziale o completa del tubo può essere determinata dai seguenti fattori:
- Piegamenti del tubo inserito per via nasale;
- Secreti addensati, sangue, corpi estranei, gel di anestetico locale nel lume del tubo;

- Ernia della cuffia, eccessivo blocco del tubo;
- Posizionamento dell'apertura distale del tubo in corrispondenza della parete posteriore della trachea;
- Ostruzione del tubo posizionato per via orale per occlusione dentale del paziente.

**Un'occlusione del tubo è pericolosa per la vita del paziente e deve essere subito riconosciuta e trattata.**

**Ernia della cuffia.** In questa complicazione acuta e pericolosa, il manicotto del tubo ripieno di aria, si sposta in senso caudale e occlude l'apertura del tubo (Fig. 6.14 d). In tal modo, l'aria inspirata non può più essere espirata.



### Segni clinici dell'ernia della cuffia:

- Continuo ed eccessivo incremento della pressione di ventilazione;
- Ipotensione per impedimento del ritorno venoso;
- Arresto cardiaco per ipossia.

**Nel sospetto di un'ernia della cuffia, il tubo deve essere sbloccato. Se il paziente ventila subito, il sospetto viene confermato. Si deve quindi procedere alla sostituzione.**

Un quadro simile si presenta quando la cuffia viene gonfiata asimmetricamente e l'apertura distale del tubo viene compressa contro la parete posteriore della trachea.

### Consiglio pratico

- Nel sospetto di un'ostruzione del tubo determinata da altre cause, prima che si determini l'asfissia, si deve provare che questo sia pervio, con un catetere da aspirazione.

## Lesioni traumatiche meccaniche

Quanto più lunghi sono i tempi di intubazione, tanto maggiore è la probabilità di sviluppo di lesioni meccaniche delle vie aere in corrispondenza del tubo.

**Naso.** La necrosi delle ali nasali è una complicazione tipica dell'intubazione nasale. È determinata dalla continua pressione del tubo, soprattutto quando viene posizionato verso l'alto. La frequenza è di circa il 4%. Un'ulcerazione necrotica od una perforazione del setto nasale sono rare.

**Labbra.** L'ulcerazione delle labbra è determinata soprattutto dalla pressione del tubo introdotto per via orale. La frequenza è di circa il 7%.

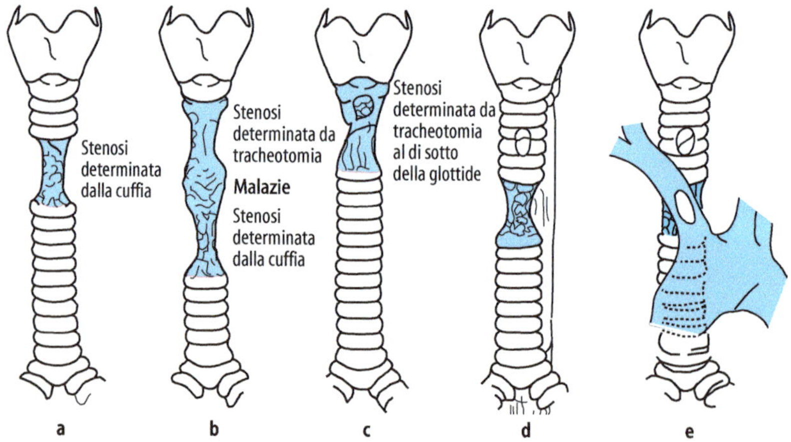


**Fig. 6.15 a-e.** Lesioni post-intubazione. **a** Stenosi determinata dal manicotto di blocco del tubo endotracheale. **b** Lesioni provocate dalla cannula tracheale. **c** Lesioni in corrispondenza della regione laringea, al di sotto della glottide, a causa di tracheotomie alte (stenosi al di sotto della glottide o lesione della trachea superiore). **d** Fistola tracheo-esofagea, soprattutto per erosione determinata dalla parte posteriore della cuffia. **e** Fistola tra trachea ed arteria anonima, si può determinare quando una pressione elevata, in corrispondenza di tale vaso(tronco brachiocefalico) viene esercitata dalla trachea (rara). Più spesso è causata dall'erosione determinata da una tracheotomia profonda

**Laringe.** L'ulcerazione della mucosa laringea, la formazione di granulomi, infiammazioni, edemi e sottomucose sanguinanti, sono tipiche complicazioni dell'intubazione translaringea. Si determinano, con differente complessità, da un terzo fino alla metà dei pazienti. Gravi lesioni laringee sono evidenziabili nel 7% dei pazienti dopo lunghi tempi di intubazione. Per la maggior parte, si risolvono spontaneamente e, solo raramente, persistono menomazioni permanenti.

**Trachea.** Le lesioni meccaniche della trachea (Fig. 6.15 a-e) si verificano in corrispondenza dell'estremità distale della cuffia ed a causa del catetere di aspirazione. Le complicazioni più frequenti sono edemi ed ulcerazioni della mucosa, mentre la formazione di granulomi, emorragie della sottomucosa, dilatazioni o rotture della trachea, necrosi, fistole e/o tracheomalacia, compaiono solo raramente.

#### Infezioni

**Sinusite.** L'infiammazione dei seni paranasali, in particolare dei seni mascellari, è una tipica, potenzialmente grave, complicazione dell'intubazione naso-tracheale. La frequenza varia tra il 27% ed il 52%, contro il 4-6% dei casi di intubazione orale. I più comuni patogeni sono gram negativi. La febbre è un segno clinico che si presenta, nella maggior parte dei pazienti, con sinusite, mentre secreti purulenti sono dimostrabili solo nell'1/3 dei casi. La diagnosi viene confermata dalla tomografia computerizzata.

> **La sinusite può determinare batteriemia e sepsi. La complicazione deve per questo essere riconosciuta in tempo e trattata.**

Terapia: sostituzione con l'intubazione orale, gocce nasali che riducano la tumefazione, aspirazione di secreti, antibiotici specifici, quando necessario intervento con apertura e pulizia dei seni.

**Otite media.** In circa il 7% dei pazienti intubati per via nasale, insorge un'otite media. In questo gruppo di pazienti si consiglia pertanto un regolare controllo con otoscopio.

**Tracheite.** È una complicazione frequente dell'intubazione, soprattutto a livello della mucosa in corrispondenza del tubo.

**Colonizzazione batterica delle vie aeree.** Nella maggior parte dei pazienti, l'intubazione endotracheale è associata ad una colonizzazione batterica del tratto respiratorio (soprattutto di microrganismi gram negativi). I patogeni derivano in particolare dall'orofaringe o dallo stomaco. Nel 50% circa dei pazienti si sviluppano infezioni nosocomiali del tratto respiratorio.

**Polmoniti.** Sono tipiche e gravi complicazioni dell'intubazione endotracheale e della ventilazione meccanica. Quanto spesso però l'intubazione rappresenti la sola causa della polmonite, rimane ancora da chiarire, poiché in tal senso non esistono criteri ben definiti.

#### Aspirazione polmonare

Anche nei pazienti intubati l'aspirazione polmonare è un rischio onnipresente. Vengono aspirati soprattutto secreti orali e faringei, più raramente contenuto gastrico o nutrienti introdotti con sonde. La frequenza di una aspirazione clinicamente importante è compresa tra il 15 ed il 20%. L'aspirazione sub-clinica di secreti dal tratto respiratorio superiore è ancora più frequente. In tal senso, la pressione della cuffia gioca un ruolo importante nell'ostacolare il fenomeno.

### 6.4.5 Complicazioni durante l'estubazione

Le più importanti complicazioni, durante o subito dopo l'estubazione, sono:

- Spasmo laringeo (raramente);
- Aspirazione;
- Afonia;
- Raucedine;
- Stridore;
- Paralisi delle corde vocali;
- Bruciori di stomaco, disturbi della deglutizione, dolori durante la deglutizione;
- Tosse;
- Incremento della produzione di secreti.

**Perdita della funzione fonatoria.** Le cause più importanti dell'afonia subito dopo l'estubazione sono: sublussazioni delle cartilagini aritenoidee, ulcerazioni a questo livello, anchilosi delle comunicazioni cricoaritenoidee, lesioni delle corde vocali per fibrosi del processo vocale e della commissura posteriore, paralisi delle corde vocali per lesioni del ricorrente.

**Raucedine.** In più del 50% dei pazienti si presenta, subito dopo l'estubazione, una raucedine che può persistere per circa 7-10 giorni. Le cause sono edema ed infiammazione della laringe.

> **La raucedine che persiste per più di 10-14 giorni può essere correlata ad importanti alterazioni della laringe e, per questo, richiede chiarimenti.**

Le cause più importanti di raucedine persistente sono la formazione di granulomi, paralisi delle corde vocali ed alterazioni della funzione delle articolazioni cricoaritenoidee.

6

**Stridore.** Secondo alcuni Autori, un leggero stridore (soprattutto inspiratorio), si presenta nel 5% dei pazienti circa dopo l'estubazione, secondo altri, la frequenza di questo disturbo è di circa lo 0,1-0,6%. Nella maggior parte dei casi, è presente edema delle corde vocali o della regione al di sotto della glottide. Non raramente è necessaria una nuova intubazione.

**Paralisi delle corde vocali.** Spesso durante l'estubazione si determina una paralisi uni- o bilaterale delle corde vocali. La paralisi unilaterale induce raucedine, la bilaterale stridore importante. Nella paralisi bilaterale è possibile che sia necessaria la tracheotomia. Cause delle paralisi delle corde vocali sono dislocazioni delle cartilagini aritenoidee, artriti delle articolazioni cricoaritenoidee, ma anche lesioni da pressione del nervo ricorrente, quando la cuffia bloccata si trova immediatamente al di sotto delle corde vocali. Nella maggior parte dei pazienti la paralisi si risolve spontaneamente nell'arco di 4 settimane.

### 6.4.6 Complicazioni tardive

Possono presentarsi dopo settimane o mesi, delle volte anche dopo anni, dall'intubazione endotracheale. Sono determinante soprattutto da granulomi o cicatrici. Le complicazioni più gravi sono le stenosi laringee o tracheali. Nuove ricerche eseguite su modelli animali, ma anche sull'uomo, hanno dimostrato che non esiste una correlazione diretta tra durata dell'intubazione e frequenza delle complicazioni tardive.

#### Stenosi laringea

È una temuta, ma rara complicazione dell'intubazione di lunga durata. Vengono distinte stenosi al di sopra, in corrispondenza ed al di sotto della glottide. Le più frequenti sono le ultime due, la prima si presenta solo raramente. È stimata una frequenza compresa tra lo 0 ed il 5%. Non sembra ci sia un rapporto tra la durata dell'intubazione e la frequenza di queste complicazioni. Se raucedine, stridore e dispnea si presentano dopo alcune settimane o mesi, si deve pensare sempre ad una stenosi laringea. La diagnosi viene accertata dalla laringoscopia.

**Formazione di granulomi.** Appartiene alle complicazioni tardive di un'intubazione endotracheale. Sono generalmente di pochi millimetri di spessore e comportano non raramente ostruzioni delle vie aeree. Sono soprattutto interessate le corde vocali e le commissure posteriori. Nella maggior parte dei casi si risolve spontaneamente, ma delle volte è necessaria l'asportazione chirurgica.

#### Stenosi tracheale

È una complicazione eccezionalmente rara dell'intubazione translaringea, soprattutto quando vengono impiegati tubi con manicotti a bassa pressione, con i quali il riempimento della cuffia è tale da essere inferiore a 20-25 mmHg. Stenosi si presentano soprattutto in corrispondenza della cuffia e dell'estremità distale del tubo. Le cause sono la mancata irrorazione, per pressione determinata dalla cuffia, della mucosa e dei tessuti sottostanti, con conseguente necrosi e cicatrizzazione. Gradi medi di stenosi senza segni clinici non necessitano di trattamento, stenosi di grado elevato devono invece essere corrette chirurgicamente.

## Letture consigliate

Hanowell LH, Waldron RJ (1996) Airway Management. Lippincott-Raven, Philadelphia
Kleemann PP (1997) Fiberoptische Intubation. Thieme, Stuttgart
Krier C, Georgi R (2001) Airway-Management. Thieme, Stuttgart
Larsen R (2002) Anästhesie, 7. Aufl. Urban & Schwarzenberg, München

# Tracheotomia

**Definizioni**

**Tracheotomia percutanea:** l'introduzione percutanea di una cannula tra la cartilagine cricoidea ed il primo anello tracheale o, più in basso, tra gli anelli tracheali, direttamente in trachea.

**Minitracheotomia:** introduzione percutanea di una speciale cannula di minore diametro (4 mm) attraverso la membrana cricotiroidea in trachea, per l'aspirazione di secreti.

**Cricotireotomia:** posizionamento di una cannula tracheale attraverso la membrana cricotiroidea.

**Tracheostoma:** apertura verso l'esterno della trachea, ottenuta grazie alla tracheotomia.

**Tracheostomia:** tecnica chirurgica attraverso la quale la pelle viene fissata alla parete anteriore della trachea, allo scopo di realizzare una via aerea permanente, ad esempio nei pazienti con tumore. (Fig. 7.1 rappresentazione grafica delle definizioni).

A differenza dell'intubazione endotracheale, la tracheotomia è un intervento chirurgico che richiede conoscenze di tecnica ed esecuzione spesso, per motivi logistici, non eseguibile dall'operatore in terapia intensiva. Se in passato la tracheotomia rappresentava una tecnica associata a diverse complicazioni, oggi, grazie al miglioramento del materiale delle cannule e delle tecniche operative, insieme alla maggiore esperienza acquisita nel campo, i rischi sono paragonabili a quelli dell'intubazione endotracheale. I vantaggi della tracheotomia rispetto all'intubazione convenzionale per via nasale od orale, sono:

- Cannule di maggiore diametro e più corte;
- Semplice e rapido cambiamento della cannula (dopo stabilizzazione dello stoma);
- Migliore possibilità di posizionamento della cannula in trachea (nessuna intubazione mono-laterale);
- Migliore possibilità di fissazione della cannula;
- Migliore cura dell'igiene orale e nasale;
- Aspirazione facile ed efficace;
- Riduzione del lavoro respiratorio;
- Riduzione dello spazio morto;
- Migliore "comfort" per il paziente.

## 7.1 Indicazioni

Solo raramente è necessaria una tracheotomia primaria, ad esempio per gravi lesioni della trachea, del viso, ustioni della cavità orale, situazioni che rendono ineseguibile l'intubazione endotracheale. Nella maggior parte dei casi, soprattutto quando è indicata un'intubazione di

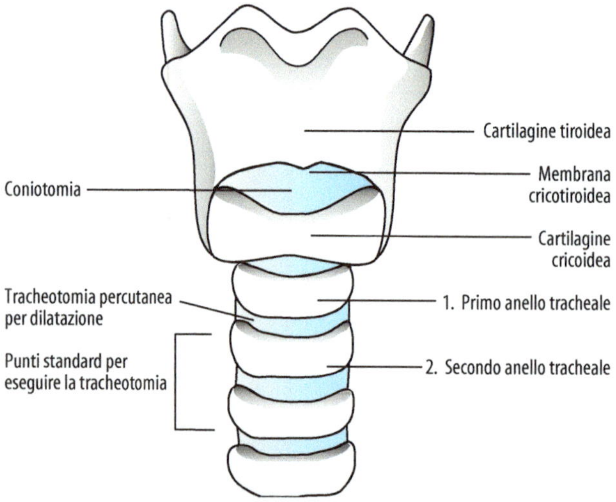


**Fig. 7.1.** Anatomia della laringe e vie di ingresso tracheale

lunga durata, si procede con la tracheotomia secondaria, dopo un certo periodo di intubazione translaringea.
In situazioni di emergenza, il 90% dei pazienti viene intubato convenzionalmente. La rischiosa tracheotomia primaria deve essere eseguita solo in condizioni eccezionali.

**Indicazioni generali per la tracheotomia standard:**
- Ventilazione a lungo termine;
- Mantenimento della pervietà delle vie aeree, in caso di ostruzione meccanica o funzionale del tratto respiratorio superiore;
- Aspirazione di secreti bronchiali;
- Profilassi dell'aspirazione, in caso di disturbi funzionali della glottide.

### 7.1.1 Tracheotomia d'urgenza

I rischi della tracheotomia d'urgenza sono fino a 2-5 maggiori della tracheotomia elettiva. Per questo si deve primariamente procedere con la tecnica convenzionale e, quindi, con la tracheotomia solo quando la prima o la cricotireotomia non sono effettuabili.
Le indicazioni più importanti sono:
- Impossibilità di procedere per via convenzionale;
- Gravi lesioni della laringe.

**! A causa dei rischi, la tracheotomia d'urgenza deve essere eseguita solo da operatori esperti.**

### 7.1.2 Dove deve essere eseguita la tracheotomia?

Non solo la tracheotomia d'urgenza, ma anche quella elettiva, possono essere eseguite in corsia, quando siano a disposizione la strumentazione necessaria, il personale assistente, la lampada operatoria, il personale esperto.

La tracheotomia eseguita senza spostamento del paziente, evita i rischi del trasporto e del posizionamento dello stesso. Inoltre, permette di non sospendere il monitoraggio e la terapia.

### 7.1.3 Tracheotomia secondaria oppure intubazione translaringea di lunga durata?

Entrambe presentano dei rischi, limitabili però, se prima si procede per via convenzionale e successivamente si esegue la tracheotomia.

**Rischi specifici della tracheotomia:**
- Emorragia;
- Scorretto posizionamento paratracheale della cannula;
- Pneumotorace e pneumomediastino;
- Infezioni della ferita;
- Fistole tracheoesofagee;
- Fistole tracheocutanee;
- Stenosi dello stoma;
- Cheloidi.

**Rischi specifici dell'intubazione translaringea:**
- Sinusite mascellare;
- Edema della glottide ed ulcerazione;
- Laringite;
- Granuloma delle corde vocali e sinechie;
- Paralisi delle corde vocali;
- Stenosi della cartilagine laringea;
- Granulomi della glottide;
- Stenosi della glottide.

**Rischi comuni alla tracheotomia e all'intubazione convenzionale:**
- Stenosi tracheale;
- Dilatazione tracheale;
- Granulomi.

**Lesioni laringee.** I tubi con manicotti a bassa pressione facilitano l'intubazione convenzionale e la ventilazione meccanica, anche protratta a settimane o mesi. Tuttavia, è possibile l'insorgenza di lesioni laringee. Queste si registrano nel 10-19% dei pazienti, pur non essendo stata definita con precisione una relazione con la durata dell'intubazione. Inoltre, non è possibile distinguere le lesioni laringee acute, causate dall'intubazione, da quelle conseguenti alla permanenza del tubo per un lungo periodo di tempo.

Le alterazioni quali la **stenosi laringea, i granulomi o la paralisi delle corde vocali**, sono da associarsi ad una ventilazione di lunga durata ma, come già ricordato, non è evidenziabile una relazione tempo-insorgenza delle alterazioni.

**Complicazioni peri-operative della tracheotomia.** Le specifiche complicazioni peri-operative sono le emorragie e le infezioni dello stoma (vedi par. 7.2.3). I rischi associati alla tracheotomia elettiva sono minimi, a patto che sia eseguita da operatori esperti.



**Lesioni tracheali.** La stenosi tracheale in corrispondenza dello stoma è una delle più frequenti complicazioni della tracheotomia; raramente, però, raggiunge un grado che compromette la funzione respiratoria. La loro frequenza non è maggiore rispetto alle stenosi laringee associate all'intubazione.

Le stenosi correlate alla cuffia, dopo intubazioni di lunga durata e tracheotomia, sono diventate molto rare da quando sono a disposizione manicotti a bassa pressione e maggiore volume. Quando sussistono indicazioni per la tracheotomia, si deve considerare il fatto che le stenosi tracheali possono essere più facilmente corrette rispetto alle stenosi laringee indotte dall'intubazione.

**Estubazione inavvertita.** È una tipica e non rara complicazione del paziente ventilato (8-20%). È potenzialmente pericolosa per la vita e può determinare gravi complicazioni, per la maggior parte di origine ipossica. Per la migliore fissazione, l'inavvertita decannulazione del paziente con tracheotomia, è più rara e può essere risolta introducendo facilmente una nuova cannula.

**! Nei primi giorni successivi alla tracheotomia, prima della formazione di un tracheostoma stabile, l'imprevista decannulazione può mettere in pericolo la vita del paziente. In questi casi, si deve procedere all'intubazione convenzionale d'urgenza e procedere, in un secondo momento, in condizioni controllate, al riposizionamento della cannula.**

**Consiglio pratico:**

- Condizioni difficili di reintubazione in pazienti con importante insufficienza respiratoria o con pericolose alterazioni delle vie aeree superiori, possono rappresentare criteri che depongono per la tracheotomia.

**"Comfort" del paziente.** Secondo il parere della maggior parte del personale medico e paramedico dei reparti di terapia intensiva, il benessere del paziente è di gran lunga superiore dopo tracheotomia che in seguito all'intubazione nasale od orale.

La tracheotomia permette una maggiore possibilità di movimento, quali piccole passeggiate al di fuori del reparto e maggiore capacità di comunicazione con il personale e con i familiari.

**Influenza sulle infezioni nosocomiali.** Tutte le vie aeree artificiali, facilitano la colonizzazione del tratto respiratorio inferiore con patogeni nosocomiali, incrementando il rischio di polmoniti.

Secondo diverse statistiche, il rischio è indipendente dalla via di intubazione, quindi la tracheotomia non è associata ad una maggiore possibilità di contrarre infezioni. È stato però provato che l'intubazione naso-tracheale è associata ad un rischio maggiore di sinusite purulenta mascellare e frontale. Delle zone di addensamento sono dimostrabili con la tomografia computerizzata in circa il 40% dei pazienti intubati dopo 3 giorni. Questi sviluppano, dopo circa 8 giorni, i segni di una sinusite manifesta.

**› La tracheotomia riduce notevolmente il rischio di una sinusite nei pazienti ventilati.**

**Influenza sullo sviluppo della malattia.** In un piccolo studio, è stato dimostrata una importante influenza della via di intubazione sulla mortalità dei pazienti ventilati.

### 7.1.4 Scelta dei tempi della tracheotomia

Come già ricordato, la tracheotomia primaria e la tracheotomia d'urgenza sono raramente indicate. La tracheotomia secondaria è, di regola, la procedura di scelta.

> **Non esistono, comunque, indicazioni univoche sui tempi corretti di sostituzione dell'intubazione convenzionale per via orale o nasale.**

La valutazione del rapporto rischio-beneficio ed i tempi devono essere definiti caso per caso. Per nessun motivo si deve procedere con la tracheotomia solo perché il paziente è intubato per via translaringea già da qualche giorno.

La "Consensus Conference on Artificial Airways in Patients Receivinig Mechanical Ventilation" ha, tuttavia, stilato una lista di suggerimenti, circa le indicazioni alla tracheotomia secondaria:

- Se sono previsti tempi di ventilazione artificiale inferiori a 7-10 giorni, deve essere preferita l'intubazione translaringea;
- Dopo i primi 7 giorni si deve valutare la possibilità di estubare nei successivi 7-10 giorni. Se la risposta è positiva, è preferibile continuare con la via convenzionale, in caso negativo, invece, si deve programmare la tracheotomia;
- Se sono previsti tempi di permanenza della via respiratoria artificiale superiori a 21 giorni, si deve procedere con la tracheotomia, da eseguire quanto prima possibile;
- Se non è possibile prevedere i tempi di necessità della respirazione artificiale e non vi è una indicazione urgente alla tracheotomia, la condizione del paziente deve essere valutata quotidianamente.

## 7.2 Tracheotomia standard

Con il termine tracheotomia standard, si intende la creazione di una comunicazione della trachea con l'esterno, per mezzo di una cannula posizionata nel lume, dopo aver praticato un'incisione nel suo terzo superiore.

La tracheotomia elettiva si pratica, a seconda delle condizioni del paziente, in anestesia locale o totale. Tuttavia, l'anestesia totale con l'intubazione oro o naso-tracheale rende possibile la ventilazione del paziente, assicura la pervietà delle vie aeree e protegge dall'aspirazione di sangue e tessuti.

**Consiglio pratico:**

- La tracheotomia elettiva deve essere possibilmente eseguita in anestesia totale con intubazione endotracheale ed in ventilazione controllata.

### 7.2.1 Cannule tracheali

Esistono in commercio cannule di più misure e costruite in materiali diversi. Insieme a materiale, misura e forma, ai fini delle complicazioni e delle lesioni tracheali, è importante il tipo di blocco del manicotto. La scelta di forma e lunghezza adeguate della curvatura ed una sicura fissazione della cannula, permettono di evitare lesioni da pressione sulla parete posteriore della trachea. Cannule troppo lunghe possono far pressione sulla carena o posizionarsi in uno dei bronchi principali. Pertanto si può affermare che:

- le cannule tracheali devono essere flessibili e di adeguata lunghezza, tali da procedere verso la trachea senza impedimenti. La cuffia deve presentare una adeguata superficie ermetica a basse pressioni, deve cioè essere ad elevato volume e minima pressione, paragonabile alla cuffia del tubo endotracheale.

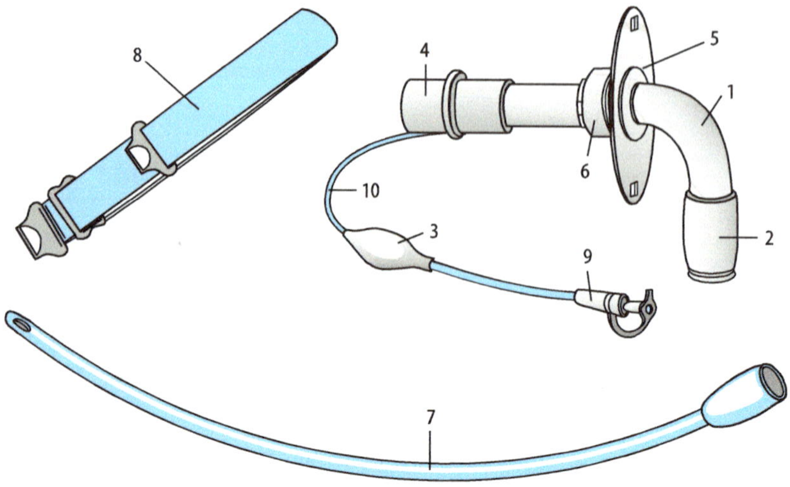


**Fig. 7.2.** Set da tracheotomia con cannula tracheale "tracheoflex" (Rusch). Nella parete della cannula è inserita una spirale di acciaio **1** Cannula, **2** Manicotto, **3** Pallone pilota, **4** Connettore, **5** Piastra di tenuta con cilindro di plastica, **6** Anello filettato, **7** Guida di posizionamento, **8** Nastro della cannula, **9** Attaccatura, **10** Tubicino di conduzione dell'aria

7

**Diametro e lunghezza.** Sono a disposizione cannule tracheali con diametro esterno compreso tra 3,4 e 14 mm, diametro interno tra 2,5 e 10,5 mm e lunghezza tra 4,5 e 10 cm.

**Materiale.** Le cannule sono costruite in materiale plastico o metallico. La cuffia delle cannule tracheali di plastica è paragonabile a quella dei tubi endotracheali. Le più frequentemente impiegate sono di due tipi: **cannule in- PVC di forma anatomica,** e **cannule flessibili.** Le prime, presentano un angolo tra tracheostoma e trachea di 90-110°, vengono fissate alla gola grazie ad una piccola lastra, variamente posizionabile, e ad un nastro. Le seconde, (ad es. Tracheoflex - Fig. 7.2), sono di silicone o PVC, posti intorno ad una sottile ed elastica spirale d'acciaio. In questo caso, l'angolo tra stoma e trachea può essere variabile. Vengono fissate come le cannule di forma anatomica.

**Cannule che permettono l'articolazione della parola.** Sono a disposizione delle cannule che permettono l'articolazione della parola. Sono dotate di una piccola finestra presso la parete posteriore superiore, in modo che durante la fase espiratoria, l'aria fuoriesca dalla trachea verso l'alto, permettendo al paziente di parlare (Fig. 7.3). Non è necessario un blocco ed è, quindi, possibile il posizionamento di una cannula d'argento con valvola a perdere: durante l'inspirazione la valvola si apre e nel corso dell'espirazione si chiude, in modo che l'aria sia veicolata verso l'alto.

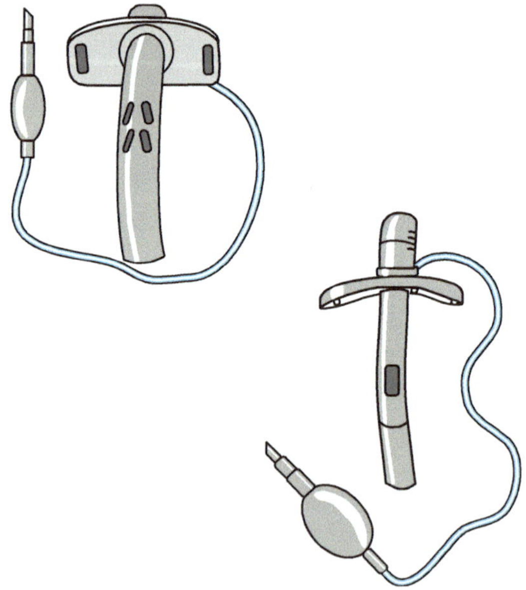

**Fig. 7.3.** Cannule tracheali con aperture, *a sinistra* multiple, *a destra* singola

## 7.2.2 Procedimento operativo

- La tracheotomia del paziente in terapia intensiva deve essere eseguita da personale esperto.
- Testa e gola vengono estese ed un asciugamano arrotolato viene posto tra le scapole.
- Viene eseguita un'incisione cutanea orizzontale 1-2 cm al di sotto della cartilagine criocoidea, in modo da formare un triangolo tra questa e lo sternocleidomastoideo. Delle volte, l'incisione viene eseguita verticalmente. Sottocute e platisma vengono aperti con cauterizzazione elettrica.
- La trachea viene incisa orizzontalmente, tra il secondo ed il terzo o tra il terzo ed il quarto anello e, per resezione della cartilagine, viene creata un'apertura ovale sulla parete anteriore che non deve superare i 5 mm. Nei neonati e nei bambini piccoli, la cartilagine non viene rimossa al fine di impedire lo sviluppo di una stenosi tracheale.
- Infine, l'apertura tracheale viene dilatata, il tubo tracheale viene ritirato fino al margine superiore dell'incisione e viene posizionata la cannula tracheale.
- Nella tracheotomia standard, la parte esterna dell'incisione, viene ridotta con uno o due punti di adattamento, in modo che attorno alla cannula possa formarsi un canale di tessuti molli. Quindi, vengono drenati i secreti dalla ferita, per ridurre il pericolo di enfisema sottocutaneo. Lo svantaggio, è la possibile formazione di tessuto di granulazione, con il pericolo di emorragia ed infezione.
- Nel **tracheostoma plastico epitelializzato** (Fig. 7.4 a-e), l'apertura viene chiusa e fissata al mediastino, grazie a membrane plastificate, la cute viene fissata lassamente alla trachea. L'incisione cutanea verticale viene creata a Y, in modo da creare due lobi cutanei che vengono fissati a porta alla cute. Dopo la rimozione della cannula tracheale, lo stoma deve essere richiuso. I vantaggi della tecnica sono la minore incidenza di infezioni ed emorragie.

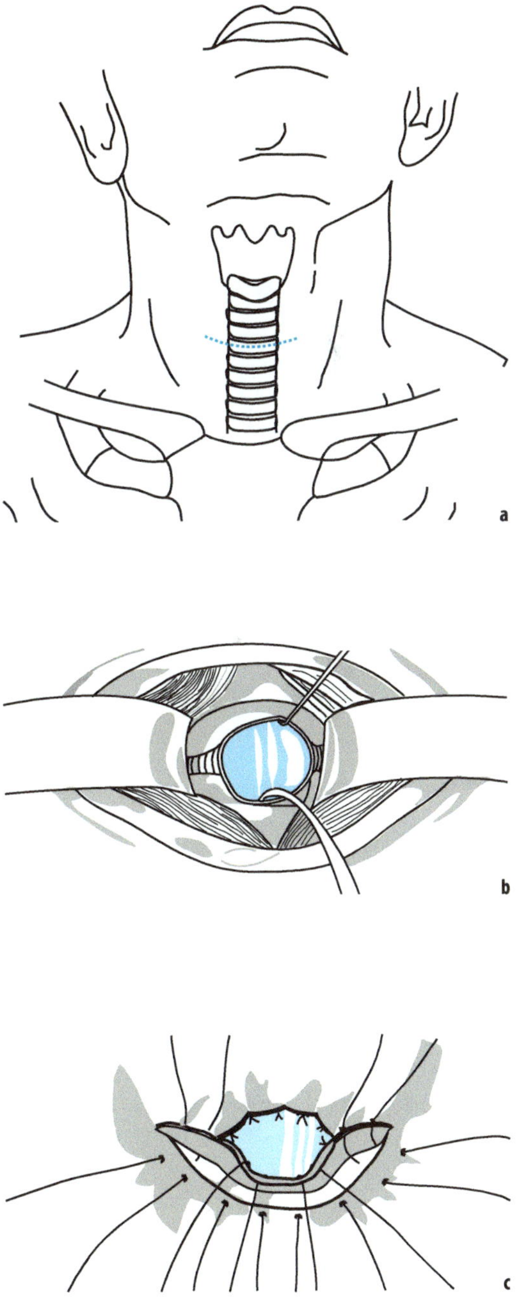


**Fig. 7.4 a-e.** Tracheotomia. Lateralmente allo stoma la cute viene richiusa, in corrispondenza dello stoma, ricucita all'apertura tracheale

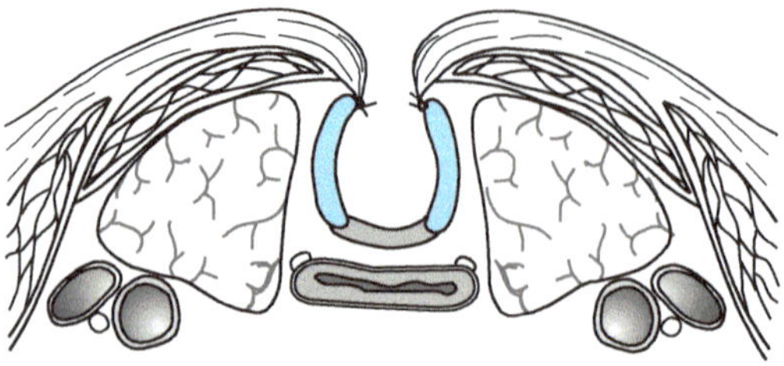


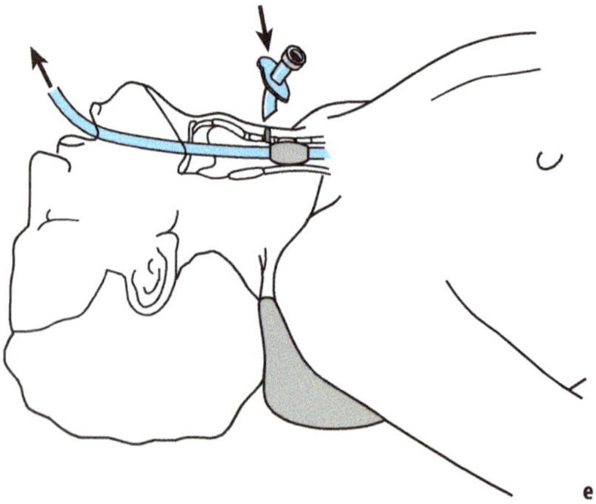


Fig. 7.4 a-e. (*Continuazione*)

### 7.2.3 Complicazioni della tracheotomia standard

Le precoci e più allarmanti complicazioni della tracheotomia standard, secondo una veduta generale, si sono notevolmente ridotte: allo stato attuale sono paragonabili a quelle dell'intubazione convenzionale. Non vi sono quindi delle motivazioni per le quali, nei pazienti in terapia intensiva, non si debba praticare la tracheotomia.

**Complicazioni della tracheotomia standard**

- Arresto cardiaco;
- Ostruzioni della cannula;
- Dislocazioni della cannula;
- Errato posizionamento della cannula;
- Inavvertita decannulazione;
- Emorragie;
- Aspirazione;
- Pneumotorace e pneumomediastino;
- Enfisema sottocutaneo;
- Infezioni della ferita;
- Decannulazione complicata;
- Fistole tracheo-esofagee;
- Stenosi tracheale.

#### Arresto cardiaco e respiratorio

Questa complicazione, rara ma pericolosa, può aversi durante la tracheotomia chirurgica. Le cause più importanti sono:

- Reazione vagale in pazienti con patologie cardiache;
- Errato posizionamento della cannula;
- Pneumotorace iperteso;
- Edema polmonare, dopo risoluzione rapida di un'ostruzione delle vie aeree superiori.

#### Dislocazione ed errato posizionamento della cannula

**! Rappresenta un potenziale pericolo di vita. Per questo deve essere tempestivamente riconosciuta e risolta.**

L'errato posizionamento della cannula può avvenire durante la tracheotomia o per sostituzione della cannula.

Dislocazioni sono possibili anche in un secondo momento, dopo iniziale posizionamento corretto. La sostituzione della cannula è più semplice a circa 1-2 settimane dalla tracheotomia, rispetto al più difficile e, delle volte, impossibile cambiamento subito dopo averla praticata.

**Consiglio pratico:**

- Se la cannula non può essere subito sostituita, od il paziente non si lascia ventilare appena dopo l'inserimento di una nuova cannula (a causa del non posizionamento in trachea), deve essere eseguita l'intubazione per via convenzionale. Solo successivamente in condizioni controllate, si potrà inserire la nuova cannula.

### Decannulazione inavvertita

Questa non rara complicazione può essere potenzialmente letale: il più delle volte si verifica nei primi tre giorni successivi alla preparazione non plastica del tracheostoma, poiché non si è ancora formata una comunicazione stabile, attraverso cui poter introdurre una nuova cannula. Occasionalmente, le finestre della tracheotomia possono essere occluse da tessuti, rendendo ancora più difficile il successivo posizionamento.

**! Se si procede ad un posizionamento alla cieca, la cannula può essere erroneamente introdotta nei tessuti paratracheali.**

In situazioni dubbie, è più sicuro intubare il paziente per via oro-tracheale e, quindi, in condizioni adeguate, introdurre la cannula.

### Ostruzioni della cannula

Avvengono per presenza di secreti o sangue coagulato all'interno della cannula. Occasionalmente può essere determinato a causa di un contatto tra l'estremità distale del tubo e la parete anteriore o posteriore della trachea.

- Per provare la presenza dell'ostruzione, si deve introdurre una catetere da aspirazione, il manicotto deve essere sbloccato per escludere una sua eventuale ernia.
- Se l'ostruzione permane, la cannula deve essere rimossa e sostituita. Quando necessario, il paziente deve essere temporaneamente ventilato con maschera e pallone Ambu ed il tracheostoma deve essere coperto con una benda di compressione.
- Se non è possibile introdurre una nuova cannula, il paziente deve essere intubato per via endotracheale.

#### Consiglio pratico:

- Tenere sempre a disposizione, in prossimità del paziente, una cannula di sostituzione, uno speculo e la strumentazione necessaria all'intubazione endotracheale.

### Emorragie

Possono avvenire durante la tracheotomia, nell'immediato post-operatorio, ma anche in tempi successivi. Le emorragie intraoperatorie, rendono più difficile il procedimento e facilitano l'errato posizionamento della cannula.

**Emorragie dell'immediato post-operatorio.** Emorragie di medio grado avvengono con relativa frequenza (40%) nell'immediato post-operatorio. Fattori predisponenti sono tosse, pressioni, alterazioni della coagulazione, che conducono a riapertura dei vasi. La posizione semiseduta e bende da compressione della ferita favoriscono l'emostasi. Emorragie che si protraggono nei giorni successivi alla tracheotomia, nella maggior parte dei casi indicano un disturbo dei processi coagulativi.

**Emorragie tardive.** Derivano dai tessuti di granulazione. Nelle emorragie che si presentano dopo le 48 ore dalla tracheotomia, si deve supporre un'erosione del tronco brachiocefalico.

**! L'erosione del tronco brachiocefalico è una complicazione acuta, pericolosa per la vita del paziente. La mortalità si attesta a più del 50%.**

Il tronco brachiocefalico si trova normalmente all'altezza del 9°-12° anello tracheale, al di sotto della cartilagine cricoidea e quindi in corrispondenza dell'estremità distale della cannula o del manicotto di blocco. L'emorragia avviene per erosione della parete anteriore della trachea e del tronco determinata dalla porzione distale della cannula o per eccessiva distensione della cuffia. Sepsi, infezioni, cortisone ed altri fattori che determinano un rammollimento dei tessuti, favoriscono questa complicazione. In rari casi, il tronco brachiocefalico decorre più in alto. La complicazione si sviluppa soprattutto nell'arco delle prime quattro settimane successive alla tracheotomia, nei portatori a lungo termine di cannule anche alcuni mesi più tardi. La maggior parte delle emorragie dal tronco brachiocefalico si presentano nelle prime 3-4 settimane dopo la tracheotomia. La frequenza è stimata con una percentuale dell'1%. Il 50% delle emorragie tardive è dovuto ad erosione del tronco brachiocefalico.

L'emorragia, al principio, non si manifesta in maniera imponente, anche se in alcuni pazienti può provocare dissanguamento. La diagnosi deve essere accertata con la broncoscopia e, quindi, si deve procedere alla sternotomia e sezionamento del tronco.

### Consiglio pratico

- In caso di imponente ed acuta emorragia, può essere tentata l'emostasi, con adeguato posizionamento della cuffia della cannula o di un tubo endotracheale o tramite compressione digitale dello sterno.



Più raramente, possono manifestarsi emorragie dai seguenti vasi: arteria carotide comune, arterie tiroidee superiore ed inferiore, arco dell'aorta, vene brachiocefaliche.

### Pneumotorace e pneumomediastino

La frequenza del pneumotorace può raggiungere il 5%. Le cause più comuni sono:

- Scorretto posizionamento paratracheale della cannula;
- Lesione della pleura durante la tracheotomia, soprattutto nell'età pediatrica;
- Ingresso di aria nel mediastino durante l'incisone;
- Rottura di bolle enfisematose.

### Enfisema sottocutaneo

Si presenta, nei pazienti ventilati con tracheotomia, con una frequenza del 5-10%. La causa di maggior rilievo è un'incisione eccessivamente estesa e/o una sutura eccessivamente stretta (Fig. 7.5 a,b). Il blocco non sufficiente del manicotto della cannula nella ventilazione a pressione positiva, può favorire la penetrazione di aria nei tessuti circostanti. Le possibili complicazioni sono:

- Pneumomediastino;
- Pneumopericardio;
- Pneumotorace spontaneo.

### Infezioni della ferita

Il tracheostoma viene frequentemente colonizzato da batteri nosocomiali. Nonostante ciò, le infezioni sono rare. La profilassi con antibiotici favorisce le polmoniti nosocomiali. Infezioni necrotizzanti del tracheostoma con ascessi paratracheali, possono diffondersi alle cartilagini, ai vasi circostanti ed al mediastino.

### Trattamento

Drenaggio, pulizia della ferita e sostituzione della cannula con tubo endotracheale. La colonizzazione del tratto respiratorio inferiore con batteri gram-negativi è più frequente nella tracheotomia che nell'intubazione endotracheale. Nei pazienti con gravi patologie preesistenti, può comparire una bronchite tracheale necrotizzante, con fuoriuscita di secreti dal tracheostoma.

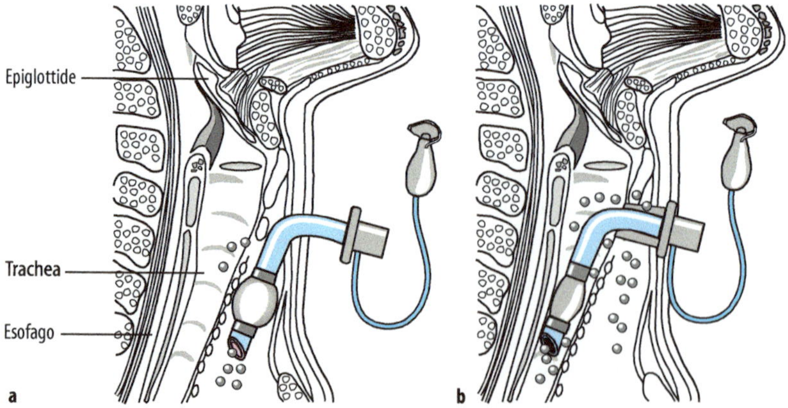


**Fig. 7.5 a,b.** Sviluppo dell'enfisema cutaneo nella tracheotomia. **a** La cannula è posizionata nel sottocute. **b** La cannula è troppo piccola per il tracheostoma: l'aria si infiltra lateralmente alla cannula

### Fistola tracheoesofagea

È determinata dalla lesione della parete posteriore della trachea ed anteriore dell'esofago. Le fistole che si formano precocemente, sono spesso dovute ad un errore di tecnica durante la tracheotomia. Queste devono essere possibilmente riparate quanto prima, anche durante lo stesso intervento di tracheotomia. Le fistole che si presentano secondariamente si correlano, per la maggior parte dei casi, a necrosi tracheale indotta da movimenti eccessivi della cannula o da alte pressioni nel manicotto.

**Segni clinici:**
- Perdite dal manicotto;
- Polmoniti da aspirazione recidivanti;
- Reflusso del contenuto gastrico attraverso il tracheostoma.

La diagnosi viene accertata con l'endoscopia con tecnica con mezzo di contrasto. Il trattamento è l'intervento chirurgico di chiusura della fistola.

### Fistole tracheocutanee

Nella maggior parte dei casi, il tracheostoma si richiude spontaneamente dopo la rimozione della cannula. Occasionalmente, l'epitelizzazione può dar luogo alla formazione di fistole tracheocutanee, soprattutto dopo lunghe permanenze delle cannule. Il trattamento consiste nella rimozione della fistola e nella sutura della ferita, in anestesia locale.

### Edema della glottide e stenosi

Se la cannula viene introdotta attraverso il primo anello tracheale, la conseguenza può essere la formazione di edema della glottide e, successivamente, stenosi. Fattori favorenti sono lesioni della mucosa per precedenti intubazioni ed infezioni adiacenti lo stoma.

L'edema della glottide può favorire la decannulazione.

### Stenosi tracheale

È una complicazione tardiva della tracheotomia. Si verifica in corrispondenza del tracheostoma od in corrispondenza della zona di posizionamento della cuffia, a circa 3,5 cm dallo stoma e per una lunghezza di 0,5-4 cm. Le stenosi dovute alla cuffia sono diventate molto rare, da quando vengono impiegati manicotti a bassa pressione.

> **Elevate pressioni della cuffia e cannule tracheali di piccole dimensioni possono favorire lo sviluppo di stenosi.**

La stenosi tracheale dopo tracheotomia è più frequente rispetto a quella successiva ad intubazione translaringea, perché, per definizione, con il metodo convenzionale non possono manifestarsi stenosi determinate dallo stoma. La tracheotomia secondaria è maggiormente coinvolta in questo tipo di complicazione rispetto alla primaria, poiché la mucosa tracheale spesso perde d'integrità, a causa delle precedenti intubazioni.

I segni clinici della stenosi tracheale, così come nella stenosi per intubazione endotracheale, si rendono evidenti dopo settimane o mesi dalla decannulazione.

## 7.3 Tracheotomia percutanea per dilatazione

In questa tecnica (Fig. 7.6 a-f), viene inserito un ago tra il secondo ed il terzo oppure tra il terzo ed il quarto e, attraverso questo, si posiziona una guida flessibile in trachea.

L'ingresso tracheale viene quindi dilatato così da permettere l'inserimento della cannula tracheale in trachea. Qualora ciò sia possibile, il procedimento viene controllato da un secondo medico, mediante il fibroscopio. L'intervento può eseguirsi in anestesia locale od in breve anestesia totale. Al contrario della tracheotomia convenzionale, eseguita da chirurghi od otorinolaringoiatri, la tecnica percutanea viene per la maggior parte praticata dai medici di terapia intensiva. È più semplice e veloce da eseguire rispetto alla tracheotomia. I più comuni rischi sono errori di inserimento e lesioni tracheali che però possono essere evitati, grazie al controllo fibroscopico. Emorragie possono derivare soprattutto dall'arteria tiroidea.

Le restanti complicazioni sono paragonabili a quelle della tracheotomia convenzionale.

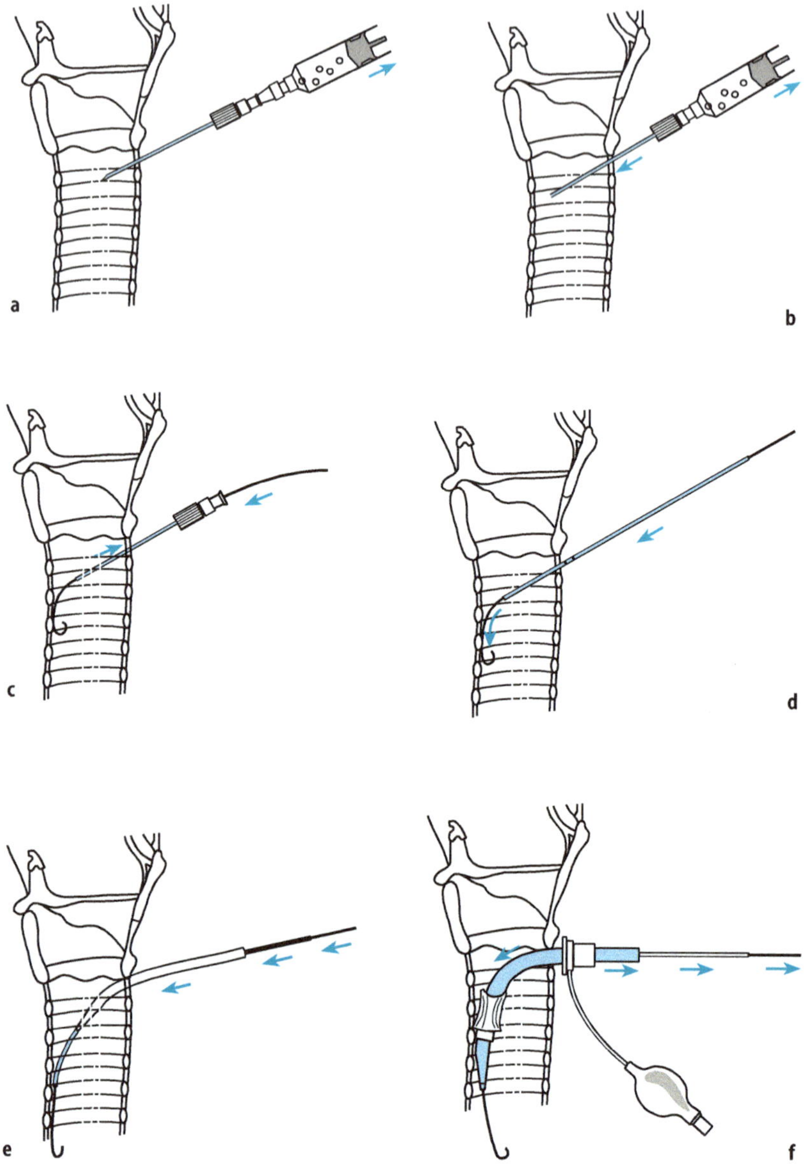


**Fig. 7.6 a-f.** Tracheotomia percutanea per dilatazione. **a** Dopo incisione cutanea, ingresso attraverso il legamento anulare. **b** Aspirazione di aria nella siringa contenente soluzione fisiologica. **c** Introduzione della guida sotto controllo con fibroscopio. **d-e** Dilatazione del punto di incisione. **f** Posizionamento della cannula tracheale



## Vantaggi

Rispetto alla tracheotomia convenzionale, la via percutanea, presenta i seguenti vantaggi:

- Semplice, eseguibile dai medici di terapia intensiva;
- Elevata percentuale di successo in caso di anatomia non complicata (circa il 94% dei casi);
- Eseguibile in corsia, senza necessità di trasporto in sala operatoria;
- Minore dispendio tecnico e di personale;
- Posizionamento ermetico della cannula tracheale nello stoma;
- Migliore risultato estetico, grazie alle dimensioni ridotte dell'incisione cutanea.

### Controindicazioni

Le più importanti controindicazioni alla tecnica sono:
- Importante stroma tiroideo;
- Gravi alterazioni della coagulazione;
- Fratture della colonna vertebrale cervicale;
- Malacia tracheale;
- Tumori e stenosi delle vie aeree superiori;
- Età pediatrica ed adolescenziale;
- Tempi lunghi di riabilitazione.

Se durane la pratica si presentano complicazioni, non si deve procedere ulteriormente.

Le tecniche oggi praticate sono:
- Ciagla;
- Griggs;
- Fantoni.

Le metodiche si differenziano per la via di accesso alla trachea.

## 7.3.1 Tecnica Ciagla

L'ago viene introdotto tra il secondo ed il quarto anello tracheale. Una guida viene fatta scorrere all'interno dell'ago e, attraverso questa, viene introdotto un sottile catetere di plastica, affinché la guida non si pieghi. Il canale creato viene, quindi, dilatato grazie ad appositi strumenti di diametro progressivamente maggiore fino a 36 Charr. Quando l'apertura della trachea è sufficiente, viene introdotta la cannula.

**Tecnica di Ciarla-Blue-Rhino.** Non si differenzia da quella sopra descritta, se non per il fatto che viene introdotto un dilatatore curvo, quindi una guida ed infine la cannula tracheale.

## 7.3.2 Tecnica secondo Griggs

Prevede la dilatazione del punto di incisione con una pinzetta dilatante (Howard-Kelly) che permette l'ulteriore aumento di diametro fino alla misura desiderata. Attraverso la guida viene poi introdotta la cannula tracheale.

**Tecnica PerkuTwist.** Prevede l'impiego di un dilatatore speciale che si "avvita" nei tessuti fino a separare la parete tracheale. In una fase successiva, questo viene allontanato e, attraverso la guida, si introduce la cannula tracheale.

## 7.3.3 Tracheotomia percutanea per dilatazione secondo Fantoni

Dopo attenta aspirazione di eventuali raccolte in cavità orale, il tubo con manicotto sgonfiato viene, sotto controllo fibroscopico, ritirato fino a che la cuffia si presenti in prossimità della glottide. Quindi, con minore quantità di aria, il manicotto viene nuovamente bloccato e, con un'apposita cannula curva del "set" di tracheotomia, la trachea viene incisa tra il secondo e terzo o tra terzo e quarto anello tracheale.

Una guida viene introdotta attraverso la cannula e fatta scorrere accanto al tubo, fino all'orofaringe. Viene poi afferrata con un'apposita pinza, portata fuori dalla bocca e connessa alla cannula tracheale. Il precedente tubo viene sostituito con un altro di minore diametro (5,0) fornito con l'apposito "set". La cannula tracheale viene quindi introdotta, attraverso la guida, in faringe e laringe e, dopo aver superato la parete tracheale, portata all'esterno.

Il tubo viene rimosso, la cannula tracheale ruotata di 180° e, collegata al ventilatore. L'incisione cutanea deve essere di circa 0,5-1 cm.

L'importante vantaggio della tecnica è il minore pericolo di danneggiamento della trachea, poiché la cannula, a differenza delle altre tecniche, viene tirata verso l'esterno. Lo svantaggio è l'imponente impiego tecnico. In caso di anamnesi di intubazione difficile, la tecnica è controindicata.

### Strumentazione e procedimento pratico

L'attrezzatura da impiegare è diversa a seconda della tecnica scelta.

#### Attrezzatura per la tracheotomia percutanea per dilatazione.

- Specifico "set" di tracheotomia;
- "Set" da tracheotomia convenzionale e "set" da intubazione;
- Cannule tracheali specifiche (3 misure);
- Broncoscopio;
- Ipnotici ed oppiacei;
- Bisturi, forbici e pinze (sterili);
- Guanti e camice (sterili), mascherina e cuffia;
- Anestetico locale;
- Disinfettante cutaneo;
- Teli sterili;
- Appositi mezzi per corretto posizionamento di testa e spalle;
- Garze.

#### Procedimento pratico

La tracheotomia per dilatazione, può essere eseguita in corsia. Avviene in anestesia totale, anche se l'anestesia locale è concessa.

- Personale necessario: 2 medici, 1-2 infermieri;
- Operatore: camice e guanti sterili, mascherina e cuffia;
- Anestesia endovenosa (ad es. Propofol, Remifentanile);
- Iperestensione della testa del paziente, fissazione con appositi mezzi;
- Quando non si procede in anestesia totale, anestesia locale del punto di incisione;
- Disinfezione di mento, collo e torace superiore;
- Medico assistente. Introduce il broncoscopio attraverso il tubo endotracheale e controlla l'incisione e la dilatazione effettuata dall'operatore, al fine di evitare lesioni. Il manicotto viene quindi sbloccato ed il tubo ritirato fino alla glottide. Quindi nuovamente bloccato, con minore quantità di aria. La ventilazione viene mantenuta;
- La trachea viene incisa con ago e siringa contenente soluzione fisiologica sotto aspirazione, fino a quando non si evidenzia la presenza di aria.
- L'assistente, sotto controllo broncoscopico, introduce la guida;
- I passi successivi sono diversi a seconda della tecnica impiegata.
- Dopo l'introduzione della cannula tracheale, seguono controllo broncoscopico del corretto posizionamento, blocco della cuffia, applicazione di garze, blocco e controllo della pressione della cuffia.;
- Controllo radiografico;
- Documentazione del procedimento nella cartella giornaliera del paziente.

## 7.4 Cricotireotomia

In questa tecnica chirurgica, la cannula tracheale viene introdotta attraverso il legamento cricotiroideo (Fig. 7.7 a-d). Le indicazioni alla cricotireotomia non sono ben definite. La tecnica viene praticata soprattutto quando la tracheotomia standard, per particolarità anatomiche della gola o delle vie aeree, non può essere eseguita.

#### Controindicazioni

- Preesistenti patologie della laringe quali tumori o infezioni;
- Età pediatrica;
- Pazienti intubati, per via convenzionale, per un periodo superiore a 6 giorni;
- Controindicazioni relative: pazienti che, per lavoro, impiegano le corde vocali, ad esempio cantanti.

**Cricotireotomia d'urgenza (coniotomia).** Sono disponibili appositi "set". Quando viene praticata, anche se raramente, deve essere al più presto sostituita dalla tracheotomia standard, perché in condizioni d'emergenza, non è possibile preparare un campo adeguato, fatto che induce il possibile sviluppo di stenosi della glottide.

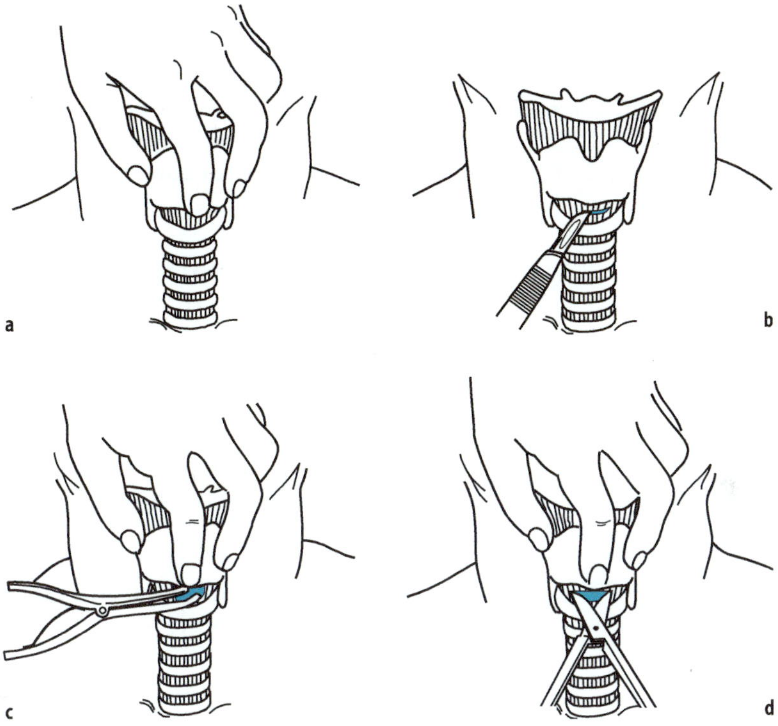


**Fig. 7.7 a-d.** Cricotireotomia. **a** Palpazione della membrana cricotiroidea. **b** Incisione della membrana. **c** Dilatazione della membrana. **d** Preparazione

## 7.5 Minitracheotomia

In questa tecnica percutanea (non identica alla tracheotomia percutanea), un tubo speciale di 4 mm, con appositi nastri esterni di fissazione, viene introdotto attraverso il legamento cricotiroideo, in trachea. La metodica viene impiegata per l'aspirazione di secreti, in quei pazienti che hanno una respirazione spontanea sufficiente, ma che non riescono ad espettorare. È controindicata per le occasionali aspirazioni di secreti ed anche quando l'espettorazione può avvenire con adeguata ginnastica respiratoria.

### 7.5.1 Tecnica

- L'incisione della membrana può eseguirsi con un bisturi o secondo tecnica Seldinger. A tal proposito esistono in commercio differenti "set".
- Posizionamento del paziente come per la tracheotomia standard;
- Palpazione del legamento cricotiroideo ed anestesia locale;
- Introduzione del bisturi in corrispondenza della linea mediana in trachea ed incisione di circa 1 cm.
- Introduzione della guida e, quindi, della cannula tracheale;
- Rimozione della guida;
- Aspirazione di sangue e secreti attraverso la cannula;

## 7.6 Assistenza del paziente tracheotomizzato

### 7.6.1 Cambiamento della cannula tracheale

Non deve essere sostituita nei primi tre giorni dopo la tracheotomia poiché, non essendosi ancora formato un canale stabile, esiste il pericolo che dopo la rimozione non sia più possibile inserire una nuova cannula. Così come nella intubazione standard, non esistono tempi standard di sostituzione della cannula. In caso di sostituzioni difficili è d'ausilio l'uso della broncoscopia o di una guida sufficientemente lunga.

#### Attrezzatura

**Attrezzatura per la sostituzione della cannula tracheale:**
- Cannula tracheale;
- Siringa per il blocco;
- Speculo nasale;
- Pinzette e forbici;
- Nastri per la fissazione;
- "Set" per intubazione standard.

#### Procedura

**La cannula deve essere sostituita in condizioni asettiche, la nuova cannula deve essere sterile.**

- Attrezzatura necessaria inclusa quella adatta all'intubazione convenzionale;
- Aspirazione di secreti dalla cavità orale, albero tracheo-bronchiale e cavità gastrica;
- Pre-ossigenazione del paziente per alcuni minuti;
- Introduzione del catetere per aspirazione in trachea, sblocco della cannula e sua rimozione sotto aspirazione, per asportare gli eventuali secreti accumulati al di sopra del manicotto;
- Introduzione dello speculo e posizionamento della nuova cannula tracheale, blocco lento del manicotto e verifica, tramite auscultazione, della corretta sede. Quindi connessione al ventilatore;
- Quando non è possibile l'introduzione della nuova cannula, il paziente deve essere intubato per via convenzionale, il manicotto del tubo deve essere posizionato al di sopra del tracheostoma e, successivamente, si deve introdurre la nuova cannula.

### 7.6.2 Monitoraggio della pressione della cuffia

Così come per l'intubazione standard, la pressione della cuffia deve essere continuamente monitorata con un manometro ed eventualmente corretta. Non deve superare i 25 mmHg ed, idealmente, essere inferiore a 15 mmHg.

### 7.6.3 Rimozione della cannula tracheale

Per la rimozione della cannula in pazienti in terapia intensiva, valgono le stesse regole viste per l'estubazione. Anche il procedimento è simile. La cannula può essere rimossa subito o gradualmente, per temporanea chiusura od applicazione di una cannula che permetta la fonazione. Uno svezzamento graduale è consigliato per i pazienti che reagiscono alla rimozione con paura di soffocamento o iperventilazione. I margini della ferita vengono quindi accostati con garze. Lo stoma epitelializzato deve essere richiuso operativamente in anestesia locale.

## Letture consigliate

Byhan C, Lischke V, Westphal K (1999) Perkutane Tracheotomie in der Intensivmedizin. Anaesthesist 48:310-316

Byhan C, Lischke V, Halbig S, Scheifler G, Westphal K (2000) Ciagla Blue Rhino: Ein weiterentwickeltes Verfahren der perkutanen Dilatationstracheotomie. Anaesthesist 49:202-206

Hommerich CP, Rödel R, Frank L, Zimmermann A, Braun U (2002) Langzeitergebnisse nach chirurgischer Tracheotomie und PDT. Anesthesist 51:23-27

# Classificazione e principi di funzionamento dei sistemi di ventilazione

8

### Definizioni

**Ciclo respiratorio.** Definisce il periodo compreso tra l'inizio di due successivi atti inspiratori. Ciascun ciclo respiratorio è costituito da due fasi: una inspiratoria ed una espiratoria. Il modello di un ciclo respiratorio viene determinato con variabili di controllo, di fase e di condizione.

**Variabili di controllo.** Variabili che vengono regolate dal respiratore, per determinare un atto inspiratorio. Queste variabili possono essere la pressione, il volume, il flusso od il tempo.

**Variabili di fase.** Vengono impiegate per innescare, mantenere, terminare una sequenza inspiratoria e per influenzare l'atto espiratorio. Possono essere controllate dal paziente o dal ventilatore.
*Varabili "trigger".* Consentono di definire i criteri per l'inizio dell'inspirazione.
*Variabili di limite.* Limitano la pressione, il volume od il flusso, durante l'inspirazione senza porne termine.
*Variabili di ciclo.* Definiscono i criteri per terminare l'inspirazione.
*Variabili di base.* Definiscono a quale livello di volume o di pressione deve procedere l'espirazione.

**Variabili di condizione.** Nei modelli di ventilazione composti da diversi tipi di respirazione, bisogna stabilire quale condizione e quale tipo di ventilazione attivare. Ciò è consentito dalle variabili di condizione.

**Tipo di respiro.** In base alle diverse variabili di fase della sequenza inspiratoria, è possibile definire diversi tipi di respiro. A seconda che le variabili siano definite dal paziente o dal ventilatore, si possono distinguere 4 tipi di ventilazione: mandatoria, assistita, sostenuta e spontanea.

**Forme di ventilazione.** Dall'impiego, dalle variazioni di un tipo o dalla combinazione di più tipi di ventilazione, si ottengono diverse forme di respirazione meccanica.

**Modelli di ventilazione.** I cicli respiratori e le forme di ventilazione possono raffigurarsi in diagrammi di pressione, volume, flusso, in rapporto al tempo. La rappresentazione grafica viene definita con il termine "modello di ventilazione".

**Impostazione di grandezze.** L'impostazione di diverse grandezze sul ventilatore, consente la variazione o la modificazione delle variabili di fase e di condizione. In tal modo, si possono ottenere diversi tipi di respiro o modi di ventilazione e, all'interno di una forma di ventilazione, diversi modelli di respirazione artificiale. Importanti grandezze da impostare sono: volume d'esercizio inspiratorio, frequenza di ventilazione, flusso inspiratorio, rapporto inspirazione/espirazione, pressione di fine espirazione e livello superiore di pressione inspirazione.

La terminologia in uso per la respirazione artificiale segue le indicazioni fornite nel 1992 dalla AARC-Consensus Conference (Tab. 8.1).

**Suddivisione secondo variabili di guida.** I ventilatori sostengono od intraprendono l'intera sequenza respiratoria a seconda dei principi guida e di controllo. La suddivisione deriva dalla definizione di determinate variabili guida:

- *Variabili di controllo ("control variable")*: quale variabile controlla primariamente il ventilatore per determinare l'atto inspiratorio?
- *Variabili di fase ("phase variable")*: come vengono influenzate inspirazione ed espirazione?
- *Variabili "trigger"("trigger variable")*: come viene innescata l'inspirazione?
- *Variabili limite ("limit variable")*: quali variabili, durante l'inspirazione, vengono limitate ad un determinato livello che non può essere oltrepassato?
- *Variabili di ciclo ("cycle variable")*: come viene guidata la fine dell'inspirazione e l'inizio dell'espirazione?

**Tab. 8.1.** Relazione tra tipi di ventilazione, variabili di fase e guida con controllo da parte del ventilatore o del paziente. Terminologia secondo la AARC-Consensus Conference

| Tipo di ventilazione | Variabili di fase | | |
|---|---|---|---|
| | Variabile "trigger" | Variabili di limite | Variabili di ciclo |
| Mandatoria ("mandatory") | ventilatore | ventilatore | ventilatore |
| Assistita ("assisted") | paziente | ventilatore | ventilatore |
| Sostenuta ("supported") | paziente | ventilatore | paziente |
| Spontanea ("spontaneous") | paziente | paziente | paziente |

- *Variabili di base ("baseline variable")*: come viene influenzata la fase espiratoria?
- *Variabili di condizione ("conditional variable")*: come definisce il ventilatore, tra le diverse forme di ventilazione, quale adoperare?

## Principi guida dei sistemi di ventilazione

### I Fonte d'energia

- Pneumatica;
- Elettrica (a corrente alternata o continua).

### II Trasformazione di energia

- Compressione gassosa esterna;
- Compressione gassosa interna;
- Valvole di controllo:
  - pneumatica;
  - elettromagnetica.

### III Schema di controllo

- Controllo del circolo
  - meccanico;
  - pneumatico;
  - idraulico;
  - elettrico;
  - elettromeccanico.
- Variabili di controllo
  - pressione;
  - volume;
  - flusso;
  - tempo.
- Variabili di fase
  - variabile "trigger";
  - variabile limite;
  - variabile di ciclo;
  - variabile di base.
- Variabili di condizione
  - pressione;
  - tempo;
  - volume.

### IV Effetti

- Andamento della pressione
  - ad angolo retto;
  - ad aumento esponenziale;
  - sinusoidale;
  - ondulatoria.
- Andamento del volume
  - aumento continuo;
  - ondulatorio.
- Andamento del flusso
  - ad angolo retto;
  - ascendente;
  - discendente;
  - sinusoidale.

### V Sistemi di allarme

- Energia;
- Controllo del circolo;

- Effetti;
- Pressione delle vie aeree;
- Volume d'esercizio;
- Volume per minuto;
- Tempo (frequenza respiratoria);
- Gas inspiratori;
- Temperatura;
- Concentrazione d'ossigeno.

## 8.1 Funzionamento del respiratore

I sistemi di ventilazione vengono azionati in modo pneumatico, con pressione d'aria o di ossigeno oppure elettrico. L'azionamento elettrico può determinarsi con corrente alternata o continua. La trasformazione dell'energia di funzionamento nello sviluppo di un determinato flusso, pressione nelle vie aeree o volume d'esercizio, avviene per compressione gassosa interna od esterna, con l'impiego di valvole di controllo pneumatiche od elettromagnetiche.



## 8.2 Relazioni generali e definizioni

Fondamentale per la comprensione della ventilazione meccanica è la conoscenza del rapporto tra pressione (p), flusso (F) e volume (V), in dipendenza della "Compliance" (C) e della resistenza (R) dell'apparato respiratorio. Con questa terminologia si delineano le seguenti definizioni:

- **Resistenza** è l'ostacolo opposto dalle vie aeree; definisce il valore di pressione che deve essere praticata per determinare un flusso nelle vie aeree:
  $R = p/F$ (più esattamente $\varnothing p/\varnothing F$).
- **"Compliance"** definisce l'espansibilità del sistema respiratorio, cioè la variazione di volume per unità di variazione di pressione, che si determina nei polmoni:
  $C = V/p$ (più esattamente $\varnothing V/\varnothing p$).

Oggi, al posto del termine "Compliance" viene frequentemente impiegato quello di elastanza (E).

- **L'elastanza** è indice della "durezza" del sistema respiratorio, indica quale pressione deve essere esercitata per determinare una predefinita variazione di volume:
  $E = P/V$ (più esattamente $\varnothing p/\varnothing V$).

L'elastanza e la "Compliance" sono relazionate da un rapporto inverso:

$E = 1/C$ oppure $C = 1/E$

Dalle definizioni sopra descritte segue che:

- $p_{elas} = V \cdot E$ (oppure $V/C$)
- $p_{resist} = F \cdot R$

Durante l'inspirazione, deve essere esercitata una pressione totale data dalla somma delle pressioni elastiche e di resistenza

- $p_{tot} = p_{elast} + p_{resist}$

Questa pressione viene esercitata dal solo respiratore ($p_{respiratore}$) nelle forme di sola ventilazione controllata, dalla muscolatura respiratoria del paziente ($p_{paziente}$) nelle forme di sola ventilazione spontanea, oppure attraverso entrambe, nelle ventilazione parziali:

- $p_{tot} = p_{respiratore} + p_{paziente}$

Nelle forme di sola ventilazione controllata, la $p_{paziente}$ è pari a 0. Invece nell'utilizzo della respirazione spontanea è la $p_{respiratore}$ ad essere nulla. Riassumendo si ha:

- $p_{respiratore} + p_{paziente} = p_{elast} + p_{resist}$

oppure

- $p_{respiratore} + p_{paziente} = V \cdot E + F \cdot R$

Da queste definizioni si deduce che:

> **Quanto più alta è l'elastanza (cioè tanto più bassa è la "Compliance") e più alta la resistenza, maggiore è la pressione che deve essere sviluppata per determinare un preciso volume d'esercizio da parte del respiratore e/o dalla muscolatura del paziente.**

Questo rapporto ha un diretto effetto sul lavoro respiratorio (W, definito anche come WOB = "work of breathing") che deve essere effettuato dal respiratore e/o dalla muscolatura del paziente. Quindi vale la relazione:

- $W = P \cdot V$

Questo significa che: quanto maggiore è la pressione che deve essere esercitata per il movimento di un determinato volume d'esercizio, tanto più cospicuo deve essere il lavoro respiratorio eseguito dal respiratore e/o dalla muscolatura del paziente.

L'effetto composto da E ed R viene anche definito **impedenza**: quanto più alta è l'elastanza (cioè più bassa la "Compliance") e più alta la resistenza, tanto più alta sarà l'impedenza del sistema respiratorio; quanto più alta è l'impedenza del sistema respiratorio, tanto maggiore saranno pressione e lavoro respiratorio da esplicare per determinare un movimento inspiratorio nelle vie aeree.

**Espirazione.** A differenza dell'inspirazione, l'espirazione, nella maggior parte dei modi di ventilazione (ad eccezione, ad esempio, della HFO), si svolge passivamente. Il flusso viene generato dalla pressione di distensione che, durante l'inspirazione, viene conservata in componenti elastiche. Questa pressione elastica è tanto maggiore, quanto più cospicuo è il volume inspiratorio e tanto minore, quanto più bassa è la "Compliance". Il flusso espiratorio così determinato ha direzione opposta rispetto a quello inspirato:

- $V/C = F \cdot R$ oppure $V \cdot E = F \cdot R$

La definizione generale "equazione di movimento" (in inglese "equation of motion") $P = V \cdot E + F \cdot R$ è, per la comprensione di tutti i modi di ventilazione, soprattutto per PAV e ATEC, di fondamentale significato.

Queste relazioni valgono in senso stretto solo nelle condizioni ad andamento lineare; con valori costanti di R ed E vengono, di regola, semplicemente accettate.

### 8.2.1 Pressione transpolmonare

Determinante per lo sviluppo di un volume inspiratorio, è la differenza tra la pressione nelle vie aeree (cioè la pressione intrapolmonare) e quella extrapolmonare (vedi Cap. 2). Nella respirazione spontanea, la pressione transpolmonare viene aumentata per lo sviluppo di una pressione negativa nello spazio pleurico:

$$P_{\text{transpolmonare}} = P_{\text{vie aeree}} - P_{\text{intratoracica}}$$

**Pressione transrespiratoria.** Nella ventilazione meccanica, la differenza di pressione viene sviluppata grazie all'aumento della pressione nelle vie aeree, solo in alcuni casi per riduzione della pressione extratoracica sulla superficie del torace (ad es. nel polmone d'acciaio). In tal senso viene anche impiegato il termine "pressione transrespiratoria":

$$P_{\text{transrespiratoria}} = P_{\text{vie aeree}} - P_{\text{extratoracica}}$$

### 8.2.2 Rapporti di pressione di fine inspirazione

La pressione di riferimento è quella atmosferica, che viene posta pari a 0.
- Nella respirazione spontanea, la pressione delle vie aeree e quella extratoracica sono nulle e la intratoracica è negativa;
- Nella ventilazione a pressione positiva, la pressione nelle vie aeree e la intratoracica sono positive, la extratoracica è nulla;
- Nella ventilazione a pressione negativa, la pressione nelle vie aeree è nulla, le intra- ed extratoracica sono negative.

A fine inspirazione, la pressione transrespiratoria nella ventilazione meccanica (a pressione positiva o negativa), è sempre positiva, nella respirazione spontanea è nulla. Durante l'inspirazione, invece, in tutte le forme di ventilazione (spontanea, a pressione positiva o negativa), è sempre positiva. Solo nella ventilazione a pressione positiva, questa eguaglia quella delle vie aeree.

## 8.3 Variabili di controllo

Per determinare un volume inspiratorio, le tre variabili pressione, volume o flusso vengono influenzate dal ventilatore e, attraverso meccanismi di controllo, mantenute costanti (Fig. 8.1). Il parametro influenzabile è la cosiddetta variabile di controllo. Le altre due dipendono dalla variabile di controllo e dall'impedenza nelle vie aeree. Se nessuna delle tre può essere mantenuta costante, la variabile di controllo è il tempo. L'andamento delle curve di pressione, flusso e volume rispetto al tempo, può presentare le seguenti forme:

- ad angolo retto;
- sinusoidale;
- esponenziale (crescente o decrescente);
- a rampe (continuamente crescente o decrescente).

L'andamento delle curve delle variabili di controllo viene dato dal ventilatore oppure è selezionabile.

Il decorso temporale della variabile dipendente è dato da "Compliance" e resistenza. A seconda della variabile impiegata, la ventilazione viene definita come a pressione, volume, flusso o tempo controllata.

8

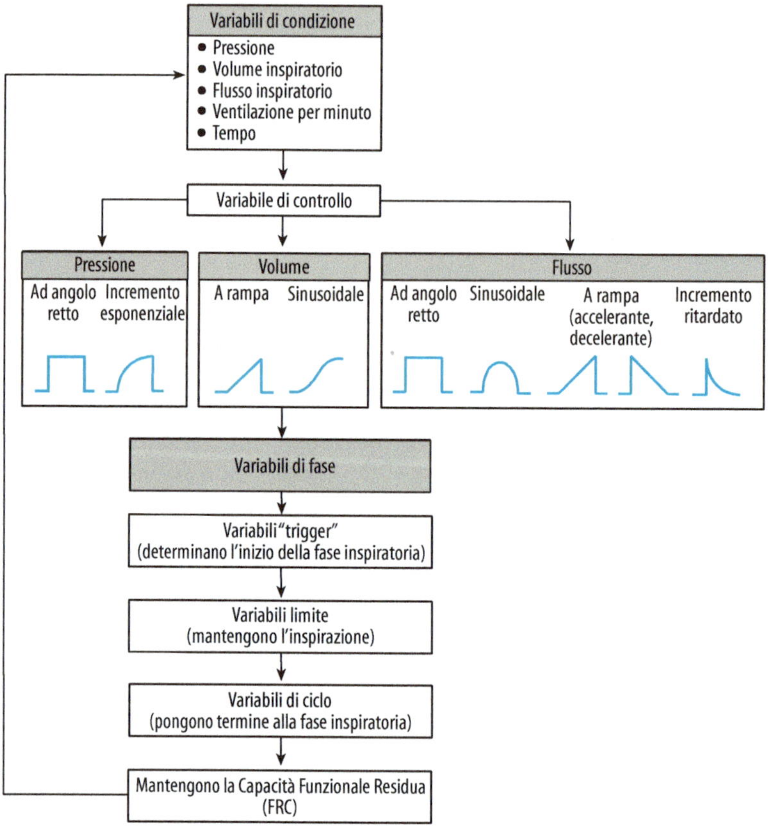


**Fig. 8.1.** Modello della ventilazione meccanica in base all'andamento dei movimenti nel sistema respiratorio. Durante l'inspirazione il ventilatore può, in base al tempo concesso, controllare una variabile per volta, ad es. pressione, volume o flusso. Ciascuna variabile di controllo viene rappresentata dal respiratore con forme d'onda differenti. Pressione, volume, flusso e tempo, vengono anche definite variabili di fase. Condizionano i parametri di ciascun ciclo di ventilazione, come la sensibilità al "trigger", il picco di flusso inspiratorio o di pressione, il tempo inspiratorio e la pressione di base. Il modo di ventilazione indica le diverse combinazioni di variabili di controllo e di fase. Il diagramma illustra come ciascun atto inspiratorio, in dipendenza dal modo di ventilazione, possa mostrare diverse variabili di controllo e di fase. (Mod. da Chatburn 1994)

### 8.3.1 Ventilazione a pressione controllata

Una ventilazione a pressione controllata viene realizzata o per sviluppo di una pressione positiva nelle vie aeree oppure per determinazione di una negativa sulla superficie toracica. La prima è la forma più comunemente impiegata, la seconda solo eccezionalmente. In entrambe i casi viene sviluppata una pressione transrespiratoria positiva. Volume e flusso sono le variabili dipendenti. Andamento ed entità delle curve si determinano, a seconda del decorso della pressione e dell'impedenza delle vie aeree. Nella ventilazione a pressione controllata, il flusso è sempre decelerante.

### 8.3.2 Ventilazione a flusso/volume controllata

La suddivisione in ventilazione a volume/flusso controllata è importante da un punto di vista tecnico. Praticamente però questa differenziazione non ha importanza, visto che flusso e volume sono tra loro relazionate dal tempo: flusso = volume/tempo e volume = flusso · tempo.
Una ventilazione a volume controllato è, quindi, sempre indirettamente a flusso controllato e viceversa. Sebbene molti ventilatori con opzione di controllo di volume, primariamente controllino il flusso, per il significato clinico, questo tipo di ventilazione può essere indicata con il termine "flusso/volume controllata" o, più comunemente, "a volume controllato".

Nella maggior parte dei moderni respiratori, possono essere scelti diversi modelli di flusso (Fig. 8.2), mentre altri apparecchi ne offrono solo uno ben definito (ad angolo retto).

- *Ad angolo retto o costante*: in questo modello, la velocità del flusso, durante la fase inspiratoria, rimane costante. È il modello più comunemente impiegato nella ventilazione a flusso/volume controllato;

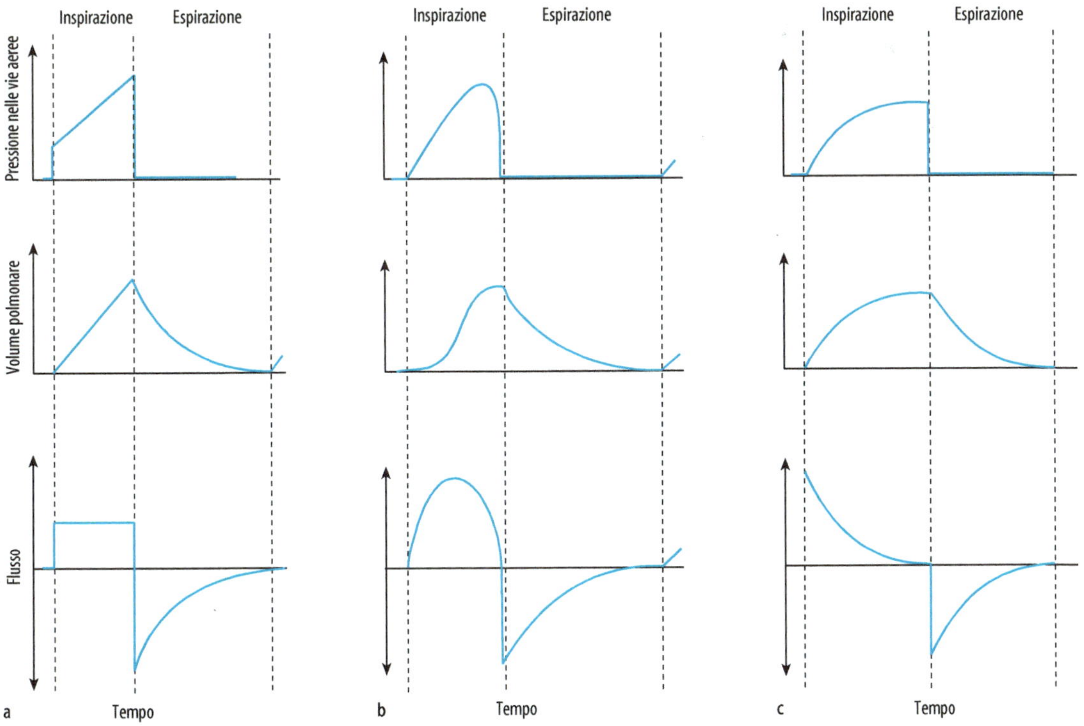


**Fig. 8.2 a-c.** Rappresentazione schematica di pressione, volume e flusso durante la ventilazione meccanica. **a** Flusso costante. **b** Flusso sinusoidale. **c** Flusso decelerante

- *Decelerante*: l'andamento nel tempo di un flusso in regressione conduce ad una pressione di picco relativamente bassa e ad una pressione media relativamente alta nelle vie aeree. Determina una vantaggiosa distribuzione del volume d'esercizio, soprattutto tra aree polmonari con differente costante di tempo.
- *Accelerante*: il flusso aumenta, nel corso della relativa fase, sempre più. Questo determina, da un lato una bassa pressione nelle vie aeree, dall'altro elevate pressioni di picco e ventilazione non omogenea.
- *Sinusoidale*: l'andamento del flusso aumenta e diminuisce con andamento sinusoidale, come nella normale respirazione spontanea.



### 8.3.3 Ventilazione con controllo di tempo

Se volume, flusso e pressione non possono essere mantenuti costanti, si pratica una ventilazione con controllo di tempo.

Alcune forme della ventilazione ad elevata frequenza (HFO) sono a tempo controllato. La "ventilazione proporzionale assistita" (HFV) è classificata come modo a tempo controllato.

### 8.3.4 Ventilazione con controllo di pressione e volume

Le forme più comunemente impiegate sono quelle con controllo di volume (VCV) e di pressione (PVC). Nei respiratori di vecchia generazione è possibile impostare solo uno dei due parametri. I respiratori moderni, invece, offrono la possibilità di scelta tra l'uno e l'altro.

Comunque, anche in questi, non è possibile mantenere costante contemporaneamente, più di una variabile. È consentito, però, il cambiamento della variabile di controllo, nel corso del ciclo respiratorio, da flusso/volume a pressione.

## 8.4 Variabili di fase

Il ciclo respiratorio viene suddiviso in quattro fasi. Ciascuna di queste, definite variabili di fase, influenza o guida, insieme alla variabile di controllo, l'andamento dell'inspirazione o dell'espirazione od il cambiamento tra le due (Fig. 8.3).

Come variabili di fase, possono essere impiegati volume, flusso, pressione o tempo.

1. Inizio della fase inspiratoria o cambiamento tra espirazione ed inspirazione. Variabile guida è la "variabile "trigger".
2. Fase inspiratoria. Variabile guida è la "variabile limite".
3. Fine dell'inspirazione ed inizio della fase espiratoria. Variabile guida è la "variabile ciclo".
4. Fase espiratoria. Variabile guida è la "variabile di base".

### 8.4.1 Respirazione guidata dal paziente o dal ventilatore

La ventilazione meccanica avviene, così come nella ventilazione spontanea, durante la fase inspiratoria, attraverso sviluppo, limitazione e conclusione dell'atto inspiratorio. Le relative fasi, possono essere guidate dal respiratore o dal paziente.

Nel primo caso, le variabili di fase vengono determinate indipendentemente dall'attività del paziente. Nel secondo invece, il paziente interagisce con il ventilatore. L'attività del paziente e la contrazione della sua muscolatura respiratoria determinano variazione di pressione e movimento di flusso e volume nelle vie aeree, ai quali il respiratore, secondo prefissate condizioni ed algoritmi, reagisce. Da ciò vale che:

> **Ciascuna variabile di fase può essere descritta secondo due aspetti: il primo, se viene guidata dal ventilatore o dal paziente, il secondo se è regolata da pressione, volume, flusso o tempo.**

### 8.4.2 Guida dell'inizio inspirazione

La variabile "trigger" guida l'inizio dell'inspirazione.

Questa può essere determinata dal paziente o dal ventilatore.

**Guidata dal ventilatore.** L'inizio dell'inspirazione può essere guidata dal ventilatore. Dopo un certo lasso di tempo, viene conclusa l'espirazione ed inizia l'inspirazione. La guida da parte del ventilatore è, quindi, regolata dal tempo (espirazione guidata dal tempo; variabile "trigger": tempo).

Una variante di questa forma è il "trigger" manuale, determinato dalla ventilazione manuale: in tal caso, la persona che ventila guida la ventilazione (secondo tempi prestabiliti) e sostituisce il respiratore.

**Guidata dal paziente.** Il ventilatore registra i movimenti del paziente che sono coinvolti nell'inspirazione.

Ciò è, quindi, possibile solo quando il paziente mantiene la sua spontanea attività respiratoria.

Fondamentale per l'efficienza di un "trigger", è la sua sensibilità ed il tempo di latenza necessario affinché si sviluppi un flusso sufficiente.

Il "trigger" può avvenire secondo diversi principi:

- *Pressione o "trigger"* di risucchio: la riduzione della pressione nelle vie aeree è un "trigger". L'entità della caduta di pressione necessaria, può essere definita direttamente al ventilatore oppure essere impostata al livello desiderato.
  È la forma "trigger" più comunemente impiegata.
- *Flusso "trigger"*: il ventilatore riconosce i movimenti inspiratori del paziente, grazie a variazioni di flusso.
- *Volume "trigger"*: vengono riconosciuti discreti movimenti di volume ed il ventilatore determina l'inspirazione.

### 8.4.3 Limitazione della fase inspiratoria

La variabile limite controlla la fase inspiratoria. Essa, insieme alla variabile di controllo, regola l'andamento della fase inspiratoria. La variabile limite definisce i livelli massimi di pressione, volume e flusso. Il raggiungimento di tali valori non provoca, da parte del respiratore, per definizione, un passaggio dalla fase in- a quella espiratoria.

Variabili di controllo e di limite sono, per la maggior parte, identiche. Al contrario della prima però, la seconda può anche mancare, come ne caso della ventilazione con controllo di flusso, guidata dalla pressione con flusso ascendente.

Si possono anche scegliere due variabili limite: ad esempio volume e flusso nella ventilazione a volume controllato. Una ventilazione con controllo di pressione è, invece, sempre a pressione limitata. Solo in caso di respirazione spontanea, la limitazione viene imposta dal paziente stesso. Altrimenti, il livello limite viene definito secondo parametri prefissati al ventilatore.

#### Suddivisione della fase inspiratoria

La fase inspiratoria può essere suddivisa in una con ed una senza flusso (Fig. 8.3). Durante **la fase di flusso obbligatoria,** il volume fluisce, con una velocità impostata dal ventilatore e relativamente al gradiente transpolmonare, nei polmoni.

Nella **fase di non flusso,** il respiratore non determina nessun flusso. Segue la **fase di pausa inspiratoria,** durante la quale si raggiunge l'uguaglianza di pressione tra il ventilatore e le vie aeree del paziente e la distribuzione del volume inspirato nelle varie regioni polmonari. Questa fase viene definita "**plateau inspiratorio**", la cosiddetta "pressione di fine inspirazione" (EIP). Al contrario della fase di flusso, la pausa inspiratoria non è obbligatoria.

Esistono modelli di ventilazione con ed altri senza.

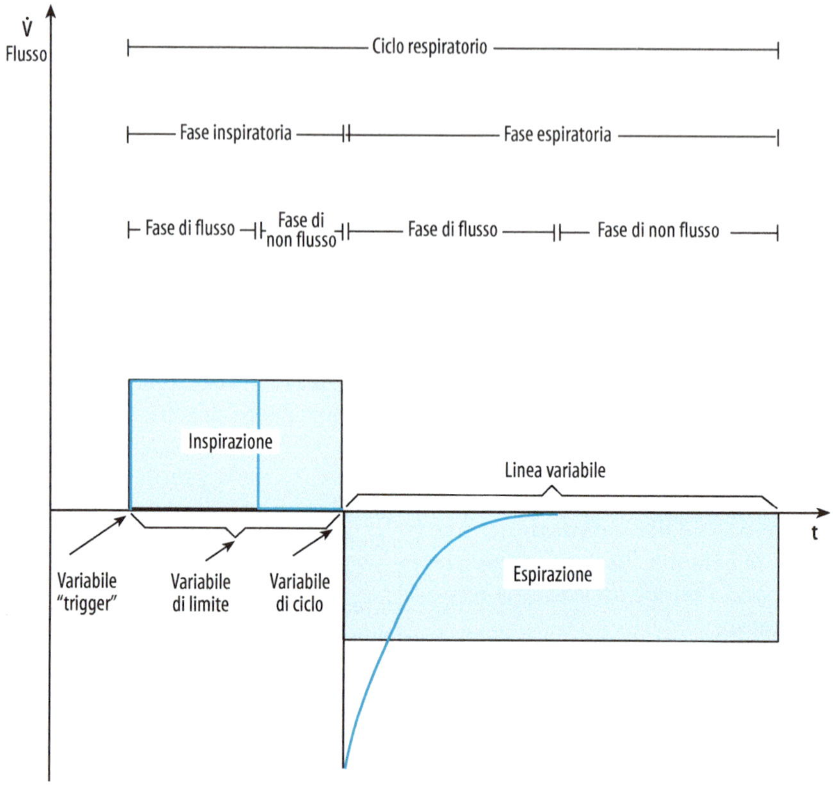


**Fig. 8.3.** Rappresentazione delle variabili di fase durante la ventilazione meccanica



### 8.4.4 Termine della fase inspiratoria

La variabile ciclo pone termine alla fase inspiratoria, guida cioè il cambiamento dall'inspirazione all'espirazione. Questo avviene dopo il raggiungimento di adeguati valori di pressione, volume/flusso o di un tempo prefissato (Fig. 8.4). La variabile può essere guidata dal ventilatore o dal paziente.

**Pressione come variabile guida.** L'inspirazione viene conclusa quando viene raggiunto un determinato livello di pressione nelle vie aeree superiori. Questo modello veniva spesso impiegato in passato per terminare la fase inspiratoria; attualmente, invece, è limitato solo alla terapia respiratoria. Nella respirazione con sistema a domanda di flusso, l'inspirazione termina quando il respiratore riconosce l'aumento di pressione nel sistema. Pertanto, il respiro spontaneo è guidato dalla pressione.

**Flusso come variabile guida.** L'inspirazione si conclude a seguito del raggiungimento di un determinato flusso gassoso. Il passaggio alla fase espiratoria avviene per il raggiungimento di un valore di flusso inferiore al 25% del picco di flusso o di un valore di flusso assoluto inferiore a 5 l/min. I nuovi ventilatori consentono di modificare il valore del flusso come parametro di guida.

**Volume come variabile guida.** In tal caso, il respiratore passa alla fase espiratoria – senza pausa inspiratoria – quando viene esercitato un predefinito volume.

**Tempo come variabile guida.** L'espirazione ha luogo dopo il decorso di un predefinito tempo inspiratorio. Nella ventilazione controllata, il tempo inspiratorio viene direttamente impostato oppure si ottiene dalla fre-

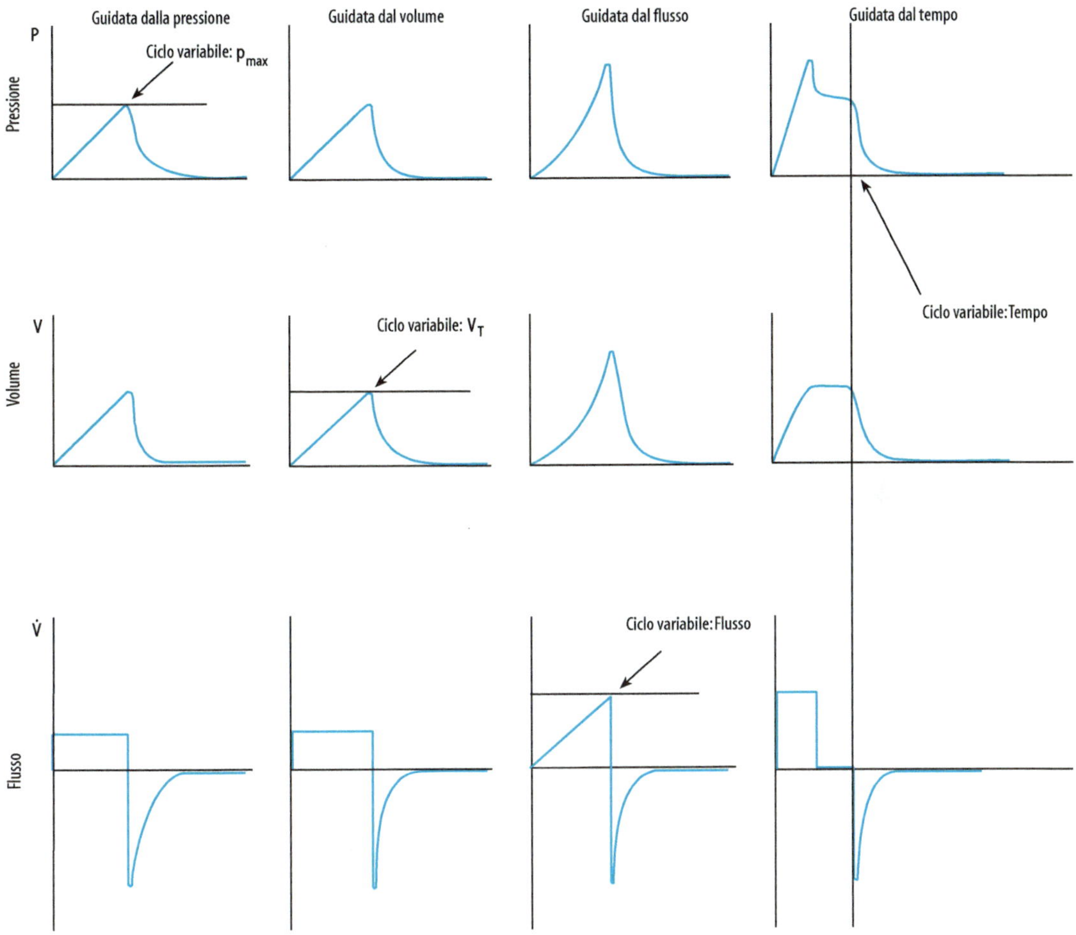


**Fig. 8.4.** Principi guida della ventilazione meccanica (variabili di ciclo)

quenza respiratoria e dal rapporto inspirazione/espirazione.

**Ventilazione guidata dal ventilatore.** Si intende quasi sempre una ventilazione in cui il tempo è la variabile guida: in tal caso, infatti, l'inspirazione termina dopo un lasso di tempo predefinito non influenzabile dal paziente.

**Ventilazione guidata dal paziente.** Se è il paziente a decidere quando l'inspirazione deve concludersi, nei modelli con sostegno di pressione è il flusso la variabile guida e, nella ventilazione spontanea non sostenuta, nei sistemi con domanda di flusso è la pressione.

## 8.5 Andamento della fase espiratoria

Le variabili di base definiscono l'andamento della fase espiratoria: nei moderni ventilatori, l'"eguaglianza elastica" alla quale il paziente espira, viene influenzata dalle cosiddette variabili di base. Si tratta quasi sempre della variabile "pressione".

### 8.5.1 Suddivisione della fase espiratoria

L'espirazione avviene, nella ventilazione meccanica così come nel respiro spontaneo, passivamente. Anche l'espirazione può essere suddivisa in una fase con (fase di flusso espiratorio) ed in una senza flusso (pausa espiratoria). La direzione del flusso durante la fase espiratoria è inversa rispetto a quella inspiratoria. Pertanto, il flusso espiratorio, nei diagrammi flusso–tempo, è negativo e rappresentato al di sotto della linea nulla.

**Fase di flusso espiratorio.** In tale fase la pressione transpolmonare è negativa. Il flusso permane fino a quando questa aumenta fino allo zero. A questo livello si raggiunge un'uguaglianza tra la pressione alveolare e quella atmosferica.

**Pausa espiratoria ("no-flow-phase", "baseline").** Alla fase di flusso segue quella di non flusso, che viene mantenuta fino a quando non venga innescata l'inspirazione. La "no-flow-phase", viene anche definita linea di base ("baseline"). Rappresenta la linea di riferimento per il successivo atto inspiratorio. Si determina un "plateau" di pressione espiratoria, la cosiddetta "end expiratory pressure" (EEP).

**Influenza sulla fase di flusso.** La fase di flusso può essere abbreviata se viene praticato un risucchio all'apertura delle vie aeree del paziente. Questa metodica viene anche definita come "expiratory resistive unloading", poiché il respiratore sostiene attivamente l'espirazione del paziente che, a sua volta, può accelerare l'espirazione per contrazione della muscolatura respiratoria.

Se invece viene praticata una stenosi espiratoria, la fase di flusso viene prolungata, ("expiratory retard"). Questo meccanismo è disponibile solo nei vecchi respiratori ed imita la naturale chiusura labiale del respiro spontaneo di un paziente con BPCO. L'influenza della fase di flusso espiratoria, con i nuovi respiratori, non è praticamente possibile. Eccezione: nell'ambito dei moderni metodi con compensazione del tubo automatica (ATC), la pratica di una sottopressione espiratoria consente una riduzione del lavoro (espiratorio) respiratorio.

**Influenza sulla fase di non flusso.** Le variabili di base consentono una variazione della pressione di fine espirazione. L'eguaglianza elastica con la pressione atmosferica viene innalzata od abbassata ad un altro livello. La pressione atmosferica (valore nullo) vale come punto di riferimento.

Si possono enunciare le seguenti definizioni:

**Definizioni**

EEP nulla: "zero end expiratory pressure" (ZEEP);

EEP superiore allo zero; "positive end expiratory pressure" (PEEP);

EEP inferiore allo zero: "negative end expiratory pressure" (NEEP).

La NEEP favorisce la formazione di atelettasie e, per tale motivo, non viene più praticata.

**PEEP intrinseca.** Se l'inspirazione successiva inizia prima del termine della fase di flusso espiratorio, cioè prima che la curva di flusso abbia raggiunto la linea nulla, si instaura la cosiddetta PEEP intrinseca od endogena.

## 8.6 Tipi e modi di respirazione artificiale

### 8.6.1 Tipi di ventilazione

Ciascuna delle tre variabili di fase dell'inspirazione può essere regolata dal paziente o dal ventilatore. Secondo le combinazioni, in base alla terminologia della AARC-CC, si descrivono i seguenti tipi di ventilazione meccanica: mandatoria, assistita, sostenuta e spontanea (Tab. 8.1). In base alla terminologia semplificata di Chatburn, si possono distinguere due tipi di respirazione artificiale: mandatoria e spontanea. Secondo tale suddivisione, il tipo assistito è una sottoforma della ventilazione mandatoria e quello sostenuto è incluso nella ventilazione spontanea. Il tipo di ventilazione è definito spontaneo quando è guidato e limitato dal paziente. Se una delle due condizioni non è soddisfatta, si ha il tipo mandatorio.

### 8.6.2 Modi di ventilazione

Un modo di ventilazione meccanica consiste di uno o più tipi di respirazione artificiale. Se ne vengono impiegati diversi, deve essere definito quale tipo deve essere attivato ed in quali condizioni. Tale compito è assolto dalla variabile di controllo che può essere semplice o complessa.

## 8.7 Variabili di condizione

Una variabile di condizione può essere semplice o complessa. Dall'attivazione di un modo di ventilazione con l'impiego del sospiro intermittente, si provocano, dopo un certo lasso di tempo, due sospiri consecutivi oppure un normale esercizio inspiratorio. In questo caso la variabile di condizione è il tempo. Un po' più complicate sono le variabili di condizione nei modi quali SIMV: all'attività respiratoria del paziente, sospesa o mantenuta, in un determinato lasso di tempo (finestra d'attesa), segue un esercizio inspiratorio mandatorio, assistito o spontaneo. La variabile di condizione, in questo caso, consiste nell'attività per atto inspiratorio nel tempo. Ancora più complesse sono le variabili di condizione nei ventilatori servo-controllati. Nell'MMV, dal continuo controllo del volume respiratorio per minuto, viene stabilito se far proseguire con l'attività respiratoria spontanea o se l'atto inspiratorio deve essere mandatorio od assistito. In futuro, potranno essere impiegate variabili fisiologiche, quali, ad esempio, le pressioni parziali dei gas nel sangue attraverso meccanismi di reazione, come variabili di condizione. Il numero delle variabili di condizione è superiore rispetto a quelle di fase e di controllo e, teoricamente, illimitato. La limitazione è data dalla loro limitazione nei moderni ventilatori.

## 8.8 Controllo del circolo

È il sistema di base del ventilatore. Regola e coordina il funzionamento di valvole di controllo e meccanismi d'impulso, a seconda delle prefissate variabili di controllo e di fase, in relazione alle variabili di condizione. Il controllo del circolo può essere aperto (senza associazione) o chiuso (con associazione). La maggior parte dei moderni ventilatori presenta un controllo del circolo elettronico, con uno o due meccanismi di associazione.

## 8.9 Modelli di ventilazione

A seconda della variabile che viene mantenuta costante (pressione, volume o flusso), il decorso di un ciclo respiratorio può essere rappresentato con diagrammi che mostrano anche l'andamento della variabile stessa. L'insieme della raffigurazione grafica viene definito con il termine di modello di ventilazione. In figura 8.4 è possibile osservare il decorso di pressione, volume, flusso, in rapporto al tempo.

**Diagramma pressione-tempo.** La pressione nelle vie aeree ($P_{totale}$) è data dalla somma della pressione necessaria per vincere le forze elastiche ($P_{elast}$) e quella occorrente a vincere le resistenze nelle vie aeree ($P_{resist}$) (vedi anche Fig. 9.2).

**Diagramma volume-tempo.** Essendo la $P_{elast}$ il risultato del rapporto volume/"Compliance" e dato che questa viene considerata costante, il diagramma volume-tempo ha una forma identica a quello $P_{elast}$-tempo.

**Diagramma flusso-tempo.** Allo stesso modo vale che: $P_{resist}$ = resistenza · flusso. Se la resistenza è considerata costante, il diagramma flusso-tempo presenta forma uguale a quello $P_{resist}$-tempo.

Il diagramma pressione-tempo, si ottiene dall'entità del diagramma volume-tempo e da quello flusso-tempo. Vale inoltre che: la differenza tra la pressione di picco e quella di "plateau" viene influenzata dalla resistenza e la differenza tra la pressione di "plateau" e di fine espirazione, in maniera importante dalla "Compliance".

## 8.10 Sistemi di allarme

I sistemi d'allarme sono meccanismi che devono avvertire circa il possibile sviluppo o la presenza di eventi pericolosi. Questi possono essere:
- Errori di funzionamento del respiratore;
- Alterazioni dell'interazione tra paziente e ventilatore;
- Condizioni a rischio per il paziente.

**Livelli di priorità.** Si suddividono tre livelli di priorità corrispondenti all'intensità del segnale d'allarme rilevato (Tab. 8.2). Il segnale d'allarme può essere ottico od acustico.
- I segnali acustici si differenziano in base alla regolazione del volume ed alla successione di toni. È possibile una loro temporanea sospensione (per circa due minuti). Se la causa si risolve, l'allarme acustico si annulla automaticamente;
- I segnali ottici possono essere semplici o complessi. I primi consistono nell'accensione o nel lampeggiare di una luce. I secondi evidenziano la causa dell'allarme in una finestra del monitor. Se il problema viene risolto l'allarme ottico può essere, grazie ad appositi tasti, resettato.

**Sensibilità e specificità.** Il sistema d'allarme deve poter rilevare tutte le situazioni di pericolo (elevata sensibilità) e, dall'altro lato, dare quanto meno possibile segnali falsi positivi (elevata specificità). Purtroppo, nella pratica, una elevata sensibilità si associa ad una bassa specificità, il che si traduce in una frequente segnalazione di falsi allarmi. Ciò potrebbe condurre ad una minore attenzione da parte del personale. Per tale motivo, non devono essere stabiliti livelli d'allarme per tutte le variabili da controllare, ma solo per i parametri essenziali.

**Parametri di controllo.** Di regola, sono soggetti a controllo con sistemi d'allarme i seguenti parametri: fonte energetica, controllo del circolo, pressione nelle vie respiratorie, volume respiratorio per esercizio e per minuto, frequenza respiratoria, rapporti di flusso, rapporto tra i gas inspirati e loro temperatura. Gli eventi segnalati possono essere classificati a seconda delle priorità. Allarmi con livello di priorità 1 e 2 sono essenziali per i ventilatori in uso in terapia intensiva e per i respiratori trasportabili, quelli invece con priorità 3 sono suggeriti per i primi ed opzionali per i secondi.

**Priorità d'allarme nel corso di una ventilazione meccanica**

Primo livello:
- Disturbi nella fonte d'energia (compreso non funzionamento di batterie, quando impiegate);
- Flusso inesistente (apnea);
- Alterazione nella fonte di gas inspiratoria;

**Tab. 8.2.** Priorità nei sistemi d'allarme dei ventilatori

| Priorità | Pericolo di vita | Urgenza immediata | Ridondanza | Tipo di allarme |
|---|---|---|---|---|
| Primo livello | si, subito | si | si | acustico (forte) + ottico |
| Secondo livello | si, possibile | si | no | acustico (deb.) + ottico |
| Terzo livello | no | no | no | ottico |

- Flusso gassoso eccessivo;
- Disturbi nel funzionamento della valvola di espirazione;
- Alterazioni del controllo dei rapporti di tempo.

Secondo livello:
- Alterazioni del funzionamento di batterie, senza che queste siano in uso;
- Perdite nel sistema di ventilazione, disconnessioni;
- Alterazioni nei miscelatori di ossigeno;
- Occlusione parziale del sistema di ventilazione;
- Disturbi nei sistemi di umidificazione e riscaldamento;
- Perdita od eccessivo innalzamento della PEEP;
- "trigger" autonomo del respiratore.

Terzo livello:
- Variazioni dello stimolo inspiratorio da parte del paziente;
- Modificazioni di impedenza ("Compliance", resistenza);
- PEEP intrinseca superiore a 5 mbar.

## Letture consigliate

American Association for Respiratory Care (1992) Consensus statement on the essentials of mechanical ventilators – 1992. Respir Care 37:1000-1008

Branson RD, Chatburn RL (1992) Technical description and classification of modes of ventilator operation. Respir Care 37:1026-1044

Chatburn RL (1992) Classification of mechanical ventilators. Respir Care 37:1009-1025

Chatburn RL (1994) Classification of mechanical ventilators. In: Tobin MJ (ed) Principles and practice of mechanical ventilation. McGraw-Hill, New York St. Louis San Francisco, pp 37-64

Kacmarek RM, Hess D (1994) Basic principles of ventilator machinery. In: Tobin MJ (ed.) Principles and practice of mechanical ventilation. McGraw-Hill, New York St. Louis San Francisco, pp 65-110

MacIntyre NR, Day S (1992) Essentials for ventilator-alarm systems. Respir Care 37:1108-1112

MacIntyre NR (1993) Clinically available new strategies for mechanical ventilatory support. Chest 104:560-565

Rathgeber J (1990) Praxis der maschinellen Beatmung. MCN, Bamberg

Rathgeber J (1993) Beatmungsgeräte in der Intensivmedizin. Anaesthesist 42:396-417

Rathgeber JC (1999) Grundlagen der maschinellen Beatmung. Aktiv Druck & Verlag, Ebelsbach

Slutsky AS (1993) ACCP consensus conference: Mechanical ventilation. Chest 104:1833-1859

Sykes MK (1993) Mechanical Ventilators: Part 1. Curr Anaesth Crit Care 4:114-120

Sykes MK (1993) Mechanical Ventilators: Part 2. Curr Anaesth Crit Care 4:164-170

Tobin JT (1994) Mechanical Ventilation. N Engl J Med 330:1056-1061

# Suddivisione e classificazione delle forme di ventilazione

Le forme di ventilazione si possono descrivere e classificare secondo di diversi aspetti :

**Classificazione delle forme di ventilazione**

**Tecniche per la determinazione del volume inspiratorio**
- Riduzione della pressione intratoracica;
- Aumento della pressione intratoracica;
- Aumento della pressione nelle vie respiratorie;
- Riduzione della pressione nelle vie respiratorie.

**Meccanismo di trasporto di gas**
- Volume d'esercizio maggiore del volume dello spazio morto;
- Volume d'esercizio minore od uguale a quello dello spazio morto.

**Tipi di ventilazione e variabili guida**
- Tipi di ventilazione:
- Mandatoria;
- Assistita;
- Sostenuta;
- Spontanea;
- Variabili guida;
- Variabili di controllo;
- Variabili di fase;
- Variabili di condizione.

**Coinvolgimento dell'attività respiratoria del paziente**
- Ventilazione controllata (mandatoria);
- Ventilazione parziale;
- Sostegno del volume d'esercizio inspiratorio;
- Sostegno del volume respiratorio per minuto;
- Respiro spontaneo.

**Forme di ventilazione "standard" ed alternative**
- Metodiche "standard";
- Metodiche alternative;
- Metodiche non convenzionali.

9

## 9.1 Meccanismo per la determinazione dell'atto inspiratorio o del volume d'esercizio inspiratorio

Il meccanismo attraverso il quale il volume aereo viene distribuito nei polmoni durante la ventilazione, si differenzia da quello della respirazione spontanea. Si rende, pertanto, necessaria la distinzione tra volume per atto e per esercizio inspiratorio (Fig. 9.1).

**Differenza tra volume per atto e per esercizio inspiratorio.** Nella terminologia tedesca, si intende volume per atto inspiratorio, quello spontaneamente inspirato. Il volume d'esercizio indica, invece, quello definito dal respiratore. Entrambe sono comprese nelle forme parziali. In queste, infatti, o è il paziente che con la sua attività induce il ventilatore ad esercitare un determinato volume inspiratorio oppure il respiratore sostiene il paziente nell'inspirazione di un prefissato volume, instaurando una pressione positiva. È, spesso, non del tutto chiaro se sia meglio parlare di volume per esercizio o per atto inspiratorio. Nella terminologia inglese, non si fa alcuna differenza tra i due termini. Entrambe vengono più semplicemente definiti come "tidal volume". È indifferente se il paziente respira spontaneamente o viene ventilato meccanicamente: in ogni caso, il flusso d'aria si determina soltanto per variazioni della pressione transpolmonare. Comunque, le modificazioni di questa pressione sono differenti nella ventilazione meccanica, rispetto a quella spontanea.

### 9.1.1 Variazioni della pressione transpolmonare

Nel secondo capitolo è stato spiegato come le variazioni della pressione transpolmonare (pressione delle vie aeree-pressione intratoracica) siano il meccanismo di base per l'inspirazione e l'espirazione dell'aria nei polmoni. Ne consegue che:

> **L'aumento della pressione transpolmonare provoca l'ingresso di aria nei polmoni, la sua riduzione, invece, la fuoriuscita.**

Le modificazioni avvengono o per variazioni della pressione intratoracica o per modificazioni di quella delle vie aeree.

#### Riduzione meccanica della pressione intratoracica

Nel respiro spontaneo, ciò avviene per contrazione della muscolatura inspiratoria e l'aria fluisce per caduta di pressione nei polmoni. La realizzazione di questo meccanismo può avvenire

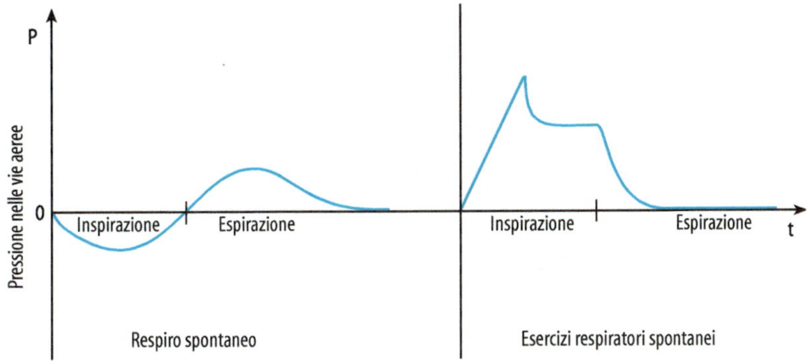


**Fig. 9.1.** Andamento della pressione nelle vie aeree durante la respirazione spontanea e nella ventilazione meccanica

anche per esercizio di un risucchio applicato dall'esterno, evitando la contrazione della muscolatura. La corretta definizione di questa procedura è: "**ventilazione con pressione negativa intermittente**"ed è applicato nella realizzazione del "polmone d'acciaio" o della cosiddetta camera pneumatica. Per la richiesta di un rilevante impegno in termini tecnici, di spazio e di personale, le metodiche a cui sopra accennato non sono sostituibili alla ventilazione con pressione positiva. Una nuova variante è l'esercizio di piccoli volumi attraverso la cosiddetta "High Frequency Body Surface Oscillation" (HFBSO). Anche questa metodica è poco praticata in terapia intensiva.

## Aumento della pressione intratoracica

La compressione toracica manuale, aumenta la pressione all'interno del torace e favorisce l'espirazione: "assisted exhalation", espirazione assistita. Lo stesso meccanismo, in rianimazione cardiopolmonare, induce l'espirazione durante il massaggio cardiaco. Durante la decompressione, l'aria entra nei polmoni (premesso che le vie aeree non siano occluse). Il massaggio cardiaco realizza, quindi, anche se non completamente, una condizione di ventilazione. Nella ventilazione meccanica, l'aumento della pressione intratoracica non viene primariamente applicato.

## Aumento della pressione nelle vie aeree – principio base della ventilazione meccanica

La respirazione artificiale è, di regola, una ventilazione a pressione positiva. A differenza della respirazione spontanea, che si realizza per risucchio, durante l'inspirazione viene innalzata la pressione nelle vie aeree ed il volume esercitato dal ventilatore fluisce sotto pressione nei polmoni (Fig. 9.2).

**La ventilazione a pressione positiva e le sue modificazioni, sono le metodiche "standard" della ventilazione meccanica. Il volume d'esercizio inspiratorio viene convogliato nei polmoni, per realizzazione di una pressione positiva.**

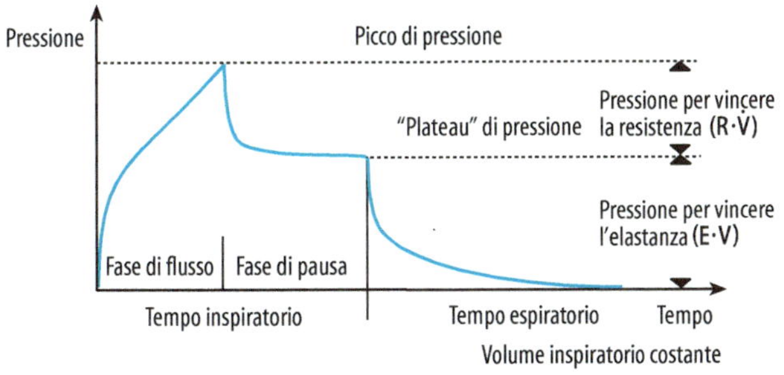


**Fig. 9.2.** Terminologia delle fasi del ciclo respiratorio

La maggior parte delle metodiche impiegate per il sostegno del respiro, esposte a pagina 174, come anche la ventilazione ad elevata frequenza, appartengono al gruppo delle tecniche di respirazione artificiale realizzate grazie all'esercizio di una pressione positiva. Di queste non fanno parte la ventilazione "continuous positive airway" (CPAP), la HFBSO (vedi sopra) e le metodiche di sostegno polmonare artificiale.

**CPAP.** Non si tratta di una ventilazione, ma di una metodica speciale di respiro spontaneo. Il volume per atto inspiratorio avviene, così come nel respiro spontaneo, per riduzione della pressione intratoracica. L'atto respiratorio si compie, comunque, ad un livello più alto di pressione intratoracica e delle vie aeree.

### Riduzione della pressione nelle vie aeree per sostenere l'espirazione

Se la pressione nelle vie aeree a fine inspirazione si riduce al di sotto di quella atmosferica, il volume d'esercizio viene espulso dai polmoni. In tal modo, l'espirazione è sostenuta dal respiratore. Non avviene, quindi, in maniera passiva come nella respirazione spontanea. A causa delle conseguenze negative (formazione di atelettasie, riduzione della capacità funzionale residua) la metodica non trova applicazioni di "routine". Eccezione alla regola è la "High Frequency Oscillation" (HFO), nella quale volumi molto piccoli vengono attivamente inspirati ed espirati. La riduzione della pressione nelle vie aeree nella "airway pressure release ventilation", crea un sostegno attivo dell'espirazione. Anche nella compensazione tubo-automatica (ATC), la riduzione controllata temporanea della pressione nelle vie aeree durante l'espirazione, al di sotto del livello PEEP, attenua il lavoro respiratorio del paziente.

## 9.2 Modalità di trasporto dei gas

Come esposto nel Cap. 2, il trasporto dei gas inspirati agli alveoli si verifica per convezione, lo scambio gassoso per diffusione. Ciò vale tanto per la respirazione spontanea, che per la ventilazione meccanica.

Mentre, però, il volume aereo di un atto inspiratorio spontaneo è maggiore del volume dello spazio morto, la ventilazione meccanica può essere realizzata anche con volumi d'esercizio molto piccoli.

**Ventilazione con minimi volumi d'esercizio.** Anche con piccoli volumi d'esercizio può esercitarsi un sufficiente scambio gassoso polmonare. Tale tecnica, però, non impiega una ventilazione a pressione positiva, quanto una ad elevata frequenza e minimi volumi d'esercizio. La metodica viene definita ventilazione ad alta frequenza e verrà descritta nel Cap. 13. Alle forme particolari appartiene anche la tecnica di ventilazione con flusso costante, nella quale frequenza e volume d'esercizio non sono valori definiti.

## 9.3 Tipi di ventilazione e variabili guida

Secondo la terminologia dell'*American Association for Respiratory Care* (AARC), del 1992, per ciascuna forma di ventilazione vengono definiti un tipo od una costellazione di più tipi di respiro artificiale e variabili di condizione. In tal senso, è possibile distinguere 4 forme base di ventilazione.

**Forme base di ventilazione**

Mandatoria (M): "Continuous Mandatory Ventilation" (CMV);

Assistita (A): " Assisted Ventilation" (AV);

Sostenuta (PS): "Pressure Support Ventilation" (PSV);

Spontanea (S): "Spontaneus Ventilation" (SV).

La singola forma assistita di ventilazione non è disponibile in nessun ventilatore.

È possibile realizzare altre forme di ventilazione mediante:

- Variazione delle variabili di fase;
- Variazione delle variabili di controllo;
- Combinazione di più tipi di ventilazione.

### 9.3.1 Variazioni delle variabili di fase

La scelta di specifici parametri (ad es. PEEP, I:E) consente la realizzazione di diversi metodi di ventilazione:

- CMV + NEEP: "Positive Negative Pressure Ventilation" (PNPV), ventilazione con cambio di pressione;
- CMV + ZEEP: "Intemittent Positive Pressure Ventilation" (IPPV), ventilazione con pressione positiva intermittente;
- CMV + PEEP: "Continuous Positive Pressure Ventilation" (CPPV), ventilazione con pressione intermittente positiva continua con PEEP;
- SV + PEEP: "Continuous Positive Airway Pressure" (CPAP), pressione positiva continua nelle vie aeree;
- CMV + I: E maggiore a 1 : 1: "Inverse Ratio Ventilation" (IRV), ventilazione con rapporto di tempo respiratorio inverso.

### 9.3.2 Variazioni delle variabili di controllo

Quasi tutti i ventilatori consentono una ventilazione con controllo di volume ("Volume Controlled Ventilation", VCV) o di pressione ("Pressure Controlled Ventilation" PCV); è possibile, però, il passaggio dall'una all'altra forma. Il modo impiegato viene designato con la variabile di controllo impiegata ("VC-"o "PC-"), ad es. PC-CMV, PC-SIMV, PC-IRV. Sebbene PCV indichi solo il meccanismo di controllo di un esercizio inspiratorio o una forma di ventilazione, con lo stesso termine viene indicata, in senso più ampio, la PC-CMV. I seguenti modi di ventilazione vengono, nella loro forma con controllo di pressione, definiti come a sé stanti:

- "Pressure Controlled Continuous Mandatory Ventilation" (PC-CMV);
- "Pressure Controlled Inverse Ratio Ventilation" (PC-IRV).

**In pratica, tutti i nuovi (alternativi) modi di ventilazione sono a pressione controllata.**

## 9.4 Combinazione di più tipi di ventilazione

In molte forme di ventilazione è possibile la combinazione di più tipi di respiro. Le diverse forme derivano dalla scelta delle variabili di condizione, di controllo o di fase, nell'ambito di un determinato tipo di respiro meccanico (Tab. 9.1). Alcune combinazioni non derivano da un solo modo di ventilazione, ma dalla associazione di due.

**Modelli di ventilazione combinati**

- M+A: "Assist/Control" (A/C);
- M + S: "Intermittent Mandatory Ventilation" (IMV), "Airway Pressure Release Ventilation" (APRV);
- M + A + S: "Synchronized Intemittent Mandatory Ventilation" (SIMV), "Mandatory Minute Ventilation" (MMV), "BIphasic Positive Airway Pressure" (BIPAP), "Intermittent Mandatory Pressure Ventilation" (IMPRV);
- M + A + PS: SIMV + PSV, MMV + PSV, BIPAP + PSV;
- M + M: CMV con sospiri.

### 9.4.1 Definizioni secondo l'AACR

Delle volte alcuni termini non vengono utilizzati correttamente. Si riassume, di seguito, la terminologia convenzionale secondo la AARC:

**Ventilazione a pressione controllata** ("*pressure controlled ventilation*"): la variabile di controllo è la pressione (Fig. 9.3). Una ventilazione a

**Tab. 9.1.** Modi di ventilazione, tipi di ventilazione e respiro spontaneo e variabili di condizione

| Modi di ventilazione | Tipi di ventilazione/respiro spontaneo | Variabili di condizione |
|---|---|---|
| CMV | mandatoria | – |
| CMV + sospiri | mandatoria + mandatoria | tempo |
| A/C | mandatoria + assistita | attività respiratoria spontanea, tempo |
| IMV | mandatoria + spontanea | tempo |
| SIMV | mandatoria + assistita + spontanea | volume per minuto |
| MMV | mandatoria + assistita + spontanea | volume per minuto |
| CPAP | spontanea | – |
| PSV | sostenuta | – |
| IRV | mandatoria | – |
| BIPAP | mandatoria + assistita + spontanea | attività respiratoria spontanea, tempo |
| APRV | mandatoria + spontanea | tempo |



pressione controllata (PCV) è sempre anche a pressione limitata e viceversa. Nella pratica quindi, possono essere impiegati entrambi i termini. Non però quando devono essere descritti aspetti guida del ventilatore.

**Ventilazione con limitazione della pressione** (*"pressure limited ventilation"*): la variabile limite è la pressione; il valore prefissato non può essere superato. Una ventilazione con limitazione della pressione è sempre anche a pressione controllata. Delle volte le definizioni impiegate si allontanano dalla terminologia indicata dalla AARC, quando ad esempio la somministrazione di un volume d'esercizio avviene inizialmente con controllo di volume, segue con limitazione di pressione, fino al raggiungimento di un certo livello (pmax). Questo è possibile quando la pmax assume un valore appena al di sopra del "plateau" di pressione, fornito nel modo a volume controllato.

**Ventilazione guidata dalla pressione** (*"pressure cycled ventilation"*): la variabile di ciclo è la pressione. Per principio, tale tipo di ventilazione non può essere mai a pressione limitata o controllata. È, nella maggior parte dei casi, a flusso controllato o limitato. Tuttavia, oggi viene poco impiegata.

**Ventilazione con sostegno di pressione** (*"pressure supported ventilation"*): è una forma particolare di ventilazione a pressione controllata o limitata, nella quale il paziente è "trigger" e guida.

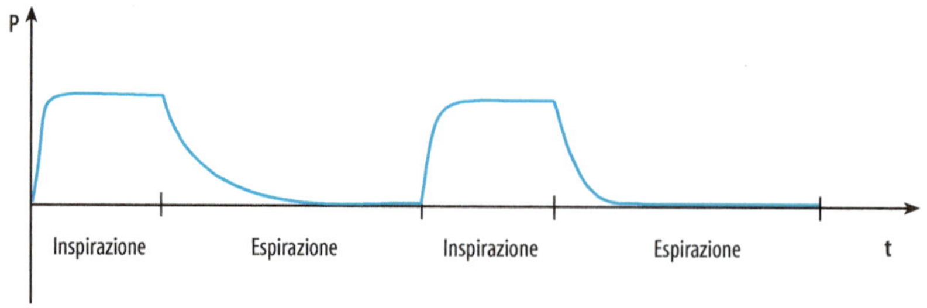


**Fig. 9.3.** Andamento della pressione nella ventilazione a pressione controllata. Dopo il raggiungimento di un livello di pressione prefissato, questo viene mantenuto costante fino alla fine dell'espirazione. Dopo il decorso di un tempo inspiratorio programmato, il ventilatore passa automaticamente dalla fase in- a quella espiratoria

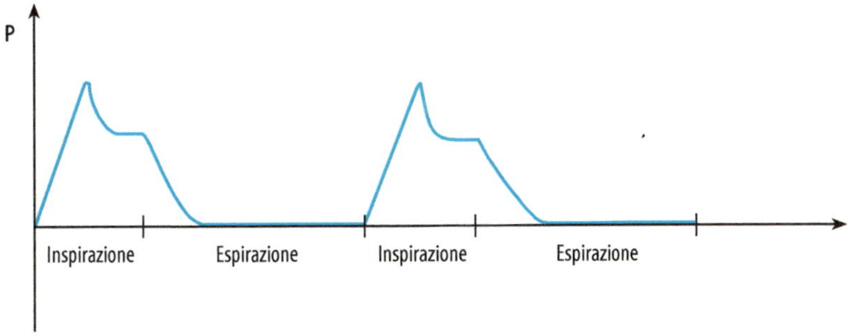


**Fig. 9.4.** Andamento della pressione nella ventilazione a volume controllata. Dopo il raggiungimento di un predefinito tempo inspiratorio, il ventilatore passa automaticamente dalla fase in- a quella espiratoria

**Ventilazione con orientamento di pressione** ("*pressure targeted ventilation*" oppure "*pressure preset ventilation*"): tale forma non viene esattamente definita nella terminologia AARC. Nella maggior parte dei casi, si intende una ventilazione con controllo o con limite di pressione, delle volte anche a pressione guidata.

**Ventilazione con controllo di volume** ("*volume controlled ventilation*"): la variabile di controllo è il volume (Fig. 9.4). Per semplificare, una ventilazione a flusso controllato, viene anche definita con controllo di volume.

**Ventilazione guidata dal volume** ("*volume cycled ventilation*"): la variabile di ciclo è il volume. Con il raggiungimento di un volume predefinito, il ventilatore, senza una pausa inspiratoria, innesca l'espirazione. Le forme di ventilazione con pausa inspiratoria sono, per definizione, guidate non dal volume quanto dal tempo.

**Ventilazione con volume costante** ("*constant volume ventilation*"): in questo caso, il ventilatore esercita, ad ogni ciclo respiratorio, un volume costante, indipendentemente dal fatto che la ventilazione avvenga con guida o con controllo di volume. Ciò però non preclude che il volume prefissato venga sempre raggiunto. Il volume può essere perso parzialmente, per perdite o totalmente, per disconnessione.

**Specificazione della classificazione.** La definizione di specifiche variabili di controllo e di fase consente la classificazione più specifica delle forme di ventilazione.

**Esempio**
- Forma di ventilazione "*assist/control*";
- Classificazione secondo il tipo di respiro artificiale impiegato: mandatorio e assistito;
- Classificazione semplice, secondo variabili di controllo e di fase: controllata dal respiratore, guidata dal paziente o dal ventilatore, limitata o guidata dal respiratore;
- Classificazione ampliata secondo variabili di controllo, fase e condizione: pressione-flusso/volume controllata, tempo, pressione, volume o flusso guidata, con il tempo come variabile di condizione ed attività respiratoria spontanea del paziente.

## 9.5 Coinvolgimento dell'attività respiratoria del paziente

A seconda della partecipazione o meno del paziente alla ventilazione, i modi di ventilazione vengono distinti in mandatari, parziali e spontanei.

### 9.5.1 Ventilazione mandatoria o controllata

Il ventilatore intraprende e guida completamente il lavoro respiratorio.

**Definizione**

Ventilazione controllata: interviene solo il ventilatore, mentre il paziente è totalmente passivo.

Al paziente vengono somministrati sedativi, ipnotici od oppiacei; i rilassanti muscolari sono raramente necessari.

Delle volte è possibile fare a meno dell'impiego di farmaci. Una "reazione" del paziente nei confronti del ventilatore deve essere in ogni caso evitata.

## 9.5.2 Forme di ventilazione parziale

Nelle forme parziali, il controllo dell'attività propria del paziente è continuo ed il ventilatore lo sostiene oppure lo lascia respirare spontaneamente (Fig. 9.5); il sostegno del respiro avviene di regola durante l'inspirazione, solo nella APRV viene sostenuta anche l'espirazione. Le forme parziali vengono anche definite come "assistite" o "assistite spontanee". Il termine "ventilazione assistita" non indica anche la "ventilazione sostenuta".

**Definizione**

Alle forme parziali di ventilazione appartengono tutti modi non esclusivamente mandatori od assistiti, ma entrambe.

### Suddivisione delle forme di ventilazione parziale

Le forme parziali si suddividono, a seconda del sostegno da parte del ventilatore o dell'interazione respiratore-paziente, in modi con volume d'esercizio orientati per atto o per minuto.

**Forme di ventilazione con volume d'esercizio orientato per atto:** si regola ciascun esercizio inspiratorio del paziente. Esempi: PSV e PAV.

**Forme di ventilazione con volume d'esercizio orientato per minuto:** in tal caso il respiro spontaneo del paziente non viene sostenuto, ma ad ogni minuto viene somministrato un determinato volume. Esempi: IMV e SIMV. Entrambe i principi possono essere combinati (ad es. in SIM e PSV). Quanto importante debba essere il sostegno del lavoro respiratorio, viene definito individualmente.

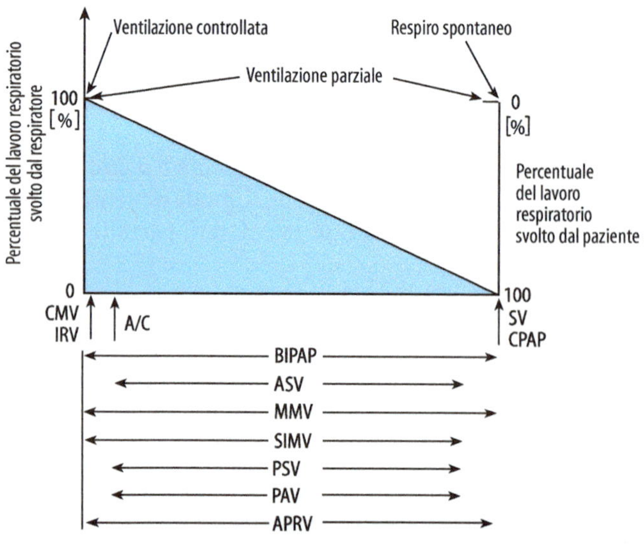


**Fig. 9.5.** Partecipazione al lavoro respiratorio da parte del paziente e del ventilatore nei diversi modi di ventilazione

**Fondamentalmente, l'influenza del paziente nelle forme con tipo di respiro prevalentemente assistito è minore rispetto a quelle con prevalente sostegno o con respiro spontaneo.**

In alcune forme di modi parziali, il respiratore può praticamente intraprendere l'intero lavoro respiratorio. Anche in tali casi (ad es. SIMV, MMV, ASV), l'impostazione di una frequenza respiratoria sufficiente alta e di un altrettanto elevato valore di volume per atto o per minuto, può essere realizzata una completa ventilazione controllata.

**Definizione**
Una forma di ventilazione parziale viene definita tale, quando una parte importante del lavoro o della regolazione respiratoria viene effettuata dal paziente.

Le forme parziali, vengono impiegate non solo per lo svezzamento dal ventilatore, ma anche nei casi di ventilazione a lungo termine.

### Forme di ventilazione parziale

In questi casi, il paziente respira autonomamente. Il respiratore non entra in funzione, ma mantiene solo un determinato livello di pressione. Ciò può avvenire attraverso sistemi semplici di flusso continuo ("continuous flow") oppure grazie a sistemi a domanda di flusso ("demand flow").

### Significato dei "trigger"

La sensazione di benessere del paziente e la sua interazione ottimale con il ventilatore nelle forme parziali od a respirazione spontanea, attraverso domanda di flusso, dipende dalla programmazione dei "trigger", cioè dei meccanismi che realizzano il flusso (vedi par. 10.12: "sensibilità dei "trigger"). Vale che:

Elevata sensibilità e breve latenza fino alla realizzazione del flusso facilitano l'interazione del paziente con il respiratore, riducono il lavoro respiratorio e, quindi, il fabbisogno di ossigeno della muscolatura respiratoria.

### Vantaggi delle forme di respirazione parziale

Le forme parziali di ventilazione, rispetto a quelle controllate, presentano una serie di vantaggi:
- Minima alterazione dell'emodinamica e della funzione di organi (reni, fegato);
- Migliore interazione paziente-ventilatore;
- Nessuna o minima atrofia della muscolatura, così come dopo una ventilazione a lungo termine;
- Nessuna discordanza di coordinazione del respiro, così come avviene dopo ventilazione prolungata;
- Migliore circolazione polmonare e drenaggio linfatico;
- Possibile svezzamento dal ventilatore continuo, più semplice e sicuro;
- Spesso, minore fabbisogno di sedativi;
- Minore rischio in caso di inosservata disconnessione dal ventilatore.

### Svantaggi delle forme di ventilazione parziali

Nonostante gli indubbi vantaggi, le forme parziali presentano anche degli svantaggi:
- Bassa sensibilità "trigger": ad esempio nei vecchi ventilatori, la fase di latenza lunga può aumentare il lavoro respiratorio, incrementare il fabbisogno di ossigeno e condurre ad affaticamento della muscolatura respiratoria ("respiratory fatigue");
- Nel caso di insufficienza cardiaca, il cospicuo respiro spontaneo può condurre ad un'importante riduzione della pressione intratoracica e, quindi, peggiorare la funzione del ventricolo sinistro;
- Per insufficiente attenzione, può non essere osservato in tempo utile un peggioramento della funzione respiratoria, soprattutto dell'impulso respiratorio, con il pericolo di ipoventilazione o perfino apnea, con eventuali gravi conseguenze;
- D'altro lato, un considerevole sostegno meccanico od elevato impulso respiratorio, ad es. per paura o per disturbi cerebrali, può condurre ad iperventilazione ed alcalosi respiratoria.

**L'attenta impostazione del ventilatore, il continuo controllo del paziente e l'osservazione dei livelli limite possono ridurre i potenziali pericoli dei modi di ventilazione parziale.**

Le forme di ventilazione parziale, cioè di respirazione artificiale con mantenimento e sostegno del respiro spontaneo, possono essere impiegate anche nelle gravi alterazioni della funzionalità polmonare. In molti casi, rappresentano la forma di respirazione meccanica prevalente, che comporta una condizione confortevole per il paziente, può realizzarsi con un minimo impiego di sedativi e riduce la durata dei tempi di ventilazione. Non si hanno, comunque, prove che mostrino una riduzione della mortalità.

## 9.6 Forme di ventilazione alternative

Nella ventilazione, così come avviene per altri campi della medicina generale, vengono spesso impiegate metodiche determinate e conosciute, molto raramente altre, soprattutto le nuove. Le forme alternative sono prese in considerazione solo quando quelle "standard" non consentono il raggiungimento dello scopo preposto. In tal caso, devono essere considerati rischi e vantaggi rispetto alle metodiche tradizionali.

### 9.6.1 Metodiche "standard" ed alternative di ventilazione

**Secondo le definizione dell'ACCP del 1993, è possibile la suddivisione delle forme di ventilazione in:**

Forme "standard": IPPV, A/C, SIMV, MMV, PSV, CPAP;

Forme alternative: IRV, APRV, HFV.

PSV ed MMV vengono occasionalmente indicate come forme alternative. Nonostante il largo impiego, la BIPAP sarebbe da considerare come forma di ventilazione alternativa.

D'altro lato, non è possibile includere la BIPAP nell'uno o nell'altro gruppo, poiché il suo impiego consente la realizzazione di metodiche a pressione controllata convenzionali o alternative.

**Metodiche convenzionali e non convenzionali.** Spesso vengono impiegati i termini di forme di ventilazione "convenzionale" e "non convenzionale".

Alle prime appartengono i modi più comunemente impiegati nei ventilatori, alle seconde la ventilazione ad elevata frequenza, forme con flusso costante e metodiche di sostegno polmonare artificiale. Nella seguente classificazione, sono elencate diverse forme di ventilazione e tecniche di sostegno polmonare.

**Metodiche di sostegno respiratorio** (definizioni inglesi e tedesche):

**Metodiche "standard"**

- Ventilazione mandatoria continua, "Continuous Mandatory Ventilation" (CMV);
- Ventilazione assistita/controllata, "Assist / Control ventilation" (A/C);
- Ventilazione mandatoria controllata intermittente, "Synchronized Intermittent Mandatory Ventilation" (SIMV);
- Ventilazione con volume per minuto mandatorio, "Mandatory Minute Ventilation" (MMV);
- Ventilazione con supporto di pressione, "Pressure Support Ventilation" (PSV);
- Respirazione ad un continuo livello di pressione (CPAP).

### Metodiche alternative

- Ventilazione con rapporto inverso di tempo, "Inverse Ratio Ventilation" (IRV);
- Ventilazione con intermittente rilascio della pressione nelle vie aeree, "Airway Pressure Release Ventilation" (APRV);
- Ventilazione con pressione positiva a due livelli "BIphasic Positive Airway Pressure" (BIPAP);
- Metodiche di ventilazione servo-controllate "servo controlled modes":
  - ventilazione proporzionale assistita "Proportional Assist Ventilation" (PAV);
  - ventilazione polmonare adattata, "Adaptive Lung Ventilation" (ALV);
- Tecniche speciali:
  - Ventilazione separata, "Independent Lung Ventilation" (ILV);
  - Ipercapnia permissiva, "Permissive HyperCapnia" (PHC);
  - Ventilazione non invasiva, "NonInvasive Ventilation" (NIV).

### Forme non convenzionali

- Ventilazione ad alta frequenza, "High Frequency Ventilation" (HFO):
  - ventilazione ad alta frequenza con pressione positiva, "High Frequency Positive Pressure Ventilation" (HFPPV);
  - "jet" ventilazione ad alta frequenza, "High Frequency Jet Ventilation" (HFJV);
  - ventilazione ad alta frequenza oscillante sulla superficie corporea, "High Frequency Body Surface Oscillation" (HFBSO);
- Tecniche con flusso costante, "constant flow techniques":
  - ossigenazione in apnea, "Apneic Oxygenation" (AO);
  - insufflazione tracheale di ossigeno, "Tracheal Insufflation of Oxygen" (TRIO);
  - ventilazione con flusso constante, "Constant Flow Ventilation" (CFV);
- Sostegno polmonare artificiale, "Artificial Lung Assist" (ALA):
  - Sostegno polmonare extracorporeo "Extracorporal Lung Assist" (ELA);
  - ossigenazione a membrane extracorporea, "ExtraCorporal Membrane Oxygenation" (ECMO);
  - eliminazione di $CO_2$ extracorporea, "Extracorporal carbon dioxide Removal" ($ECCO_2R$);
  - ossigenazione intravasale, "IntraVascular Oxygenation" (IVOX).

## Letture consigliate

American Association for Respiratory Care (1992) Consensus statement on the essentials of mechanical ventilators – 1992. Respir Care 37:1000-1008

Branson RD, Chatburn RL (1992) Technical description and classification of modes of ventilator operation. Respir Care 37:1026-1044

Falke KJ (1991) Vor- und Nachteile verschiedener Formen augmentierter Spontanatmung. In: Suter PM, Baum M, Luger TJ (Hrsg) Beatmungsformen. Springer Berlin Heidelberg New York Tokyo (Reihe »Anaesthesiologie und Intensivmedizin«, Bd 219:S28-33

Hubmayr RD, Martin DA, Rehder K (1990) Physiologic approach to mechanical ventilation. Crit Care Med 18:103-113

Kopp R, Kuhlen R, Max M, Rossaint R (2003) Evidenzbasierte Medizin des akuten Lungenversagens. Anaesthesist 52:195-203

Lotz P (1994) Nomenklatur, Beatmungsmuster im Bereich der Intensivtherapie. In: Taeger K (Hrsg) Die Lunge. perimed, Balingen, S81-99

MacIntyre NR (1993) Clinically available new strategies for mechanical ventilatory support. Chest 104:560-565

Meyer J (1991) Neue Beatmungsformen. Anästhesiol Intensivmed Notfallmed Schmerzther 26:337-342

Putensen C, Zech S, Wrigge H et al (2001) Long-term effects of spontaneous breathing during ventilatory support in patients with acute lung injury. Am J Respir Crit Care Med 164:43-49

Räsänen J (1991) Are new ventilatory modalities really different? Chest 100:299-300

Räsänen J (1991) Mechanical ventilatory support – Time for reappraisal. Intensive Crit Care Digest 10:3-5

Sassoon CSH (1991) Positive pressure ventilation: alternate modes. Chest 100:1421-1429

Slutsky AS (1993) ACCP consensus conference: mechanical ventilation. Chest 104:1833-1859

Suter PM (1990) Old and new ventilatory techniques. Curr Opin Anaesthesiol 3:920-923

Sykes MK (1993) Mechanical ventilators, part 1. Curr Anaesth Crit Care 4:114-120

Sykes MK (1993) Mechanical ventilators, part 2. Curr Anaesth Crit Care 4:164-170

Tobin MJ (1994) Mechanical ventilation. N Engl J Med 330:1056-1061

# Regolazione di grandezze del respiratore

## 10.1 Concentrazione di ossigeno

La concentrazione di ossigeno nella miscela dei gas inspirati ($F_iO_2$) è impostabile, nei moderni respiratori, tra il 21 ed il 100%. Da un punto di vista clinico, si deve distinguere tra la concentrazione che viene fornita dal ventilatore ($F_dO_2$) e quella realmente inspirata dal paziente ($F_iO_2$). Solo quando il sistema non presenta perdite ed il paziente non inspira aria ambientale, le due concentrazioni coincidono.

Questo è il caso della ventilazione attraverso tubo endotracheale, non sempre nel caso dell'impiego di maschere. Particolarmente importante è la differenza tra la $F_iO_2$ e la $F_dO_2$ nel respiro spontaneo con somministrazione di ossigeno per maschera o sondino nasale e nella ventilazione con pallone Ambu. In entrambe i casi, la $F_iO_2$ è sempre di gran lunga inferiore alla $F_dO_2$.

**Quale concentrazione di ossigeno si deve impostare?** A causa dei possibili effetti tossici di un'elevata concentrazione inspiratoria di ossigeno, l'impostazione deve essere tale da consentire la desiderata pressione parziale del gas nel sangue arterioso.

> **La concentrazione inspiratoria di ossigeno deve essere tale che la $p_aO_2$ assuma un valore di ± 60 mmHg e la saturazione di ossigeno sia superiore al 90%.**

Maggiori valori di pressione parziale di ossigeno (90 mmHg), raggiunti per incremento della concentrazione inspiratoria, offrono raramente dei vantaggi. Nei pazienti affetti da BPCO o fibrosi polmonare, sono desiderati bassi valori di $p_aO_2$. Secondo le attuali conoscenze, concentrazioni inspiratorie di ossigeno inferiori al 60% non determinano rischi. Valori maggiori sono probabilmente meno dannosi rispetto all'esercizio di pressioni elevate nelle vie aeree ed iperinsufflazione polmonare.

### Consiglio pratico

- In tutte le situazioni di pericolo di vita per patologie cardiovascolari o respiratorie, deve essere impostata una iniziale concentrazione inspiratoria di ossigeno del 100%, fino a quando la condizione non si ristabilisca.

## 10.2 Volume per atto inspiratorio, per minuto e frequenza respiratoria

Le tre grandezze, volume per atto inspiratorio (VT), per minuto (AMV) e frequenza respiratoria per minuto (f), sono strettamente relazionate nella ventilazione con controllo di volume:

- $AMV = VT \cdot f$

Delle tre grandezze, due si impostano, la terza viene derivata.

- La **frequenza respiratoria** (f) può essere impostata in tutti i respiratori disponibili in commercio;
- Il **volume per atto inspiratorio** (VT) può essere impostato nella ventilazione con controllo di volume. Il **volume per minuto** deriva dal prodotto $VT \cdot f$;
- I ventilatori più vecchi consentono anche l'impostazione del volume per minuto. Dal rapporto AMV/f deriva il volume per atto inspiratorio.

> **La stretta correlazione tra volume per atto inspiratorio, per minuto e frequenza respiratoria, vale solo nei modi con volume controllato VC-CMV (VCV senza respirazione spontanea del paziente)!**

Se, ad esempio, nel modo A/C il volume per esercizio inspiratorio viene guidato dal paziente ed assistito dal ventilatore o, nella SIMV, il paziente partecipa attivamente, il reale volume per minuto è maggiore rispetto a quello impostato.

La definizione che sempre 2 delle 3 grandezze sono definibili, vale solo nei modi convenzionali a volume controllato. Nei moderni ventilatori "intelligenti" con modo "adaptive support ventilation" (ASV), viene impostato solo il volume per minuto; il ventilatore determina, conseguentemente, per ogni atto inspiratorio, il volume ottimale e la frequenza da esercitare (vedi par. 12.4).

### 10.2.1 Volume per atto inspiratorio

In tutte le modalità di ventilazione a volume controllato (ad esempio VC-CMV, VC-SIMV) deve essere impostato il volume per atto inspiratorio (vedi sopra, paragrafo 10.2). Ciò non avviene nelle forme di ventilazione a pressione controllata, dove il $V_T$ è determinato dal valore della pressione impostata e dall'impedenza del sistema respiratorio.

Il volume medio per atto inspiratorio di tutti i mammiferi, quindi anche dell'uomo, consiste in circa 6,3 ml/kg di peso corporeo ideale; nell'adulto questo valore corrisponde a circa 400-450 ml.

In passato si impostavano elevati volumi inspiratori (fino a 15 ml/kg), anche nei casi di pazienti affetti da gravi patologie polmonari, al fine di aumentare la FCR ed evitare la formazione di atelettasie.

Negli ultimi anni si è dimostrato invece che valori elevati per atto inspiratorio, soprattutto se associati ad alte pressioni di esercizio nelle vie aeree, possono causare lesioni del parenchima polmonare.

In uno studio riguardante pazienti con ARDS si è dimostrato che una ventilazione impostata con 6 ml/kg di peso corporeo ideale ("precedentemente determinato"), confrontata con una ventilazione con 12 ml/kg, ha ridotto in maniera significativa la mortalità.

Attualmente quindi, non viene più consigliata l'impostazione con volumi elevati di ventilazione (10 ml/kg) (Fig. 10.1). È tuttavia in discussione se si debbano impiegare sempre volumi pari a 6 ml/kg, anche in assenza di gravi patologie polmonari.

A tal proposito vi sono due opinioni:

- Alcuni esperti ritengono un volume inspiratorio di 6 ml/kg sempre sufficiente e indicato. Per ottenere una ventilazione normale (quindi una $p_aCO_2$ di circa 40 mmHg), spesso deve essere aumentata la frequenza respiratoria (circa 12-18/min). Al fine di evitare la formazione di atelettasie, questo valore basso del volume per atto inspiratorio deve essere combinato con una PEEP di almeno 5 mbar.
- Altri autori considerano non dannosi i volumi elevati per atto inspiratorio, fino a quando non venga superato il livello massimo di pressione di circa 30 mbar. Volumi superiori a 6 ml/kg di peso corporeo sono spesso confortevoli per il paziente e consentono un minore impiego di sedativi. L'esperto di terapia Intensiva Kacmarek suggerisce quindi un procedimento che non si orienti alla compliance polmonare (Tab. 10.1).

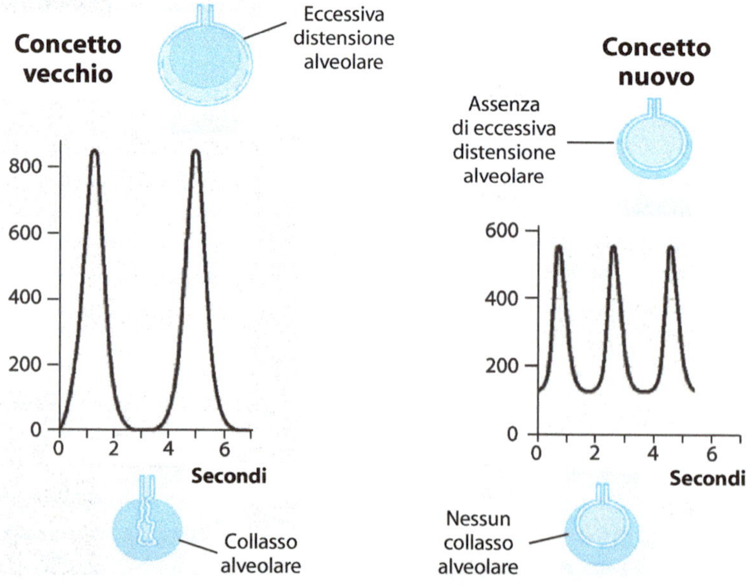


**Fig. 10.1.** Concetto vecchio e nuovo di ventilazione: volume d'esercizio e PEEP. Secondo il vecchio concetto (*a sinistra*) vengono impiegati elevati volumi d'esercizio che possono provocare un'eccessiva distensione polmonare e un intermittente collasso degli alveoli. Secondo il nuovo concetto (*a destra*) l'utilizzo di minori volumi d'esercizio evita il pericolo di un'eccessiva distensione polmonare. La PEEP mantiene gli alveoli aperti anche a fine espirazione (modello secondo Tobin 2001)

**Tab. 10.1.** Valori suggeriti di volumi di esercizio in relazione ai livelli di pressione esercitati (secondo Steinberg e Kacmarek 2007)

| Plateau di pressione (mbar) | Volume d'esercizio (ml/kg di peso corporeo[a]) |
|---|---|
| <25 | ≤10 |
| 25-30 | 6-8 |
| >30 | ≤6 |

[a] Viene inteso il peso corporeo ideale, più esattamente definito nelle pubblicazioni originali come peso corporeo "predetto" (PBW)

Nonostante le loro differenze, i due concetti condividono il principio che si dovrebbero evitare tanto gli elevati volumi quanto le alte pressioni. Questa condotta viene supportata da un nuovo studio su più di 3000 pazienti ventilati artificialmente. Pazienti inizialmente non affetti da ALI o ARDS e ventilati con volumi superiori a 700 ml o con pressioni di picco, nelle vie aeree, superiori a 30 mbar, sviluppavano secondariamente la patologia polmonare (ALI).

**Con volumi elevati per atto inspiratorio e pressioni incrementate nelle vie aeree aumenta il pericolo di provocare una lesione polmonare da volume e da pressione, soprattutto se si superano i 30 mbar.**

Nei casi di limitazione della distensione polmonare e di elevate pressioni di ventilazione (35 mbar), il volume per atto inspiratorio deve essere ridotto a valori inferiori ai 6 ml/kg, ma a non meno di 4 ml/kg.

I valori citati sopra valgono per la ventilazione convenzionale. Nella ventilazione **ad alta frequenza** vengono impostati volumi per atto inspiratorio notevolmente inferiori (1-5 ml/kg di peso corporeo) (Cap. 13).

### Consiglio pratico

- Nella pratica clinica giornaliera, attualmente vengono per lo più impiegati volumi per atto inspiratorio compresi tra 6 e 10 ml/kg di peso corporeo.

In tal senso viene suggerita l'impostazione non secondo l'**effettivo** peso corporeo, ma in base a quello **ideale** o **predetto**. Ciò comporta una riduzione del volume per atto inspiratorio di circa il 20%.

**Il peso corporeo ideale** si ottiene con la formula approssimativa (par. 12.4.1):
- uomini: peso corporeo ideale in kg = altezza (cm) – 100 – 5%;
- donne: peso corporeo ideale in Kg = altezza (cm) – 100 – 10%.

**Peso corporeo predetto.** Nello studio americano NIH viene consigliata un'impostazione pro kg di peso corporeo predetto ("predicted body weight", PBW). Nei pazienti di alta statura, ciò porta a impostare volumi per atto inspiratorio ancora inferiori rispetto a quelli impostati per peso corporeo ideale. Le formule per la determinazione del PBW sono complicate e poco adatte alla routine clinica quotidiana:
- uomini: PBW (kg) = 50 + 0,91 (altezza in cm – 152,4);
- donne: PBW (kg) = 45,5 + 0,91 (altezza in cm – 152,4).

**Nota bene**

Nelle modalità di ventilazione a pressione controllata, limitata e definita, il volume per atto inspiratorio è determinato dalla pressione di esercizio impostata, dal tempo di inspirazione e dall'impedenza delle vie aeree.

### 10.2.2 Volume per minuto

Il volume respiratorio per minuto può, in alcuni respiratori, essere direttamente selezionato, in altri derivare dalla frequenza e dal volume d'esercizio impostati. Tuttavia, ciò vale solo per la ventilazione con controllo di volume (VC-CMV). In tutte le altre forme di ventilazione, il reale volume per minuto dipende dall'inspirazione autonoma del paziente (nelle forme di ventilazione parziale) e/o dalle condizioni di "compliance" e resistenza (nei modi con controllo di pressione). Fondamentalmente, l'impostazione del volume per minuto deve essere tale che si raggiungano i desiderati livelli di $p_aCO_2$.

**In un soggetto adulto, il volume respiratorio per minuto è di circa 80 ml/kg di peso corporeo per minuto, cioè 6 l/min.**

In base alle condizioni metaboliche del paziente, ai fini di una ventilazione normale ($p_aCO_2$ di circa 40 mmHg), possono essere necessari valori tra 4 e 30 l/min. In caso di metabolismo accelerato, ad es. per sepsi o febbre, sono necessari valori più alti, così come anche nel caso di aumento dello spazio morto respiratorio (ARDS, BPCO). Al contrario invece, nelle condizioni di ridotto metabolismo, ad es. in anestesia totale, per ipotermia od ipofunzione della ghiandola tiroidea, possono essere impostati volumi per minuto inferiori. Nell'ipercapnia permissiva, i volumi per minuto sono selezionati a livelli così bassi che subentra una ipoventilazione: in questo caso i livelli elevati di pressione parziale di anidride carbonica verranno tollerati.

## 10.3 Frequenza respiratoria

La frequenza respiratoria (f) viene impostata in modo che la $p_aCO_2$ si attesti a valori normali (vedi par. 10.4). Sono necessarie differenti impostazioni dello strumento, a seconda del volume per esercizio, dell'età e delle condizioni metaboliche del paziente, dell'entità della ventilazione dello spazio morto.

**La frequenza respiratoria è compresa tra 4-20/min, in media 8-15/min.**

**Frequenze respiratorie basse o alte?** Nei pazienti sedati od in anestesia totale, così come in caso di ipotermia, sono sufficienti basse frequenze respiratorie ai fini dell'ottenimento di una ventilazione normale. Al contrario, nel caso di incremento della produzione di anidride carbonica, ad esempio per metabolismo accelerato, si devono impostare frequenze respiratorie maggiori. Nei polmoni con minore "compliance", può essere tentata una sufficiente eliminazione di anidride carbonica, selezionando minori volumi e maggiori frequenze. Tuttavia, il limite dei 25-30 atti per minuto non dovrebbe essere superato, poiché non verrebbe raggiunto nessun importante effetto clinico. Si deve inoltre osservare che, nel caso di elevate frequenze e breve tempo espiratorio è possibile lo sviluppo di "air trapping". Se preesiste una patologia ostruttiva, asma o BPCO, al fine di consentire una completa espirazione, devono essere impostati bassi valori di frequenza respiratoria. In quasi tutti i moderni respiratori, è possibile impostare due tipi di frequenza respiratoria:

- $f_{cmv}$ (o $f_{ippv}$): regolazione della frequenza respiratoria nella ventilazione controllata;
- $f_{imv}$ (o $f_{simv}$): regolazione della frequenza negli esercizi inspiratori mandatori o assistiti nella IMV, SIMV o MMV.

Dalla formula $60/f_{imv}$ si ottiene la durata del ciclo IMV. Il pulsante "$f_{cmv}$", nella scelta di questi modi, non è esternamente disponibile. L'impostazione del tempo ed il modello degli atti inspiratori si ottengono dall'impostazione $f_{cmv}$. Dalla formula $60/f_{cmv}$, in molti respiratori, viene regolato l'intervallo di tempo nel quale un movimento inspiratorio del paziente determina una risposta con esercizio da parte del respiratore (periodo SIMV). La $f_{cmv}$, in tal caso, deve almeno equivalere alla $f_{imv}$, altrimenti è la prima e non la seconda a determinare il numero degli atti inspiratori mandatori.

Le frequenze respiratorie, nel caso della ventilazione ad alta frequenza, si impostano a livelli molto elevati (60-300/min, vedi Cap. 13).

## 10.4 Pressione positiva di fine espirazione (PEEP)

In tutti i moderni respiratori, è possibile scegliere il livello di pressione espiratoria, attraverso il parametro regolabile "PEEP" (Fig. 10.2).

**PEEP, ZEEP e NEEP.** Un livello di pressione positiva di fine espirazione (PEEP) durante la fase

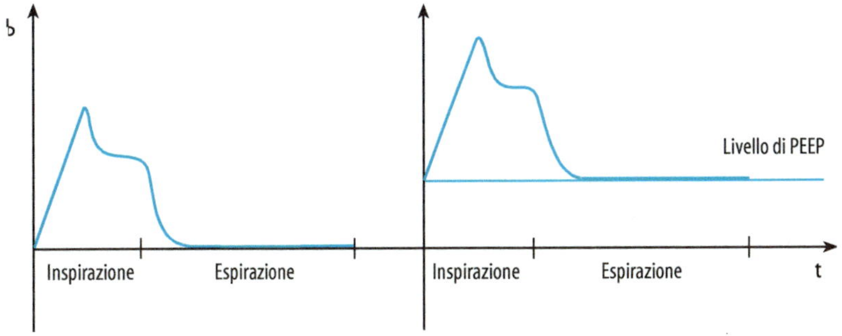


**Fig. 10.2.** Ventilazione con (*a destra*) e senza (*a sinistra*) PEEP

espiratoria viene mantenuto attraverso la cosiddetta valvola PEEP. Nella maggior parte dei ventilatori, è possibile la regolazione di questo livello entro valori compresi tra 0 e 35-50 mbar.

Senza PEEP la pressione di fine espirazione coincide con la pressione atmosferica, cioè nulla (ZEEP). In passato, alcuni respiratori consentivano l'impostazione di una pressione negativa (NEEP). Per la determinazione di atelettasie, le metodiche di ventilazione con NEEP sono state abbandonate.

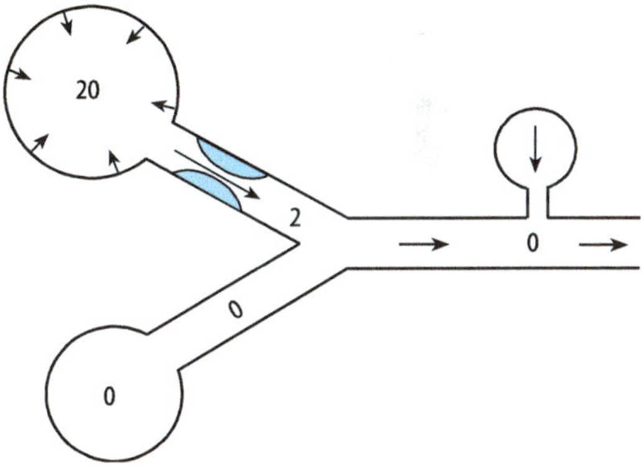


**Fig. 10.3.** PEEP intrinseca. Nelle patologie delle vie aeree da ostruzione ed in determinati modi di ventilazione con breve tempo espiratorio ed incompleta espirazione, si può determinare lo sviluppo di una PEEP "intrinseca"

### 10.4.1 PEEP estrinseca ed intrinseca

A fini pratici, devono essere distinte una PEEP estrinseca ed una intrinseca: quella impostabile con il respiratore viene definita estrinseca ($PEEP_e$), quella invece presente nelle patologie respiratorie da ostruzione e/o determinata in alcuni modi di ventilazione con breve tempo espiratorio ed incompleta espirazione viene identificata con il termine $PEEP_i$ (Fig. 10.3). Gli effetti di entrambe sulla maggior parte dei parametri (ad es. scambio gassoso) sono in principio identici. Se viene impostata una PEEP estrinseca ed è preesistente una intrinseca, si devono differenziare gli effetti della $PEEP_{totale}$, nel caso delle diverse patologie:

- Patologie restrittive: PEEPi $PEEP_e$ hanno effetto additivo:

  $$PEEP_{totale} = PEEP_i + PEEP_e$$

- Nelle patologie da ostruzione, le due PEEP non hanno effetto additivo. La PEEP estrinseca conduce infatti ad un aumento della $PEEP_{totale}$ quando è maggiore della $PEEP_i$:

  $$PEEP_{totale} < PEEP_i + PEEP_e$$

### 10.4.2 Effetti sul volume gassoso intrapolmonare e sulla pressione intratoracica

La PEEP agisce in modo che, durante l'espirazione, il volume polmonare non si riduca fino ad eguagliare la pressione atmosferica. Nei polmoni rimane una quantità di aria, la cui entità correla il livello PEEP. Quanto la PEEP influenzi la pressione nello spazio pleurico e si trasmetta al cuore ed ai grossi vasi, dipende dall'elastanza dei polmoni ($E_{polmonare}$) e della parete toracica ($E_{cw}$; cw si riferisce al termine inglese "chest wall"). L'elastanza del sistema respiratorio completo (polmoni e torace), cioè la cosiddetta elastanza totale ($E_{totale}$), è data dalla somma di quella del polmone e della parete toracica:

$E_{totale} = E_{polmonare} + E_{cw}$

L'aumento della pressione nello spazio pleurico dipende dall'incremento di pressione nelle vie aeree come prodotto di questo valore per il rapporto $E_{cw}/E_{totale}$.

In condizioni normali, $E_{polmone}$ e $E_{cw}$ si equivalgono:

$E_{cw}/ E_{polmonare} = 1$ cioè $E_{cw}/E_{totale} = 0{,}5$

Quindi, la pressione intrapolmonare agisce per il 50% sullo spazio pleurico e per il restante 50% sui grossi vasi. Questi rapporti valgono per la PEEP ma anche per altre pressioni intrapolmonari, come la pressione nelle vie aeree medie ed alte.

In condizioni patologiche, è possibile lo sviluppo dei seguenti quadri:



1. Il polmone diventa "rigido" (elevata $E_{polmonare}$, bassa "compliance") e la parete toracica rimane relativamente "morbida" (bassa $E_{cw}$ ed alta "compliance"). Questo è il caso dell'edema polmonare a genesi cardiaca, non cardiaca per cause primariamente polmonari (ALI, ARDS), così come nell'insufficienza respiratoria del neonato (RDS). Da ciò segue che:

   $E_{cw}/ E_{totale} <$ a 0,5

   La pressione intrapolmonare agisce, in questi casi, con entità minore al 50% sulla pressione intratoracica. Simile è l'effetto dell'impiego di miorilassanti: se la $E_{polmonare}$ rimane costante, si riduce la $E_{cw}$ ed il quoziente risulta inferiore a 0,5.

2. Se la parete toracica è più "dura" (elevata $E_{cw}$) ed il polmone rimane relativamente "sano" (bassa $E_{cw}$, elevata "compliance"), ad esempio nei casi di aumento della pressione all'interno dell'addome e nell'ARDS soprattutto per cause primarie extrapolmonari, si ha che:

   $E_{cw}/E_{totale} > 0{,}5$

   La pressione intrapolmonare agisce con una quota maggiore del 50% sulla pressione intrapleurica e sui grossi vasi. Relativamente importante è l'effetto limitante sul ritorno venoso sotto PEEP. L'aumento temporaneo del quoziente si verifica anche nel caso di tosse e pressione da parte del paziente.

3. La parete toracica ed i polmoni sono entrambi più "duri" ($E_{cw}$ ed $E_{polmonare}$ aumentano proporzionalmente). Queste alterazioni sono di comune riscontro in terapia intensiva, ad esempio nel caso dell'ARDS. In tal caso, il quoziente rimane a livelli di 0,5 e la pressione intrapolmonare agisce con il 50% sulla pressione intrapleurica. Comunque, ad equivalenti variazioni di volumi intrapolmonari corrispondono più accentuati innalzamenti di pressione.

Per differenziare la $E_{totale}$, in condizioni patologiche, dalla $E_{cw}$ e dalla $E_{polmonare}$, insieme alla "compliance" totale ed alla pressione nelle vie aeree, deve essere misurata anche la pressione intrapleurica.

Come parametro clinico di sostituzione è possibile considerare la pressione esofagea, misurabile con un manometro. Alternativamente, può essere valutata la pressione all'interno della vescica, come indice di quella addominale e, quindi, della $E_{cw}$. Questa sarà data dal prodotto della $E_{totale}$ per il rapporto della variazione della pressione intrapleurica su quella delle vie aeree:

$E_{cw} = E_{totale} \varnothing p_{intrapleurica}/\varnothing p_{vie\ aeree}$

**PEEP e pressione venosa centrale.** Nella pratica clinica, ci si domanda spesso come la PEEP agisca sulla pressione venosa centrale. In maniera non corretta, per definirne l'esatto valore, alla pressione venosa misurata viene sottratto il valore PEEP. Si deve invece procedere nel seguente modo:

- In caso di normale elastanza (o proporzionalmente più elevata elastanza) di polmone e torace, alla pressione centrale venosa misurata, deve essere sottratta la metà del valore PEEP.

- Se la "compliance" polmonare è ridotta, deve essere sottratto un valore molto minore alla metà della PEEP (il valore reale è quindi di poco minore rispetto a quello misurato).
- Se è la "compliance" della parete toracica ad essere ridotta, deve essere sottratto più del doppio della PEEP (il vero valore è molto minore rispetto a quello valutato).

Simili considerazioni valgono per la pressione di chiusura dei capillari polmonari (PCWP) o, dopo interventi di cardiochirurgia, per la pressione direttamente valutata nel ventricolo sinistro (LAP).

### 10.4.3 Effetti della PEEP sulla funzione polmonare

Il principale effetto della PEEP è quello di incrementare la FRC (Capacità Funzionale Residua), il che comporta una migliore ossigenazione del sangue. La PEEP mostra altri effetti desiderati ed indesiderati.

**Ossigenazione.** Con l'aumento della Capacità Funzionale Residua, la riduzione dello "shunt" destro-sinistro ed il positivo effetto sul rapporto volume/flusso, viene migliorato lo scambio di ossigeno nei polmoni e, conseguentemente, l'ossigenazione del sangue. In tal modo, è possibile ridurre la concentrazione inspiratoria di ossigeno.

**Atelettasie.** La PEEP può ostacolare, in casi favorevoli anche impedire, la formazione di atelettasie. Il recupero degli alveoli chiusi può avvenire, almeno inizialmente, a spese di importanti pressioni d'esercizio nelle vie aeree a fine inspirazione. La PEEP consente poi di mantenere aperti questi alveoli recuperati.

**Rischio di polmoniti.** La migliore ventilazione degli alveoli può ridurre il rischio di polmoniti. Non vi sono attualmente prove certe al riguardo.

**"Compliance".** Una discreta PEEP migliora innanzitutto l'espansibilità polmonare. Una PEEP troppo alta, conduce invece ad una riduzione della "compliance".

**Surfattante.** Una PEEP adeguata ha effetto protettivo sul surfattante. La PEEP riduce il dilavamento di surfattante dagli alveoli collassati nel sistema bronchiale.

**Edema polmonare.** La PEEP riduce l'edema polmonare alveolare. Spesso aumenta l'acqua polmonare extravasale (EVLW).

Si verifica, cioè, una suddivisione dei fluidi dagli alveoli nell'interstizio. Segue il passaggio negli spazi peri-alveolari e peri-bronchiali (Fig. 10.4).

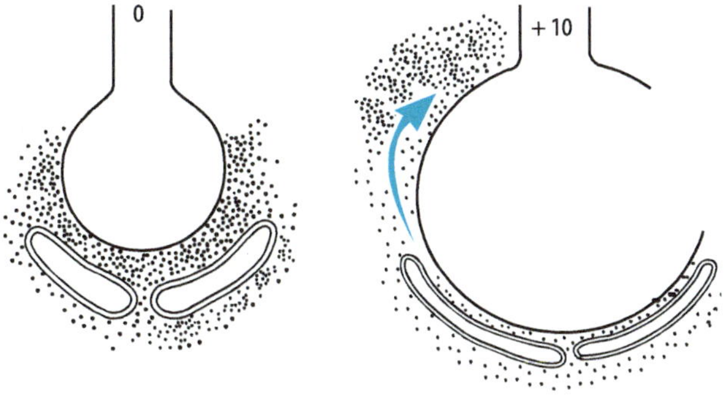


**Fig. 10.4.** Suddivisione dei fluidi interstiziali per azione della PEEP

**Drenaggio linfatico.** L'aumento della pressione intratoracica ostacola il drenaggio linfatico nei polmoni. L'acqua polmonare extravasale, conseguentemente, aumenta.

**Aumento dello spazio morto alveolare.** La PEEP può, per distensione di alveoli ben ventilati e perfusi, comprimere i relativi capillari ed interromperne il flusso ematico. Lo spazio morto aumenta e l'eliminazione dell'anidride carbonica viene ostacolata.

**Trauma polmonare.** Una PEEP elevata può determinare un'eccessiva distensione di parte o di tutti i segmenti polmonari. Possono seguire trauma da pressione e da volume ed aumento dell'edema interstiziale.

### 10.4.4 Effetti della PEEP sul sistema cardiovascolare

Gli effetti della PEEP sul sistema cardiovascolare derivano dall'incremento della pressione intratoracica.

**Precarico cardiaco.** L'aumento della pressione all'interno del torace riduce il ritorno venoso ed il precarico della sezione cardiaca destra ed indirettamente, anche della sinistra. La riduzione del volume cardiaco per minuto, nonostante la funzione cardiaca sia inalterata e normale l'ossigenazione, comporta una minore offerta di ossigeno ai tessuti. D'altro lato, nei soggetti con insufficienza cardiaca, la riduzione del precarico migliora la funzione cardiaca ed, in caso di ipervolemia, il volume cardiaco per minuto può addirittura aumentare.

**Postcarico cardiaco.** La maggiore pressione intratoracica riduce il postcarico del ventricolo sinistro ed, in caso di insufficienza di questa sezione, agisce con effetto positivo. Al contrario, il postcarico destro è maggiore per la resistenza vascolare polmonare incrementata da compressione dovuta alla PEEP. Di conseguenza, aumenta il lavoro del ventricolo destro. Il carico di pressione che il ventricolo destro deve sostenere, comporta lo spostamento del setto ventricolare in direzione del ventricolo sinistro, riducendone la "compliance".

**Malformazioni cardiache con "shunt".** In questi casi, come ad esempio nei difetti del setto atriale o ventricolare ed in determinate anomalie vascolari (Morbo di Rendu-Osler), la PEEP può determinare lo sviluppo di uno "shunt" destro-sinistro od accentuarne uno preesistente, peggiorando l'ossigenazione. Gli effetti della PEEP sulla funzione del sistema cardiovascolare, possono essere compensati dalla somministrazione di sufficiente quantità di volume, di sostanze ad effetto inotropo positivo e vasodilatatori.

### 10.4.5 Encefalo, fegato e reni

L'aumento della pressione all'interno del torace, impedendo il deflusso dalle vene cave superiori, può determinare aumento della **pressione intracerebrale**. Allo stesso modo, l'intralcio del deflusso nel sistema venoso inferiore può aumentare la pressione nelle vene epatiche, nella porta, nelle regioni splancnica e renale e ridurre la circolazione nei relativi distretti. La PEEP compromette la **funzione renale**: l'irrorazione, la filtrazione glomerulare e l'escrezione di sodio possono diminuire, per aumento della pressione nelle vene renali, riduzione del volume cardiaco ed effetti umorali.

### 10.4.6 Indicazioni all'impiego della PEEP

In terapia intensiva, la PEEP viene impiegata spesso e con successo. Le indicazioni, oggi come in passato, non sono accettate universalmente, probabilmente perché fino ad adesso non è stato provato che la pratica di una PEEP minima, media od elevata, possa avere un effetto positivo sulla sopravvivenza del paziente.

#### PEEP nei pazienti intubati

Molti operatori di terapia intensiva consigliano l'impiego della PEEP in tutti i pazienti intubati, col fine di compensare la riduzione della FRC dovuta al tubo endotracheale. Il valore più comunemente impiegato è di 5 (fino a 10) mbar. Questa PEEP bassa viene anche definita come "PEEP fisiologica", poiché gli effetti negativi sui polmoni e sugli altri organi, possono essere trascurati.

### Alterazioni dell'ossigenazione e patologie restrittive

Se la causa dei disturbi di ossigenazione sono la riduzione della "compliance" e della FRC, la PEEP può migliorare l'assunzione di ossigeno nei polmoni. Per tale motivo la PEEP è indicata nelle seguenti patologie:

- Edema polmonare di origine non cardiaca;
- Edema polmonare di origine cardiaca;
- ARDS;
- Sindrome da insufficienza respiratoria del neonato;
- Polmoniti;
- Contusioni polmonari;
- Postoperatorio dopo interventi dell'addome superiore e del torace.

### Alterazioni della ventilazione e patologie da ostruzione

L'impiego della PEEP in patologie da ostruzione come asma e BPCO, è discutibile. In queste patologie, da un lato preesiste una PEEP intrinseca, dall'altro una PEEP estrinseca inferiore a quella intrinseca, senza ulteriore aumento della FRC, mantiene aperte le piccole vie aeree, facilita l'espirazione e riduce il lavoro respiratorio. Queste condizioni valgono soprattutto per la BPCO. Nei pazienti con asma severo od in stato asmatico, l'impiego della PEEP è generalmente sconsigliato.

## 10.4.7 In quale momento deve essere impostata la PEEP?

Se la PEEP debba essere impostata precocemente nella patologia polmonare acuta, è contestato. D'altro canto, l'effetto positivo, nelle fasi avanzate della malattia, è minimo. Se comunque, come spesso viene accettato, l'impiego "profilattico" della PEEP possa prevenire lo sviluppo dei disturbi dell'ossigenazione nell'ARDS, non è provato e, secondo le conoscenze attuali, improbabile.

## 10.4.8 Quale valore di PEEP deve essere impostato?

Gli effetti indesiderati aumentano con l'impiego di PEEP elevate o si sviluppano quando il suo valore viene innalzato a 10-15 mbar. Per tale motivo, l'impostazione deve essere tale che venga scelto un valore al quale corrisponda un rapporto favorevole tra effetti desiderati ed indesiderati. L'impiego di PEEP elevate è inutile e deve essere evitato. Bisogna osservare che l'effetto della PEEP sulla pressione parziale arteriosa di ossigeno, di anidride carbonica e sul contenuto di ossigeno nel sangue, può essere annullato dalla riduzione del volume cardiaco per minuto indotto dalla PEEP. La scelta della "PEEP migliore" viene impostata secondo diverse considerazioni:

### PEEP minima

Diffuso e clinicamente facile da applicare è l'impiego di una "minima PEEP"o della "enough-PEEP". Il concetto si orienta sulla pressione parziale e saturazione arteriosa di ossigeno in relazione alla sua frazione inspiratoria e testimonia che non è provato il vantaggio nell'impostazione di una PEEP elevata, al fine di ottenerne valori vantaggiosi.

**Consiglio pratico**

- Il valore PEEP deve essere scelto in modo che con una frazione inspiratoria di ossigeno inferiore al 60% si ottenga una $p_aO_2$ superiore a 60 mmHg ed una $SaO_2$ superiore al 90%.

Affinché questa teoria possa essere praticata, devono essere valutate pressione parziale e saturazione arteriosa di ossigeno (emogasanalisi) e pressione nelle vie respiratorie (valutabile sul "monitor" del ventilatore). Non si tratta quindi di metodiche invasive.

### PEEP ottimale, cioè migliore offerta di ossigeno

La seconda considerazione si orienta sull'offerta di ossigeno ai tessuti: questa, a condizione che l'emoglobina rimanga costante, inizialmente aumenta con l'incremento della PEEP, migliorando l'ossigenazione. L'ulteriore aumento della PEEP determina, però, una riduzione del volume cardiaco per minuto e, quindi, dell'offerta di ossigeno.

> **La PEEP ottimale viene definita ad un livello al quale corrisponde una massimale offerta di ossigeno.**

Per realizzare questo concetto deve essere determinato il volume cardiaco per minuto.



### Miglioramento della "compliance"

Una terza considerazione si basa sulla "compliance" statica e, indirettamente, sulla FRC, cioè il recupero di aree alveolari non ventilate. Se la ventilazione si svolge con rapporto pressione-volume sfavorevole e con bassa FRC, il polmone non equamente ventilato risulta regionalmente eccessivamente disteso. Inoltre, si sviluppano forze di taglio dannose tra regioni alveolari ventilate e non, soprattutto nelle sezioni polmonari dipendenti.

> **Il valore di PEEP impostato, deve trovarsi appena al di sopra del "lower inflection point".**

A questo corrispondono una "compliance" ottimale ed un favorevole rapporto pressione-volume, durante la fase inspiratoria. Gli alveoli chiusi vengono recuperati e mantenuti aperti. A tal fine, deve essere valutata la "compliance" e descritta la curva pressione-volume. La PEEP necessaria per applicare questo concetto è, per lo meno nelle fasi iniziali della patologia polmonare acuta, compresa tra 8 e 16 mbar. Nei gravi disturbi di ossigenazione, viene anche consigliata una PEEP fino a 20 mbar.

### Riduzione delle atelettasie da compressione

In soggetti nei quali si rende necessaria una ventilazione a lunga scadenza, in posizione supina, soprattutto se affetti da ARDS ed altre patologie con alterazione del surfattante, si sviluppano atelettasie dorso-basali da compressione. Per ridurle è necessario l'impiego di una PEEP compresa tra 10 e 15 mbar. In tal modo il peso, cioè la pressione, delle regioni polmonari ventrali agisce in maniera opposta sulle regioni alveolari dipendenti. Comunque, il recupero ed il miglioramento del rapporto volume-flusso non possono evitare le eccessive distensioni ed il peggioramento del rapporto ventilazione/flusso delle regioni polmonari superiori.

### $P_{a-e\ E}CO_2$

Una differenza elevata tra la pressione parziale arteriosa di anidride carbonica e quella di fine espirazione ($p_{a-e\ E}CO_2 = p_aCO_2 - p_{eE}CO_2$) indica un disturbo severo del rapporto volume-flusso. L'impiego della PEEP può migliorare il rapporto e ridurre la differenza. Una PEEP troppo elevata conduce, invece, a riduzione dell'irrorazione polmonare, eccessiva distensione, aumento dello spazio morto e della differenza tra pressione parziale arteriosa e di fine espirazione di anidride carbonica.

> **La PEEP deve essere impostata in modo che si ottenga la differenza pa – e $_E CO_2$ più bassa possibile.**

Per realizzare ciò non sono richieste metodiche invasive. Oltre all'emogasanalisi è necessaria la capnometria.

### Impostazione della PEEP secondo protocollo

L'impostazione della PEEP può essere eseguita secondo un protocollo, che prevede una determinata combinazione di $FiO_2$ e PEEP. Tali protocolli vengono spesso impiegati sia in studi clinici che nella pratica ospedaliera giornaliera. Il più noto dei protocolli è il "NIH ARDS Network Protokoll" (Tab. 10.2), che indica passo per passo la procedura: quanto maggiore è la

Tab. 10.2. Protocollo di impostazione della PEEP (Protocollo NIH ARDS Network PEEP/FiO2) (da The National Heart, Lung and Blood Institute ARDS Clinical Trials Network, 2004, and Acute Respiratory Distress Syndrom Network, 2000)

| $FiO_2$ | PEEP (mbar) |
|---|---|
| 0,3 | 5 |
| 0,4 | 5 |
| 0,4 | 8 |
| 0,5 | 8 |
| 0,5 | 10 |
| 0,6 | 10 |
| 0,7 | 10 |
| 0,7 | 12 |
| 0,7 | 14 |
| 0,8 | 14 |
| 0,9 | 14 |
| 0,9 | 16 |
| 0,9 | 18 |
| 1,0 | 18 |
| 1,0 | 20 |
| 1,0 | 22 |
| 1,0 | 24 |

$FiO_2$ che deve essere impostata al fine di raggiungere una saturazione di ossigeno accettabile ($SaO_2$ circa del 90%), tanto più alta deve essere la PEEP. Secondo alcuni medici di terapia intensiva, questo protocollo è al momento attuale il più indicato ai fini della determinazione della PEEP nella routine clinica. Alcuni autori criticano questo concetto in quanto ritengono l'attribuzione della PEEP in relazione alla $FiO_2$ più arbitraria e con scarsa base patofisiologica.

### Valutazione dei concetti

La prevalenza dell'uno sull'altro concetto PEEP non è attualmente certa. Non vi è neanche un'uniformità di pensiero circa il valore di PEEP "ottimale". Si discute ancora se l'effetto di una PEEP intrinseca, sviluppata in una ventilazione con rapporto inverso, almeno in alcune patologie polmonari restrittive, prevalga su una PEEP estrinseca esercitata dal ventilatore. Secondo risultati ottenuti da studi pubblicati a livello internazionale, il valore PEEP da impostare, con l'opportuna considerazione dei modelli di respirazione artificiale impiegati, è di circa 5 mbar (circa 1/3 dei pazienti è stato ventilato senza PEEP!). In soggetti affetti da ARDS sono stati impiegati valori PEEP di 8,6 mbar. In un importante studio prospettico americano su pazienti con ARDS, ci si è posti la domanda circa la preferenza di una ventilazione con PEEP elevata e bassa frazione inspiratoria di ossigeno nei confronti di una con bassa PEEP ed elevata $F_iO_2$. Nello studio sono stati valutati i vantaggi teorici e sperimentali della PEEP e gli effetti tossici dovuti all'impiego di elevate concentrazioni inspiratorie di ossigeno. Il cosiddetto studio "ALVEOLI", per l'inefficacia, cioè il non provato effetto clinico nei due gruppi, è stato sospeso. Tutti gli operatori di terapia intensiva, utilizzano valori di PEEP compresi tra 10 e 15 mbar, per la ventilazione di pazienti affetti da ALI, ARDS ed altre patologie con gravi disturbi di ossigenazione. Il vantaggio, rispetto ad una ventilazione con valori PEEP minori, non è stato provato.

**PEEP all'esame della EBM.** Per la mancanza di prove in studi prospettivi randomizzati circa il vantaggio dell'impiego della PEEP nella terapia respiratoria della patologia polmonare acuta (risultati positivi si hanno solo in campo sperimentale animale, in casi singoli non controllati ed in piccoli studi), nel 2003 sono stati eseguiti lavori basati su evidenze. Circa l'esercizio della PEEP nella terapia dell'ARDS, si è definito un grado di evidenza medio ("Level-C-Evidence"). Non è stato, inoltre, delineato un metodo ideale per la scelta del valore PEEP. Comunque, con valori superiori a 20 mbar, sono indubbi i vantaggi ottenuti. Certamente livelli più alti determinano una migliore ossigenazione, ma gli effetti negativi sul volume cardiaco per minuto e sulla funzione polmonare aumentano a dismisura. La cosiddetta "super-PEEP" da lungo tempo non viene più impiegata.

> **Valori superiori a 20 mbar dovrebbero essere evitati.**

Questo consiglio non vale in maniera assoluta per alcune nuove forme di ventilazione: nella BIPAP o APRV, il livello PEEP spesso non è definibile. Quando viene indicato il livello PEEP superiore, possono rilevarsi anche valori superiori a 20 mbar. Livelli molto bassi (inferiori a 5 mbar), non sono sufficienti al recupero alveolare ed all'aumento della FRC. Da ciò si deduce che:

**Valori PEEP dovrebbero essere compresi tra 5 e 15 mbar. In caso di gravi disturbi di ossigenazione, possono essere impostati livelli fino a 20 mbar.**

## 10.5 Pressione massima di inspirazione ($p_{max}$)

**Ventilazione con controllo di pressione.** In tutti i modi di ventilazione con controllo di pressione, deve essere definita una $p_{max}$ (pressione inspiratoria massima, livello superiore di pressione inspiratoria). Il suo valore determina, in relazione alla "compliance" del sistema respiratorio ed alla PEEP impostata, l'entità del volume d'esercizio. Nei modi a pressione controllata, la differenza tra la $p_{max}$ e la PEEP, viene definita "driving pressure" ($p_{drive}$). Questa è, quindi, tanto più alta quanto maggiore è la $p_{max}$ e quanto minore è la PEEP.

- $p_{drive} = p_{max} - PEEP$

In pratica, determina il valore del volume esercitato per atto inspiratorio. Nei modi a pressione controllata, viene inizialmente impostato un maggiore valore di flusso (circa 120 l/min), fino a quando la $p_{max}$ non venga raggiunta. Il tempo necessario è di pochi secondi. Successivamente, il flusso decelera in modo da mantenere il livello di $p_{max}$ valido fino al termine dell'inspirazione.

Con un tempo inspiratorio sufficientemente lungo, il flusso raggiunge valore nullo prima del termine. A questo punto, quando il flusso si arresta, si verifica, anche nei modi a pressione controllata, un "plateau" al quale corrisponde una fase di non flusso di gas in direzione dei polmoni.

**Ventilazione con controllo di volume.** Nei modi con controllo di volume, la pressione di picco raggiunta nelle vie respiratorie dipende dall'entità del volume d'esercizio prefissato, del flusso inspiratorio, della PEEP e della "compliance" polmonare. Da ciò si deduce che: quanto maggiore è il volume d'esercizio, tanto più alto è il flusso inspiratorio, quanto minore è la PEEP e più bassa la "compliance", tanto maggiore sarà la $p_{max}$. Comunque, anche in questo modo di ventilazione è possibile impostare un valore di $p_{max}$ come limite superiore di pressione. Grazie a ciò, è possibile evitare elevate pressioni nelle vie aeree, causa di barotrauma polmonare, ed inaspettate variazioni di "compliance". Nella ventilazione con controllo di pressione, il raggiungimento del valore massimo di pressione inspiratoria, può avere due significati:

- la $p_{max}$ funziona come variabile di ciclo: dopo averla raggiunta il respiratore passa alla fase espiratoria;
- la $p_{max}$ viene assunta come variabile di limite: il respiratore mantiene cioè la pressione ad un livello limite predefinito, fino a che non venga esercitato il volume prefissato o non sia terminato il tempo inspiratorio.

### 10.5.1 Linee guida per l'impostazione della $p_{max}$

Il valore della $p_{max}$ è regolato in base all'entità del volume d'esercizio desiderato. Al fine di evitare lesioni polmonari da pressione od eccessiva distensione, la limitazione di pressione deve assumere un valore sufficiente, ma possibilmente basso. Secondo le indicazioni della ACCP-CC vale che:

**Consiglio pratico**

- La $p_{max}$ non dovrebbe superare il valore limite di 35 mbar.

Questo valore è stato fissato in base a dati sperimentali e valutazioni teoriche. Da un lato, ad una pressione transpolmonare di 30-35 mbar, in soggetti senza patologie polmonari, corrisponde all'incirca la capacità polmonare totale. Nei pazienti con ARDS invece, "l'upper inflection point" assume valori compresi tra 35 e 40 mbar. Invece di fissare valori limite schematici, è possibile definire per ogni paziente un diagramma pressione-volume. In ogni caso, la $p_{max}$ deve essere prefissata ad un valore al di sotto "dell'upper inflection point", a meno che non coesistano alterazioni estreme della resistenza e della "compliance", per le quali non si riesce a mantenere una ventilazione media senza un ulteriore incremento di pressione.

**Manovre di recupero.** Nelle patologie polmonari restrittive, come ad esempio nell'ARDS, può essere sensato, per alcuni minuti, innalzare la pressione di picco inspiratorio fino a 50-60 mbar, per il recupero di regioni alveolari atelettasiche. Il risultato positivo della manovra deve essere valutato con l'evidenziazione dell'aumento della $p_aO_2$. Il tempo deve essere limitato ad alcuni minuti, dopo i quali il livello di pressione deve essere riportato a 30-35 mbar. Per evitare la chiusura degli alveoli recuperati, è consigliabile l'impiego di una PEEP di circa 10-15 mbar. La pratica di queste manovre è attualmente discussa. Da un lato, perché non vi sono prove certe della loro efficacia e dall'altro, per la pericolosità nell'esercizio di pressioni elevate anche per un breve periodo di tempo.

## 10.6 Pressione di sostegno inspiratorio

**Sinonimi:**
- "Inspiratory pressure support" (ISP);
- "Assisted spontaneous breathing" (ASB).

Nei moderni ventilatori è possibile impostare un livello di pressione di sostegno inspiratorio (IPS) per la ventilazione con sostegno di pressione ("pressure support ventilation"; PSV). La PSV può essere un modo a sé stante o combinato con altri metodi, come la SIMV e la MMV. La IPS può essere impostata come parametro singolo o, nella ventilazione con controllo di pressione, assumere un valore identico al livello inspiratorio superiore ($p_{max}$). La IPS deve essere impostata in modo da ridurre il lavoro respiratorio del paziente. Per la sua determinazione, seguono diversi consigli:
- Il livello di pressione, nella PSV, viene impostato in modo che l'impiego della muscolatura respiratoria accessoria, riconoscibile dalla contrazione dei muscoli sternocleidomastoidei, sia appena necessaria;
- Il livello di pressione viene definito in modo che la frequenza respiratoria del paziente si attesti al di sotto dei 30 per minuto.
- Il livello di pressione viene impostato in modo che, eventuali accenni di insufficienza respiratoria in soggetti svegli, scompaiano.

Le considerazioni fatte per l'impostazione della $p_{max}$, valgono anche per il **valore massimo di IPS.** Alcuni respiratori consentono, insieme alla variazione della IPS, la modificazione del flusso dinamico ("pressurization rate"). Questo determina con quale velocità debba svolgersi il sostegno dell'esercizio inspiratorio, fino al raggiungimento della predefinita pressione massima. Quanto più alto è il flusso di sostegno inspiratorio, tanto maggiore sarà il supporto del respiro. Se, comunque, il flusso iniziale è molto alto, l'inspirazione viene terminata precocemente come se non esistesse alcun sostegno.

Una riduzione del flusso può condurre ad un prolungamento del tempo inspiratorio e ad un maggiore rapporto I/E. Per iniziare, la IPS dovrebbe essere impostata ad un livello di 10-20 mbar al di sopra della PEEP. Un valore di 5-10 mbar superiore alla PEEP è secondo il pensiero comune, necessario per compensare l'ulteriore lavoro determinato da tubo endotracheale, sistemi di conduzione dei gas e valvole di controllo. In media, la IPS deve essere di almeno 5 mbar maggiore della PEEP e, come tale, permanere fino a quando il paziente è ventilato parzialmente, totalmente o respira autonomamente. In alternativa, è possibile impostare l'opzione "compensazione tubo automatica" (ATC) con sostegno di pressione relazionato al flusso (vedi Cap. 12.6). Si deve inoltre osservare che in alcuni respiratori è possibile impostare la IPS in relazione alla pressione atmosferica, in altri in base al livello PEEP (sostegno di pressione effettivo). Per comparare i sostegni di pressione dei diversi respiratori, questi devono essere addizionati alla PEEP od essere sottratti alla pressione PSV. Determinante per il mantenimento del lavoro respiratorio e del volume per atto inspiratorio è il sostegno di pressione effettivo. Invece, per le possibili lesioni polmonari da pressione, il valore massimo del sostegno di pressione deve attestarsi al di sopra di quello della pressione atmosferica.

## 10.7 Rapporto di tempo respiratorio, tempo inspiratorio ed espiratorio

**Rapporto di tempo respiratorio.** Rappresenta il rapporto tra il tempo inspiratorio ($t_i$) e quello espiratorio ($t_e$). A seconda del tipo di respiratore e dei singoli modi, può essere impostato in maniera differente:

*Scelta diretta del rapporto I:E.* Attraverso la diretta impostazione del rapporto I:E e la scelta di una determinata frequenza respiratoria (f), è possibile la determinazione dei seguenti parametri:

Durata assoluta del ciclo respiratorio (in secondi):

$$t_{rc} = 60/f = t_i + t_e$$

Durata assoluta del tempo inspiratorio (in secondi):

$$t_i = [(I:E)/(1+I:E)] \cdot 60/f$$

Durata assoluta del tempo espiratorio (in secondi):

$$t_e = 60/f - t_i$$

Durata in percentuale del tempo inspiratorio:

$$t_i\,(\%) = [(I:E)/(1+I:E)] \cdot 100$$

**Esempio**

$f = 10/min$; $I:E = 1:2$ oppure 0,5: $t_{rc} = 60/10 = 6$ s;

$t_i = [0{,}5/(1+0{,}5)] \cdot 60/10 = (0{,}5/1{,}5) \cdot 6 = (1/3) \cdot 6 = 2$ s;

$t_e = 60/10 - 2 = 4$ s.

*Definizione in percentuale del ciclo respiratorio.* Il tempo inspiratorio derivante dalla durata della fase di flusso e della pausa può essere definita come percentuale del ciclo respiratorio. Il rapporto I:E si deduce in tal modo:

$$I:E = ti/(100 - t_i)$$

*Scelta diretta di un valore assoluto di tempo in- ed espiratorio.* Alcune versioni del modo BIPAP consentono la scelta diretta in secondi del tempo per il livello di pressione superiore (= tempo inspiratorio) e per quello inferiore (= tempo espiratorio):

$$I:E = t_i + t_e$$

### 10.7.1 Il rapporto I:E può essere impostato in tutti i modi di ventilazione?

No, ciò può avvenire solo nei modi di ventilazione mandatoria, con il tempo come "trigger" e guida, cioè nella VC-CMV e PC-CMV. Nei modi quali IMV, SIMV e MMV, la durata del tempo inspiratorio degli atti assistiti o mandatori, viene determinato con la frequenza CMV.

Per PSV e CPAP, non è possibile alcuna impostazione del tempo di rapporto respiratorio. L'esercizio inspiratorio, relativamente al rapporto I:E, è impostabile nel modo CMV. Normalmente la fase espiratoria è più lunga di quella inspiratoria:

- il rapporto fisiologico I:E è compreso tra 1:1,5 e 1:2.

### 10.7.2 "Inspiratory hold"

In molti ventilatori è possibile il prolungamento temporaneo della fase inspiratoria, grazie alla presenza di un tasto apposito "inspiratory hold", per distendere i polmoni. Al "monitor" è possibile leggere direttamente la pressione di fine espirazione, cioè il "plateau" di pressione e derivare il valore della "compliance" statica. È consigliabile, dopo aspirazione di secreti endotracheali, prima dell'estubazione o quando si debba eseguire una radiografia del torace in inspirazione. La durata dell'inspirazione si prolunga fino a quando il tasto viene mantenuto premuto, per un tempo massimo di circa 15 secondi.

### 10.7.3 Riduzione del rapporto I:E

Un prolungamento relativo del tempo espiratorio ed una riduzione di quello inspiratorio hanno i seguenti effetti:

- Nella ventilazione a pressione controllata e limitata, il volume per atto inspiratorio si riduce;
- Nella ventilazione a volume controllato, a seconda della programmazione e dei principi di costruzione del respiratore a flusso costante, la durata della fase di "plateau" si riduce; il volume inspiratorio può essere mantenuto solo innalzando il flusso e la pressione di picco;
- La pressione media nelle vie aeree si riduce;
- Nelle patologie da ostruzione, l'espirazione è più completa, una distensione polmonare dinamica è limitata;
- L'apparato cardiovascolare viene meno compromesso per riduzione della PEEP intrinseca;
- Elevati picchi di pressione, come nella ventilazione a volume controllato con breve tempo inspiratorio, probabilmente danneggiano il polmone;
- L'ossigenazione può peggiorare.

**Un prolungamento del tempo espiratorio, cioè una riduzione del rapporto di tempo respiratorio, è indicato nelle patologie polmonari con alterazione della ventilazione da ostruzione come asma o BPCO.**

### 10.7.4 Aumento del rapporto I:E

Se il tempo inspiratorio è maggiore di quello espiratorio, si verifica un rapporto inverso. Viene definito "inverse ratio ventilation" (IRV). Una ventilazione con IRV ha le seguenti conseguenze:

- La pressione di picco, con invariato volume d'esercizio, può essere ridotta;
- Il gas inspirato si distribuisce uniformemente nelle regioni periferiche;
- La durata della distensione inspiratoria alveolare aumenta;
- A seconda dei profili di flusso, la pressione media all'interno del torace, aumenta;
- La riduzione del tempo espiratorio può condurre ad una espirazione incompleta;
- Pressione e volume cardiaco per minuto possono diminuire;
- La mancanza della limitazione di pressione determina il rischio di pericolose eccessive distensioni del polmone.

**"Air trapping" e PEEP intrinseca.** Nella IRV, la successiva inspirazione inizia anche se la precedente espirazione non è terminata, rimane cioè una cospicua entità di volume espiratorio nei polmoni. Si determina il fenomeno "dell'air trapping" e lo sviluppo di una PPEP intrinseca (auto-PEEP, "volume encumbered endexpiratory pressure" VEEP).

Aumenta la capacità funzionale residua, ma possono determinarsi effetti desiderati ed indesiderati della PEEP. Lo sviluppo di una PEEP intrinseca dipende dalla velocità di svuotamento: quanto più importante è l'ostruzione regionale e maggiore la resistenza, tanto più alta sarà la PEEP intrinseca.

Poichè nessuna patologia polmonare si sviluppa coinvolgendo tutte le regioni polmonari, la PEEP intrinseca non si esplica in maniera omogenea nei vari distretti alveolari. Infatti, nei cosiddetti "compartimenti rapidi", con breve costante di tempo, si avrà una minima, in quelli "lenti" una significativa PEEP intrinseca. Il suo valore non viene fornito dal "monitor" del respiratore, pertanto viene definita come "PEEP occulta". Per la sua definizione si richiedono metodiche particolari ("endexpiratory hold"). (vedi Cap. 16).

**Alterazione della "compliance".** Spesso, nei pazienti con polmoni "rigidi", il rapporto inverso di tempo respiratorio può migliorare il rapporto volume flusso.

Sebbene lo sviluppo di una auto-PEEP, nella IRV con limitazione di pressione, riduce spesso il volume respiratorio per minuto, la $p_aCO_2$ non varia per miglioramento del rapporto ventilazione flusso.

Da un punto di vista clinico vale che:

**Le indicazioni per un rapporto inspirazione-espirazione > 1, sono le severe alterazioni dell'ossigenazione come ALI ed ARDS. Al contrario, la IRV è controindicata nelle patologie polmonari ad impronta prevalentemente ostruttiva.**

Comunque, la prevalenza di una ventilazione controllata con rapporto inverso, rispetto ad una con valore normale, non è stata ancora provata.

Riassumendo:

- Nella ventilazione di "routine" in pazienti senza patologie polmonari:
  I:E = 1:2 – 1:1;
- Nella ventilazione in caso di patologie restrittive come ALI ed ARDS:
  I:E = 1:2 – 1:1;
- Nella ventilazione di pazienti con patologie da ostruzione:
  I:E = 1:2 – 1:4.



### 10.7.5 Tempo espiratorio assoluto

Per gli effetti delle variazioni del tempo del rapporto respiratorio sullo scambio gassoso e sulla funzione cardiovascolare, sono importanti, insieme ai tempi respiratori relativi, anche quelli assoluti. Così, una ventilazione con un volume di esercizio di 500 ml, una frequenza di 6/min. ed un rapporto I:E pari a 2:1, è per definizione una IRV, sebbene in pratica non si sviluppi alcuna PEEP intrinseca. Per la determinazione di una auto-PEEP, la necessaria limitazione del tempo espiratorio dipende dal volume d'esercizio, dalla resistenza e dalle forze di retrazione elastica polmonare e toracica. Questo tempo è di circa 2 secondi.

D'altro lato, anche nei casi di ventilazioni con elevate frequenze (superiori a 20/min) e normale rapporto I:E, una riduzione del tempo espiratorio può sviluppare una PEEP intrinseca. Una ventilazione con frequenza di 25/min e rapporto I:E di 1:2, che lascia ai polmoni un tempo di espirazione di appena 1,6 secondi, è paragonabile ad una con frequenza di 10/min. e rapporto I:E di 1:3. Nelle patologie da ostruzione gravi, come ad esempio nello stato asmatico, con normale frequenza e rapporto I:E, nei polmoni rimane a fine espirazione un certo volume d'aria, potendosi determinare pericolosi fenomeni di "air trapping". In questi casi, bisogna ridurre la frequenza respiratoria od il rapporto I:E oppure entrambe.

## 10.8 Pausa inspiratoria

Durante la fase di pausa inspiratoria non si svolge alcun flusso, si determina un "plateau" definito pressione di fine inspirazione (EIP) o "plateau" di pressione. La pausa inspiratoria viene riconosciuta con le espressioni fase di non flusso o fase "plateau".

**Ventilazione a volume controllato.** In alcuni ventilatori è possibile programmare la durata della pausa, in percentuale al ciclo respiratorio. Altrimenti, si determina automaticamente in base al volume esercitato, alla frequenza respiratoria ed al rapporto in- espirazione.

**Se il volume rimane costante vale che quanto maggiore è il flusso tanto più lungo è il tempo di "plateau".**

Durante la fase di "plateau", il volume inspirato si distribuisce uniformemente nelle diverse sezioni del polmone. I compartimenti "rapidi" si svuotano in quelli "lenti". Si sviluppa il fenomeno dell'aria oscillante: questa si sposta più volte tra alveoli confinanti. Comunque, una distribuzione equa si riesce ad ottenere anche senza pausa inspiratoria, se il tempo d'inspirazione viene mantenuto costante ed il flusso ridotto a tal punto che viene appena raggiunto il volume d'esercizio prefissato. Il flusso inspiratorio meno turbolento consente, nella fase di flusso, un'omogenea distribuzione dell'aria inspirata.

**Ventilazione a pressione controllata.** Il "plateau" di pressione viene ugualmente raggiunto, ma con un flusso decelerante. Non si instaura quindi una fase di non flusso. Soltanto quando non si verifica nessun movimento di gas dal respiratore al paziente, si verifica una pausa inspiratoria. L'ulteriore impostazione di una pausa inspiratoria nella ventilazione a pressione controllata non ha alcun senso.

## 10.9 Flusso inspiratorio o velocità del flusso gassoso

**Ventilazione a volume controllato.** Il flusso inspiratorio indica la velocità con la quale un determinato volume d'esercizio viene applicato: flusso (l/min)=V/t. La distensione dei polmoni avviene tanto più velocemente quanto più alto è il flusso (Fig. 10.5). La velocità del gas, nell'esercizio inspiratorio a flusso/volume controllato, può essere definita come variabile di limite. In altri ventilatori si deduce in base al volume d'esercizio predefinito, alla frequenza ed alla durata del tempo inspiratorio.

**Normalmente, nella ventilazione viene impostato un flusso compreso tra 30 e 60 l/min.**

**Elevato flusso inspiratorio.** Un flusso inspiratorio elevato conduce ad una rapida insufflazione polmonare con elevate pressioni di picco nelle vie aeree ed una fase di "plateau" relativamente lunga, senza che il "plateau" di pressione si modifichi.

**Basso flusso inspiratorio.** Un flusso inspiratorio minore determina una distribuzione meno turbolenta del volume inspirato, riduce le pres-

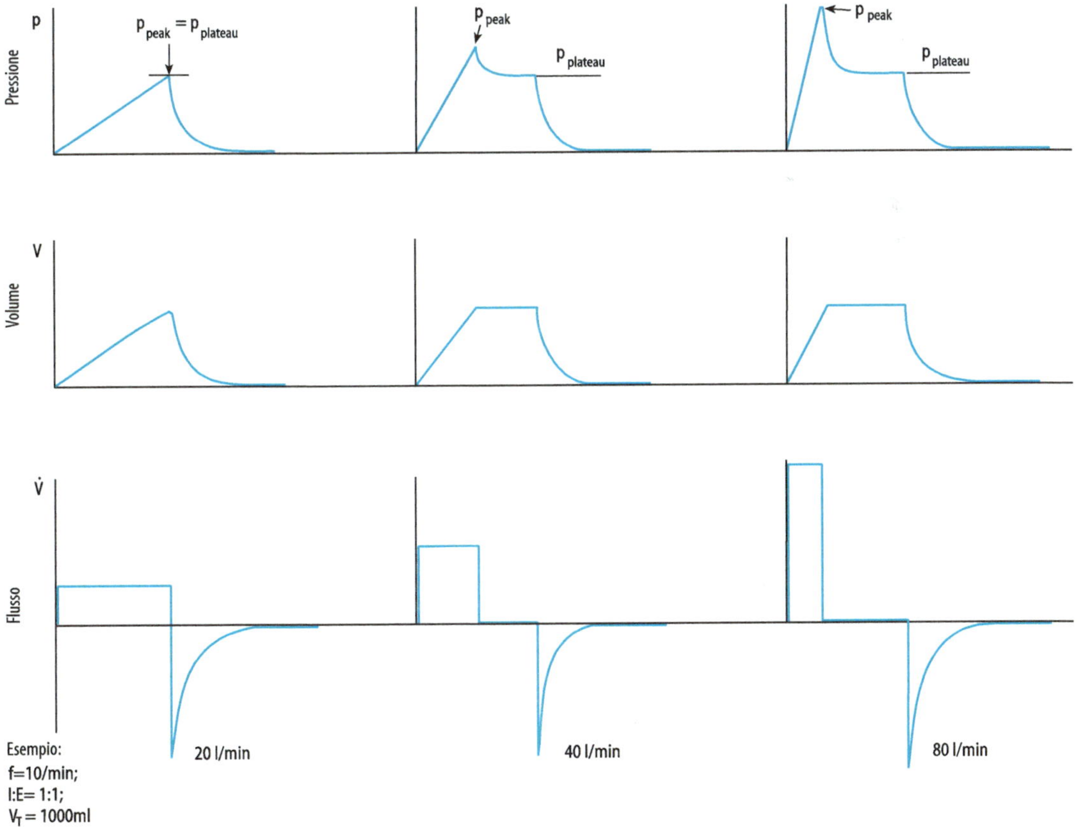


**Fig. 10.5.** Effetti delle variazioni delle velocità del flusso sulla pressione di ventilazione e sul volume d'esercizio. Quanto maggiore è il flusso inspiratorio, tanto più rapidamente avverrà la ventilazione dei polmoni, con pressione di picco nelle vie aeree relativamente elevata e fase di "plateau" abbastanza lunga. Un flusso minore evita i picchi di pressione esercitati nelle vie aeree, soprattutto quando in queste esistono elevate resistenze

sioni di picco e media nelle vie aeree, soprattutto in caso di resistenze aumentate. Spesso, questa condizione non viene ben tollerata dal paziente che può avere la sensazione di insufficienza respiratoria. Inoltre, a causa degli aggiuntivi esercizi inspiratori autonomi del paziente, può aumentare il lavoro respiratorio. Ne deriva che, per evitare effetti indesiderati, è necessario sedare più profondamente il paziente. Se bisogna evitare pressioni di picco, il flusso può essere ridotto fino a 10 l/min. Un valore di flusso medio deve essere comunque mantenuto, per fare in modo che il volume impostato venga esercitato nel tempo inspiratorio prefissato. Altrimenti, l'inspirazione viene interrotta prima che il volume desiderato venga esercitato. Il flusso medio deve essere tanto più alto quanto maggiore è il volume d'esercizio e quanto minore è il rapporto I:E:

$Flusso_{minimo}$ (l/min)=AMV (l/min) / [(I:E) / (1+I:E)]
Oppure
$Flusso_{minimo}$ (l/min)=$V_t$(l)/$T_i$(min).

10

Alternativamente, si può ridurre il volume d'esercizio, prolungare il tempo inspiratorio o passare ad una ventilazione con controllo di pressione.

**Ventilazione con controllo di pressione.** In questo caso, il ventilatore determina automaticamente un flusso elevato di circa 120 l/min. Grazie alla limitazione della pressione ($p_{max}$), l'alto flusso iniziale viene progressivamente ridotto e si realizza una buona distribuzione del volume d'esercizio. Anche nella ventilazione spontanea con sistema a domanda di flusso, viene inizialmente offerto un tale flusso elevato.

## 10.10 Flusso inspiratorio (profilo)

Nei modi a flusso/volume controllato, è possibile la scelta tra diversi profili di flusso, ad angolo retto, sinusoidale, accelerante o decelerante. A causa dell'irregolarità della distribuzione del gas inspirato e dell'elevata pressione di picco, l'impiego di un flusso con andamento accelerante non ha alcun significato. Comunque, non è ancora stato dimostrato se un profilo di flusso prevalga sull'altro ai fini dello scambio dei gas o del sostegno del lavoro respiratorio, anche se il flusso decelerante permette una migliore iniziale distribuzione alveolare del gas inspirato.

Pertanto, la possibilità di scelta tra diversi profili di flusso non offre significativi vantaggi da un punto di vista clinico. Nella ventilazione con controllo di pressione, l'esercizio inspiratorio si svolge automaticamente con flusso decelerante.

## 10.11 Tipi e sensibilità dei "trigger"

Perchè il paziente possa interagire con il respiratore ed avere la possibilità di respirare autonomamente, potendo anche innescare un movimento inspiratorio, deve mettere a disposizione un sufficiente volume di gas. A tale scopo, sono disponibili due metodiche:

- "Continuous-flow-System";
- "Demand-flow-System".

**"Continuous-flow-System" per la respirazione spontanea.** Il ventilatore mette continuamente a disposizione, durante l'in- e l'espirazione, un flusso sufficientemente elevato. Un "trigger" non è necessario: per tale motivo non esiste nessuna debita valvola. Necessari sono invece un flusso continuo, compreso tra 25 e 40 l/min, ed un "reservoir" di 20-25 litri (come ad es. nel sistema Mailender-CPAP). Questo ventilatore viene impiegato per la ventilazione CPAP. Il vantaggio è l'assenza del lavoro respiratorio quando si apre la valvola "trigger". Gli svantaggi sono invece l'elevato fabbisogno di flusso gassoso e la difficoltà nella determinazione del volume respiratorio per minuto. Nei moderni ventilatori, il paziente deve dare l'impulso iniziale prima che il ventilatore eserciti un volume respiratorio mandatorio od assistito; in altri casi, mette a disposizione un flusso di gas sufficiente per la realizzazione di una inspirazione spontanea. Il tentativo respiratorio del paziente deve raggiungere un valore soglia. Si possono distinguere a tal proposito, le seguenti forme "trigger":

- "Trigger" - pressione;
- "Trigger" - flusso.

**"Trigger"-pressione.** Questo "trigger" reagisce ad indebolimenti di pressione nel sistema respiratorio. Il paziente deve, quindi, determinare un movimento di risucchio (collegato ad un lavoro isovolumetrico) affinché il sistema reagisca.

I ventilatori di vecchia generazione richiedevano fino a 8 mbar di pressione per innescare un flusso di gas con un ritardo di 0,7 secondi, determinando spesso una condizione di esaurimento del paziente. I nuovo ventilatori offrono una migliore sensibilità del "trigger" (0,5-2 mbar). In ogni caso, il paziente deve eseguire un lavoro respiratorio autonomo che, delle volte, può essere anche cospicuo ("lavoro trigger").

**"Trigger"-flusso.** La maggior parte dei moderni ventilatori mette a disposizione anche un "trigger"-flusso più sensibile rispetto al "trigger"-pressione. Si distinguono fondamentalmente due varianti, una con ed una senza flusso di base:

- **Metodiche con flusso di base (Principio "Flow-by").** È attualmente la metodica di "trigger"-flusso più comunemente impiegata. Un basso e costante flusso (5-20 l/min – Flusso basale) è presente fino al termine dell'espirazione. Movimenti inspiratori del paziente modificano il flusso. Il ventilatore riconosce queste variazioni e, dopo il raggiungimento di una soglia, risponde innalzando il flusso gassoso. Il vantaggio importante è che il paziente, fin dall'inizio, ha a disposizione un flusso costante. Inoltre, il sistema comprende alcune caratteristiche del sistema CPAP.
- **Metodiche senza flusso di base.** I miglioramenti delle tecnologie nell'impiego di valvole hanno permesso di evitare un flusso di base, senza aumentare il lavoro del paziente. Questo, infatti, può innescare una risposta da parte del ventilatore (esercizio inspiratorio o flusso gassoso), con un lavoro respiratorio minimo, che raggiunga però una soglia prefissata.

### 10.11.1 Impostazione della sensibilità dei "trigger"

In alcuni ventilatori, la sensibilità dei "trigger" è già impostata e non può essere variata. In altri, a seconda delle necessità, può essere modificata. Il "trigger"-flusso funziona più efficacemente rispetto al "trigger"-pressione. Anche nei moderni ventilatori, il lavoro respiratorio necessario per l'apertura della valvola, può essere, in parte, compensato da un minimo sostegno di pressione inspiratorio di 5-10 mbar. Se il "trigger" è molto sensibile, il ventilatore interpreta minime variazioni di pressione come falsi tentativi inspiratori del paziente, potendo sviluppare "trigger autonomi" del ventilatore.

L'insensibilità conduce, invece, ad inutile lavoro respiratorio del paziente, con pericolo di affaticamento della muscolatura respiratoria o "lotta del paziente contro il ventilatore".

Da ciò si deduce che:

**Consiglio pratico.**

- Il "trigger" del ventilatore deve essere impostato in modo che la sua sensibilità non sia tale da consentire "trigger autonomi". Una sensibilità troppo bassa deve essere evitata. Nella ventilazione con controllo di pressione la sensibilità "trigger" è compresa tra 0,5 e 2 mbar, nel controllo di volume tra 1 e 4 l/min.

**Latenza "trigger".** Insieme alla sensibilità, è importante il tempo necessario ("time delay") ad innescare un flusso inspiratorio. Nei moderni respiratori, è di più o meno 100 msec. Particolarmente breve è la latenza nel "Flow-by-System".

Per rendere più agevole l'interazione paziente-respiratore e ridurre il lavoro respiratorio, il "time delay" deve essere quanto più breve possibile.

## 10.12 Sospiro

Alcuni ventilatori offrono la possibilità di eseguire movimenti inspiratori più profondi (sospiri), insieme a quelli che si svolgono normalmente.

Lo scopo è l'intermittente distensione dei polmoni, per ridurre il rischio di sviluppo di atelettasie e riaprire gli alveoli chiusi. Sospiri troppo profondi incrementano però il rischio di lesioni polmonari da pressione o da volume. Si possono distinguere due tipi di sospiri meccanici:

**Sospiro inspiratorio.** In questo caso, con regolari intervalli, circa una volta ogni 100 cicli respiratori, viene esercitato un maggior (di regola doppio rispetto al normale) volume inspiratorio oppure uno o più atti inspiratori, fino al raggiungimento di una $p_{max}$ significativamente alta (circa 50 mbar).

**Sospiro espiratorio ("sospiro PEEP").** In tal caso viene reimpostata, ad intervalli regolari, per più cicli respiratori, una PEEP maggiore, ad esempio ogni tre minuti per 2 cicli respiratori.

Dopo anni di rifiuti, oggi il potenziale vantaggio nell'applicazione della metodica è stato rivalutato.

Questo vale soprattutto nella ventilazione meccanica di soggetti con patologie polmonari, per le quali viene esercitato un volume per atto di 6 massimo 8 ml/kg di peso corporeo e nelle cui condizioni è stata dimostrata la possibilità di riapertura di alveoli collassati (vedi par. 12.9 "manovre di recupero polmonare").

## 10.13 Allarme

Per l'importante significato vitale, è necessario un attento controllo della ventilazione assistita. I moderni ventilatori consentono l'impostazione di livelli di allarme superiori ed inferiori per i parametri di controllo della respirazione artificiale.

**Allarme-pressione.** Il livello superiore deve essere selezionato a circa 10 mbar al di sopra del valore massimo tollerabile di pressione di picco delle vie aeree, cioè a circa 40-50 mbar. L'impostazione di questo livello è necessaria per la sicurezza del paziente, soprattutto nella ventilazione a volume controllato. Il raggiungimento di tale valore può segnalare lo sviluppo di determinate condizioni, quali:

- Aumento delle resistenze nelle vie aeree;
- Riduzione della "compliance";
- Atti tossivi del paziente;
- Ostruzioni del tubo endotracheale;
- Piegamenti nel sistema di tubi di conduzione del flusso gassoso.

L'aumento della pressione di picco può essere causato da aumento del volume d'esercizio, della PEEP o del flusso inspiratorio. È possibile impostare anche il livello d'allarme inferiore, che deve essere superato ad ogni esercizio inspiratorio.

Per l'inosservata disconnessione o per cospicue perdite nell'intero sistema, il livello non viene più raggiunto e viene segnalato l'allarme.

**Allarme-volume.** La segnalazione dell'allarme può determinarsi anche per il superamento oppure il non raggiungimento di un prestabilito valore di volume respiratorio per minuto. Questi allarmi sono particolarmente importanti nella ventilazione con controllo di pressione e nei modi con prevalente respiro spontaneo. Il livello inferiore deve essere fissato a circa 10-20% al di sotto del volume medio per minuto desiderato. Quello superiore, invece, deve essere posto in un "range" di valori molto stretti, poiché una ventilazione eccessiva, al contrario di una media, può comportare pericolo per il paziente.
Il non raggiungimento del volume per minuto minimo può essere causato da:

- Disconnessione;
- Ipoventilazione od apnea nei modi con respiro spontaneo;
- Aumento acuto delle resistenze nelle vie aeree nei modi a pressione controllata;
- Riduzione acuta della "compliance" nei modi con controllo di pressione;

- Ostruzione nel tubo endotracheale.

**Allarme-apnea.** I moderni ventilatori segnalano allarme quando, nell'arco di un determinato tempo (circa 15 sec.), non ha luogo alcuna ventilazione. In alcuni respiratori artificiali, è possibile impostare la cosiddetta apnea-ventilazione, cioè la determinazione automatica di una ventilazione controllata dopo una fase di apnea di 15-60 secondi.

**Allarme-frequenza.** È possibile l'impostazione di un allarme che segnali il superamento di un prestabilito valore di frequenza respiratoria. In tal modo si evita che frequenze respiratorie molto elevate in associazione a minimi volumi d'esercizio vengano interpretate come sufficiente ventilazione per minuto.

**Allarme-ossigeno.** La concentrazione di ossigeno nel gas inspirato deve essere attentamente controllata. Alcuni ventilatori consentono l'impostazione di una concentrazione inspiratoria di ossigeno media e massima, il raggiungimento delle quali innesca l'allarme. Altri, segnalano l'allarme quando la concentrazione di ossigeno rilevata si discosta dalla concentrazione predefinita.

## Letture consigliate

Bonetto C, Terragni P, Ranieri VM (2005) Does high tidal volume generate ALI/ARDS in healthy lungs? Intens Care Med 31:893–895

Gajic O, Frutos-Vivar F, Esteban A et al (2005) Ventilator settings as a risk factor for acute respiratory

distress syndrome in mechanically ventilated patients. Intens Care Med 31:922–926

Schultz MJ, Haitsma JJ, Slutsky AS, Gajic O (2007) What tidal volumes should be used in patients without acute lung injury. Anesthesiology 106:1226–1231

Steinberg KP, Kacmarek RM (2007) Respiratory controversies in the critical care setting. Should tidal volume be 6 mL/kg predicted body weight in virtually all patients with acute respiratory failure? Respir Care 52:556–564

Tobin MJ (2001) Advances in mechanical ventilation. N Engl J Med 344:1986–1996

## PEEP

Brower RG, Lanken PN, MacIntyre N et al and The National Heart, Lung, and Blood Institute ARDS Clinical Trials Network (2004) Higher versus lower positive end-expiratory pressures in patients with the acute respiratory distress syndrome. N Engl J Med 351:327–336

Hamed HMF, Ibrahim HG, Khater YH, Aziz ES (2006) Ventilation and ventilators in the ICU: What every intensivist must know. Curr Anesth Crit Care 17:77–83

Kallet RH, Branson RD (2007) Respiratory controversies in the critical care setting. Do the NIH ARDS Clinical Trials Network PEEP/FIO2 tables provide the best evidence-based guide to balancing PEEP and FIO2 settings in adults? Respir Care 52:461–475

Kopp R, Kuhlen R (2007) Therapie des respiratorischen Versagens. In: Kuhlen R, Rossaint R (eds) Evidenzbasierte Medizin in Anasthesie und Intensivmedizin, 2 edn. Springer, Berlin Heidelberg New York

Steinberg KP, Kacmarek RM (2007) Respiratory controversies in the critical care setting. Should tidal volume be 6 mL/kg predicted body weight in virtually all patients with acute respiratory failure? Respir Care 52: 556–564

The Acute Respiratory Distress Syndrome Network (2000) Ventilation with lower tidal volumes as compared with traditional tidal volumes for acute lung injury and the acute respiratory distress syndrome. N Engl J Med 342:1301–1308

The National Heart, Lung, and Blood Institute ARDS Clinical Trials Network (2004) Higher versus lower positive end-expiratory pressures in patients with the acute respiratory distress syndrome. N Engl J Med 351:327–336

Villar J (2005) The use of positive end-expiratory pressure in the management of the acute respiratory distress syndrome. Minerva Anestesiol 71:265–272

Villar J (2006) Low vs high positive end-expiratory pressure in the ventilatory management of acute lung injury. Minerva Anestesiol 72: 357–362

# Forme standard della ventilazione meccanica

## 11.1 Respirazione artificiale controllata ("Continuous Mandatory Ventilation" CMV)

**Sinonimi**

"controlled mechanical ventilation".

**Altre denominazioni:**

CMV + ZEEP = "intermittent positive pressure ventilation" (IPPV),

CMV + PEEP = "continuous positive pressure ventilation" (CPPV),

CMV + NEEP = "positive negative pressure ventilation" (PNPV).

Nella ventilazione meccanica controllata, il respiratore sostituisce la completa attività respiratoria del paziente.

**Caratteristiche**

Nella respirazione controllata, il ciclo respiratorio è iniziato, limitato e guidato dal respiratore.



Inizio e fine dell'inspirazione avvengono, nella maggior parte dei casi, con controllo di tempo; nella CMV il paziente non può modificare né il modello né il tipo di respiro.

Una "lotta del paziente contro il respiratore" deve essere evitata, poiché ciò causa un lavoro respiratorio (inutile), con conseguente aumento del fabbisogno di ossigeno. Il paziente deve essere sedato e, delle volte, si rende necessario il rilassamento muscolare. La respirazione artificiale controllata per lungo tempo può condurre ad atrofia della muscolatura respiratoria.

Si distinguono diverse varianti della CMV:

- CMV a volume controllato: "volume controlled continuous mandatory ventilation" (VC-CMV);
- CMV a pressione controllata: "pressure controlled continuous mandatory ventilation" (PC-CMV).

Nei moderni respiratori, si può disporre di entrambe le varianti contemporaneamente ("dual-control modes").

Queste modalità regolano il livello superiore di pressione delle vie aeree in rapporto al volume desiderato, per atto respiratorio tra i singoli atti respiratori ("inter-breath control"), cambiando la variabile di controllo (pressione o volume) nel corso del singolo atto respiratorio ("intra-breath control"). Questa variante della CMV verrà descritta più avanti (vedi paragrafo 11.1.4).

In ciascuna delle varianti della CMV, si possono programmare diversi rapporti di tempo di ciclo respiratorio definito inverso (ingl.: "inverse ratio ventilation") quando si imposti un rapporto maggiore di 1:1. Questo costituisce un modello a se di respirazione di cui possono essere definite le seguenti varianti:

- Respirazione con controllo di volume, con rapporto di tempo respiratorio inverso : "volume controlled inverse ratio ventilation" (VC-IRV);
- Respirazione con controllo di pressione, con rapporto di tempo respiratorio inverso: "pressure controlled inverse ratio ventilation" (PC-IRV).

IRV e le sue varianti verranno chiaramente esposte nel Cap. 12.1.

### 11.1.1 Ventilazione a volume controllato CMV

Al posto della dettagliata, ma chiara definizione "volume controlled continuous mandatory ventilation" (VC-CMV), in letteratura e nella pratica quotidiana si identifica come "volume controlled ventilation" (VCV), anche se con questa definizione potrebbero essere intesi altri modelli di ventilazione meccanica a volume controllato (come ad esempio VC-SIMV) o la respirazione artificiale a volume controllato con combinazione assistita/controllata (A/C; vedi par. 11.2).

La respirazione artificiale a volume controllato è la forma di ventilazione più praticata in sala operatoria, in pronto soccorso ed in terapia intensiva (con l'eccezione di diversi ospedali europei, dove viene più comunemente praticata la ventilazione meccanica a pressione controllata).

Nella ventilazione meccanica a volume controllato, devono essere impostati sul ventilatore i seguenti parametri (vedi Cap. 10):

- Frequenza respiratoria;
- Volume di esercizio o inspiratorio;
- Livello di pressione inferiore nelle vie aeree (PEEP o ZEEP);
- Rapporto di tempo respiratorio;
- Velocità e profilo di flusso;

**Vantaggi:** la VC-CMV permette l'esatto controllo del volume respiratorio per atto e per minuto, indipendentemente dalle variazioni di "Compliance" polmonare o toracica, ed anche della $p_aCO_2$, con indiretta valutazione del pH del sangue. La metodica vanta anni di esperienza e gode della fiducia e del consenso in campo medico e paramedico.

**Svantaggi:** l'aumento dell'impedenza nelle vie aeree conduce a riduzione della "Compliance" ed incremento della resistenza, aumentando, a causa dell'innalzamento della pressione di respirazione, il rischio di lesioni polmonari da pressione o da volume.

### 11.1.2 Ventilazione a pressione controllata CMV

La metodica viene indicata con i termini "pressure controlled ventilation" (PCV) e non come "pressure controlled continuous mandatory ventilation" (PC-CMV), sebbene con questa denominazione vengano intesi altri modelli di respirazione artificiale a pressione controllata (come PC-SIMV o BIPAB) e, soprattutto, la combinazione, a pressione controllata, di ventilazione assistita e controllata (A/C).

Questo modello di respirazione artificiale è stato introdotto alla fine degli anni ottanta ed è sempre più frequentemente praticato nella ventilazione meccanica, in soggetti affetti da patologie polmonari da ostruzione o da restrizione severe.

Nella ventilazione a pressione controllata devono essere fissati direttamente od indirettamente al ventilatore i seguenti parametri (vedi Cap. 10):

- Livello di pressione superiore nelle vie aeree ($p_{max}$);
- Livello di pressione inferiore nelle vie aeree (pressione di fine espirazione cioè PEEP o ZEEP);
- Frequenza respiratoria;
- Rapporto di tempo respiratorio.

Poiché si ha sempre un flusso gassoso decelerante, questo non può essere modificato. Solo in alcuni ventilatori la velocità di flusso iniziale è influenzabile. Il volume inspirato, ad una determinata "Compliance", è dato dalla differenza tra pressione superiore esercitata nelle vie aeree e quella di fine espirazione (indicata come "driving pressure").

**Vantaggi della PC-CMV.** Con questa metodica si riducono i rischi di aumento di pressione esercitata al di sopra di un valore predefinito.

L'impostazione di una bassa pressione (di solito inferiore a 35 mbar) riduce il rischio di lesione da pressione e l'eccessiva distensione polmonare. Se vi è una perdita nel sistema (vie aeree e sistemi di conduzione) vengono, entro limiti definiti, mantenuti livelli di pressione e ventilazione adeguati. Inoltre, il livello di pressione continuo ed il flusso decelerante agiscono positivamente sull'apertura alveolare, rispetto al valore di pressione che si stabilisce nella ventilazione a volume controllato e flusso costante.

**Svantaggi della PC-CMV.** Il volume inspirato controllato dall'attività meccanica dipende dalla "Compliance" toraco-polmonare e dalla resistenza del paziente. Quindi, riduzioni di impedenza ed aumento di "Compliance" possono favorire un maggiore volume inspirato, con rischio di iperventilazione ed alcalosi respiratoria.

Al contrario, una maggiore impedenza ed una minore "Compliance" possono condurre ad ipoventilazione con conseguente ipercapnia ed acidosi respiratoria.

### 11.1.3 Impieghi clinici della CMV

Nonostante lo sviluppo di nuove tecniche, la ventilazione controllata appartiene alle metodiche standard di terapia respiratoria impiegate in medicina intensiva. Fino ad oggi, per i pazienti in terapia intensiva, non è stato possibile emettere prognosi migliori con la pratica di tecniche parziali di ventilazione rispetto all'impiego della ventilazione a volume controllato. Comunque, per gli svantaggi elencati, l'utilizzo a lungo termine deve essere riservato solo a casi particolari e con ben definite indicazioni.

**Indicazioni per la pratica della ventilazione controllata:**

- Importanti disturbi della respirazione;
- Necessità di un rilassamento muscolare (ad esempio tetano);
- Non funzionalità della muscolatura respiratoria;
- Importanti disturbi della regolazione del respiro;
- Iperventilazione terapeutica (ad es. nell'ipertensione cerebrale).

11

Anche in questi casi è però possibile praticare una ventilazione parziale con modelli AIC o SIMV.

**Nelle lesioni polmonari importanti è meglio adottare una ventilazione con controllo di volume o di pressione?** La ventilazione a volume controllato, con alti volumi di esercizio, può determinare lesioni polmonari da pressione o da volume, soprattutto nelle patologie ostruttive e restrittive.

Al posto della VC-CMV, in questi casi è possibile l'impiego della PC-CMV con ipercapnia permissiva, che consente un'equa distribuzione gassosa intrapolmonare, evitando picchi di pressione. Per tale motivo, negli ultimi anni si è registrato un incremento dell'attuazione di questo modo di ventilazione, soprattutto nei casi di gravi patologie polmonari (Fig. 11.1). È improbabile che lo stesso picco di pressione esercitato nelle vie aeree prossimali nella VCV si determini realmente e con uguale valore fino alle regioni alveolari distali.

> **La pressione nelle regioni polmonari distali è sempre proporzionale al volume esercitato, indipendentemente dal fatto che ciò sia determinato da una ventilazione a volume oppure a pressione controllata.**

Importante è, quindi, che la ventilazione non induca distensione polmonare eccessiva e prolungata, a causa dell'esercizio di elevati volumi di aria. Che la riduzione del volume inspirato si ottenga per limitazione del volume inspirato nella CVC (ad es. a 6 ml/Kg) o per abbassamento della pressione inspiratoria nella PVC (ad es. a 30 - 35 mbar), è meno rilevante.

In entrambe i casi, nonostante l'aumento della frequenza respiratoria, una diminuzione del volume di esercizio comporta un incremento della $p_aCO_2$ (ipercapnia permissiva).

Un nuovo studio prospettivo randomizzato non ha individuato dipendenza della mortalità dalle metodiche di ventilazione (PCV o VCV), quando la regolazione della respirazione artificiale è stata programmata in modo che il "plateau" di pressione, nella modalità a volume controllato, corrispondesse alla $p_{max}$ di quello raggiunto con il modo a pressione controllata.

Gli elencati vantaggi della PCV nei confronti della VCV valgono anche per la PCV con minore rapporto I:E (PC-CMV), per la variante PV-IRV (tempo inspiratorio più lungo di quello espiratorio) e per la BIPAP (BIPAP-PCV oppure BIPAB-IRV), così come per gli altri modi a pressione controllata PSV e PPS.

### 11.1.4 "Dual control modes": PRVC e VAPS

Si tratta di metodiche miste di ventilazione meccanica a pressione ed a volume controllato, che accomunano i vantaggi di entrambe: la migliore distribuzione gassosa della PCV e la sicurez-

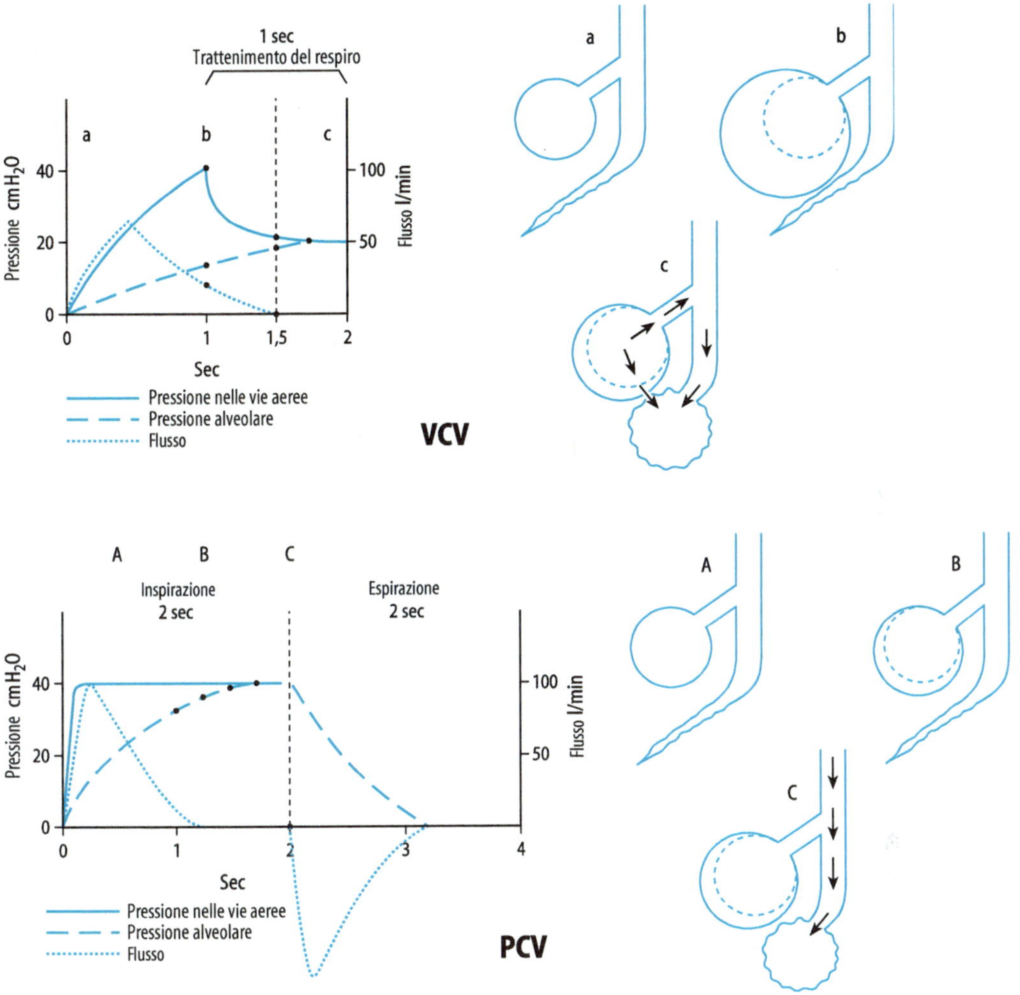


**Fig. 11.1 a-c, A-C.** A sinistra sono rappresentati rispettivamente gli andamenti della pressione e del volume, così come il corrispondente riempimento delle regioni alveolari e la distribuzione inspiratoria dei gas nel "modello a due-alveoli "(a destra), nella ventilazione con controllo di volume (VCV, *sopra*) a paragone con la ventilazione a pressione controllata (PCV, *sotto*). Da Shapiro 1995 (*sopra*) e Blanch 1993 (*sotto*).

**a** (*sopra*), **A** (*sotto*). Prima dell' inizio dell'inspirazione. A destra sono rappresentati, in maniera paradigmatica, un alveolo "sano" aperto ed uno adiacente "malato", collassato.

**b** (*sopra*), **B** (*sotto*). Durante l'inspirazione. Nella VCV si verifica un picco di pressione relativamente elevato. Quando questa viene spostata fino alle regioni alveolari, gli alveoli appena aperti vengono eccessivamente dilatati, mentre quelli collassati mostrano una minima variazione di volume. Ciò può determinare lo sviluppo di importanti forze di taglio tra i due alveoli. Nella PCV si manifesta, preferibilmente, l'areazione dell'alveolo sano ma non si sviluppano o comunque in maniera molto meno evidente, eccessive distensioni e forze di taglio.

**c** (*sopra*), **C** (*sotto*). A fine inspirazione. Nella VCV si assiste, durante la fase di "plateau" ("inflation hold"), ad una ridistribuzione dell'aria inspirata dagli alveoli sani ai collassati (aria pendolare e cosiddetta ventilazione collaterale).

Osserva bene: questa aria, con la quale l'alveolo malato viene ventilato, nell'alveolo sano ha appena preso parte allo scambio gassoso ed è quindi in parte "usata" (presenta cioè una quantità minore di ossigeno ed una maggiore di anidride carbonica). Nella PCV l'aria inspirata si distribuisce equamente. Gli alveoli collassati si riempiono, senza aria pendolare, con gas fresco appena inspirato, in assenza di una precedente dilatazione eccessiva dell'alveolo adiacente

za dell'eliminazione dell'anidride carbonica offerta dalla VCV.

**"Dual control modes", come PRVC e VAPS, combinano i vantaggi della ventilazione a volume ed a pressione controllata.**

Le metodiche consentono l'impostazione di un determinato volume di esercizio inspiratorio per ciascun atto, ma con contemporaneo controllo di pressione.

Si distinguono due varianti del "Dual control modes":

1. "inter-breath control", altrimenti definito come "breath-to-breath control", nel quale il livello di pressione superiore nelle vie aeree viene regolato tra due successivi atti inspiratori;
2. "intra-breath control", in cui la variabile di controllo, da pressione a volume controllato, viene cambiata durante l'atto inspiratorio.

## "Dual control modes" con "inter-breath control" - Ventilazione a volume costante e regolazione pressoria (PRVC)



**Terminologia.** È altrimenti definibile con i termini "Adaptive Pressure Ventilation" (APV), "autoflow", volume guarantee" oppure "variabile pressure control".

**Modalità di funzionamento.** La PRVC è un modo di ventilazione meccanica a pressione controllata che garantisce, comunque, il volume di esercizio inspiratorio precedentemente impostato. Questo viene programmato sul respiratore, così come il rapporto I:E, la frequenza respiratoria e la PEEP. Il respiratore esercita questo volume con la minore pressione possibile, eseguendo inizialmente una prova di esercizio inspiratorio, con la quale determina l'adeguato rapporto Volume/Pressione (V/P), deducendo così, per il predefinito e desiderato volume, il relativo livello di pressione.

Il respiratore eguaglia, atto per atto, il volume totale con quello programmato e regola quello successivo in positivo o negativo (Fig. 11.2).

Rischi della PRVC. L'impostazione di volumi di esercizio inspiratori relativamente alti, in coesistenza con una minore "Compliance", può sviluppare pericolose pressioni inspiratorie.

Il principale pericolo della ventilazione a volume controllato vale anche per la PRVC. Con la riduzione automatica del livello di pressione superiore, si riduce anche la pressione media come determinante importante, in tema di ventilazione, dell'ossigenazione ed è possibile lo sviluppo di ipossia.

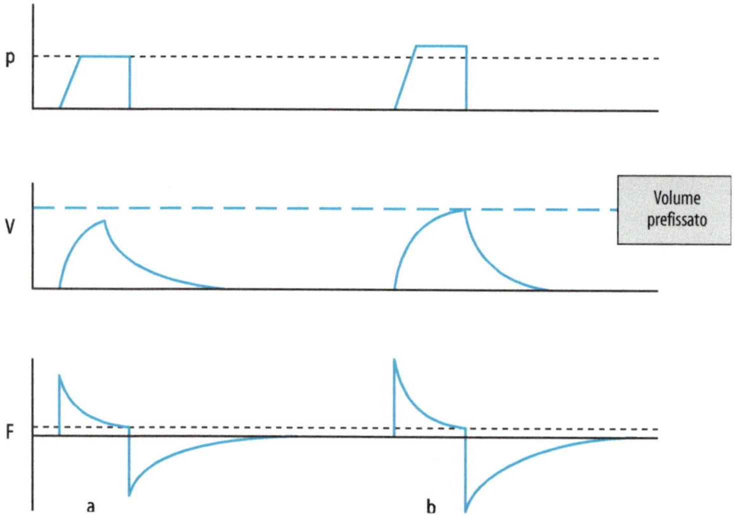


**Fig. 11.2.** Ventilazione con controllo di volume e regolazione di pressione (PRCV). Sono rappresentati rispettivamente andamento di pressione (p), volume (V) e flusso (F), durante due atti respiratori. Durante il primo esercizio inspiratorio, non viene raggiunto il prefissato volume. Al successivo atto inspiratorio, il respiratore automaticamente aumenta il livello superiore di pressione nelle vie aeree. Tutti gli atti inspiratori vengono realizzati con controllo di pressione

**Vantaggi della PRVC.** La metodica accomuna i vantaggi dell'assenza di pressioni di picco inspiratorio ed un'equa distribuzione gassosa alveolare, garantendo il desiderato volume inspiratorio. Secondo le attuali conoscenze, è comunque improbabile che la PRVC sia clinicamente vantaggiosa rispetto alla PCV o VCV.

**Impieghi della PRVC.** Questa forma di ventilazione può essere praticata in alternativa nelle condizioni nelle quali vi è l'indicazione. Poichè la PRVC può essere sincronizzata, cioè con "trigger" da parte del paziente, sono valide le indicazioni evidenziate nel paragrafo 11.2 della ventilazione A/C con modi con controllo di pressione o di volume. I primi studi in termine di paragone tra la PRVC e la PCV e VCV non hanno evidenziato importanti vantaggi della prima nei confronti delle seconde. Si deve, inoltre, osservare che:

> **Nella ventilazione con controllo di volume e regolazione di pressione, si deve obbligatoriamente fissare un valore adeguato per il livello superiore di pressione nelle vie aeree, per evitare il barotrauma polmonare.**

### "Dual control modes" con "intra-breath control" - Volume garantito con supporto di pressione (VAPS)

**Terminologia.** Definibile anche come "Volume Assured Pressure Support" (VAPS) e "Pressure Augmentation" (PA). Rispetto alla PRVC è meno usata, più difficile da praticare e programmare, in quanto necessita di una regolazione da parte del ventilatore ad intervalli di millesimi di secondo.

Una particolarità è rappresentata dal fatto che questo modo, come indica la denominazione, può essere impiegato come variante della CMV così come anche della respirazione spontanea con sostegno di pressione (vedi par. 11.6).

**Funzionamento e programmazione.** Durante un atto inspiratorio, la variabile di controllo viene modificata da pressione a volume controllato. Insieme alla frequenza respiratoria, PEEP e frazione inspiratoria di ossigeno devono essere stabiliti i seguenti parametri:
- Livello di pressione inspiratorio;
- Valore di flusso inspiratorio;
- Desiderato volume di esercizio.

L'atto inspiratorio inizia a pressione controllata. Il volume esercitato viene paragonato con quello programmato dal respiratore, che valuta, nel contempo, se questo è ottenibile con modo a pressione controllata (Fig. 11.3):
- In caso positivo, il volume inspirato rimane costante dall'inizio alla fine, mantenendo come variabile di controllo la pressione,
- In caso negativo, il volume esercitato viene mantenuto a pressione controllata, fino al

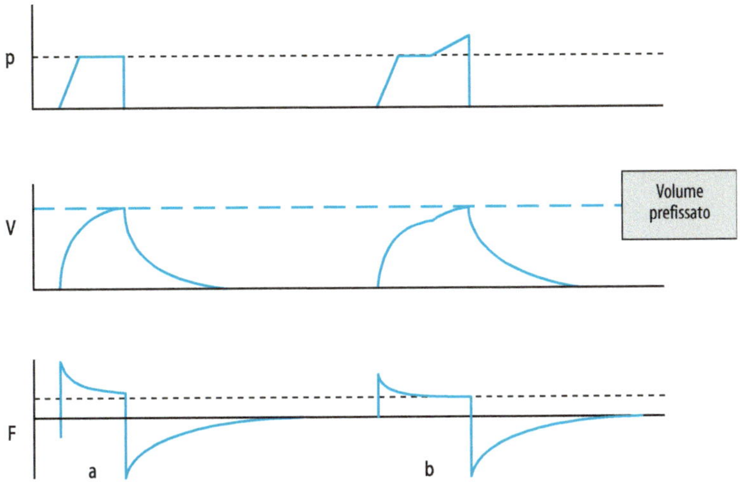


**Fig. 11.3.** "Volume Assured Pressure Support" (VAPS). Sono rappresentati andamento di pressione (p), volume (V) e flusso (F) di due atti respiratori (a e b). Durante l'inspirazione viene raggiunto il volume programmato. L'esercizio inspiratorio avviene con controllo di pressione. Durante il successivo esercizio inspiratorio (b), il respiratore registra che il volume prefissato non viene raggiunto. L'atto inspiratorio viene realizzato con modalità a controllo di flusso fino all'ottenimento del volume programmato

raggiungimento del programmato flusso inspiratorio e portato a termine, con modo a volume controllato.

**Considerazioni.** A paragone con la VCV, la VAPS riduce le pressioni di picco nelle vie aeree dovute al flusso elevato ad inizio inspirazione, assicura un volume medio di esercizio e protegge da ipoventilazioni Inosservate.

La VAPS può essere praticata come variante della respirazione spontanea con supporto di pressione. Le esperienze con questo metodo di respirazione artificiale sono fino ad oggi limitate.

## 11.2 Ventilazione assistita/controllata ("Assist/Control ventilation", A/C)

> **Sinonimi**
> "Synchronized Intermittent Positive Pressure Ventilation" (S-IPPV)
> "Synchronized Controlled Mandatory Ventilation" (S-CMV)
>
> **Altre definizioni:**
> A + ZEEP "Intermittent Positive Pressure Breathing" (IPPB)
> A + PEEP "Continuous Positive Pressure Breathing" (CPPB)
> A + NEEP "Positive Negative Pressure Breathing" (PNPB).

Questo tipo di ventilazione offre al paziente la possibilità di innescare l'atto inspiratorio. Se ciò non avviene, entro un certo periodo di tempo, subentra il respiratore (Fig. 11.4).

> **La A/C si differenzia dalla CMV solo per il fatto che nella prima viene inserita una possibilità di "trigger".**

### 11.2.1 Limitazioni terminologiche

La A/C comprende, quindi, i tipi di respirazione mandatoria (obbligatoria) ed assistita e si può descrivere nel seguente modo:

- Iniziata dal ventilatore o dal paziente, limitata e guidata dal ventilatore.

La CMV invece, come descritto nel par. 11.1, è:

- Azionata, limitata e guidata dal ventilatore.

Nei nuovi ventilatori è comunque possibile impostare la A/C e non più una sola CMV. Quindi nella frase "Il paziente viene ventilato con modo A/C", viene compresa anche la CMV ed in questa viene inclusa (secondo una terminologia non corretta) anche la A/C.

**Ventilazione assistita.** Un modo di ventilazione puramente assistita, è:

- Iniziata dal paziente, limitata e guidata dal ventilatore.

Se non si realizza alcun "trigger" da parte del paziente, non viene esercitato l'atto inspiratorio, come avviene nel caso di un paziente sotto effetto di rilassanti muscolari. Tale modo di

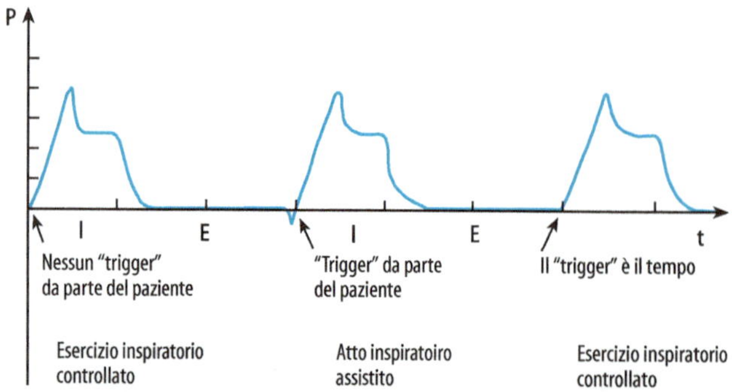


**Fig. 11.4.** Ventilazione A/C ("assist-control ventilation"). Combinazione di tipi di ventilazione mandatoria (obbligata) e assistita

"pura" ventilazione assistita non è comunque disponibile nei respiratori impiegati attualmente.

**Respiro spontaneo.** La sola respirazione spontanea non è realizzabile neanche con la A/C. In particolare, nelle delimitazioni dei nuovi modi parziali, cioè a respirazione spontanea sostenuta, si deve sempre tenere presente che:

> **Con la A/C il paziente può innescare un esercizio inspiratorio meccanico, ma non può realizzare un atto respiratorio spontaneo.**

Una reale possibilità di respirazione spontanea esiste quando il paziente può iniziare e terminare l'esercizio inspiratorio. Purtroppo con il termine "ventilazione assistita" vengono indicate anche tutte le altre possibili forme argomentate di respirazione spontanea come la PSV, ATC e la PAV che, secondo la terminologia qui adottata, non sono assistite. Per questo, occasionalmente può crearsi confusione e, si deve spesso chiedere se con il termine "ventilazione assistita" si intende: la A/C, la "pura" ventilazione assistita o un nuovo modo di respirazione spontanea sostenuta come la PSV o la PAV.

**A/C a volume e pressione controllata.** Come la CMV anche la A/C può essere realizzata a volume (VC-A/C) od a pressione (PC-A/C) controllata. Queste definizioni, comunque, in letteratura e nella pratica clinica quotidiana, non sono comunemente impiegate. Infatti, con la terminologia "Volume Controlled Ventilation"(VCV) e "Pressure Controlled Ventilation" (PCV), si intendono rispettivamente, la VC-CMV o VC-A/C e la PC-CMV o P/C-A/C. Comunque, ai termini VCV e PCV è associata una certa imprecisione, poiché vengono occasionalmente impiegati per definire tutti i modi possibili con controllo di volume e di pressione. La A/C consente un'altra possibilità di scelta nel modo PRVC (vedi avanti par. 11.1.4). Con il termine A/C, viene quasi sempre indicata la forma a volume controllato (VCV), a meno che non venga fornita un'altra indicazione.

### 11.2.2 Vantaggi e svantaggi della A/C

I vantaggi sono assimilabili a quelli già descritti nei precedenti capitoli per la CMV, con l'importante eccezione della possibilità di "trigger" da parte del paziente che, per tale motivo, non deve essere completamente sedato ed ha una migliore sincronizzazione con il ventilatore.

Non si evidenziano particolari svantaggi, rispetto a quelli visti per la CMV. Dato però che il paziente può innescare l'inspirazione, è possibile che si determini, in caso di impulsi inspiratori più frequenti, iperventilazione con conseguente ipocapnia. Inoltre, in soggetti affetti da patologie respiratorie da ostruzione come asma e COPD, potrebbe determinarsi sequestro di aria, per insufficiente tempo espiratorio ed elevata frequenza respiratoria. In questi casi si rende necessaria la rivalutazione della modalità impiegata ed, eventualmente, la possibilità di sedare il paziente. In queste situazioni, il semplice cambiamento di tipo di ventilazione dalla A/C alla CMV comporta solo incremento del fabbisogno di ossigeno, poiché aumenta la "lotta" del paziente contro il ventilatore, favorendo la comparsa di alterazioni negli scambi gassosi e conseguente insufficienza respiratoria.

Fondamentalmente vale:

> **Nel caso di ventilazione con modalità A/C, il limite ottimale predefinito di "trigger" non deve essere né innalzato né completamente annullato e deve essere evitato il passaggio ad una pura CMV.**

Specialmente nella ventilazione con modo VC-AC, cioè VCV, con programmato basso flusso, il paziente può sviluppare insufficienza respiratoria ed aumentare, senza effetto, il suo lavoro respiratorio. Queste condizioni possono essere evitate innalzando il flusso inspiratorio, optando per la PVC o adoperando un altro modello di ventilazione supportata. In alternativa, se il basso flusso deve essere comunque mantenuto, si può optare per una sedazione più profonda.

#### Valutazione della A/C

La A/C (come le VCV o PCV) è una forma di ventilazione sperimentata e molto diffusa, impiegabile nella terapia della maggior parte delle alterazioni respiratorie. Nel 2000, questa metodica è stata praticata nel 47% dei pazienti nel Nord e Sud America e nel Sud Europa, seguita dalla SIMV con sostegno di pressione (la ventilazione con A/C include la ventilazione controllata CMV).

Non vi sono studi che documentino la correlazione dell'impiego delle forme parziali di respirazione artificiale con una migliore prognosi ed una minor danneggiamento polmonare (lesioni che, tuttavia, possono essere evitate con l'impostazione di un adeguato volume per atto inspiratorio nella VCV e di una consona $p_{max}$ nella PCV). I metodi di ventilazione parziale offrono i vantaggi di un minore impiego di farmaci somministrati per consentire la completa respirazione meccanica ed un migliore adeguamento del paziente.



### 11.2.3 Forme particolari: "Intermittent Positive Pressure Breathing" IPPB

Si tratta di una forma di ventilazione stimolata dal paziente, a pressione controllata, impiegata per la terapia respiratoria non invasiva, con il fine di recuperare segmenti polmonari scarsamente ventilati od atelettasici.

Questa metodica di pura terapia respiratoria è stata oggi sostituita dalle forme non invasive di ventilazione con supporto di pressione (PSV).

## 11.3 Metodiche di ventilazione intermittente ingiuntiva e (S) sincronizzata: IMV e SIMV

In queste forme di ventilazione, l'esercizio respiratorio meccanico coesiste con il mantenimento del respiro spontaneo, sebbene entrambe le componenti possano essere variate a seconda delle condizioni del paziente.

> **Caratteristiche**
> IMV e SIMV = combinazione di ventilazione meccanica e respirazione spontanea.

Inizialmente, viene programmata la frequenza respiratoria. Gli atti respiratori possono essere a volume controllato (VC-IMV, VC-SIMV) od a pressione controllata (PC-IMV, PC-SIMV).

Tra gli atti respiratori artificiali, il paziente può respirare spontaneamente ad un livello PEEP predefinito e fissato al ventilatore. Si distinguono due forme di metodiche intermittenti:

- "Intermittent Mandatory Ventilation" (IMV)
- "Synchronized Intermittent Mandatory Ventilation" (SIMV).

**"Intermittent Mandatory Ventilation" (IMV).** Consiste di atti inspiratori meccanici obbligatori (mandatori) e spontanei del paziente. Le inspirazioni obbligatorie (innescate dal ventilatore) avvengono indipendentemente dai movimenti respiratori spontanei del paziente. La ventilazione meccanica e la respirazione spontanea del paziente non sono sincronizzate, ma si svolgono indipendentemente l'una dall'altra.

**"Synchronized Intermittent Mandatory Ventilation" (SIMV).** Consiste di atti inspiratori obbligatori sincronizzati con l'attività respiratoria spontanea del paziente (Fig. 11.5). Rispetto alla IMV, la ventilazione meccanica avviene in un intervallo di tempo sincronizzato al movimento inspiratorio del paziente. Se non avviene la respirazione spontanea, il movimento inspiratorio è azionato dal respiratore.

Gli atti inspiratori SIMV sono quindi azionati dal paziente o dal ventilatore. Tra gli atti respiratori obbligatori, il paziente può respirare spontaneamente. Se tutti o comunque

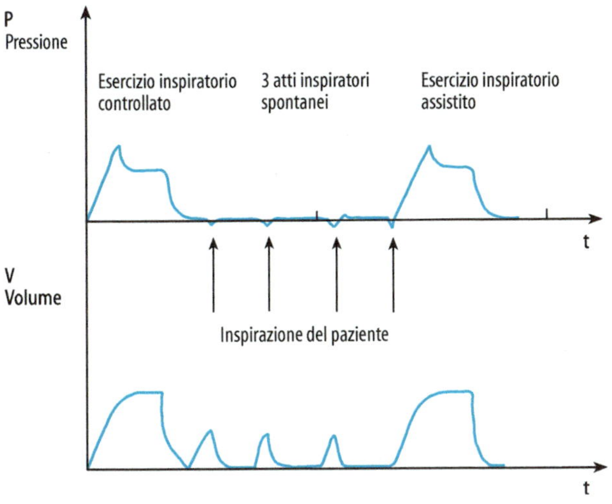


**Fig. 11.5.** SIMV sincronizzata ("intermittent mandatory ventilation"). Ad ogni esercizio inspiratorio controllato, seguono tre atti spontanei da parte del paziente, quindi un atto assistito dal respiratore e ed innescato dal paziente

molti atti respiratori vengono innescati dal paziente, la reale frequenza dell'attività meccanica è più elevata di quella programmata dalla SIMV, poiché un movimento inspiratorio spontaneo riduce la durata tra due inspirazioni meccaniche.

**In che cosa di differenziano SIMV e A/C?** Nella SIMV a non tutti i movimenti spontanei del paziente il ventilatore risponde con un atto inspiratorio, ma solo a quelli che avvengono in un predefinito arco di tempo.

**In che cosa di differenziano SIMV ed MMV?** In modalità SIMV, gli esercizi inspiratori meccanici, vengono azionati a seconda della frequenza programmata, anche quando il paziente con la sua attività spontanea riesce a mantenere un sufficiente volume per minuto.

### 11.3.1 Procedimenti tecnici nelle modalità IMV e SIMV

La respirazione spontanea avviene secondo il principio della domanda di flusso. I nuovi respiratori consentono, inoltre, la programmazione di un sostegno di pressione (SIMV + IPS). È anche possibile la combinazione dell'attività del ventilatore con un sistema a flusso continuo. Non è necessario il "trigger" dell'attività respiratoria spontanea tra gli esercizi inspiratori meccanici.

### 11.3.2 Vantaggi e svantaggi dei modi IMV e SIMV

#### Vantaggi della (S)IMV

Rispetto alla CMV ed alla A/C, viene concessa al paziente più "libertà" che può, nelle SIMV ben programmate, meglio definire una sua attività respiratoria spontanea. Con l'aumento o la riduzione della frequenza IMV, a seconda dei movimenti spontanei del paziente, viene coperto uno spettro ampio di condizioni, che vanno dalla completa ventilazione meccanica alla pura attività respiratoria spontanea. Diversi studi hanno evidenziato altri vantaggi rispetto alla CMV ed alla A/C: minore pressione di esercizio medio nelle vie respiratorie, riduzione del fabbisogno di ossigeno, migliore distribuzione gassosa intrapolmonare, prevenzione dell'atrofia della muscolatura respiratoria e della non coordinazione.

#### Svantaggi della (S)IMV

Se viene programmata una frequenza SIMV elevata, come per la A/C, aumenta il rischio dell'iperventilazione alveolare, con alcalosi respiratoria. D'altro lato, bassi valori di frequenza, per riduzione dell'attività spontanea del paziente non riconosciuta, possono condurre ad ipoventilazione, con acidosi respiratoria. L'attività respiratoria spontanea non sostenuta, tra gli esercizi inspiratori obbligatori, può determinare maggiore lavoro respiratorio per il paziente.

Gli scettici della (S)IMV, definiscono questi svantaggi come "intermittent respiratory failure".

### 11.3.3 Valutazioni cliniche della (S)IMV

La SIMV è una metodica di ventilazione frequentemente utilizzata in terapia intensiva. Secondo studi eseguiti sulle metodiche di ventilazione in Nord e Sud America, così come in Sud Europa, nell'anno 2000, la SIMV occupa, per frequenza, il terzo posto, dopo la A/C e PSV.

La percentuale di pazienti ventilata con questo tipo di respirazione artificiale è risultata de 31%, di cui il 6% con SIMV "pura" ed il 25% con SIMV a pressione controllata. La maggior parte dei sopra citati potenziali svantaggi della metodica SIMV può essere minimizzata, nei moderni ventilatori, stabilendo un'adatta sensibilità di "trigger" con eventuale aggiunta di supporto di pressione della respirazione spontanea (combinazione di SIMV con IPS) e/o con l'opzione della compensazione tubo-automatica (ATC).

Recentemente, la SIMV a pressione controllata è stata impiegata come variante BIPAP (BIPAP-SIMV, vedi paragrafo 12.3). Sebbene la (S)IMV si consideri adeguata nello svezzamento dal ventilatore, molti operatori di terapia intensiva la impiegano, per tutta la durata di un periodo programmato di respirazione artificiale, in virtù della minore frequenza di comparsa di alterazioni negli scambi gassosi, grazie alla possibilità di aumentare o ridurre la frequenza IMV, a seconda dell'attività respiratoria del paziente.

Ciò facilita gli scambi gassosi, coprendo l'intero spettro di combinazioni comprese tra la completa ventilazione meccanica e la pura respirazione spontanea. Secondo diverse esperienze, la SIMV rispetto alla BIPAP e, successivamente, CPAP con supporto di pressione, presenterebbe tempi più lunghi di svezzamento.

**Consiglio pratico**

- Se una pratica di ventilazione con una programmata frequenza IMV e SIMV inferiore a 4 per minuto si associa ad una sufficiente attività respiratoria spontanea del paziente, con valori di emogasanalisi arteriosa normali, frazione inspiratoria di ossigeno inferiore a 0,4, PEEP inferiore a 8 mbar e minimo supporto di pressione (inferiore a 10 mbar), il tentativo di svezzamento è giustificato.

## 11.4 Ventilazione meccanica controllata per minuto (MMV)

**Sinonimi**

"Minimal Minute Volume" (MMV),

"Augmented Minute Volume" (AMV),

"Extended Mandatory Minute Volume" (EMMV).

Si tratta del più vecchio metodo di respirazione artificiale servo controllata. Si basa su sistemi di "feed-back", azionati da microprocessori che mantengono costanti una o più variabili entro un determinato limite. Altre metodiche di ventilazione servo controllate sono la ASV (paragrafo 12.4), la PSV (paragrafo 11.6) e la ATC (paragrafo 12.6).

**Con il modo MMV, il paziente può, da un lato respirare spontaneamente, dall'altro mantenere un prefissato volume per minuto.**

### 11.4.1 Modalità di funzionamento della MMV

Nella MMV, viene mantenuto un volume medio per minuto, attraverso un sistema di "feedback", iniziato da microprocessori e mantenuto entro determinati limiti. Il sostegno meccanico si regola, a differenza delle altre metodiche di ventilazione, in base al volume per minuto. La metodica può associare a ciascun atto respiratorio, un sostegno di pressione. Il volume respiratorio per minuto è dato dal prodotto della frequenza ($f_{imv}$) per il volume inspirato ($V_T$):

$$\dot{V}_{min} = f_{imv} + V_T$$

Se durante l'atto inspiratorio spontaneo il volume per minuto scende sotto il valore prestabilito, il respiratore aziona volumi inspiratori assistiti, che consentono di raggiungere la soglia prefissata.

La frequenza viene definita in base al volume assistito o spontaneo:

$$f = (\dot{V}_{min} - \dot{V}_{sp})/V_t$$

In una variante della MMV, il supporto di pressione viene incrementato quando il volume per minuto si riduce al di sotto del valore programmato.

**In pratica.** Con una frequenza SIMV ed il volume inspiratorio esercitato dal respiratore viene definito un volume medio per minuto che conduce ad una normale o minima ipoventilazione ($p_aCO_2$ 40-50 mmHg, ad es. con frequenza respiratoria di 8/min e volume di 700 ml per atto). In tal modo viene assicurata una sufficiente ventilazione e mantenuto lo stimolo inspiratorio da parte della $p_aCO_2$.

### 11.4.2 Differenze con la IMV e la SIMV

**A differenza delle IMV e SIMV, nelle MMV viene azionato un atto respiratorio meccanico (assistito) solo quando il volume per minuto, determinato dall'attività respiratoria spontanea del paziente, si riduce al di sotto del valore prefissato.**

Se il respiro spontaneo del paziente è insufficiente o del tutto assente, viene praticato dal respiratore un esercizio inspiratorio che mantiene frequenza e volume prefissati. Se invece il paziente, con la sua attività respiratoria, raggiunge i valori prestabiliti, si manifesta una pura respirazione spontanea. Questa, combinata ad una PEEP, determina la CPAP, associata ad un supporto di pressione, la PSV.

### 11.4.3 Vantaggi e svantaggi della MMV

#### Vantaggi

La MMV concede al paziente maggiore "libertà". In caso infatti di sufficiente respirazione spontanea, non vengono azionati atti respiratori obbligatori da parte del ventilatore. Con respirazione spontanea e adeguati volumi in- ed espirati, la ventilazione in modo MMV + PEEP corrisponde ad una ventilazione CPAP e la MMV + PSV equivale ad una respirazione spontanea con supporto di pressione. Se, invece, l'attività spontanea del paziente è compromessa, il modo MMV consente di mantenere il prefissato volume minimo per minuto.

Questa metodica di respirazione artificiale rappresenta, quindi, per i metodi CPAP e PSV, un'alternativa alla cosiddetta ventilazione in apnea (vedi Cap. 13).

#### Consiglio pratico

- La MMV garantisce il volume per minuto programmato.

#### Svantaggi

In caso di respirazione superficiale con elevate frequenze e maggiore spazio morto respiratorio, il ventilatore rileva questo volume come valore adeguato e lo accetta come sufficiente. La SIMV favorisce la distensione polmonare intermittente, che viene invece a mancare con il modo MMV.

### 11.4.4 Impieghi clinici della MMV

Sebbene sia possibile usufruire della metodica da diversi anni, il suo impiego è comunque inferiore rispetto alla SIMV. Come già sottolineato, la MMV consente, soprattutto se associata a PSV o più recentemente alla ATC, di poter variare tra la completa ventilazione controllata e la pura respirazione spontanea.

## 11.5 Respirazione con esercizio di pressione continua positiva nelle vie aeree (CPAP)

Con il termine CPAP (Continuous Positive Airway Pressure) si intende una respirazione spontanea (SV) che avviene con l'esercizio di una pressione positiva continua nelle vie aeree. L'atto espiratorio avviene poi passivamente ad un programmato livello PEEP (CPAP = SV + PEEP; Fig. 11.6). Definizione ed effetti della PEEP sono stati ampiamente descritti nel paragrafo 10.4.

### 11.5.1 Procedimenti tecnici

Sono possibili 3 modi di realizzazione della ventilazione CPAP:

**1. "Continuous-flow-CPAP".** Sistema che non necessita di un ventilatore, ma di flusso elevato(circa due-tre volte maggiore del volume per minuto, quindi di almeno 25 l/min), un reservoir elastico, un sistema di conduzione dei volumi gassosi a T o Y ed un pistone PEEP per l'espirazione. Al vantaggio della semplicità del sistema si associano i seguenti svantaggi:

- difficile controllo del paziente;
- nessuna possibilità di valutazione della pressione nelle vie aeree, del volume per atto inspiratorio e per minuto;
- nessuna possibilità, in caso di ipoventilazione od apnea, di sufficiente supporto o di passaggio ad un modello di ventilazione controllato.

**2. "Demand-flow-CPAP".** In tutti i moderni ventilatori, è possibile che avvenga una respirazione ad un determinato livello PEEP. Il flusso inspiratorio deve, comunque, essere attivato e ciò avviene, nella maggior parte dei casi, grazie ad impulso di pressione. In tal modo però, può aumentare il lavoro respiratorio (vedi anche Cap. 12).

D'altro canto, "Demand-flow-CPAP" consente un controllo del respiro. In caso, quindi, di ipoventilazione od apnea, è possibile il passaggio ad altre forme di ventilazione. La metodica è associabile ad un supporto di pressione, che consente un sostegno della respirazione spontanea con la PEEP.

**3. "Flow-by-System".** Questa variante CPAP è a disposizione in alcuni respiratori che mantengono anche durante la fase espiratoria, un flusso basale costante tra 5 e 20 l/min. Il ventilatore rileva la riduzione del flusso, quando il paziente inspira. "Flow-by-System" combina i vantaggi della "Demand-flow-CPAP" e della "Continuous-flow-CPAP". La sincronizzazione con il ventilatore è, in queste forme a flusso innescato, probabilmente migliore rispetto a quelle stimolate a pressione.

**EPAP.** In tutte le forme CPAP la pressione nelle vie aeree in in- ed espirazione non si riduce in modo significativo, rispetto al livello PEEP. Ciò differenzia la CPAP dalla EPAP (pressione espiratoria positiva nelle vie aeree), che in passato, veniva praticata facendo espi-

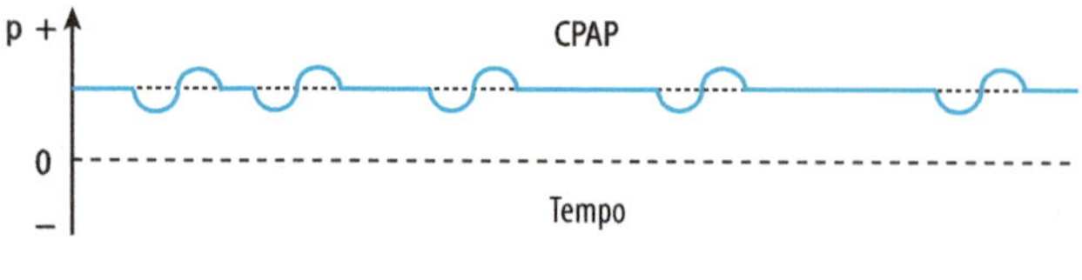


**Fig. 11.6.** CPAP: Respirazione spontanea con esercizio di una pressione positiva continua nelle vie aeree

rare il paziente all'interno di un sistema terminante in un contenitore ad acqua. Questo sboccava al di sotto della superficie acquosa. La differenza (in cm) del dislivello, dava, in mbar, il valore EPAP.

Quanto maggiore era il dislivello, tanto più alta risultava essere la pressione espiratoria. Il sistema, di indubbia facile costruzione, conduceva a fine espirazione ad uguaglianza di pressione tra l'atmosfera ed i polmoni. A paragone con la CPAP, si riduce il volume espiratorio polmonare cioè la FRC. Inoltre è maggiore il lavoro respiratorio che il paziente deve eseguire. L'impiego della EPAP ha lo scopo di migliorare l'ossigenazione dei capillari polmonari.

**Maschera CPAP.** Oltre che al convenzionale impiego della CPAP, attraverso tubi o cannule endotracheali, è possibile, nel "Continuous-flow-CPAP", l'uso di maschere facciali o nasali. Questa metodica è definita come "maschera-CPAP" (vedi anche paragrafo 12.11).

### 11.5.2 Vantaggi e svantaggi della CPAP

#### Vantaggi

Nelle patologie polmonari restrittive, la CPAP aumenta la FRC e migliora l'ossigenazione. Se la ventilazione avviene in condizioni di un favorevole rapporto pressione-volume, si riduce il lavoro respiratorio. Nei pazienti con patologia polmonare da ostruzione, per ostacolo alla completa espirazione, si può favorire sequestro di aria ed una conseguente eccessiva distensione polmonare. La CPAP è in grado di abbassare il gradiente di pressione tra cavità orale ed alveoli al di sotto dell'auto PEEP, favorendo in tal modo la riduzione del lavoro respiratorio.

#### Svantaggi

Elevati livelli PEEP possono causare una tale distensione polmonare da rendere possibile una lesione polmonare da volume ed aumento del lavoro respiratorio. Se i valori "trigger" selezionati sono poco sensibili o non adeguatamente definiti e se il tubo endotracheale è troppo piccolo, aumentano lavoro respiratorio e consumo di ossigeno, con possibile esaurimento muscolare.

Si deve inoltre osservare che:

**! La CPAP è un modo di respirazione spontaneo che non protegge dall'ipoventilazione e dall'apnea!**

Alcuni svantaggi della CPAP possono essere limitati associando altre metodiche di sostegno, come la compensazione tubo automatica (ATC) od il sostegno inspiratorio con pressione (ASB).

La combinazione CPAP con un sostegno di pressione è considerata una metodica a sè stante di ventilazione, denominata "Pressure Support Ventilation" (PSV: vedi paragrafo 11.6). Ai fini della riduzione dell'esaurimento respiratorio, in caso di respirazione spontanea ad un livello di pressione più alto, è possibile l'impiego della APRV (vedi paragrafo 12.2).

### 11.5.3 Impieghi della CPAP

Nelle patologie polmonari da ostruzione, la CPAP migliora lo scambio di ossigeno, riducendo le alterazioni dell'ossigenazione. Ciò vale anche per i pazienti con COPD, impostando però adeguati valori di livello PEEP. Spesso un sistema a richiesta viene sostituito con uno a supporto di pressione, in modo da ridurre ulteriormente il lavoro respiratorio. La CPAP viene impiegata per lo svezzamento dal respiratore per alcune ore o giorni prima dell'estubazione, al fine di verificare la sufficiente respirazione spontanea del paziente. Nei pazienti intubati o con tracheotomia, l'impiego della CPAP è giustificato anche in assenza di patologie polmonari preesistenti. La PEEP a bassi valori (5-8 mbar) riesce a mantenere a livelli fisiologici i valori di FRC ridotti dal tubo o dalla cannula tracheale. Probabilmente ciò agisce anche preventivamente sullo sviluppo di atelettasie e polmoniti.

## 11.6 Respirazione con supporto di pressione (PSV)

**Sinonimi**
- "pressure support ventilation" (PSV);
- "inspiratory pressure support" (IPS);
- "pressure support" (PS);
- "assisted spontaneous breathing" (ASB);
- "inspiratory flow assistance" (IFA);
- "inspiratory help system" (IHS);
- "inspiratory assist" (IA);
- sostegno di pressione;
- pressione di aiuto inspiratorio.

**La PSV è un metodo di ventilazione con controllo di pressione, innescata e guidata dal paziente, limitata dal ventilatore. Il paziente inizia l'atto inspiratorio e riceve un sostegno alla sua attività spontanea, fino al raggiungimento di un livello di pressione definibile (Fig. 11.7).**

Nel sostegno con pressione dell'atto inspiratorio, sono da considerare i seguenti aspetti:
- **Come viene iniziato l'atto inspiratorio?**
  Sempre dal paziente. Se ciò non avviene, non segue alcun atto inspiratorio, determinando il rischio di ipoventilazione ed apnea. Nella ventilazione in modo PSV, è quindi importante impostare livelli di "trigger" (pressione o volume, vedi paragrafo 10.12) sufficientemente sensibili.
- **Quale valore massimo possibile di pressione inspiratoria è selezionabile?**
  A seconda del livello massimo predefinito di pressione ($p_{max}$), il lavoro respiratorio del paziente è svolto meccanicamente, in modo parziale o totale. Una completa sostituzione si verifica quando, grazie ad una PSV, vengono raggiunti valori di 10 ml/kg di volume per atto inspiratorio. Determinante per ridurre il lavoro della muscolatura respiratoria è il livello superiore di supporto inspiratorio al di sopra del valore PEEP, la cosid-

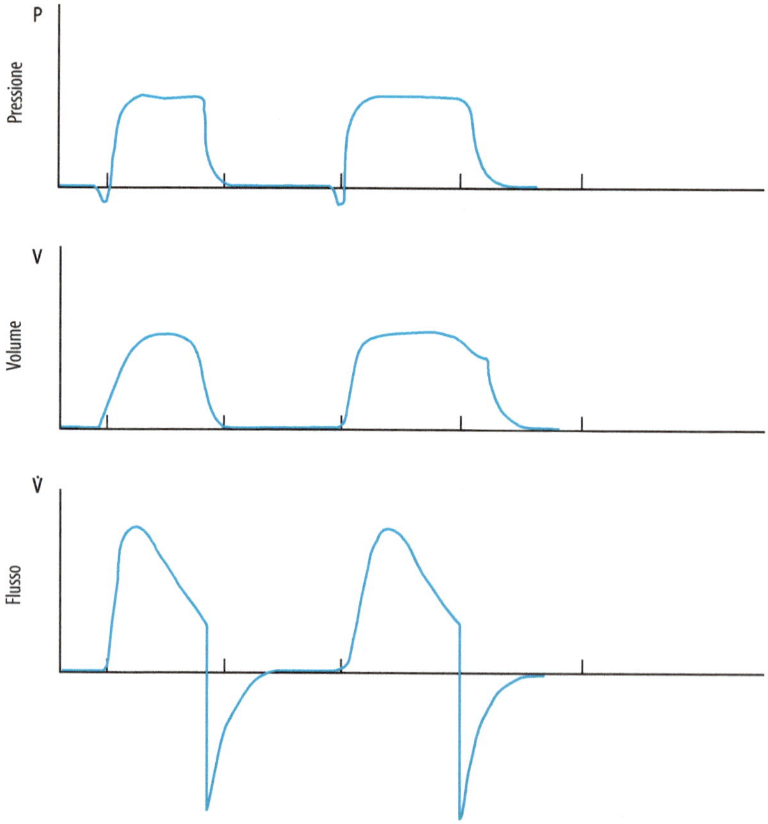


Fig. 11.7. PSV ("pressure support ventilation"). Ciascun esercizio inspiratorio del respiratore viene innescato dal paziente ("trigger") e viene sostenuto dal ventilatore fino a quando l'inspirazione viene terminata dal paziente oppure quando viene raggiunto un prefissato livello di pressione

detta "driving pressure", cioè pmax - PEEP. Altre informazioni sulla scelta del valore del livello di pressione sono state fornite nel paragrafo 10.6.
- **Quanto velocemente viene raggiunto il prefissato livello di pressione?**
  Fondamentalmente, quanto maggiore è la velocità di aumento della pressione ("pressurization rate"), tanto minore sarà il lavoro respiratorio. Un rallentamento del tempo di aumento della pressione conduce spesso ad insufficienza respiratoria. D'altro canto, un veloce aumento di pressione può essere responsabile di riduzione del tempo inspiratorio e tachipnea. È, quindi, necessario osservare il paziente, soprattutto nella fase iniziale di programmazione del valore PSV.
- **Come viene terminata l'inspirazione?**
  La conclusione dell'inspirazione avviene quando si raggiunge una percentuale programmata del picco di flusso (25%) od un determinato flusso medio (2-6 l/min). Nei vecchi sistemi era possibile definire la cosiddetta "variabile di trigger inspiratorio" o "variabile di ciclo". I nuovi respiratori consentono la modificazione di questi parametri. Quando è possibile una variazione della percentuale di picco di flusso, si può asserire che, quanto più alto è il valore percentuale (ad es. 30% invece di 25%), tanto maggiore sarà la riduzione del tempo inspiratorio.

I parametri per la definizione del sostegno di pressione sono stati discussi nel paragrafo 10.6. In senso stretto, PSV e IPS non sono sinonimi: PSV definisce un modo di ventilazione, IPS l'entità del sostegno respiratorio. PSV costituisce, da un lato un modo a sè di ventilazione, dall'altro può essere associato ad altri modi come la SIMV e la MMV.

### 11.6.1 Che cosa differenzia la PSV dalla A/C con controllo di pressione?

Tra la PSV e la A/C con controllo di pressione si evidenziano le seguenti differenze:

- La PSV è sempre innescata dal paziente, il "trigger" nella A/C può essere determinato dal paziente o dal ventilatore.
- La PSV è guidata dal paziente, la A/C è guidata dal ventilatore (o meglio dal tempo): la durata dell'inspirazione nella PSV può essere definita dal paziente, mentre nella A/C ciò non è consentito. Se il paziente non inizia l'atto inspiratorio, non segue alcun movimento aereo.

Da ciò si deduce che:

> **La PSV necessita di un'attività respiratoria spontanea conservata da parte del paziente.**

### 11.6.2 Vantaggi e svantaggi della PSV

#### Vantaggi

Nella maggior parte dei pazienti in terapia intensiva, la regolazione del respiro non è primariamente compromessa; quindi, una completa ventilazione controllata non è necessaria.

Relativamente, la PSV **in confronto alla CMV o alla A/C** presenta i seguenti vantaggi:

- Il paziente mantiene il proprio ritmo e ciclo respiratorio e può determinare la durata della fase inspiratoria;
- È migliore la sincronizzazione con il ventilatore;
- È minore l'impiego di farmaci che obblighino alla completa respirazione artificiale (rilassanti muscolari, sedativi);
- La pressione media nelle vie aeree si attesta a valori normali e ciò comporta minori effetti sull'apparato cardiocircolatorio;
- L'ossigenazione risente positivamente del passaggio dalla CMV od A/C alla PSV.

A **differenza della CPAP e della SIMV o MMV**, il sostegno di pressione dell'attività respiratoria spontanea riduce il lavoro ed il fabbisogno di ossigeno della muscolatura respiratoria, evitandone l'affaticamento ("respiratory fatigue").

**Una tachipnea**, cioè un respiro superficiale e veloce, con volumi inspiratori minori, può essere evitata grazie all'impostazione di una programmazione PSV adeguata.

La PSV compensa, inoltre, l'ulteriore lavoro determinato dal tubo endotracheale e dai sistemi di conduzione dei flussi gassosi. Il relativo sostegno di pressione è di circa 5-10 mbar maggiore del livello PEEP. Nella **fase dello svezzamento**, la PSV permette una riduzione del sostegno da parte del ventilatore, consentendo riduzione dei tempi, facilità e maggiore sicurezza.

#### Svantaggi

Il mancato controllo artificiale del respiro può determinare l'insorgenza di **ipoventilazione ed apnea**. Il pericolo di arresto del respiro può essere evitato, nei moderni ventilatori, grazie all'impostazione della cosiddetta "apnea-ventilazione" come funzione di sicurezza ("Back up-Modus"). In alternativa, è possibile associare alla PSV, il modo MMV.

La **sincronizzazione con il ventilatore**, in pazienti con grave compromissione dell'attività respiratoria, anche in modo PSV, può essere non adeguata e comportare iperventilazione e "lotta" del paziente con il respiratore.

In caso di **elevate resistenze inspiratorie nelle vie aeree**, l'elevato flusso inspiratorio e le variabili di ciclo possono terminare tempestivamente l'inspirazione, con conseguente inspirazione di volumi inferiori. Probabilmente, l'impostazione di un minor flusso iniziale, possibile nei moderni ventilatori, può facilitare l'impiego di questo modo anche nei pazienti con elevate resistenze. Svantaggioso è inoltre il fatto che anche quando si modifichino le necessità ventilatorie del paziente, il sostegno meccanico di ciascun atto inspiratorio rimane uguale. Occasionalmente, nei pazienti con parziale insufficienza respiratoria, il sostegno di pressione può essere compensato dall'impiego della muscolatura respiratoria accessoria. La contrazione di questi muscoli comporta maggiore lavoro, con dispendio energetico, anche quando il paziente è in grado di respirare autonomamente senza aiuto meccanico. La conseguenza è un più lungo tempo di svezzamento. Soprattutto in caso di aumento del fabbisogno di ventilazione, il costante ed insufficiente sostegno di pressione non riesce a compensare l'ulteriore lavoro determinato dal tubo endotracheale. Questi problemi hanno portato allo sviluppo di nuovi modi, quali la compensazione tubo automatica (ATC) e la ventilazione proporzionale assistita (PAV). I moderni ventilatori consentono l'associazione PSV con ATC.

### 11.6.3 Impieghi clinici della PSV

La PSV ha acquistato negli ultimi anni consensi e relativi più frequenti impieghi come modo di ventilazione nei pazienti in terapia intensiva. Lavori pubblicati nell'anno 2000, hanno evidenziato la PSV da sola o in combinazione alla SIMV occupava il secondo posto come metodica più impiegata in terapia intensiva: 40% dei pazienti, dei quali 15% con la sola PSV e 25% in combinazione alla SIMV.

Non vi sono però chiare prove che evidenzino la prevalenza della PSV nei confronti delle altre metodiche di ventilazione parziale. Ciò vale sia per i tempi più lunghi di ventilazione che per lo svezzamento. Per i vantaggi elencati però, la metodica viene sempre più frequentemente impiegata. Risultati positivi possono essere ottenuti anche in pazienti con gravi disturbi di ossigenazione, che comunque mantengono una sufficiente attività respiratoria, grazie all'impiego del modo PSV in associazione ad una PEEP sufficientemente elevata. Particolarmente vantaggioso è l'impiego della PSV in soggetti affetti da COPD, a patto che venga impostata una PEEP poco al di sotto della PEEP intrinseca.

### 11.6.4 Ventilazione con sostegno di volume ("volume support")

Simile alla ventilazione con sostegno di pressione, ma di minore complessità da un punto di vista tecnico.

**Funzionamento.** Il "volume support" è un cosiddetto "inter-breath dual-control mode" (vedi paragrafo 11.1.4); questo sta alla "ventilazione volume controllata con sostegno di pressione"(PRVC), come "la ventilazione con sostegno di pressione" sta alla "ventilazione a pressione controllata":

- Nella PSV, una sola variabile, nei termini della pressione prefissata, viene controllata e mantenuta cosante dal ventilatore nel corso dell'inspirazione.
- Ciò avviene anche nel "volume support", tuttavia il livello di pressione non viene predefinito, ma stabilito dal ventilatore in modo tale che il venga esercitato il volume stabilito.

Anche nella ventilazione con sostegno di volume, il paziente inizia e termina ciascun atto inspiratorio ("trigger": pressione o flusso; variabile limite: pressione; variabile di ciclo: flusso). Il ventilatore garantisce, comunque, un sostegno di pressione fino al raggiungimento del desiderato volume di esercizio. Vengono stabiliti volume respiratorio per minuto e frequenza e da questi valori viene dedotto il volume per singolo atto inspiratorio. Il ventilatore testa inizialmente la possibilità di raggiungere lo scopo con la minore pressione di esercizio. Il supporto di pressione sarà ridotto se il paziente, con la sua attività respiratoria, determina un volume inspiratorio maggiore di quello predeterminato, in caso contrario,verrà invece aumentato.

**Impieghi clinici.** Fino ad oggi non sono stati provati significativi vantaggi clinici di questa tecnica di ventilazione rispetto alle metodiche quali SIMV, MMV, VC-A/C o APV.

**Automodo.** Combina il "volume support" e PRVC in un solo modo. La variabile di condizione è il respiro autonomo del paziente:

- Se il paziente ha una propria attività respiratoria, il ventilatore lo sostiene con supporto di volume;
- Se, invece, il ventilatore non rileva alcun atto spontaneo, esercita un volume controllato con regolazione di pressione.

**"Volume Assured Pressure Support (VAPS)".** Anche in questo metodo – con il quale viene eseguita una ventilazione controllata – si garantisce, in respirazione spontanea, un volume medio di esercizio. Si tratta del cosiddetto "intra-breath dual-control mode" (vedi paragrafo 11.1.4).

## Letture consigliate

### CMV

Blanch PB, Jones M, Layon AJ, Camner N (1993) Pressure-preset ventilation. Part 1: Physiologic and mechanical considerations Chest 104:590-599

Blanch PB, Jones M, Layon AJ, Camner N (1993) Pressure-preset ventilation. Part 2: Mechanics and safety: Physiologic and mechanical considerations. Chest 104:904-912

Branson RD (1999) New modes of mechanical ventilation. Curr Opinion Crit Care 5:33-42

Esteban A, Alia I, Gordo F et al (2000) Prospective randomized trial comparing pressure-controlled ventilation and volume-controlled ventilation in ARDS. Chest 117:1690-1696

Esteban A, Anzueto A, Alia I et al (2000) How is mechanical ventilation employed in the intensive care unit? An international utilization review. Am J Respir Crit Care Med 161:1450-1458

Mador MJ (1994) Assist-control ventilation. In: Tobin MJ (ed) Principles and practice of mechanical ventilation. McGraw-Hill, New York St.Louis San Francisco, pp 207-220

Marini JJ (1994) Pressure-controlled ventilation. In: Tobin MJ (ed) Principles and practice of mechanical ventilation. McGraw-Hill, New York St. Louis San Francisco, pp 305-318

Nightingale P (1994) Pressure controlled ventilation – a true advance? Clin Intensive Care 5:114-122

Shapiro BA, Peruzzi WT (1995) Changing practices in ventilator management: a review of the literature and suggested clinical correlations. Surgery 117:121-133

### IMV, SIMV

Cohen AT, Parsloe MRJ (1987) Modes of ventilation: SIMV for all? Intensive Care World 4:58-62

Esteban A, Anzueto A, Alia I et al. (2000) How is mechanical ventilation employed in the intensive care unit? An international utilization review. Am J Respir Crit Care Med 161:1450-1458

Quintel M, Lücke TJ (2000) Synchronous intermittent mandatory ventilation (SIMV) und Pressure support ventilation (PSV). In: Kuhlen R, Guttmann J, Rossaint R (Hrsg) Neue Formen der assistierten Spontanatmung. Urban u. Fischer, München Jena, S23-38

Sassoon CSH (1994) Intermittent mandatory ventilation. In: Tobin MJ (ed) Principles and practice of mechanical ventilation. McGraw-Hill, New York St. Louis San Francisco, pp 221-238

## MMV

Hewlett AM, Platt AS, Terry VG (1977) Mandatory minute ventilation. Anaesthesia 1077; 32:163-169

Quan SF (1994) Mandatory minute ventilation. In: Tobin MJ (ed) Principles and practice of mechanical ventilation. McGraw-Hill, New York St. Louis San Francisco, pp 333-341

Sassoon CSH (1991) Positive pressure ventilation: Alternate modes. Chest 100:1421-1429

## CPAP

Heinrichs W (1992) Positiver endexspiratorischer Druck (PEEP) Anaesthesist 41:653-669

Rossi A, Ranieri VM (1994) Positive end-exspiratory pressure. In: Tobin MJ (ed) Principles and practice of mechanical ventilation. McGraw-Hill, New York St. Louis, San Francisco, pp 259-304

## PSV

Branson RD (1999) New modes of mechanical ventilation. Curr Opinion Crit Care 5:33-42

Brochard L (1994) Inspiratory pressure support. Eur J Anaesthesiol 11:29-36

Brochard L (1994) Pressure support ventilation. In: Tobin MJ (ed) Principles and practice of mechanical ventilation. McGraw-Hill, New York St. Louis San Francisco, pp 239-258

Esteban A, Anzueto A, Alia I et al (2000) How is mechanical ventilation employed in the intensive care unit? An international utilization review. Am J Respir Crit Care Med 161:1450-1458

Quintel M, Lücke TJ (2000) Synchronous intermittent mandatory ventilation (SIMV) und Pressure support ventilation (PSV). In: Kuhlen R, Guttmann J, Rossaint R (Hrsg) Neue Formen der assistierten Spontanatmung. Urban u. Fischer, München Jena, S 23-38

Sassoon CSH (1991) Positive pressure ventilation: Alternate modes. Chest 100:1421-1429

# Forme di ventilazione alternative

Le forme di ventilazione alternative sono impiegate quando, con quelle convenzionali o "standard", lo scopo della terapia respiratoria artificiale non viene raggiunto. I confini tra le metodiche convenzionali ed alternative sono comunque non ben definibili.

**Forme di ventilazione alternativa:**
- "inverse ratio ventilation"(IRV);
- "airway pressure release ventilation" (APRV);
- "biphasic positive airway pressure" (BIPAP);
- adaptive support ventilation (ASV);
- proportional assist ventilation (PAV);
- "independent lung ventilation" (ILV);
- ipercapnia permissiva (PHC);
- "noninvasive ventilation" (NIV);
- "non invasive negative pressure ventilation" (NINPV).

## 12.1 Ventilazione con rapporto di tempo respiratorio inverso ("Inverse Ratio Ventilation", IRV)

Al contrario delle forme di ventilazione convenzionali e della respirazione spontanea, nella "inverse ratio ventilation" (IRV), la variante tempo inspiratorio è maggiore di quello espiratorio, il rapporto I:E è maggiore a 1. Si utilizza nel caso di gravi alterazioni dello scambio gassoso polmonare.

### 12.1.1 Influenza della IRV sullo scambio gassoso polmonare

La IRV migliora l'ossigenazione del sangue e l'eliminazione di anidride carbonica. Questi effetti positivi derivano dai seguenti meccanismi:
- Prolungamento del tempo inspiratorio;
- Sviluppo di una PEEP intrinseca;
- Innalzamento della pressione media nelle vie aeree.

**Prolungamento del tempo inspiratorio.** Agisce inducendo una distribuzione omogenea dell'aria inspirata tra compartimenti a diversa costante di tempo. Gli alveoli tendenti al collasso nella fase espiratoria sono mantenuti aperti più lungo, in modo che, in queste regioni, sia a disposizione più tempo per lo scambio tra l'aria alveolare e ed i capillari polmonari. Inoltre, vengono recuperati più alveoli in aree polmonari con costante di tempo maggiore.

**Sviluppo di una PEEP intrinseca.** La riduzione del tempo espiratorio conduce allo sviluppo di una PEEP intrinseca e, quindi, all'incremento della FRC. La PEEP si sviluppa nei compartimenti lenti con elevata resistenza nelle vie aeree.

**Innalzamento della pressione media nelle vie aeree.** La IRV aumenta la pressione media nelle vie aeree; l'entità di questo incremento, insieme ad una PEEP intrinseca, rappresenta la condizione determinante il miglioramento dell'ossigenazione, indipendentemente dal modo impiegato. Il recupero di alveoli collassati ed il miglioramento dell'ossigenazione non si verificano subito dopo l'introduzione della IRV, ma solo dopo alcune ore.

#### Impostazione della IRV

Il rapporto I:E viene impostato a seconda del grado di ipossigenazione: quanto più lungo è il tempo inspiratorio rispetto a quello espiratorio, tanto più evidente sarà il miglioramento dello scambio polmonare di ossigeno e, conseguentemente, l'aumento della sua pressione parziale arteriosa. Nella maggior parte dei casi è sufficiente un rapporto I:E di 3 a 1, anche se molti ventilatori consentono di impostarne uno fino a 4:1 o più (per le singole unità vedi Cap. 10.). La IRV può essere realizzata con controllo di volume o di pressione.

### 12.1.2 Volume controllato IRV (VC-IRV)

Per la VC-IRV (Fig. 12.1) sono a disposizione due metodiche: la ventilazione con normale velocità di flusso e quella con un flusso inspiratorio più lento, senza importanti pause inspiratorie. Nella prima, la pressione di picco è alta come nella normale CMV, la pausa inspiratoria è però più

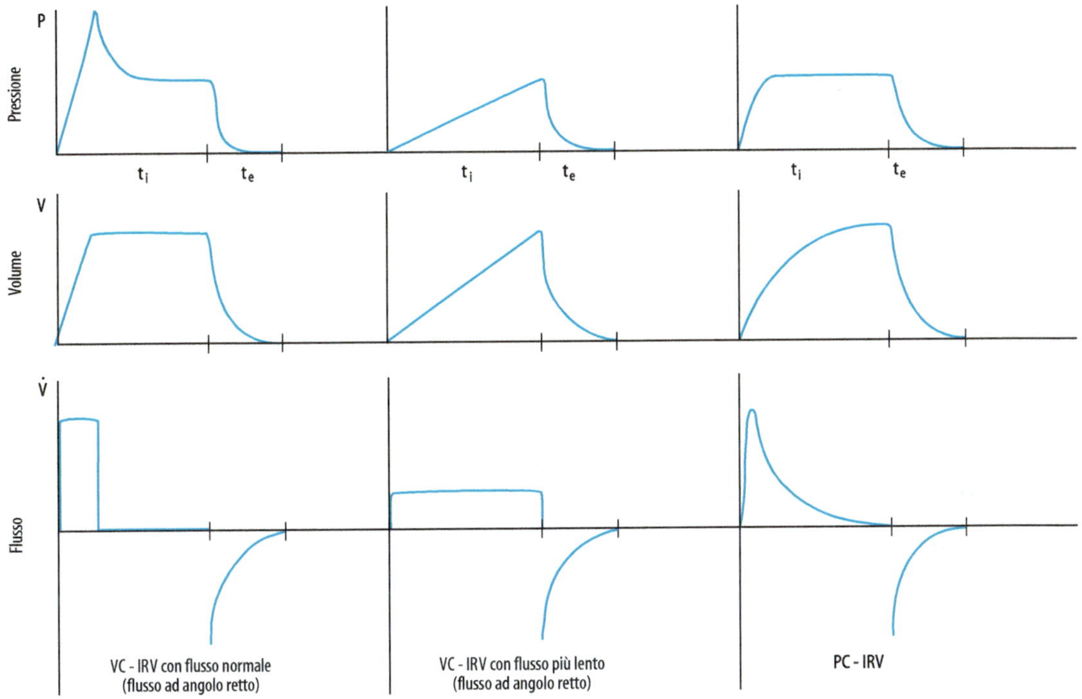


**Fig. 12.1.** Diverse forme della IRV ("inverse ratio ventilation"). Esemplare di rapporto impostato I:E = 2:1. VC-IRV: IRV con controllo di volume; PC-IRV:IRV con controllo di pressione

lunga. La seconda può attuarsi avendo come parametro guida il tempo od il volume. Questa permette una distribuzione non turbolenta del volume d'esercizio, pur mantenendo ad un livello relativamente basso la pressione media nelle vie aeree. Se, comunque, si impiegano gli stessi volumi d'esercizio, la pressione di fine espirazione è, nelle due metodiche, uguale.

### 12.1.3 Pressione controllata IRV (PC-IRV)

La pressione controllata IRV (PC-IRV) (Fig. 12.2) avviene con un livello di pressione costantemente alto, durante tutta la fase inspiratoria, mentre il flusso è decelerante. Ciò consente un migliore recupero degli alveoli collassati. Elevate pressioni di picco possono essere evitate con la PC-IRV, così che diminuisce il pericolo di una eccessiva distensione polmonare dinamica. Quanto maggiore è "l'air trapping" e quanto più alta è la PEEP intrinseca, tanto più si riduce il volume d'esercizio.

### 12.1.4 IRV e PEEP

Nella IRV può essere impostata, a seconda delle esigenze, anche una PEEP estrinseca. Se non viene esercitata alcuna PEEP, l'aumento della FRC è determinata solo dalla PEEP intrinseca. In un polmone patologico, comunque, insieme ai compartimenti lenti, nei quali sotto IRV si è sviluppata una PEEP intrinseca od auto PEEP, sono presenti quelli veloci, in cui ciò non avviene. Ma dato che la superficie di scambio gassoso dei compartimenti veloci può essere incrementata, nella IRV si può esercitare una minima PEEP estrinseca, compresa tra 5 e 8 mbar.

### 12.1.5 Vantaggi della IRV

La IRV consente una più equa distribuzione del volume d'esercizio, rispetto ad una ventilazione convenzionale con PEEP. Teoricamente, si manifesta un miglioramento del rapporto volume-flusso nelle regioni precedentemente non ben ventilate, senza che ciò comporti un'eccessiva

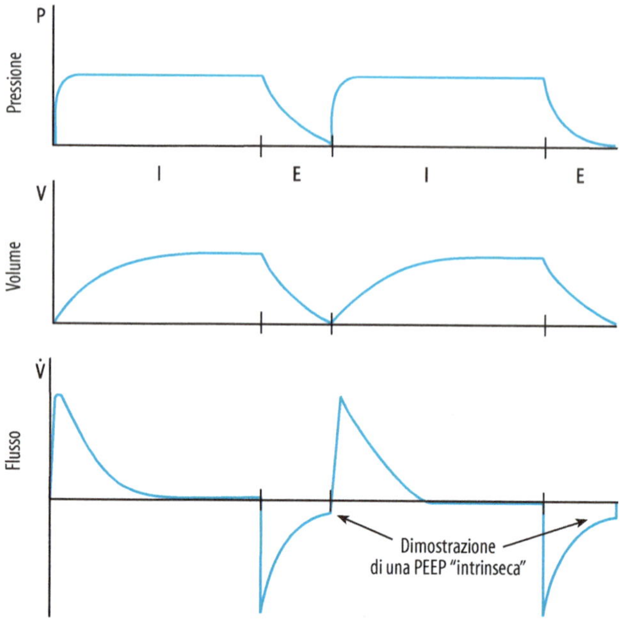


**Fig. 12.2.** IRV con controllo di pressione (PC-IRV) con un rapporto di tempo respiratorio di 3 a 1

distensione delle aree polmonari non compromesse. In tal modo, non solo viene migliorata l'ossigenazione, ma anche ridotto l'aumento dello spazio morto e l'alterazione dell'eliminazione dell'anidride carbonica, indotti dalla ventilazione assistita convenzionale con PEEP. Se viene impiegata una ventilazione con controllo di volume o di pressione, con volume d'esercizio costante, la pressione di picco si riduce.

### 12.1.6 Svantaggi della IRV

Senza l'impostazione di una limitazione di pressione, nella VC-IRV, si rischia una distensione dinamica eccessiva del polmone e, di conseguenza, lo sviluppo di pressioni elevate nelle vie aeree, che agiscono negativamente sulla funzione cardio-vascolare e sul tessuto polmonare. Questi effetti possono essere limitati dall'impiego di una IRV con controllo di pressione. Fondamentalmente, il miglioramento dell'ossigenazione apportato dalla IRV si accompagna ad un'importante alterazione della funzione cardio-vascolare rispetto alla ventilazione convenzionale con rapporto I:E inferiore a 1 e paragonabili pressioni nelle vie aeree superiori. Gli effetti cardiocircolatori sono tanto più accentuati quanto maggiore è la pressione media esercitata nelle vie aeree. Una PEEP intrinseca eccessiva può agire determinando una distensione non trascurabile nelle regioni alveolari. Per tale motivo, la PEEPi deve essere regolarmente controllata. Nei pazienti svegli, la IRV, soprattutto la VC-IRV con flusso lento, conduce ad insufficienza respiratoria, tanto che il paziente deve essere profondamente sedato per evitare atti respiratori spontanei (Fig. 12.3). Si deve inoltre osservare che:

**La IRV accentua, nelle patologie polmonari da ostruzione, il fenomeno "dell'air trapping". Per tale motivo, è controindicata nell'asma e BPCO.**

### 12.1.7 Significato dell'impiego clinico della IRV

Nelle patologie polmonari restrittive, con grave alterazione dell'ossigenazione, può essere preferito l'impiego della IRV. Si sono registrati risultati positivi circa la sua realizzazione nel caso di patologia polmonare pediatrica (IRDS) ed in quella adulta ("acute lung injury", ALI), soprattutto con la PC-IRV. Nell'ARDS, prevalgono i compartimenti veloci con minore "complian-

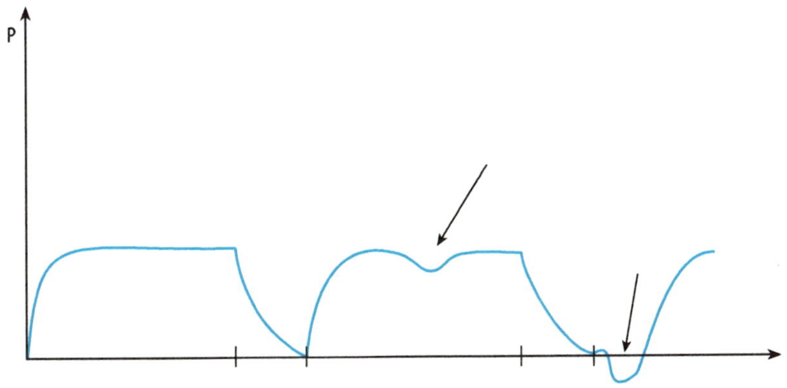


**Fig. 12.3.** Indebolimenti nel diagramma pressione-tempo nella PC-IRV durante i tentativi inspiratori del paziente

ce", ma sono compresenti anche quelli lenti, per aumentata resistenza nelle vie aeree e nei tessuti, che possono risentire in senso positivo dell'effetto della IRV. Comunque, fino ad oggi, non è stato dimostrato che la IRV possa apportare significativi vantaggi, rispetto alle metodiche convenzionali di ventilazione con rapporto I:E inferiore a 1 ed uguale livello PEEP intrinseco ed estrinseco, con equivalente pressione media nelle vie aeree. Nel trattamento dell'ARDS, la IRV viene classificata con minimo grado di evidenza (livello D).

### Suggerimenti della "ACCP-Consensus Conference"

Per evitare il barotrauma polmonare ed una importante alterazione della funzione cardiovascolare, la "ACCP-Consensus Conference" suggerisce i seguenti accorgimenti in caso di impiego della IRV:
- La VC-IRV è più semplice da realizzare rispetto alla PC-IRV, poiché molti medici hanno maggiore esperienza nella pratica della ventilazione assistita con controllo di volume e questa forma è impostabile in tutti i ventilatori.
- I pazienti devono essere profondamente sedati.
- Nella VC-IRV, le pressioni di picco e di "plateau", devono essere attentamente controllate. L'allarme pressione deve essere impostato a 10 mbar al di sopra della desiderata pmax.
- Nella PC-IRV, deve essere monitorato il volume espiratorio.
- La Auto-PEEP dovrebbe essere misurata (vedi Cap. 16).
- L'emodinamica dovrebbe essere valutata con l'impiego di un catetere polmonare.

Si deve però osservare che:

> **In disaccordo con questi suggerimenti, la maggior parte degli operatori di terapia intensiva, al posto della VC-IRV, predilige la PC-IRV. Lachmann (1995) definisce la VC-IRV addirittura come "errore professionale".**

## 12.2 "Airway Pressure Release Ventilation" (APRV)

Con il termine APRV si definisce un modo di ventilazione assistita sviluppato negli anni ottanta. In questo caso, la respirazione spontanea si svolge, come nella CPAP, ad un predefinito livello di pressione nelle vie aeree. Tale livello di pressione viene però, ad intervalli e per un breve tempo, ridotto ("pressure release"), per favorire l'espirazione del paziente (Fig. 12.4).

> **L'APRV è un modo spontaneo che primariamente sostiene l'espirazione del paziente.**

L'APRV è caratterizzata dai seguenti parametri:
- Il livello di pressione superiore ($p_{high}$), al quale il paziente prevalentemente respira, può essere visto come il livello PEEP di una ventilazione CPAP od il cosiddetto "livello PEEP superiore".
- Il livello di pressione inferiore ($p_{low}$), al quale scende, in maniera intermittente ("release pressure"), la pressione nelle vie aeree dopo

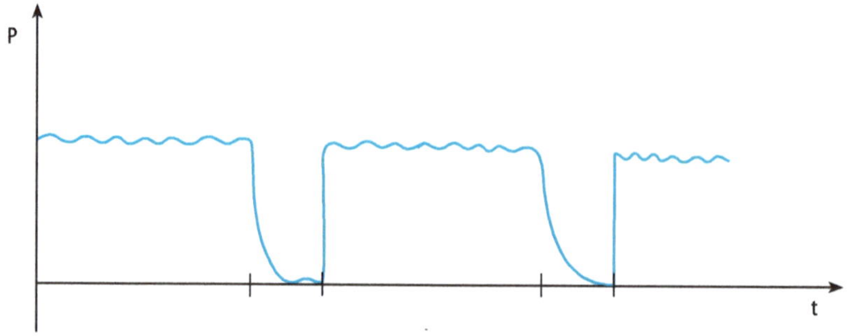


**Fig. 12.4.** APRV ("airway pressure release ventilation"). Ad un prefissato livello di pressione nelle vie aeree, il paziente può respirare spontaneamente. La pressione nelle vie aeree, a definiti intervalli, viene dispensata e scende ad un livello più basso. In tal senso, viene sostenuta primariamente l'espirazione del paziente e, secondariamente, anche la successiva inspirazione

il raggiungimento del livello superiore si può definire anche come "livello di pressione espiratoria" o "livello PEEP" inferiore.
- Il tempo durante il quale la pressione deve essere ridotta ($t_{low}$).
- La frequenza con la quale questa deve realizzarsi per minuto (frequenza APRV), cioè il tempo di durata del livello di pressione superiore ($t_{high}$).

## 12.2.1 Modalità di realizzazione della APRV

È possibile attuarla con un sistema a flusso continuo CPAP, nel quale è integrata una valvola guidata dal tempo, affinché la pressione nelle vie aeree venga ridotta ad intervalli. Questo sistema non è però disponibile in commercio. Attualmente, nella "routine" clinica, la APRV può essere realizzata con un respiratore che presenti l'opzione "BIPAP" (od un modo equivalente alla BIPAP) (vedi par. 12.3). "De facto", la APRV è una speciale impostazione della BIPAP.

## 12.2.2 Influenza della APRV sull'ossigenazione e sulla ventilazione

La APRV deve assicurare sufficiente ossigenazione e ventilazione. Da ciò vale che:
- L'entità del miglioramento dell'ossigenazione dipende dal livello impostato di pressione superiore, al quale il paziente preferibilmente respira, in misura minore di quello inferiore: quanto più alta è la $p_{high}$, tanto più importante sarà il miglioramento dell'ossigenazione.
- L'entità del sostegno respiratorio è determinata dalla durata dell'abbassamento della pressione nelle vie aeree, dalla sua frequenza per minuto e dalla differenza tra pressione massima e minima: quanto minore è la $p_{low}$ e maggiore la frequenza APRV, tanto più significativo è il sostegno di ventilazione.

Affinché, durante il $t_{low}$, gli alveoli non si chiudano, la pressione al loro interno non deve ridursi fino allo zero. Tale scopo può essere raggiunto in due modi:
1. $t_{low}$ viene impostato ad un tempo molto breve (inferiore ad un secondo) e la $p_{low}$ a livello 0 (pressione atmosferica). In tal modo, si sviluppa regolarmente nei polmoni una PEEP intrinseca.
2. La $p_{low}$ viene impostata ad una moderata "PEEP estrinseca"di circa 5-10 mbar e il $t_{low}$ ad un valore al quale avviene l'espirazione, fino a questo livello di pressione.

È tuttavia possibile una combinazione delle due metodiche.

## 12.2.3. APRV paragonata a CPAP, PC-IRV e BIPAP

**Paragone con CPAP.** Grazie al sostegno intermittente dell'espirazione, nei pazienti che respirano spontaneamente ad un livello di pressione più alto esercitato nelle vie aeree, la APRV migliora l'eliminazione dell'anidride carbonica. La differenza rispetto alla CPAP è tanto minore quanto più breve è il tempo di abbassamento della pressione e quanto meno il livello di pressione inferiore viene ridotto. Se il livello inferiore è ulteriormente innalzato, tanto da eguagliare quello superiore, la APRV non si differenzia dalla CPAP.

**Paragone con PC-IRV.** Nella APRV, la $p_{high}$ può essere vista come livello di pressione inspiratorio, la $t_{high}$ come tempo inspiratorio, la $p_{low}$ come pressione espiratoria (PEEP o ZEEP) e la frequenza APRV come frequenza respiratoria. Se viene a mancare il respiro spontaneo, la APRV corrisponde alla ventilazione con controllo di pressione (PCV). Essendo il $t_{high}$ nella APRV sempre più lungo del $t_{low}$, questa, senza respiro spontaneo, corrisponde ad una ventilazione con controllo di pressione ed "inverse ratio ventilation" (PC-IRV). Vista in altro modo, si può definire che: la APRV corrisponde ad una PC-IRV nella quale la ventilazione spontanea può svolgersi ad un livello di pressione più alto (e praticamente anche ad un livello di pressione inferiore quando il tempo di riduzione della pressione nelle vie aeree è sufficientemente lungo).

**Paragone con BIPAP.** Come già ricordato, la APRV viene realizzata grazie ad una particolare impostazione del modo BIPAP, sebbene il livello di pressione inferiore venga scelto in modo che sia di gran lunga inferiore rispetto al superiore.

**Da ricordare**

- La APRV corrisponde alla CPAP con riduzione intermittente del livello di pressione nelle vie aeree.
- La APRV corrisponde alla PC-IRV con la possibilità di respiro spontaneo ad un livello di pressione superiore.
- La APRV corrisponde all'impostazione BIPAP con thigh maggiore di $t_{low}$ (o ti maggiore di te).

### 12.2.4 Impiego pratico della APRV

Nella APRV devono essere impostati i seguenti parametri: p high, $p_{low}$, $t_{low}$ e frequenza APRV. Al posto della frequenza può, in alcuni respiratori, essere impostato il tempo di durata della $p_{high}$ ($t_{high}$). La frequenza per minuto deriva dalla formula: $60/(t_{high} + t_{low})$. Quanto più grave è il disturbo dell'ossigenazione, tanto più ad un livello maggiore deve essere impostata la $p_{high}$. Quanto più importanti sono le correlate alterazioni della ventilazione, tanto minore e lungo deve essere il $p_{low}$ e maggiore la frequenza APRV.

A seconda che il paziente respiri spontaneamente o no, sono possibili le seguenti impostazioni della APRV:

- **Il paziente non respira ancora spontaneamente:**
  In questo caso, il respiratore deve svolgere tutto il ciclo respiratorio (inizialmente, quindi, la APRV non si differenzia dalla PC-IRV). Nelle fasi primarie, sono necessarie una $p_{high}$ di 25-35 mbar ed una $p_{low}$ compresa tra 0 e 10 mbar, una frequenza APRV di 10-15/min ed un tempo di riduzione di pressione nelle vie aeree di 0,5-2 secondi. Questo e la $p_{low}$ sono da regolare in modo che ne risulti un volume per esercizio di 6-8 ml/kg di peso corporeo.
  - Quanto più lungo è il $t_{low}$, tanto maggiore deve essere la $p_{low}$, per evitare il collasso alveolare ad un livello di pressione più basso.
  - Quanto più breve è il $t_{low}$, tanto minore sarà la $p_{low}$ programmata, tale che la progressiva riduzione del tempo di minore pressione sia così significativa da sviluppare una PEEP intrinseca.

  La frequenza APRV è da regolare in modo da consentire un sufficiente volume per minuto. Nella maggior parte dei casi, è ragionevole permettere una lieve ipoventilazione, in modo che il paziente venga sedato in misura inferiore e prevalga una stimolazione dell'attività respiratoria spontanea, che possa essere mantenuta, anche successivamente, con impiego di una minore quantità di sedativi. Se prevale il respiro spontaneo, il sostegno meccanico può essere ridotto, per

diminuzione della frequenza APRV e del tempo di riduzione della pressione. Lo scopo è di ottenere una frequenza spontanea di 20-30/min.
Se migliora l'ossigenazione, anche la $p_{high}$ e conseguentemente la $p_{low}$ possono essere progressivamente ridotte.

- **Il paziente respira spontaneamente:**
  In queste condizioni, la $t_{high}$ fin dall'inizio viene impostata in modo da consentire una sufficiente respirazione spontanea. La frequenza APRV viene programmata ad un valore quanto minore possibile, rispetto alla situazione senza respiro spontaneo. L'iniziale livello di $p_{high}$ viene definito in base all'entità del disturbo di ossigenazione: quanto più grave è questo, tanto più alta deve essere la $p_{high}$, per essere poi progressivamente ridotta, dopo il miglioramento della condizione di partenza. Nella maggior parte dei casi di ALI ed ARDS, sono necessari iniziali livelli di $p_{high}$ fino a 30 mbar. Anche in questo caso, lo scopo è il mantenimento di una frequenza spontanea compresa tra 20 e 30 atti per minuto, sebbene il sostegno meccanico della respirazione spontanea, con la regolazione della $p_{low}$ e della $t_{low}$, favorisca il determinarsi di un valore di $p_aCO_2$ adeguato.

12

### Termine della APRV

La APRV può essere protratta fino alla conclusione della ventilazione meccanica ("weaning" con APRV). Come regola principale vale la seguente: quando con una frazione inspiratoria di ossigeno inferiore allo 0,4 ed una $p_{high}$ di 10 mbar, accompagnata da una normale $p_aCO_2$ o lieve ipercapnia, si ottiene una $p_aO_2$ superiore a 60 mmHg, la ventilazione meccanica può essere conclusa.

### Combinazione con PS

La APRV, nelle nuove versioni BIPAP o nelle varianti come DuoPAP, può essere combinata alla PSV. Il respiro del paziente viene sostenuto da ciascuno dei due livelli di pressione, fino al raggiungimento della pmax predefinita.

- Durante il respiro spontaneo alla $p_{low}$, il paziente riceve completamente il sostegno di pressione programmato.
- Durante il respiro spontaneo alla $p_{high}$, la differenza $p_{high}$-$p_{low}$ riduce il sostegno di pressione.

Condizione necessaria affinché avvenga un sostegno al livello di pressione superiore, è che la pmax (PSV) sia impostata ad un livello più alto della $p_{high}$ (APRV). Se la combinazione APRV-PSV abbia un senso è discutibile, dato che aumentando la pmax al di sopra della $p_{high}$, incrementa il rischio di trauma polmonare da pressione e da volume, rischio che proprio la APRV si propone di ridurre.

## 12.2.5 Vantaggi della APRV

Al contrario della CPAP, la APRV migliora l'eliminazione di anidride carbonica. In tal modo, possono essere ridotti i rischi di un'importante ipercapnia ed un esaurimento respiratorio. A paragone con la ventilazione convenzionale, si evitano le possibilità di sviluppo di elevate pressioni (di picco) nelle vie aeree, di intermittente distensione eccessiva del polmone (barotrauma) e, come avviene nelle ventilazioni ad un basso livello di pressione, di collasso alveolare. Il gas inspirato viene equamente distribuito. Il mantenimento del respiro spontaneo consente, a differenza della respirazione controllata, una distribuzione omogenea anche nelle sezioni polmonari dorso-basali e, quindi, un miglioramento dell'ossigenazione con eguali pressioni medie nelle vie aeree. L'offerta di ossigeno può essere migliorata, grazie all'aumento del volume cardiaco per minuto. Per la migliore interazione paziente-ventilatore, sono necessarie minori quantità di sedativi (rispetto alla IRV) e nessun rilassamento muscolare per l'adattamento al ventilatore. Inoltre, si prevengono l'atrofia diaframmatica e la desincronizzazione del respiro. Quando si passa da una ventilazione convenzionale alla APRV, il miglioramento dell'ossigenazione non è immediato, ma avviene dopo alcune ore, quando cioè vengono recuperati gli alveoli atelettasici o le regioni polmonari non ben ventilate. Probabilmente, questo intervallo di tempo è abbreviabile con l'impiego delle manovre di "apertura polmonare", comunque discutibili, per il rischio di barotrauma polmonare.

**Tab. 12.1.** Vantaggi della APRV (secondo Myers e McIntyre 2007)

| | Effetti |
|---|---|
| Protezione polmonare: minimizzare la lesione polmonare associata alla ventilazione | – ottenere il recupero alveolare<br>– evitare un'eccessiva distensione polmonare<br>– migliorare il drenaggio linfatico (riduzione dell'edema)<br>– migliorare la diffusione dei gas |
| Migliorare l'emodinamica | – riduzione del fabbisogno di catecolamine<br>– migliorare il ritorno venoso<br>– innalzare il volume cardiaco per minuto<br>– ridurre il carico cardiaco |
| Vantaggi della respirazione spontanea | – migliorare il rapporto ventilazione-perfusione<br>– favorire la ventilazione di determinate sezioni polmonari |
| Riduzione del lavoro respiratorio | – sostenere la ventilazione collaterale<br>– riduzione della ventilazione dello spazio morto per diminuzione del volume per minuto |
| Ridurre la necessità di sedativi o rilassanti muscolari | – riduzione della durata della ventilazione |

I possibili vantaggi dell'APRV sono riassunti nella Tabella 12.1.

### 12.2.6 Svantaggi della APRV

Il sostegno della ventilazione è tanto minore quanto più breve è il tempo di riduzione della pressione nelle vie aeree. Se la APRV viene impostata sottovalutando il fabbisogno di sostegno della ventilazione del paziente, è possibile lo sviluppo di importanti tachipnee ed insufficienza respiratoria. In tal caso, è necessario prolungare il tempo di riduzione della pressione, aumentarne la frequenza e/o ridurre la $p_{low}$. L'opzione è passare ad un altro modo di ventilazione con sostegno inspiratorio. In pazienti con importante riduzione della "compliance" extrapolmonare (causa più frequente in pazienti in terapia intensiva: aumento della pressione intraaddominale), spesso, la APRV non consente di raggiungere un sufficiente sostegno della ventilazione. I modi più indicati in questi casi sono la A/C o PSV con sostegno di pressione sufficientemente elevato, fino a quando la "compliance" non sia migliorata. Infine, nei pazienti che già con un rapporto di tempo respiratorio presentano una "Auto-PEEP", la APRV non deve essere impiegata e può essere addirittura pericolosa.

**La APRV non è indicata in pazienti con asma o BPCO.**

### 12.2.7 Significato dell'impiego clinico della APRV

Con questo nuovo modo di ventilazione è attuabile una soddisfacente terapia respiratoria e, con una adeguata impostazione povera di effetti collaterali, anche in gravi patologie restrittive, come ALI e ARDS. Alcuni studi hanno dimostrato che la APRV, a paragone con la ventilazione controllata completa, insieme ad un miglioramento dell'ossigenazione, favorisce una migliore emodinamica (maggiore volume cardiaco per minuto), un abbreviamento dei tempi di ventilazione con precoce estubazione ed una riduzione dei tempi di degenza in terapia intensiva. Una riduzione della mortalità non è ancora stata dimostrato.

## 12.3 "BIphasic Positive Airway Pressure" (BIPAP)

**Terminologia.** La metodica è stata sviluppata negli anni ottanta da H. Benzer e M. Baum. Il termine è stato ideato dalla Drager. Altre ditte hanno inserito la metodica nei sistemi di ventilazione, impiegando il termine "DuoPAP", con funzionamento simile alla BIPAP. La Respitronics ha invece sviluppato il modello BiPAP, che presenta importanti differenze con la BIPAP, diversità che verranno esposte nel par. 12.3.6. Fondamentalmente, la BIPAP è assimilabile alla ventilazione con domanda di flusso CPAP, con l'importante differenza che nella prima il paziente può respirare spontaneamente a due diversi livelli di pressione delle vie aeree (Fig. 12.5). Alla la differenza di pressione tra i due livelli, si associa al respiro spontaneo del paziente un volume d'esercizio inspiratorio.

> **La BIPAP è una associazione di respiro spontaneo e ventilazione meccanica. La ventilazione può essere mandatoria od assistita.**

La possibilità che ha il paziente, allo stesso tempo, di respirare spontaneamente ed essere ventilato meccanicamente, differenzia la BIPAP dalle altre forme miste di ventilazione controllata e spontanea, nelle quali entrambe i modi di ventilazione possono svolgersi solo in maniera alternativa, come avviene nella SIMV. La BIPAP consente l'attuazione delle diverse ventilazioni sostenute, da quella completamente controllata, alle diverse forme parziali, fino alla completa respirazione spontanea.

### 12.3.1 Parametri da impostare nella BIPAP

La BIPAP è un modo di ventilazione con controllo di pressione, limitata e guidata dal ventilatore, dove il "trigger" può essere il paziente o la macchina. Per determinare il modello di ventilazione, devono essere impostate al ventilatore 4 variabili:

- Livello (inspiratorio) di pressione superiore ($p_i$);
- Livello (espiratorio) di pressione inferiore ($p_e$);
- Tempo di durata del livello di pressione superiore ($t_i$);
- Tempo di durata del livello di pressione inferiore ($t_e$).

Secondo la terminologia AARC-CC, questi quattro parametri di impostazione si correlano con altrettante variabili di fase:

- Variabile "trigger" ($t_e$); dopo il decorso di un determinato tempo (espiratorio), inizia l'inspirazione = "trigger" tempo-guidato,
- Variabile limite ($p_i$): limitata dalla pressione;
- Variabile di ciclo ($t_i$): dopo il decorso di un certo tempo, l'inspirazione viene conclusa: limitata dal tempo;
- Variabili di base ($p_e$): ZEEP o PEEP.

Entro un determinato arco di tempo, il paziente può cambiare i livelli di pressione con "trigger" autonomo. La frequenza respiratoria si deduce dalla formula $60/(t_i + t_e)$, la relazione I:E dal rapporto $t_i/t_e$.

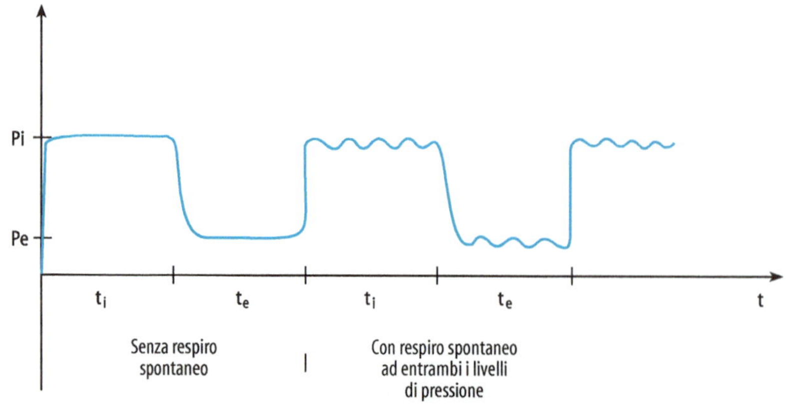


**Fig. 12.5.** BIPAP ("biphasic positive airway pressure ventilation", 1:3 e 1:1). Il paziente può respirare spontaneamente a due differenti livelli di pressione nelle vie aeree. Attraverso la differenza di pressione tra i due livelli, viene originato un volume d'esercizio che si associa ai possibili atti respiratori spontanei

Nelle nuove versioni è possibile impostare anche frequenza respiratoria, rapporto I:E, CPAP ($p_e$) e pressione inspiratoria ($p_i$). Queste nuove possibilità di programmazione aumentano sicuramente la predilezione nei confronti della metodica da parte degli operatori di terapia intensiva, ma non apportano alcun vantaggio rispetto alla impostazione "classica".

**Flessibilità della BIPAP.** La BIPAP offre la possibilità, attraverso l'adeguata scelta dei quattro parametri, di realizzare numerosi modi a pressione controllata (Fig. 12.6). Il paziente può, ad ogni livello di pressione ed in ciascuno dei modi realizzati, respirare spontaneamente. Le forme di ventilazione esposte di seguito possono essere riprodotte in modo BIPAP.

### 12.3.2 Modi di ventilazione controllata

**PC-CMV (BIPAP-CMV).** Con la $p_e$ e la $p_i$ vengono programmate rispettivamente la pressione di fine espirazione PEEP ed il livello di pressione inspiratoria (pmax) (Fig. 12.6). La definizione di $t_i$ e $t_e$, deriva dalla frequenza f (per minuto): $60/(t_i + t_e)$, ed il rapporto tempo di respiratorio dal quoziente $t_i$:$t_e$.
Esempio: $t_i = 2$ s, $t_e = 4$ s; ne segue che f = 60/(2 + 4)=10/min; rapporto di tempo respiratorio = 2/4=1:2 cioè 0,5.

**PC-IRV (BIPAP-IRV).** Con l'impostazione di $t_i > t_e$ o I:E > 1, la BIPAP-CMV viene convertita nella BIPAP-IRV.

### 12.3.3 Modi di ventilazione parziale

**PC-SIMV (BIPAP-SIMV;** Fig. 12.6). In pazienti che al livello $p_e$ mantengono una respirazione spontanea, viene esercitata, per diverse volte al minuto e per alcuni secondi un'inspirazione meccanica a pressione limitata ad un valore $p_i$. In questi casi, la $t_e$ ha una durata maggiore di $t_i$. Il paziente respira in maniera autonoma, prevalentemente al livello di pressione inferiore. I moderni ventilatori consentono anche di combinare alla SIMV la PSV.

**APRV (BIPAP-APRV:** Fig. 12.6). Più volte al minuto e per alcuni secondi, durante la respirazione

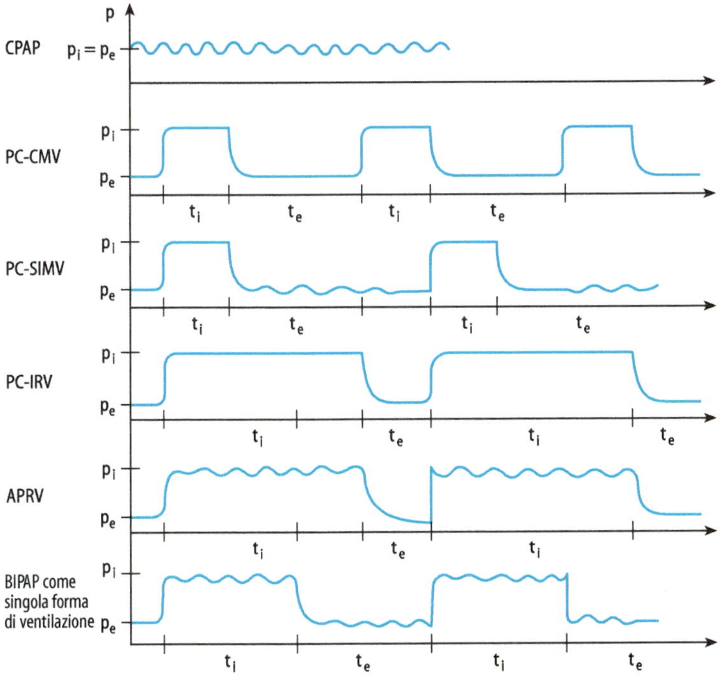


**Fig. 12.6.** Forme di ventilazione in modo BIPAP

spontanea del paziente, la pressione nelle vie aeree viene abbassata dal livello superiore $p_e$ ad uno significativamente più basso di $p_i$. In questi casi la $t_i$ è notevolmente più lunga della $t_e$. Il paziente respira spontaneamente, soprattutto al livello di pressione superiore (vedi par. 12.2). Se il paziente ha attività respiratoria autonoma, la BIPAP-APRV è identica alla BIPAP-IRV. La BIPAP è l'unico modo con la quale la APRV, nei ventilatori attualmente in commercio, sia realizzabile.

**BIPAP come forma di ventilazione unica.** In questo caso, in pazienti che mantengono la respirazione spontanea, $t_e$ e $t_i$ hanno all'incirca la stessa durata. Il paziente respira autonomamente ad entrambe i livelli di pressione.

### 12.3.4 Modo di ventilazione spontanea (CPAP)

$p_e$ e $p_i$ vengono impostate allo stesso livello; la programmazione di $t_i$ e $t_e$ è irrilevante. Il paziente respira, senza sostegno meccanico, ai livelli di pressione predefiniti (Fig. 12.6).

### 12.3.5 Significato dell'impiego clinico della BIPAP

La BIPAP è una metodica di ventilazione che include due tecniche di respirazione meccanica:
- Ventilazione a pressione controllata;
- Mantenimento dell'attività respiratoria spontanea del paziente.

La ventilazione con controllo di pressione permette di ridurre il pericolo di barotrauma polmonare, mentre il mantenimento del respiro spontaneo riduce il fabbisogno di sedativi. Poichè ciascuna forma di ventilazione con controllo di pressione è attuabile con modo BIPAP, questa, in alcuni centri, è diventata la forma di ventilazione di più frequente uso nei pazienti in terapia intensiva.

### 12.3.6 BIPAP e BiPAP

La BIPAP ("biphasic positive airway pressure"), è un modo di ventilazione completamente differente dalla BiPAP ("bilevel positive airway pressure"). La BiPAP è una combinazione di CPAP e sostegno di pressione, nella quale ciascun ciclo respiratorio del paziente viene cambiato tra livello superiore ed inferiore di pressione nelle vie aeree. Questo procedimento non è stato sviluppato ai fini della ventilazione in terapia intensiva, ma per la respirazione non invasiva a domicilio del paziente con l'impiego di maschere facciali, ad esempio nei pazienti con sindrome da apnea notturna.

## 12.4 "Adaptive Support Ventilation" (ASV)

Si tratta di un'evoluzione complessa del modo MMV.

> **La ASV garantisce al paziente, in ogni possibile atto respiratorio spontaneo, una sufficiente ventilazione per minuto con il modello di ventilazione ottimale da un punto di vista energetico, con attenzione contemporanea dei parametri di protezione polmonare.**

La ASV è stata sviluppata in base ai seguenti scopi:
- Possibilità di semplice impostazione solo di alcuni parametri;
- Possibilità di realizzazione di tutti i modi di ventilazione, dalla completa (mandatoria) alla totale respirazione spontanea;
- Attuazione di modelli di ventilazione con minima richiesta di lavoro respiratorio del paziente;
- Sicurezza della ventilazione, in termini di lesioni polmonari indotte dalla respirazione artificiale ed alterazione della funzione dell'attività cardiocircolatoria (cosiddetta "strategia di protezione polmonare").

### 12.4.1 Impostazione della ASV

Per realizzare la ASP al ventilatore devono essere impostati 5 parametri:
- Spazio morto anatomico;
- Volume respiratorio per minuto desiderato;
- Livello di pressione massima nelle vie aeree;
- $F_iO_2$;
- PEEP.

### Spazio morto respiratorio

A tal fine, prima dell'inizio della ventilazione, deve essere fornito il valore del peso ideale del paziente in kg. Questo è dato da tabelle ed è deducibile dalle seguenti formule:

- Donne:
  peso ideale (kg) = altezza (cm) – 100 cm – 10%
- Uomini
  Peso ideale (kg) = altezza (cm) – 100 cm – 5%.

Il respiratore calcola automaticamente lo spazio morto anatomico secondo la formula:

- Spazio morto anatomico = 2,2 ml/kg di peso corporeo ideale.

### Consiglio pratico

- Il peso corporeo fornito deve essere quello ideale, non il reale! Altrimenti nei soggetti obesi, si realizza una iperventilazione non trascurabile.

I filtri ed i cosiddetti HME ("heat and misture exchangers") interposti tra tubo e ventilatore, aumentano lo spazio morto, in dipendenza da ciascun modello utilizzato. Come regola generale, viene consigliato, per ogni HME utilizzato, di innalzare il peso corporeo ideale del 10%. L'aumento patologico dello spazio morto, per alterazioni del rapporto volume-flusso, non può essere calcolato con la formula prima vista e non può essere riconosciuto dal ventilatore. In questi casi, il volume respiratorio per minuto deve essere modificato, attraverso aumento della percentuale della ventilazione desiderata.

### Volume respiratorio per minuto

Una ventilazione normale viene realizzata quando il volume respiratorio per minuto assume valori di:

- 100 ml/kg del peso ideale negli adulti;
- 200 ml/kg del peso ideale nei bambini (fino a 30 kg); in tal caso, prima dell'inizio della ventilazione deve essere impostata l'opzione "pediatrico".

A seconda delle necessità reali del paziente, prima dell'inizio della ventilazione può essere impostata una percentuale aggiuntiva al volume respiratorio per minuto. I ventilatori con l'opzione ASV, di impiego attuale, consentono di impostare percentuali comprese tra il 10 ed il 350%. Nella maggior parte dei casi, è sensato iniziare con una impostazione del 100% del volume per minuto. Se il fabbisogno del paziente diminuisce (per impiego di analgesici, sedativi, per ipotermia), la percentuale viene ridotta al di sotto del 100%. Se invece il fabbisogno aumenta (per febbre o sepsi), questa viene incrementata con valori superiori al 100%. Secondo una regola generale, il volume respiratorio per minuto aumenta del 10% per grado Celsius di incremento della temperatura, rispetto alla ventilazione normale.

La programmazione della percentuale addizionale, rispetto al volume per minuto, deve essere relazionata alla $p_aCO_2$. Se questa è bassa, la percentuale rispetto al volume per minuto deve essere ridotta (a meno che non sia desiderata un'iperventilazione). Se invece è aumentata, la percentuale deve essere incrementata. Nell'ambito del concetto dell'ipercapnia permissiva, possono essere tollerati valori di $p_aCO_2$ anche più alti.

### Livello di pressione massima nelle vie aeree

Per ridurre il rischio di lesione polmonare da pressione, il valore di pressione massima nelle vie aeree deve essere limitato. Ciò viene realizzato impostando il livello d'allarme. L'ASV esercita, quindi, una pressione che al massimo raggiunge livelli di 10 mbar al di sotto del valore massimo. Quindi, per fare non superare la soglia dei 35 mbar, il valore massimo deve essere impostato a 45 mbar.

### $F_iO_2$

Come per tutti gli altri modi di ventilazione, anche nella ASV la $F_iO_2$ deve essere impostata in modo che, insieme alla PEEP, vengano raggiunti i valori desiderati di $p_aO_2$ ed $S_aO_2$. Per la programmazione della $F_iO_2$, valgono le stesse regole esposte nel par. 10.1.

### PEEP

La ASV che, per definizione, si propone di impostare una ventilazione protettiva per il polmone, deve sempre impedire lo sviluppo di una PEEP intrinseca (un rapporto I:E superiore a 1:1

non è consentito). Si deve inoltre osservare che, una PEEP elevata necessita, obbligatoriamente, di elevate pressioni massime nelle vie aeree o di maggiori frequenze, quando la ventilazione debba mantenersi inalterata.

### 12.4.2 Funzionamento della ASV

La ASV riesce, ponendo attenzione alla protezione polmonare, ad ottenere un rapporto ottimale tra volume per atto inspiratorio e frequenza respiratoria, cioè a realizzare un modello di ventilazione che consenta di raggiungere il volume per minuto desiderato.

#### Modello di ventilazione ottimale

Il desiderato volume per atto inspiratorio e la voluta frequenza respiratoria sono deducibili dalla formula di Otis. Secondo questa formula, è possibile definire la frequenza richiesta che, secondo un modello di ventilazione ottimale, permetta il minor lavoro possibile respiratorio da parte del paziente e, sotto ventilazione controllata, l'impiego delle minime pressioni inspiratorie esercitate dal ventilatore. Secondo questa formula:

$$\text{f-“target”} = \frac{\sqrt{1+2a \cdot RCe \cdot (MV - VD)/VD} - 1}{a \cdot RCe}$$

"f-target" = frequenza desiderata
a = fattore dipendente dalla forma della curva
RCe = costante di tempo espiratorio
MV = volume per minuto
VD = spazio morto

La ASVcalcola, seguendo questa formula, la frequenza ottimale in base al peso ideale ed alla percentuale rispetto al volume per minuto (così come sopra descritto). RCe è una misura del tempo necessario all'espirazione. Viene continuamente determinata dal ventilatore. Il valore viene definito RC perché la costante di tempo è data dal prodotto della resistenza per la "compliance". Ne consegue che dal polmone viene espirata una determinata percentuale, in base al valore del prodotto RC:

- Se RC=1 circa il 63%,
- Se RC=2 circa l'87%,
- Se RC=3 circa il 95%,
- Se RC=4 circa il 98%.

Un valore basso di RCe (inferiore a 0,6 sec.) si riscontra nelle patologie restrittive; in quelle da ostruzione, invece, il valore è maggiore a 1,2 sec. In base all'RCe, il ventilatore in modo ASV determina il tempo espiratorio necessario, al fine di evitare sviluppo di auto-PEEP ed "air-trapping". Viene impostato, per la maggior parte, un tempo espiratorio di circa due volte l'RCe e non si ammette una IRV (con rapporto I:E superiore a 1:1). Secondo la formula sopra esposta, deve essere raggiunta la frequenza "target", richiedendo il minore lavoro respiratorio da parte del paziente. Proprio questa frequenza viene attuata con il modo ASV, che adegua la pressione inspiratoria nell'ambito dell'esercizio inspiratorio controllato o sostiene la pressione di uno spontaneo (Fig. 12.7). Il calcolo, per la regolazione dei valori necessari in base alla formula di Otis, avviene con una frequenza di circa 200 al secondo.

#### Regole per la protezione polmonare

La sicurezza dell'ASV viene realizzata grazie all'osservazione delle strategie sviluppate ai fini

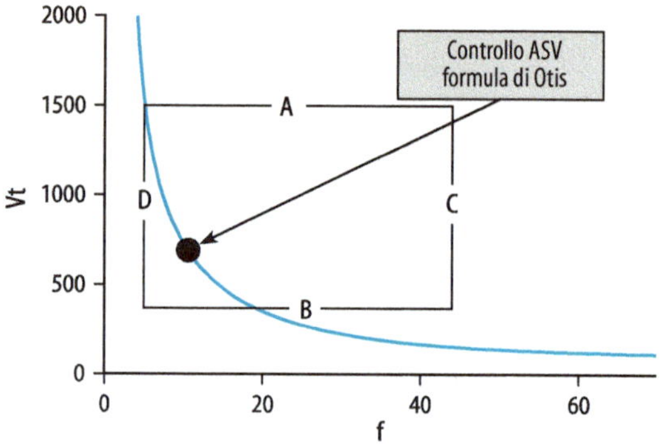


**Fig. 12.7.** Esempio per la determinazione della frequenza ottimale (*f*) e del volume di esercizio ottimale (*VT*) attraverso il controllo ASV con l'ausilio della formula di Otis. La curva indicata nel diagramma indica i possibili rapporti di volume d'esercizio e frequenza respiratoria, con i quali è possibile raggiungere il prefissato volume respiratorio per minuto. L'angolo retto all'interno del diagramma definisce l'ambito del modello respiratorio permesso con il modo ASV, in modo da rispettare le regole della protezione polmonare, cioè i livelli superiore ed inferiore di frequenza respiratoria e volume d'esercizio: **A** massimo volume d'esercizio, **B** minimo volume d'esercizio, **C** massima frequenza respiratoria, **D** minima frequenza respiratoria. Il cerchietto indicato sulla curva indica la frequenza ottimale, alla quale cioè il lavoro respiratorio, secondo il calcolo determinato dalla ASV, è il minimo possibile. Per la spiegazione della formula di Otis vedi testo

della protezione polmonare. Al contrario della MMV, la ASV cerca di fornire al paziente un modello di ventilazione vantaggioso e di evitare condizioni potenzialmente pericolose, quali ventilazione rapida superficiale, maggiore spazio morto od iperinsufflazione dinamica. Nella curva raffigurata sopra (Fig. 12.7), sono messi in relazione il volume totale e la frequenza, dai quali si deduce il volume respiratorio per minuto desiderato. Ma non tutti i valori di frequenza sono sicuri per il paziente. Solo quelli compresi nell'area segnata sono, secondo la formula di Otis, ottimali ("f-target"). La ASV consente quattro combinazioni di Vt e frequenza, relazionate al rispetto della protezione polmonare.

- **Volumi d'esercizio troppo alti** distendono eccessivamente il polmone. La ASV consente al massimo 22 ml/kg di peso corporeo ideale oppure il volume d'esercizio che basti appena a raggiungere il limite di pressione definito al ventilatore. (vedi sopra "livello di pressione superiore").
- **Volumi d'esercizio troppo bassi** non consentono una adeguata ventilazione alveolare. Come limite inferiore, la ASV impone un valore d'esercizio che corrisponda al doppio dello spazio morto. Quindi minimo VT = 4,4 ml/kg di peso corporeo ideale.
- **Frequenze troppo alte** possono condurre allo sviluppo di "air trapping" e di involontaria PEEPi. La ASV consente frequenze che determinino l'esercizio del VTminimo (fmax = volume respiratorio per minuto desiderato/ VTminimo) e che permettano un tempo espiratorio di almeno 2 · RC.
- **Con frequenze troppo basse,** si può incorrere nel rischio di ipoventilazione apnea. La frequenza minima è limitata a 5/min.

I limiti che permettono una ventilazione con contemporanea protezione polmonare vengono relazionati dinamicamente ad ogni atto inspiratorio e correlati alla meccanica respiratoria. Se, invece, i parametri sono impostati non rispecchiando i valori della ASV, viene segnalata la *"impossibilità di raggiungere lo scopo con modo ASV"*e la ventilazione si svolge con un modello di ventilazione permesso ma ai limiti, come voluto da chi ha impostato i parametri.

**La ASV, secondo parametri tecnici, può essere così classificata:**

- ASV è una complessa "advance dual-control inter-breath-mode".
- La ASV consente una ventilazione completamente controllata, a pressione sostenuta o spontanea.
- Gli esercizi inspiratori possono essere quindi controllati dal paziente o dalla macchina, limitati dalla pressione o dal paziente o guidati dal ventilatore.
- Negli atti spontanei, il "trigger" può essere la pressione o il flusso. Questi possono essere inoltre limitati dalla pressione o guidati dal flusso.
- Gli esercizi inspiratori meccanici sono limitati dalla pressione, guidati dal tempo ed i "trigger" possono essere il tempo, la pressione oppure il flusso.

### 12.4.3 Significato dell'impiego clinico della ASV

Con la ASV è stato sviluppato un modo nuovo che consente la respirazione artificiale anche di pazienti affetti da patologie delle vie aeree, rispettando i canoni della ventilazione polmonare sicura. Si evitano alcuni svantaggi potenziali delle metodiche più vecchie, quali la MMV. Ad esempio, non si corre più il rischio del respiro rapido e superficiale, che può essere interpretato come sufficiente ventilazione, anche in presenza di affaticamento respiratorio del paziente. La ASV può essere impiegata come metodica che precede lo svezzamento. L'impostazione di un modello ASV con maggiori frequenze respiratorie e minori volumi e pressioni d'esercizio, consente uno scambio gassoso sufficiente. Questa impostazione, nell'ambito della protezione polmonare, sembra essere vantaggiosa, soprattutto nelle patologie polmonari restrittive. Possono insorgere problemi quando lo spazio morto" patologico" è aumentato. In questi casi la percentuale d'aggiunta del volume per minuto deve essere aumentata. Se la ASV viene impiegata come modo di svezzamento, indice di un'imminente e sicura estubazione sono:

- Pressione inspiratoria < 8 mbar;
- Completa respirazione spontanea con frequenze accettabili (nessun esercizio meccanico);
- Sufficiente volume respiratorio per minuto.

Una combinazione con la ATC è possibile e sensata. Non sono state ancora fornite prove di un migliore "outcome" dei pazienti in terapia intensiva ventilati con modo ASV. Anche se l'impostazione ed il controllo dei parametri ASV sembrano alquanto complessi, dopo la programmazione, la sorveglianza non richiede più tanta attenzione rispetto a quando si impiegano altri modi di ventilazione. Così, dopo la prima impostazione, non si rende necessario l'ulteriore aggiustamento dei parametri di ventilazione. A tal proposito, Branson nel 1999 ha affermato: "tali tecniche, che in base ai dati di meccanica polmonare rilevati automaticamente inseriscono modificazioni adeguate, potrebbero essere impiegate in un futuro che vede l'incremento della gravità delle patologie e la riduzione del personale in terapia intensiva".

## 12.5 "Proportional Assist Ventilation" (PAV)



Un secondo termine per definire questo metodo è "proportional pressure support ventilation" (PPS). Si tratta di una forma di ventilazione sviluppata per sostenere l'impulso respiratorio autonomo di pazienti con modificazioni patologiche delle resistenze e dei rapporti di distensione polmonare.

**La PAV è un modo di ventilazione spontanea puro con sostegno di pressione, nel quale l'attività respiratoria spontanea propria del paziente, viene sostenuta, proporzionalmente al suo sforzo respiratorio.**

Un modo di respirazione spontanea "puro" con sostegno di pressione, implica il non intervento meccanico, quando paziente non respiri autonomamente. Per la sicurezza del paziente, è necessario, in caso di apnea, poter inserire una metodica controllata, quale la CMV. Così si può definire la PAV una forma particolare della PSV.

"Sostegno proporzionale del respiro spontaneo" significa: quanto più importanti sono i tentativi inspiratori del paziente, tanto maggiore sarà, con la PAV, il sostegno meccanico. In tal senso la PAV si differenzia dalla PSV: in questa, infatti, ogni atto inspiratorio del paziente viene supportato sempre dallo stesso livello di sostegno di pressione, mentre nella PAV questo valore è variabile, in relazione all'entità dell'attività respiratoria spontanea (Fig. 12.8). Tali rapporti rappresentano la "respirazione naturale", nella quale si alternano continuamente atti inspiratori più e meno profondi. La PAV, quindi, consiste in un modo servo-controllato, guidato da micro-

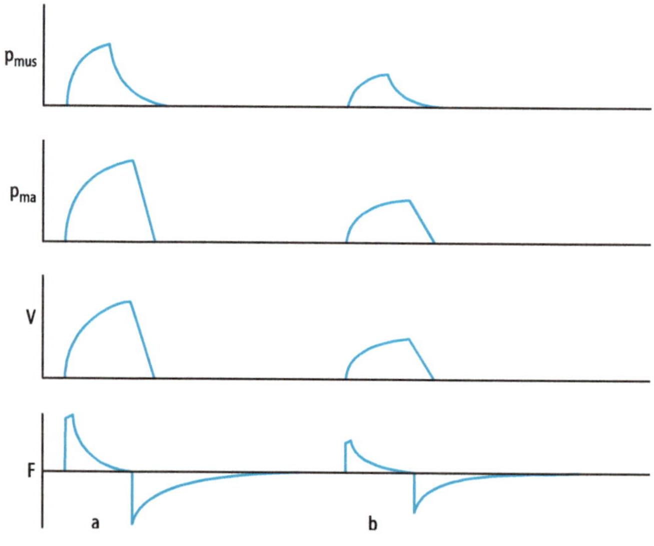


**Fig. 12.8.** "Proportional assist ventilation" (PAV). In figura sono rappresentati, per due esercizi inspiratori (a e b) l'andamento di volume (V), di flusso (f), così come della pressione sviluppata dalla muscolatura respiratoria ($p_{mus}$) e dal ventilatore ($p_{ma}$). Nel primo esercizio inspiratorio (a) viene sviluppata una maggiore pressione muscolare rispetto al secondo. Proporzionalmente maggiore è anche il sostegno di pressione del ventilatore e, quindi, il volume esercitato nel primo atto inspiratorio sarà più alto del secondo

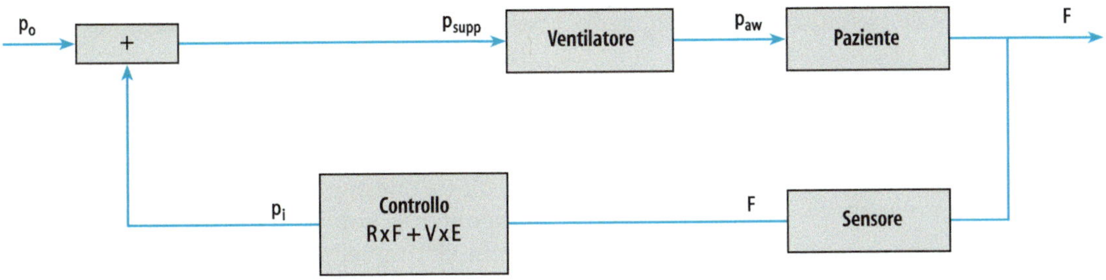


**Fig. 12.9.** "Proportional assist ventilation" (PAV). Rappresentazione della regola del circolo. Il sensore del sistema di ventilazione valuta il flusso (F) ed integra conseguentemente, attraverso il tempo, anche il volume. Viene automaticamente calcolata, in base a valori di resistenza e "compliance", la pressione inspiratoria necessaria ($p_i = R \cdot F + V \cdot E$) che si sviluppa a partire da una preesistente pressione basale ($p_o$). Si definisce, in tal modo, la pressione di sostegno totale ($p_{supp} = p_o \cdot p_i$), che viene sviluppata dal respiratore e che determina una relativa pressione nelle vie aeree ($p_{aw}$). Questa pressione conduce, a sua volta, ad un flusso che, attraverso il circolo, produce un nuovo adattamento della pressione di sostegno. (Secondo Brunner 2002)

processori, con accoppiamento positivo (Fig. 12.9). Per tale caratteristica, la PAV si differenzia dagli altri modi parziali di ventilazione come "volume support", la MMV o la ASV, nelle quali il supporto del respiro spontaneo e la profondità di inspirazione del paziente sono inversamente proporzionali (accoppiamento negativo).

### 12.5.1 Funzionamento della PAV

Con l'aumento dell'elastanza, il lavoro respiratorio aumenta proporzionalmente all'entità del volume aereo spostato, con l'aumento della resistenza, proporzionalmente alla velocità del flusso. Per un continua facilitazione del lavoro respiratorio:

- L'aumento dell'elastanza deve essere compensato da un sostegno di pressione, che proporzionalmente al volume polmonare, aumenta ("elastic unloading" attraverso "volume assist");
- L'aumento della resistenza deve essere eguagliato da un sostegno di pressione che aumenta in relazione al flusso ("resistive unloading" attraverso "flow assist").

La PAV è una forma di ventilazione con sostegno di pressione (limitata dalla pressione e guidata dal flusso, dove il "trigger" è il paziente), nella quale il supporto di pressione comprende il "volume assist" ed il "flow assist". Così, il rapporto tra supporto di pressione e sforzo respiratorio del paziente, rimane costante. (Fig. 12.10). Il sostegno

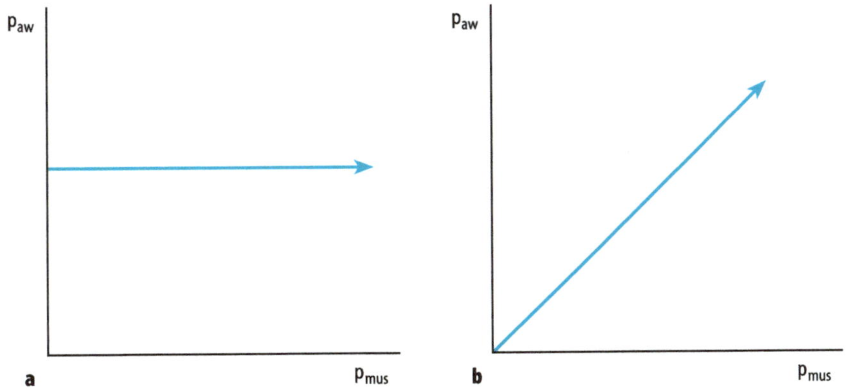


**Fig. 12.10 a,b.** "Proportional assist ventilation" (PAV). Rapporto tra la pressione esercitata dal respiratore nelle vie aeree ($p_{aw}$) e quella determinata dalla muscolatura respiratoria ($p_{mus}$) nella PSV (**a**) e nella PAV (**b**). Nella PSV la pressione generata ad ogni atto inspiratorio è costante, nella PAV viene mantenuto costante il rapporto tra sostegno di pressione e lo sforzo inspiratorio del paziente

di pressione totale esercitato dal ventilatore, deriva da:

- $p_{AW} = FA \cdot Flow + VA \cdot V_T$,
- $p_{AW}$ = pressione nelle vie aeree;
- FA = "flow assist";
- VA = "volume assist";
- $V_T$ = volume d'esercizio.

Il respiratore esercita, quindi, una pressione positiva nelle vie aeree, fin dall'inizio dell'inspirazione e per tutta la sua durata, proporzionalmente al flusso ed al volume determinato dal paziente. PAV agisce come un muscolo inspiratorio accessorio aggiunto, poiché la muscolatura si contrae normalmente e tanto più intensamente, quanto più forti sono gli atti inspiratori spontanei (Fig. 12.8). Nei pazienti con prevalente patologia da ostruzione ed elevate resistenze nelle vie aeree (asma, BPCO), è decisiva l'entità del "flow assist" e, nei pazienti con prevalente alterazione della funzionalità polmonare di tipo restrittivo ed elevata elastanza (ad es. ARDS), quella del "volume assist".

### 12.5.2 Impostazione della PAV

Al contrario della ventilazione convenzionale con supporto di pressione (PSV), in cui viene impostato solo un sostegno di pressione e con la quale il ventilatore sostiene ogni atto respiratorio del paziente, nella PAV devono essere definiti due parametri, grazie ai quali il respiratore deriva il sostegno di pressione da esercitare individualmente, per ogni atto inspiratorio.

> Nella PAV devono essere programmati sul ventilatore i parametri "volume assist" e "flow assist".

Inoltre, sono da impostare, così come per gli altri modi spontanei sostenuti, PEEP e $F_iO_2$. Il fine dell'impostazione di FA e VA è quello di riuscire a compensare gli aumenti di resistenza (attraverso FA) e di elastanza (attraverso VA). La resistenza e la "compliance" devono essere note, calcolate o, quanto meno, all'incirca definibili.

I moderni respiratori permettono la quantificazione, in maniera abbastanza fidata, di elastanza e resistenza di pazienti ventilati artificialmente.

Non altrettanto sicura è, invece, la determinazione delle due grandezze, nei pazienti che respirano spontaneamente. Pertanto, è possibile definire questi parametri imitando il modello spontaneo con la ventilazione controllata, somministrando, per un tempo limitato, una maggiore quantità di sedativi. Conosciute E ed R, è possibile definire VA come differenza tra l'elastanza attuale (aumentata) ($E_{att}$) e normale ($E_{norm}$) e la FA come differenza tra la resistenza attuale (aumentata) ($R_{att}$) e normale ($R_{norm}$):

- $VA = E_{att} - E_{norm}$
- $FA = R_{att} - R_{norm}$

L'impostazione deve essere continuamente valutata e regolata, fino a definire un modello di ventilazione che consenta una sufficiente ventilazione ed ossigenazione.

### 12.5.3 Vantaggi della PAV

La possibilità di realizzare un modello di respirazione quasi "fisiologico" aumenta il benessere del paziente e facilita il suo adattamento al ventilatore.

Egli può definire in ogni momento un'inspirazione più profonda. Il fabbisogno di sedativi è ridotto, anche perché una somministrazione eccessiva comprometterebbe l'impulso respiratorio del paziente.

> In modelli con accoppiamento positivo, come la PAV e la ATC, non si incorre nel rischio dei "falsi trigger".

Ciò, invece, avviene per le altre forme di ventilazione assistita, nelle quali ogni "trigger", anche quelli falsi determinati da riduzioni di flusso o di pressione nel sistema, inducono una risposta da parte del ventilatore, che aziona un completo sostegno di pressione fino al limite prefissato (PSV) oppure un completo atto inspiratorio (ventilazione assistita). La conseguenza è il possibile sviluppo di iperventilazioni indesiderate od eccessive insufflazioni dinamiche.

Nelle ATC e PAV, nelle quali esiste un "feedback" di regolazione positivo, i falsi "trigger" possono al massimo determinare una risposta con supporto di pressione clinicamente insignificante.

In tal modo, si evita una desincronizzazione tra paziente e ventilatore. Il gioco di squadra tra regolazione del respiro e attività dei muscoli respiratori si mantiene meglio che nelle altre forme di ventilazione spontanea. Solo in caso di alterazione della meccanica polmonare, il ventilatore deve compensare l'aumento del lavoro respiratorio, permettendo al paziente di sostenere autonomamente il proprio. È, così, possibile evitare il rischio di atrofia della muscolatura respiratoria e la desincronizzazione tra il centro del respiro e la muscolatura respiratoria.

L'aumento delle resistenze legate al tubo endotracheale viene meglio compensato dalla ATC invece che per aumento della FA, oppure, ancora meglio,dalla ATC combinata alla PAV.

### 12.5.4 Svantaggi della PAV

I sistemi con accoppiamento positivo sono, per natura, instabili. Se il paziente smette di respirare, il sistema viene meno. In caso di limitazione della regolazione del respiro, con minori sforzi inspiratori, il sostegno è minore. Al contrario della PSV, nella PAV non esistono "sostegni medi". Pertanto, vale per la PAV, ancora di più che per altri modi di ventilazione spontanea, che:

> **La PAV può essere impiegata solo quando il paziente presenta un'intatta ed essenziale, regolazione del respiro.**

D'altro canto, un'importante sostegno di pressione proporzionale al volume può condurre al cosiddetto "run-away", cioè all'eccessiva distensione da volume. Entrambe i fenomeni (iper- ed ipoventilazione) devono essere compensati o, meglio, evitati. Altro svantaggio della PAV è la necessità di conoscere le reali "compliance" e resistenza del sistema respiratorio, in modo da calcolare i fattori di proporzionalità VA e FA. Se questi vengono regolati a valori minimi, non segue un sufficiente sostegno del paziente, se invece a livelli eccessivi, si rischia il fenomeno del sopra citato "run-away". In caso di grosse perdite o fistole bronco-pleuriche, la PAV non è realizzabile in maniera sicura. Questo vale, comunque, anche per altre forme di ventilazione spontanea con sostegno di pressione come la PSV.

### 12.5.5 Significato dell'impiego clinico della PAV

La PAV appartiene al gruppo dei nuovi modelli di ventilazione, la cui diffusione è limitata dalle seguenti cause:

- Disponibilità relativamente bassa;
- Necessità di monitoraggio dell'attività meccanica respiratoria;
- Difficoltà relativa alla separata determinazione di FA e VA in base alla conoscenza di E ed R;
- Completa conoscenza della meccanica respiratoria per un corretto funzionamento.

La PAV offre un "comfort" maggiore per il paziente rispetto alla PSV. Nella prima infatti, un fabbisogno di ventilazione incrementato è corrisposto con aumento del volume d'esercizio; nella seconda, invece, l'aumento del volume respiratorio per minuto, viene realizzato con incremento della frequenza respiratoria. Comunque, al momento attuale non esistono prove che evidenzino la maggior efficacia dell'una o l'altra circa la letalità ed il miglioramento dell'ossigenazione. Particolarmente vantaggiosa sembra essere la combinazione tra ATC e PAV. Ciò consente, infatti, una migliore compensazione del lavoro respiratorio, in caso di aumento improvviso del fabbisogno di ventilazione, a paragone della PSV o della PAV come metodiche singole. Comunque, non è ancora chiaro se la combinazione, rispetto alle metodiche d'impiego attuale, possa ridurre i tempi di svezzamento.

## 12.6 Compensazione tubo automatica (ATC)

Il modo ATC, altrimenti definito come TRC ("tube resistance compensation"), è stato sviluppato agli inizi degli anni novanta da Guttman.

**La ATC è un modo spontaneo di ventilazione, nel quale viene compensato l'aumentato lavoro respiratorio dovuto al tubo od alla cannula endotracheale.**

### 12.6.1 Basi e principi di funzionamento della ATC

Tubo e cannula endotracheale aumentano le resistenze nelle vie aeree e rappresentano, nei modi di ventilazione con respiro spontaneo, le cause più importanti di aumento del lavoro respiratorio ("work of breathing", WOB), potendo addirittura raddoppiarlo. La dipendenza delle resistenze dovute al tubo, in relazione al flusso ed al diametro, non è lineare in caso di flusso elevato con conseguente sviluppo di turbolenze.

- Quanto maggiore e turbolento è il flusso, tanto più importanti sono le resistenze nelle vie aeree dovute alla presenza del tubo e, conseguentemente, maggiore è il lavoro respiratorio ($WOB_{add}$) che il paziente dovrà sostenere.

Inoltre, vale che:

- Quanto minore è il diametro del tubo, tanto maggiore sarà la resistenza. La caduta della pressione è inversamente proporzionale alla quarta potenza del raggio e direttamente proporzionale alla lunghezza.

Così, la resistenza opposta da un tubo con diametro interno (ID) di 7,0 mm ed un flusso di 40-60 l/min è tre volte maggiore, rispetto ad uno con diametro di 9,0 mm. I tubi endotracheali, in rapporto alle cannule di eguale diametro, presentano una resistenza di 1,5 volte maggiore, perché hanno una lunghezza maggiore (Tab. 12.2).

Nell'inspirazione, la pressione nelle vie aeree ($p_{aw}$) valutata nella sezione prossimale del tubo, indicata dal ventilatore, è maggiore rispetto a quella della parte distale nella trachea ($p_{trach}$). Al contrario nell'espirazione. L'entità della differenza di pressione ($\varnothing p_{ETT} = p_{AW} - p_{trach}$) dipende dal flusso e dall'entità della resistenza del tubo. L'ATC fornisce al paziente, continuamente, un supporto di pressione in relazione al $\varnothing p_{ETT}$. Tale valore varia nel tempo, durante l'in- e l'espirazione, in maniera dipendente dal flusso; quindi anche la pressione nelle vie aeree, con l'impiego dell'ATC, viene continuamente e conseguentemente regolata. Per compensare la resistenza del tubo con la ATC, il ventilatore aumenta la pressione nelle vie aeree ($p_{AW}$) in inspirazione e la riduce nell'espirazione, in modo che la pressione tracheale ($p_{trach}$) distale del tubo sia indipendente dalle resistenze dovute allo stesso.

- $p_{trach} = p_{AW} - p_{ETT}$

L'entità della "pressione tracheale" non viene misurata ma calcolata, in base ad algoritmi, dal respiratore.

**Tab. 12.2.** Resistenze offerte da tubo (ET) e cannula endotracheale (TK) di diverse misure, in dipendenza al flusso (secondo Guttam 1993)

| Tubo | ID | $R_T$,40 inspiratoria | $R_T$,40 espiratoria | $R_T$,60 inspiratoria | $R_T$,60 espiratoria |
|---|---|---|---|---|---|
| ET | 7,0 | 7,44 | 8,28 | 11,12 | 11,69 |
| ET | 8,0 | 4,49 | 5,53 | 6,57 | 7,50 |
| ET | 9,0 | 2,93 | 3,00 | 4,29 | 4,28 |
| TK | 8,0 | 2,96 | 2,74 | 4,50 | 3,70 |
| TK | 9,0 | 1,97 | 1,63 | 2,95 | 2,24 |
| TK | 10,0 | 1,38 | 1,27 | 2,05 | 1,77 |

ET Tubo endotracheale, TK cannula tracheale, ID diametro interno (mm), $R_t$, 40 resistenza del tubo ad un flusso di 40 l/min inspiratorio ed espiratorio (mbar · s/l); Rt, 60 resistenza ad un flusso di 60 l/min cioè di 1 l/s inspiratorio ed espiratorio (mbar · s/l)

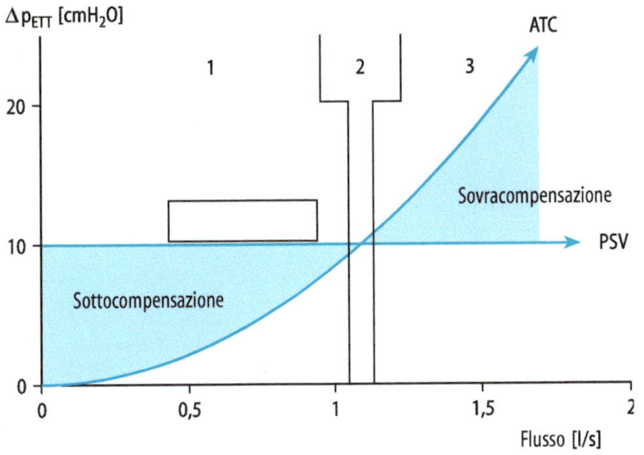


**Fig. 12.11.** Compensazione tubo automatica - sostegno inspiratorio con la ATC a paragone con la PSV. Differenza di pressione in un tubo endotracheale ($\varnothing p_{ETT}$) in questo caso è preso come esempio un tubo con diametro interno di 7,5 mm, in rapporto al flusso di gas inspiratorio. Si deve osservare che un sostegno di pressione inspiratorio costante (PSV) di 10 cm d'$H_2O$, in caso di flusso minimo (1), sovracompensa la resistenza del tubo, in caso di flusso elevato (3) al contrario, determina una sottocompensazione. Solo in corrispondenza di un flusso pari a 1 l/s, la compensazione è adeguata. Per contro, la ATC può sostenere la $\varnothing p_{ETT}$ misurata durante tutto il decorso. Le linee della ATC e della $\varnothing p_{ETT}$, praticamente, si sovrappongono completamente. (Da Guttman 2002)

## 12.6.2 PAV e ATC a confronto

Anche nella PAV si esercita un sostegno di pressione variabile, in dipendenza delle modificazioni di resistenza ed elastanza. Gli aumenti di resistenza vengono compensati dal cosiddetto "flow assist" e quelli di elastanza dal "volume assist". Il tubo endotracheale apporta aumenti di resistenza, ma non determina significative variazioni di elastanza del sistema respiratorio. La ATC può essere considerata una variante della "flow assist". Si devono però osservare le seguenti importanti differenze:

- FA, nell'ambito della PAV deve compensare gli aumenti di resistenza patologici. Questa compensazione avviene in maniera lineare.
- FA, nell'ambito della ATC, deve compensare le resistenze apportate dal tubo endotracheale. Questa compensazione si realizza, sulla base delle variazioni della resistenza dipendenti dal flusso, in maniera non lineare.

Cause della non linearità, sono le turbolenze all'interno del tubo che aumentano con l'incrementare della turbolenza del flusso. Ciò provoca, inoltre, aumento del $\varnothing p_{ETT}$ (Fig. 12.11). Sebbene PAV e ATC vengano regolate con accoppiamento positivo (tanto più alto è il flusso, tanto maggiore è il sostegno di pressione), le due forme devono essere differenziate:

- La PAV (più esattamente: la parte FA della PAV) determina un sostegno di pressione lineare, proporzionale al flusso.
- La ATC agisce in maniera non lineare, azionando un sostegno di pressione proporzionale al flusso.

Si deve, inoltre, osservare che la PAV, a differenza della ATC, non offre nessuna compensazione di pressione espiratoria.

## 12.6.3 Effetti sull'inspirazione della ATC e della PSV a confronto

Per la fase inspiratoria vale che:

- Nella PSV viene esercitato un sostegno inspiratorio di pressione costante.
- Nella ATC il superamento delle resistenze opposte dal tubo, durante l'inspirazione, non viene sostenuto con una pressione costante, ma proporzionalmente al flusso, in crescendo.

La ATC può, teoricamente, compensare totalmente l'aumento delle resistenze opposte dal tubo in fase inspiratoria. In tal modo, il paziente non deve eseguire un lavoro respiratorio aggiuntivo. È come se fosse "elettronicamente estubato". In questi casi, è necessario un andamento della pressione inspiratoria sinusoidale, nel quale il massimo della velocità del flusso, corrisponde alla metà della durata della fase inspiratoria (Fig. 12.12). La PSV non riesce a compensare la dinamica flusso-dipendente dell'abbassamento di pressione attraverso il tubo endotracheale. Solo in un limitato

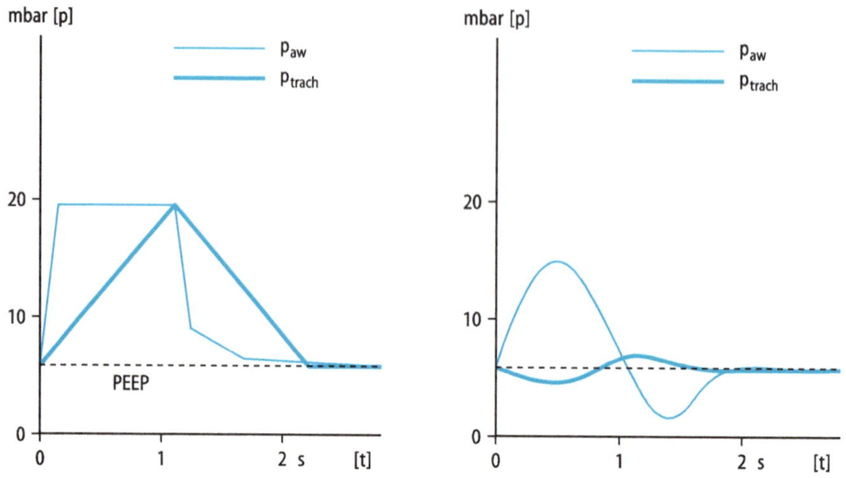


**Fig. 12.12.** ATC paragonata alla PSV - andamento della pressione idealizzato (p) nel tempo (t) durante l'in- e l'espirazione. La linea sottile rappresenta la pressione nelle vie aeree ($p_{AW}$), la linea spessa raffigura l'andamento della pressione nella trachea ($p_{trach}$). A sinistra ed a destra sono rappresentati, rispettivamente, il sostegno del respiro con la PSV (con una pressione costante di 15 cm d'$H_2O$ al di sopra della PEEP) e quello determinato dalla ATC. Come si può evidenziare, l'andamento della pressione nelle vie aeree in inspirazione nella PSV ha andamento ad angolo retto, nella ATC decorre quasi completamente in forma sinusoidale. Nella ATC, la pressione tracheale si riduce anche durante l'espirazione, nonostante una diminuzione della $p_{AW}$ non al di sotto del prefissato livello PEEP di 5 cm d'$H_2O$. (In riferimento a Guttmann 2002)

ambito, la PSV riesce ad apportare un'adeguata tubo-compensazione; quando il flusso è minimo (inizio e termine dell'inspirazione), la PSV conduce ad una sovracompensazione, se è elevato (fase intermedia, soprattutto in caso di forti inspirazioni), determina una sottocompensazione.

## 12.6.4 Effetti della ATC sull'espirazione

Per l'espirazione vale che:

- In PSV e PAV, l'espirazione non viene supportata.
- Nella ATC, il superamento delle resistenze espiratorie opposte dal tubo, viene supportato da riduzione della pressione nelle vie aeree, fino allo 0 (pressione atmosferica).

La ATC è l'unico modo, insieme alla APRV, che supporta anche l'espirazione. I nuovi respiratori offrono, comunque, solo una compensazione parziale, al massimo fino al livello PEEP (Fig. 12.13). Relativamente, in caso di aumentato fabbisogno di ventilazione ed espirazione attiva, può, anche con la ATC, richiedersi un lavoro respiratorio ag-

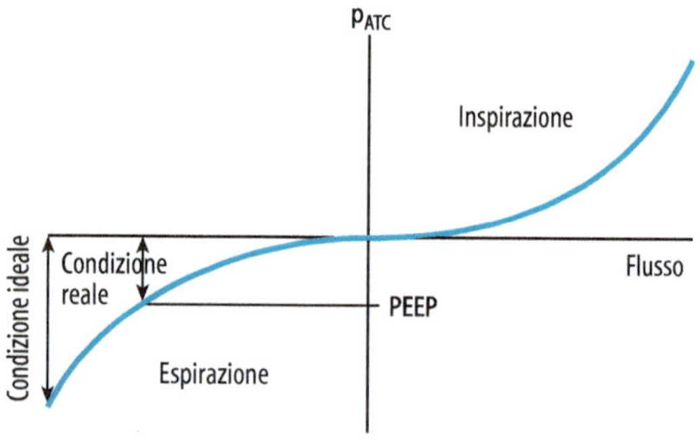


**Fig. 12.13.** Compensazione tubo automatica - sostegno espiratorio. Idealmente, l'espirazione deve essere supportata con un valore di pressione (pATC) che, all'estremità distale del tubo, si attesti molto al di sotto della pressione atmosferica. In realtà, è possibile attuare solo una differenza tra la PEEP e la pressione atmosferica, la riduzione della pressione si può realizzare solo temporaneamente al di sotto del livello PEEP fino al valore minimo 0 (condizione reale). In presenza di un respiro spontaneo mantenuto, non viene determinato un risucchio. Da osservare: quando non si ventila con una PEEP, non si ha alcun sostegno espiratorio di pressione. (Da Guttmann 2002)

giuntivo. Con l'allungamento del tempo espiratorio, è possibile lo sviluppo di auto-PEEP indesiderate e, conseguentemente, iperinsufflazione polmonare. Da un punto di vista pratico, si può affermare che:

**Quanto più alta è la PEEP impostata, tanto maggiore sarà, nella ATC, il sostegno di pressione espiratorio.**

Nella ventilazione senza PEEP (cioè la ZEEP), non è possibile, anche con la ATC, un sostegno espiratorio. Per determinarlo, è necessario esercitare un risucchio espiratorio che, tuttavia, non è disponibile nei respiratori in uso, per perplessità circa il possibile sviluppo di atelettasie, riduzione della capacità funzionale residua e, conseguentemente, disturbi dell'ossigenazione.

Questi dubbi, nella ATC, sono infondati. Determinante per il mantenimento della FRC nell'espirazione non è la pressione misurata nelle sezioni prossimali del tubo ($p_{AW}$), ma quella sviluppata nella parte distale ($p_{trach}$). Solo a termine dell'espirazione, quando il flusso è nullo, le due pressioni si equilibrano. Durante l'espirazione, la pressione intrapolmonare è – all'inizio addirittura di gran lunga – maggiore, rispetto alla $p_{AW}$ misurata dal respiratore. Come sopra sottolineato, la ATC compensa il lavoro apportato dal tubo che si associa all'abbassamento flusso-dipendente della pressione. Anche quando la $p_{AW}$ è bassa o negativa, la $p_{trach}$ non si riduce mai al di sotto del livello PEEP impostato (Fig. 12.12).

### 12.6.5 Impostazione della ATC

Rispetto alla PAV, l'impostazione della ATC è molto semplice. Al respiratore devono essere solamente forniti i seguenti valori:

- Diametro del tubo o della cannula endotracheale (diametro interno in mm);
- Tipo (tubo o cannula endotracheale);
- Entità desiderata della compensazione.

Con questi dati, insieme alla misurazione della pressione nelle vie aeree, il "software" del sistema di ventilazione calcola la pressione tracheale e la necessaria pressione di sostegno adeguata ad ogni velocità di flusso. Il flusso viene valutato direttamente dal sistema in modo automatico e più volte al secondo. La compensazione di pressione viene di conseguenza, continuamente modificata. La corretta impostazione dei primi due parametri riesce a creare una compensazione tale da evitare il fenomeno "run-away".

La ATC può essere associata anche ad altre forme di ventilazione, riducendo però, per evitare sovracompensazioni, il sostegno di pressione, dato che quello apportato dalla ATC si addiziona all'originale inizialmente impostato.

### 12.6.6 Problemi relativi alla ATC

In caso di importanti atti respiratori autonomi, in base al sostegno di pressione eccessivo, la ATC può condurre ad aumento della pressione di picco nelle vie aeree.

Pertanto, il livello di pressione superiore nelle vie aeree deve essere continuamente monitorato e l'attività respiratoria del paziente, con l'impiego di sedativi, limitata. In caso di ostruzioni parziali del tubo per secreti o piegamenti, l'efficienza della ATC è notevolmente ostacolata.

### 12.6.7 Significato dell'impiego clinico della ATC

La ATC si presenta come una nuova componente della terapia respiratoria artificiale, che può essere combinata a tutte le altre forme di ventilazione.

In particolare, sensata e consigliabile è la combinazione con la PSV e la BIPAP, ma anche con i nuovi modi PAV e ASV. La cosiddetta "estubazione elettronica" non è realizzabile con le singole PAV e ASV, poiché:

- La PSV esercita un supporto di pressione costante. Se da un lato questo non è sufficiente, dall'altro può condurre ad indesiderate iperinsufflazioni polmonari. Il "comfort" offerto dalla metodica in questione è notevolmente minore rispetto alla ATC.
- La PAV, attraverso il "flow assist", può apportare solo un sostegno di pressione proporzionale al flusso. Se esistono turbolenze del flus-

so, questo o non è sufficiente (minima FA) o conduce a sovracompensazioni (eccessiva FA).

Con la ATC il paziente può mantenere il suo modello "naturale" di respirazione, rappresentato dall'alternarsi di atti inspiratori più o meno profondi.

Falsi "trigger" sono, per le stesse motivazioni esposte per la PAV, scongiurati (vedi par. 12.6.3). Inoltre, è più difficile incorrere nella desincronizzazione paziente-respiratore.

"L'estubazione elettronica" ideale non è completamente realizzabile, per la limitazione del sostegno espiratorio. Però, lo svezzamento reale è realizzabile con la singola ATC. Grazie a questa è possibile rispondere alla domanda frequente mente posta nei reparti di terapia intensiva: "a rappresentare il problema del paziente è il tubo o sono le patologie polmonari associate?" È, così, possibile tentare estubazioni precoci ed evitare lunghi tempi di ventilazione.

Non esistono vere controindicazioni all'impiego della ATC. Solo nei pazienti con ostruzione delle vie aeree (BPCO), l'effetto desiderato di stenosi espiratoria del tubo viene ridotto dall'azione della ATC. In tal caso, è consigliabile ridurre la PEEP, per la compensazione. Non esistono, comunque, dati precisi circa l'azione e l'ottimale programmazione della ATC in pazienti con BPCO.

## 12.7 Ventilazione separata ("Independent Lung Ventilation", ILV)

Non esiste una patologia polmonare che interessi omogeneamente i polmoni. Entrambi i polmoni, sezioni sane e malate comprese, devono essere ventilati con lo stesso tempo e modo di ventilazione.

Per motivi anatomici, un'eccezione è possibile quando la lesione principale interessa solo uno dei due polmoni, mentre l'altro rimane inalterato.

In questi casi, è possibile realizzare, con l'impiego del tubo a doppio lume, una ventilazione separata.

Il tubo a doppio lume si usa di frequente nella chirurgia toracica. Viene introdotto per via orale, sebbene esistano anche delle cannule tracheali a doppio lume. Il corretto posizionamento deve essere controllato con la broncoscopia. Qui di seguito sono elencate le indicazioni alla ILV, nei pazienti in terapia intensiva.

**Indicazioni alla ventilazione separata per la respirazione artificiale nei pazienti in terapia intensiva**

**Le patologie più frequenti che interessano unilateralmente i polmoni sono:**

- Contusione polmonare;
- Aspirazione;
- Edema polmonare;
- Atelettasie diffuse;
- Polmonite;
- Ascesso;
- Bronchiectasie;
- Emorragie;
- Spasmo bronchiale;
- Fistole bronco-pleuriche;
- Insufficienza di un ramo bronchiale; ARDS.

**Le seguenti patologie sono di più comune riscontro bilaterale:**

- ARDS di grado severo;
- polmoniti gravi;
- Importanti polmoniti da aspirazione.

### 12.7.1 Metodiche di ventilazione nella ILV

È possibile realizzare diversi modi di ventilazione, per il polmone sano e per quello malato. In tal senso, è possibile ventilare ciascun polmone, in base alla sua "compliance", alle resistenze nelle vie aeree od alla causa della lesione. Sono in uso le seguenti combinazioni:

- Due respiratori indipendenti l'uno dall'altro (ILV non sincronizzata);
- Due ventilatori accoppiati secondo il principio "slave-and-master" (ILV sincronizzata);
- Un respiratore convenzionale ed uno ad elevata frequenza di ventilazione;
- Un respiratore convenzionale ed uno con sistema CPAP a flusso continuo;
- Due sistemi CPAP a flusso continuo programmati a due livelli PEEP differenti;
- Un respiratore collegato, attraverso un connettore, ad entrambe i lumi (agisce proteggendo selettivamente le vie aeree).

La sincronizzazione non offre particolari vantaggi rispetto alla desincronizzazione e complica inutilmente la metodica.

## 12.7.2 Vantaggi della ILV

Il vantaggio più importante offerto dalla ILV è la possibilità di ventilare i due polmoni impiegando pressioni differenti. Praticamente, ciò è realizzabile secondo le metodiche di seguito descritte.

### Ventilazione del polmone patologico con elevate pressioni di esercizio nelle vie aeree

L'impiego di una PEEP o di pressioni nelle vie aeree elevate, in patologie polmonari restrittive (ARDS, atelettasie, polmoniti o contusioni polmonari) che coinvolgono solo uno dei due polmoni, senza ventilazione separata, finisce con il determinare lo sviluppo di eccessive distensioni del polmone sano. L'aumento delle resistenze vascolari polmonari, in corrispondenza delle regioni alveolari sane ma eccessivamente distese, può convogliare il flusso di sangue nelle sezioni non sufficientemente ventilate. Si verifica un peggioramento dell'ossigenazione, associato a PEEP "paradossa" ed aumento dello spazio morto alveolare. Questo effetto può essere limitato quando il polmone con ridotta "compliance" viene ventilato con una PEEP più elevata rispetto a quello sano.

### Ventilazione del polmone patologico con basse pressioni di esercizio nelle vie aeree

In caso di fistole bronco-pleuriche od insufficienza di un ramo bronchiale, la pressione media nelle vie aeree nel polmone affetto, tramite ventilazione convenzionale (CPAP con flusso continuo o HFV), può essere progressivamente diminuita, in modo da evitare l'apertura della fistola a causa della pressione stessa o ridurre notevolmente la perdita del volume respiratorio, dovuto alla sua presenza. Ciò favorisce la cura della fistola, senza compromettere la ventilazione del polmone sano.

### Protezione selettiva delle vie aeree

Nel caso di processi infiammatori unilaterali (polmoniti, ascessi), la separazione delle vie aeree in corrispondenza dei bronchi principali può rendere più difficile la diffusione del processo al polmone sano ed, in casi favorevoli, addirittura ostacolarlo. Questa separazione selettiva delle vie aeree può essere realizzata anche nel caso di emorragie polmonari unilaterali.

## 12.7.3 Svantaggi della ILV

L'introduzione di un tubo a doppio lume ed il trattamento ed il monitoraggio del paziente richiedono adeguata esperienza. Una dislocazione accidentale del tubo può avere conseguenze fatali. Per tale motivo, è richiesto l'impiego di sedativi e, delle volte, anche di miorilassanti. La mancanza di tubi di dimensioni adeguate all'età pediatrica ne limita l'impiego.

## 12.7.4 Significato dell'impiego clinico della ILV

Nonostante i vantaggi offerti dalla ILV per la terapia respiratoria artificiale di patologie polmonari con interessamento unilaterale, la metodica non ne migliora la prognosi. Questo vale anche per la terapia di gravi patologie come ARDS e polmoniti, coinvolgenti entrambe i polmoni, per le quali, comunque, è stata suggerita una ventilazione separata. Le indicazioni elencate possono essere considerate relative. In caso di patologie polmonari uni- o bilaterali, è possibile, nella maggior parte dei casi, ottenere buoni effetti con l'impostazione di una ventilazione con controllo di pressione e PEEP media, associata a strategie di posizione del paziente. Sebbene in uno studio pubblicato nel 2003, per gli effetti positivi registrati grazie alla realizzazione di una ventilazione separata per ARDS unilaterale, se ne consigliasse l'impiego, il suggerimento appartiene ad un basso livello di evidenza. Ciò significa che è supportato da studi non randomizzati, non controllati ed in sperimentazione ed è limitato a casi specifici ("Level-E-Evidence").

## 12.8 Ipercapnia permissiva (PHC)

Il fine più importante di tutte le forme di ventilazione convenzionale è l'ottenimento di valori normali di livelli dei gas ematici. Nelle forme severe di alterazione della funzione polmonare, come nell'ARDS e nelle patologie respiratorie da ostruzione, una ventilazione normale è raggiungibile solo a costo di elevate pressioni di esercizio nelle vie aeree. La conseguenza è una distensione regionale eccessiva, con successivo sviluppo di barotrauma polmonare. L'impiego di minori volumi di esercizio inspiratorio o di limitazione della pressione può smorzare questa condizione. L'obbligatoria ipercapnia conseguente non può essere compensata completamente neanche con l'aumento della frequenza respiratoria. La $p_aO_2$ rimane a livelli normali, quando la concentrazione inspiratoria del gas viene proporzionalmente aumentata.

> **Nella PHC, la ventilazione con limitati volumi di esercizio e la conseguente ipercapnia consentono di evitare effetti lesivi polmonari legati alle elevate pressioni inspiratorie nelle vie aeree ed ai maggiori volumi d'esercizio.**

Nella maggior parte dei casi, i livelli di $p_aCO_2$non raggiungono valori superori a 100 mmHg, anche se la letteratura riporta casi di terapia respiratoria eseguita con successo e con livelli fino a 150 mmHg.

### 12.8.1 Effetti dell'ipercapnia

L'effetto più rilevante dell'ipercapnia è l'acidosi respiratoria. Altre conseguenze sono di seguito elencate:

**Effetti indesiderati e pericoli**
- Acidosi respiratoria;
- Aumento delle resistenze vascolari polmonari;
- Aumento dell'irrorazione sanguigna e della pressione cerebrale;
- Convulsioni cerebrali ($p_aCO_2$ > 150-200 mmHg);
- Aritmie ventricolari e sopraventricolari;
- Alterazione della contrattilità del miocardio;
- Tachipnea;
- Dispnea;
- Iperkaliemia;
- Peggioramento dell'assunzione di ossigeno da parte dell'emoglobina nei polmoni (scivolamento verso destra della curva di dissociazione dell'ossigeno);
- Ipossia (quando le frazioni inspiratorie di ossigeno sono molto basse).

**Effetti desiderati**
- Aumento dell'irrorazione sanguigna del distretto splancnico;
- Incremento della cessione di ossigeno da parte dell'emoglobina ai tessuti (scivolamento verso destra della curva di dissociazione dell'ossigeno).

### 12.8.2 Metodiche associate

Ai provvedimenti concomitanti alla PHC, appartengono la riduzione della produzione di $CO_2$ e l'influenza sulla riduzione del pH.

**Riduzione della produzione di $CO_2$.** La riduzione della produzione di anidride carbonica può limitare l'aumento dei livelli di $p_aCO_2$. A questi appartengono l'analgesia, l'approfondimento dello stato di ipnosi, in alcuni casi il rilassamento muscolare, la nutrizione artificiale con maggiore quantità di grassi e minore dose di carboidrati, la riduzione della temperatura corporea elevata.

**Aumento dei valori di pH.** La riduzione dei valori di pH conseguente all'ipercapnia può essere limitata con l'impiego di sostanze tampone. La somministrazione di bicarbonato ne è un esempio, anche se questo provvedimento è oggetto di discussione. Alcuni autori temono l'aumento dell'acidosi cellulare, altri sostengono invece la più rapida compensazione renale grazie all'impiego del bicarbonato. Non è ancora chiaro se la somministrazione della sostanza possa influenzare positivamente il decorso generale della patologia. Fondamentalmente, il suo utilizzo è consigliato quando i valori di pH si riducono al di sotto di 7,2. L'alcalosi legata all'eccessiva quantità deve essere assolutamente evitata. Il bicarbonato è una sostanza tampone legante la $CO_2$, effetto accentuato dall'ipercapnia. Non è ancora chiaro se sostanze come THAM (Tris) o Carbicarb, che non legano l'anidride carbonica, offrano maggiori vantaggi rispetto al bicarbonato.

### 12.8.3 Indicazioni e controindicazioni della PHC

#### Indicazioni

La PHC può essere impostata in tutte le gravi alterazioni della funzionalità polmonare, nelle quali una ventilazione normale non può essere raggiunta senza aumento del livello superiore di pressione nelle vie aeree maggiore di 35 mbar, come nell'ARDS o nello stato asmatico. Nella maggior parte dei casi, la PHC viene combinata a metodiche di ventilazione con controllo di pressione, quali PCV, PSV e IRV (nelle patologie polmonari da ostruzione, la IRV è controindicata).

#### Controindicazioni

- Traumi cranici;
- Aumento della pressione intracerebrale;
- Patologie cardiovascolari;
- Grave insufficienza cardiaca;
- Tendenza alle convulsioni cerebrali.

L'aumento della pressione nell'arteria polmonare dovuta all'ipercapnia, cioè all'acidosi, è meno importante rispetto a quella legata all'ipossia od all'aumento delle pressioni nelle vie aeree.

### 12.8.4 Limitazione della pressione nelle vie aeree

La pressione di picco o pressione di "plateau" nelle vie aeree, secondo i suggerimenti della ACCP-CC, deve essere limitata a 35 mmHg. Il livello PEEP viene stabilito secondo i gravi disturbi dell'ossigenazione. Alcuni centri impiegano bassi livelli di pmax e tollerano valori elevati di $p_aCO_2$. Altri, in casi gravi, fissano il livello di limite di pressione a 40 mbar. Altri ancora, nonostante il rischio di barotrauma, impostano una ventilazione con un volume medio di esercizio di 4 ml/kg di peso corporeo, indipendentemente dalla conseguente pressione di picco.

### 12.8.5 Significato dell'impiego clinico della PHC

Si è dimostrato che molti pazienti tollerano, anche per diversi giorni, valori elevati di $p_aCO_2$, soprattutto nei casi in cui la funzione renale non è alterata, in quanto l'acidosi respiratoria può essere compensata, anche se solo parzialmente. Il vantaggio della metodica è la semplicità di realizzazione, a differenza dei provvedimenti di eliminazione extracorporea di anidride carbonica che può essere attuata solo in alcuni centri. Comunque, si devono sempre valutare i possibili rischi associati. Non è stato ancora stabilito il livello massimo consentito e da quali valori e come l'acidosi respiratoria debba essere compensata con la somministrazione di sostanze tampone. Tuttavia, è stato dimostrato che la PHC consente una riduzione del trauma polmonare da pressione o da volume, conseguente alla ventilazione con normali volumi ed elevate pressioni di esercizio nelle vie aeree. Si può definire che:

> **Elevati livelli di $p_aCO_2$ arrecano meno danni rispetto all'esercizio di pressioni elevate, evitando però di incorrere nell'ipossia.**

Per lungo tempo non sono stati dimostrati i chiari vantaggi di una ventilazione con ipercapnia permissiva, circa il miglioramento della prognosi in gravi patologie polmonari. Oggi si può affermare con certezza che, secondo i risultati raggiunti da diversi studi prospettivi randomizzati, una ventilazione con minori volumi d'esercizio (6 ml/Kg di peso corporeo) ed ipercapnia permissiva, nei confronti di una con maggiori volumi (12 ml/Kg di peso corporeo), riduce significativamente la mortalità nell'ARDS.

**Nell'ARDS, la ventilazione "protettiva polmonare con ipercapnia permissiva" viene oggi considerata come terapia sicura ("Livello di evidenza A").**

## 12.9 Manovre di recupero polmonare

Secondo nuove ricerche, le lesioni polmonari indotte dalla ventilazione sono da correlare sia all'eccessiva distensione delle regioni alveolari (per elevate pressioni e volumi d'esercizio, trauma da pressione e da volume), che ad una ventilazione con livelli più bassi di volumi polmonari. La spiegazione di questa conseguenza sta nel fatto che le regioni alveolari vengono aperte durante l'inspirazione ("Recruitment"), ma si chiudono in espirazione ("Derecuirtment"). Da ciò deriva lo sviluppo di forze di taglio importanti tra regioni alveolari sane e malate, che da un lato sono responsabili di lesioni polmonari connesse alla ventilazione (trauma da atelettasie) e dall'altro inducono locali e globali reazioni infiammatorie (trauma biologico).

Per questo motivo, si consiglia l'impostazione di una ventilazione che consenta di mantenere aperte aree polmonari recuperate. In tal senso, vengono tollerati maggiori volumi e pressioni di esercizio inspiratorio a *tempo limitato*, che permettono l'apertura di un numero superiore di alveoli recuperabili.

### 12.9.1 Realizzazione delle manovre di recupero polmonare

Come manovre di recupero sono consigliate:
- Periodico aumento della pressione inspiratoria, come sospiri intermittenti (ad esempio pmax a 40-60 mbar ogni 50-100 atti inspiratori), intervallati da ventilazione con "PEEP normale" e "normale pmax".
- Episodico aumento della PEEP (ad es. a 30 mbar, eventualmente più 20 mbar di "driving pressure").
- Cosiddette manovre di "capacità vitale", nelle quali i polmoni per diversi secondi vengono ventilati con pressioni di esercizio più elevate. Ad esempio, sono sufficienti 7 secondi di innalzamento della pressione a 40 mbar per migliorare lo scambio gassoso, in soggetti non affetti da patologia polmonare.
- Mantenimento di una maggiore pressione (inspiratoria ed espiratoria) per un tempo più lungo, fino ad ottenere un misurabile miglioramento dell'ossigenazione e, quindi, riduzione della pmax, fino a raggiungere una PEEP relativamente alta e sufficiente a mantenere "aperti i polmoni".
- Posizione supina (vedi Cap. 12.10).

Tutte queste varianti conducono ad un miglioramento significativo dell'ossigenazione. Fondamentalmente, le manovre intermittenti, quali la sola distensione polmonare, sembrano essere poco efficaci se il polmone può ritornare rapidamente alla condizione precedente. È, invece, sensato associare strategie che lo impediscano, come incrementare la PEEP. Tali programmi di terapia respiratoria possono impostarsi inspirandosi al principio esposto da Lachmann nel 1990: "Open up the lung and keep the lung open". Questi suggerimenti vengono oggi riassunti nella frase "Concetto del polmone aperto" (Fig. 12.14).

#### Concetto del polmone aperto

La traduzione pratica di questo concetto è:
- "Aprire" i polmoni con ventilazione a pressione controllata e pmax relativamente elevata;
- "Mantenerli aperti", grazie all'impiego di una PEEP relativamente elevata;
- Dopo aver raggiunto una soddisfacente "apertura", nuova riduzione della pmax al valore minore possibile ed impostazione di una ventilazione con minima "driving pressure", per ottenere adeguati valori di $p_aCO_2$.

Il successo dell'impiego delle manovre di aper-

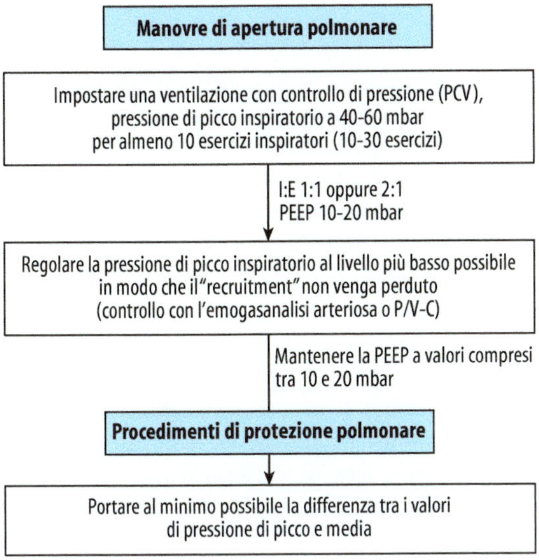


**Fig. 12.14.** Manovre di "apertura polmonare" secondo Lachmann. Per la descrizione vedi testo. (Da Papadakos e Lachmann 2002)

tura polmonare, viene valutato con la determinazione dei valori dei gas ematici (aumento della $p_aO_2$) o della meccanica polmonare, orientandosi secondo le curve pressione-volume ("curva p-V").

## 12.9.2 Significato dell'impiego clinico delle manovre di recupero

In generale, si può affermare che periodi lunghi di collasso polmonare aumentano il pericolo di infezioni, inattivano il surfattante, stimolano le reazioni infiammatorie, necessitano di maggiori $F_iO_2$ per il mantenimento dell'ossigenazione e di elevate "driving pressure" per il mantenimento della ventilazione.

D'altro lato, non è da escludere che un relativo aumento del volume d'esercizio o delle pressioni d'esercizio, anche se temporanei, possano provocare lesione polmonare ed instabilità cardiocircolatoria, a causa delle (obbligatorie) eccessive distensioni di aree polmonari sane. Quanto più severa è la patologia polmonare di base, tanto più protratto dovrà essere il tempo di mantenimento di pressioni di esercizio maggiori, per realizzare il "polmone aperto". Esiste uno studio prospettico randomizzato che ha messo in evidenza come l'attuazione del concetto del "polmone aperto", in pazienti affetti da ARDS, abbia indotto una significativa riduzione della letalità. Dall'altro lato invece, lo studio "ARDS- Network" ha messo in evidenza i vantaggi ottenuti da una ventilazione con minimi volumi d'esercizio e senza la realizzazione "dell'apertura polmonare". Uno studio pilota canadese, eseguito su soggetti affetti da ALI non ha evidenziato significativi miglioramenti dell'ossigenazione con l'impiego di manovre di recupero (CPAP 35 mbar per 40 secondi); ha, invece, registrato una maggiore riduzione della pressione arteriosa e barotrauma (pneumotorace).

Si deve sottolineare che l'entità delle regioni polmonari recuperabili dipende dal tipo di alterazione della funzionalità polmonare:
- Nelle alterazioni primarie della funzione polmonare (ad es. polmoniti), il potenziale di recupero è minimo (5-10%); in questi casi, le conseguenze negative di una ventilazione che prevede manovre di recupero superano i vantaggi ottenuti.
- Nelle alterazioni primarie della funzione respiratoria di tipo extrapolmonare (ad es. patologie addominali, peritoniti), il potenziale di recupero è di gran lunga maggiore (fino al 50%).

Hubmary ha messo in discussione il concetto di "atelettasie da compressione" e di "forze di taglio" per le lesioni polmonari indotte dalla ventilazione. Grazie ad immagini di tomografia computerizzata, sono state evidenziate condizioni di consolidamento in regioni polmonari con versamenti edematosi alveolari. In questi casi, le forze di taglio sullo sviluppo di lesioni polmonari indotte dalla ventilazione giocano un ruolo meno importante. Oggi le manovre di recupero polmonare non vengono accettate come strategie di ventilazione da tutti i reparti di terapia intensiva. Quando però il "team" ha sufficiente esperienza, soprattutto nei casi di importante alterazione dell'ossigenazione, è auspicabile la realizzazione del "concetto di apertura polmonare". Tuttavia vale che:

**La migliore metodica, il più vantaggioso livello superiore di pressione di recupero, l'ottimale durata e frequenza delle manovre di recupero, non sono ancora esattamente definite.**

## 12.10 Ventilazione in posizione prona

Il mantenimento per lungo tempo della posizione supina del paziente ventilato, conduce, per il peso di cuore e polmoni, allo sviluppo di atelettasie da compressione dorso-basali. Molti studi hanno dimostrato che la posizione prona di pazienti affetti da ARDS in ventilazione, conduce ad un significativo miglioramento dell'ossigenazione e ad aumento del volume polmonare, per il vantaggioso rapporto flusso-volume. Pertanto, la ventilazione in posizione prona viene attuata quotidianamente nei reparti di terapia intensiva, nella respirazione artificiale di soggetti affetti da gravi alterazioni dell'ossigenazione (ALI, ARDS), ma anche in senso profilattico nei casi di disturbi moderati dello scambio gassoso polmonare. La metodica è, però, associata a possibili rischi letali: involontaria estubazione durante il cambiamento di posizione, scivolamento del tubo, perdita di accessi venosi centrali,lesioni da posizione, soprattutto a fronte, naso ed occhi. Per minimizzare o, meglio, per evitare questi rischi devono essere osservate le seguenti regole.

**Provvedimenti di sicurezza per evitare le complicazioni correlate alla posizione prona di pazienti ventilati (secondo Blanch 1999).**

A Prima del cambiamento di posizione:
- Chiarire i compiti di ciascuno dei collaboratori;
- Procedere secondo un protocollo definito;
- Assicurare la fissazione del tubo e di tutti gli accessi vascolari.

B Durante il cambiamento
- Aiuto da parte di un numero sufficiente di persone (almeno 5, tra cui almeno un medico che gestisce la manovra);
- Particolare attenzione alla sicurezza del tubo durante la manovra.

C Dopo il cambiamento:
- Controllo della corretta posizione del tubo e di tutti gli accessi vascolari;
- Controllo del funzionamento del sistema di ventilazione;
- Aspirazione di eventuali secreti mobilizzati durante il cambiamento di posizione;
- Posizione anti-Trendelemburg media (circa 10 gradi), per minimizzare l'edema facciale;
- Protezione degli occhi;
- Posizionamento quanto più fisiologico di testa, gola, braccia e gambe.

Durante il cambiamento di posizione, il paziente deve essere profondamente sedato, delle volte anche rilassato e ventilato con modo controllato. In posizione prona si può ridurre l'impiego di sedativi ed il paziente deve possibilmente respirare autonomamente.

Comunque, nella maggior parte dei casi, il miglioramento dell'ossigenazione ottenuto con la posizione prona, viene perso con il ritorno a quella supina.

### Controindicazioni

Controindicazioni alla posizione prona sono le severe patologie neurologiche/neuro-traumatologiche, con pressione intracerebrale aumentata e l'insufficienza cardiovascolare grave.

### 12.10.1 Significato dell'impiego clinico della ventilazione in posizione prona

L'unico studio prospettico randomizzato eseguito sulla ventilazione in posizione prona, se da un lato ha evidenziato il miglioramento dell'ossigenazione, dall'altro non ha rilevato alcuna differenza di prognosi tra posizione supina e prona, in pazienti affetti da ARDS. Nel sottogruppo di pazienti affetti dalla forma più grave della patologia, si è tuttavia registrata una riduzione della mortalità.

Si può affermare che:

- L'impiego in senso profilattico della posizione prona, in pazienti affetti da ALI non è indicato (Grado di evidenza B);
- Al contrario, è consigliabile nelle forme gravi di ARDS (Grado di evidenza C).

Se viene realizzata una ventilazione in posizione prona, questa si deve associare ai concetti di "apertura polmonare". Alle seguenti domande non è stata data ancora una chiara risposta:

- Quanto tempo al giorno il paziente deve essere ventilato in posizione prona? (diversi sono i suggerimenti, compresi tra 2 e 20 ore)
- Con quale frequenza e per quanto tempo (ogni giorno o ogni due giorni, quando si deve porre termine alle manovre di cambiamento di posizione)?
- Basta la posizione a 135 gradi, più facile da gestire, per ottenere l'effetto desiderato?

## 12.11 Ventilazione non invasiva ("NonInvasive Ventilation", NIV)

La ventilazione non invasiva (NIV) sostiene il respiro senza necessità di intubazione endotracheale. Può essere realizzata nei casi di:

- Ventilazione a domicilio, nei casi di patologia respiratoria cronica;
- Trattamento delle patologie respiratorie acute o degli scompensi acuti delle patologie respiratorie croniche in terapia intensiva.

### 12.11.1 Ventilazione a domicilio

La necessità di un sostegno respiratorio può essere suddivisa in gradi:

**Grado I:** sostegno meccanico necessario solo nella patologia acuta o dopo interventi.

**Grado II:** sostegno meccanico necessario regolarmente durante il sonno.

**Grado III:** sostegno meccanico necessario regolarmente durante il sonno e per alcune ore durante il giorno.

**Grado IV:** sostegno meccanico necessario continuamente.

Nei gradi II e III, la NIV evita l'ipoventilazione notturna con conseguente ipossia.

Inoltre, la muscolatura respiratoria affaticata viene alleggerita, in modo che paziente durante il giorno possa respirare efficientemente. Nel IV grado, la NIV non ha senso; in questi casi è indicata la tracheotomia.

**Sostegno dell'ossigenazione attraverso somministrazione di ossigeno.** Prima della ventilazione non invasiva deve essere considerata la continua somministrazione di ossigeno, nelle patologie croniche da ostruzione (BPCO) ed in quelle restrittive (fibrosi polmonare). La somministrazione di $O_2$ migliora l'ossigenazione dei capillari polmonari.

### 12.11.2 Indicazioni per la ventilazione a domicilio

#### Indicazioni

- Ipoventilazione alveolare, a causa di alterazioni dell'impulso respiratorio (Sindrome da apnea notturna, Sindrome di Undine, Sindrome di Pickwick);
- Tetraplegie;
- Poliomielite;
- Paralisi frenica bilaterale;
- Patologie neuro-muscolari;
- Gravi scoliosi od altre deformazioni della colonna toracica;
- Sclerosi laterale amiotrofica;
- BPCO.

### 12.11.3 NIV in terapia intensiva

Gli svantaggi e le possibili complicazioni di un'intubazione protratta o di una tracheotomia sono di seguito riassunti:

- Insufficiente umidificazione dell'aria inspirata;
- Lesioni da pressione di naso, palato, corde vocali e trachea;
- Polmoniti;
- Sinusiti;
- Difficile comunicazione con il paziente.

Per tali motivi, si tenta, anche in terapia intensiva, di sostenere il respiro senza intubazione endotracheale. Nell'anno 2008, una commissione interdisciplinare di esperti, ha impostato le Linee Guida S3 tedesche per le indicazioni, possibilità e realizzazione della ventilazione non invasiva:

- **Indicazioni alla NIV.** Le possibili indicazioni alla ventilazione non invasiva sono indicate nella Tabella 12.3.
- **Esacerbazione acuta di una patologia respiratoria cronica da ostruzione (BPCO).** In questi casi, la DIVI consiglia fortemente la NIV. Grazie alla sua attuazione infatti, secondo un studio del 2003, si è potuto registrare una significativa riduzione delle condizioni di associazione "intubazione endotracheale-morte". La NIV nella terapia dell'esacerbazione acuta della BPCO è indicata come terapia respiratoria di prima scelta, a patto che non sussistano controindicazioni (Tab. 12.4).
- **Edema polmonare di origine cardiaca.** Anche in questi casi, la NIV con PEEP può facilitare il lavoro cardiaco, sostenere la ventilazione e migliorare l'ossigenazione.

**Tab.12.3.** Indicazioni e grado di suggerimento per l'impiego della ventilazione non invasiva (NIV) nella terapia di patologie con insufficienza respiratoria acuta (ARI)

| Indicazioni | Grado di suggerimento |
|---|---|
| - Esacerbazione della BPCO<br>- Edema polmonare acuto di origine cardiaca<br>- ARI nei pazienti con immunosoppressione<br>- Svezzamento dal ventilatore nei pazienti con BPCO | elevato (molti studi controllati) |
| - Complicazioni respiratorie postoperatorie<br>- Evitare le complicazioni dell'estubazione<br>- Premesse: paziente con intubazione difficile | medio (pochi studi controllati) |
| - ARDS (Acute respiratory distress syndrome)<br>- Trauma<br>- Fibrosi polmonare cistica | debole, da non consigliare |

**Tab.12.4.** Controindicazioni alla NIV (secondo le Linee Guida S3 alla NIV, 2008)

| Controindicazioni assolute | Controindicazioni relative |
|---|---|
| - Assenza di respiro spontaneo, respirazione boccheggiante<br>- Ostruzione completa o funzionale delle vie aeree<br>- Sanguinamento nel tratto gastrointestinale<br>- Occlusione intestinale | - coma<br>- eccessiva agitazione<br>- eccessivo accumulo di secreti nonostante broncoscopia<br>- grado severo di ipossemia o acidosi (pH<7,1)<br>- instabilità emodinamica (shock cardiaco, infarto del miocardio)<br>- difficoltà anatomiche e/o soggettive riguardo alla ventilazione<br>- dopo interventi all'apparato gastrointestinale superiore |

12

Tab.12.5. Caratteristiche della ventilazione invasiva e non invasiva (secondo le linee guida S3 alla NIV, 2008)

| Complicazioni e aspetti clinici | Ventilazione invasiva | Ventilazione non invasiva |
|---|---|---|
| Polmoniti associate alla ventilazione | spesso | rare |
| Lavoro aggiuntivo dovuto all'intubazione | sì | no |
| Lesioni tracheali precoci e tardive | sì | no |
| Sedazione necessaria | spesso necessaria | raramente necessaria |
| Possibile applicazione intermittente | rara | spesso |
| Tosse effettiva possibile | no | sì |
| Possibilità di mangiare e bere | difficoltosa | sì |
| Comunicazione possibile | difficoltosa | sì |
| Posizione corporea eretta | possibile solo in casi limitati | spesso possibile |
| Aerofagia | poca | solo in alcuni casi |
| Difficile svezzamento dal ventilatore | 10-20% | rara |
| Accesso alle vie aeree | diretto | difficoltoso |
| Lesioni da pressione al viso | no | occasionale |
| Ritorno di $CO_2$ nelle vie aeree | no | raro |
| Perdite | poche | spesso |

Spesso, l'associazione di NIV con adeguata terapia farmacologica (nitrati, diuretici e dobutamina) riesce, in alcune ore, a stabilizzare il paziente e ad evitare l'intubazione endotracheale. Tuttavia, una riduzione della mortalità non è stata, fino ad oggi, dimostrata. È discusso l'impiego della NIV nei casi di edema polmonare associati ad infarto cardiaco. Se si sviluppa uno shock cardiocircolatorio, è necessaria l'intubazione.

- **Insufficienza respiratoria acuta derivata da altre cause** (ad es. polmoniti, edema polmonare di origine non cardiaca, ALI, ARDS, atelettasie, disturbi di ossigenazione dopo traumi toracici, ed interventi dell'addome superiore). In questi casi, i dati sono più scarni rispetto a quelli della BPCO. Tuttavia, la NIV viene posta come opzione terapeutica.
- **Svezzamento dal respiratore.** La NIV, nell'ambito dello svezzamento, può condurre ad una precoce estubazione e ad una riduzione dell'incidenza di reintubazione.
- **Altre indicazioni.** Sindrome da apnea notturna (ad es. nel postoperatorio), scompensi acuti, nei casi di affaticamento cronico della pompa respiratoria, nei casi di distrofia muscolare e grave scoliosi.

Nella Tabella 12.5 sono riassunte le differenze e gli aspetti che distinguono la ventilazione invasiva ("tradizionale") da quella non invasiva. Si deve anche sottolineare che ai molti vantaggi della NIV sono associati gli svantaggi inerenti alla metodica, soprattutto la necessità di sorvegliare il paziente.

### 12.11.4 Metodiche della NIV

Fondamentalmente, sono disponibili due metodiche:

- Ventilazione a pressione positiva attraverso una maschera;
- Ventilazione a pressione negativa esercitata sulla superficie corporea.

Oggi, in terapia intensiva, viene impiegata la NIV con pressione positiva di ventilazione (definita anche come "non-invasive positive pressure ventilation", NIPPV).

**"Pacemaker" del diaframma.** È una variante, raramente praticata, che prevede l'installazione di un "pacemaker", a patto però che l'innervazione e la funzione del diaframma siano intatti. Può essere impiegato nei casi di lesioni spinali al di sopra del segmento C3. Nella maggior parte dei casi, è tuttavia necessario associare una tracheotomia.

## NIV con pressione positiva

**Accessi alle vie respiratorie.** Il respiratore può essere collegato al paziente attraverso quattro sistemi differenti, i quali presentano specifici vantaggi e svantaggi (Tab. 12.6).

- Maschera bocca-naso ("maschera normale"): è quella più frequentamente impiegata. I modelli utilizzati devono essere ben adattabili e di materiale plastico trasparente, per consentire di riconoscere prontamente l'eventuale presenza di vomito.
- Maschera facciale di materiale resistente trasparente, che copre tutto il viso, compresi gli occhi.
- Maschera nasale, che limita minimamente il paziente, ma spesso con effetto insufficiente. Durante la ventilazione a pressione positiva, la bocca deve restare chiusa.
- Casco di ventilazione composto di materiale plastico morbido e trasparente, viene posizionato come un casco per immersione e fissato alle ascelle per mezzo di una cintura.

La scelta tra i quattro sistemi è operata sulla base delle esperienze e delle preferenze del team addetto alla ventilazione, sebbene debbano essere prese in considerazione le caratteristiche specifiche di ciascuna maschera. Per questo le maschere bocca-naso e quelle facciali sono ideali per la fase iniziale della terapia, e il casco di ventilazione per i pazienti con insufficienza respiratoria ipossica.

**Condizioni per l'attuazione della NIPPV.** Per l'impiego sicuro della NIPPV, devono essere soddisfatte le seguenti condizioni:

- Assenza di controindicazioni (Tab. 12.4);
- Maschere confortevoli e che si adeguino bene;
- Paziente sveglio e cooperante;
- Stimolo respiratorio e riflesso di protezione conservato (deglutizione, tosse);
- Assenza di significativa instabilità cardiocircolatoria;
- Assenza di gravi lesioni facciali;
- Attenta osservazione da parte del personale medico ed infermieristico;
- Disponibilità immediata, nel caso sia necessario, del "set" per intubazione endotracheale.

### Controindicazioni

Secondo la DIVI, la NIPPV non deve essere praticata nei casi di:

- Coma o stato confusionale (non associato all'ipercapnia);



**Tab. 12.6.** Vantaggi e svantaggi degli accessi alle vie respiratorie nella ventilazione non invasiva (NIV) (modello secondo le linee guida S 3 alla NIV del 2008)

| Aspetti | Maschera bocca-naso | Maschera facciale | Maschera nasale | Casco |
|---|---|---|---|---|
| Perdita dalla bocca | + | + | – | + |
| Controllo del volume | + | + | – | – |
| Effetto iniziale sull'emogasanalisi | + | + | 0 | 0 |
| Comunicazione | – | – | + | 0 |
| Espettorazione | – | – | + | – |
| Rischio di aspirazione | – | – | + | + |
| Aerofagia | 0 | 0 | + | 0 |
| Claustrofobia | 0 | 0 | + | 0 |
| Spazio morto | 0 | – | + | – |
| Rumore dovuto al ventilatore | + | + | + | – |

+ = vantaggi, – = svantaggi, 0 = neutrale

- Importanti disturbi di cooperazione;
- Ipossia con pericolo di vita;
- Arresto cardiocircolatorio o respiratorio;
- Aumentato rischio di rigurgito od aspirazione (disturbi di deglutizione, occlusione intestinale, emorragia gastrointestinale);
- Impedimenti nelle vie aeree superiori (tumori, gravi lesioni facciali);
- Ritenzione di secreti non rimovibili con la broncoscopia.

**La Niv non è di regola indicata per:**

- Pazienti con assenza del riflesso di deglutizione, aspirazione cronica;
- Pazienti in stato di agitazione e non cooperazione;
- Pazienti con eccessiva secrezione mucosa bronchiale, che non si lascia risolvere dopo diversi tentativi con la broncoscopia;
- Pazienti in "shock" cardiocircolatorio, non suscettibile di trattamento con basse dosi di catecolamine;
- Pazienti con disturbi gravi del ritmo cardiaco, che possono necessitare di cardioversione o defibrillazione;
- Pazienti in sepsi.

**Forme di ventilazione per la NIPPV.** Praticamente, è possibile attuare una ventilazione attraverso una maschera con ciascuno dei modi di ventilazione a disposizione.

Per differenziare le metodiche è sufficiente porre il prefisso NI. Ad esempio NI-PSV = ventilazione con sostegno di pressione non invasiva o con la sola M come nella definizione M-CPAP = Maschera - CPAP. Di uso più frequente sono:

**CPAP (cosiddetta "Maschera-CPAP)** per la terapia dei disturbi di ossigenazione, ridotta "compliance", atelettasie, ostruzione notturna delle vie aeree superiori ed esacerbazione acuta della patologia cronica da ostruzione (asma, BPCO);

**PSV, BiPAP e CMV** nei casi di disturbi di ventilazione, sindrome da apnea notturna.

Sebbene la NIV possa essere praticata con i diversi ventilatori a disposizione, possono sorgere problemi correlati alla possibile perdita di maschere, che non si adattano bene al viso. I nuovi respiratori offrono la possibilità di compensare, entro certi limiti, queste perdite. È possibile anche l'impiego di maschere CPAP con flusso continuo, che sono in grado di compensare anche minime perdite.

### 12.11.5 Osservazioni sull'efficacia della NIPPV

Le percentuali di successo di una ventilazione non invasiva vengono, a seconda delle patologie, stimate tra il 50 ed il 90%. Importante è che il paziente sottoposto alla NIV venga attentamente controllato e clinicamente osservato e che il successo della metodica venga valutato con il pulsiossimetro e l'emogasanalisi arteriosa. Secondo la DIVI, segnali testimonianti il successo della metodica sono (Tab. 12.7):

- Aumento della ventilazione alveolare (riduzione della $p_aCO_2$);
- Miglioramento dell'ossigenazione ($S_aO_2$ 90%);
- Alleviamento del lavoro respiratorio (riduzione delle frequenze cardiaca e respiratoria);
- Miglioramento soggettivo.

Come segnali di iniziale miglioramento, si devono considerare:

- pH 7,35;
- Riduzione della $p_aCO_2$ superiore al 15-20%;
- $S_aO_2$ 90%;
- Riduzione della frequenza respiratoria del 20%;

**Tab. 12.7.** Criteri per la valutazione del successo della ventilazione non invasiva (NIV) (modello secondo le linee guida S3 NIV del 2008)

| Criterio | Successo |
|---|---|
| Dispnea | ↓ |
| Vigilanza | ↑ |
| Frequenza respiratoria | ↓ |
| Frequenza cardiaca | ↓ |
| Ventilazione | ↑ |
| – $p_aCO_2$ | ↓ |
| – pH | ↑ |
| Ossigenazione | ↑ |
| – $p_aO_2$ | ↑ |
| – $S_aO_2$ e $p_{Sa}O_2$ | ↑ |

- Normale stato di coscienza;
- Miglioramento soggettivo.

### 12.11.6 Insuccessi della NIV, criteri di sospensione e pericoli

Nonostante gli iniziali successi della NIV, durante il protarsi della terapia respiratoria si possono sviluppare alterazioni che devono essere tempestivamente riconosciute. Criteri della cosiddetta "late failure" sono:
- Riduzione del pH al di sotto di 7,34 ed aumento della $p_aCO_2$ superiore del 15-20%;
- Dispnea;
- Alterazioni dello stato di coscienza.

Fondamentalmente, la NIV deve essere interrotta quando si presentano i seguenti segnali:
- $S_a\dot{O}_2$ inferiore all'85%, nonostante $F_iO_2$ superiore a 0,5;
- Aumento della $p_aCO_2$ al di sopra del valore iniziale con riduzione del pH;
- Importanti disturbi di cooperazione;
- Progressiva alterazione dello stato di coscienza;
- Aerofagia non trattabile;
- Problemi non risolvibili, correlati alla maschera (lesioni cutanee);
- Grave aspirazione.

Quando un paziente con insufficienza respiratoria acuta e terapia NIV non si lasci stabilizzare, ci si deve porre le seguenti importanti domande:
- E giusta l'indicazione?
- È evidenziabile un difetto di funzionamento per scorretta impostazione o materiale inappropriato?
- Sono adeguati i modi di ventilazione e la programmazione del ventilatore?

Nel 10-50 % dei casi si deve passare ad una "normale" ventilazione invasiva. I criteri proposti dalla DIVI per l'intubazione endotracheale sono:
- **Criteri principali:** arresto respiratorio, pause respiratorie con perdita dello stato di coscienza o respiro ansimante, agitazione psicomotoria con necessità dell'uso di sedativi, bradicardia (frequenza cardiaca<50/min.), instabilità cardiocircolatoria (p sist<70 mmHg).
- **Criteri secondari:** frequenza respiratoria >35/min o, comunque, più alta rispetto al valore iniziale, pH < 7,30 o, comunque, inferiore al valore iniziale, $p_aO_2$ < 45 mmHg, nonostante la somministrazione di ossigeno, progressiva alterazione dello stato di coscienza.

Riassumendo si può affermare che:

> L'intubazione è di indicazione immediata quando sia presente uno dei criteri principali e dopo 1 ora di persistenza di due criteri secondari.

**Pericoli della NIV.** Le complicazioni più importanti della NIV sono: lesioni del viso per la pressione dovuta alla maschera, perdite significative di aria, claustrofobia del paziente, eccessiva insufflazione di aria nello stomaco, vomito ed aspirazione polmonare.

> ! Il rischio principale della NIV è la mancanza di sicurezza delle vie aere superiori.

Per sminuire questi rischi, la PEEP deve essere impostata a 10 e la pressione di picco inspiratorio limitata a 25 mmHg. Importante, come già sottolineato, è la attenta e continua osservazione del paziente.

### 12.11.7 NIV nella patologia respiratoria acuta

Fin dall'inizio di una NIV, sono da escludere controindicazioni come l'insorgere di patologie complicate associate (Fig. 12.15).

#### Procedimento pratico

La pratica della NIV prevede i seguenti passi successivi:
- Prima di iniziare, spiegare la metodica al paziente;
- Inizialmente, posizionare la maschera con la mano;
- Fissare la maschera alla testa con le apposite strutture elastiche;
- Per l'alimentazione ed il dialogo, la NIV deve essere sospesa;
- Spesso è sufficiente l'impiego intermittente, ad esempio durante la notte o 15 minuti all'ora.

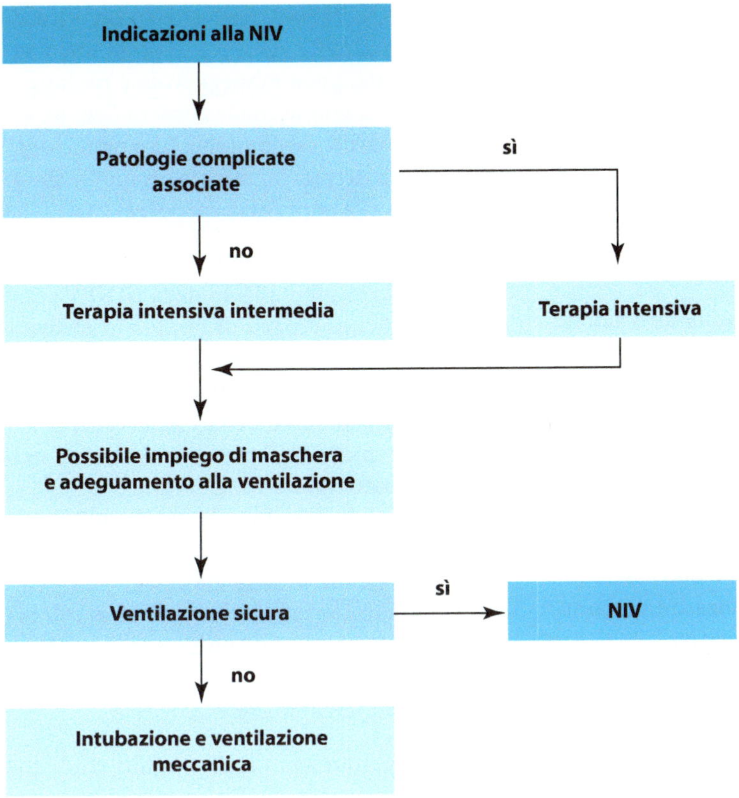


**Fig. 12.15.** Procedura nella ventilazione non invasiva (NIV) (secondo le Linee Guida S3 alla NIV, 2008)

Se il paziente, durante il trattamento, mostra impazienza è possibile, sotto controllo del personale medico ed infermieristico, tentare la somministrazione di basse dosi di oppiacei (ad es. 5 mg di morfina) oppure di Propofol a bassi dosaggi (ad es. infusione di 50-100 mg/ora). Le benzodiazepine sono meno adatte, per la loro componente miorilassante. Se nonostante questi provvedimenti persiste o si accentua l'agitazione, si rientra nei criteri principali di interruzione della NIV e si procede all'intubazione endotracheale.

### 12.11.8 Significato dell'impiego clinico della NIV nella patologia respiratoria acuta

In base alle esperienze accumulate negli ultimi 10-15 anni, si può affermare che la NIV è uno dei metodi ampiamente accettati nei reparti di terapia intensiva. La NIV è la tecnica di scelta nello scompenso acuto in caso di BPCO. In tutti gli altri disturbi, sopra indicati, l'indicazione alla NIV è relativa, a patto che il personale abbia una certa esperienza circa la pratica della metodica. In generale si può affermare che:

> **La NIV è più difficile da praticare e richiede un maggiore impegno da parte del personale, rispetto alla ventilazione convenzionale attraverso il tubo endotracheale.**

### 12.11.9 NIV con pressione negativa ("NonInvasive Negative Pressure Ventilation", NINPV)

Nella NINPV viene praticata una pressione intratoracica negativa, per determinare un gradiente transtoracico. In questo caso, l'aria viene convogliata nei polmoni, così come avviene nella respirazione naturale. La NINPV può essere realizzata con elevati volumi d'esercizio ed in modo di ventilazione assistito o controllato. Sono possibili le seguenti opzioni:

- Polmone d'acciaio ("tank ventilation");
- Ventilazione con depressione (corazza o "jacket ventilation");
- Porta "lung" ("cuirass ventilation").

È possibile anche la ventilazione con minimi volumi d'esercizio (ventilazione ad alta frequenza) "High frequency body surface oscillation" (HFBSO).

I "ventilatori esterni" sviluppano la loro azione all'esterno del corpo, creando attorno al torace una depressione (pressione esterna negativa) che determina innalzamento della gabbia toracica e, conseguentemente, l'inspirazione di aria nei polmoni. Nella ventilazione con "normali volumi d'esercizio", la pressione è di circa 30-40 mbar.

L'espirazione consegue all'annullamento della pressione esterna negativa e può essere facilitata applicando attorno al torace una compressione (pressione esterna positiva).

**Il polmone d'acciaio**, è un'apparecchiatura ingombrante e rumorosa, poco versatile per l'impiego domiciliare. È costituito da un cilindro metallico, in cui viene disteso il paziente tenendo solo la testa all'esterno della struttura. Permette di sviluppare elevate pressioni sia positive che negative esterne. Nelle malattie neuromuscolari che comportano danno cardiaco, deve essere valutato attentamente l'effetto delle pressioni sul ritorno venoso.

**La corazza** è più maneggevole, sicuramente idonea all'uso domiciliare. È costituita da un guscio rigido che si applica sul torace del paziente. È flessibile, anche se la parte interna in corrispondenza del torace è costituita da metallo o materiale artificiale solido.

**La porta "lung"** si presta meglio all'impiego domiciliare. È molto simile al polmone d'acciaio, ma è più leggera e meno ingombrante.

Nella **HFBSO**, vengono esercitate oscillazioni extratoraciche ad alta frequenza, che consentono un totale o parziale sostegno respiratorio (vedi par. 13.1 "ventilazione ad alta frequenza").

**Vantaggi della NINPV.** Vengono a mancare la necessità dell'intubazione e gli effetti collaterali della ventilazione con pressione positiva, sull'apparato cardiovascolare.

L'insufflazione di aria nello stomaco, possibile con la NIPPV, non avviene nella NINPV.

**Svantaggi della NINPV.** La NINPV non offre alcuna sicurezza delle vie aeree. Il polmone d'acciaio è pesante, poco maneggevole e molto costoso. La ventilazione con la corazza è meno efficace della "tank ventilation". La porta "lung" deve essere costruita su misura, in modo che si adegui bene alla superficie corporea.

**Impieghi clinici della NINPV.** A causa degli indubbi svantaggi, gli impieghi della NINPV sono limitati. In alcuni reparti di terapia intensiva e per pazienti selezionati, le metodiche NINPV vengono impostate per il postoperatorio. Importante è il suo ruolo svolto nella terapia respiratoria domiciliare. È possibile praticarla nelle seguenti patologie:

- Insufficienza respiratoria acuta: patologie neuromuscolari ed esacerbazioni acute di malattie croniche delle vie aeree;
- Insufficienza respiratoria cronica: patologie neuromuscolari, deformità scheletriche e patologie croniche delle vie respiratorie con connessa ipercapnia (BPCO).

Fino ad oggi, non sono stati eseguiti studi che abbiano paragonato NINPV e NIPPV. Al momento attuale, viene preferita la realizzazione della NIPPV, con l'impiego adeguate maschere.

## Letture consigliate

### IRV

Burchardi H, Sydow M, Criée CP (1994) New ventilatory strategies in severe respiratory failure. In: Dobb GJ, Bion J, Burchardi H, Dellinger RP (eds) Current topics in intensive care 1. Saunders, London Philadelphia Toronto, pp 81-100

Lachmann B (1992) Open the lung and keep the lung open. Intensive Care Med 18:319-321

Lain DC, DiBenedetto R, Morris S et al (1989) Pressure control inverse ratio ventilation as a method to reduce peak inspiratory pressure and provide adequate ventilation and oxygenation. Chest 95:1081-1088

Marcy TW, Marini JJ (1991) Inverse ratio ventilation in ARDS. Rationale and implementation. Chest 100:494-504

Marcy TW (1994) Inverse ratio ventilation. In: Tobin MJ (ed) Principles and practice of mechanical ventilation. McGraw-Hill, New York St. Louis San Francisco, pp 319-332

Meyer J (1991) Neue Beatmungsformen. Anästhesiol Intensivmed Notfallmed Schmerzther 26:337-342

Putensen C, Mutz NJ, Putensen-Himmer G, Zinserling J (1999) Spontaneous breathing during ventilatory support improves ventilation-perfusion distributions in patients

with acute respiratory distress syndrome. Am J Respir Crit Care Med 159:1241-1248
Sassoon CSH (1991) Positive pressure ventilation: Alternate modes. Chest 100:1421-1429
Shanholtz C, Brower R (1994) Should inverse ratio ventilation be used in adult respiratory distress syndrome? Am J Respir Crit Care Med 149:1354-1358

## APRV

Bray JG, Cane RD (1992) Mechanical ventilation: airway pressure release techniques. Curr Opin Anaesthesiol 5:855- 858
Cane RD, Peruzzi WT, Shapiro BA (1991) Airway pressure release ventilation in severe acute respiratory failure. Chest 100:460-463
Esteban A, Alia I, Gordo F et al (2000) Prospective randomized trial comparing pressure-controlled ventilation and volume-controlled ventilation in ARDS. Chest 117:1690-1696
Putensen C, Zech S, Wrigge H, et al (2001) Long-term effects of spontaneous breathing during ventilatory support in patients with acute lung injury. Am J Respir Crit Care Med 164:43-49
Räsänen J (1994) Airway pressure release ventilation. In: Tobin MJ (ed) Principles and practice of mechanical ventilation. McGraw-Hill, New York St. Louis San Francisco, pp 2341-348
Stock MC, Downs JB, Frohlicher DA (1987) Airway pressure release ventilation. Crit Care Med 15:462-466
Sydow M (2000) Biphasic positive airway pressure (BIPAP) und Airway pressure release ventilation (APRV). In: Kuhlen R, Guttmann J, Rossaint R (Hrsg) Neue Formen der assistierten Spontanatmung. Urban u. Fischer, München Jena, S23-38

## BIPAP

Baum M, Benzer H, Putensen C, Koller W, Putz G (1989) Biphasic positive airway pressure (BIPAP) – eine neue Form der augmentierenden Beatmung. Anaesthesist 38:452-458
Hörmann C, Baum M, Putensen C et al (1994) Biphasic positive airway pressure «(BIPAP) – a new mode of ventilatory support». Eur J Anaesthesiol 11:37-42
Koller W, Baum M, Luger TJ, Putensen C (1991) Biphasic-positive-airway-pressure «(BIPAP)-ventilation-breathing, eine neue Form der mechanischen Atemhilfe». In: Suter PM, Baum M, Luger TJ (Hrsg) Beatmungsformen. Springer, Berlin Heidelberg New York (Reihe «Anaesthesiologie und Intensivmedizin» Bd 219, S34-40

## ASV

Branson RD (1999) New modes of mechanical ventilation. Curr Opinion Crit Care 5:33-42
Brunner JX (2002) History and principles of closed-loop control applied to mechanical ventilation. Neth J Crit Care 6:6-9
Weiler N, Eberle B, Latorre F et al (1996) Adaptive lung ventilation. Anaesthesist 45:950-956

## PAV e ALV

Brunner JX (2002) History and principles of closed-loop control applied to mechanical ventilation. Neth J Crit Care 6:6-9
Capra C, Somaini O, Konrad P (2002) Proportional pressure support in acute lung injury. Intensivmed 39:584-594
Guttmann J, Haberthür C, Stocker R (2000) Proportionale Druckunterstützung (PAV) und Automatische Tubuskompensation (ATC). In: Kuhlen R, Guttmann J, Rossaint R (Hrsg) Neue Formen der assistierten Spontanatmung. Urban u. Fischer, München Jena, S23-38
Navalesi P Costa R (2003) New modes of mechanical ventilation: proportional assist ventilation, neurally adjusted ventilatory assist, and fractal ventilation. Curr Opinion Crit Care 9:51-58
Sassoon CSH (1991) Positive pressure ventilation: Alternate modes. Chest 100:1421-1429
Wrigge H, Varelmann D, Zinserling J et al (2003) «Proportional assist ventilation» kombiniert mit «automatic tube compensation». Ein viel versprechendes Konzept der augmentierten Spontanatmung? Anaesthesist 52:341-348
Younes M (1994) Proportional assist ventilation. In: Tobin MJ (ed) Principles and practice of mechanical ventilation. McGraw-Hill, New York St. Louis San Francisco, pp 349- 370

## ATC

Branson RD (1999) New modes of mechanical ventilation. Curr Opinion Crit Care 5:33-42
Guttmann J, Haberthür C, Mols G, Lichtwarck-Aschoff M (2002) Automatic tube compensation (ATC). Neth J Crit Care 6:10-14
Guttmann J, Haberthür C, Stocker R (2000) Proportionale Druckunterstützung (PAV) und Automatische Tubuskompensation (ATC). In: Kuhlen R, Guttmann J, Rossaint R (Hrsg) Neue Formen der assistierten Spontanatmung. Urban u. Fischer, München Jena, S23-38
Wrigge H, Varelmann D, Zinserling J et al (2003) «Proportional assist ventilation» kombiniert mit «automatic tube compensation». Ein viel versprechendes Konzept der augmentierten Spontanatmung? Anaesthesist 52:341-348

## ILV

Suter PM (1990) Old and new ventilatory techniques. Curr Opin Anaesthesiol 3:920-923
Tuxen DV (1994) Independent lung ventilation. In: Tobin MJ (ed) Principles and practice of mechanical ventilation. McGraw-Hill, New York St. Louis San Francisco, pp 571- 588

## PHC

Bidani A, Tzouanakis AE, Cardenas VJ, Zwischenberger JB (1994) Permissive hyperkapnia in acute respiratory failure. JAMA 272:957-962

Hickling KG, Henderson SJ, Jackson R (1990) Low mortality associated with low volume pressure limited ventilation with permissive hypercapnia in severe adult respiratory distress syndrome. Intensive Care Med 16:372-377

Hickling KG (1992) Low volume ventilation with permissive hypercapnia in the adult respiratory distress syndrome. Clin Intensive Care 3:67-78

Hickling KG, Wright T, Laubscher K et al (1998) Extreme hypoventilation reduces ventilator-induced lung injury during ventilation with low positive end-expiratory pressure in saline-lavaged rabbits. Crit Care Med 26:1690-1697

Simon RJ, Mawilmada S, Ivatury RR (1994) Hypercapnia: is there a cause for concern? J Trauma 37:74-81

Tuxen DV (1994) Permissive hypercapnia. In: Tobin MJ (ed) Principles and practice of mechanical ventilation. McGraw-Hill, New York St. Louis San Francisco, pp 371-392

Tuxen DV (1994) Permissive hypercapnic ventilation. Am J Respir Crit Care Med 150:870-874

## Recruitment

Acute Respiratory Distress Syndrome Network (2000) Ventilation with lower tidal volumes as compared with traditional tidal volumes for acute lung injury and the acute respiratory distress syndrome. N Engl J Med 342:1301-1308

Amato MB,Barbas CS, Medeiros DM et al (1998) Effect of a protective-ventilation strategy on mortality in the acute respiratory distress syndrome. N Engl J Med 338:347-354

Gattinoni L,Vagginelli F,ChiumelloD (2003) Physiologic rationale for ventilator setting in acute lung injury/acute respiratory distress syndrome patients. Crit Care Med 31 [Suppl]:S300-S304

Hubmayr RD (2002) Perspective on lung injury and recruitment. A sceptical look at the opening and collapse story. Am J Respir Crit Care Med 165:1647-1653

Kacmerek RM (2001) Strategies to optimize aveolar recruitment. Curr Opinion Crit Care 7:15-20

Lachmann B (2000) The concept of open lung. Int J Intensive Care 215-219

Marini JJ (2001) Recruitment maneuvers to achieve an «open lung» – whether and how? Crit Care Med 29:1647-1648

Meade MO, Guyatt GM, Cook DJ et al (2002) Physiologic randomized pilot study of a lung recruitment maneuver in acute lung injury. Am J Respir Crit Care Med 165:A683

Moran I, Zavala E, Fernandez R et al (2003) Recruitment manoeuvres in acute lung injury/acute respiratory distress syndrome. Eur Respir J (Suppl) 42:37s–42s

Papadakos PJ, Lachmann B (2002) The open lung concept of alveolar recruitment can improve outcome in respiratory failure and ARDS. Mount Sinai J Med 69:73-77

## Posizione prona

Blanch L, Mancebo J, Nahum A (1999) Prone positioning in acute respiratory distress syndrome. Curr Opinion Crit Care 5:21-27

Gattinoni L, Tognoni G, Pesenti A et al (2001) Effect of prone positioning on the survival of patients with acute respiratory failure. N Engl J Med 345:568-573

## NIV

Branthwaite MA (1991) Non-invasive and domiciliary ventilation: positive pressure techniques. Thorax 46:208-212

Briegel J, Kilger E, Pichler B (2000) Nichtinvasive Beatmung. In: Kuhlen R, Guttmann J, Rossaint R (Hrsg) Neue Formen der assistierten Spontanatmung. Urban u. Fischer, München Jena, S133-145

Burchardi H, Kuhlen R, Schönhofer B et al für die Task Force Nicht-invasive Beatmung der AG Beatmung innerhalb der Deutschen Interdisziplinären Vereinigung Intensivmedizin (2001) Konsensus-Statement zu Indikationen, Möglichkeiten und Durchführung der nicht-invasiven Beatmung bei der akuten respiratorischen Insuffizienz 38:611-621

Butler R, Keenan SP, Inman KJ et al (1999) Is there a preferred technique for weaning the difficult to wean patient? A systematic review of the literature. Crit Care Med 27:2331-2336

Elliot M, Moxham J (1994) Noninvasive mechanical ventilation by nasal or face mask. In: Tobin MJ (ed) Principles and practice of mechanical ventilation. McGraw-Hill, New York St. Louis San Francisco, pp 427-453

Esteban A, Anzueto A, Alia I et al (2000) How is mechanical ventilation employed in the intensive care unit? An international utilization review. Am J Respir Crit Care Med 161:1450-1458

Hess DR, Fessler HE (2007) Respiratory controversies in the critical care setting. Should noninvasive positive-pressure ventilation be used in all forms of acute respiratory failure? Respir Care 52:568-578

Kopp R, Kuhlen R, Max M, Rossaint R (2002) Evidence-based medicine in the therapy of the acute respiratory distress syndrome. Intensive Care Med 28:244-255

Kopp R, Kuhlen R (2007) Therapie des respiratorischen Versagens. In: Kuhlen R, Rossaint R (eds) Evidenzbasierte Medizin in Anasthesie und Intensivmedizin, 2 edn. Springer, Berlin Heidelberg New York

Lightowler JV, Wedzicha JA, Elliott MW, Ram FSF (2003) Non-invasive positive pressure ventilation to treat respiratory failure resulting from exacerbations of chronic obstructive pulmonary disease: Cochrane systematic review and metaanalysis. BMJ 326:185-187

McIntyre RC, Pulido EJ, Bensard DD et al (2000) Thirty years of clinical trials in acute respiratory distress syndrome. Crit Care Med 28:3314-3331

Schönhofer B, Kuhlen R, Neumann P, et al (2008) Nicht invasive Beatmung bei akuter respiratorischer Insuffizienz (S3-Leitlinie). Dtsch Ärztebl 105:424-433

# Forme non convenzionali di sostegno respiratorio

Le forme di ventilazione non convenzionale di sostegno respiratorio vengono impiegate nei casi in cui si assiste ad un'importante riduzione della frequenza o del volume respiratori oppure in associazione alla ventilazione convenzionale, quando si renda necessario un organo artificiale per lo scambio gassoso, che può collocarsi all'interno od all'esterno dell'organismo.

**Forme non convenzionali di sostegno respiratorio**
- Ventilazione ad alta frequenza ("High Frequency Ventilation", HFV);
- Tecniche di ventilazione con flusso costante;
- Sostegno polmonare artificiale ("Artificial Lung Assist", ALA):
  - metodiche extracorporee ("Extracorporal Lung Assist", ECLA)
  - metodiche intracorporee ("Intravascular Oxygenation", IVOX).

### Possibili indicazioni alle forme di ventilazione non convenzionale

**Ventilazione ad alta frequenza:**
- ARDS;
- IRDS;
- Shock cardiovascolare;
- Tracheomalacia;
- Fistole broncopleuriche;
- Fistole tracheoesofagee;
- Ventilazione d'urgenza nelle intubazioni difficili;
- Interventi in broncoscopia;
- Interventi in laringoscopia.

**Tecniche con flusso costante:**
- Intubazioni difficili;
- Interventi in broncoscopia;
- Chirurgia toracica;
- Per la diagnosi della morte cerebrale.

**Sostegno artificiale polmonare:**
*Indicazioni generali*:
- ARDS;

*Indicazioni in età pediatrica*:
- RDS;
- Aspirazione di meconio;
- Ipertono polmonare persistente;
- Sepsi;
- Polmoniti;
- Ernia congenita del diaframma;
- Miopatie cardiache;
- Miocardite.

## 13.1 Ventilazione ad alta frequenza ("High Frequency Ventilation", HFV)

A differenza della ventilazione convenzionale, nella HFV vengono impiegati piccoli volumi ed alte frequenze respiratorie. Le diverse forme della HFV sono accomunate dalle seguenti caratteristiche:
- Frequenza respiratoria compresa tra 60-300/minuto,
- Volumi d'esercizio corrispondenti all'entità dello spazio morto od inferiori.

Lo scopo principale della HFV è l'ossigenazione del sangue e l'eliminazione di anidride carbonica, associate alla minor comparsa di lesioni polmonari ed alterazioni della funzione cardiovascolare. Inoltre, viene impiegata negli interventi in bronco- e laringoscopia, per facilitarne il procedimento. Le tre metodiche in uso oggi, sono (Tab.13.1):
- HFV con pressione positiva ("High Frequency Positive Pressure Ventilation" HFPPV);
- Ventilazione "jet" ad alta frequenza ("High Frequency "jet" Ventilation", HFJV);
- Ventilazione oscillante ad alta frequenza ("High Frequency Oscillation", HFO).

### 13.1.1 Meccanismo d'azione della HFV

I meccanismi esatti del trasporto e dello scambio gassoso delle diverse forme della HFV non sono ancora del tutto chiari. Probabilmente, è importante il ruolo svolto dall'insieme dei seguenti fattori:

**Tab. 13.1.** Forme e caratteristiche della HFV

| Modi | Frequenza (per minuto) | Frequenza (in Hz) | $V_t$ (ml/kg di peso corporeo | Espirazione |
|---|---|---|---|---|
| HFPPV | 60-120 | 1-2 | 3-5 | passiva |
| HFJV | 60-600 | 1-10 | 2-5 | passiva |
| HFO | 180-3000 | 3-50 | 1-3 | attiva |

- Ventilazione alveolare diretta: sulla base dell'asimmetria del sistema bronchiale, le regioni alveolari prossimali, con minimo spazio morto, possono essere direttamente ventilate anche con volumi d'esercizio molto piccoli.
- Flusso convettivo: nelle vie respiratorie, si attua un modello di flusso asimmetrico. Il flusso inspiratorio (miscela ricca di ossigeno) nelle vie aeree medie ha una velocità di scorrimento maggiore rispetto all'espiratorio (contenente anidride carbonica) delle periferiche. Per questa caratteristica del flusso coassiale, anche piccoli volumi possono raggiungere le regioni alveolari periferiche.
- Flusso a pendolo: la suddivisione dell'aria tra le regioni alveolari confinanti, con diversa "compliance" e resistenza, agisce determinando una migliore miscelazione dei gas e migliorando, così, lo scambio gassoso polmonare.
- "Taylor-dispersion": la migliore miscelazione dei gas respiratori è dovuta alla combinazione degli effetti della convezione assiale e radiale dei gas inspirati con la convezione non assiale, che caratterizza la turbolenza del flusso.
- Oscillazione cardiaca: la ritmica contrazione cardiaca agisce determinando minimi abbassamenti di pressione nel sistema bronco-alveolare, migliorando così la miscelazione dei gas.
- Diffusione molecolare: nelle regioni alveolari, lo scambio gassoso avviene, sia nella forma di ventilazione convenzionale che in quella ad alta frequenza, attraverso la diffusione di molecole di gas.

> **Il miglioramento dell'ossigenazione nella HFV è probabilmente da ricondurre, così come nelle altre forme convenzionali, all'aumento della pressione media nelle vie aeree ed al relativo incremento della FRC e del volume medio intrapolmonare.**

### 13.1.2 Ventilazione ad alta frequenza con pressione positiva (HFPPV)

La ventilazione ad alta frequenza con pressione positiva è caratterizzata da:
- Frequenza respiratoria compresa tra 60 e 120/min;
- Volume d'esercizio compreso tra 3-5 ml/kg di peso corporeo;
- Rapporto I:E inferiore a 0,3;
- Espirazione passiva.

In pratica, la HFPPV è assimilabile ad una ventilazione convenzionale con elevata frequenza e bassi volumi d'esercizio. Vengono però impiegate adeguate apparecchiature con minima "compliance" e volumi comprimibili trascurabili. La HFPPV viene praticata per la ventilazione in caso di interventi da eseguirsi in bronco-o laringoscopia e, solo raramente, per la ventilazione dei pazienti in terapia intensiva.

### 13.1.3 Ventilazione "jet" ad alta frequenza (HFJV)

In questa forma della ventilazione ad alta frequenza vengono praticati, attraverso una cannula posizionata in trachea, minimi volumi di esercizio ad elevata velocità, derivanti da una fonte ad alta pressione (10-50 psi = pounds per square inch.).

La cannula ha un diametro piccolo, nella maggior parte dei casi è incorporata in un tubo speciale, sebbene il gas fuoriesca da un'apertura collocata nella porzione distale. Nelle intubazioni difficili od impossibili, si può incidere la membrana cricotiroidea e posizionare direttamente una cannula "jet". Per permettere la ventilazione, il gas viene fatto fluire in maniera intermittente attraverso una valvola a tempo.

Poichè il flusso "jet" avviene attraverso la stretta apertura della cannula, si determina l'effetto Venturi: il gas si miscela con quello dell'ambiente circostante ed il paziente riceve volumi da due fonti: gas dal ventilatore "jet" e gas circostante convogliato da un sistema a T. Il volume d'esercizio dipende dall'apertura della cannula, dalla pressione esercitata, dal tempo inspiratorio e dalla concentrazione di ossigeno derivante dal sistema "jet" e dall'ambiente circostante.

L'umidificazione dei gas inspirati avviene attraverso aerosol di soluzioni di NaCl. Per i minimi volumi d'esercizio, le escursioni polmonari sono ridotte e le pressioni di picco nelle vie aeree relativamente basse.



**Ventilazione ad alta frequenza (HFJV)**

- Frequenze comprese tra 100-150 al minuto;
- Pressione di esercizio tra 10-50 psi;
- Volumi d'esercizio derivanti compresi tra 2-5 ml/kg di peso corporeo;
- Rapporto I:E tra 1:2 e 1:4;
- Espirazione passiva.

**Suggerimenti per l'iniziale impostazione del respiratore "jet" nella HFJV (mod. sec. Standifort 1989)**

- Impostazione iniziale

| | |
|---|---|
| Pressione d'esercizio (DP) | 300 KPa; |
| tempo inspiratorio | 30%; |
| frequenza | 150/minuto; |
| $F_iO_2$ | 1,0; |
| PEEP | 0-5 mbar. |

- Emogasanalisi ogni 15 minuti.
- In caso di ipossia:
  1) aumento della PEEP a gradi di 3-5 mbar;
  2) aumento dell'esercizio di pressione a gradi;
  3) aumento graduale del tempo inspiratorio del 5% per volta, fino ad un massimo del 40%.
- In caso di iperossia:
  1) riduzione della $F_iO_2$;
  2) riduzione della PEEP
- In caso di ipercapnia:
  1) aumento dell'esercizio di pressione a gradi;
  2) aumento graduale del tempo inspiratorio del 5% per volta, fino ad un massimo del 40%;
  3) aumento graduale della frequenza di 10/minuto per volta, fino ad un massimo di 250/minuto (in alcuni pazienti si può ottenere l'effetto opposto).
- In caso di ipocapnia:
  1) riduzione dell'esercizio di pressione a gradi;
  2) riduzione graduale del tempo inspiratorio del 5% per volta, fino ad un massimo del 20%;
  3) riduzione graduale della frequenza di 10/minuto per volta, fino ad un massimo di 100/minuto (in alcuni pazienti si può ottenere l'effetto opposto).

### 13.1.4 Ventilazione oscillante ad alta frequenza (HFO)

In queste metodiche la miscela gassosa viene fatta fluire nelle vie aeree in modo oscillante, per mezzo di appositi macchinari ad alta frequenza (pompa a stantuffo o macchinari guidati da magnete). L'aria viene così, durante l'inspirazione, introdotta nei polmoni e, durante l'espirazione, aspirata verso l'esterno (Fig. 13.1). La somministrazione di aria umidificata ed arricchita di ossigeno, avviene attraverso un angolo posto nella metà destra del tubo, la fuoriuscita per mezzo di un scarico separato.

Nella HFO vengono impostati i seguenti parametri:

- $F_iO_2$;
- Pressione media nelle vie aeree ("paw");
- Ampiezza (cioè "driving pressure");
- Oscillazione di frequenza (4-6 Hz negli adulti, 10-15 Hz nei neonati).

La frazione inspiratoria di ossigeno e la pressione media nelle vie aeree influiscono soprattutto sull'ossigenazione, l'ampiezza e la frequenza di oscillazione sulla ventilazione, cioè sull'eliminazione di anidride carbonica.

## 13.1.5 Vantaggi della HFV

A paragone con la respirazione artificiale convenzionale con controllo di volume, nella HFV l'ampiezza di ventilazione e la pressione di picco nelle vie aeree sono minori; in questo modo, il polmone viene posto in una condizione di cosiddetto "riposo". Minori sono i traumi che questo subisce e tanto più trascurabili sono le alterazioni sulla funzione cardiovascolare. Questo stato di "riposo" agisce positivamente sulla ripresa delle sezioni polmonari compromesse nell'ARDS. La HFV permette una ripartizione equa dell'aria inspirata nelle vie aeree inferiori ed influisce positivamente sull'alterato rapporto flusso/volume. Negli ultimi anni si è dimostrato come, non solo le alte pressioni o gli elevati volumi esercitati nelle vie aeree possano determinare lo sviluppo di lesioni polmonari, ma che ciò può avvenire anche per la ciclicità di collasso e riapertura delle regioni alveolari, nel corso di una ventilazione con normali volumi. Per tale motivo, la HFV è vantaggiosa rispetto alla HFO, poiché l'ampiezza di ventilazione è minore.

In particolare, in relazione all'applicazione delle "manovre di recupero polmonare", per l'apertura di aree polmonari collassate, la HFO è teoricamente la metodica di ventilazione ideale.

## 13.1.6 Svantaggi della HFV

Un'umidificazione sufficiente dell'aria inspirata, con le diverse forme della HFV, è difficile da ottenere. L'elevata velocità con la quale il gas viene fatto fluire in trachea, soprattutto per il suo ingresso direttamente in corrispondenza della carena, può determinare un danno fisico diretto della mucosa, con necrosi delle vie aeree maggiori. Inoltre, in tutte le forme della HFV esiste il pericolo di sviluppo di importanti PEEP intrinseche a causa della notevole diminuzione della durata del tempo espiratorio. Possono derivarne, alterazione dell'eliminazio-

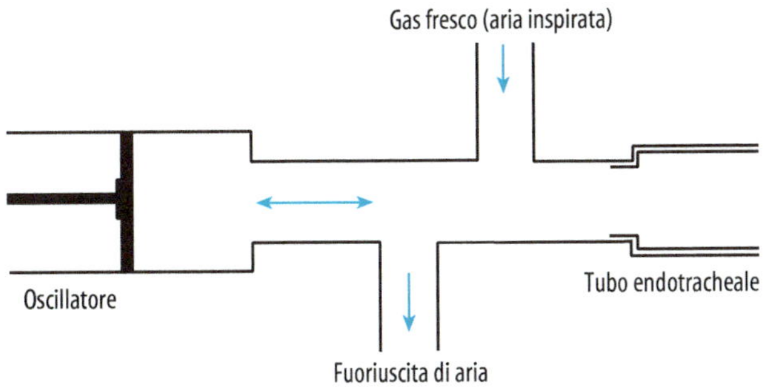


**Fig. 13.1.** Rappresentazione schematica di una ventilazione oscillante ad alta frequenza

ne di anidride carbonica, trauma da pressione dei polmoni ed alterazione della funzione cardiovascolare, soprattutto in quei pazienti con ostruzione delle vie aeree e buona "compliance" polmonare. D'altra parte però, lo sviluppo di una PEEP intrinseca è la premessa per il miglioramento dell'ossigenazione con la HFV. Inoltre, visto che il controllo di un paziente ventilato con modo HFV è significativamente più difficile rispetto alle forme convenzionali, la metodica viene considerata non priva di pericoli.

### 13.1.7 Impieghi clinici della HFV

La HFV, essendo impiegata nelle diverse varianti da più di trent'anni, non rappresenta una metodica nuova. Negli ultimi anni si è, però, posta l'attenzione sulle possibili lesioni polmonari indotte e sull'impiego dell'HFJV e HFO in patologie quali ad es. le forme più gravi dell'ARDS.

**HFJV.** Studi condotti sulla possibilità d'impiego di questa metodica in neonati ed adulti non hanno dimostrato vantaggi sostanziali quali minori lesioni polmonari, ridotta mortalità e maggiore stabilità cardiovascolare. Al momento attuale quindi non sono ancora state date chiare indicazioni circa la HFJV.

**HFO.** La metodica più interessante in campo medico intensivo è sicuramente la HFO. La maggior parte delle esperienze si segnalano nella ventilazione dei prematuri e dei neonati. Infatti, in questa fascia d'età, si sono registrati rilevanti successi, grazie all'impiego della HFO. Circa l'uso in età adulta, i dati sono ancora pochi e non coerenti. Nella maggior parte dei casi, infatti, non si è dimostrato un significativo vantaggio tra la ventilazione convenzionale e la HFO, nei confronti delle complicazioni precoci e della letalità. Altri studi hanno registrato una maggiore incidenza di complicazioni con la HFO (emorragie intracerebrali, probabilmente da ricollegare ad una maggiore pressione venosa centrale che ostacola il deflusso venoso cerebrale). Altre osservazioni, invece, hanno dato dimostrazione di una migliore prognosi, senza aumento di effetti collaterali. La non univocità è probabilmente da ricondurre a:

- eterogeneità della popolazione di pazienti;
- impiego di respiratori differenti;
- diverso grado di esperienza circa l'impiego della metodica da parte degli operatori;
- diverse strategie di ventilazione (con o senza manovre di recupero);
- diversi tempi di inizio della HFV;
- diversità delle terapie associate (con o senza surfattante nella RDS).

Per riassumere, i risultati fino ad ora ottenuti, nella terapia respiratoria intensiva in pazienti in età pediatrica, non sono sufficienti per porre una sicura ed univoca indicazione circa l'impiego della HFO.

D'altro lato però, esistono centri con maggiore esperienza, nei quali la metodica viene praticata di "routine" e con sicurezza. In questi i risultati positivi sono così evidenti che l'indicazione alla HFO nella terapia dell'RDS, viene posta precocemente, già negli stadi iniziali della patologia.

**Impiego della HFV nell'ARDS.** Circa la terapia respiratoria artificiale di pazienti adulti affetti da ARDS, esistono solo pochi dati prospettici, non sufficientemente indicativi di aumento di sopravvivenza, con una metodica rispetto ad un'altra.

Nella terapia dell'ARDS, uno studio ha definito che la ventilazione ad alta frequenza deve essere ancora considerata come metodica sperimentale. Non è stato, in tal senso, ancora definito un grado di certezza. Operatori di terapia intensiva suggeriscono la HFO come tecnica di ventilazione "rescue", nei casi di grave sviluppo dell'ARDS. Riassumendo, si può asserire che:

> **La maggior efficacia della HFV, rispetto ad una adeguata tecnica di ventilazione convenzionale, non è ancora stata provata. I vantaggi derivati dalle più basse pressioni di pic-**

▼

**co sviluppate, possono essere raggiunti, in modo analogo, con l'impiego di metodiche con controllo di pressione, quali PC-IRV o APRV.**

#### Suggerimenti della ACCP sull'impiego della HFV

Per limitare i rischi legati alla pratica della HFV, la ACCP ha definito alcune regole:

- L'operatore deve avere adeguata esperienza;
- Bisogna favorire una sufficiente umidificazione dell'aria inspirata;
- L'aumento del rapporto I:E e della pressione d'esercizio conducono ad aumento della FRC e del volume d'esercizio inspiratorio;
- L'aumento della frequenza respiratoria riduce il volume d'esercizio e conduce ad aumento della $p_aCO_2$, senza aumentare la FRC di polmoni con ridotta "compliance";
- Quanto più elastico è il sistema respiratorio, tanto maggiore sarà l'incremento della FRC, per aumento del rapporto I:E, della pressione d'esercizio e della frequenza respiratoria;
- La pressione media nelle vie aeree dovrebbe essere valutata per mezzo di un catetere intratracheale posizionato 5 cm al di sotto dell'ingresso del flusso HFJV. In pazienti senza significative ostruzioni delle vie aeree, il valore misurato corrisponde a quello della pressione media alveolare;
- La ventilazione con HFJV deve avvenire al di sotto "dell'inflection point". Inizialmente infatti, è necessaria la distensione del polmone fino a questo valore. La pressione di ventilazione deve essere selezionata a livelli quanto più bassi possibili, tali da non causare trauma polmonare da pressione o da volume.

Nel par. 13.1.3, è riassunta l'iniziale programmazione della ventilazione "jet".

## 13.2 Sostegno respiratorio con flusso costante (CFT)

A questo gruppo appartengono l'ossigenazione in apnea, l'insufflazione tracheale di ossigeno e la "Constant Flow Ventilation" (CFV). Mentre le prime due metodiche non sono adatte nei casi di ventilazione a lunga scadenza, ma sono indicate come tecniche da applicare al fine di mantenere una sufficiente ossigenazione, la CFV può essere impiegata anche per tempi maggiori, nell'ambito di una ventilazione normale.

### 13.2.1 Ossigenazione in apnea (AO)

La metodica prevede una pre- ossigenazione polmonare, con aria contenente il 100% di $O_2$ e priva di azoto, affinché le riserve di ossigeno del polmone, in termini di FRC, aumentino da circa 400 a 2600 ml. La $p_aO_2$ aumenta fino a 650 mmHg. Quindi, viene indotto un arresto respiratorio ed il tubo endotracheale viene collegato ad una fonte di ossigeno. Nel caso di normale metabolismo, i pazienti in anestesia totale assumono circa 200 ml di ossigeno al minuto e cedono agli spazi alveolari circa 20 ml di anidride carbonica al minuto. Il resto della $CO_2$ prodotta viene posta nelle riserve dell'organismo. Quindi viene assunto più gas di quello ceduto. Così, negli alveoli si crea una pressione negativa, che consente il mantenimento di un flusso convettivo di gas nei polmoni di circa 180 ml/minuto.

**Se viene insufflato ossigeno, la sua pressione parziale arteriosa può essere mantenuta per circa un'ora, a livelli sufficientemente alti. Se, invece, viene impiegata aria dell'ambiente circostante il tempo di apnea a disposizione si riduce a 10 minuti.**

Mentre la $p_aO_2$, durante l'apnea, si riduce, la $p_aCO_2$ aumenta obbligatoriamente, di circa 10-13 mmHg nel primo minuto e 3-6 mmHg/minuto in quelli successivi, in dipendenza dall'attività metabolica. Sotto osservazione clinica, sono stati descritti aumenti di $p_aCO_2$ fino a 250 mmHg, senza gravi effetti collaterali. Si sviluppa, però, un'acidosi respiratoria, con scivolamento verso destra della curva di dissociazione dell'ossigeno.

**Impieghi clinici.** L'ossigenazione in apnea viene impiegata, per interventi chirurgici o procedure diagnostiche, in cui si desidera una temporanea assenza di movimento del polmone.

Inoltre, la metodica può essere praticata in apnea per la diagnosi di morte cerebrale. Lo sviluppo di elevati livelli di $p_aCO_2$ induce imponenti impulsi respiratori ed iperventilazione.

### 13.2.2 Insufflazione tracheale di ossigeno (TRIO)

Nell'insufflazione tracheale di ossigeno ("Tracheal Insufflation of Oxygen", TRIO), si posiziona un catetere in trachea, circa 1 cm al di sopra della carena e, attraverso questo, si insufflano 2 litri al minuto di $O_2$. In modelli animali, sono stati raggiunti tempi di apnea fino a 5 ore. In maniera simile alla ventilazione "jet", la TRIO è applicabile nei casi di intubazioni difficili o per incisione della membrana cricotiroidea, nei casi di importante ostruzione delle vie aeree superiori. Inoltre, grazie a questa tecnica è possibile trattare una grave ipossia, nei casi di pazienti che mantengono ancora una respirazione spontanea ed in quelli con patologia cronica da ostruzione o fibrosi polmonare.

### 13.2.3 Ventilazione con flusso costante (CFV)

In maniera simile alla TRIO, nella ventilazione con flusso costante ("Constant Flow Ventilation", CFV), l'ossigeno viene insufflato nella parte distale della trachea o, meglio, attraverso due cateteri, direttamente nei bronchi principali. Il "flowrate" è notevole ed equivale a 1 litro per kg di peso corporeo/minuto. All'estremità distale del catetere si determina così un effetto "jet". Il trasporto e lo scambio di gas avvengono per turbolenza, oscillazione del cuore, diffusione molecolare e ventilazione collaterale. L'aria espirata viene allontanata attraverso il tubo endotracheale. Nella CFV, il polmone è immobile ma, per l'elevato flusso, insufflato. L'eliminazione di anidride carbonica è tanto maggiore quanto più profonda è la posizione del catetere nelle vie aeree.

### 13.2.4 Impieghi clinici della CFT

AO e TRIO non sono metodiche adatte quando è prevista una ventilazione a lunga scadenza. In situazioni specifiche, però, possono mantenere una temporanea e sufficiente ossigenazione. Quanto più distale è l'insufflazione di ossigeno e quanto più elevato è il flusso, tanto maggiore sarà la riduzione dello spazio morto. Per migliorare l'eliminazione di anidride carbonica e ridurre il fabbisogno di ventilazione, le tecniche di insufflazione possono essere combinate alla ventilazione convenzionale. Tuttavia, non sono stati fino ad oggi dimostrati effetti positivi della terapia, nei casi di alterazioni polmonari severe.

## 13.3 Sostegno polmonare artificiale ("Artificial Lung Assist", ALA)

È noto che elevate concentrazioni inspiratorie di ossigeno, così come eccessive pressioni e volumi d'esercizio nelle vie aeree, nelle alterazioni polmonari acute, possono ulteriormente peggiorarne funzione e struttura. In alcuni pazienti, nonostante l'ottimale impostazione di una terapia respiratoria, non è possibile raggiungere e mantenere valori adeguati di $p_aO_2$. Questa condizione può svilupparsi rapidamente ("catastrophic lung disease") o progressivamente, nell'arco di alcuni giorni. In caso di fallimento delle metodiche convenzionali di terapia respiratoria, in alcuni centri, vengono praticate tecniche di sostituzione della funzione polmonare, extra- ed intracorporee. Il fine è quello di porre il polmone in una condizione di "riposo", evitando pressioni e volumi d'esercizio elevati ed eccessive concentrazioni inspiratorie di ossigeno. A queste tecniche appartengono:
- Il sostegno polmonare extracorporeo ("ExtraCorporal Lung Assist", ECLA);
- L'ossigenazione intravascolare.

L'ECLA viene praticata secondo diverse varianti ed identificata con varie denominazioni: arterovenosa, venoarteriosa e venovenosa. Come noto, la variante venoarteriosa è da tempo praticata in cardiochirurgia nella macchina cuore-polmone e, definita con il termine ECMO ("ExtraCorporal Membrane Oxygenation", ossigenazione extracorporea a membrane). La tecnica venovenosa, è oggi di più frequente applicazione ed è stata inizialmente definita come $ECCO_2$-R ("ExtraCorporal $CO_2$-Removal", eliminazione extracorporea di $CO_2$"), poiché avviene, in primo luogo, l'eliminazione di anidride carbonica e non l'ossigenazione del sangue. Questo processo è, tuttavia, realizzabile anche nella ECLA venovenosa e, per tale motivo, vengono indicate la tecnica venoarteriosa e venovenosa dello scambio gassoso extracorporeo. Una nuova variante della ECLA è il sostegno polmonare arterovenoso senza pompa ("Pumpless ExtraCorporal Lung Assist") con la cosiddetta "low esistance lung assist device" (LAD).

### 13.3.1 Ossigenazione extracorporea a membrane (ECMO)

Così come avviene in cardiochirurgia nella macchina cuore-polmone, il sangue viene prelevato da una grossa vena ed attraverso una cannula di cospicuo diametro, drenato all'esterno dell'organismo, convogliato grazie ad una pompa a rullo in una o due membrane ossigenanti e quindi ricondotto all' organismo in una vena (o arteria). Questo procedimento necessita di una riduzione della coagulazione, ottenibile con eparina. Per determinare una sufficiente ossigenazione ed eliminazione di anidride carbonica, il "flowrate" extracorporeo deve essere superiore a 2,5 Litri/m$^2$/minuto. Gli effetti collaterali e le complicazioni sono di seguito elencate:

- Complicazioni emorragiche dovute alla importante somministrazione di eparina;
- Lesioni in corrispondenza dell'arteria;
- Distribuzione ineguale del sangue ossigenato;
- Alterazioni del sangue a causa del flusso elevato;
- Riduzione del circolo di sangue polmonare, per la presenza della circolazione extracorporea venoarteriosa.

Diversi studi eseguiti negli anni '70 hanno dimostrato come la ECMO non influisse positivamente sull'ARDS: per questa ragione, la metodica non è stata più impiegata negli adulti.

**ECMO nei neonati e nei bambini.** In età neonatale e pediatrica, la ECMO viene impiegata in alcune patologie. Le principali indicazioni al trattamento ECMO sono: polmonite da meconio, ipertensione polmonare persistente, sindrome da "distress" respiratorio del neonato, ernia diaframmatica, polmonite ed ipossia, insufficienza cardiaca, insufficienza cardiaca postoperatoria, arresto cardiocircolatorio, fallito svezzamento da circolazione extracorporea in sala operatoria. I criteri per l'applicazione della metodica non sono univocamente definiti. Possibile è anche l'associazione con altre metodiche quali HFO, somministrazione di surfattante, inalazione di NO e ventilazione controllata in modo PC-IRV. In questo gruppo d'età, il "bypass" viene eseguito tra la vena giugulare interna e la carotide. Ultimamente, è stato impiegato anche l'accesso venovenoso.

### 13.3.2 Ossigenazione a membrana veno-venosa extracorporea

L'ECMO veno-venosa consente l'eliminazione di anidride carbonica e l'ossigenazione del sangue venoso. Rispetto alla classica ECMO venoarteriosa, l'ossigenazione del sangue arterioso è notevolmente inferiore. Attraverso l'ossigenatore a membrana, è spesso necessario un flusso iniziale di sangue corrispondente al 30-50% del volume cardiaco per minuto. Sottolineando l'aspetto importante dell'eliminazione dell'anidride carbonica, questo procedimento veniva definito in passato come "extracorporal $CO_2$-removal" ($ECCO_2R$), oppure, essendo associato a una ventilazione a bassa frequenza ("low frequency positive pressure ventilation"), era indicato come $ECCO_2R$-LFPPV. Secondo le conoscenze odierne, perché l'ECMO veno-venosa sia efficace è importante anche l'ossigenazione del sangue venoso.

L'ECMO veno-venosa consente la limitazione dei parametri associati di ventilazione:

- bassa frequenza respiratoria,
- $p_{max}$ <30 mbar,
- PEEP 10-15 mbar,
- riduzione della $FiO_2$ a <0,6.

In passato, l'impiego dell'ECMO era associato a numerose complicazioni, soprattutto sanguinamenti, a causa del necessario impiego di eparina per l'anticoagulazione. Attualmente vengono utilizzate membrane ricoperte con eparina e sistemi di conduzione del sangue che rendono necessaria solo una minima anticoagulazione aggiuntiva.

Ciononostante, l'ECMO veno-venosa rimane una procedura molto complessa, costosa e associata a complicazioni, tale che il suo impiego viene limitato a pochi centri.

Fino a oggi non vi sono chiare evidenze, derivate da studi prospettici randomizzati, che dimostrino una significativa riduzione della mortalità associata all'ECMO veno-venosa, paragonata alla ventilazione convenzionale con ridotti volumi d'esercizio e ipercapnia permissiva.

Molti medici di terapia intensiva considerano l'ECMO come possibile indicazione nei casi di alterazione della funzione polmonare associata a importanti disturbi dell'ossigenazione.

Anche la medicina basata sulle evidenze non consiglia l'impiego di routine dell'ECMO; la procedura viene indicata nei casi di ipossia refrattaria alla terapia (par. 13.3.5).

#### Ulteriori procedimenti

- Ventilazione a frequenza bassa o normale;
- Pressioni di picco inferiori a 28-30 cm $H_2O$;
- PEEP 8-15 cm $H_2O$;
- Mantenimento di $F_iO_2$ inferiore a 0,6;
- Ipercapnia permissiva.

### 13.3.3 Sostegno polmonare arterovenoso senza pompa

In questa nuova variante dell'ECMO ("nova lung"), il sangue viene pompato in una membrana ossigenante grazie alla caduta di pressione arterovenosa. Vengono impiegate la vena e l'arteria femorale (Fig. 13.2). Attraverso l'ossigenatore fluisce una parte di sangue, corrispondente a 1/5-1/3 del volume cardiaco per minuto e viene ossigenato con circa 10 litri di ossigeno per minuto. Per evitare la formazione di coaguli nel sistema, è necessaria una somministrazione di eparina a dosaggi medi (ACT tra 130-150 secondi). Il sistema può rimanere in funzione per circa una settimana. Inoltre, è possibile eseguire una ventilazione con ridotte frazioni inspiratorie di ossigeno. La metodica è assimilabile alla filtrazione ematica arterovenosa. Le esperienze a riguardo non sono tuttavia sufficienti; per questo non è ancora possibile definire delle indicazioni precise per la metodica.

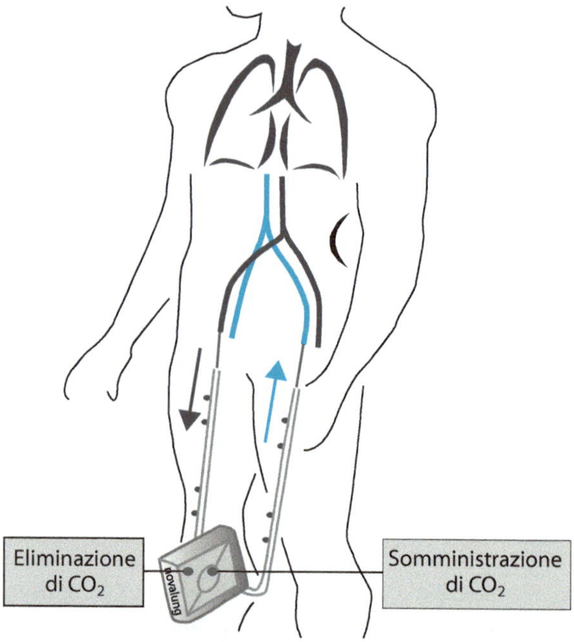


**Fig. 13.2.** L'"interventional lung system" (ILA; Nova-lung) viene posizionato tra le gambe del paziente dopo aver introdotto una cannula in una vena femorale e una in un'arteria femorale. Nella cartuccia, il sangue, separato da una speciale membrana, viene ossigenato con un flusso di circa 10 L/min. Ciò consente l'incremento della $p_aO_2$ e l'importante riduzione della $p_aCO_2$

### 13.3.4 Ossigenazione intravascolare

Questa tecnica prevede l'introduzione di membrane ossigenanti nella vena cava, attraverso la giugulare interna o la femorale. La membrana consiste di fibre insufflate di ossigeno con micropori, sulla cui superficie avviene uno scambio gassoso artificiale. Comunque, la superficie di scambio gassoso del sistema ("IntraVascular OXygenator" IVOX; ed "Intravenous Membrane Oxygenator", IMO) è minima e la capacità di ossigenazione relativamente limitata. Questi sistemi non hanno ancora un valore significativo fra le tecniche di sostegno polmonare.

### 13.3.5 Impieghi clinici delle tecniche di sostegno polmonare extracorporeo

Due studi prospettici randomizzati non hanno evidenziato alcun vantaggio nell'impiego della ECLA nella terapia dell'ARDS. Nuove osservazioni in centri specializzati, con migliori tecniche associate (specifici sistemi utilizzati con somministrazioni di eparina a dosaggi medi, riduzione della perdita di sangue, tecniche di ventilazione che permettono il "riposo polmonare"), hanno evidenziato una maggiore quota di sopravvivenza nelle forme gravi di ARDS. Secondo un lavoro basato su evidenze del 2003, si sono posti i seguenti suggerimenti:

- La ECLA non deve essere impostata di routine nei casi di ARDS (Grado C);
- La ECLA può essere praticata come ultima "ratio" nelle gravi forme di ARDS, associate ad importante ipossia (Grado E).

**Oggi, lo scambio gassoso extracorporeo è indicato quando, nonostante l'ottimale impostazione di una tecnica di ventilazione convenzionale (vedi Cap. 11) e pur con una $F_iO_2$ di 1,0, la $p_aO_2$, permane al di sotto di 50-60 mmHg.**

## Letture consigliate

### HFV

Frantz ID (1993) High-frequency ventilation. Crit Care Med 21:370

Kopp R, Kuhlen R, Max M, Rossaint R (2003) Evidenzbasierte Medizin des akuten Lungenversagens. Anaesthesist 52:195-203

Lunkenheimer PP, Salle BL, Whimster WF, Baum M (1994) High frequency ventilation: Reappraisal and progress in europe and abroad. Crit Care Med 22:19-23

Macintyre NR (1994) High-frequency ventilation. In: Tobin MJ (ed) Principles and practice of mechanical ventilation. McGraw-Hill, New York St. Louis San Francisco, pp 455-460

Mehta S (2000) High frequency ventilation. Curr Opin Crit Care 6:38-45

Mortimer AJ (1989) High-frequency ventilation. Curr Anaesth Crit Care 1:11-18

Pappert D, Rossaint R (1996) Lungenersatzverfahren. Intensiv- und Notfallbehandlung 21/2:36-41

Ritacca FV, Stewart TE (2003) High-frequency oscillatory ventilation in adults – a review of the literature and practical applications. Crit Care 7 (DOI 10.1186/cc2182)

Slutsky AS (1988) Nonconventional methods of ventilation. Am Rev Respir Dis 138:175-183

Slutsky AS (1991) High-frequency ventilation. Intensive Care Med 17:375-376

Smith BE (1990) High-frequency ventilation: past, present and future. Br J Anaesth 65:130-138

Standiford TJ (1989) High-frequency ventilation. Chest 96:1380-1389

### CFT

Slutsky AS (1988) Nonconventional methods of ventilation. Am Rev Respir Dis 138:175-183

Villar J, Slutsky AS (1994) Apnoic oxygenation and other nonconventional techniques of ventilatory support. In: Tobin MJ (ed) Principles and practice of mechanical ventilation. McGraw-Hill, New York St. Louis San Francisco, pp 499-510

Zander R, Mertzlufft F (1994) Sauerstoffversorgung trotz Atemstillstandes. Anästhesiol Intensivmed Notfallmed Schmerzther 29:223-227

### ALA

Cockroft S, Kuo J, Colvin MP, Lewis CT, Innis RF, Withington PS (1992) Initial evaluation of an intravascular oxygenation device. Anaesthesia 47:48-51

Gattinoni L (1991) Extracorporal respiratory support for acute respiratory failure. Curr Opin Anaesthesiol 4:261-265

Hickling KG, Henderson SJ, Jackson R (1990) Low mortality associated with low volume pressure limited ventilation

with permissive hypercapnia in severe adult respiratory distress syndrome. Intensive Care Med 16:372-377
Janes EF, Lawler PS (1993) New methods of oxygenation. Curr Anaesth Crit Care 4:182-188
Morris AH, Wallace CJ, Menlove RL et al (1994) Randomized clinical trial of pressure-controlled inverse ratio ventilation and extracorporal $CO_2$ removal for adult respiratory distress syndrome. Am J Respir Crit Care Med 149:295-305
Morton NS (1993) Current controversies in paediatric intensive care. Curr Anaesth Crit Care 4:195-201
Müller E, Kolobow T, Knoch M, Höltermann W (1992) Akutes Lungenversagen - Unterstützung des Gasaustausches mittels extrakorporaler oder implantierter Oxygenatoren - Gegenwärtiger Stand und zukünftige Entwicklungen. Anästhesiol Intensivmed Notfallmed Schmerzther 27:259-273
Pesenti A (1990) Target blood gases during ARDS ventilatory management. Intensive Care Med 16:349-351
Reng M, Phillip A, Kaiser M et al (2000) Pumpless extracorporeal lung assist and adult respiratory distress syndrome. Lancet 356:219-220
Rossaint R, Lewandowski K, Pappert D, Slama K, Falke K (1994) Die Therapie des ARDS. Teil 1: Aktuelle Behandlungsstrategien einschließlich des extrakorporalen Gasaustauschs. Anaesthesist 43:298-308
Rossaint R, Slama K, Falke KJ (1991) Therapie des akuten Lungenwassers. Dtsch Med Wochenschr 116:1635-1639
Suchyta MR, Clemmer TP, Orme JF et al (1991) Increased survival of ARDS patients with severe hypoxemia (ECMO criteria). Chest 99:951-955
Sykes MU (1989) High frequency ventilation. Br J Anaesth 62:475-477
Zwischenberger JB, Alpard SK (2002) Artificial lungs: a new inspiration. Perfusion 17:253-268

# Pratica della ventilazione

## 14.1 Scopi della ventilazione

Scopo fondamentale di ogni terapia di respirazione artificiale è il mantenimento di un sufficiente scambio gassoso polmonare, cioè, di un adeguato livello di ossigenazione e ventilazione alveolare. La ventilazione viene anche impiegata a fini speciali, senza cioè preesistenti alterazioni della funzione polmonare, come nell'iperventilazione controllata per la riduzione della pressione intracerebrale.

> **Scopi della ventilazione**
> (Secondo Tobin e Alex 1994)
>
> **Miglioramento dello scambio gassoso polmonare:**
> - Riduzione dell'ipossia: trattamento dei disturbi di ossigenazione;
> - Miglioramento di acidosi respiratoria acuta: trattamento dei disturbi di ventilazione.
>
> **Riduzione dell'insufficienza respiratoria:**
> - Riduzione del fabbisogno di ossigeno da parte della muscolatura respiratoria;
> - Sostegno della muscolatura respiratoria affaticata.
>
> **Miglioramento del rapporto pressione-volume polmonare:**
> - Favorire la riapertura degli alveoli collassati;
> - Miglioramento della "compliance";
> - Impedire altre lesioni polmonari.
>
> **Facilitare la funzione di polmoni e vie aeree.**
> **Ridurre le complicazioni.**

### 14.1.1 Scopi fisiologici della ventilazione

Gli scopi fisiologici della terapia respiratoria artificiale sono:
- Mantenimento dello scambio gassoso polmonare;
- Aumento dei volumi polmonari ridotti, riduzione del lavoro respiratorio.

#### Sicurezza dello scambio polmonare

La ventilazione può mantenere o migliorare lo scambio gassoso polmonare, cioè l'assunzione di ossigeno da parte dei capillari polmonari nei polmoni e l'eliminazione di anidride carbonica dal sangue.

> **I due scopi più importanti della terapia respiratoria artificiale sono:**
> - **Assicurare l'ossigenazione del sangue arterioso: $p_aO_2$ ($S_aO_2$ e $C_aO_2$);**
> - **Sufficiente ventilazione alveolare: $p_aCO_2$ e valore pH.**

**Ossigenazione.** Scopo principale della ventilazione è eliminare o ridurre uno stato ipossico arterioso. Il fine è aggiungere un valore normale di $p_aO_2$. Alti od eccessivi livelli non mostrano alcun vantaggio rispetto ai valori normali e non sono, quindi, necessari. Insieme alla $p_aO_2$, deve essere considerato anche lo stato arterioso di ossigeno e, quindi, altri valori, quali la sua saturazione, la sua concentrazione e la sua offerta (vedi Cap. 3).

> **Il livello di ossigenazione che ci si propone di raggiungere è una $p_aO_2$ superiore a 60 mmHg ed una saturazione superiore al 90%.**

**Ventilazione alveolare.** Durante la ventilazione è importante mantenere un livello normale di $p_aO_2$, cioè evitare l'ipossia, mentre i limiti superiori ed inferiori di $p_aCO_2$ vengono fissati in maniera più elastica. Sicuramente ci si propone di ottenere una ventilazione normale ma, in alcuni casi, ci si può discostare da questa condizione.

> **I valori che si cerca di ottenere con una ventilazione sono: $p_aCO_2$ compresa tra 35 e 45 mmHg, con valori normali di pH, compresi tra 7,35 e 7,45.**

In determinate patologie, come BPCO, stato asmatico ed ARDS, vengono tollerati valori più alti di anidride carbonica, quando da tale condizione derivi una riduzione di ulteriori lesioni polmonari (vedi anche par. 12.8). In altre situazioni, invece, viene impostata una iperventilazione controllata, come quando si voglia ridurre la pressione intracerebrale.

### Incremento dei volumi polmonari

La scelta individuale dei volumi di fine in- ed espirazione è, nella respirazione artificiale, particolarmente importante. L'adeguata impostazione assicura infatti una sufficiente ventilazione alveolare, migliora la "compliance", riduce le atelettasie ed evita, o quanto meno riduce, lesioni polmonari aggiuntive. L'impostazione dei volumi polmonari avviene in base ai seguenti parametri:
- Pressione di fine inspirazione;
- Volume d'esercizio inspiratorio;
- Pressione di fine espirazione.

Il volume d'esercizio non deve condurre ad eccessiva distensione del polmone ed a lesione da volume. La pressione di fine espirazione deve essere tale che gli alveoli non si chiudano. Se la FRC diminuisce, come avviene in caso di ALI, ARDS od interventi toracici o dell'addome superiore, deve essere inclusa la PEEP. Per questo, la pressione di fine espirazione deve essere vicina al basso "inflection point", cioè 8-12 mbar e la pressione inspiratoria al di sotto dell'alto "inflection point", cioè 30-35 mbar (vedi anche Cap. 10).

### Riduzione del lavoro respiratorio

Una ridotta "compliance" od una elevata resistenza possono aumentare il lavoro respiratorio e condurre ad affaticamento della muscolatura fino ad insufficienza della respirazione spontanea. Una ripresa della funzionalità muscolare ed una riduzione del lavoro respiratorio si possono ottenere con un temporaneo sostegno meccanico.

## 14.1.2 Scopi clinici della ventilazione

La ventilazione meccanica può sostenere il respiro alterato, fino a quando la funzione polmonare non migliori, permettendo una sufficiente respirazione spontanea. La ventilazione, però, non risolve la patologia polmonare di base. Al contrario: la ventilazione è una metodica invasiva, associata a particolari rischi, che possono condurre ad ulteriori lesioni e complicazioni polmonari. I tre più importanti scopi della ventilazione sono:
- Trattamento di uno stato ipossico ($p_aO_2$ inferiore a 60 mmHg),
- Correzione di un'acidosi respiratoria (pH inferiore a 7,2);
- Trattamento dell'insufficienza respiratoria.

**Trattamento dell'ipossia.** L'ipossia arteriosa, poichè mette in pericolo la vita del paziente, deve obbligatoriamente essere trattata. La $p_aO_2$ deve essere innalzata, in modo da ottenere valori di saturazione superiori al 90%. Le opzioni terapeutiche sono: incremento della ventilazione alveolare, aumento dei volumi polmonari, cioè della FRC e riduzione del fabbisogno di ossigeno.

**Terapia dell'acidosi respiratoria acuta.** L'ipercapnia determinante acidosi respiratorie che possono mettere a rischio la vita del paziente, deve essere corretta. Mentre lo stato di normocapnia non è, in questo caso, lo scopo principale della ventilazione meccanica, è importante riportare a valori normali il pH.

**Trattamento dell'insufficienza respiratoria.** Alcune patologie polmonari che inducono serie alterazioni respiratorie possono essere trattate con un temporaneo sostegno meccanico. Delle volte, la respirazione artificiale, soprattutto in corso di malattie respiratorie gravi, non riesce a riportare i valori di $p_aO_2$ e pH a livelli normali, senza arrecare ulteriori lesioni polmonari. Si deve valutare, caso per caso, se possono essere tollerati valori più bassi.

Ai tre principali scopi della terapia respiratoria artificiale, si aggiungono quelli di:

**Ostacolare lo sviluppo e riaprire le regioni atelettasiche.** In tal modo, vengono migliorati il rapporto volume-pressione e la "compliance" polmonare, così come l'ossigenazione del sangue. Inoltre, viene ridotto il rischio di lesioni polmonari aggravanti.

**Ripresa della funzionalità della muscolatura respiratoria.** L'affaticamento della muscolatura respiratoria ("respiratory muscle fatigue"), per aumento acuto, non più compensabile, del lavoro respiratorio, può essere trattato con sostegno meccanico.

**Possibilità di sedare e rilassare il paziente.** Con l'impiego della respirazione artificiale, il paziente può essere sedato, rilassato, può essere sottoposto ad anestesia totale o ad analgesia, durante il trattamento in terapia intensiva o per interventi chirurgici.

**Riduzione del fabbisogno sistemico e cardiaco di ossigeno.** In alcune particolari condizioni patologiche, quali la grave insufficienza cardiaca, la sepsi ed l'ARDS, la ventilazione meccanica può ridurre il lavoro del miocardio e della muscolatura respiratoria e, quindi, ridurre il fabbisogno sistemico e cardiaco di ossigeno.

**Riduzione della pressione intracerebrale.** Un'iperventilazione meccanica controllata riduce l'irrorazione ed il volume di sangue che affluisce al distretto cerebrale, abbassando la pressione, come avviene nei casi di edema cerebrale o trauma cranico. Si devono valutare però i rischi connessi.

14

**Stabilizzazione del torace.** Nei traumi che determinano instabilità toracica ("flail chest"), la temporanea ventilazione può stabilizzare il torace e permettere una sufficiente ventilazione alveolare.

**Sicurezza delle vie aeree.** La sicurezza delle vie aeree non è uno degli scopi fondamentali della ventilazione meccanica. Questa avviene per intubazione endotracheale o tracheotomia, procedimenti che comunque vengono condotti in associazione alla ventilazione meccanica.

### 14.1.3 Ventilazione a breve e lungo termine

Gli scopi della ventilazione a breve e lungo termine non sono differenti, sebbene non si possa definire con esattezza il limite tra le due definizioni. Comunque, una ventilazione che dura più di 48 ore viene denominata a lungo termine. È possibile stilare le proprietà che la caratterizzano:

- Tanto più prolungato è il tempo di permanenza del tubo, tanto maggiori sono le complicazioni ad esso correlate (vedi par. 6.4). Per tale motivo, in una ventilazione che si prolunga oltre i 14 giorni, è necessario effettuare una trachetomia.
- Le complicazioni della ventilazione (infezioni, lesioni polmonari da volume o da pressione), probabilmente, aumentano con il prolungamento della durata della ventilazione. Errori nella programmazione dei parametri di ventilazione agiscono negativamente sui polmoni, anche nei casi di ventilazione a breve scadenza.
- Lo svezzamento dal respiratore dopo una ventilazione a lunga scadenza è più complesso rispetto a quello successivo ad un trattamento di minor durata.

## 14.2 Indicazioni alla ventilazione

La decisione di ventilare un paziente, dipende dai seguenti fattori:

- Patologie di base;
- Severità dell'alterazione dello scambio gassoso.

### 14.2.1 Patologie di base

L'alterazione acuta della respirazione ("Acute Respiratory Failure", AFR) rappresenta la principale indicazione alla terapia respiratoria artificiale. La AFR può svilupparsi senza particolari patologie respiratorie, ma anche come scompenso acuto di una patologia polmonare cronica. Qui di seguito sono elencate le più importanti indicazioni polmonari ed extrapolmonari alla ventilazione:

**Indicazioni alla ventilazione ed alla terapia respiratoria**

**Cause extrapolmonari**

Paralisi respiratoria centrale:
- Sedativi;
- Oppiacei;
- Anestetici;
- Patologie cerebrali:
  - traumi cranici,
  - edema cerebrale,
  - emorragia cerebrale,
  - tumori cerebrali;

Paralisi respiratoria periferica od ostacolo alla respirazione:
- Miorilassanti;
- Instabilità toracica;
- Malattie neurologiche:
  - miastenia grave,
  - Sindrome di Guillain-Barrè;

Shock ipodinamico:
- Shock di origine cardiaca,
- Shock ipovolemico,
- Rianimazione cardiopolmonare;

In anestesia totale:
- Ventilazione postoperatoria, in caso di ipotermia.

**Cause polmonari**

Patologie delle vie aeree:
- Stato asmatico;
- Scompenso della BPCO.

Patologie del parenchima polmonare:
- ALI, ARDS;
- RDS;
- Polmoniti;
- Atelettasie;
- Aspirazione;
- Annegamento.

#### Alterazioni extrapolmonari della respirazione

Una disfunzione della meccanica respiratoria conduce ad ipoventilazione, con ipossia relativa. Le cause più comuni sono:
- Alterazione centrale della regolazione del respiro;
- Insufficienza della muscolatura respiratoria;
- Alterazioni dell'integrità della parete toracica.

L'insufficienza della muscolatura respiratoria non è causata solo dall'aumento delle resistenze nelle vie aeree o da una ridotta "compliance", ma anche da una riduzione della irrorazione, nello shock ipodinamico. Alle indicazioni extrapolmonari appartengono la ventilazione del paziente rilassato ed in anestesia totale.

#### Alterazioni polmonari della respirazione

A fini terapeutici si devono distinguere le patologie delle vie aeree da quelle del parenchima polmonare.

**Patologie del parenchima polmonare.** Appartengono a queste le alterazioni restrittive dei tessuti polmonari con riduzione della FRC. Conducono, inizialmente, ad alterazione dell'ossigenazione del sangue capillare ed iperventilazione compensatoria: $p_aO_2$ e $p_aCO_2$ sono basse (disfunzioni polmonari Tipo I).

**Patologie delle vie respiratorie.** Sono le patologie da ostruzione con aumento del volume polmonare, cioè della FRC. Queste conducono, primariamente, ad alterazioni della ventilazione alveolare con ipercapnia ed acidosi respiratoria, quindi ad aumento della $p_aCO_2$. Seguono le alterazioni dell'ossigenazione, con riduzione della $p_aO_2$ (disfunzioni polmonari Tipo II).

### 14.2.2 Gravità dell'alterazione dello scambio gassoso

Il sostegno meccanico del respiro si rende necessario nelle gravi alterazioni dello scambio gassoso polmonare, che non possono risolversi con la semplice somministrazione di ossigeno e con la fisioterapia. L'entità dell'alterazione dello scambio gassoso si può stimare clinicamente e valutare attraverso i parametri emogasanalitici. I segni clinici dell'insufficienza respiratoria sono:
- Cianosi;
- Tachipnea;
- Bradipnea;
- Ortopnea;
- Dispnea;
- Difficoltà a parlare (breve attività respiratoria);
- Sudorazione fredda.

Disfunzioni respiratorie acute, che mettono in pericolo la vita del paziente, sono osservabili clinicamente e pongono indicazione all'immediata ventilazione. L'attesa dei parametri emogasanalitici non è necessaria. A prescindere dalle condizioni cliniche, per le indicazioni alla ventilazione si devono, inoltre, osservare:

- La velocità nello sviluppo dell'alterazione respiratoria;
- La prognosi generale del paziente;
- Lo stato di salute del paziente prima dell'inizio della patologia.

Se la vita del paziente non è in pericolo,prima dell'intubazione, si deve analizzare se le alterazioni possano essere risolte con l'impiego di metodiche di terapia respiratoria meno o per nulla invasive. Comunque, non è possibile fissare limiti superiori od inferiori di valori dei gas nel sangue, oltre i quali optare per la ventilazione meccanica. In Tabella 14.1 sono riassunti i valori indicativi per la scelta della respirazione meccanica.

### 14.2.3 Quando si deve iniziare la ventilazione assistita?

Anche per il personale con esperienza nel campo della ventilazione, è spesso difficile stabilire l'inizio della terapia respiratoria artificiale, nonostante la disponibilità di parametri di valutazione. In alcuni pazienti con patologie terminali o con prognosi infausta, ci si deve porre il quesito della necessità di una ventilazione assistita. Non raramente in terapia intensiva non si ha la sicurezza di operare secondo la volontà del paziente. Nel dubbio, in caso di scompenso acuto, si deve iniziare la terapia respiratoria assistita e, successivamente, decidere circa il suo proseguimento.

**Consiglio pratico:**

- La ventilazione dovrebbe, possibilmente, essere intrapresa prima dello sviluppo di uno scompenso acuto, con comparsa di ipossia ed acidosi. Se ci si aspetta l'evolversi di una insufficienza respiratoria acuta o questa è molto probabile, si deve iniziare, alquanto precocemente, una terapia respiratoria artificiale.

## 14.3 Realizzazione della ventilazione

Le alterazioni della funzionalità polmonare e le patologie sono varie e necessitano di adeguate e differenziate terapie respiratorie assistite. A determinare, in primo luogo, se una terapia respiratoria debba essere più o meno invasiva, è il grado di severità dell'insufficienza respiratoria.

**La terapia con ventilazione assistita deve essere quanto meno invasiva possibile, per ridurre il rischio di lesioni polmonari. Tuttavia, ciò non deve far determinare lo sviluppo di ipossia ed acidosi respiratoria.**

**Tab. 14.1.** Valori guida per le indicazioni alla ventilazione ed alla terapia respiratoria (RL = aria dell'ambiente circostante, $F_iO_2 = 0{,}21$) (secondo Nemes 1992)

| Parametri | valori normali senza ventilazione | terapia respiratoria non invasiva | ventilazione |
|---|---|---|---|
| Frequenza respiratoria | 12-25 | 25-35 | >35 |
| Capacità vitale ml/kg peso corporeo | 30-70 | 15-30 | <15 |
| Forza inspiratoria (risucchio) (mbar) | 50-100 | 25-50 | <25 |
| $FEV_1$ (ml/kg peso corporeo) | 50-60 | 10-50 | <10 |
| $p_aO_2$ (mmHg) | 75-100 (con RL) | <75 (con RL) | <60 con insufflazione di $O_2$ attraverso maschera o sonda nasale |
| $p_aCO_2$ (mmHg) | 35-45 | 45-55 | >55 |

Benzer e Koller hanno definito il concetto di incremento graduale e progressivo della terapia respiratoria assistita.

**Strategia nella progressione a gradi della terapia respiratoria assistita**

- Terapia respiratoria (ad es. spirometria incentiva),
- Aiuto respiratorio non invasivo (ad es. somministrazione di ossigeno attraverso maschere o sonde);
- Ventilazione non invasiva attraverso maschere (ad es. maschera-CPAP, maschera-PSV) o CPAP attraverso tubo;
- Ventilazione parziale (ad es. SIMV, MMV, PSV, BIPAP, APRV);
- Ventilazione controllata (CMV, IRV);
- Metodiche non convenzionali (ad es. HFV, ECLA).

Se con le metodiche meno invasive non è possibile mantenere un sufficiente scambio gassoso polmonare, si deve passare per gradi alle metodiche più invasive. Il valore dell'ultimo grado non è stato ancora ben delineato. Anche il penultimo (ventilazione controllata) non è, nella maggior parte dei casi, necessario.

Infatti, pazienti con gravi disfunzioni dello scambio gassoso traggono vantaggio dal mantenimento di un sostegno meccanico del respiro spontaneo. Quando necessario, ai passaggi graduali sopra descritti si possono associare altri provvedimenti, quali posizione, fisioterapia o PEEP.

## 14.3.1 Scelta dei modi e dei tipi di ventilazione

La scelta dei modi e dei tipi di ventilazione dipende dall'alterazione di base della funzione respiratoria, dalle condizioni generali del paziente e dalle metodiche di terapia respiratoria assistita, preferite dall'unità di terapia intensiva. Quale modo di ventilazione in ciascuna patologia sia da preferire rimane ancora non completamente chiaro. In generale si può definire che:

> **Non vi sono prove sufficienti che dimostrino che la pratica di una determinata tecnica di ventilazione influenzi significativamente l'andamento e la mortalità di una patologia respiratoria.**

Di significato rilevante per il successo di una terapia respiratoria artificiale sono il grado di gravità, la terapia della patologia di base e l'esperienza in campo terapeutico intensivo di medici e personale infermieristico. Però, l'impostazione di adeguati modi parziali (ad es. PSV, MMV, PAV) si associa ad un benessere del paziente maggiore che con l'impiego di altre metodiche, come la CMV o la A/C. Tipi di ventilazione che non richiedono il rilassamento muscolare o la sedazione del paziente offrono indubbi vantaggi rispetto agli altri, in cui, invece, queste premesse sono necessarie.

**Influenza del modello di ventilazione.** A differenza del tipo di ventilazione, la scelta del modello gioca un ruolo importante. Così, nelle patologie polmonari restrittive è di notevole significato la limitazione della pressione inspiratoria, insieme ad una pressione di fine espirazione sufficientemente elevata. Nelle patologie da ostruzione invece, è più importante una adeguata durata del tempo espiratorio e, come nelle restrittive, anche la limitazione della pressione inspiratoria. Da ciò si può dedurre che:

**Consiglio pratico**

- Nelle forme severe di patologie polmonari restrittive o da ostruzione, è consigliabile l'impostazione di metodiche con limitazione di pressione, con un livello superiore compreso tra 30 e 35 mbar e di modi di ventilazione a volume controllato, con la scelta di volumi di esercizio di 6-8 ml/kg di peso corporeo.

Nella scelta di un tipo e di un modello di ventilazione, si deve considerare se l'alterazione di base è un disturbo di ossigenazione o di ventilazione alveolare.

**Il procedimento da perseguire nell'impostazione di una ventilazione si orienta sulla condizione alla base del disturbo dello scambio gassoso.**

**Considerazioni sulle modalità di intervento nelle condizioni di alterazione della ventilazione e dell'ossigenazione.**

- **Disturbi di ossigenazione primari:**
  - **$p_aO_2$ ridotta e $p_aCO_2$ normale o ridotta***
  - Aumento della $F_iO_2$;
  - Incremento della FRC grazie ad:
  - innalzamento della PEEPe,
  - incremento della PEEPi (IRV, APRV);
  - Inclusione delle manovre di recupero polmonare;
  - Ventilazione in posizione supina;
  - In casi estremi optare per:
  - HFV (HFO),
  - ECLA.

- **Disturbi primari della ventilazione alveolare: $p_aCO_2$ aumentata.**
- **Disturbi di ossigenazione secondari (ipossia ipercapnica): $p_aCO_2$ aumentata, $p_aCO_2$ ridotta:**
  - Limitazione dell'ipossia/ terapia con aumento della $F_iO_2$;
  - Incremento della ventilazione alveolare per incremento del volume d'esercizio: nei modi a volume controllato ed in quelli a pressione controllata e volume costante, aumento diretto del VT, nei modi a pressione controllata, aumento indiretto del VT per aumento della $p_{max}$ (cioè della "driving pressure" = differenza tra $p_{max}$ e PEEP);
  - Aumento della ventilazione alveolare per incremento della frequenza respiratoria;
  - Aumento della ventilazione alveolare per impostazione di un maggiore volume respiratorio per minuto (nella ASV);
  - Soprattutto nell'ARDS e nelle gravi patologie da ostruzione: optare per la ipercapnia permissiva.

* si deve osservare che nel decorso dei disturbi primari di ossigenazione, la $p_aCO_2$ può anche aumentare.

## 14.3.2 Alterazioni dell'ossigenazione

Principale indice delle alterazioni dell'ossigenazione è la riduzione della $p_aO_2$. La $p_aCO_2$ è normale o ridotta (disturbi di ossigenazione primari) od aumentata (disturbi di ossigenazione secondari).

### Cause

Le cause principali dei disturbi di ossigenazione del sangue nei capillari polmonari sono:
- Bassa concentrazione alveolare di ossigeno;
- Alterazioni del rapporto volume/flusso (vedi par. 5.2).

Le alterazioni della diffusione giocano, da un punto di vista clinico, un ruolo secondario.

### Terapia

Le terapie a disposizione sono fondamentalmente:
- Aumento della $F_iO_2$;
- Incremento della ventilazione;
- Aumento della FRC grazie alla PEEP estrinseca;
- Aumento della FRC grazie alla PEEP intrinseca;
- Associazione di ulteriori provvedimenti come terapie di posizione, inalazione di NO, aspirazione di secreti.

**Troppo basse concentrazioni inspiratorie di ossigeno.** L'inspirazione di miscele gassose povere di ossigeno è la conseguenza dell'errore umano o di difetti tecnici. La terapia immediata è la somministrazione di un'alta concentrazione inspiratoria di ossigeno, inizialmente con una concentrazione di $F_iO_2$ di 1,0.

**Ipoventilazione, arresto respiratorio.** L'alterazione della ventilazione determina in questi ca-

14

si, una riduzione della $p_aO_2$ ed un aumento della pressione alveolare e della $p_aCO_2$. Il provvedimento terapeutico più importante è l'incremento della ventilazione e, in caso di apnea, l'immediata respirazione assistita. Se in caso di ipoventilazione, la ventilazione alveolare non può essere incrementata, si deve innalzare la frazione inspiratoria di ossigeno per ridurre il rischio di ipossia. Nell'apnea, grazie alla cosiddetta "ossigenazione in apnea", è possibile mantenere temporaneamente una sufficiente $p_aO_2$.

**Alterazione del rapporto volume/flusso ($\dot{V}/\dot{Q}$).** Sono le cause più importanti delle alterazioni dell'ossigenazione in pazienti in terapia intensiva. Nella maggior parte dei casi, si riduce la FRC e, conseguentemente, la superficie di scambio gassoso. Lo scopo della terapia è, quindi, quello di incrementare la superficie di scambi gassosi e la risoluzione dell'alterazione $\dot{V}/\dot{Q}$, cioè dello "shunt" polmonare destro-sinistro, grazie alla PEEP estrinseca od intrinseca. Se la causa dell'alterazione dell'ossigenazione è uno "shunt vero" (vedi Cap. 5), l'aumento della $F_iO_2$ è meno efficace. Nelle alterazioni del rapporto $\dot{V}/\dot{Q}$, con ancora presente insufflazione alveolare (shunt funzionale: rapporto $\dot{V}/\dot{Q}$ superiore a 0 ma inferiore a 0,1), l'aumento della $F_iO_2$ induce un significativo incremento della $p_aO_2$. Nelle alterazioni dell'ossigenazione dovute alla coesistenza di regioni con "shunt" vero e "shunt" funzionale, deve essere non solo incrementata la PEEP, ma innalzata la concentrazione inspiratoria di ossigeno.

> **Scopo terapeutico nei disturbi di ossigenazione è il raggiungimento di una $p_aO_2$ superiore a 60 mmHg con una $F_iO_2$ inferiore a 0,6.**

Se le metodiche convenzionali ed alternative di ventilazione non riescono a garantire una sufficiente ossigenazione, si può optare per i procedimenti non convenzionali, quali ECLA o HFV.

### 14.3.3 Alterazioni della ventilazione

> **Principale indice delle alterazioni della ventilazione è l'aumento della $p_aCO_2$ e la riduzione del valore di pH. Senza aumento della $F_iO_2$, nei disturbi di ventilazione si riduce anche la $p_aO_2$.**

#### Cause

I disturbi di ventilazione possono essere provocati da alterazioni sia polmonari che extrapolmonari. A prescindere dalla causa, in tutte le alterazioni della ventilazione, si riduce la ventilazione alveolare, cioè l'eliminazione di anidride carbonica dal sangue arterioso. (vedi Cap. 5). Nella respirazione con aria ambientale, coesistono disturbi di ossigenazione (riduzione della $p_aO_2$).

#### Trattamento

In questi casi deve essere incrementata la ventilazione alveolare. Sono a disposizione le seguenti metodiche:

- Aumento del volume d'esercizio;
- Incremento della frequenza respiratoria;
- Riduzione dello spazio morto;
- Provvedimenti terapeutici associati, quali risoluzione di ostruzione delle vie aeree (principali e secondarie), rimozione di secreti e terapia medica.

**Aumento del volume d'esercizio.** Il volume d'esercizio può essere aumentato sia nei casi di ventilazione nei quali il "trigger" è il paziente, sia in quelli dove questo è il respiratore. Nella ventilazione con controllo di pressione, viene innalzato il livello di pressione inspiratoria, come con BIPAP, PSV, PC-IRV.

**Incremento della frequenza respiratoria.** Nei modi controllati o parziali (CMV, A/C, BIPAP, SIMV), la frequenza di ventilazione meccanica viene aumentata. Al contrario, nei modi quali CPAP o PSV (dove il "trigger" è il paziente), ciò non è possibile. Si può solo tentare di incrementare la frequenza respiratoria del paziente con la somministrazione di analettici, procedura discutibile ma consentita. Da un punto di vista clinico, è importante la riduzione o la sospensione di farmaci che agiscono deprimendo il respiro, quali oppiacei, benzodiazepine, barbiturici, soprattutto nei pazienti anziani o con COPD.

**Consiglio pratico**

- Da un punto di vista clinico si deve considerare che l'aumento del volume respiratorio per minuto, per incremento della frequenza respiratoria è, a causa del conseguente aumento dello spazio morto, meno efficace rispetto ad uno paragonabile ed ottenibile con un maggiore volume d'esercizio inspiratorio.

La terapia respiratoria può essere completata grazie a provvedimenti mirati a ridurre la produzione di anidride carbonica e, quindi, il fabbisogno di ventilazione. A questi appartengono:

- Nutrizione con maggiore contenuto di grassi;
- Corretta sedazione e somministrazione di analgesici;
- Riduzione di temperature febbrili con antipiretici;
- Controllo dell'ipotermia.

**Aumento del volume respiratorio per minuto.** Nella MMV e nella ASV, in caso di necessità, può essere impostato direttamente un volume maggiore. Nella ASV, il respiratore, in base al "Software" ed alla formula Otis, imposta direttamente un maggiore volume con incremento della frequenza o del volume d'esercizio.

**Riduzione dello spazio morto.** L'intubazione o la tracheotomia, riducono (dimezzano) lo spazio morto anatomico.

**Ostruzione delle principali vie aeree.** L'ostruzione delle vie aeree per edema subglottico, difterite laringea, epiglottite, può essere vinta con l'intubazione tracheale. D'altro lato, anche il tubo può innalzare le resistenze nelle vie aeree. Se questo può modificare le resistenze nelle vie aeree, dipende dalla condizione di partenza. In pazienti con preesistente ostruzione delle vie aeree superiori, il tubo riduce le resistenze e facilita la ventilazione, in quelli che non presentano ostruzioni, le resistenze sono aumentate e la ventilazione è resa più difficile.

**Ostruzione delle vie aeree secondarie.** In questi casi, il provvedimento terapeutico principale è l'aspirazione di secreti e la somministrazione di broncodilatatori. Nell'asma e nella BPCO, eventualmente anche la somministrazione di cortisonici.

**Ipercapnia permissiva ed $ECCO_2$-R.** L'ARDS e l'asma conducono spesso a gravi alterazioni della ventilazione, che possono essere compensate da un aumento della pressione di ventilazione. Sono,però, da considerare le possibili lesioni polmonari da pressione o da volume. In questi casi, l'opzione terapeutica è l'ipercapnia permissiva ed, eventualmente, l'ECLA (vedi Cap. 12 e 13).

## 14.4 Svezzamento dalla ventilazione ("Weaning")

Con il termine "Weaning" si intende il meccanismo di passaggio tra la completa ventilazione meccanica e con vie aeree artificiali (tubo endotracheale o cannula tracheale) alla respirazione spontanea. Consiste di due componenti:

- Passaggio alla respirazione spontanea;
- Estubazione.

### 14.4.1 Condizioni per lo svezzamento

Per la buona riuscita del processo di svezzamento, devono essere soddisfatte le seguenti condizioni:

- Sufficiente ossigenazione;
- Soddisfacente ventilazione, cioè respirazione spontanea senza affaticamento;
- Sicurezza delle vie aeree anche dopo l'estubazione.

#### Sufficiente ossigenazione

Anche se sono ancora presenti alterazioni dell'ossigenazione, è possibile iniziare il processo "Weaning". L'estubazione si può effettuare solo quando il paziente con una concentrazione inspiratoria di ossigeno diminuita e ridotto fabbisogno di provvedimenti respiratori artificiali, riesce a mantenere una $p_aO_2$ sufficientemente alta. Come criterio fondamentale, viene considerato un indice di ossigenazione ($p_aO_2/F_iO_2$) maggiore di 200.

> **Condizione per lo svezzamento:**
> **$p_aO_2$ maggiore di 60 mmHg con una minima PEEP (5-8 mbar), rapporto di tempo respiratorio inferiore a 1:1 e $F_iO_2$ inferiore od uguale a 0,4.**

### Sufficiente ventilazione

Mentre un $p_aO_2$ superiore a 60 mmHg, nelle condizioni sopra descritte, può essere considerata come ossigenazione sufficiente, non è possibile definire un criterio valido che indichi un'accettabile ventilazione alveolare del paziente che respiri spontaneamente. La capacità di respirare spontaneamente dipende dai seguenti fattori:

- Impulso respiratorio;
- Carico di sopportazione della muscolatura respiratoria;
- Funzionalità della muscolatura respiratoria.

Una condizione che definisca con sicurezza se la funzionalità della muscolatura respiratoria possa sostenere a lungo il fabbisogno respiratorio e quindi effettuare l'adeguato lavoro respiratorio, non può essere valutata sulla base di parametri misurabili. Fondamentalmente, devono essere valutati tutti i fattori che influenzano negativamente le condizioni sopra elencate.

**Le seguenti alterazioni della ventilazione rendono più difficile lo svezzamento dal respiratore:**

**1) Disturbi dell'impulso respiratorio**
- Patologie neurologiche;
- Sedativi;
- Anestetici;
- Oppiacei;
- Alcalosi metabolica.

**2) Riduzione dell'attività della muscolatura respiratoria**
- Ostacoli dovuti al tubo;
- Ostacoli nel sistema di ventilazione;
- Costrizione bronchiale;
- Edema polmonare di origine cardiaca (difetti di funzionamento del cuore sinistro);
- Edema polmonare di origine non cardiaca (ALI, ARDS);
- Iperinsufflazione polmonare;
- PEEP intrinseca;
- Fibrosi polmonare;
- Versamenti pleurici;
- Instabilità della parete toracica;

**3) Limitazione della funzionalità della muscolatura respiratoria**
- Ipofosfatemia;
- Ipomagnesemia;
- Ipocalcemia;
- Ipossia;
- Ipercapnia;
- Acidosi;
- Alcalosi;
- Infezioni;
- Atrofia muscolare;
- Malnutrizione;
- Eccessiva distensione delle fibre muscolari diaframmatiche;
- Shock compensato o scompensato;
- Rilassanti muscolari;
- Cortisonici;
- Aminoglicosidi.

**Impulso respiratorio.** Condizione importante per il successo dello svezzamento è la conservazione dell'impulso respiratorio. I farmaci che deprimono il respiro devono essere evitati o ridotti nel dosaggio. Una causa possibile della riduzione dell'impulso respiratorio può essere un'alcalosi metabolica, che si può sviluppare spesso dopo un trattamento intensivo a lungo termine. Nelle gravi alterazioni della regolazione del respiro o del midollo spinale, senza alterazione dell'innervazione del diaframma, è possibile posizionare un "pacemaker" che ne stimoli l'attività.

**Carico di sopportazione della muscolatura respiratoria.** Elevate resistenze delle vie aeree, una riduzione della "compliance", una elevata PEEP intrinseca, incrementano il lavoro respiratorio e devono essere, per questo, evitate. In pazienti con BPCO, che presentano una eccessiva insufflazione con sviluppo della PEEP intrinseca bisogna impostare un'adeguata terapia dilatante bronchiale, prima dello svezzamento. Una PEEP estrinseca di pochi mbar al di sotto della PEEP intrinseca, può ridurre il lavoro respiratorio.

**Funzionalità della muscolatura respiratoria.** Se sussiste un affaticamento della muscolatura respiratoria devono esserne, prima dello svezzamento, accertate e risolte le cause. È necessario assicurare una sufficiente irrorazione del diaframma. In condizioni di shock, non deve essere effettuato lo svezzamento. Inoltre, si deve poter affermare con certezza che sia scomparso l'effetto dei miorilassanti. L'impiego di cortisonici, associato ad una precedente o concomitante somministrazione di rilassanti muscolari, può condurre ad una persistenza della debolezza della muscolatura respiratoria (cosiddetta miopatia ICU).

### Consiglio pratico

- Ai fini del successo del processo di svezzamento, si dovrebbero raggiungere valori di $p_aCO_2$ inferiori a 55 mmHg e di pH superiori a 7,3 (nella BPCO, si possono tollerare livelli più alti di $p_aCO_2$).

### Sufficiente sicurezza delle vie aeree

Le risposte alle seguenti domande comprovano una sufficiente capacità di respirazione spontanea del paziente, senza tubo e sostegno meccanico:

1. Il paziente è sveglio?
2. Riesce a deglutire?
3. Ha un buon riflesso tossivo?
4. È presente un'alta produzione di secreti respiratori?
5. Sono presenti alterazioni anatomiche della cavità orale o della gola che possono ostruire le vie aeree superiori (ferite, tumori, esiti di interventi chirurgici)?

Se è possibile rispondere affermativamente alle prime tre domande e negativamente alle ultime due, si può essere certi di una buona riuscita dello svezzamento dal respiratore.

## 14.4.2 Criteri ed indici di svezzamento

Se è possibile definire un certo numero di criteri ed indici per lo svezzamento dal ventilatore, è anche vero che questi sono stati stabiliti arbitrariamente, poiché non vi sono studi che li convalidino in maniera esaustiva.

Di seguito, sono elencati i criteri necessari per intraprendere il processo di svezzamento dal ventilatore:

**Criteri necessari che consentono il successo dello svezzamento (secondo un riassunto di Meissner e Fabel)**

| | |
|---|---|
| Volume a riposo per minuto | inferiore a 10 litri/min |
| Capacità vitale | superiore a 10 ml/kg di peso corporeo |
| Frequenza respiratoria | inferiore a 35 al minuto |
| Volume per atto respiratorio | superiore a 5 ml/kg di peso corporeo |
| Vd/Vt | inferiore a 0,6 |
| Forza massima inspiratoria | superiore a 20 mbar |
| $p_aO_2$ con una $F_iO_2$=4 | superiore a 60 mmHg |
| $p_aCO_2$ | inferiore a 55 mmHg |
| valore pH | superiore a 7,3 |
| pressione di chiusura delle vie aeree dopo 0,1 secondi | inferiore a 6 mbar |
| f/Vt | inferiore a 100 |

### Indici di svezzamento

Per una migliore predizione sul successo dello svezzamento, sono stati definiti diversi indici che includono aspetti clinici e di meccanica respiratoria, la cui valutazione assume significato quando l'impulso respiratorio del paziente viene compromesso dall'impiego di sedativi od analgesici. Sono di seguito elencati:

- Pressione di chiusura delle vie aeree (p 0,1);
- "Rapid-shallow-breathing-Index" (RSB; f/Vt-Index);
- "CROP-Index".

**Pressione di chiusura delle vie aeree (p0,1).** Si tratta di un parametro di misurazione dell'impulso respiratorio. La p 0,1 rappresenta la pressione sviluppata nel sistema respiratorio, durante l'attività respiratoria spontanea, nei primi 100 millesimi di secondo, contro una valvola chiusa. Indica gli effettivi tentativi inspiratori del paziente. I nuovi ventilatori ne per-

mettono la misurazione durante la respirazione spontanea del paziente intubato. Il valore normale è compreso tra 1 e 2 mbar. Nell'insufficienza respiratoria è notevolmente aumentato e si riduce, con il progressivo miglioramento dell' attività spontanea del paziente. Si deve però osservare che la p 0,1 può avere un valore sia negativo che positivo, visto che consiste in un risucchio sviluppato nel sistema. Per definizione, quindi, il valore è ridotto nell'insufficienza respiratoria.
Per l'interpretazione dei valori alti si può affermare che:

- p0,1 compresa tra 3 e 6 mbar è indice di insufficienza respiratoria e, pertanto, rende improbabile il successo dello svezzamento,
- un valore p 0,1 più basso (normale) è predittivo di uno svezzamento efficace.

**"Rapid-shallow-breathing-Index" (RSB; f/Vt-Index).** Indica un respiro rapido e superficiale, cioè un modello di respirazione che un paziente in insufficienza respiratoria sviluppa in corso di "Weaning" non efficace, dopo l'estubazione. Spesso ne consegue una ipercapnia, non dovuta ad una progressiva diminuzione del volume per minuto quanto ad una maggiore ventilazione dello spazio morto. Per evitare lo sviluppo di questa condizione, l'RSB può essere calcolato prima dell'estubazione e con paziente in respirazione spontanea. Questa valutazione si deve eseguire senza sostegno di pressione, in quanto la PSV falsifica e rende non significativo il valore ottenuto. Rappresenta il migliore e più semplice indice predittivo di uno svezzamento efficace.

**Da ricordare:**

- Il livello 100 è il limite di discriminazione tra un tentativo "Weaning" efficace ed uno inefficace:
- RSB inferiore a 100 indica una efficace estubazione nell'80% dei casi;
- RSB superiore a 100 indica un fallimento dell'estubazione nel 95% dei casi.

Ad esempio: f = 20/min, volume per atto inspiratorio 0,5 litri. Il rapporto 20:5 = 40 indica un tentativo di estubazione efficace.

**CROP-Index.** L'acronimo comprende i parametri **"C**ompliance", "**R**ate" e "**P**ressure". Combina quindi i parametri di ossigenazione ($p_aO2$ / $p_AO_2$), con l'effettiva "compliance" (C), la frequenza respiratoria (f) e la pressione massima di inspirazione nelle vie aeree (Pimax):

CROP (ml/atto inspiratorio) =
$$= [C + P_{imax} + (p_aO_2/p_AO_2)]/f$$

Valori superiori a 13 ml/atto inspiratorio, depongono a favore di uno svezzamento efficace.

### 14.4.3 Metodiche "Weaning"

Fondamentalmente, vengono impiegate due metodiche di svezzamento dal ventilatore:

- "Weaning" discontinuo;
- "Weaning" continuo.

#### "Weaning" discontinuo

> **Consiste di fasi di completa ventilazione meccanica e fasi di respirazione spontanea, senza sostegno meccanico.**

Se sono soddisfatte le condizioni per uno svezzamento efficace, la ventilazione (CMV o A/C) viene interrotta in maniera intermittente ed il paziente respira spontaneamente, attraverso il naso artificiale o sistema a T. Una variante di questa procedura è il "Weaning" discontinuo con un sistema "Continuous-flow-CPAP". Il sistema, certamente, non offre un sostegno respiratorio durante le fasi spontanee, ma favorisce l'ossigenazione e può ridurre il lavoro respiratorio nella patologia respiratoria da ostruzione. La durata delle fasi di respirazione spontanea si stabilisce in virtù della capacità del paziente. Nella maggior parte dei casi queste durano circa 2 ore. Se avvengono in maniera efficace, il paziente può essere estubato. Secondo nuovi studi, anche 30 minuti sono sufficienti a predire un efficace ritorno alla respirazione spontanea. L'osservazione, durante le fasi di respirazione spontanea, deve essere molto attenta. Se il paziente mostra segni di insufficienza respiratoria, la ventilazione meccanica deve essere reinserita ed i tentativi rimandati al giorno successivo.

**Segni di fallimento di tentativi di respirazione spontanea:**
- Tachipnea superiore a 35 atti/minuto;
- Tachicardia superiore a 140 bpm;
- Ipertensione con pressione sistolica superiore a 180 mmHg;
- Ipotensione con pressione sistolica inferiore a 90 mmHg;
- Riduzione della saturazione arteriosa di ossigeno sotto il 90%;
- Agitazione, paura;
- Movimenti respiratori asincroni, respiro oscillante.

### "Weaning" continuo

Con le metodiche di ventilazione parziale SIMV, MMV, ASV e PSV, la parte di ventilazione meccanica può essere gradualmente ridotta e quella spontanea essere progressivamente incrementata. Probabilmente anche la PAV è adatta allo svezzamento (vedi Cap. 11 e 12). Prima dell'estubazione, non è necessaria una completa riduzione della ventilazione meccanica o della PEEP. Al contrario, nella PSV una PEEP di 5 mbar ed una IPS di 5 mbar devono essere mantenuti come valori di limite inferiore, fino all'estubazione, a meno che non si sia stata praticata una ATC (vedi sotto). Nei pazienti con patologia respiratoria da ostruzione, una PEEP bassa riduce il lavoro respiratorio.

### Compensazione tubo automatica

Il tubo aumenta il lavoro respiratorio di un paziente che respira spontaneamente. Questo incremento è variabile e dipende dalla resistenza del tubo. L'aumento del flusso gassoso aumenta le resistenze offerte dal tubo in maniera esponenziale e viceversa. A causa del rapporto non lineare tra il flusso del gas, le resistenze determinate dal tubo e la variabilità individuale della velocità del flusso in respirazione spontanea, il lavoro respiratorio aggiuntivo, determinato dal tubo endotracheale, potrebbe non essere sufficientemente compensato da un sostegno respiratorio (ad es. IPS 5 mbar). Grazie ad un automatico adeguamento del sostegno inspiratorio di pressione a ciascun flusso, può essere compensata la resistenza del tubo ai diversi valori da esso assunti e, quindi, anche l'ulteriore lavoro respiratorio. Vale che:

> **Con la compensazione tubo automatica, il paziente può respirare spontaneamente come se fosse estubato.**

Questa metodica viene anche definita "estubazione elettronica". Recenti ricerche hanno dimostrato che la ATC, senza aggiuntivo sostegno di pressione, riesce a predire meglio un'estubazione efficace, rispetto a tentativi di respirazione in un sistema a T o con un minimo sostegno (5 mbar) senza ATC. Comunque "l'estubazione elettronica" non può predire se altri problemi, quali l'ostruzione delle vie aeree superiori, possano rendere vani i "veri tentativi di estubazione" (per l'ATC, vedi par. 12.4).

### Impieghi clinici delle diverse tecniche "Weaning"

Non esistono chiare prove che dimostrino una maggiore rapidità e sicurezza delle tecniche continue di svezzamento. Vi sono invece raccomandazioni a favore dello svezzamento attraverso un sistema a T. Diverse ricerche hanno mostrato che il modo SIMV rispetto alla PSV ed al sistema a T conduce ad allungamento dei tempi di intubazione.

> **Secondo le attuali conoscenze, almeno l'ultima fase dello svezzamento deve svolgersi con tentativi di respirazione spontanea in un sistema a T, modo-CPAP, modo-PSV o con l'ATC.**

A prescindere dal metodo impiegato, è determinante l'esperienza clinica del personale medico ed infermieristico dei reparti di terapia intensiva. D'altro lato, così come ribadito dalla letteratura americana, l'osservazione dei "protocolli "Weaning" e dei definiti algoritmi, conduce ad uno svezzamento più rapido e sicuro, rispetto al procedimento secondo osservazioni del personale. Nei tentativi di svezzamento – indipendentemente dal procedimento – deve essere posta particolare attenzione alla terapia medica associata.

Solo il paziente che non riceva un'importante copertura con oppiacei od analgesici può essere svezzato con successo. Una progressiva riduzione della somministrazione di questi farmaci, fino alla capacità di dialogo ancora in ventilazione meccanica, accelera lo svezzamento.

### 14.4.4 Inizio dello svezzamento

Nella ventilazione controllata (CMV), l'inizio dello svezzamento può essere chiaramente definito: il processo inizia quando la respirazione artificiale viene sostituita da una ventilazione parziale od il paziente accenna ad atti spontanei, cosicché possono essere prese in considerazione l'estubazione o la decannulazione. Dopo una ventilazione di lunga durata, si passa prima a modi parziali, nei quali la respirazione spontanea viene solo sostenuta. Lo svezzamento inizia in un certo senso già quando viene intrapresa la terapia respiratoria, senza che venga precisato il momento esatto dell'estubazione.

### 14.4.5 Svezzamento dopo ventilazione a breve e lungo termine

Uno svezzamento speciale è necessario, solo dopo una ventilazione di lunga durata (maggiore di 48 ore).

Al contrario, dopo ventilazioni di breve durata, la respirazione meccanica può terminare procedendo con l'estubazione, quando il paziente presenti una respirazione spontanea sufficiente.

### 14.4.6 Provvedimenti successivi all'estubazione

Per assicurare l'efficacia dello svezzamento, soprattutto dopo ventilazioni di lunga durata, sono necessari terapia e ginnastica respiratoria. A questi appartengono:

- Rimozione di secreti attraverso aspirazione naso-tracheale o con la broncoscopia;
- Somministrazione di ossigeno attraverso sondini nasali o maschere facciali;
- Maschera-CPAP intermittente od altri procedimenti non invasivi di ventilazione (NIV, vedi Cap. 12);
- Spirometria incentiva;
- Mobilizzazione.

Una **ritenzione di secreti** è da prevedere nelle prime ore e giorni dopo lo svezzamento. La terapia e la ginnastica respiratoria sono sufficienti a promuovere la loro rimozione, fino a quando la situazione si sia normalizzata e il riflesso tossivo ripristinato. Se falliscono i provvedimenti non invasivi, per eliminare i secreti può essere praticata una minitracheotomia.

### 14.4.7 Difficoltà durante lo svezzamento

Mentre la maggior parte dei pazienti può essere estubata con successo (75%), in altri possono sorgere difficoltà.

L'efficacia dello svezzamento può essere compromessa soprattutto in pazienti affetti da patologia respiratoria cronica con scompenso acuto. In altri pazienti, inoltre, come nello stadio finale di patologie respiratorie irreversibili, non è possibile uno svezzamento dal respiratore. In questi casi si deve impostare una terapia respiratoria domiciliare. Le cause più importanti di uno **svezzamento complicato** sono:

- Persistenza delle alterazioni della ventilazione della pompa respiratoria;

- Persistenza di gravi disturbi di ossigenazione;
- Persistenza di importante insufficienza cardiaca;
- Dipendenza psichica al ventilatore.

La persistenza dell'insufficienza respiratoria, cioè l'incapacità della pompa respiratoria di eseguire l'adeguato lavoro respiratorio, è più importante evenienza di difficile svezzamento. Le seguenti patologie associate possono complicare ulteriormente il processo:
- BPCO;
- Fibrosi polmonare;
- Tetraplegia;
- Patologie neurologiche irreversibili del midollo cervico-toracico, e/o della muscolatura respiratoria.

Se si presentano difficoltà nello svezzamento, si devono considerare altri fattori, quali:
- Evitare il lavoro respiratorio aggiuntivo e l'alterazione dell'impulso respiratorio;
- Durante il riposo notturno, è consigliabile la pratica di sostegno respiratorio, per far riposare la muscolatura coinvolta;
- È necessario, laddove possibile, instaurare un rapporto comunicativo con il paziente, spiegare in modo quanto più chiaro possibile le varie fasi dello svezzamento e della prevista ginnastica respiratoria dopo l'estubazione, in modo da ottenere la sua collaborazione;
- Paura (di soffocare), dolore e condizioni deliranti, possono rendere difficile il processo di svezzamento. In questi casi è consigliabile l'impiego di ansiolitici, analgesici ed antideliranti, facendo però attenzione al possibile effetto depressivo sulla respirazione. Sono indicati i neurolettici (aloperidolo, prometacina) e la clonidina. Le benzodiazepine, in ragione dell'effetto miorilassante, dovrebbero essere evitate od essere somministrate a minime dosi. Anche una somministrazione continua di minime dosi di Propofol, può accompagnare lo svezzamento. In particolare questo farmaco sembra essere adatto per sedare il paziente nelle ore notturne, poiché anche negli impieghi in tempi lunghi, i fenomeni di accumulo sono irrilevanti.

D'altro lato, si deve anche osservare che:

> **Una possibile causa identificabile che può rendere difficile lo svezzamento deve essere rimossa (ad esempio, la permanenza dell'effetto di benzodiazepine ed oppiacei somministrati a lungo termine).**

- Un'adeguata nutrizione con sufficiente apporto calorico e sostituzione di fosfato è necessaria per la rigenerazione ed il mantenimento della muscolatura respiratoria, soprattutto dopo ventilazione di lunga durata. Probabilmente il modo di impostazione della nutrizione può influenzare il processo "Weaning": elevate quantità di amminoacidi e proteine stimolano il centro del respiro, mentre i grassi riducono la produzione di anidride carbonica ed il fabbisogno di ventilazione.
- L'impiego di farmaci di sostegno del respiro non è comprovato. La teofillina probabilmente migliora la contrattilità della muscolatura respiratoria, le sostanze β-adrenergiche possono, per il loro effetto anabolizzante, sostenere la rigenerazione della muscolatura respiratoria.

### 14.4.8 Fallimento dello svezzamento

L'inefficacia dello svezzamento è testimoniata dalla progressione dell'insufficienza respiratoria. I **segni clinici** sono:
- Tachipnea;
- Dispnea;
- Respiro paradosso toracico-addominale;
- Cianosi;
- Aumentata attività della muscolatura respiratoria ausiliaria (muscolo sternocleidomastoideo);
- Depressioni intercostali;
- Tachicardia;
- Sudorazione fredda;
- Incremento dell'agitazione o panico del paziente.

**Emogasanalisi arteriosa.** È possibile riconoscere lo sviluppo dell'insufficienza respiratoria, valutando i parametri emogasanalitici:

- Accentuazione dell'ipossia;
- Incremento dell'acidosi;
- Innalzamento significativo della $p_aCO_2$.

L'aggravamento dell'insufficienza respiratoria impone di interrompere il processo di svezzamento, prima dello scompenso acuto. La respirazione deve essere nuovamente sostenuta con introduzione di IPS, della frequenza SIMV, della A/C o della PEEP.

Se il paziente è stato già estubato, il fallimento delle metodiche non invasive deve far protendere per la re-intubazione. Il "rate" di reintubazione, dopo tentativi di svezzamento a seguito di ventilazioni a lungo termine, ammonta, secondo nuovi dati, al 13%. La re-intubazione e l'indice di mortalità sono relazionati nel seguente modo:

> **Nei pazienti re-intubati, la mortalità, durante la degenza ospedaliera, aumenta del 7%.**

Un riassunto del procedimento consigliato per lo svezzamento è rappresentato nello schema presentato in Fig. 14.1.

### 14.4.9 Suggerimenti della conferenza ACCP sullo svezzamento

Nonostante i consigli della ACCP siano datati, mantengono ancora oggi la loro validità. Quando vennero definiti questi suggerimenti non erano ancora a disposizione i modi parziali quali ASV, PAV ed ATC. Le metodiche di svezzamento secondo l'ACCP si avvalevano delle seguenti tecniche: sistema a T, IMV/SIMV, e PSV e l'eventuale combinazione IMV/SIMV. Si deve osservare che:

- Indipendentemente dalla tecnica utilizzata, devono essere riconosciuti i segni clinici di una progressiva insufficienza respiratoria (vedi sopra).
- Un lavoro respiratorio estenuante, deve essere assolutamente evitato. Segno dell'esaurimento muscolare è una caduta della pressione nelle vie aeree, durante l'inspirazione spontanea.
- Con l'impiego dei modi IMV/SIMV come metodiche "Weaning", la riduzione del sostegno respiratorio deve avvenire secondo il pH, la

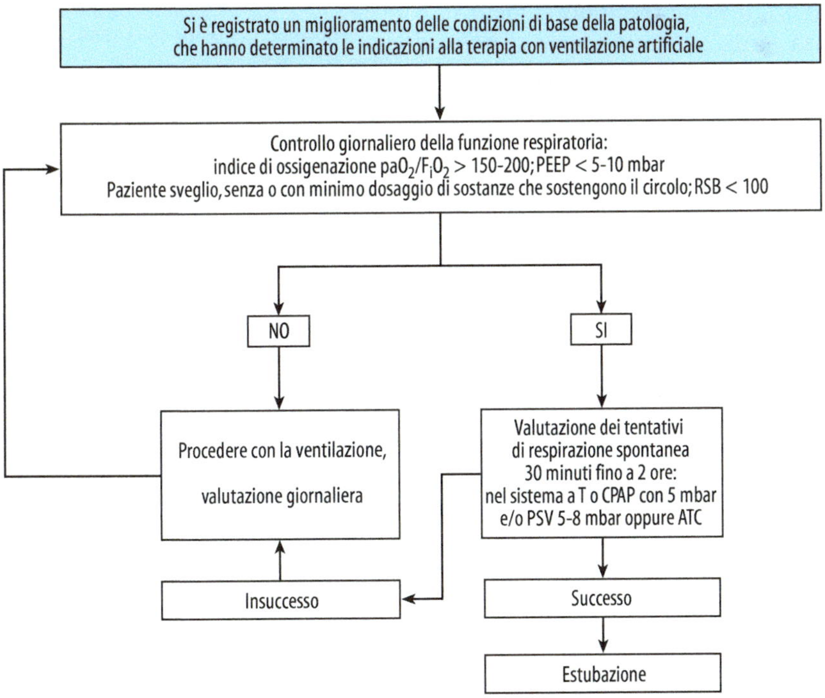


**Fig. 14.1.** Algoritmo di svezzamento (RSB "rapid shallow breathing index"; per la spiegazione vedi testo. (Mod. da Alia e Estenan 2000)

$p_aCO_2$, la frequenza respiratoria e cardiaca, le condizioni cliniche generali del paziente.
- Nella PSV, come metodica "Weaning", la riduzione del sostegno di pressione deve avvenire più secondo la frequenza respiratoria che rispetto al volume d'esercizio. Come valore limite, la frequenza respiratoria non dovrebbe superare i 30 atti/minuto. Se il paziente riesce a mantenere uno scambio gassoso sufficiente con un minimo sostegno di pressione (circa 5 mbar), non è necessario interrompere il supporto di pressione poco prima dell'estubazione.

**Difficoltà durante lo svezzamento.** Se si presentano ostacoli e difficoltà durante il processo "Weaning", devono essere ricercate sistematicamente le cause e poste le basi per la loro risoluzione:
- Eccessivo carico della muscolatura respiratoria (ad es. per la non corretta regolazione di valvole o tubi di piccolo diametro);
- Fattori respiratori, come spasmo bronchiale, eccessiva secrezione, precedente somministrazione di farmaci che deprimono il respiro e gravi patologie dell'apparato respiratorio;
- Fattori di origine non respiratoria quali, insufficienza cardiaca, metabolismo accelerato, alterazioni dell'equilibrio acido-base, ipofosfatemia, denutrizione, agitazione.

### Consiglio pratico
- In pazienti, nei quali lo svezzamento si prolunga per giorni o settimane, il sostegno respiratorio notturno deve essere tale da favorire il riposo della muscolatura respiratoria.



Condizione fondamentale per un'estubazione dopo uno svezzamento efficace è la capacità del paziente di mantenere autonomamente aperte le vie aeree superiori. Egli deve, inoltre, avere un sufficiente riflesso tossivo che consenta la rimozione dei secreti prodotti nel tratto respiratorio.

## Letture consigliate

Brochard L, Rauss A, Benito S et al (1996) Comparison of three methods of gradual withdrawal from ventilatory support during weaning from mechanical ventilation. Am J Respir Crit Care Med 150:896-903

Cohen IL (1994) Weaning from mechanical ventilation – the team approach and beyond. Intensive Care Med 20:317-318

Demling RH, Read T, Lind LJ, Flangan HL (1988) Incidence and morbidity of extubation failure in surgical intensive care patients. Crit Care Med 16:573-577

Esteban A, Frutos F, Tobin MJ et al (1995) A comparison of four methods of weaning patients from mechanical ventilation. N Engl J Med 332:345-350

Estebean A, Alia I, Gordo F et al (1997) Extubation outcome after spontaneous breathing trials with T-tube or pressure support ventilation. Am J Respir Crit Care Med 156:459-465

Goldstone J, Moxham J (1991) Weaning from mechanical ventilation. Thorax 46:56-62

Huster T, Böhrer H, Bach A, Martin E (1992) Die Entwöhnung vom Respirator (Weaning). Anästhesiol Intensivmed 33:209-218

Kollef MH, Shapiro SD, Silver P et al (1997) A randomized, controlled trial of protocol-directed versus physician-directed weaning from mechanical ventilation. Crit Care Med 25:567-574

Kuhlen R, Guttmann J, Nibbe L et al (1997). Proportional pressure support and automatic tube compensation: new options for assisted spontaneous breathing. Acta Anaesth Scand [Suppl] 41:155-159

Marini JJ, Roussos CS, Tobin MJ et al (1988) Weaning from mechanical ventilation. Am Rev Respir Dis 138:1043-1046

Meissner E, Fabel H (1992) Entwöhnung vom Beatmungsgerät: Kunst oder Wissenschaft. Intensivmedizin 29:114-122

Schaffartzik W (1994) Ventilations-Perfusionsverhältnisse. Anaesthesist 43:683-697

Slutsky AS (1993) ACCP consensus conference: mechanical ventilation. Chest 104:1833-1859

Sykes K (1994) Mechanical ventilation in acute respiratory failure. Eur J Anaesthesiol 11:1-4

Tobin MJ, Alex CG (1994) Discontinuation of mechanical ventilation. In: Tobin MJ (ed) Principles and practice of mechanical ventilation. McGraw-Hill, New York St. Louis San Francisco, pp 1177-1206

Young JD, Sykes MK (1990) Artificial ventilation: history, equipment and techniques. Thorax 45:753-758

## Weaning

Butler R, Keenan SP, Inman KJ et al (1999) Is there a preferred technique for weaning the difficult to wean patient? A systematic review of the literature. Crit Care Med 27:2331-2336

Epstein SK (2001) Controversies in weaning from mechanical ventilation. J Intensive Care Med 16:270-286

Alia I, Esteban A (2000) Weaning from mechanical ventilation. Crit Care 4:72-80

Kuhlen R, Jürgens E, Max M (2000) Die Entwöhnung von der Beatmung. In: Kuhlen R, Guttmann J, Rossaint R (Hrsg) Neue Formen der assistierten Spontanatmung. Urban u. Fischer, München Jena, S 147-176

Tobin MJ (2001) Advances in mechanical ventilation. N Engl J Med 344:1986-1996

# Effetti e complicazioni della ventilazione

La ventilazione meccanica influenza non solo la funzione degli organi, ma determina a volte, complicazioni anche letali, che interessano l'organo primariamente coinvolto nella terapia respiratoria, cioè il polmone. Gli effetti della terapia respiratoria artificiale sulla funzione dei diversi organi, come il sistema cardiovascolare, si determinano per lo sviluppo di abbassamenti non fisiologici della pressione intratoracica e per le lesioni polmonari da pressione o da volume. Inoltre, l'impiego di vie respiratorie artificiali, tubo e cannula tracheale, inducono specifiche complicazioni, esposte nei relativi capitoli.

**Effetti e complicazioni della ventilazione meccanica**

- Alterazione della funzione cardiovascolare, con riduzione del volume cardiaco per minuto;
- Riduzione della diuresi, per ritenzione di liquidi;
- Riduzione dell'irrorazione epatica e del distretto splancnico;
- Ostacolo al deflusso venoso cerebrale con incremento della pressione intracerebrale;
- Trauma polmonare associato alla ventilazione ("Ventilator Associated Lung Injury", VALI);
- Lesione dei tessuti polmonari per l'elevata concentrazione inspiratoria di ossigeno;
- Peggioramento dello scambio gassoso polmonare per lo sviluppo di atelettasie;
- Polmoniti nosocomiali;
- Lesioni dovute al tubo ed alla cannula tracheale.

## 15.1 Sistema cardiovascolare

Le modificazioni del volume polmonare e della pressione intratoracica influenzano il sistema cardiovascolare, indipendentemente dal fatto che il pazienti respiri spontaneamente o sia ventilato meccanicamente. A differenza della respirazione spontanea, però, durante la ventilazione meccanica la pressione intratoracica aumenta in inspirazione.

Gli effetti sul sistema cardiovascolare sono da attribuire non solo a questo fattore, ma anche ad altre condizioni non meccaniche, quali riflessi ed impiego di farmaci che ne deprimono la funzione.

**Importanti fattori dell'interazione della ventilazione con la funzione cardiovascolare**

- Pressione intratoracica;
- Volume polmonare;
- Interdipendenza ventricolare;
- Gradiente di pressione per il ritorno venoso, influenzato da:
  - volume ematico circolante,
  - tono motorio venoso,
  - pressione intra-addominale;
- Gradiente di pressione per la gittata ventricolare sinistro, influenzata da:
  - contrattilità cardiaca,
  - funzione della mitrale.

### 15.1.1 Riflesso autonomo

Durante la respirazione spontanea, un volume per atto inspiratorio minore a 15 ml/kg aumenta la frequenza cardiaca, per riduzione del tono vagale. Il contrario si verifica durante l'espirazione. Questo effetto è noto come aritmia respiratoria. Se i volumi inspiratori sono maggiori di 15 ml/kg o l'insufflazione polmonare è eccessiva, la frequenza diminuisce. Spesso si determina anche una vasodilatazione riflessa, in parte vago-mediata. Queste variazioni non sono particolarmente importanti da un punto di vista clinico. Possono mancare od essere scarse, per alterazione della funzione del sistema nervoso autonomo e, quindi, funzionare solo come prove diagnostiche.

### 15.1.2 Resistenza vascolare polmonare

Le variazioni del volume polmonare influenzano le resistenze vascolari polmonari e, conseguentemente, anche l'irrorazione vascolare di questo distretto.

**Vasi alveolari.** La distensione alveolare durante l'inspirazione aumenta la pressione transpolmonare ed i vasi alveolari, cioè le piccole arteriole, le venule e la maggior parte dei capillari, vengono compressi. Questo effetto si determina non solo durante la respirazione spontanea, ma anche nella ventilazione con pressione positiva. La resistenza in questi vasi aumenta e la loro capacità diminuisce.

**Vasi extra-alveolari.** I vasi extra-alveolari risentono dell'influenza della pressione interstiziale. L'aumento dei volumi polmonari durante l'inspirazione riduce, per le forze di retrazione elastica, la pressione interstiziale. I vasi extra-alveolari vengono aperti e la loro capacità aumenta. L'effetto netto dei fenomeni descritti sui vasi alveolari ed extra-alveolari è l'aumento della resistenza vascolare polmonare e, conseguentemente, del postcarico del ventricolo destro, con il progressivo aumento dei volumi polmonari. Questi effetti sono normalmente trascurabili ma, in pazienti affetti da asma o BPCO, possono condurre ad eccessivo carico ventricolare destro.

**Riduzione della Capacità Funzionale Residua.** Se il volume polmonare si riduce al di sotto della FRC a riposo, aumenta la resistenza vascolare polmonare, a causa della riduzione delle forze di retrazione elastica, con progressiva riduzione del volume durante l'espirazione. Ciò determina collasso delle vie aeree periferiche, con riduzione della ventilazione. A ciò si associano l'ipossia e la relativa vasocostrizione polmonare.

15

### 15.1.3 Compressione cardiaca

Il cuore è posizionato all'interno del torace nella cosiddetta fossa cardiaca. Durante l'inspirazione, per la progressiva distensione polmonare, viene compresso. In caso di normali volumi inspiratori, gli effetti sono minimi. Se questi aumentano eccessivamente o per insufflazione massima, la pressione all'interno del pericardio e della pleura aumenta, potendo imitare l'effetto del tamponamento cardiaco.

**Volumi elevati per atto inspiratorio od eccessive insufflazioni polmonari possono ridurre il precarico del ventricolo destro e sinistro.**

Se la compressione avviene solo durante l'inspirazione, la pressione di fine diastole del ventricolo sinistro aumenta temporaneamente, in conseguenza dell'incremento della pressione intra-pericardica. Se, invece, il volume polmonare permane, tale valore pressorio rimane elevato per un tempo maggiore ed è possibile osservare una riduzione del ritorno venoso al ventricolo destro, perché la pressione nel relativo atrio aumenta. La progressiva iperinsufflazione può comprimere le coronarie e compromettere l'irrorazione del miocardio.

**A causa della compressione di entrambi i ventricoli e del cambiamento della pressione nel pericardio, durante la ventilazione meccanica è resa più difficile la valutazione della pressione di riempimento ventricolare sinistro, considerando la pressione di chiusura dei capillari polmonari (pressione Wedge).**

Cause sono l'aumento della pressione pleurica non misurabile clinicamente e le variazioni della "compliance" ventricolare.

### 15.1.4 Interdipendenza ventricolare

Le variazioni di volume del ventricolo destro influenzano le funzioni del sinistro e viceversa. Tra i due ventricoli esiste un'interdipendenza. Due sono i meccanismi alla base dell'influenza della variazione del volume di fine diastole ventricolare destro su quello sinistro:
- Variazione della "compliance" del ventricolo sinistro;
- Variazioni del volume ventricolare sinistro, senza modificazioni della "compliance" diastolica.

L'interdipendenza deriva dal fatto che il cuore destro e quello sinistro sono collegati, per mezzo della circolazione polmonare, non solo in serie ma, attraverso il setto comune atriale, ventricolare e tramite il pericardio, anche in parallelo. Per tale motivo, aumenti della pressione all'interno del pericardio o scivolamenti del setto ventricolare, influenzano la funzione cardiaca.

**Aumenti della pressione all'interno del pericardio.** Questa aumenta con il progressivo incremento del volume polmonare, così come avviene per la Manovra di Valsalva. Una iperinsufflazione polmonare comprime il cuore e determina una riduzione assoluta del volume di entrambi i ventricoli, similmente al tamponamento cardiaco. L'effetto sui ventricoli dipende dalla contrattilità del miocardio e dalla loro "compliance". In condizioni normali, la "compliance" del ventricolo destro è maggiore di quella del sinistro. Per questo motivo, l'aumento della pressione all'interno del pericardio agisce in maniera più importante sul volume di fine diastole ventricolare destro.

**Spostamenti del setto ventricolare.** Il riempimento del cuore destro durante la diastole, in riferimento alla pressione sviluppata nel suo interno, sposta il setto ventricolare verso il ventricolo sinistro, che in diastole presenta una minore "compliance". L'effetto è accentuato dalla compressione del cuore nella fossa cardiaca.

**Aumento o riduzione della "compliance" del ventricolo sinistro.** In base all'interdipendenza, la "compliance" del ventricolo sinistro aumenta, quando il volume di fine diastole del ventricolo destro, per riduzione del gradiente di pressione alla base del ritorno venoso (come l'aumento della pressione nel ventricolo destro in caso di ventilazione a pressione positiva), è diminuito. Allo stesso modo agisce una compressione del cuore, durante il progressivo aumento del volume polmonare, durante la respirazione spontanea o nella ventilazione a pressione positiva, poiché il ventricolo sinistro è meno coinvolto dalla compressione rispetto al destro. Se, invece, il volume ventricolare destro aumenta, come avviene nella respirazione spontanea, la "compliance" ventricolare sinistra si riduce ed il volume di eiezione ventricolare, insieme alla pressione in aorta, diminuiscono. Il fenomeno viene definito "polso paradosso".

**! La ventilazione con PEEP può determinare una caduta del volume ventricolare destro di fine diastole.**

## 15.1.5 Pressione intra-addominale

Durante l'inspirazione spontanea, il diaframma viene spinto verso il basso e la pressione all'interno dell'addome aumenta. L'incremento della pressione è paragonabile a quello determinato da una iperinsufflazione persistente, nella ventilazione con PEEP o nella BPCO.

Il diaframma spinto in direzione caudale comprime il fegato. Il conseguente aumento della pressione interstiziale nell'organo causa incremento delle resistenze vascolari. I capillari presinusoidali vengono compressi ed il deflusso di sangue dalla circolazione portale e quindi dalla vena cava inferiore, viene compromesso. L'effetto complessivo, dovuto all'aumento della pressione intra-addominale e della compressione del fegato in inspirazione, può determinare una riduzione del ritorno venoso dalla vena cava inferiore.

## 15.1.6 Pressione intratoracica

La differenza più importante tra la respirazione spontanea e la ventilazione a pressione positiva è l'andamento della pressione intra-toracica durante l'inspirazione. Queste variazioni sono le cause più importanti degli effetti cardiovascolari indesiderati della ventilazione meccanica.

### Influenza sul flusso di sangue

La circolazione è composta da due compartimenti: i vasi intra- ed extratoracici. I limiti di entrambi i compartimenti sono: dalla parte venosa, il punto d'ingresso delle grosse vene nel torace e da quella arteriosa, la valvola aortica, attraverso la quale il ventricolo sinistro immette sangue nella rispettiva arteria. I vasi intratoracici sono influenzati dalla pressione intratoracica, quelli extratoracici dalla pressione atmosferica. La ventilazione meccanica aumenta la pressione intratoracica, mentre quella atmosferica rimane invariata, creando, così, un gradiente di pressione tra i due distretti vasali. Poiché all'interno della camera a pressione "torace" ne è contenuta un'altra (il cuore), la pressione intratoracica, influenza il gradiente di pressione per il ritorno venoso e l'eiezione ventricolare sinistra, indipendentemente dalle variazioni della pressione intracardiaca.

**Riduzione della pressione intratoracica.** Nella respirazione spontanea, la pressione intratoracica diminuisce durante l'inspirazione. La conseguenza è l'aumento del gradiente di pressione venoso tra i vasi extra ed intratoracici. Il ritorno venoso al cuore destro viene facilitato ed il volume di fine diastole ventricolare destro aumenta. La pressione di eiezione transmurale ventricolare sinistra compromette il getto ventricolare sinistro: il suo volume di fine sistole aumenta.

**Aumento della pressione intratoracica.** Nella ventilazione a pressione positiva, si invertono i rapporti sopra descritti. L'aumento della pressione all'interno del torace durante l'inspirazione riduce il gradiente di pressione venoso ed il ritorno di sangue al cuore destro diminuisce.

## Influenza sulla funzione del ventricolo destro

Il ritorno venoso al cuore destro dipende soprattutto dal gradiente tra le vene all'esterno del torace e la pressione nell'atrio destro, cioè quella che il sangue deve vincere per il favorire il deflusso dalla periferia. La pressione responsabile del ritorno venoso dipende dal tono venoso, dal volume ematico e dalla distribuzione del sangue venoso nella circolazione sistemica. La ventilazione a pressione positiva induce l'aumento della pressione all'interno del torace e nell'atrio destro, durante l'inspirazione. Il gradiente di pressione tra le vene extratoraciche e l'atrio destro si riduce, determinando una diminuzione del ritorno venoso e del riempimento di telediastolico del ventricolo destro.

**Una ventilazione a pressione positiva, può compromettere la funzione cardiocircolatoria.** Essendo il volume cardiaco per minuto, nei casi di funzione cardiovascolare intatta, primariamente dipendente dal precarico e meno dal postcarico, la funzione cardiaca, durante la ventilazione a pressione positiva, può essere notevolmente compromessa per le variazioni del volume di fine diastole ventricolare destro.

**Effetti positivi della ventilazione a pressione positiva in caso di insufficienza cardiaca.** Nell'insufficienza cardiaca, la funzione del cuore viene influenzata dal postcarico. In questo caso, la funzionalità ventricolare sinistra viene modulata positivamente da una ventilazione a pressione positiva, poiché il postcarico diminuisce.

**La PEEP riduce il precarico del ventricolo destro.** La PEEP aumenta la pressione nel ventricolo destro, riduce il gradiente di pressione tra le vene extra ed intratoraciche ed il ritorno venoso, riducendo il precarico del ventricolo destro. Comunque, l'aumento per riflesso di compenso del tono venoso, incrementa la pressione nel distretto extratoracico e riduce o annulla l'effetto della PEEP.

## Influenza sul postcarico del ventricolo sinistro

Tra il ventricolo sinistro e l'arco dell'aorta, è presente durante la sistole solo un minimo gradiente, che non risente in maniera importante degli indebolimenti di pressione intratoracici. Il ventricolo sinistro e l'aorta in respiro spontaneo e durante la sistole, si situano all'interno di contesto di pressione minore rispetto ai vasi extratoracici. Durante la fase inspiratoria spontanea, la pressione intratoracica si riduce, la contrazione del ventricolo sinistro viene compromessa ed il suo postcarico aumenta. In condizioni normali, questo effetto non svolge un ruolo importante. Nelle condizioni di sviluppo di una pressione intratoracica estremamente negativa (come nelle ostruzioni acute delle vie aeree), può determinarsi aumento importante del postcarico fino all'edema polmonare di origine cardiaca. Effetti simili si sviluppano nell'inspirazione forzata a glottide chiusa. La riduzione della pressione intratoracica, aumenta il post-

15

carico del ventricolo sinistro, così come un suo aumento, ad esempio nella ventilazione a pressione positiva, ha effetto opposto. Comunque, nei casi di funzione cardiovascolare integra, l'effetto della ventilazione non determina significative variazioni.

**Effetti sulla dinamica cardiocircolatoria della ventilazione a pressione positiva.**
- Riduzione del ritorno venoso;
- Aumento della pressione nell'atrio destro;
- Riduzione del precarico ventricolare destro;
- Aumento del postcarico ventricolare destro;
- Riduzione della "compliance" ventricolare sinistra;
- Riduzione del postcarico ventricolare sinistro;
- Possibile alterazione della contrattilità del miocardio;
- Riduzione del volume cardiaco per minuto (regolabile con terapia);
- Possibile riduzione della pressione arteriosa (regolabile con terapia).

### 15.1.7 Influenza della ventilazione sul volume cardiaco per minuto

In condizioni di normale funzionalità cardiovascolare, il volume cardiaco per minuto viene determinato dal ritorno venoso. Nella ventilazione a pressione positiva, l'aumento della pressione nell'atrio destro, riduce il gradiente di pressione tra le vene extra ed intratoraciche e compromette, quindi, il ritorno venoso. Il volume di sangue intratoracico ed il riempimento del cuore in diastole, sono ridotti. Il volume cardiaco per minuto diminuisce. Gli effetti sono più marcati quando viene mantenuta una pressione positiva durante l'intero ciclo respiratorio.

**L'ipovolemia e la riduzione del tono motorio venoso periferico, come per somministrazione di sedativi, accentuano l'effetto sulla riduzione del volume cardiaco per minuto, dovuta alla ventilazione a pressione positiva.**

La riduzione del ritorno venoso, del volume ematico intratoracico e, conseguentemente, del volume cardiaco per minuto, possono essere ridotti per incremento della pressione venosa (somministrazione di volume e farmaci vasocostrittori) e/o riduzione della pressione nell'atrio destro (volumi di esercizio inspiratorio inferiori, accorciamento del tempo inspiratorio, impiego di modi parziali di ventilazione).

#### PEEP ed auto-PEEP

La ventilazione con PEEP, accentua gli effetti sul volume cardiaco per minuto, sul volume ematico polmonare e sulla pressione all'interno del torace e dell'addome. In confronto alla CMV senza PEEP, questi effetti sono più marcati. Anche un'iperinsufflazione dinamica del polmone con auto-PEEP, aumenta la pressione intratoracica ed il volume polmonare (per gli effetti quantitativi della PEEP sulla pressione intratoracica vedi par. 10.5.2). Il ritorno venoso diminuisce, il cuore viene compresso, la resistenza vascolare polmonare aumenta ed il volume cardiaco per minuto si riduce.

**! La PEEP o l'auto-PEEP determinano falsi (elevati) valori di pressione di chiusura capillare venosa (pressione Wedge). La conseguenza potrebbe essere un'errata interpretazione di "insufficienza cardiaca".**

## 15.2 Funzione renale e velocità del flusso

La ventilazione meccanica con o senza PEEP determina una riduzione della funzione escretoria renale, con riduzione della diuresi, ritenzione di acqua e sodio. Da un punto di vista clinico, questi effetti si manifestano nel seguente ordine:
- Bilancio positivo di liquidi;
- Edemi;
- Ipernatriemia;
- Riduzione dell'ematocrito;
- Aumento della differenza di pressione parziale alveolo arteriosa di ossigeno;
- Riduzione della "compliance" polmonare;
- Segni radiologici dell'edema polmonare.

Nel passaggio dalla ventilazione meccanica al respiro spontaneo, la diuresi aumenta nuovamente e si sviluppa un bilancio positivo di liquidi e di sodio.

I **meccanismi delle alterazioni della funzione renale** non sono ancora noti. Vengono ipotizzate le seguenti cause:

- Aumento della sintesi di ADH, per incremento della pressione intratoracica che provoca importante riassorbimento di acqua e riduzione della diuresi (fenomeno per altro dimostrato solo in modelli animali);
- Riduzione del volume cardiaco per minuto e della pressione arteriosa media per i meccanismi sopra descritti e conseguente diminuzione dell'irrorazione renale (il solo meccanismo non è però sufficiente);
- Aumento dell'attività delle fibre efferenti simpatico-adrenergiche renali, con effetto antidiuretico e antinatriuretico ed aumento della secrezione di renina;
- Aumentata produzione di noradrenalina;
- Riduzione della secrezione dell'ormone natriuretico atriale;
- Incremento della pressione intra-addominale (solo in caso di aumento rilevante).

I meccanismi alla base della transitoria riduzione della funzione renale sono quindi diversi.

## 15.3 Irrorazione epatica

Due sono i meccanismi alla base della possibile riduzione dell'irrorazione epatica durante la ventilazione meccanica:

- Riduzione del volume cardiaco per minuto;
- Aumento della pressione intra-addominale.

**Riduzione del volume cardiaco per minuto.** Come già descritto, la ventilazione meccanica con pressione positiva può determinare riduzione del volume cardiaco per minuto, soprattutto quando vengono impiegati elevati livelli PEEP. A seconda dell'entità dell'eiezione cardiaca, si riduce l'irrorazione generale epatica fino al 30%. Una sua normalizzazione si determina per ritorno a valori normali del volume cardiaco.

**Aumento della pressione intra-addominale.** Per spostamento in senso caudale del diaframma, nella ventilazione a pressione positiva aumenta la pressione all'interno dell'addome. Conseguentemente, si determina aumento della pressione esercitata sulle vene epatiche e sulla porta ed il ritorno venoso viene ostacolato. È possibile lo sviluppo del cosiddetto "fegato da stasi". Gli effetti generali della ventilazione meccanica sull'irrorazione epatica non sono del tutto chiari. È comunque consigliabile il mantenimento di un "normale" volume cardiaco per minuto, al fine di evitare l'ischemia epatica.

## 15.4 Irrorazione del distretto splancnico

L'aumento della pressione esercitata sul distretto venoso, aumenta le resistenze nella sezione splancnica e riduce l'irrorazione mesenterica. Ciò favorisce la comparsa di ischemia del tratto gastro-intestinale.

## 1.5 Encefalo

Gli effetti sulla circolazione cerebrale indotti dalla ventilazione derivano dalle variazioni sulla dinamica vascolare e sui gas ematici arteriosi.

**Aumento della pressione intracerebrale.** L'aumento della pressione intratoracica causata dalla ventilazione a pressione positiva determina incremento della pressione venosa centrale. La conseguenza è l'ostacolato ritorno venoso dalle vene cerebrali ed epidurali. In tal modo, la pressione intracerebrale può aumentare e l'irrorazione cerebrale diminuire, soprattutto quando la pressione arteriosa media, a causa della ventilazione, si riduce. È possibile lo sviluppo di un'ischemia cerebrale regionale o globale (vedi anche Cap. 25). La posizione semiseduta con posizionamento eretto della testa, può minimizzare questi effetti. È possibile, però, l'accentuazione dell'abbassamento della pressione arteriosa media e la riduzione dell'irrorazione cerebrale.

L'aumento della pressione intracerebrale può comparire anche a causa dell'ipercapnia permissiva. Infatti, elevati livelli di $p_aCO_2$, favoriscono un'imponente vasodilatazione cerebrale.

**La ventilazione con PEEP, nei pazienti con normale "compliance" cerebrale, non determina alcun effetto sfavorevole sulla funzione cerebrale e sulla pressione intracerebrale. In caso di preesistente aumento di questa, sono tollerati valori PEEP fino a 5 cm d'$H_2O$ (vedi Cap. 25).**

**Riduzione dell'irrorazione cerebrale.** L'ipocapnia induce vasocostrizione cerebrale e riduzione dell'irrorazione. Eccessive diminuzioni della $p_aCO_2$, possono anche comportare ischemie cerebrali.

## 15.6 Lesioni polmonari associate alla ventilazione (VALI)

La definizione inglese è "ventilator associated lung injury" od anche "Ventilator Induced Lung Injury" (VILI). La ventilazione meccanica può essere causa di diverse lesioni polmonari. Per tanto tempo, il cosiddetto "barotrauma" con perdita extra-alveolare di aria è stato considerato la complicazione più importante della respirazione artificiale. Negli ultimi anni, però, lo sviluppo dei concetti di "ventilazione con protezione polmonare" ha fatto ridurre notevolmente l'incidenza di questo fenomeno. D'altra parte, si è evidenziato che sono possibili sviluppi patologici polmonari da correlarsi alla ventilazione meccanica. Queste lesioni vengono riassunte nel termine VALI e definite come di seguito:

- **Barotrauma:** lesione polmonare da pressione positiva. Con questo termine si intende la "dimostrazione radiologica di aria extra-alveolare". Occasionalmente è impiegato il termine "**Macrotrauma**".
- **Trauma da volume:** lesione polmonare da iperinsufflazione. In condizioni cliniche è strettamente correlata al barotrauma. In realtà ciascun "barotrauma" è un "trauma da volume". Sebbene questo sarebbe il termine più adatto, nel linguaggio tecnico parlato, quello di barotrauma, è il preferito.
- **Trauma da atelettasie:** la ventilazione con l'impiego di bassi livelli di volumi polmonari, in corso di manovre di recupero alveolare, può determinare reazioni infiammatorie ed alterazioni del surfattante.
- **Microtrauma:** alterazioni dell'integrità alveolo-capillare evidenziabili solo al microscopio, senza perdita d'aria.
- **Biotrauma:** rilascio indotto dalla ventilazione di mediatori dell'infiammazione, che possono determinare ulteriori lesioni polmonari e, per l'immissione in circolo, agire anche in altri distretti, intervenendo nel processo di sviluppo della MOD (Disfunzione Organica Multipla).

**Manifestazioni cliniche del barotrauma ("macrotrauma")**

- Enfisema interstiziale;
- Pneumomediastino;
- Pneumopericardio;
- Enfisema sottocutaneo;
- Pneumoperitoneo e pneumoretroperitoneo;
- Pneumotorace;
- Fistola bronco-pleurica.

### 15.6.1 Lesioni da pressione con fuoriuscita di aria: origine dell'aria extra-alveolare

La raccolta extra-alveolare di aria si deve ricondurre, nella maggior parte dei casi, alla rottura degli alveoli causata dalla ventilazione a pressione positiva (Fig. 15.1). Più raramente, l'aria ritorna indietro dal tratto respiratorio superiore in direzione craniale provocando enfisema sottocutaneo, pneumomediastino o pneumotorace, soprattutto nei casi di ventilazione parziale con mantenimento del respiro spontaneo, in

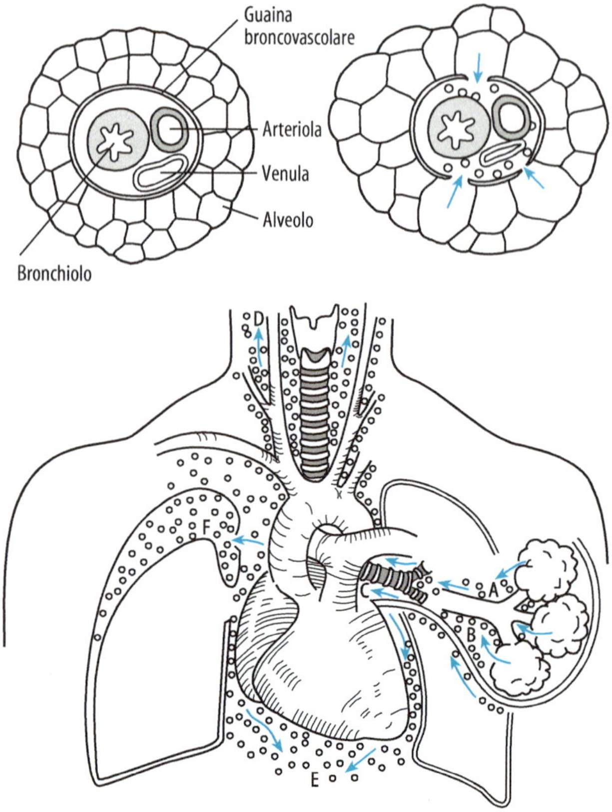


**Fig. 15.1.** Sviluppo di uno pneumotorace durante la ventilazione

cui il paziente sviluppa una pressione intrapleurica negativa. Più probabile è invece l'ingresso di aria nel mediastino dalle vie aeree intratoraciche dopo lesioni polmonari chiuse o penetranti, ma anche dall'esofago, per perforazione o rottura.

15

**Origine e cause della raccolta di aria extra-alveolare (sec. Pierson – 1994).**

**Tratto respiratorio superiore:**
- Frattura di strutture ossee facciali;
- Rottura di mucose;
- Interventi in cavità orale, estrazione dentale;
- Lesioni delle vie aeree, per introduzione di catetere nella vena giugulare interna.

**Vie aeree intratoraciche:**
- Traumi toracici chiusi o aperti;
- Perforazione per intubazione endotracheale o broncoscopia;
- Rottura da corpi estranei;
- Biopsia transbronchiale od aspirazione di aghi.

**Parenchima polmonare.**
- Rottura alveolare per ventilazione a pressione positiva;
- Interventi;
- Procedimenti diagnostici;
- Ferite toraciche penetranti;
- Lesioni per introduzione di un catetere venoso centrale o di un drenaggio toracico.

**Tratto gastrointestinale:**
- Perforazione dell'esofago.

**Infezioni da batteri produttori di gas:**

- Mediastinite acuta;
- Enfisema pleurico;
- Infezione di tessuti molli.

**Provenienza di aria dall'esterno dell'organismo:**

- Ferite penetranti;
- Provvedimenti diagnostici e terapeutici (drenaggio toracico, tracheotomia mediastinoscopia).

### Espansione dell'aria nel barotrauma polmonare

La causa principale della raccolta di aria extra-alveolare durante la ventilazione meccanica è l'eccessiva distensione degli alveoli, con conseguente rottura.

Se vi è un gradiente di pressione tra gli alveoli ed i tessuti circostanti, l'aria penetra nel sistema bronco-vascolare. Nella ventilazione a pressione positiva – con elevati volumi d'esercizio – l'aria, attraverso lo spazio perivascolare, penetra nel mediastino (pneumomediastino).

Da questo, segue poi la strada che offre minore resistenza e, dopo rottura delle fasce mediastiniche e della pleura, induce pneumotorace. Dal mediastino può inoltre portarsi, attraverso spazi creati nelle fasce, fino alla gola oppure verso il retroperitoneo e da qui penetrare nella cavità addominale.

## 15.6.2 Meccanismi di lesione polmonare da pressione

Contrariamente a quanto veniva sostenuto in passato, il barotrauma non è da correlarsi ad elevate pressioni di picco inspiratorio esercitate nelle vie aeree ma, primariamente, ad una eccessiva distensione degli alveoli, per esagerati volumi di esercizio inspiratorio. Per questo motivo viene anche definito "trauma da volume" o "volotrauma".

**Significato della pressione di picco nelle vie aeree.** La pressione di picco esercitata nelle vie aeree viene influenzata da diversi fattori, che in gran parte non agiscono sul volume alveolare.

Questa pressione aumenta, ad esempio, per incremento delle resistenze nel sistema respiratorio o nel tubo (secreti), senza che ciò influenzi la pressione transalveolare. La riduzione del tempo inspiratorio nella ventilazione a volume controllato aumenta la pressione di picco, non influenzando la distensione polmonare, quando il volume d'esercizio rimane costante.

**Pressione transalveolare.** Rappresenta la differenza di pressione tra gli alveoli e lo spazio pleurico a fine inspirazione. Determina la distensione degli alveoli e quindi il loro volume. Se il normale valore di questa pressione (30-35 cm d'$H_2O$), durante la ventilazione viene superata, vi è il rischio di eccessiva distensione alveolare e rottura.

Il valore limite è compreso tra 50 e 60 cm d'$H_2O$. Probabilmente però anche a valori compresi tra 30 e 35 cm d'$H_2O$, sono possibili microlesioni polmonari senza rottura alveolare (vedi par. 15.6.3).

Come parametro della pressione alveolare durante la ventilazione, può essere considerata quella nelle vie aeree a fine inspirazione, la cosiddetta pressione "plateau". Esprime la pressione negli alveoli a fine inspirazione, cioè la pressione transalveolare massima e permette una valutazione della distensione alveolare.

**! Nella ventilazione meccanica, i livelli di pressione transalveolare, cioè "plateau" di pressione di fine espirazione, non devono superare i 30-35 cm d'$H_2O$, al fine di limitare la distensione alveolare eccessiva.**

**Influenza della patologia di base.** Il carattere della patologia di base ha una influenza importante sullo sviluppo del barotrauma. Nei polmoni sani, la ventilazione a pressione positiva, difficilmente determina lesioni. Nelle gravi patologie da ostruzione e nell'ARDS, il barotrauma è una complicazione tipica.

**Fattori di rischio del barotrauma polmonare**

- ARDS;
- BPCO severa;
- Gravi contusioni polmonari;
- Polmonite da aspirazione;
- Polmonite necrotizzante;
- Fratture costali;
- Elevata pressione transalveolare durante la ventilazione.

**Frequenza del barotrauma.** Diversi studi hanno evidenziato una frequenza del barotrauma compresa tra 0 ed il 76%, durante la ventilazione di pazienti affetti da ARDS. Secondo nuove ricerche è possibile dedurre che:

- Il barotrauma si verifica raramente in caso di ventilazioni condotte rispettando le regole definite per una ventilazione con "protezione polmonare", quando cioè la pmax o pressione di "plateau", viene mantenuta sotto i 30-35 mbar. In questi casi non vi è correlazione tra le diverse impostazioni del respiratore e lo sviluppo di barotrauma. In particolare, non si è registrata alcuna differenza tra una ventilazione a pressione ed una a volume controllato.
- Al contrario, si può dimostrare una correlazione positiva tra la pressione di ventilazione superiore a 30-35 mbar e lo sviluppo di barotrauma.

### 15.6.3 Trattamento della lesione polmonare da pressione

Nei pazienti a rischio, si deve sempre considerare la possibilità di un barotrauma. Attenti controlli clinici e radiologici, aiutano a porre la diagnosi. Tra le complicazioni, il pneumotorace deve essere trattato, le altre non necessitano, di regola, di terapie specifiche. Per evitare altre lesioni, è importante impostare nuovamente il respiratore.

**Principi di impostazione del respiratore in caso di barotrauma**

- Riduzione del livello di pressione superiore (cioè del volume d'esercizio), fino a che sia possibile mantenere un livello accettabile di $paCO_2$.
- Attenta riduzione della PEEP, fino a che sia raggiunta una sufficiente ossigenazione.
- Riduzione della pressione media nelle vie aeree, in modo da favorire la chiusura delle perdite.
- Ipercapnia permissiva, laddove indicata e possibile.

**I possibili svantaggi sono di seguito elencati:**

- Riduzione della $p_aO_2$ e della $S_aO_2$;
- Necessità di aumento della $F_iO_2$;
- Collasso alveolare in caso di eccessiva riduzione della PEEP;
- Ipercapnia ed abbassamento del pH.

#### Pneumotorace

Durante la ventilazione meccanica, è possibile che un pneumotorace possa complicarsi in iperteso, mettendo a rischio la vita del paziente. Per questo vale che:

> **La dimostrazione della presenza di raccolta di aria nello spazio pleurico durante la ventilazione meccanica richiede l'immediato posizionamento di un drenaggio toracico.**

Il drenaggio deve essere connesso con un risucchio di 20 cm d'$H_2O$.

Se necessario, questo deve essere aumentato per permettere la completa espansione del polmone.

15

### Fistola bronco-pleurica

La fistola bronco-pleurica, cioè la persistenza della fuoriuscita di aria dopo l'inserimento di un drenaggio toracico, è una rara complicazione della ventilazione meccanica. Può svilupparsi in un secondo momento, nel decorso di una respirazione artificiale, soprattutto nei casi di ARDS o più precocemente, per la compresenza di ferite del polmone. L'entità della perdita di aria dipende dal gradiente di pressione tra le vie aeree e lo spazio pleurico: quanto più alta tanto maggiore sarà la perdita di aria nello spazio pleurico, cioè nel drenaggio toracico. I provvedimenti devono adeguatamente concedere la distensione polmonare ed il miglioramento dello scambio gassoso, nella grave insufficienza respiratoria determinata dalla perdita d'aria. La complessità degli effetti clinici della fistola dipende dall'entità e dalla patologia polmonare di base.

**Possibili effetti della fistola bronco-pleurica**

- Incompleta distensione del polmone interessato con sviluppo di atelettasie, alterazioni del rapporto volume-flusso e impedimento della chiusura della fistola;
- Perdita del volume inspiratorio effettivo;
- Insufficiente eliminazione di anidride carbonica ed acidosi respiratoria;
- Perdita della PEEP con atelettasie ed ipossia;
- Infezioni dello spazio pleurico per l'ingresso di secreti contaminati delle vie aeree;
- Alterazioni del ciclo respiratorio con insufficiente ventilazione.

**Scopo della terapia.** Il fine più importante è favorire la chiusura della fistola. Per tale motivo, deve essere scelto un modo di ventilazione che consenta una riduzione della pressione intrapolmonare, al fine di limitare l'ingresso di aria. Inoltre, per un sufficiente drenaggio della fistola devono essere inseriti uno o più drenaggi toracici.

**Impostazione del respiratore**

In caso di fistola bronco-pleurica, l'impostazione del ventilatore deve essere tale da consentire una PEEP minima, una bassa pmax, una pressione media nelle vie aeree e minori volumi di esercizio.

Comunque, nei casi in cui il polmone con difficoltà venga disteso, sono consentiti valori PEEP più alti (anche maggiori a 10 mbar), per consentire una completa espansione polmonare. Le forme parziali con elevata percentuale di respiro spontaneo sono vantaggiose, rispetto ad una CMV. La ventilazione ad alta frequenza o quella separata, non hanno mostrato vantaggi rispetto ad altri modi di ventilazione.

**Suggerimenti della ACCP-CC.** La ACCP-CC suggerisce i seguenti provvedimenti per favorire la chiusura della fistola:

- Impiego di un volume d'esercizio minimo a garantire una sufficiente ventilazione;
- Scelta di una forma di ventilazione con minimi valori di pressione di picco e di "plateau";
- Tolleranza di una ipercapnia permissiva per minimizzare pressioni inspiratorie e volumi d'esercizio;
- PEEP quanto più bassa possibile;
- Scelta di una ventilazione ad alta frequenza o separata, se i modi convenzionali, in caso di importanti perdite di aria, non consentono una sufficiente ossigenazione e ventilazione.

### Pneumomediastino e pneumopericardio

Nel soggetto adulto, raramente comportano alterazioni del sistema cardiovascolare tali da mettere in pericolo la vita del paziente, ma sono complicazioni potenzialmente letali nel neonato con grave sindrome da insufficienza respiratoria. In caso di importanti raccolte, con relativi disturbi cardiovascolari, il pneumomediastino od il pneumopericardio devono essere drenati con procedimenti invasivi.

#### Enfisema sottocutaneo, pneumoperitoneo e pneumoretroperitoneo

L'enfisema sottocutaneo non richiede specifiche terapie, ma sono importanti la determinazione della causa e la sua risoluzione. Lo stesso vale per pneumoperitoneo e pneumoretroperitoneo: non danneggiano i tessuti, ma possono interferire con le procedure diagnostiche.

### 15.6.4 Prevenzione della lesione polmonare da pressione

L'impiego di elevati volumi d'esercizio rappresenta, secondo le attuali conoscenze, il fattore più importante di insorgenza di barotrauma. Se questi livelli possono essere tollerati in soggetti con polmoni sani, devono essere assolutamente evitati in pazienti affetti da gravi patologie restrittive o da ostruzione. A queste appartengono ARDS, BPCO ed asma. In tali casi, i volumi impiegati devono essere minori rispetto a quelli utilizzati solitamente, soprattutto quando sia associata la PEEP. Nelle forme gravi di insufficienza respiratoria, è tollerata una ipercapnia permissiva. Il ruolo della PEEP nello sviluppo del barotrauma è discutibile. Alcuni imputano la responsabilità ad una PEEP elevata, visto che nella ventilazione a volume controllato provoca, con mantenimento di un costante volume d'esercizio, incremento della pressione di picco e di "plateau" nelle vie aeree. D'altro lato invece, l'influenza della PEEP nella ventilazione con controllo di pressione, non è completamente chiara, quando la pmax con l'impiego di elevata PEEP non viene incrementata, rispetto ad una ventilazione con una bassa o senza pressione positiva di fine espirazione.

Inoltre, nelle patologie polmonari restrittive, la ventilazione con una sufficiente PEEP è considerata con "effetto protettivo polmonare", poiché mantiene pervie aree polmonari che a fine espirazione tendono al collasso e consente di evitare il "trauma da atelettasia" (vedi sotto).

Per riassumere si può asserire che:

- **Il significato della PEEP sullo sviluppo della VALI, cioè la scelta del valore ottimale di PEEP per limitarne lo sviluppo, è ancora oggi oggetto di discussione.**

I suggerimenti consigliano di impostare una PEEP tra 5 e 20 mbar (vedi par. 10.5). Nelle patologie respiratorie da ostruzione, come asma e BPCO, elevati livelli PEEP sono controindicati e la sua impostazione richiede particolare attenzione.

- **L'unico provvedimento sicuramente efficace per la prevenzione del barotrauma è una ventilazione con minimi volumi di esercizio (6 ml/kg di peso corporeo) e più bassi livelli di pressione nelle vie aeree (massimo 30-35 mbar).**

### 15.6.5 Microtrauma, biotrauma e trauma da atelettasie

Anche senza fuoriuscita d'aria, elevate pressioni o volumi di esercizio possono alterare l'integrità degli alveoli.

Ciò si traduce in lesioni delle strutture cellulari epiteliali ed endoteliali, aumento della permeabilità capillare, sviluppo di una reazione infiammatoria locale con attivazione di leucociti e liberazione di mediatori (cosiddetto "biotrauma). Anche per limitare il "microtrauma" vale che:

- **Secondo ricerche cliniche, l'unica profilassi del microtrauma polmonare è la ventilazione con minimi volumi d'esercizio.**

Uno studio sull'ARDS ha dimostrato una notevole riduzione della letalità ed una minore concentrazione sistemica di "marker" dell'infiammazione nel gruppo di pazienti ventilati con 6 ml/kg, rispetto ad una respirazione artificiale eseguita con 12 ml/kg (gruppo controllo).

**Trauma da atelettasie.** Durante la ventilazione meccanica, si susseguono aperture (durante l'inspirazione) e chiusure (durante l'espirazione) di alveoli che favoriscono lo sviluppo di atelettasie. Si determinano importanti forze di taglio tra regioni alveolari sane e malate, che possono notevolmente superare il valore assoluto di pressione di ventilazione. È stato calcolato che, con l'impiego di una pmax di 30 mbar, la chiusura e riapertura ad ogni ciclo respiratorio induce una differenza di pressione tra regioni alveolari confinanti pari a 140 mbar. Questi livelli, insieme all'eccessiva insufflazione polmonare per gli elevati volumi impiegati, sono responsabili di modificazioni polmonari istologiche non distinguibili dall'ARDS. Il trauma da atelettasia è un fattore importante di innesco di una reazione infiammatoria locale e globale (biotrauma), con liberazione di citochine ed alterazioni del sistema surfattante, indotte dalla ventilazione. Per prevenire o comunque minimizzare il trauma da atelettasie, viene consigliata la pratica delle "manovre di recupero polmonare" e la ventilazione secondo l'"open-lung-konzept" (vedi par. 14.5).

Il grafico in Fig. 15.2, rappresenta il concetto del trauma da pressione e da atelettasie, attraverso la curva pressione-volume, in corso di ARDS.

## 15.7 Tossicità dell'ossigeno

Elevate concentrazioni inspiratorie di ossigeno, impiegate per lungo tempo, possono agire svantaggiosamente sulla respirazione e sui tessuti polmonari.

**Possibili effetti dell'iperossia isobarica**

- Depressione dell'impulso respiratorio con ipercapnia;
- Vasodilatazione polmonare, alterazione del rapporto volume-flusso;
- Atelettasie da riassorbimento;
- Tracheobronchiti acute, alterazione della "clearance" muco-ciliare;
- Lesioni alveolari diffuse, ARDS;
- Displasia broncopolmonare nei neonati con RDS.

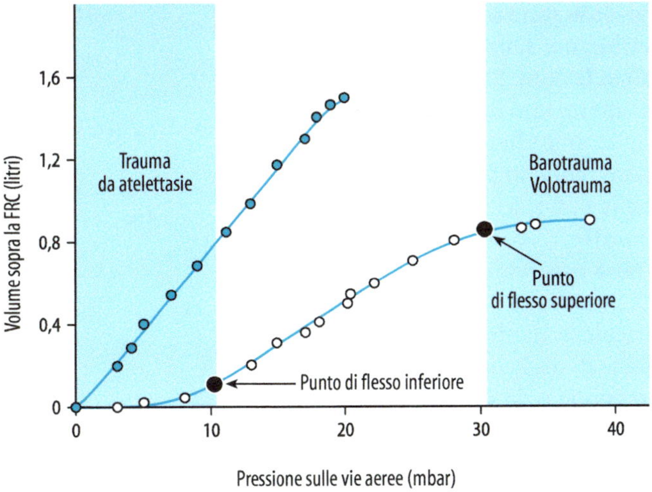


**Fig. 15.2.** Barotrauma e trauma da atelettasia. In base alle curve pressione-volume in caso di ALI o ARDS, sono definiti i livelli ai quali è probabile una lesione polmonare indotta dalla ventilazione: ventilazione con elevate pressioni di picco (barotrauma) e ventilazione con minimi "nieveau" di volumi polmonari (trauma da atelettasia). La ventilazione deve, possibilmente, avvenire entro valori inferiori "all'high inflection point" e al di sopra del "low inflection point". Nel caso (tipico) preso in considerazione, viene eseguita una ventilazione con una PEEP sui 10 mbar ed una pmax inferiore a 32 mbar

Studi svolti su modelli animali, hanno dimostrato che l'impiego di elevate concentrazioni inspiratorie di ossigeno per lungo tempo determina alterazioni patologiche nelle vie aeree terminali e negli alveoli, fino alla fibrosi interstiziale. Il meccanismo responsabile discusso è l'aumento della sintesi di radicali dell'ossigeno da perossidazione lipidica e delle cosiddette "specie O2-attivate". Il significato del ritrovamento di queste alterazioni nell'uomo non è stato ancora chiarito. Secondo alcuni autori, il polmone umano reagisce alle elevate concentrazioni di ossigeno solo quando si sono verificate alterazioni attribuibili ad altre cause. Come questi livelli del gas possano influenzare lo sviluppo di alterazioni polmonari acute, non è risaputo. Allo stesso modo, non si conosce il livello al di sotto del quale sia possibile evitare queste lesioni. Secondo le acquisizioni attuali, si può affermare quanto segue:

**! La tossicità dell'ossigeno aumenta in maniera esponenziale per l'impiego di $F_iO_2$ superiori a 0,6. Per questo, non devono essere impostate ventilazioni a lungo termine con concentrazioni inspiratorie di ossigeno superiori al 50-60%.**

Le $F_iO_2$ inferiori al 50-60% sono tollerate anche per più giorni o settimane, senza che questo comporti lo sviluppo di lesioni. Poichè nei polmoni con precedenti alterazioni della struttura, non può essere esclusa una ulteriore tossicità da ossigeno, la $F_iO_2$ dovrebbe impostarsi ai valori minimi e tali che la paO2 si mantenga a livelli superiori a 60 mmHg.

D'altro lato, si deve però osservare che:
- Un'ipossia è per il polmone e per l'intero organismo più pericolosa di elevate concentrazioni inspiratorie di ossigeno ($F_iO_2$);
- Un trauma da pressione o da volume agisce probabilmente in maniera più svantaggiosa rispetto ad elevate $F_iO_2$.

Comunque, elevate concentrazioni inspiratorie di ossigeno nelle varie regioni polmonari con un basso quoziente volume-flusso conducono ad atelettasie da riassorbimento ed a "shunt" destro-sinistro.

## 15.8 Peggioramento dello scambio gassoso polmonare

La ventilazione meccanica può comportare ulteriore peggioramento dello scambio gassoso polmonare, così da incrementare l'ipossia arteriosa. Le cause più importanti sono la gravità della patologia polmonare preesistente, lo sviluppo di nuove lesioni ed atelettasie, alterazioni del rapporto volume-flusso.

**Possibili cause dell'incremento dell'ipossia durante la ventilazione meccanica**

**"Shunt" destro-sinistro:**
- Atelettasie;
- Edema polmonare;
- Polmoniti.

**Alterazioni del rapporto volume-flusso:**
- Spasmo bronchiale;
- Ritenzione di secreti;
- Vasodilatazione polmonare indotta da farmaci.

**Ipoventilazione:**
- Insufficiente inspirazione spontanea del paziente;
- Perdita di gas;
- Alterazione della funzione od errata impostazione del respiratore;
- Aumento dello spazio morto fisiologico.

**Variazioni della concentrazione inspiratoria di ossigeno:**
**Riduzione del volume cardiaco per minuto;**
**Aumento del fabbisogno di ossigeno,**
**Embolia polmonare.**

**Atelettasie.** Si sviluppano per la riduzione della FRC, per insufficiente ventilazione delle regioni polmonari basali durante la respirazione artificiale in posizione prona o per riassorbimento di gas in aree alveolari mal ventilate, per impiego di elevate concentrazioni inspiratorie di ossigeno. Lo sviluppo di atelettasie dorso-basali in posizione prona viene determinato dall'effetto del peso del polmone e del cuore sulle regioni dipendenti. L'aumento del volume polmonare in posizione supina è correlato al fatto che il cuore comprime maggiormente lo sterno e le strutture costali rispetto al polmone. Lo sviluppo di atelettasie può determinare:

- Peggioramento dell'ossigenazione, per riduzione della superficie di scambio gassoso e "shunt" destro-sinistro;
- Riduzione della "compliance";
- Incremento del lavoro respiratorio;
- Maggiori rischi di infezioni polmonari.

La formazione di atelettasie durante la ventilazione meccanica può essere minimizzato con i seguenti provvedimenti:

- Aumento della FRC, grazie all'impiego della PEEP (5-15 mbar);
- Impiego di volumi d'esercizio maggiori (10-15 ml/kg). Attenzione però allo sviluppo di un'eccessiva distensione polmonare! (vedi anche "manovre di recupero polmonare", par. 12.9);
- Provvedimenti di posizione: cambiamento frequente di posizione, di lato, supina, prona o pratica della rotazione in letti speciali;
- Ventilazione parziale: la respirazione spontanea facilita una migliore distribuzione del volume inspirato nelle sezioni polmonari dorso-basali, grazie anche alla contrazione del diaframma;
- Impiego di una frazione inspiratoria di ossigeno bassa, con maggiore percentuale di $N_2$. L'azoto, infatti, impedisce la formazione di atelettasie da riassorbimento ed il collasso alveolare.

I provvedimenti descritti a scopo preventivo devono essere applicati quanto prima possibile. Infatti, la riapertura degli alveoli collassati è molto difficile e necessita, inoltre, di pressioni di esercizio relativamente alte rispetto a quelle necessarie per mantenere aperte le sezioni polmonari già ventilate (vedi anche "manovre di recupero polmonare").

**Alterazioni della circolazione.** L'alterazione della funzione cardiocircolatoria ("low-output-syndrome", riduzione del volume cardiaco per minuto) provoca riduzione della saturazione di ossigeno venosa mista. Poichè la saturazione arteriosa di ossigeno, in caso di importanti alterazioni del rapporto volume-flusso o per "shunt" destro-sinistro, è determinabile prima della saturazione di quella venosa mista, la riduzione dell'irrorazione, anemia ed ipossia, possono comportare ulteriori decrementi della $S_aO_2$, senza che la funzione polmonare risulti alterata. Lo scopo più importante è, quindi, quello di riattivare una sufficiente vascolarizzazione degli organi, cioè una soddisfacente offerta di ossigeno.

## 15.9 Polmonite associata alla ventilazione ("Polmonite da ventilazione", VAP)

In inglese viene definita come "Ventilator-Associated Pneumonia". La polmonite nosocomiale è una complicazione frequente nei pazienti in terapia intensiva. Il rischio di polmonite per i pazienti intubati e ventilati è molto più alto rispetto ai degenti non intubati. Questo vale sia per le ventilazioni a breve che per quelle a lungo termine. Comunque, la frequenza delle polmoniti aumenta in relazione alla durata del tempo di ventilazione. Nonostante i provvedimenti diagnostici e terapeutici, la mortalità della polmonite associata alla ventilazione è molto alta.

> **L'intubazione endotracheale e la ventilazione meccanica aumentano notevolmente il rischi di sviluppo di polmoniti nosocomiali. In tal senso, esiste una chiara dipendenza dalla durata dell'intubazione e della respirazione artificiale.**

### 15.9.1 Frequenza e mortalità

**Frequenza.** La frequenza delle polmoniti nosocomiali nei pazienti intubati è compresa tra il 9 ed il 70%. L'imprecisione dei dati forniti è da correlarsi alla non unicità delle metodiche nella raccolta dei dati e dei parametri di valutazione. In alcuni casi, infatti, la diagnosi è stata posta con valutazioni cliniche, in altri, con l'aiuto della determinazione microbiologica dei secreti tracheali, sebbene sia noto che il tratto respiratorio superiore della maggior parte dei pazienti intubati è colonizzato da un numero significativo di microrganismi potenzialmente patogeni. Secondo nuovi dati, la percentuale di polmoniti nei pazienti intubati è compresa tra il 9 ed il 41%. In base ad un'altra ricerca, questa è compresa tra il 9 ed il 23%. I diversi studi, però, concordano circa la dipendenza fra la durata della ventilazione e la frequenza della polmonite. L'aumento è di circa l'1% per ogni giorno in più di ventilazione. Nei pazienti deceduti con contemporanea ARDS grave, l'autopsia ha dimostrato la presenza di polmonite nel 70% dei casi.

**Mortalità.** La mortalità, nel caso di polmonite associata alla ventilazione, ammonta al 25-50%. Il decesso immediatamente successivo allo sviluppo della polmonite ha una frequenza del 27%.

Le infezioni da gram negativi sono associate ad una prognosi più negativa rispetto a quelle determinate da gram positivi. Particolarmente alta è la mortalità nei soggetti affetti da polmonite da Pseudomonas (secondo alcune ricerche fino al 70-80%). Altri fattori concomitanti sono:
- Progressivo peggioramento dell'insufficienza respiratoria;
- Compresenza di shock;
- Errata terapia con antibiotici.

La simultaneità di questi fattori di aumento della mortalità in caso di polmonite nosocomiale, non è così decisiva come invece lo è la preesistenza di severe patologie polmonari.

15

### 15.9.2 Cause determinanti e fattori favorenti

Più del 60% di tutte le polmoniti nosocomiali, è sostenuto da *batteri aerobi gram negativi* quali: Pseudomonas aeruginosa, Acinetobacter, Proteus, Escherichia coli, Klebsiella, Haemophilus, Enterobacter e Legionella. Tra i *gram positivi* prevalgono: Staphylococcus aureus, Streptococcus pneumoniae. Più rare sono le polmoniti virali e da funghi, presenti soprattutto nei pazienti con depressione del sistema immunitario.

I fattori predisponenti più importanti sono:
- Interventi chirurgici;
- Terapia con antibiotici;
- Tubo endotracheale;
- Sonda naso-gastrica;
- Posizione del paziente;
- Accessori del respiratore.

**Interventi chirurgici.** I pazienti in degenza postoperatoria presentano un rischio maggiore di sviluppo di polmonite nosocomiale rispetto ai pazienti che non sono stati sottoposti ad interventi chirurgici. Questo vale soprattutto per chirurgie toraciche ed addominali di lunga durata. Il significato di questi fattori, rispetto ad altri, non è chiaro.

**Terapia con antibiotici.** L'impiego di antibiotici aumenta la frequenza delle polmoniti nosocomiali, per lo sviluppo di ceppi resistenti. Una terapia con antibiotici ad ampio spettro conduce ad una maggiore incidenza di polmonite da Pseudomonas, rispetto a pazienti nelle quali questa non viene impostata.

**Tubo endotracheale.** La sua presenza annulla i naturali meccanismi di difesa del tratto respiratorio superiore e conduce allo sviluppo di traumi ed infiammazioni locali e microaspirazioni di agenti patogeni nosocomiali dall'orofaringe.

**Sonda naso-gastrica.** Può aumentare la frequenza della polmonite per incremento della colonizzazione orofaringea, ristagno di secreti, facilitazione di reflusso ed aspirazione.

**Posizione del paziente.** La posizione prona e senza sonda naso-gastrica aumenta il rischio di aspirazione. Il più importante provvedimento preventivo è la posizione semiseduta.

**Accessori del respiratore.** La contaminazione batterica degli accessori del respiratore è, come in passato, una fonte trascurata di infezione nosocomiale. Questo vale soprattutto per i sistemi di umidificazione.

## 15.9.3 Patogenesi

La polmonite deriva dalla colonizzazione batterica del tratto respiratorio inferiore, normalmente sterile. Gli agenti patogeni possono giungervi per diverse vie:

- Aspirazione di secreti dall'orofaringe;
- Inalazione con i gas respiratori;
- Per via ematogena, da altre regioni colonizzate.

La causa più importante è l'aspirazione di agenti patogeni, che hanno colonizzato il tratto respiratorio superiore. Questi derivano dall'orofaringe e dallo stomaco.

### Colonizzazione dell'orofaringe e del sistema tracheobronchiale

Nel paziente ventilato è spesso presente una colonizzazione del tratto respiratorio superiore con patogeni aerobi e gram negativi. I batteri colonizzano l'orofaringe e giungono nel tratto respiratorio superiore per microaspirazione, sebbene Pseudomonas aeruginosa possa giungere in trachea senza contaminare l'orofaringe. La colonizzazione dell'orofaringe e del tratto respiratorio superiore è indice della riduzione delle difese. La limitazione della "clearance" mucociliare, in molti pazienti ventilati, agisce come fattore favorente.

> **Il prolungamento della durata del trattamento in terapia intensiva aumenta anche la colonizzazione batterica dell'orofaringe e del tratto respiratorio superiore.**

Il superamento delle difese polmonari fa sì che l'invasione microbica possa distribuirsi ai polmoni in maniera in omogenea.

### Colonizzazione dello stomaco

Secondo le conoscenze attuali, la colonizzazione batterica dello stomaco è una fonte importante per la diffusione di batteri gram-negativi all'orofaringe ed al tratto respiratorio superiore.

L'ambiente gastrico è sterile per la presenza dell'acido cloridrico. Tuttavia, fattori quali insufficiente vascolarizzazione della mucosa, terapia con H2-bloccanti ed antiacidi aumentano il pH e favoriscono la colonizzazione batterica.

> **Il pH alcalino del succo gastrico favorisce la colonizzazione batterica dello stomaco.**

Secondo nuove ricerche, la profilassi dell'ulcera con sucralfato (che non innalza il valore pH), rispetto agli H2-bloccanti od agli inibitori della pompa protonica (che invece aumentano il pH), riduce il rischio di polmoniti.

## 15.9.4 Diagnosi delle polmoniti nosocomiali

La diagnosi di polmonite nosocomiale è spesso difficile da porre in pazienti in terapia intensiva, poiché mancano i tipici segni riscontrabili in polmoniti insorte in ambiente non ospedaliero. Questi sono:

- Tosse;
- Aumento della produzione di secreti;
- Nuovi infiltrati polmonari;
- Febbre;
- Leucocitosi.

La presenza di questi tipici segni di polmonite è spesso determinata da altri meccanismi e non viene considerata, per le infezioni nosocomiali, indice di tale patologia. La diagnosi deve essere supportata quindi da altri criteri.

**Criteri per porre diagnosi di polmonite nosocomiale in pazienti ventilati**
- Valutazione all'ascoltazione;
- Dimostrazione radiografica di infiltrati polmonari;
- Febbre superiore a 38° C;
- Leucocitosi superiore a 12000 cellule/∝l; Secreti tracheali purulenti; Riscontro microbiologico positivo nel secreto tracheale.

**Esame del secreto tracheale.** La determinazione microbiologica di agenti patogeni nel secreto tracheale è certamente un procedimento diagnostico di "routine" ma, pur avendo elevata specificità, la sensibilità è bassa a confronto con procedimenti invasivi quali il lavaggio bronco-alveolare o tecniche di prelievo con spazzole protette. Spesso la cavità orale ed il tratto respiratorio superiore di pazienti ventilati sono colonizzati da batteri, senza che ciò comporti, obbligatoriamente, la compresenza di polmonite. Comunque, i prelievi in broncoscopia, sono praticati ancora oggi.

### 15.9.5 Trattamento della polmonite da ventilazione (VAP)

La terapia antibiotica della VAP deve essere iniziata non appena emessa la diagnosi ed ad alte dosi poiché, soprattutto in pazienti in terapia intensiva, la riduzione della mortalità dipende dalla tempestività dell'intervento curativo. Secondo gli attuali suggerimenti dell'Istituto Paul-Ehrlich, la terapia della polmonite da ventilazione, emersa dopo 5 giorni di degenza ospedaliera, deve essere sempre combinata:

> **Nella terapia con antibiotici della polmonite da ventilazione, si deve associare un antibiotico β-lattamico (Acilaminopenicillina o Carbapenem o Cefalosporine di terza generazione) con un Chinolone (2;3) od un Aminoglicoside (vedi Tab. 15.1)**

#### Casi particolari
- Nei casi con elevata incidenza di MRSA, alla terapia ad ampio spettro sopra esposta, deve essere associata la Vancomicina. Il valore di nuovi farmaci, quali Streptogamina e Linezolide, non è stato ancora completamente chiarito.
- Nelle polmoniti insorte precocemente, probabilmente prima del ricovero ospedaliero: combinazione con Eritromicina (per la copertura contro Legionella, Micoplasma o Clamidie).

Esempio dell'attuale concetto di trattamento della polmonite indotta dalla ventilazione è l'impostazione della **Strategia-Tarragona**, che prevede i seguenti passaggi:
1. Immediato inizio di una terapia con antibiotici ad ampio spettro, dopo accertamento della diagnosi ("subito, massimo, ampio"). Il ritardo nell'inizio della adeguata terapia, aumenta il tasso di mortalità.

**Tab. 15.1.** Antibiotici indicati all'inizio di una terapia, nel caso di polmonite indotta dalla ventilazione

| Gruppo | Esempi |
|---|---|
| Acilaminopenicilline più inibitori delle β-Lattamasi | Piperacillina/Tazobactam |
| Cefalosporine di terza generazione | 3a: Cefotaxim, Ceftriazone<br>3b: Ceftazidima, Cefepim |
| Carbapenemi | Imipenem, Meropenem |
| Fluorchinoloni: Gruppo 2 o 3 | 2: Ciprofloxacina<br>3: Levofloxacina |
| Aminoglicosidi | Gentamicina, Netilmicina, Tobramicina, Amicacina |

15

2. Analisi della precedente terapia con antibiotici.
3. Se nel secreto bronchiale viene identificata la presenza di gram-positivi, la terapia deve essere opportunamente dosata.
4. Modificazione della terapia dopo l'accertamento microbiologico.
5. Nei pazienti affetti da BPCO o sotto ventilazione di durata superiore ad una settimana, impostare sempre una combinazione terapeutica (per l'alta probabilità dell'infezione associata a Pseudomonas).
6. In tutti i pazienti con grave lesione cerebrale (Glasgow Coma Scale inferiore a 8), sospettare una infezione da Stafilococchi meticillina sensibili ed eventualmente imp ostare una terapia adeguata. MRSA solo nel caso di un precedente lungo trattamento con antibiotici.
7. La terapia di una polmonite da Stafilococchi con Vancomicina è associata ad una alta letalità. In uno studio, ammontava al 50%, indipendentemente dal fatto che il ceppo di Stafilococchi era meticillina resistente o sensibile. Invece, nel caso di una terapia con antibiotici inibitori della ?-lattamasi, in caso di Stafilococchi meticillina sensibili, la letalità registrata era inferiore al 5%. Per questo la Vancomicina non deve essere subito introdotta in una terapia per il trattamento di una polmonite nosocomiale.
8. Nessuna terapia antimicotica è da praticarsi, anche quando la Candida sia identificabile nel secreto tracheobronchiale (una colonizzazione da Candida è frequente, una polmonite invece è molto rara, anche in pazienti neutropenici). Secondo le attuali conoscenze, la terapia antimicotica deve essere impostata in tre casi: quando è evidenziabile una positività per Candida alla coltura ematica, quando compaia endoolftalmite da Candida, quando è evidente una diffusione dell'infezione inizialmente localizzata.
9. Un prolungamento della terapia con antibiotici non ostacola l'ulteriore evoluzione dell'infezione.

Questi concetti necessitano di ulteriori modificazioni in base alla resistenza e ai risultati ottenuti.

### 15.9.6 Profilassi delle polmoniti associate alla ventilazione

L'Istituto Robert Koch ha definito una serie di suggerimenti circa i provvedimenti necessari alla prevenzione della polmonite nei pazienti ventilati. I consigli vengono suddivisi in categorie:

A Livello di evidenza elevato: evidenza in base ad almeno uno studio randomizzato controllato;

B Livello di evidenza medio: evidenza in base ad almeno uno studio ben impostato, ma non randomizzato;

C Livello di evidenza minimo: idee di esperti o derivate da conferenze.

- La disinfezione costante delle mani è, come sempre, il provvedimento più importante per la prevenzione delle polmoniti da ventilazione.
  Questa deve essere eseguita prima e dopo ciascun contatto con il tubo o cannula tracheale ed accessori del respiratore, così come dopo ogni contatto con mucose o secreti respiratori (A).
- In caso di contatti con tubi o cannule tracheali, mucose o secreti respiratori si devono usare guanti sterili monouso (C).
- Prima dell'estubazione è importante rimuovere i secreti contaminati dalla cavità orale per impedirne l'aspirazione (A).
- Una specifica metodica nella profilassi dell'ulcera non è indicata. Quando tollerata, questa dovrebbe addirittura essere evitata (B).
- Non può essere dato un suggerimento circa l'impiego o no del tubo endotracheale per consentire l'aspirazione di secreti subglottici (B).
- Quando le condizioni cliniche e di intervento lo consentono, l'intubazione orale deve essere preferita a quella nasale (B).
- Non può essere dato un suggerimento circa l'impiego di filtri per ventilazione rispetto ai sistemi convenzionali di umidificazione (B).

- È possibile un posticipo nel cambio dei sistemi di conduzione dei gas respiratori da 48 ore a sette giorni, anche senza l'impiego di filtri di ventilazione (A).
- La posizione semiseduta (30-45°) è consigliabile quando non vi sono controindicazioni.
- Con l'utilizzo di un sistema chiuso, è possibile impiegare più volte lo stesso sistema di rimozione di secreti (A).
- Si deve introdurre, quanto prima possibile, la nutrizione enterale (B).
- L'impiego di "routine" di una decontaminazione intestinale selettiva non è più consigliato.

## 15.10 Embolia polmonare

La percentuale dei rilievi autoptici di embolia polmonare nei pazienti ventilati è compresa tra l'8 ed il 27%.

L'origine è, nella maggior parte dei casi, riferibile alla trombosi venosa profonda, più raramente a trombi provenienti dalle estremità superiori.

### 15.10.1 Effetti

L'embolia polmonare conduce allo sviluppo delle seguenti alterazioni respiratorie acute:

- Aumento della ventilazione dello spazio morto;
- Riduzione dell'eliminazione di anidride carbonica;
- Peggioramento dell'ossigenazione ed ipossia.

Nelle forme lievi, può mancare l'ipossia. Una normale $p_aO_2$ non esclude l'embolia polmonare.

**Alterazioni della ventilazione.** L'incremento della ventilazione dello spazio morto è determinato da un'occlusione nella circolazione polmonare. Le regioni alveolari interessate non vengono più irrorate, ma ancora ventilate. A causa dell'iperventilazione reattiva, la $p_aCO_2$ inizialmente diminuisce.

**Disturbi di ossigenazione.** Nell'embolia polmonare, l'ipossia è probabilmente da ricondursi ad alterazioni del rapporto volume-flusso, indotte da mediatori ed aumento dell'irrorazione di aree alveolari meno ventilate che, in condizioni normali, ricevono meno sangue. L'aumento della pressione arteriosa polmonare facilita la formazione di edema. Inoltre si riduce il volume cardiaco per minuto, l'estrazione periferica di ossigeno aumenta e la sua saturazione venosa mista diminuisce. La $paO_2$ diminuisce, anche se l'assunzione di gas permane costante.

### 15.10.2 Diagnosi

L'embolia polmonare in pazienti ventilati è da ipotizzare quando compaiano improvvisamente ipossia arteriosa, abbassamento di pressione ed ipertensione polmonare. In molti pazienti si può emettere la diagnosi, con l'ausilio della scintigrafia o TC-Spirale, in altri si rende necessaria l'angiografia polmonare.

### 15.10.3 Terapia

**Ventilazione meccanica.** Nelle forme gravi, è necessaria una ventilazione controllata con elevate concentrazioni inspiratorie di ossigeno. A causa dell'aumento dello spazio morto il volume respiratorio per minuto deve essere sufficientemente elevato, al fine di favorire l'eliminazione di anidride carbonica. A differenza dei procedimenti messi in pratica in caso di alterazioni della ventilazione, la PEEP deve essere mantenuta a livelli quanto più bassi possibili, allo scopo di non caricare troppo il ventricolo destro.

**Anticoagulazione e fibrinolisi.** La terapia di scelta nei pazienti in terapia intensiva è la anticoagulazione con eparina, da iniziarsi non appena posta la diagnosi. L'eparina ostacola l'ulteriore formazione di trombi. Nelle forme gravi deve essere preferita la fibrinolisi e, quando necessario, l'embolectomia polmonare.

### 15.10.4 Profilassi

Nei pazienti intubati, il rischio di embolia polmonare è maggiore, soprattutto in caso di traumi multipli. Per questo è consigliabile la profilassi con somministrazione sottocutanea di eparina non frazionata (2-3 volte 5000 Unità ogni 24 ore) od a basso peso molecolare.

## Letture consigliate

Fabregas N, Torres A (1996) New histopathological aspects of human ventilator-associated pneumonia. In: Vincent J-L (ed) Yearbook of intensive care and emergency medicine. Springer, Berlin, Heidelberg New York Tokyo, pp 520-530

MacIntyre NR (1996) Strategies to minimize alveolar stretch injury during mechanical ventilation. In: Vincent JL (ed) Yearbook of intensive care and emergency medicine. Springer, Berlin Heidelberg New York Tokyo, pp 389-397

Pierson DJ (1994) Barotrauma and bronchopleural fistula. In: Tobin J (ed) Principles and practice of mechanical ventilation. McGraw-Hill, New York, p 813

## VALI

Acute Respiratory Distress Syndrome Network (2000) Ventilation with lower tidal volumes as compared with traditional tidal volumes for acute lung injury and the acute respiratory distress syndrome. N Engl J Med 342:1301-1308

Boussarsar M, Thierry G, Jaber S et al (2002) Relationship between ventilatory settings and barotrauma in the acute respiratory distress syndrome. Intensive Care Med 28:406-413

Frank JA, Mattay MA (2003) Science review: Mechanisms of ventilator-induced lung injury. Crit Care 7:233-241

International consensus conferences in intensive care medicine (1999) Ventilator-associated lung injury in ARDS. Intensive Care Med 25:1444-1452

## VAP

Bodmann KF, Lorenz J, Bauer TT, Ewig S, Trautmann M (2003) Nosokomiale Pneumonie: Prävention, Diagnostik und Therapie. Konsensuspapier der Paul-Ehrlich Gesellschaft für Chemotherapie und der Deutschen Gesellschaft für Pneumologie unter Mitarbeit von Experten der Deutschen Gesellschaft für Anästhesiologie und Intensivmedizin. Arzneimittelther 21:141-152

Gonzales C, Rubio M, Romero-Vivas J, et al (1999) Bacteremic pneumonia due to Staphylococcus aureus: a comparison of disease caused by methicillin-resistant and methicillin-susceptible organisms. Clin Infect Dis 29:1171-1177

Kommission für Krankenhaushygiene und Infektionsprävention am Robert-Koch-Institut (2000): Prävention der nosokomialen Pneumonie. Bundesgesundheitsbl Gesundheitsforsch Gesundheitsschutz 43:302-309

Sandiumenge A, Diaz E, Bodi M, Rello J (2003) Therapy of ventilator-associated pneumonia. A patient-based approach based on the ten rules of «The Tarragona Strategy». Intensive Care Med 29:876-883

# Controllo della ventilazione

I fini più importanti della sorveglianza della ventilazione sono l'ottimizzazione della terapia respiratoria, la prevenzione ed il riconoscimento precoce delle complicazioni associate o dovute alla respirazione artificiale. La sorveglianza della ventilazione avviene grazie a strumenti ed analisi di laboratorio. I cardini del controllo sono rappresentati da:

- Funzione del sistema di ventilazione;
- Interazione del paziente con il respiratore;
- Sorveglianza dell'andamento della ventilazione, cioè ossigenazione, eliminazione di anidride carbonica, equilibrio acido-base.

La ventilazione rientra in un concetto terapeutico molto ampio. Per questo – in relazione alla severità della patologia di base – vengono impostati diversi procedimenti, grazie ai quali è possibile controllare l'entità dell'insufficienza respiratoria o delle lesioni polmonari, ma anche valutare il possibile impiego di altre forme di ventilazione e la loro efficacia.

### Sorveglianza respiratoria

- Controllo al respiratore (monitoraggio meccanico):
  - Concentrazione di ossigeno;
  - Pressione di ventilazione;
  - Andamento del flusso;
  - Volume di esercizio inspiratorio;
  - Volume respiratorio per minuto;
  - Frequenza respiratoria;
  - "Compliance" di polmone e torace;
  - Resistenza;
  - Altre funzioni.

- Controllo dello scambio gassoso polmonare:
  - Ossigenazione: emogasanalisi arteriosa, ossimetria periferica;
  - Eliminazione di anidride carbonica: emogasanalisi arteriosa, capnometria, equilibrio acido-base.

- Controllo delle vie respiratorie, polmoni e torace
  - Valutazione ed esame clinico;
  - Radiografia del torace;
  - Tomografia computerizzata del torace;
  - Analisi microbiologica del secreto bronchiale;
  - Determinazione dell'acqua polmonare extravasale.

- Sorveglianza della funzione cardiovascolare:
  - Pressione arteriosa;
  - Frequenza cardiaca;
  - Pressione venosa centrale;
  - Pressione polmonare arteriosa;
  - Pressione di chiusura dei capillari polmonari (Pressione- Wedge);
  - Volume cardiaco per minuto;
  - Offerta e fabbisogno di ossigeno.

- Sorveglianza della funzione di altri organi
  - Reni: diuresi, valori di ritenzione;
  - Encefalo: pressione intracerebrale, saturazione di ossigeno nel bulbo della vena giugulare,
  - Irrorazione del distretto splancnico,
  - Fegato.

### Controllo base della respirazione

- Valutazione ed esame clinico,
- Controllo respiratorio: $F_iO_2$, pressione di ventilazione, frequenza e volume respiratorio per minuto;
- Pulsossimetro;
- Capnometria;
- Radiografia del torace;
- Analisi microbiologica dopo ventilazione di lunga durata;
- Quando necessario: emogasanalisi arteriosa;
- Funzione cardiovascolare: misurazione non invasiva della pressione arteriosa, frequenza cardiaca. Quando necessario: misurazione invasiva della pressione arteriosa, pressione venosa centrale;
- Diuresi.

**Ulteriori controlli nei pazienti ventilati**
- Sistema PICCO: volume cardiaco per minuto, valutazione delle condizioni dinamiche ematiche, del contenuto di acqua polmonare extravasale ed ematico cardiaco di fine diastole, volume di eiezione cardiaco;
- Valutazione dell'irrorazione del distretto splancnico;
- Valutazione della pressione intracerebrale;
- Valutazione della pressione intra-addominale.

L'entità e la frequenza dei procedimenti di sorveglianza sono valutate secondo la presenza di alterazioni preesistenti di organi, quali polmoni e sistema cardiovascolare, ma anche di altri, ugualmente importanti. Devono essere inizialmente preferiti i procedimenti non invasivi, per il minor rischio di complicazioni, fino a quando forniscano, per la sorveglianza e la terapia, sufficienti informazioni. Se le funzioni cardiaca e polmonare sono stabili, sono sufficienti il pulsossimetro e la capnometria, completati dall'emogasanalisi arteriosa, in caso di necessità.

## 16.1 Controllo del respiratore

È l'autocontrollo del ventilatore. Consiste di un sistema di allarmi e della valutazione di diversi parametri respiratori. Con il loro aiuto è possibile sorvegliare la terapia respiratoria e valutare gli effetti della ventilazione.

### 16.1.1 Controllo della struttura meccanica

La funzione del respiratore viene valutata grazie all'autocontrollo ed ai sistemi di allarme. A questi appartengono:
- Allarme che indica mancanza di gas e di corrente;
- Alterazioni della funzione del ventilatore;
- Allarme della concentrazione di ossigeno: segnala il superamento in senso positivo o negativo dei valori limite prefissati;
- Allarme di disconnessione: associato alla pressione nelle vie aeree;
- Allarme del volume respiratorio per minuto: segnala superamento in senso negativo o positivo dei valori limite prefissati;
- Allarme di stenosi: segnala il superamento di un determinato valore, associato per lo più alla valutazione della pressione nelle vie aeree;
- Allarme della temperatura dei gas respiratori: segnala alterazioni della temperatura dei gas respiratori in caso di impiego di umidificatori riscaldati.

Le segnalazioni di allarme, nella completa ventilazione meccanica, sono affidabili. Nelle forme assistite, i parametri atti alla misurazione di pressione e volume sono suscettibili di errori.

### 16.1.2 Concentrazione inspiratoria di ossigeno

La valutazione continua della concentrazione inspiratoria di ossigeno è legalmente obbligatoria. I moderni ventilatori hanno incorporati adatti misuratori. Nei respiratori più vecchi o nel flusso continuo CPAP devono essere inseriti sensori esterni di ossigeno.

> **L'inosservata somministrazione di una concentrazione di ossigeno troppo bassa o di una miscela ipossica di gas può mettere a rischio la vita del paziente. Per questo è obbligatoria l'attenta sorveglianza della concentrazione inspiratoria del gas.**

Nei sistemi di ventilazione con sensori di ossigeno integrati viene segnalato l'allarme, in caso di deviazione dalla concentrazione inspiratoria del più o meno 4-6%.

### 16.1.3 Pressione nelle vie aeree

La pressione nelle vie aeree dovrebbe essere valutata prima dell'ingresso nel tubo (vedi sotto). Questo valore spesso non coincide con quello delle vie aeree inferiori o degli alveoli. Durante l'inspirazione, la pressione negli alveoli è inferiore rispetto a quella misurata nel tubo, nell'espirazione è invece più alta. Una eguaglianza di pressione si determina, quando nel sistema non vi è flusso gassoso e tutte le connessioni sono aperte. Questo si verifica solo in caso di durata del "plateau" inspiratorio ed espiratorio sufficientemente lunga.

**! Eccessive pressioni di ventilazione possono determinare gravi complicazioni. È perciò necessario un continuo ed attento controllo di questo valore.**

Nella ventilazione si distinguono quattro valori, che nei moderni respiratori possono essere letti direttamente :
- Pressione di picco nelle vie aeree;
- "Plateau" di pressione inspiratorio;
- Pressione media nelle vie aeree;
- Pressione di fine espirazione, PEEP.

## Pressione di picco nelle vie aeree ("peak airway pressure", PAWP)

Nella ventilazione con controllo di volume, la sua entità dipende dalla resistenza, dal volume d'esercizio, dal flusso e dalla sua forma e dalla PEEP. Da ciò si deduce che:

**› Quanto maggiori sono la resistenza nelle vie aeree, il volume d'esercizio, il picco di flusso e la PEEP, tanto più alta sarà la pressione di picco nelle vie aeree.**

Nella ventilazione con controllo o limitazione di pressione, la pressione di picco non può raggiungere valori di molto superiori alla massima predefinita.

16

**Improvviso incremento della pressione di ventilazione.** Le cause sono diverse:
- Ostruzione o piegamento dei tubi di conduzione o di quello endotracheale;
- Ernia della cuffia;
- Stasi di secreti nei bronchi;
- Spasmo bronchiale;
- Pneumotorace;
- Respiro autonomo del paziente.

**Improvviso decremento della pressione di ventilazione.** Le cause più importanti sono:
- Disconnessione;
- Perdite nel sistema di ventilazione;
- Perdite nella cuffia;
- Alterazione nella funzione del sistema di ventilazione.

## "Plateau" di pressione (pressione di fine inspirazione)

Viene valutato ad inspirazione terminata. Rappresenta all'incirca la pressione alveolare di fine inspirazione, a patto che non ci sia flusso per almeno 0,5 secondi. Questo vale sia per la ventilazione a volume, che per quella a pressione controllata. L'entità dipende dalla "compliance", dal volume d'esercizio e dalla PEEP.

**› Secondo i suggerimenti della ACCP-CC il "plateau" di pressione e, possibilmente, anche la pressione di picco, devono essere mantenuti al di sotto di 35 mbar.**

Determinante per lo sviluppo di trauma polmonare da pressione (barotrauma, microtrauma), secondo nuove ricerche, non è il livello alto della pressione di picco (nella ventilazione con controllo di volume), quanto il valore del "plateau" di pressione.

## Pressione media nelle vie aeree

Rappresenta il livello medio di pressione, valutato nell'arco del totale ciclo respiratorio. È, normalmente, di poco inferiore alla pressione alveolare media. Appartiene ai determinanti più importanti della ossigenazione. Inoltre influenza la funzione cardiovascolare ed è elencabile insieme agli altri fattori che inducono il barotrauma polmonare. Viene valutata nella parte iniziale del tubo e misurata all'area al di sotto della curva di pressione, per tutto il ciclo respiratorio. Rappresenta tutte le pressioni che il respiratore esercita sul paziente e viene influenzato dai seguenti fattori:
- Andamento inspiratorio della pressione;
- Durata dell'inspirazione;
- PEEP.

Se non viene praticata la PEEP, la pressione media nelle vie aeree è determinata solo dalla durata e dall'andamento della pressione nel corso dell'inspirazione. Se invece la PEEP viene impiegata, si addiziona al ciclo respiratorio totale. Se in un polmone con struttura gia alterata sono presenti aree alveolari recuperabili, l'aumento della pressione media può migliorare l'ossigenazione.

**Metodiche per l'incremento della pressione media nelle vie aeree**

- Aumento del volume d'esercizio: incremento della pressione elastica;
- Aumento della frequenza respiratoria: abbrevia l'espirazione e determina auto-PEEP;
- Riduzione del flusso inspiratorio: allungamento del tempo inspiratorio ed abbreviamento dell'espirazione, può determinare auto-PEEP;
- Determinazione di "plateau" di fine inspirazione: può determinare auto-PEEP;
- Impiego di un flusso decelerante: determina la somministrazione di una cospicua parte del flusso nella fase iniziale dell'inspirazione;
- PEEP-esterna: incrementa la pressione nelle vie aeree durante l'in- e l'espirazione.

### Pressione di fine espirazione, PEEP ed auto-PEEP

La pressione valutata a fine espirazione esprime quella presente a livello alveolare, quando non è presente alcun flusso. Se, invece, questo è ancora registrabile, la pressione alveolare è maggiore di quella di fine espirazione valutata e si verifica una auto-PEEP.

**Auto-PEEP, PEEP intrinseca.** Se il volume inspirato non può essere espirato nell'arco del tempo espiratorio, si osserva una auto-PEEP (vedi Cap. 15). Questa non può essere direttamente valutata con un manometro inserito nel sistema di ventilazione. Per la sua determinazione sono a disposizione diverse metodiche che necessitano di una pressione di occlusione. Nella chiusura di fine espirazione, nel paziente ventilato, viene serrato il braccio inspiratorio del sistema di ventilazione durante l'espirazione. La successiva inspirazione chiude la valvola espiratoria e la restante pressione viene direttamente letta al manometro. L'auto-PEEP si calibra sulla pressione circostante. Se viene esercitata una PEEP esterna, la PEEP totale è la somma delle due.

### Valutazione del flusso

I moderni ventilatori mostrano l'andamento del flusso sul "monitor", in modo che siano osservabili ostruzioni delle vie aeree od auto-PEEP:

- Nelle ostruzioni, il flusso espiratorio è rallentato;
- Una PEEP intrinseca è presente quando, all'inizio della successiva inspirazione, il flusso espiratorio non si è ancora abbassato fino al livello 0. Una quantificazione del valore PEEP non è possibile.

### Volume respiratorio per esercizio e per minuto

La continua sorveglianza del volume espirato per atto e per minuto è particolarmente importante, soprattutto nei modi di ventilazione spontanei e nella ventilazione a pressione controllata e dovrebbe essere controllata con l'impostazione di livelli di allarme, posti a più o meno 20%.

**Cause di una riduzione del volume respiratorio per atto e per minuto**

- Nella ventilazione con controllo di pressione, il volume per atto è tanto più basso quanto minore è la "compliance", quanto maggiore è la resistenza nelle vie aeree, quanto più basso è stato posto il livello di pressione di picco, quanto più breve è il tempo inspiratorio e quanto più alta è la PEEP.
- Nella ventilazione con controllo di volume, la sua riduzione è attribuibile ad una perdita (tubo o sistema di ventilazione), alla presenza di fistole bronco-pleuriche ed alla non completa aderenza della cuffia del tubo alla parete tracheale.

L'improvvisa riduzione della PEEP o la conclusione della IRV possono innalzare temporaneamente il volume per esercizio, che assume un valore maggiore rispetto a quello precedentemente misurato, poiché il maggior volume polmonare deve essere espirato.

### Frequenza respiratoria

Nei pazienti ventilati, è possibile leggere direttamente la frequenza respiratoria. Nei modi di ventilazione parziale, la frequenza respiratoria viene spesso differenziata in frequenza spontanea e meccanica, componente che viene espressa in percentuale. Inoltre, è possibile calcolare la frequenza con il "monitor" elettrocardiografico, per mezzo di variazioni di impedenza del torace o con il capnometro. Il conteggio della frequenza spontanea del paziente non è invece affidabile.

**La valutazione della frequenza respiratoria è particolarmente importante nei modi di ventilazione spontanea e nella SIMV, con frequenze respiratorie molto basse.**

Basse frequenze respiratorie possono derivare dall'impiego di sedativi od oppiacei, mentre diverse sono le cause che determinano il loro incremento.

**! Elevate frequenze respiratorie associate a minimi volumi respiratori possono essere indice di affaticamento della muscolatura respiratoria.**

## 16.2 Scambio gassoso polmonare

16

Come già esposto nel secondo capitolo, lo scambio gassoso polmonare comprende l'assunzione di ossigeno e l'eliminazione di anidride carbonica, cioè l'ossigenazione e la ventilazione. Le cause alla base delle alterazioni di entrambe sono diverse, pertanto ossigenazione e ventilazione devono essere monitorate separatamente. A tal proposito sono a disposizione le seguenti procedure:

- Emogasanalisi arteriosa intermittente;
- Ossimetria periferica continuativa;
- Capnografia e capnometria continuative.

A completamento di queste metodiche standard ve ne sono altre a disposizione, in alcuni centri ed in base a precise indicazioni, quali la continua valutazione intravasale della saturazione e della pressione parziale di ossigeno. Nei reparti di terapia intensiva pediatrica, è possibile valutare la $pO_2$ e la $pCO_2$ con metodiche transcutanee, non applicabili tra l'altro, negli adulti per la limiti tecnici.

### 16.2.1 Emogasanalisi arteriosa

L'emogasanalisi arteriosa appartiene alle metodiche di sorveglianza essenziali per pazienti ventilati e per quelli con respirazione spontanea ed insufficienza respiratoria. Permette la valutazione dell'assunzione di ossigeno nei polmoni (ossigenazione) e dell'eliminazione di anidride carbonica (ventilazione).

#### $pO_2$ arteriosa

È il parametro più importante dell'ossigenazione arteriosa del sangue. Scopo della ventilazione è di ottenere una $p_aO_2$ superiore a 60 mmHg. Valori compresi tra 40 e 60 mmHg possono essere tollerati in condizioni particolari, a patto che coesistano adeguate funzioni cardiocircolatoria e di concentrazione dell'emoglobina. Valori superiori al normale non offrono – tranne che in alcune eccezioni, come l'intossicazione da CO – nessun vantaggio, anzi sono dannosi e, per questo, da evitare.

**La $p_aO_2$ dipende dall'età, dal sesso, dal peso e dall'altezza. Respirando aria ambientale i valori normali sono compresi tra 80 e 95 mmHg.**

Per deviazioni dal valore normale della $p_aO_2$ vedi Cap. 2.

**Misurazione della $pO_2$ con l'elettrodo Clark**

La $pO_2$ viene valutata con l'elettrodo Clark grazie alla polarografia. L'elettrodo è formato da un catodo di platino ed un anodo di referenza di Ag/AgCl, rivestiti da una membrana permeabile all'ossigeno. Tra anodo e catodo vi è una tensione costante.

L'ossigeno diffonde dal campione di sangue attraverso la membrana e, per la tensione presente, viene ridotto dal catodo. Questo passaggio genera una corrente di flusso tra anodo e catodo, dipendente dall'entità della pressione parziale. La corrente risultante viene captata e misurata dall'elettrodo di referenza.

**Tempi di valutazione.** La $pO_2$ arteriosa viene determinata dopo l'inizio della ventilazione o dopo una nuova impostazione del ventilatore, in generale dopo 20-30 minuti, sebbene nuove ricerche abbiano dimostrato che la maggior parte dei cambiamenti avvengono nei primi 5 minuti.

### Consiglio pratico

- La $p_aO_2$ può essere valutata dopo 5-10 minuti da una nuova impostazione della ventilazione.

### Misurazione intravasale continua della $pO_2$

Valutazioni continue dei gas ematici e del pH sono ancora in sperimentazione clinica. Metodiche promettenti sono quelle fluoroscintigrafiche. In questi sistemi, viene proiettato un segnale ottico, attraverso una guida di luce. Il segnale incontra uno, specifico per ciascun parametro, dei colori fluorescenti che, a seconda della pressione parziale e della concentrazione, modifica e riflette il segnale ottico. La luce riflessa viene analizzata da un microprocessore e quindi rappresentata. Altre metodiche con elettrodi elettro-chimici sono in fase di progettazione.

**Vantaggi della metodiche continuative.** Consentono un controllo attento della $p_aO_2$ in modo che la concentrazione inspiratoria di ossigeno possa essere valutata più rapidamente, rispetto alla emogasanalisi arteriosa.

## Saturazione arteriosa di ossigeno

Come discusso nel terzo capitolo, la saturazione di ossigeno ($SO_2$) è il rapporto della concentrazione tra l'emoglobina ossigenata e quella totale. Questa è la somma dell'emoglobina ossigenata ($O_2Hb$), della non ossigenata (Desoxy-Hb) e delle forme non funzionali della proteina, cioè le cosiddette dis-emoglobine, come la metaemoglobina (Met-Hb), carbossi-Hb (COHb) e la sulfemoglobina (Sulf-Hb).

$$SO_2 = \frac{O_2Hb}{O_2Hb + \text{Desoxy-Hb} + \text{Met-Hb} + \text{Sulf-Hb} + \text{COHb}}$$

**Valori normali** della saturazione arteriosa di ossigeno ($S_aO_2$): 96%. Può essere misurata con la CO-Ossimetria.

### CO-Ossimetro

La saturazione arteriosa dell'ossigeno viene determinata per mezzo della spettrofotometria. Lo spettrometro emette un segnale luminoso di definita lunghezza d'onda che attraversa il campione di sangue e misura l'intensità della luce di ritorno. L'assorbimento della luce nel passaggio attraverso il campione di sangue è proporzionale alla concentrazione delle molecole nella soluzione.

L'ossimetro tradizionale emette lunghezze d'onda solo per l'ossiemoglobina, misurandone la concentrazione. I moderni ossimetri CO emettono 6 diverse lunghezze d'onda e misura allo stesso tempo la concentrazione di ossiemoglobina, della desossiemoglobina, della metaemoglobina e della carbossiemoglobina. La somma di queste diverse forme di emoglobina viene data in g/100 ml, dell'ossi- e della carbossiemoglobina in % della concentrazione totale di emoglobina. Il sangue del prematuro e del neonato contiene fino al terzo mese di vita ancora emoglobina fetale, HbF e HbA, che presentano spettri di assorbimento diversi rispetto a quella dell'adulto; per tale ragione, in questi casi, la $SO_2$ deve essere corretta.

## Differenza alveolo-arteriosa della pressione parziale di $O_2$ ed indice di ossigenazione

Per valutare la funzione di ossigenazione del polmone, insieme ai parametri gia descritti, deve essere dedotta la frazione inspiratoria di ossigeno ($F_iO_2$). I due indici, la frazione inspiratoria e la $p_aO_2$, sono in relazione alla pressione parziale alveolare.

**Indice di ossigenazione.** Esprime il rapporto tra la $p_aO_2$ e la $F_iO_2$:

Indice di ossigenazione = $p_aO_2/F_iO_2$

Il valore normale è compreso tra 300 e 600; indici inferiori a 300 sono caratteristici della ALI, inferiori a 200 dell'ARDS.

**Differenza alveolo-arteriosa di pressione parziale di ossigeno.** Definisce il gradiente di pressione di ossigeno tra il gas alveolare ed il sangue arterioso (calcolo della $pO_2$ vedi Cap. 2):

$$p_{A-a}O_2 = p_AO_2 - p_aO_2$$

> Con respirazione di aria ambientale, il gradiente di pressione parziale di ossigeno nei soggetti senza patologie polmonari è di circa 5-10 mmHg (negli anziani 10-30 mmHg). Se l'aria inspirata ha una percentuale del 100% di ossigeno, la differenza è di 50-70 mmHg.

Con l'aumento della concentrazione inspiratoria di ossigeno aumenta anche il gradiente.

**! L'incremento dello "shunt" intrapolmonare destro-sinistro aumenta il gradiente di pressione parziale alveolo-arterioso di ossigeno. La differenza è tanto maggiore quanto più piatto è l'andamento della curva di dissociazione dell'ossigeno. In caso di invariato "shunt" destro-sinistro, la differenza, con bassa $p_aO_2$ (ipossia), è minore rispetto alle $p_aO_2$ molto alte (iperossia).**

## "Shunt" intrapolmonare destro-sinistro

Rappresenta la parte del sangue non ossigenato, rispetto al volume cardiaco per minuto totale. La sua valutazione consente l'esatta determinazione della funzione di ossigenazione del polmone. A differenza degli indici sopra elencati, che si orientano sulla pressione parziale di ossigeno, per la valutazione dello "shunt" destro-sinistro viene impiegato il contenuto di ossigeno.

$$\dot{Q}_s/\dot{Q}_t = (C_cO_2 - C_aO_2)/(C_cO_2 - C_vO_2)$$

$\dot{Q}_s$ volume "shunt", $\dot{Q}_t$ volume cardiaco per minuto, $C_cO_2$ contenuto di ossigeno nei capillari polmonari, $C_aO_2$ contenuto arterioso di ossigeno, $C_{\bar{v}}O_2$ contenuto di ossigeno venoso misto.

La formula non tiene conto dello "shunt" anatomico. Inoltre, la misurazione viene influenzata dalle variazioni del volume cardiaco per minuto.

> **Interpretazione del valore calcolato**
> - Un valore inferiore al 10% del volume cardiaco per minuto indica una normale funzione polmonare.
> - Se il valore determinato è compreso tra il 10 ed il 20%, indica una alterazione.
> - Un valore del 20-30%, in un paziente con limitazione delle riserve cardiovascolari o patologie cerebrali, può essere pericoloso.
> - Uno "shunt" superiore al 30%, mette a rischio la vita del paziente e necessita di immediati provvedimenti terapeutici.
> - Se preesiste un basso quoziente volume/flusso, aumenta il valore dello "shunt", quando la $F_iO_2$ viene abbassata a livelli inferiori a 0,5.

## Stato venoso misto di ossigeno

Come sangue venoso misto viene indicato quello prelevato dal braccio distale del catetere polmonare. Rappresenta il sangue misto che, dopo aver attraversato i tessuti, ritorna al polmone.

> **Valore normale dell'ossigeno del sangue venoso misto.**
> $p_{\bar{v}}O_2$ : 36-50 mmHg,
> $S_{\bar{v}}O_2$: 65-85%,
> $C_{\bar{v}}O_2$: 12-15 ml/dl,
> Differenza di contenuto artero-venoso di $O_2$ ($D_{av}O_2$): 4-6 ml/dl.

Tra la saturazione di ossigeno venosa mista e la funzione cardiovascolare, esiste il seguente rapporto (Principio di Fick):

$$\dot{V}O_2 = (\text{Volume cardiaco/minuto})\ (C_aO_2 - C_{\bar{v}}O_2)$$

16

Da questo di deduce:

$C_{\bar{v}}O_2 = C_aO_2 - \dot{V}O_2/(\text{Volume cardiaco/minuto})$

Quindi, la saturazione del sangue venoso misto dipende dai seguenti fattori:

- Fabbisogno di ossigeno ($\dot{V}O_2$);
- Concentrazione di emoglobina;
- Saturazione arteriosa di ossigeno + ossigeno fisicamente disciolto;
- Volume cardiaco per minuto.

Se $\dot{V}O_2$, $S_aO_2$ ed il contenuto di ossigeno rimangono costanti, le variazioni della saturazione di ossigeno del sangue venoso misto sono da correlare ad alterazioni del volume cardiaco per minuto. Nella pratica clinica, il rapporto non è comunque così chiaro. Una $S\bar{v}O_2$ superiore al 65% indica una sufficiente quantità di ossigeno a disposizione dei tessuti. Se aumenta il fabbisogno senza incremento dell'offerta, la $S\bar{v}O_2$ si riduce, a causa della maggiore assunzione da parte dei tessuti e la differenza di contenuto artero-venoso di ossigeno aumenta. Se la $S\bar{v}O_2$ si abbassa al di sotto del 50%, l'offerta di ossigeno è notevolmente compromessa e si sviluppa un metabolismo anaerobio. L'aumento della $D_{av}O_2$, associata a bassi valori di $p\bar{v}O_2$, $S\bar{v}O_2$ e $C_vO_2$, è indice di minore offerta di ossigeno ai tessuti in relazione al fabbisogno (per l'interpretazione dei singoli parametri vedi Tabella 16.1).

**Riduzione della $S\bar{v}O_2$**

- Riduzione della gittata cardiaca: shock di origine cardiaca o traumatica;
- Riduzione della saturazione arteriosa di ossigeno;
- Anemia, cioè riduzione del contenuto ematico di emoglobina;
- Aumento del fabbisogno di ossigeno.

**Aumento della $S\bar{v}O_2$**

- Riduzione del fabbisogno di ossigeno;
- Riduzione dell'estrazione di ossigeno nei tessuti;
- Aumento del rifornimento di ossigeno ai tessuti;
- "Shunt" sinistro-destro intracardiaco;
- Grave insufficienza mitralica;
- Errori di misurazione: ossimetro in posizione Wedge (nel catetere polmonare)

**Valutazione continua della saturazione venosa mista di ossigeno.** Viene valutata con metodo spettrofotometrico, con l'aiuto di uno speciale catetere arterioso polmonare. Sono a disposizione tre cateteri con differente precisione di misurazione, che presentano comunque, una certa deviazione rispetto al valore determinato dall'ossimetro-CO. Altro svantaggio è il costo elevato.

> **Secondo le attuali conoscenze, l'impiego di "routine" di un catetere polmonare non offre un significativo vantaggio clinico o terapeutico ed una migliore prognosi nei pazienti in terapia intensiva.**

**Saturazione venosa centrale di ossigeno.** Spesso, al posto della saturazione di ossigeno del sangue venoso misto, viene calcolata la saturazione venosa centrale in campioni di sangue prelevati da un catetere venoso centrale. I valori variano, in dipendenza dalla posizione del catetere venoso in vena cava superiore, inferiore o nell'atrio destro.

> **Per gli impieghi clinici, è comunque sufficiente la determinazione della saturazione venosa centrale di ossigeno.**

### $pCO_2$ arteriosa

Questo parametro è utile per la valutazione della ventilazione. Nella respirazione artificiale l'obiettivo è di raggiungere un valore normale di anidride carbonica ed una $p_aCO_2$ compresa tra 35 e 45 mmHg. Nell'interpretazione, devono essere tenuti in considerazione età, pH e possibili preesistenti patologie polmonari.

#### Elettrodi $pCO_2$

Secondo la Legge di Henry, la quantità totale di gas che diffonde attraverso una membrana è direttamente proporzionale al gradiente di pressione parziale.

Se presente, l'anidride carbonica diffonde verso il lato della membrana con maggiore concentrazione di bicarbonato di sodio, dando origine alla seguente reazione:

**Tabelle 16.1.** Interpretazione della gittata cardiaca (CO), della saturazione venosa mista di ossigeno ($S_{\bar{v}}O_2$) e dei valori di lattato sierico (in relazione ad ipossia e grave anemia). (Secondo Vincente et al. 1991)

| CO [l/min/m²] | $S_{\bar{v}}O$ [%] | Lattato [mmol/l] | Interpretazione | Possibili situazioni |
|---|---|---|---|---|
| >3,5 | > 70% | < 1,5 | elevato flusso ematico, riduzione dell'estrazione di O2, nessuna ipossia tessutale globale. | Sovraccarico emodinamico, farmaci inotropi positivi e vasodilatatori, fistole AV. |
| > 3,5 | > 70% | > 2 | elevato flusso ematico, riduzione dell'estrazione di ossigeno, possibile ipossia tessutale. | SIRS severa, shock settico |
| > 3,5 | < 65 | < 1,5 | aumento del fabbisogno di ossigeno, aumento dell'estrazione di ossigeno, nessuna ipossia tessutale globale. | SIRS, sepsi. |
| > 3,5 | < 65 | > 2 | aumento del fabbisogno di ossigeno, possibile ipossia tessutale, insufficiente offerta di ossigeno. | SIRS severa, shock settico |
| < 3,0 | > 70 | < 1,5 | basso fabbisogno di ossigeno, nessuna ipossia globale, ipotermia. | Anestesia, analogo-sedazione |
| < 3 | > 70 | > 2 | basso flusso ematico, riduzione dell'estrazione di ossigeno, possibile ipossia tessutale. | Shock settico ipodinamico, SIRS con ipovolemia. |
| <3 | < 65 | < 1,5 | basso flussi ematico, aumento dell'esaurimento di ossigeno, nessuna ipossia tessutale. | Funzione cardiaca alterata, ipovolemia. |
| <3 | < 65 | > a 2 | basso flusso ematico, ipossia tessutale. shock da ostruzione. | Shock di origine cardiaca, Shock ipovolemico, |

SIRS "Systemic inflammatory response sindrome" (vedi Cap. 21)

$$CO_2 + H_2O = H_2CO_3 = H^+ + HCO_3^-$$

La concentrazione idrogenionica è direttamente proporzionale alla pressione parziale di $CO_2$ dall'altra parte della membrana. Variazioni del pH della soluzione possono influire sulla $pCO_2$. L'elettrodo $pCO_2$ funziona secondo lo stesso principio. La $pCO_2$ viene valutata in una soluzione di bicarbonato di sodio, nella quale sono immersi due elettrodi: uno è un elettrodo di vetro avvolto da materiale artificiale e l'altro è costituito da Ag/AgCl. L'elettrodo di vetro valuta il pH della soluzione di bicarbonato di sodio. In questa diffonde l'anidride carbonica dal campione di sangue, modificando il pH della soluzione e la tensione tra la superficie di vetro e l'elettrodo Ag/AgCl. Con l'aiuto di apposite curve, il pH valutato viene convertito nei relativi valori di $pCO_2$.

### Valore pH

La relazione tra respirazione ed equilibrio acido-base è descritta nel Cap. 4. Il polmone, i reni ed il fegato, svolgono un ruolo importante nel mantenimento di un valore normale di pH compreso tra 7,35 e 7,45.

L'ottenimento di un valore normale di pH arterioso è uno degli scopi più importanti della terapia respiratoria artificiale e, pertanto, deve essere attentamente controllato.

Nelle alterazioni della funzione polmonare, una condizione di **acidosi** può essere di origine respiratoria o metabolica:

- Cause respiratorie: ipoventilazione con ipercapnia e riduzione del valore pH. Ciò comporta maggiore lavoro respiratorio, aumento del fabbisogno di ossigeno eD incremento della produzione di $CO_2$.
- Cause metaboliche: ipossia dei tessuti, per insufficiente apporto di ossigeno, con sviluppo anaerobio di energia e formazione di lattato.

**! Un basso valore di pH in respiro spontaneo può essere un segnale di allarme di una severa insufficienza respiratoria. In caso di scompenso respiratorio, spesso, si sviluppa prima una acidosi metabolica di una respiratoria.**

In Tabella 16.2 sono riassunte le condizioni di alterazioni dell'equilibrio acido-base. Per altre informazioni vedi Cap. 4.

## 16.2.2 Pulsossimetro

È una valutazione continua non invasiva dell'ossigenazione del sangue arterioso. Viene misurata la saturazione parziale di ossigeno dell'emoglobina ($S_pO_2$). Il valore viene mostrato in pochi secondi con un errore, per saturazioni comprese tra 60 e 90%, solo dell'1-2%. La pigmentazione della pelle non influenza la misurazione.

> Il valore normale di $S_pO_2$ è 98%

### Principio del metodo

Come noto, la colorazione e le variazioni cromatiche del sangue dipendono dalla saturazione e dalle proprietà ottiche dell'emoglobina:

**Tab. 16.2.** Alterazioni dell'equilibrio acido-base

| Alterazione | pH | $pCO_2$ | Bicarbonati standard | Eccesso di basi | Possibili situazioni |
|---|---|---|---|---|---|
| Acidosi respiratoria | basso | alta | normali in caso di compenso elevati | normale in caso di compenso elevato | attacco asmatico, COPD, traumi cranici, edema polmonare, eccessiva dose di anestetici. |
| Acidosi metabolica | basso | normale, in caso di compenso aumentata | bassi | basso | Acidosi da somma (ipossica; shock, non ipossica: associazione metabolica), acidosi da ritenzione (insufficienza renale), acidosi da perdita (diarrea). |
| Alcalosi respiratoria | aumentato | bassa | bassi | normale in caso di compenso elevato | Iperventilazione, paura, dolore. |
| Alcalosi metabolica | aumentato | normale compenso aumentata | aumentati | aumentato | Alcalosi da perdita in caso di (vomito), alcalosi da distribuzione (ipokaliemia, ipocloremia), alcalosi da somma (infusione di Bicarbonato, lattato, acetato). Riduzione della produzione idrogenionica. |

quella ossigenata assorbe meno la luce nello spettro del rosso, rispetto all'emoglobina deossigenata (ridotta) risultando, quindi, meno trasparente alla luce, a queste lunghezze d'onda. Le metodiche spettrofotometriche del pulsossimetro si basano sulla Legge di Lambert-Beer, secondo la quale l'estinzione (l'indebolimento di un raggio di luce) è data dal prodotto fra lo spessore dello strato della soluzione, il coefficiente di estinzione e la concentrazione della sostanza disciolta (emoglobina); la concentrazione di una molecola può essere valutata analizzando l'assorbimento della luce ad una lunghezza d'onda data.

**Differenza tra emoglobina ossigenata e deossigenata.** L'ossimetro differenzia due tipi di emoglobina, ossigenata e deossigenata. Viene, quindi, misurato l'assorbimento della luce a due differenti lunghezze d'onda. Lo strumento è provvisto di due fonti di luce con altrettanti diodi, che emanano lunghezze d'onda di 660 e 940 nm. La loro estinzione viene misurata da un "photodetector" e mostrata come grado di saturazione arteriosa dell'emoglobina. Il "detector" non differenzia tra le due lunghezze d'onda.

La misurazione avviene calcolando l'assorbimento di tutte le luci che lo raggiungono e che presentano la stessa lunghezza d'onda emanata dal diodo. L'emoglobina ossigenata assorbe meno nello spettro del rosso (660 nm) e di più in quello dell'infrarosso (940 nm), rispetto all'emoglobina ridotta. La saturazione di ossigeno dell'emoglobina rappresenta, quindi, il rapporto tra l'assorbimento del rosso e dell'infrarosso.

16

**Il pulsossimetro può solo distinguere tra l'emoglobina deossigenata (ridotta), da un lato, e le altre forme della proteina, dall'altro.**

Queste consistono in emoglobina ossigenata, carbossiemoglobina (CO-Hb) e metaemoglobina (Met-Hb), la quale però, viene sempre captata dal pulsossimetro falsificando, in base alla concentrazione, il risultato.

**L'assorbimento della luce non dipende solo dal tipo di emoglobina.** Poiché la luce viene emanata da un letto vascolare pulsante, l'assorbimento varia ciclicamente. Durante la diastole assorbono la luce i componenti non pulsanti, cioè la componente tissutale non vascolare ed il sangue venoso, capillare ed arterioso non pulsante; al contrario, durante la sistole, alle componenti sopra citate si aggiunge il sangue arterioso pulsante. L'assorbimento della luce dei comparti non pulsanti viene misurata ad entrambe le lunghezze d'onda e rapportata alla lettura dei distretti pulsanti. Il rapporto di assorbimento viene calibrato rispetto a campioni noti di valori di saturazione e la curva risultante, viene memorizzata da microprocessori del pulsossimetro.

Lo strumento esegue più di 100 letture al secondo e fornisce in "output" la media di queste osservazioni. Inoltre, segnala la curva dell'andamento del polso. Possono essere prefissati valori superiori ed inferiori di allarme, il cui superamento in senso positivo o negativo viene segnalato acusticamente.

## Precisione del pulsossimetro

**Saturazione normale.** In caso di sufficiente irrorazione e di saturazione arteriosa di ossigeno superiore al 90%, la deviazione standard della maggior parte degli ossimetri è di meno del 2%, fino al 3% in pazienti gravemente malati.

In caso di saturazione arteriosa di ossigeno superiore al 70%, l'errore di misurazione è del 2-3%.

**Saturazione bassa.** Se la saturazione arteriosa di ossigeno si riduce all'80% o meno, la precisione del pulsossimetro diminuisce, da un lato perché il valore di riferimento di soggetti sani viene a mancare in condizioni di estrema ipossia, dall'altro perché lo spettro di assorbimento dell'emoglobina ridotta ha un decorso relativamente ripido e lievi deviazioni della lunghezza d'onda della luce emanata, possono condurre ad errore di valutazione. In studi effettuati su soggetti sani con induzione di ipotermia, impiegando ossimetri periferici, è stato rilevato, ad una saturazione del 55-78% un errore di misurazione dell'8 ± 5%, mentre in pazienti affetti da BPCO, dell'1,2 ± 3% (per misurazione di valori elevati con basse saturazioni arteriose di ossigeno). In uno studio condotto su pazienti in terapia intensiva, si sono osservate deviazioni fino a 12-18% con falsi valori di saturazione elevati, rispetto a quelli reali, inferiori all'80%.

**Rapida variazione della saturazione arteriosa di ossigeno.** I vari ossimetri reagiscono con velocità diversa alle variazioni dinamiche della saturazione arteriosa di ossigeno. Uno studio ha mostrato che i differenti ossimetri presentano un tempo di reazione compreso tra 7 e 20 secondi in caso di rapida riduzione della saturazione arteriosa. La variabilità del tempo di reazione è da correlarsi anche al sito di rilevazione (più rapido al lobo auricolare che alla falange) ed alla frequenza cardiaca (una bradicardia allunga il tempo di reazione).

### Limiti della metodica

La valutazione periferica della saturazione arteriosa di ossigeno è influenzata da diversi fattori che devono essere presi in considerazione nell'interpretazione dei valori. La prima condizione per una corretta misurazione è una sufficiente irrorazione arteriosa della pelle, le cui alterazioni possono falsificare i risultati. Si deve, inoltre, osservare che le iperossie non si valutano con l'ossimetro, ma per diretta misurazione della pressione parziale arteriosa di ossigeno.

**Fattori che influenzano la valutazione con pulsossimetro:**
- Insufficiente pulsazione: ipotermia, ipotensione, compressione di arterie;
- Aumento della concentrazione di meta- e carbossiemoglobina nel sangue;
- Anemia, diluizione ematica;
- Artefatti da movimento;
- Indicatori colorati nel sangue: verde indocianina, blu di metilene, indigocarminio;
- Smalto per unghie.

**Insufficiente irrorazione arteriosa.** Elevate resistenze periferiche (vasocostrizione), bassa gittata cardiaca ("Low-output-Syndrome", "shock") e compressione arteriosa con sfigmomanometri, possono condurre ad insufficiente o mancata pulsazione e compromettere la relativa qualità del segnale del pulsossimetro: la precisione di misurazione diminuisce.

**Ipotermia.** Una riduzione della temperatura corporea a valori inferiori a 35° C, compromette, per la vasocostrizione, la qualità del segnale e, conduce a valori di saturazione falsamente elevati. In caso di temperature inferiori a 26,5°C non è possibile alcuna misurazione.

**Meta- e carbossiemoglobina.** Come già ricordato, il pulsossimetro distingue tra emoglobina ossigenata e deossigenata (ridotta).

Riesce infatti a misurare la saturazione arteriosa parziale di ossigeno ($S_pO_2$), cioè la percentuale (parziale) dell'emoglobina ossigenata rispetto alla somma della totale (ossigenata e deossigenata), in virtù della minima concentrazione ematica di meta- e carbossiemoglobina.

$$S_pO_2\ (\%) = \frac{CO_2Hb}{CO_2Hb + CDesoxy\text{-}Hb}$$

Il coefficiente di assorbimento della carbossiemoglobina e di quella ossigenata è simile: il pulsossimetro può confondere la CO-Hb con l'$O_2$-Hb e fornire, così, valori di saturazione di ossigeno alti ed inesistenti. Queste condizioni si verificano nei forti fumatori e nell'intossicazioni da monossido di carbonio. In caso di concentrazioni di CO del 70%, viene rilevata una saturazione superiore al 90%, mentre il reale valore è solo del 30%.

Anche elevate concentrazioni di metaemoglobina determinano valori falsamente elevati. In modelli animali, con una concentrazione di Met-Hb del 35% nel sangue si raggiunge un "plateau" e, anche per ulteriori aumenti, la saturazione di ossigeno non scende al di sotto dell'85%.

**Elevate concentrazioni di CO-Hb (forti fumatori, intossicazione da monossido di carbonio) o di Met-Hb, determinano valori falsamente alti di saturazione di ossigeno rilevati con il pulsossimetro.**

**Anemia e diluizione ematica.** La metodica in questione si basa sull'assorbimento della luce da parte dell'emoglobina. Basse concentrazioni possono determinare errori di misurazione. A tal proposito non esistono comunque dati sicuri.

**Indicatori colorati nel sangue.** Il verde di indocianina, il blu di metilene e l'indigocarminio inducono il pulsiossimetro a segnalare valori di saturazione falsamente bassi. Tuttavia l'effetto, a causa della rapidità della distribuzione dei coloranti, persiste solo per pochi minuti.

**Artefatti da movimento.** Tremori muscolari ed altri movimenti provocano alterazioni della misurazione.

**I movimenti sono tra le cause più comuni di alterazione della funzione dell'ossimetro.**

**Smalto per unghie.** Lo smalto per unghie colorato (blu, verde e nero) causa la comparsa valori falsamente bassi di saturazione, mentre il rosso ed il porpora, non ne alterano la misurazione. Unghie molto lunghe rendono più difficile il posizionamento dell'ossimetro.

**Luce ambientale.** Luci xeno e fluorescente, possono determinare valori falsamente alti di saturazione, lampade ad infrarossi, falsamente bassi. I moderni apparati sono così ben protetti da rendere clinicamente trascurabili i falsi valori di misurazione.

**Lipidi.** L'infusione di lipidi e l'elevata concentrazione di chilomicroni nel sangue possono assorbire la luce emanata dal diodo e registrare valori falsamente bassi di saturazione.

**Iperbilirubinemia.** I comuni ossimetri a due diodi, non vengono influenzati dall'iperbilirubinemia, al contrario dell'ossimetro CO, che in tali condizioni rileva valori falsamente bassi di concentrazione di emoglobina ossigenata.

**Pigmentazione della pelle.** I pazienti con una colorazione molto scura della pelle presentano più frequentemente errori di valutazione rispetto a quelli con carnagione chiara. Da un punto di vista clinico però, la deviazione non è significativa, fino a quando non venga segnalato un errore.

#### Impieghi clinici del pulsossimetro

È una metodica utile e non invasiva per la valutazione della saturazione durante la ventilazione, la fase di svezzamento e dopo l'estubazione. Consente di rilevare velocemente inaspettate ipossiemie e di impostare, così, un'immediata terapia. Permette inoltre di ridurre la frequenza della valutazione emogasanalitica per il monitoraggio della terapia respiratoria artificiale e con ossigeno.

### 16.2.3 Misurazione transcutanea della $pO_2$

Avviene con l'elettrodo Clark applicato direttamente sulla superficie cutanea. Per ridurre il tempo di reazione ed il gradiente di $pO_2$ tra il sangue arterioso e l'elettrodo questo viene riscaldato a 44° C. L'iperemia locale accelera la diffusione di ossigeno, rendendo sovrapponibile la misurazione della $pO_2$ transcutanea a quella arteriosa. Si riduce notevolmente, se l'irrorazione locale è limitata, come in caso di "Low-output-Syndrome".

Questa metodica viene impiegata nei neonati, poiché lo strato cutaneo è così sottile che i due valori praticamente coincidono. Quello degli adulti è più spesso ed irregolarmente vascolarizzato: per tale motivo, la $p_{tc}O2$ è molto più bassa di quella arteriosa. Il gradiente $p_{tc}O2/p_aO_2$ nei neonati assume una valore compreso tra 0,68 e 0,79 e negli adulti è di circa 1,05. In caso di elevati livelli di $p_aO_2$ (superiori a 80 mmHg), in tutti i gruppi di età, vengono forniti valori di $p_{tc}O2$ falsamente bassi.

### 16.2.4 Capnometria

Valuta, ad ogni atto respiratorio, la concentrazione di anidride carbonica nella miscela di gas espirata e segnala sul monitor il valore rilevato. Nella capnografia, viene anche registrata la curva di $CO_2$, durante tutto il ciclo respiratorio. A seconda del principio di misurazione, viene definita la frazione di concentrazione della $CO_2$ ($C_fO2$) o la sua pressione parziale ($pCO_2$). I valori non forniti dallo strumento possono essere dedotti dalla relazione:

$$pCO_2 = C_fO2\ (p_B - pH_2O)$$

La misurazione avviene per la maggior parte dei casi con la spettrometria ad infrarossi.

#### Principio dell'assorbimento all'infrarosso

L'anidride carbonica può assorbire la luce infrarossa entro una stretta gamma di lunghezze d'onda (massimo fino a 4,96 micrometri). Nella misurazione infrarossa della $CO_2$, viene emanata luce a questa lunghezza d'onda e, successivamente, determinata la differenza di assorbimento tra gas di riferimento e l'anidride carbonica espirata. La quantità assorbita del raggio infrarosso è proporzionale al numero delle molecole $CO_2$. Il tempo di reazione è di circa 0,25 secondi. Prima della misurazione, il capnometro deve essere calibrato con il gas di riferimento. Il valore viene tarato in unità di pressione parziale (mmHg) o di concentrazione (Vol.%). Se vengono tarate le unità di concentrazione, la misurazione dipende dalla relativa pressione barometrica. Si deve inoltre osservare che il monossido di carbonio, l'ossido d'azoto e gli anestetici inalatori, assorbono nell'infrarosso. Pertanto, la loro influenza nella misurazione, deve essere eliminata tecnicamente o per calcolo. La misurazione della $CO_2$ con spettrometria ad infrarossi può essere effettuata nel flusso derivato o principale.

**Misurazione nel flusso derivato.** In questo caso una minima parte dell'aria espirata viene continuamente prelevata e condotta da un tubicino sottile nel capnometro. Da qui attraverso un capillare non permeabile all'anidride carbonica, convogliata nella camera di assorbimento. Nei pazienti non intubati, il tubicino può essere direttamente inserito nella cavità nasale. La lunghezza del condotto può raggiungere i 3 metri. Sistemi più lunghi falsificano i valori, poiché viene mescolato il gas di atti respiratori successivi. La presenza di acqua nel sistema compromette la misurazione: bisogna, quindi, evitare che acqua condensata o secreti siano convogliati nella camera di assorbimento.

**Misurazione nel flusso principale.** Un piccolo contenitore con il sensore per la $CO_2$ è posto tra tubo ed adattatore del sistema di ventilazione. La fonte di luce emana un raggio infrarosso che viene captato ed analizzato da un foto-diodo. Il sensore viene riscaldato a 39° C, per ridurre l'appannamento con vapore acqueo. Questa rilevazione avviene vicino al paziente ed è quindi più rapida della misurazione nel flusso derivato. La presenza di sangue o secreti sul rilevatore falsifica il risultato. Un altro svantaggio è il peso non trascurabile che esercita sul tubo, quando non viene ben fissato.

#### Precisione del capnometro

La deviazione della maggior parte dei capnometri, a valori di $pCO_2$ compresi tra 40 e 60 mmHg, è di più o meno 2 mmHg. A livelli più elevati può, tuttavia, aumentare. Per ripetute misurazioni ed a valori di $pCO_2$ invariati, la misurazione non deve variare di ± 1 mmHg. Ogni 24 ore il sistema deve essere calibrato. Nella pratica clinica devono essere considerati diversi fattori che possono influenzare il valore misurato.

**Fattori che influenzano la misurazione della $CO_2$.**
- Pressione atmosferica;
- Vapore acqueo;
- Sensibilità;
- Tempo di reazione.

**Pressione atmosferica.** Se il capnometro viene tarato con un gas di cui è nota la concentrazione di anidride carbonica, deve essere corretto alla corrente pressione barometrica. Nei sistemi con misurazione del flusso derivato, la pressione può essere direttamente calcolata. Nella valutazione della $CO_2$ in unità di pressione parziale, deve essere effettuata una correzione alla pressione barometrica attuale. Se il sistema viene calibrato con un gas a pressione parziale nota, la correzione non è necessaria. Nella misurazione nel flusso principale, senza misurazione della pressione atmosferica, la dipendenza deve essere corretta dallo stesso operatore.

**Vapore acqueo.** Acqua condensata o secreti possono ostruire i tubicini di conduzione od alterare la capacità di passaggio nei piccoli contenitori, determinando errori di interpretazione. Si può incorrere in errore anche quando il gas espirato, saturato con vapore acqueo, viene "asciugato" prima della misurazione e la $pCO_2$ viene valutata in base alla concentrazione di $CO_2$. In questi casi, si ottengono valori falsamente elevati di $pCO_2$.

**PEEP.** Una PEEP troppo alta può determinare innalzamento della pressione nel piccolo contenitore del capnometro. La $pCO_2$ aumenta di 1 mmHg, ogni 15 cm d'$H_2O$ di PEEP. Nei sistemi nei quali la pressione viene misurata nei sensori, questo effetto è irrilevante.

**Sensibilità.** La presenza di monossido di azoto nei campioni di gas determina valori falsamente alti, quella di ossigeno, falsamente bassi. L'influenza degli anestetici inalatori è invece trascurabile.

**Tempo di reazione.** Nei sistemi con misurazione del flusso derivato, il tempo di reazione è più lungo di quelli con valutazione del flusso diretto. Il ritardo è dovuto al prelievo del gas e dipende dalla lunghezza e dal diametro del tubicino, dal flusso e dalla viscosità del gas.

## Capnogramma

Nella curva derivata dall'anidride carbonica espirata, il capnogramma, possono essere distinte le seguenti fasi (Fig. 16.1):

- Linea di base inspiratoria: $pCO_2 = 0$. Nell'inosservato ritorno inspiratorio, è presente anche anidride carbonica;
- Innalzamento rapido della $pCO_2$ subito dopo l'inizio dell'espirazione. Un ritardo nell'aumento indica ostruzione nelle vie respiratorie superiori ed inferiori;
- Il "plateau" corrisponde alla concentrazione di $CO_2$ o alla $pCO_2$ nell'aria alveolare, con un punto di massimo subito prima dell'inizio della successiva inspirazione. Questo massimo viene indicato $pCO_2$ di fine espirazione ($p_{et}CO_2$). Solo quando è presente il "plateau", la $p_{et}CO_2$ corrisponde alla $pCO_2$ alveolare. Se il "plateau" viene a mancare, la $p_{et}CO_2$ corrisponde alla $pCO_2$ dell'alveolo che è stato svuotato per ultimo;
- Rapida riduzione della $pCO_2$ da subito dopo l'inizio dell'inspirazione fino alla linea di base. Un rallentamento della riduzione della curva $CO_2$, può essere correlato ad un basso flusso inspiratorio, come ad esempio nell'ostruzione delle vie aeree.

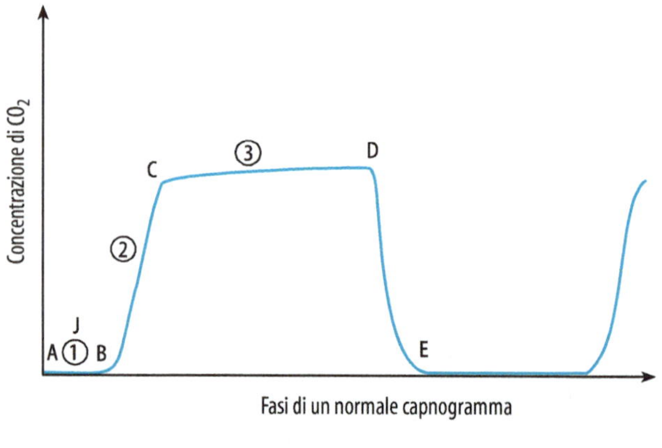


**Fig. 16.1.** Fasi di un normale capnogramma (fase espiratoria). A-B linea di base inspiratoria, B-C rapido innalzamento della concentrazione di $CO_2$ subito dopo l'inizio dell'espirazione, C-D "plateau", D-E rapida riduzione. ① Spazio morto: nessun aumento della concentrazione di anidride carbonica, ② Aria mista : rapido aumento, ③ Aria alveolare: lento aumento del "plateau"

**Oscillazione di origine cardiaca.** Si tratta di movimenti di onde, sincroni con battito cardiaco e riduzioni del volume di sangue polmonare.

> **Informazioni derivate dal capnogramma**
> - Alterazioni nella ventilazione;
> - Entità della $pCO_2$ in- ed espiratoria;
> - Tipo dell'innalzamento della curva: rapido o rallentato;
> - Andamento del "plateau": orizzontale, in aumento, irregolare.

Attraverso la valutazione della $pCO_2$ arteriosa ed il confronto con la $p_{et}CO_2$, può essere determinata la differenza arteriosa e di fine espirazione.

## Differenza $pCO_2$ arteriosa-fine espirazione

La differenza tra la $pCO_2$ arteriosa e di fine espirazione viene definita come gradiente di $pCO_2$ arterioso-alveolare:

$$p_{a-et}\,CO_2\ (mmHg) = p_aCO_2 - p_{et}CO_2$$

Teoricamente il gradiente $pCO_2$ rappresenta la differenza di pressione tra il sangue arterioso o capillare e gli alveoli. È possibile, comunque definire differenze fino a 3-5 mmHg. Le deviazioni possono essere dovute ad errori di misurazione, perdite nel sistema o patologie polmonari.

**Importanti alterazioni del rapporto volume-flusso, con aumento o riduzione del gradiente $\dot{Q}/\dot{V}$, incrementano il gradiente $pCO_2$ arterioso-alveolare.**

L'aumento del gradiente per incremento del quoziente $\dot{Q}/\dot{V}$ è più importante, rispetto ad uno determinato dalla sua riduzione ("shunt" intrapolmonare).

## Curve $pCO_2$ patologiche

La capnografia, cioè la rappresentazione della curva $pCO_2$, permette il continuo controllo della $p_{et}CO_2$ ad ogni atto respiratorio. Ciò permette un rapido riconoscimento delle alterazioni della ventilazione (Fig. 16.2 a-e).

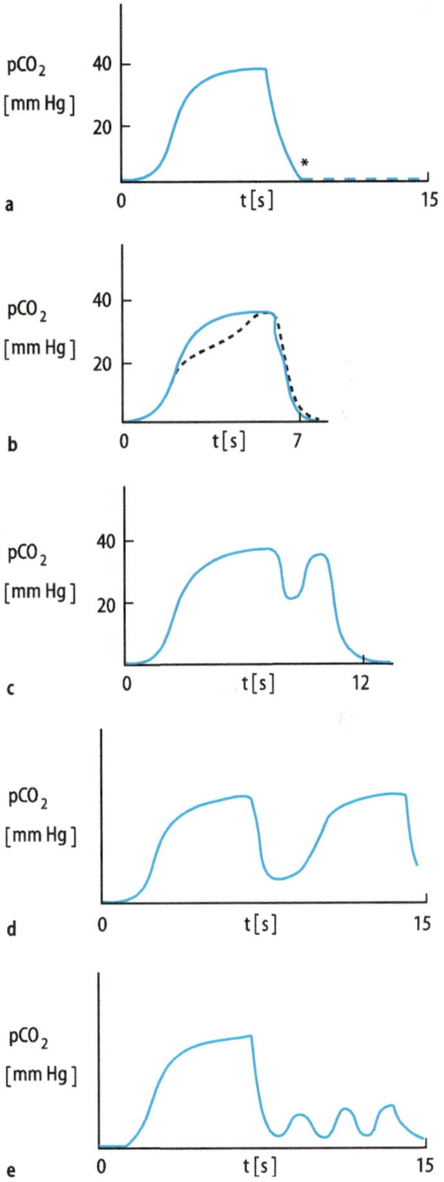


**Fig. 16.2 a–e.** Capnogramma in diverse condizioni cliniche. **a** Disconnessione del sistema di ventilazione. **b** Andamento della curva nell'ostruzione (linea tratteggiata), a confronto con il capnogramma normale. **c** Atti respiratori spontanei durante la ventilazione meccanica. **d** Ritorno di respiro nel sistema di ventilazione, con aumento della linea di base del capnogramma. **e** Normale atto respiratorio seguito da ondulazioni, che a causa di un'elevata frequenza, non rispecchiano il gas alveolare

**Rapida riduzione della $p_{et}CO_2$ fino allo zero.** L'improvvisa riduzione della $p_{et}CO_2$ fino allo zero si deve considerare come segnale critico d'allarme, a meno che non preesistano alterazioni del sistema di ventilazione.

**Cause importanti di una improvvisa riduzione della $p_{et}CO_2$**
- Disconnessione nel sistema di ventilazione;
- Perdita di funzione del sistema di ventilazione;
- Completa occlusione del tubo;
- Errata posizione del tubo in esofago.

**! Difetti di funzionamento del sistema di ventilazione devono essere considerati quando le altre cause sopra citate vengano escluse.**

**Improvvisa riduzione a bassi valori.** Se la $p_{et}CO_2$ si riduce improvvisamente fino a valori molto bassi, ma non pari a zero, l'espirazione del paziente non viene più completamente valutata. Importanti cause di questo fenomeno sono:
- Perdita parziale nel sistema di ventilazione, compreso il manicotto del tubo;
- Parziale occlusione del tubo (aumento della pressione nelle vie aeree!);
- Perdite nel sistema di prelievo dell'aria espirata nelle misurazioni del flusso derivato.

**Riduzione esponenziale della $p_{et}CO_2$.** Se la $p_{et}CO_2$ si riduce in un breve arco di tempo (in pochi atti respiratori), spesso vi è alla base una alterazione cardio-polmonare, che necessita di un'immediata terapia. Cause importanti sono:
- Perdita eccessiva di sangue con ipotensione;
- "Low-output-Syndrome", ad esempio per infarto cardiaco od embolia polmonare (trombo od aria);
- Arresto cardiaco.

16

**$p_{et}CO_2$ costantemente bassa.** Se la $p_{et}CO_2$ è più bassa del valore atteso, le cause da considerare sono:
- Ostruzione nelle vie aeree; spasmo bronchiale, secreti, occlusioni del tubo da secreti;
- Diluizione del gas espirato con aria (ad es. per perdite nel sistema);
- Iperventilazione (quando è presente il tipico "plateau");
- Errata taratura del sistema.

**Lenta e continua riduzione della $p_{et}CO_2$.** Se l'impostazione dei parametri al ventilatore permane invariata, una lenta e continua riduzione della $p_{et}CO_2$ può essere dovuta alle seguenti cause:
- Riduzione della temperatura corporea;
- Riduzione della gittata cardiaca (ad es. per ipovolemia o per impiego di anestetici inalatori).

**Continuo aumento della $p_{et}CO_2$.** Le cause più importanti di un progressivo aumento della $p_{et}CO_2$ sono:
- Ipoventilazione;
- Ipertermia, con invariata impostazione del ventilatore;
- Ostruzione parziale delle vie aeree;
- Assorbimento di anidride carbonica in caso di capno-pneumoperitoneo.

L'improvviso passaggio dalla linea nulla al positivo, è spesso dovuto ad umidificazione o presenza di secreti nel sistema di rilevazione.

## Impiego clinico della capnometria

La capnometria viene impiegata di "routine" in corso di anestesia totale. Non sono, invece, ben definiti i criteri per l'uso in terapia intensiva. La capnografia e la capnometria durante l'anestesia permettono, non solo di valutare l'andamento della respirazione artificiale, ma anche di definire le condizioni delle vie aeree, della ventilazione dello spazio morto e la funzione del sistema. Nei pazienti in terapia intensiva con insufficienza respiratoria, la capnometria non può sostituire il regolare controllo della $p_aO_2$. Nella medicina d'urgenza, la capnografia permette di definire la corretta posizione del tubo endotracheale e, soprattutto, di valutare l'efficacia della rianimazione cardiopolmonare.

### Ventilazione meccanica

In un normale capnogramma con relativo "plateau" espiratorio nella ventilazione controllata, la $p_{et}CO_2$ rappresenta la pressione parziale arteriosa di anidride carbonica. Così, è possibile definire una condizione di normo-, iper- od ipoventilazione.

La capnografia permette, inoltre, di valutare la funzione ed eventuali perdite del sistema di ventilazione.

**Cosa permette di definire il capnogramma nella ventilazione controllata?**
- Se il paziente è ventilato;
- Iper- o ipoventilazione;
- Ritorno di flusso (solo nelle metodiche di misurazione del flusso derivato);
- Posizione corretta od errata del tubo;
- Parziale o completa occlusione del tubo;
- Perdite nel sistema di ventilazione;
- Alterazioni della funzione del sistema di ventilazione.

**Età pediatrica.** Nei bambini piccoli, per le elevate frequenze di ventilazione ed i bassi volumi di esercizio, i capnometri con misurazione del flusso principale sono più adatti rispetto alla valutazione nel flusso derivato. Per questo, ne è consentito l'impiego nei bambini con un peso corporeo inferiore a 5 kg, quando nella parte prossimale del tubo, venga prelevata l'aria espirata.

**Controllo della posizione del tubo.** Se la posizione del tubo è esofagea, vengono rilevati valori molto bassi di $CO_2$ espiratoria. Questa è invece presente, per alcuni atti respiratori, dopo aver bevuto acqua minerale contenente anidride carbonica.

**! Nel caso di arresto cardiaco o grave spasmo bronchiale, è possibile non rilevare la $CO_2$, nonostante la corretta posizione del tubo in trachea.**

**Insufficienza respiratoria.** Nei pazienti ventilati in terapia intensiva e con insufficienza respiratoria, il gradiente arterioso-alveolare di $CO_2$ viene influenzato in modo tanto rilevante, che la $p_{et}CO_2$ non rappresenta più esattamente la $p_aCO_2$. La differenza $p_{a-et}CO_2$ è spesso elevata e la $p_{et}CO_2$ è notevolmente più bassa della $p_aCO_2$.

### Respiro spontaneo

Nei pazienti intubati ma con respiro spontaneo, la capnometria può essere impiegata per il monitoraggio della ventilazione, ma solo quando il respiro non è troppo rapido e superficiale e quando è possibile definire un "plateau". Poichè viene espirato solo il gas presente nello spazio morto, la $p_{et}CO_2$ è molto più bassa della $p_aCO_2$. Nei pazienti non intubati è difficile praticare la capnografia e, pertanto, non è una metodica utilizzata. È, invece, possibile la valutazione attraverso una maschera respiratoria, solo quando questa sia perfettamente aderente al viso.

### Rianimazione cardiopolmonare

In caso di arresto cardiaco, il polmone non viene più irrorato. Di conseguenza, non diffonde più negli alveoli anidride carbonica e la relativa $p_{et}CO_2$ è relativamente molto bassa. Durante il massaggio cardiaco, l'anidride carbonica rientra negli alveoli.

Entro certi limiti, esiste un rapporto lineare tra gittata cardiaca, provocata dalla compressione, e $p_{et}CO_2$. Nella ventilazione costante, alterazioni della $p_{et}CO_2$ sono correlabili a variazioni dell'emodinamica.

**› La valutazione della $p_{et}CO_2$ durante il massaggio cardiaco in condizioni di sufficiente ventilazione permette di valutare l'efficienza della compressione.**

Un aumento del 4-5% della $F_{et}CO_2$, durante la rianimazione, è indice di un miglioramento della circolazione spontanea. Se, invece, la $F_{et}CO_2$, durante la rianimazione, rimane al di sotto dell'1%, vengono poste in questione le seguenti cause:
- Inosservata intubazione dell'esofago;
- Occlusioni del tubo;
- Insufficiente irrorazione polmonare, per inadeguata compressione cardiaca;
- Pneumotorace iperteso;
- Tamponamento cardiaco;
- Embolia polmonare;
- Raffreddamento del paziente, con limitazione nella produzione di $CO_2$;

- Precedente lungo periodo di arresto cardiocircolatorio (prognosi infausta).

### Embolia polmonare

Nell'embolia polmonare il rapporto $\dot{Q}/\dot{V}$ è aumentato e la relativa $p_{et}CO_2$ ridotta. Nel caso di embolia polmonare fulminante, si verifica, inoltre, una riduzione della gittata cardiaca ed ulteriore diminuzione della $p_{et}CO_2$. La capnometria può essere impiegata come metodica di monitoraggio nei casi a rischio di embolia venosa, come in interventi in posizione seduta, in laparoscopia, ecc.

### Valutazione dello spazio morto

Lo spazio morto ($V_D$), rispetto alla ventilazione totale($V_T = V_D + V_A$), è calcolabile secondo la seguente formula:

$$V_D/V_T = 1 - (p_eCO_2/p_aCO_2) = = (p_aCO_2 - p_eCO_2)/p_aCO_2$$

La $p_eCO_2$ è il valore espiratorio medio di $pCO_2$. Viene segnalata da alcuni capnometri. Il rapporto $p_eCO_2$ sulla $p_aO_2$ rappresenta la ventilazione alveolare ($V_A$) sulla totale ($V_T$). Dal prodotto della $p_eCO_2$ per il volume respiratorio al minuto, si deduce la produzione di $CO_2$ al minuto. Rappresenta una misura dell'attività metabolica globale dell'organismo.

## 16.2.5 Misurazione transcutanea della $pCO_2$

La $p_{tc}CO_2$ può essere valutata grazie ad un elettrodo della ditta *Severing*. La cute, al disotto dell'elettrodo, deve essere riscaldata per incrementare la diffusione di $CO_2$. Il riscaldamento aumenta la produzione regionale di $CO_2$ e la $p_{tc}CO_2$ valutata è superiore a quella arteriosa. In generale, però, esiste una buona correlazione tra i due valori. La metodica viene praticata nei neonati con insufficienza respiratoria. Gli svantaggi sono:

- Nelle ipovascolarizzazioni e nello shock, l'aumento della $p_{tc}CO_2$ locale è maggiore della $p_aCO_2$;
- Tempo di reazione rallentato;
- Sensibilità dell'elettrodo;
- Alterazione del segnale;
- Necessità di calibratura con gas compresso.

# 16.3 Sorveglianza della meccanica respiratoria

I parametri della meccanica respiratoria vengono dedotti per valutare il modello e definire i metodi invasivi della ventilazione artificiale. I parametri di meccanica respiratoria più importanti sono la pressione, il flusso ed il volume.

## 16.3.1 "Compliance"

La "compliance" statica del polmone e del torace (Cst), nei pazienti ventilati, rende possibile valutazioni diagnostiche e terapeutiche, a patto che vengano determinate in condizioni statiche. Questo è possibile solo nei pazienti rilassati e ventilati, poiché è necessaria una manovra di occlusione di circa 4-5 secondi.

$$C_{st}\,(\text{ml/cm}\,H_2O) = \frac{\text{parte di volume (in- od espiratorio)}}{\text{differenza di pressione ("plateau" di pressione inspiratorio – PEEP)}}$$

La "compliance" statica mostra il grado di severità dell'alterazione della meccanica respiratoria, cioè il grado di lesione polmonare (ad es. nell'ARDS grave). La sua determinazione, tuttavia, non appartiene alle metodiche di monitoraggio di "routine" della ventilazione. I nuovi ventilatori forniscono, nei modi controllati, un valore di "compliance" e permettono, così, un'impostazione personalizzata della PEEP nell'ARDS.

## 16.3.2 Resistenza

La resistenza nelle vie aeree (R) è, come esposto in Cap. 2, la differenza di pressione (dp) per flusso (V/t):

$$R = dp/V/t\ (\text{mbar/l/sec}).$$

Nei pazienti ventilati, viene spesso valutata la resistenza delle vie aeree del sistema toraco-pol-

16

monare totale, cioè quella presente nelle vie aeree, nei tessuti polmonari e nella parete toracica. Queste valutazioni sono possibili solo nei pazienti ventilati e rilassati, non nelle forme assistite. La determinazione della resistenza nelle vie aeree non appartiene alla "routine" di controllo dei pazienti in terapia intensiva.

## 16.4 Sorveglianza di polmone e torace

### 16.4.1 Controllo clinico

**Consiglio pratico**

- Un paziente ventilato artificialmente dovrebbe essere visitato almeno una volta al giorno ed ogni qualvolta si verifichi una importante alterazione delle condizioni generali.

**Domande da porsi durante la visita di controllo.** Bisogna porsi e saper rispondere alle seguenti domande:

- È possibile dimostrare, da un punto di vista clinico, una condizione di ipossia o di affaticamento respiratorio?
- Il tubo è correttamente posizionato in trachea oppure, scorrettamente, in uno dei bronchi principali?
- Entrambe i polmoni sono sufficientemente ventilati?
- Esistono le condizioni per porre diagnosi di pneumotorace?
- È presente edema polmonare?
- È possibile un versamento pleurico?

**Procedimento durante la visita clinica**

**Ispezione del paziente**
- Cianosi?
- Tachipnea o bradipnea?
- Eccessiva sudorazione?
- Segni di affaticamento?

**Ispezione del torace**
- Innalzamento ed abbassamento sono simmetrici?
- Rientranze addominali?
- Impiego della muscolatura respiratoria accessoria?
- Respiro paradosso? Respiro ansimante?

**Palpazione del torace**
- Alla palpazione, sensazione di contatto con fiocchi di neve fresca? (segno dell'enfisema sottocutaneo)

**Ascoltazione del torace:**
- Entrambe i polmoni sono sufficientemente ventilati?
- Rumore respiratorio forte o sommesso? Rumori associati?
- Sibili? Stridori? Secreti?

**Percussione del torace:**
- Attenuazione?
- Ipersonorità?

Secondo la nomenclatura "dell'International Symposium on Lung Sound (1987)", insieme a quelli proposti da Anschutz e Mayer-Sydow nel 1993, sono stati definiti dei termini per indicare i rumori polmonari normali ed associati.

**Rumori polmonari normali ed associati**

**Normali**
- Vescicolare: reperto normale;
- Bronco-vescicolare: forme miste;
- Bronchiale: infiltrati, compressione.

**Associati**
- Continui:
  - per spasmo bronchiale,
  - da secreti nelle vie aeree;
- Discontinui:
  - fini rumori indici di presenza di versamenti nei bronchioli od in prossimità del loro ingresso,
  - grossolani rumori da versamenti nei bronchi principali.

### 16.4.2 Radiografia del torace

Se vi è il sospetto di una alterazione rilevante del polmone o del torace, deve essere sempre posta indicazione alla radiografia. Circa l'RX a tappeto di tutti i pazienti ventilati, il pensiero non è univoco. Quando possibile, deve essere eseguita in posizione seduta, per osservare meglio eventuali versamenti pleurici.

### Controllo della posizione del tubo

Ad ogni radiografia toracica deve essere controllata la corretta posizione del tubo. La parte distale deve trovarsi 3 cm al di sopra della carena tracheale.

**Posizione profonda del tubo.** L'intubazione unilaterale è una complicazione tipica e non affatto rara: il 10% di tutti i tubi viene posizionato in maniera errata nel bronco principale destro. In tal modo, tutto il polmone sinistro ed il lobo superiore destro non vengono ventilati o, comunque, non completamente.

**Posizione del tubo non sufficientemente profonda.** È possibile che il tubo non venga posizionato correttamente ed il manicotto di blocco possa essere situato in laringe od addirittura in faringe. Le corde vocali possono presentarsi eccessivamente distese. Inoltre, sussiste il rischio della dislocazione improvvisa.

### Segni di un pneumotorace o di enfisema sottocutaneo

Entrambe le alterazioni possono essere preesistenti o conseguenza del trauma polmonare indotto dalla ventilazione.

- Un pneumotorace iperteso determina scivolamento del polmone e del mediastino verso il lato sano. Immediato pericolo di vita!
- Un pneumotorace ventrale viene facilmente osservato in proiezione antero-posteriore (a-p). Tale segno può essere indice di un profondo recesso costo-frenico.
- L'enfisema sottocutaneo toracico è facilmente riconoscibile. Se presente, si deve considerare la possibilità dell'esistenza di un pneumotorace. L'enfisema può verificarsi anche senza pneumotorace.

**Posizione corretta del drenaggio pleurico.** Non è raro il posizionamento sottocutaneo errato di un drenaggio pleurico. La corretta locazione deve essere pertanto controllata.

### Ombre polmonari

Possono essere determinate dalla presenza di atelettasie, infiltrati, edema polmonare od aumento dell'acqua polmonare extravasale.

- Importanti atelettasie provocano incremento del volume polmonare del lato interessato, con spostamento del mediastino verso lo stesso lato.
- L'edema polmonare determina aumento del volume polmonare.
- L'edema polmonare di origine cardiaca è soprattutto peri-ilare, esteso in senso basale e spesso associato a versamento pleurico.
- L'edema polmonare di origine non cardiaca appare nelle lastre in a-p. tendenzialmente diffuso, spesso a piccole macchie ed esteso in senso periferico. L'aumento dell'acqua polmonare di più del 10% è riconoscibile alla radiografia del torace.
- Infiltrati da polmonite, sono spesso difficili da distinguere dalle atelettasie.

**Posizione di cateteri venosi centrali.** Il corretto posizionamento di cateteri venosi centrali e polmonari deve essere controllato con la radiografia. La parte distale del catetere venoso deve trovarsi 2 cm prima dell'ingresso della vena cava nell'atrio destro. Quanto più profonda è la posizione di un catetere polmonare, tanto maggiore è il rischio di complicazioni.

## 16.4.3 Tomografia computerizzata

Le immagini fornite dalla tomografia computerizzata hanno dimostrato che le infiltrazioni nell'ARDS, al contrario dell'esame radiografico, sono distribuite nel polmone in maniera non omogenea e con estensione in senso basale. Una parte di queste ombre consiste, fondamentalmente, di atelettasie da compressione recuperabili (vedi Cap. 21). Con la TC è possibile osservare la suddivisione delle aree ventilate e non ed impostare il procedimento terapeutico (posizione supina, PEEP). Permette inoltre di riconoscere piccoli pneumotoraci ventrali, non evidenziabili alla radiografia.

**Le indicazioni alla tomografia computerizzata del torace del paziente ventilato, con instabilità cardiocircolatoria e respiratoria, devono essere poste con cautela, considerando anche i rischi legati al trasporto del degente, rispetto ai possibili vantaggi diagnostici.**

### 16.4.4 Valutazione dell'acqua polmonare extravasale

L'acqua polmonare extravasale (EVLW) può essere analizzata con la metodica della diluizione del doppio indicatore. Vengono iniettati due indicatori: uno non può lasciare lo spazio intravascolare mentre l'altro diffonde nell'ambiente extravascolare. Dopo somministrazione nel circolo che precede il cuore destro, la rilevazione avviene a livello dell'arteria femorale, grazie ad uno specifico catetere. L'acqua polmonare viene rappresentata sul "monitor" con una curva di diluizione.

Meno impegnativa e sicuramente più semplice da realizzare è la metodica PICCO. Richiede due accessi: uno venoso centrale ed uno arterioso. Non è necessario il catetere arterioso polmonare ed è applicabile anche in età pediatrica. Consente di determinare, oltre all'acqua polmonare extravasale, diversi parametri quali la gittata cardiaca, il volume globale di fine diastole, il volume di sangue intratoracico, le resistenze periferiche e lo "stroke" di variazione di volume. Grazie alle informazioni fornite circa la situazione emodinamica globale, è possibile impostare la terapia con farmaci e/o volume. Discusso è, comunque, l'impiego di "routine" in tutti i pazienti in terapia intensiva, visto che non è stata ancora dimostrata una stretta correlazione tra la limitazione dell'ossigenazione e l'aumento dell'acqua polmonare extravasale.

### 16.4.5 Analisi microbiologica

Nel 25% circa dei pazienti ventilati, si sviluppa, nel corso del trattamento, una polmonite nosocomiale (vedi Cap. 15). Per dimostrare la colonizzazione o l'infezione delle vie respiratorie, si deve esaminare la popolazione batterica, con analisi microbiologica del secreto tracheale o bronchiale, almeno 2–3 volte alla settimana.

#### Metodiche di prelievo dei secreti

I secreti per l'analisi microbiologica, possono essere ottenuti in modi differenti.

**Secreto tracheale.** Spesso il secreto tracheale viene prelevato "alla cieca" ed inviato per l'analisi microbiologica. In tal modo, però, non è possibile differenziare tra colonizzazione ed infezione e, spesso, si registrano falsi positivi.

**Tecniche con spazzole protette (" protected specimen brush").** La broncoscopia permette di prelevare il materiale da analizzare direttamente dall'area polmonare infetta. La spazzola viene inserita, dopo corretto posizionamento, attraverso un canale sterile, in modo da proteggerla da eventuali contaminazioni con altre zone delle vie respiratorie. È una metodica affidabile e relativamente impegnativa.

**Lavaggio bronco-alveolare (BAL).** Anche questa metodica è affidabile e permette un'analisi batterica quantitativa, potendo così aiutare a differenziare tra colonizzazione ed infezione. Deve però essere eseguita da personale esperto.

**Lavaggio bronco-alveolare alla cieca.** Viene praticato alla "cieca" attraverso un catetere introdotto, senza la broncoscopia, in trachea. È discusso se queste nuove metodiche mostrino un rilevante vantaggio rispetto all'analisi del secreto tracheale (vedi anche Cap. 15).

### 16.4.6 Valutazione della pressione nella cuffia del tubo

Il rischio di lesioni tracheali e laringee per l'eccessiva insufflazione della cuffia del tubo o della cannula tracheale e la necessità della valutazione della pressione al suo interno, sono stati chiaramente analizzati nel Cap. 6. A tal fine, sono disponibili particolari misuratori della pressione della cuffia.

## 16.5 Sorveglianza della funzione cardiovascolare

Il controllo della funzione cardiovascolare è essenziale nel paziente ventilato, in quanto, come descritto nel Cap. 15, la respirazione artificiale può condurre ad una serie di alterazioni dell'emodinamica. L'entità del monitoraggio cardiovascolare, viene stabilita a seconda del tipo e della gravità della patologia di base.

**Sorveglianza dell'emodinamica del paziente ventilato**

- Elettrocardiogramma;
- Pressione arteriosa;
- Pressione venosa centrale;
- Diuresi;
- Catetere polmonare;
- Gittata cardiaca.

## Letture consigliate

Anschütz F, Meier-Sydow J (1993) Respiratory sounds and incidental sounds. Pneumologie 47/1:5-13

Kalenda Z (1989) Mastering infrared capnography. Kerckebosch BV, Zeist

List WF, Metzler H, Pasch T (Hrsg) (1995) Monitoring in Anästhesie und Intensivmedizin. Springer, Berlin Heidelberg New York Tokio

Levine RL, Fromm RE (1995) Critical care monitoring. From pre-hospital to the ICU. Mosby, St. Louis

Vincent JL, Zhang H, De Backer D (1991) Optimising cardiac output. Curr Anaesth Crit Care 2:213-216

# Analgesia, sedazione e rilassamento muscolare

Nei pazienti ventilati è necessario, quantomeno nella fase iniziale, l'impiego di analgesici e sedativi. Il miorilassamento è raramente necessario.

## 17.1 Scopo dell'analgesia e dell'impiego di sedativi

**Gli scopi più importanti dell'analgesia e della sedazione nei pazienti in terapia intensiva, sono:**

- Terapia del dolore;
- Diminuzione della paura;
- Conforto del paziente;
- Semplificare la ventilazione meccanica e gli altri provvedimenti diagnostici o terapeutici.

> **L'impiego di analgesici e sedativi deve essere continuato solo per il tempo strettamente necessario, per ridurre al minimo i possibili effetti collaterali.**

**Ai più importanti effetti collaterali della analgesia e della sedazione, appartengono:**

- Alterazione della funzione cardiocircolatoria e respiratoria;
- Agitazione ed astinenza dopo la sospensione della somministrazione.

Quanto le singole sostanze compromettano la funzione del sistema immunitario, allo stato attuale, non è noto.

## 17.2 Fasi dell'analgesia

A fini clinici, l'analgosedazione può essere suddivisa in due fasi:

- Fase acuta;
- Fase dello svezzamento o del ripristino.

17

### 17.2.1 Fase acuta

Comprende il periodo immediatamente successivo al trauma, all'intervento od all'inizio della malattia. In questa fase, è importante stabilizzare le funzioni vitali del paziente. In tal senso, è necessaria un'adeguata analgesia e sedazione, rinunciando contemporaneamente ad una cooperazione attiva del paziente. La fase acuta, con importante analgosedazione, può durare per un periodo breve od essere prolungata per diversi giorni.

### 17.2.2 Fase dello svezzamento

Non appena le condizioni del paziente si stabilizzino, si può procedere allo svezzamento.

> **Scopo importante di questa fase sono il ripristino della capacità cooperativa del paziente e la sua collaborazione attiva nel processo terapeutico.**

Il precoce ristabilimento dell'attività respiratoria autonoma, durante la ventilazione meccanica, influenza spesso positivamente il decorso della patologia.

Condizione indispensabile per una collaborazione attiva è lo stato di veglia e l'adeguata cooperazione, che possono permettere l'attuazione terapeutica, in condizioni libere da dolore e paura, senza l'impiego di analgesici e sedativi.

In questa fase, bisogna iniziare con la sospensione dei farmaci somministrati per la sedazione e l'analgesia. In alcuni pazienti è possibile che si sviluppi un disturbo del comportamento, definito "sindrome delirante postoperatoria" anche definita come "sindrome di passaggio": il paziente è disorientato, non cooperativo, delle volte agitato e rende difficile, per le sue condizioni, il trattamento terapeutico intensivo.

**Altre cause della sindrome delirante sono:**

- Astinenza da alcol;
- Astinenza da precedente assunzione di psicofarmaci;
- Alterazioni della funzione cerebrale (encefalopatia), per influenze centrali tossiche o metaboliche, "deficit" cerebrale di ossigeno o febbre;
- Sindrome centrale anticolinergica, soprattutto quando è impiegato un certo numero di sostanze ad azione centrale.

Le reazioni avverse ai farmaci si manifestano nei soggetti anziani e con poli-morbilità più frequentemente rispetto ai giovani.

## 17.3 Grado di sedazione

Può essere valutato secondo il cosiddetto "Ramsay-Score" (tabella 17.1). I valori desiderati sono compresi tra 2-4. Un valore "score" di 1 indica un grado minimo di sedazione, valori superiori a 4 sono, per la maggior parte, indice di una sedazione profonda non voluta. Lo svantaggio è che lo "score" può essere applicato solo in pazienti non rilassati.

**Se è necessario un rilassamento muscolare, si deve prima raggiungere il grado 4 dello score. Questo grado deve essere obbligatoriamente mantenuto durante il miorilassamento.**

**Tab.17.1.** "Ramsey-Score" per la valutazione clinica del grado di sedazione

| Score | Grado di sedazione |
|---|---|
| 1 | Paziente pauroso, agitato, nervoso; |
| 2 | Paziente sveglio, cooperativo, orientato, calmo, accetta la ventilazione, cioè il sostegno meccanico del respiro; |
| 3 | Paziente addormentato. Pronto risveglio per leggera pressione della fronte o alla chiamata ad alta voce; |
| 4 | Paziente addormentato. Minima reazione alla leggera pressione della fronte o alla chiamata ad alta voce; |
| 5 | Paziente addormentato. Nessun risveglio alla leggera pressione della fronte o alla chiamata ad alta voce, ma presenza di reazione a stimoli dolorosi; |
| 6 | Paziente addormentato. Nessuna reazione a stimoli dolorosi |

## 17.4 Grado di analgesia

In pazienti svegli e cooperativi ("Ramsay-Score"< 2), la qualità dell'analgesia può essere valutata, da un punto di vista clinico, tramite scale visuali. Il paziente segnala un punteggio su una scala compresa tra "nessun dolore" e "dolore estremo" (100% sensazione dolorosa, nessuna analgesia). Sulla parte opposta alla scala, può essere rappresentato un valore percentuale "misurato" di ciascun dolore tra 0 e 100 o può essere letta una valutazione tra 0 e 10. In casi favorevoli, grazie a ripetute misurazioni, è possibile stabilire l'efficacia della terapia del dolore.

## 17.5 Grado di rilassamento

Criteri clinici per la valutazione dello stato di rilassamento sono: la forza nello stringere la mano, l'apertura degli occhi ed il mantenimento della testa sollevata. L'impiego dei criteri presume però che il paziente sia sveglio e cooperativo, non permette una valutazione circa il grado di rilassamento di un paziente profondamente sedato. Il modo migliore di valutazione si ottiene con il rilassometro. Con questo strumento, alimentato a batteria, un nervo, spesso l'ulnare, in due punti del suo decorso sottocutaneo, viene stimolato con una corrente continua, al fine di osservare la risposta muscolare (contrazione dell'adduttore del pollice). A seconda dell'entità di contrazione del muscolo, è possibile valutare il grado di rilassamento. Il relativo valore è direttamente leggibile allo strumento.

## 17.6 Basi pratiche per l'analgesia e la sedazione

Un sufficiente grado di analgosedazione in un paziente ventilato, spesso si può ottenere solo grazie alla combinazione di diverse sostanze. A queste appartengono ipnotici, sedativi e importanti analgesici (oppioidi). Vengono preferiti farmaci con breve durata d'azione e buona tolleranza che, possibilmente, si associno a minimi effetti collaterali a livello cardiovascolare e del tratto gastrointestinale (paralisi).

**Basi da valutare nel corso di una analgosedazione:**
- La premessa all'impiego di sedativi ed ipnotici, è la pratica di una sufficiente analgesia. I dolori devono essere primariamente trattati con analgesici, non con una profonda sedazione.
- Le singole sostanze devono essere, possibilmente, somministrate separatamente ed in maniera continua. Quindi, non in una miscela attraverso una sola pompa ad infusione, per evitare variazioni della concentrazione d'effetto. In caso di necessità di procedimenti dolorosi, è possibile la somministrazione di boli d'analgesico.
- Nei pazienti percettivi e cooperativi, la terapia del dolore può essere programmata con l'impiego di una pompa - PCA ("Patient Control Analgesia").
- La sindrome delirante vale come unico quadro patologico, da curare in maniera specifica.

## 17.7 Farmaci impiegati per la sedazione

La sedazione dei pazienti in terapia intensiva avviene primariamente con ipnotici e sedativi, in caso di necessità, anche con neurolettici od altre sostanze con meccanismo d'azione centrale. La profondità della sedazione deve essere stabilita sul singolo paziente e non secondo schemi predefiniti. Per la sedazione si utilizzano le seguenti sostanze:
- Benzodiazepine;
- Barbiturici;
- Propofol;
- Ketamina;
- Acido γ-idrossibutirrico;
- Neurolettici;
- Clonidina;
- Clometiazolo;
- Isoflurano.

Nella maggior parte dei casi, a queste sostanze se ne associano altre, quali oppiacei o ketamina, somministrati ad infusione continua.

### 17.7.1 Benzodiazepine

Vengono spesso impiegate per sedare il paziente ventilato, spesso in combinazione ad oppiacei, per migliorare la qualità della sedazione. Agli effetti desiderati delle benzodiazepine appartengono:
- Attività sedativa ed induttiva dello stato di sonno;
- Attività ansiolitica e induzione dell'amnesia;
- Effetto anticonvulsivo.

**Possibili effetti collaterali:**
- Rilassamento muscolare centrale, che può essere anche desiderato nella ventilazione controllata (CMV);
- Depressione respiratoria, soprattutto per la combinazione con oppiacei;
- Ipotensione, soprattutto in caso di preesistenti patologie cardiache e nella combinazione con oppioidi;
- Assuefazione;
- Sindrome d'astinenza dopo somministrazione di lunga durata;
- Reazione paradossa: stato di agitazione.

Inoltre, nel caso delle benzodiazepine, particolare attenzione deve essere posta al cosiddetto "effetto Ceiling": le sostanze si legano a recettori benzodiazepinici specifici e, al raggiungimento della saturazione, l'ulteriore incremento della dose non determina un maggiore effetto.

**Antagonismo delle benzodiazepine.** L'antagonista delle benzodiazepine è il flumazenil (Anexate). Le indicazioni sono: intossicazione da benzodiazepine, diagnosi di coma di origine incerta. La dose è di ca. 0,3-0,8 mg ed il tempo di dimezzamento di ca. 1 ora. La sostanza non deve essere impiegata di "routine", allo scopo di porre termine all'effetto delle benzodiazepine.

#### Diazepam

Il diazepam (Valium, Diazemuls) veniva spesso impiegato in passato per sedare i pazienti in terapia intensiva. Oggi, a causa della lunga durata dell'effetto e per la cattiva tolleranza, viene raramente somministrato. Il tempo di dimezzamento è compreso tra 20 e 70 ore.

### Flunitrazepam

Per la sua durata medio-lunga, il flunitrazepam (Rohypnol) veniva spesso impiegato per la sedazione a lungo termine. L'effetto ansiolitico e ipnotico è di circa 2-5 volte maggiore del Diazepam. Dopo prolungate somministrazioni, si può sviluppare una sindrome d'astinenza. Per questo la sospensione deve avvenire gradualmente e non improvvisamente.

**Dosaggio.** Deve essere valutato individualmente, secondo l'effetto desiderato, lo scopo del trattamento ed il reale fabbisogno. Spesso la sostanza viene combinata agli oppiacei.

> **Dosaggio**
> **Suggerimenti per la somministrazione:**
> Per infusione continua: 8-20 mg/giorno, cioè 0,3-0,8 mg/ora;
> Iniezione di boli: 0,5-2 mg.

### Midazolam

È la benzodiazepina che viene attualmente utilizzata con più frequenza nei reparti di terapia intensiva. Il midazolam (Dormicum) è una sostanza solubile in acqua, di breve durata d'azione, con un tempo di dimezzamento compreso tra 1 e 4 ore. Subisce idrolisi epatica. Una delle sostanze derivate dal metabolismo (alfa-idrossimidazolam) ha effetto sedativo. L'effetto è simile a quello del flunitrazepam, ma la sostanza viene meglio tollerata e, per questo, più adatta ai pazienti in terapia intensiva. Tra la concentrazione ematica ed il grado di sedazione non vi è uno stretto rapporto. Anche dopo la sospensione, il risveglio di alcuni pazienti può essere prolungato. Così come per il flunitrazepam, la sospensione deve essere graduale, per evitare sindrome d'astinenza.

> **Dosaggio**
> **Suggerimenti per la somministrazione:**
> Per infusione continua: 50-200 mg/giorno, ca. 2-8 mg/ora;
> Iniezione di boli: 5-15 mg;
> È consigliata la combinazione con oppiacei.

## 17.7.2 Barbiturici

In neurochirurgia, l'impiego di queste sostanze è indicato per ridurre l'elevata pressione endocranica. Alcuni operatori di terapia intensiva ne consigliano l'uso per la sedazione di pazienti ventilati. Le più importanti controindicazioni al loro utilizzo sono:

- Alterazione della funzione cardiovascolare;
- Piccolo spettro terapeutico;
- Inibizione della motilità del tratto gastrointestinale;
- Soppressione della risposta immunitaria, con maggiore predisposizione alle infezioni;
- Alterazione della regolazione della temperatura.

### Metoexital

Tra i barbiturici, il metoexital (Brevimital) è indicato per sedare i pazienti ventilati. Il tempo di dimezzamento è compreso tra 1 e 3,5 ore, per l'elevata solubilità nelle sospensioni grasse, l'effetto si raggiunge rapidamente e viene sospeso per la distribuzione nei compartimenti scarsamente irrorati. È tre volte più potente del tiopentale, la "clearance" è maggiore e la durata minore. La sua somministrazione per infusione continua conduce ad accumulo. La sostanza viene ossidata nel fegato. Una delle molecole derivate dal metabolismo, l'idrossimetoexitale, ha azione ipnotica. Tra la dose ed il grado di sedazione esiste uno stretto rapporto. Si sviluppa comunque spesso una tolleranza. Grazie alla combinazione con oppiacei, la qualità dell'analgosedazione può essere migliorata.

> **Dosaggio**
> **Suggerimenti per la somministrazione**
> Per infusione continua: 1-2 mg/kg di peso corporeo/ora;
> Iniezione di boli: 0,5-1 mg/kg di peso corporeo/ora.

I barbiturici riducono il metabolismo e l'irrorazione cerebrale: la pressione endocranica diminuisce.

**Effetti collaterali**

- Depressione respiratoria, effetto inotropo negativo, depressione del centro vasomoto-

re, blocco gangliare con dilatazione venosa ed ipotensione;
- Fenomeni eccitatori: movimenti muscolari involontari, tosse e deglutizione;
- Nei pazienti con precedenti anomalie all'EEG, induzione dell'attività convulsiva.

Gli effetti collaterali cardiovascolari sono accentuati in pazienti ipovolemici e con preesistenti patologie cardiache.

> **Dopo la sospensione della somministrazione, si possono manifestare condizioni di agitazione, insonnia ed incremento della sensibilità alle convulsioni.**

### Tiopentale

Gli effetti desiderati e collaterali del tiopentale (Trapanal) sono assimilabili a quelli del metoexital. Per la maggiore solubilità nelle sospensioni grasse, l'effetto si manifesta rapidamente e viene sospeso per la distribuzione. Subisce ossidazione soprattutto a livello epatico; il tempo di dimezzamento è compreso tra 5 e 10 ore, quello di uno delle sostanze attive derivate dal metabolismo, addirittura di ca. 20-50 ore. Per somministrazione di dosi elevate e saturazione del sistema enzimatico, il metabolismo non avviene in maniera lineare.

L'infusione della sostanza determina accumulo (anche delle sostanze attive) e allunga l'effetto, dopo sospensione della somministrazione. Nei pazienti anziani, il fabbisogno è minore, probabilmente per variazione del volume di distribuzione e non per una maggiore sensibilità cerebrale.

> **Alterazioni della funzione epatica allungano l'effetto del trapanale.**

**Dosaggio**

Per infusione continua: 0,5-2 mg/kg di peso corporeo/ora.

#### Effetti collaterali

Sono assimilabili a quelli del metoexital. L'alterazione del sistema immunitario è, comunque, più accentuata. Si deve, inoltre, considerare l'effetto di induzione enzimatica a livello epatico, meno evidente che non con l'impiego di metoexital. Il tiopentale può, come tutti gli altri barbiturici, indurre una Porfiria intermittente acuta od una Porfiria variegata.

## 17.7.3 Propofol

Il propofol, 2,6-diisopropilfenolo, è un ipnotico insolubile in acqua ed un anestetico endovenoso senza effetto analgesico. Il preparato disponibile in commercio è un'emulsione acquosa di semi di soia. L'effetto centrale si esplica per accentuazione dell'effetto inibitorio determinato dal GABA. Per l'elevata solubilità in soluzione lipidica, l'effetto della molecola è immediato, così come rapido è il risveglio per distribuzione della sostanza dal cervello in altri compartimenti. In virtù del breve effetto, il propofol deve essere somministrato continuamente. Lo svantaggio è l'alterazione della funzione cardiovascolare. Effetti desiderati sono a livello cerebrale: riduzione del fabbisogno di ossigeno, dell'irrorazione cerebrale e della pressione endocranica.

**Dosaggio**

**Suggerimenti per il Propofol**

Per infusione continua: 1,5-2,5 mg/kg di peso corporeo per ora, da adattare a seconda dell'effetto.

Per l'analgosedazione, è consigliabile la combinazione con oppioidi.

#### Effetti collaterali

- Ipotensione per vasodilatazione ed effetto inotropo negativo;
- Aumento dei trigliceridi a catena lunga nel plasma, per somministrazione a lungo termine con caricamento dell'attività del sistema reticolo-endoteliale: attenzione quindi nei pazienti con sindrome da disfunzione multi- organo (MODS) od alterazione multi - organica;
- Possibili alterazioni neurologiche nei bambini;
- Liberazione di istamina da parte delle "mastzellen".

**Per la sua particolare tolleranza e la mancanza dell'effetto miorilassante, in molte unità di terapia intensiva è il farmaco di scelta per la sedazione di pazienti ventilati con modi che prevedono la respirazione spontanea.**

### 17.7.4 Ketamina

Il derivato feniciclidinico determina una "anestesia dissociativa", una condizione di catalessia con analgesia ed amnesia. Non viene impiegata di "routine" nella sedazione del paziente ma, soprattutto quando altre sostanze non sono più efficaci o quando si debba procedere con procedure brevi e dolorose, per le quali si richieda analgesia e sedazione. Effetti indesiderati sono allucinazioni ed agitazione nella fase di risveglio, sebbene questi effetti possano essere inibiti o minimizzati dalla contemporanea somministrazione di benzodiazepine.

La sostanza stimola, attraverso meccanismi cerebrali, il sistema cardiovascolare e può determinare tachicardia ed ipertensione. Sul miocardio, la ketamina agisce con effetto inotropo negativo.

Determina, inoltre, incremento del fabbisogno di ossigeno e dell'irrorazione cerebrale e, nei pazienti con respiro spontaneo, anche della pressione endocranica. L'effetto depressivo sull'attività respiratoria è minimo. Il metabolismo avviene a livello epatico, la principale sostanza derivata è la norketamina, il tempo di dimezzamento è compreso tra 2,5 e 3 ore. Per gli effetti centrali indesiderati, viene impiegata solo occasionalmente per la sedazione e l'analgesia in pazienti ventilati in terapia intensiva.

Un'indicazione specifica è lo stato asmatico, che non può essere controllato con altri farmaci; la ketamina ha, infatti, anche effetto broncodilatatore.

**Dosaggio**
**Suggerimenti per la ketamina**
Per infusione continua: 30-60 mg/ora, corrispondenti a 0,5-1 mg/kg di peso corporeo /ora.

### 17.7.5 Deidrobenzoperidolo (DHBP) e aloperidolo

I neurolettici, come deidrobenzoperidolo (DHBP), inducono una sindrome neurolettica. Potenziano, inoltre, l'effetto di oppiacei, bloccano i recettori α-adrenergici e hanno azione antiemetica. L'effetto cardiovascolare – ipotensione – è minimo e temporaneo.

Per sedare un paziente in tempi lunghi, vengono spesso associati agli oppioidi, eventualmente anche alle benzodiazepine, come il midazolam. Il vantaggio è la minima depressione respiratoria ed una spasmolisi bronchiale (impiego con successo descritto in alcuni casi di spasmo bronchiale).

Per il trattamento della sindrome delirante nella fase di svezzamento del trattamento intensivo, viene impiegato anche l'aloperidolo.

Il tempo di dimezzamento dell'DHBP è di ca. 2,5 ore, l'effetto comunque, per legame con recettori centrali, dura più a lungo.

Vantaggi della combinazione dell'DHBP con gli oppiacei, sono:
- Buona stabilità cardiovascolare;
- Cooperazione, con possibilità di valutazione neurologica del paziente.

In caso di paura o forte stress deve essere associata una benzodiazepina.

**Dosaggio**
**Suggerimenti per il DHBP (ampio spettro terapeutico):**
Per infusione continua: 2,5-15 mg/h corrispondenti a ca. 60-350 mg/giorno.

Simili quantità possono essere impiegate anche nel trattamento degli stati di agitazione o di delirio.

Alternativa: aloperidolo, somministrazione intermittente di 2,5-5 mg ad effetto.

**In Germania il DHBP, a causa degli effetti tossici (rari) indesiderati a livello cardiaco (sindrome-QT), è stato ritirato dal commercio.**

### 17.7.6 Clonidina

Ha effetto antagonista a livello dei recettori α-periferici. Per tale motivo, viene impiegato in terapia intensiva negli stati ipertensivi. La clonidina abbassa la pressione arteriosa, per il suo effetto stimolante sui recettori α-2 a livello centrale, inibendo quindi il tono simpatico. Ha inoltre effetto sedativo ed ansiolitico. Per questo la sostanza viene anche impiegata nella sindrome da astinenza da alcol e da oppiacei. Nella sua somministrazione endovenosa o peridurale, insieme ad oppioidi, mostra effetto analgesico.

**Nei pazienti in terapia intensiva, la clonidina viene impiegata per i seguenti scopi:**
- Prevenzione e trattamento dello stato delirante alcolico;
- Come supplemento alle benzodiazepine, quando l'effetto sedante non è sufficiente;
- Riduzione della dose degli oppiacei in caso di somministrazione combinata;
- Prolungamento della durata dell'effetto, cioè miglioramento della qualità analgesica, in combinazione con oppiacei od anestetici locali.

**Dosaggio**

**Suggerimenti per la clonidina:**

Per somministrazione continua: 40-180 mg/ora corrispondenti a ca. 0,8-4,5 mg/giorno.

**Effetti collaterali**
- Ipotensione;
- Bradicardia;
- Forte effetto sedante;
- Riduzione della motilità gastrointestinale.

#### Dexmedetomidina

In futuro, verrà probabilmente impiegata una molecola a "pura" azione $\alpha_2$-agonista adeguata alla terapia sedante ed analgesica del paziente in terapia intensiva (negli Stati Uniti già approvata). La dexmedetomidina agisce, fondamentalmente, in maniera simile alla clonidina, ma presenta delle particolari proprietà: i pazienti ventilati in terapia intensiva, permangono in uno stato di sonno in assenza di stimoli esterni, ma possono essere svegliati e quindi essere cooperativi. Anche ad elevati dosaggi, sembra non avere influenza sull'attività respiratoria.

## 17.8 Analgesici

I pazienti in terapia intensiva, soprattutto a seguito di interventi chirurgici estesi o per importanti ferite, presentano una forte sintomatologia dolorosa.

> **Il dolore deve essere trattato con analgesici e non con sedativi od addirittura con rilassanti muscolari.**

Particolarmente adatti al trattamento della sintomatologia dolorosa nei pazienti ventilati sono i forti analgesici come gli oppioidi (morfina). Gli analgesici ad azione antipiretica quali ibuprofene, diclofenac, metamizolo e paracetamolo non sono adatti, come sostanze impiegate singolarmente, nella terapia del dolore dei pazienti in terapia intensiva.

Nella terapia antidolorifica, devono essere osservate le seguenti condizioni:
- Condizioni dolorose persistenti devono essere trattate per infusione continua di oppioidi poiché, in questo modo, la concentrazione rimane costante, effetto che non si ottiene con la somministrazione intermittente, con la quale può sussistere una sensazione dolorosa costante.
- Per provvedimenti terapeutici, diagnostici od infermieristici, compresa la fisioterapia, gli oppioidi possono essere somministrati in forma di bolo, anche in associazione ad una infusione di base continua.
- Gli oppioidi non devono essere somministrati singolarmente, ma associati ai sedativi.

### 17.8.1 Oppioidi

Rappresentano, ancora oggi, i farmaci più comunemente impiegati per la sedazione e l'analgesia dei pazienti in terapia intensiva. Gli effetti più importanti sono:

17

- Analgesia;
- Depressione respiratoria;
- Soppressione del riflesso della tosse;
- Sonnolenza, sedazione;
- Euforia;
- Variazione delle funzioni mentali;
- Ipotensione;
- Costipazione;
- Nausea e vomito;
- Antidiuresi;
- Prurito.

Grazie alla depressione respiratoria ed alla soppressione del riflesso della tosse, viene aumentata la tolleranza al tubo endotracheale. L'effetto inibitorio del respiro autonomo può, però, determinare un ritardo nel ristabilirsi di una sufficiente respirazione spontanea. Altri effetti collaterali sono:

- Sviluppo di tolleranza con perdita dell'effetto analgesico:
- Sviluppo di una dipendenza dopo somministrazione di lunga durata.

**Meccanismo d'azione.** L'effetto degli oppiacei dipende dall'interazione con specifici recettori: $\alpha$, $\kappa$, $\sigma$ e $\delta$. Anche un certo numero di effetti collaterali è correlato all'azione su questi recettori. L'effetto terapeutico può essere sospeso, per somministrazione di specifici antagonisti. In terapia intensiva, vengono impiegati oppioidi del tipo agonista. La scelta di una delle sostanze avviene secondo preferenza ed esperienza personali.

**La somministrazione degli oppioidi deve essere possibilmente associata ad un sedativo, ad es. Midazolam o Propofol, per evitare il pericolo di sviluppo di tolleranza e dipendenza.**

### Morfina

La morfina è la sostanza di riferimento degli oppioidi, il suo effetto analgesico viene classificato con 1.

La sua potenza come analgesico è inferiore rispetto ai potenti oppioidi quali Fentanil, Alfentanil, Remifentanil e Sufentanil. Per questo, viene raramente impiegata. Dal suo metabolismo deriva la forma attiva morfina-6glucuronide. Nei pazienti affetti da insufficienza renale, si deve valutare la possibilità di accumulo ed eccessivo dosaggio.

> **Dosaggio**
> **Suggerimenti per la morfina in combinazione con un sedativo:**
> 2-4 mg/kg di peso corporeo, corrispondenti a 50-100 mg/giorno.

### Fentanil

La sua potenza analgesica è di ca. 100-150 volte quella della morfina. L'effetto massimo si raggiunge dopo ca. 5 minuti dalla somministrazione endovenosa. Il tempo di dimezzamento è di ca. 1,5-5 ore. Nei pazienti in terapia intensiva viene spesso associato alle benzodiazepine. Il metabolismo avviene a livello epatico. La dose deve essere valutata individualmente.

> **Dosaggio**
> **Suggerimenti per il Fentanil**
> Per infusione continua 0,05-0,5 mg/ora corrispondenti a circa 1-8 mg/giorno.

### Alfentanil

Agisce più rapidamente e brevemente ed ha una potenza analgesica 4 volte inferiore rispetto al fentanil. Il tempo di dimezzamento è di ca. 1,5 ore. Il metabolismo avviene a livello epatico. Si presta bene per una analgosedazione di breve-media durata, soprattutto in combinazione con un sedativo od un neurolettico.

> **Dosaggio**
> **Suggerimenti per l'Alfentanil:**
> Per infusione continua: 0,5-2,5 mg/ora corrispondenti a ca. 18-25 mg/die
> Completata da iniezioni di boli: ca. 0,5-1 mg/die.

### Sufentanil

È attualmente, con effetto 1000 volte superiore alla morfina, l'oppioide più potente, da 7 a 10 volte maggiore del Fentanil, con un effetto sedante particolarmente accentuato. Per questo, il suo impiego è preferito in molti reparti di terapia intensiva.

**Dosaggio**

**Suggerimenti per il Sufentanil:**
Per infusione continua: dose d'attacco con 1 microgrammo/kg di peso corporeo/ora;
Dose di mantenimento; 0,5-0,75 microgrammi/kg di peso corporeo/ora.

Gli oppioidi possono essere somministrati anche nello spazio peridurale, con un catetere, in combinazione ad anestetici locali.

### 17.8.2 Analgesici non steroidei (NSAID)

A paragone degli oppioidi, queste sostanze mostrano effetto analgesico notevolmente inferiore.

Sono inadeguati alla somministrazione singola per la terapia antidolorifica dei pazienti in terapia intensiva.

Possono, però, con attenzione agli eventuali effetti collaterali, essere associati agli "nell'analgesia multimodale".

Durante la fase di svezzamento, consentono la riduzione delle dosi di oppioidi. La respirazione spontanea viene meno compromessa.

I più importanti effetti collaterali sono:

- Con gli antinfiammatori non steroidei (NSAID), come l'aspirina e il diclofenac: induzione di uno spasmo bronchiale, allungamento del tempo di emostasi, emorragie gastriche ed alterazioni della funzionalità renale (soprattutto in caso di ipovolemia).
- Per il paracetamolo: alterazioni della funzione epatica (solo per eccessivo dosaggio).
- Per la Novalgina: granulocitopenia, sintomi tipo "shock" nell'infusione rapida, per questo somministrazione in infusione breve. Controindicata nell'insufficienza renale.

**Dosaggio**

**Suggerimenti per gli adulti:**
Aspirina: 4 volte 500-1000 mg/die (endovena o per via orale);
Paracetamolo 4 volte 1000 mg/giorno (endovena o per via orale);
Diclofenac: da 1 a 2 volte 100 mg/die(per via orale o rettale).

## 17.9 Suggerimenti attuali circa l'impiego di analgesici e sedativi nella corrente pratica europea

Secondo studi prospettici randomizzati circa l'impiego di sedativi nei pazienti ventilati in terapia intensiva, i loro vantaggi e svantaggi sono relativamente pochi. Da un lavoro pubblicato negli Stati Uniti del 2002, si sono definite delle linee guida circa il grado di evidenza e si sono stilati i seguenti suggerimenti circa l'impiego di farmaci (A = elevata evidenza – poco suggerito, C = bassa evidenza – fortemente suggerito):

- **Analgesici:**
  - Quando è necessaria la somministrazione di oppioidi endovena, le sostanze di prima scelta sono fentanil, idromorfone o morfina (grado C).
  - Se è prevista la somministrazione programmata o l'infusione continua, una migliore analgesia si raggiunge con una terapia a seconda del bisogno. Quando il paziente è cooperativo ed in grado di comunicare, può essere impiegata una pompa-PCA (grado C).
  - Il fentanil è l'oppioide da preferire per una analgesia rapida in pazienti con sintomatologia dolorosa particolarmente accentuata (grado C).
  - Fentanil e idromorfone sono gli oppioidi da preferire in caso di pazienti con instabilità emodinamica od insufficienza renale (grado C).
  - Morfina ed idromorfone, per la loro lunga durata d'effetto, sono gli oppioidi da preferire per una terapia antidolorifica intermittente (discontinua) (grado C).

  - Gli antinfiammatori non steroidei ed il paracetamolo in determinati pazienti, possono essere associati agli oppioidi (grado B).
- **Sedativi:**
  - L'impiego di sedativi deve seguire ad una adeguata terapia antidolorifica ed al trattamento di cause psicologiche reversibili (grado C).
  - Midazolam o diazepam sono le sostanze di scelta per sedare rapidamente un paziente in stato di agitazione acuta (grado C).
  - Propofol è il farmaco di scelta quando non si desidera un rapido risveglio (ad es. per controllo neurologico o nelle preparazione all'estubazione) (grado di suggerimento B).
  - Midazolam può essere somministrato quando il paziente deve essere sedato per breve tempo, in quanto la somministrazione per un periodo superiore a 48-72 ore, può indurre un effetto imprevedibilmente lungo (grado A).
  - Lorazepam – per somministrazione intermittente o continua – viene consigliato per sedare i pazienti (grado B).
  - L'aloperidolo è la sostanza di scelta per il trattamento dello stato delirante nei pazienti con gravi patologie (grado C).

Si deve inoltre ricordare che alcuni preparati impiegati in Europa non vengono somministrati negli Stati Uniti nei pazienti in terapia intensiva (ad es. Sufentanil) e, quindi, non sono stati considerati nello studio. Altri, come Lorazepam ed Idromorfone, sono raramente o per nulla impiegati in Europa.

Da uno studio del 2001 circa l'impiego di sedativi in Europa (647 reparti di terapia intensiva in diverse nazioni), si sono ottenuti i risultati riportati di seguito:

- **Analgesici:**
  - La morfina viene impiegata nel 33% dei reparti di terapia intensiva (Norvegia, Inghilterra, Irlanda, Svezia, Olanda, Spagna e Portogallo);
  - Il fentanil viene utilizzato nel 33% dei reparti di terapia intensiva (Germania, Francia e Italia);
  - Il sufentanil viene impiegato nel 24% dei reparti di terapia intensiva (Austria, Belgio e Lussemburgo).
- **Sedativi:**
  - Il midazolam viene usato nel 67% dei reparti di terapia intensiva (Germania, Austria, Francia, Olanda e Norvegia);
  - Il propofol viene utilizzato nel 35% dei reparti di terapia intensiva.

**Le combinazioni** più frequenti sono:

- **Propofol con Sufentanil** in Germania, Belgio, Lussemburgo e Svizzera;
- **Midazolam con Fentanil** in Francia;
- **Midazolam con Morfina** in Norvegia.

Le linee guida S2 del 2005 della Società Tedesca di Anestesia e Terapia Intensiva suggeriscono i dosaggi indicati nella Tabella 17.2 per la somministrazione continua di analgesici e sedativi e nella Tabella 17.3 le dosi adatte di sedativi ed analgesici come terapia aggiuntiva.

## 17.10 Rilassamento muscolare

L'indicazione all'impiego di farmaci ad azione miorilassante, nei pazienti ventilati in terapia intensiva, deve essere posta con molta cautela. Secondo i moderni concetti della terapia respiratoria artificiale, che prevede il ripristino quanto prima dell'attività autonoma del paziente, l'integrazione nel piano terapeutico di rilassanti muscolari occupa una posizione contraddittoria. Inoltre, i tempi lunghi di miorilassamento possono portare a gravi complicazioni.

> Secondo i moderni concetti della terapia respiratoria meccanica, l'impiego di rilassanti muscolari è indicato solo in casi eccezionali.

### 17.10.1 Indicazioni

I rilassanti muscolari sono impiegati in tutte le classi d'età, spesso purtroppo in maniera non critica ed addirittura di "routine", non raramente anche per comodità.

Le più importanti indicazioni sono:

- Intubazione endotracheale;
- Facilitazione della ventilazione meccanica, nelle gravi alterazioni della ventilazione e dell'ossigenazione;

**Tab.17.2.** Farmaci impiegati come sedativi, analgesici e per l'inibizione vegetativa (secondo le linee guida S2 della Società Tedesca di Anestesia e Terapia Intensiva). Tutti i dosaggi sono suggeriti per adulti di età media e normale peso corporeo (60-80 kg); i prezzi indicati sono derivati dalla *Rote Liste* tedesca (25/7/2004)

| Farmaco | Concentrazione (mg/50 mL) | Concentrazione (mg/mL) | Dosaggio (mg (µg)/kg di peso corporeo/ora) | | Metaboliti attivi | Infusione continua (ml/ora) | | Costi giornalieri (€) |
|---|---|---|---|---|---|---|---|---|
| | | | basso | alto | | basso | alto | |
| Propofol 2% | 1000 | 20 | 0,80 mg | 4 mg | no | 3,0 | 14 | 66,50-199,50 |
| Midazolam | 90 | 1,8 | 0,01 mg | 0,18 mg | sì (sedazione prolungata) | 0,5 | 6,9 | 18,78-131,46 |
| Remifentanil | 5 | 0,1 | 1,50 µg | 18 µg | no | 1 | 12 | 35,80-214,79 |
| Fentanil | 1,5 | 0,03 | 0,9 µg | 3,5 µg | no (accumulo) | 2,0 | 8,0 | 11,50-46,01 |
| Sufentanil | 0,5 | 0,01 | 0,15 µg | 0,7 µg | no | 2,0 | 10,0 | 25,12-125,62 |
| Ketamina* | 2500 | 50 | 0,4 mg | 3,0 mg | sì | 0,6 | 4,0 | 75,32-150,64 |
| Clonidina | 2,25 | 0,045 | 0,32 µg | 1,3 µg | no | 0,6 | 2,0 | 9,00 |

* Se viene impiegata S Ketamina, la dose deve essere dimezzata

**Tab.17.3.** Possibile terapia aggiuntiva (secondo le linee guida S2 della Società Tedesca di Anestesia e Terapia Intensiva). Tutti i dosaggi sono suggeriti per adulti di età media e normale peso corporeo (60-80 kg); i prezzi indicati sono derivati dalla *Rote Liste* tedesca (25/7/2004)

| Farmaco | Dosaggio | Tempo di dimezzamento terminale | Metaboliti attivi | Costi per singola somministrazione (€) |
|---|---|---|---|---|
| Piritramide | 3,75-15 mg endovena | 4-10 ore | no | 3,22 |
| Petidina | 12,5-50 mg endovena | 3-12 ore | no | 3,14 |
| Paracetamolo | 4 volte 1 g endovena al giorno | 2,7-3,5 ore | no | 3,27 |
| Metamizolo | 1000-2500 mg endovena come breve infusione; dose giornaliera: fino a 5000 mg/24 ore | 2,7-11,5 ore | sì | 1,32-3,11 |
| Diclofenac | 50-100 mg come supp.; dose giornaliera: 150-200 mg | 1-2 ore | no | 0,34-0,45 |
| Analgesia peridurale | ropivacaina 0,2 % 10-20 mg/ora (5-10 ml/ora); eventualmente + oppioidi a infusione continua | 3 ore | no | 25,21 |
| | 7-15 ml bupivacaina 0,25%, 3 e fino a 4 volte al giorno | 1,5-5,5 ore | | 1,50-5,50 |
| Blocco nervo femorale | 20-30 ml ropivacaina 0,2% oppure 20-30 ml bupivacaina 0,25% | | | |

- Ventilazione di pazienti con elevata pressione endocranica;
- Condizioni di estrema agitazione, nonostante l'impiego ad alto dosaggio di sedativi;
- Trattamento essenziale nelle forme gravi di tetano;
- Immobilizzazione in caso di procedure quali ossigenazione extracorporea a membrane (ECMO), "bypass" del cuore sinistro.

**I miorilassanti non devono essere somministrati se il paziente non è sufficientemente sedato, poiché queste sostanze non hanno proprietà sedative.**

**Intensità del blocco.** Per definire meglio la dose di rilassante muscolare necessaria, è consigliato l'uso di uno stimolatore nervoso, con il quale si può valutare regolarmente la funzione neuro-muscolare.

**Un rilassamento muscolare completo, del 100%, non è necessaria per la ventilazione del paziente in terapia intensiva.**

### 17.10.2 Scelta dei farmaci

I rilassanti muscolari impiegati in terapia intensiva nei pazienti ventilati, quando è desiderato un tempo d'azione medio-lungo, sono del tipo non depolarizzante: Atracurio, cis-Atracurio, Vecuronio, Rocuronio, Mivacuronio e Pancuronio. Possono essere somministrate per infusione continua (Atracurio, cis-Atracurio, Mivacuronio) o come boli. Nell'insufficienza renale, l'azione di Vecuronio, Rocuronio e Pancuronio, è prolungata. Pancuronio ha anche azione simpaticomimetica e può indurre tachicardia ed ipertensione. Atracurio induce liberazione di istamina, con possibile ipotensione. Il vantaggio dell'impiego di Atracurio e cis-Atracurio è la loro eliminazione (eliminazione Hofmann), indipendente dalla funzionalità renale ed epatica. Mivacuronio subisce metabolismo plasmatico, per azione delle colin-esterasi.

**Per le loro proprietà farmaco-cinetiche, Atracurio e cis-Atracurio, sono i rilassanti muscolari di prima scelta, ai fini di un rilassamento muscolare di lunga durata.**

#### Succinilcolina

È il rilassante muscolare depolarizzante di prima scelta, per l'intubazione endotracheale. Comunque, bisogna osservare le seguenti controindicazioni:

- Trauma multiplo;
- Ustioni;
- Lunghi periodi di immobilizzazione;
- Iperpotassiemia;
- Paralisi;
- Deficit di pseudocolinesterasi;
- Sindrome di Guillain-Barrè;
- Neuropatie periferiche;
- Sospetto di Ipertermia Maligna;
- Miotonia.

In questi pazienti è consigliata un'intubazione (fibroscopica) senza miorilassanti, oppure l'impiego di un rilassante muscolare come il Rocuronio, che ha una breve insorgenza d'azione, come la succinilcolina, ma la cui durata è tale a quella del gruppo dei non depolarizzanti (medio-lunga). La dose deve, però, essere maggiore (fino a 0,9 mg/kg di peso corporeo).

### 17.10.3 Svantaggi e complicazioni del rilassamento muscolare

**Importanti svantaggi sono:**
- Possibile, non riconosciuto, risveglio del paziente in condizioni di completo rilassamento muscolare;
- Difficoltosa valutazione neurologica;
- Incremento del pericolo di soffocamento, per inavvertita disconnessione dal ventilatore;
- Possibile aumento del rischio di embolia da trombi;
- Pericolo di atrofia muscolare, soprattutto della muscolatura respiratoria;
- Possibile mantenimento della paralisi muscolare dopo la fase di somministrazione del miorilassante.

**Risveglio durante il rilassamento muscolare.** Durante il rilassamento muscolare di un paziente ventilato in terapia intensiva, sussiste il pericolo di un risveglio e di vivere consapevolmente la paralisi. Si deve sempre tenere a mente il concetto: non rilassare il paziente che non è adeguatamente sedato. Inoltre, un paziente immobile non è necessariamente un paziente sedato in modo adeguato.

**Prolungamento del rilassamento muscolare.** Nonostante non si possa chiarire il fenomeno da un punto di vista farmaco-cinetico, esiste la possibilità di un prolungamento dell'azione del rilassante muscolare, dopo la sospensione della sua somministrazione.

Le cause sono sconosciute, anche se sembra giochi un ruolo importante, come concomitante fattore di rischio, la somministrazione di cortisonici. Il fenomeno del mantenimento del miorilassamento, deve essere differenziato dalla "neuropatia dei pazienti in terapia intensiva", espressione di una partecipazione di strutture nervose e muscolari ad una grave sepsi o ad una disfunzione multi- organo. Entrambe le alterazioni funzionali, rendono più difficile lo svezzamento dal respiratore.

## Letture consigliate


Bolton CF (1993) Neuromuscular abnormalities in critically ill patients. Intensive Care Med 19:309-310

Diefenbach C (1993) Neuromuskuläres Monitoring. Urban & Schwarzenberg, München Wien Baltimore

Hamilton-Farell MR, Hanson GC (1990) General care of the ventilated patient in the intensive care unit. Thorax 45:962-969

Izurieta R, Rabatin JT (2002) Sedation during mechanical ventilation: a systematic review. Crit Care Med 30:2644-2648

Jacobi J, Fraser GL, Coursin DB and the Task Force of the American College of Critical Care Medicine (ACCM) of the Society of Critical Care Medicine (SCCM) (2002) Clinical practice guidelines for the sustained use of sedatives and analgesics in the critically ill adult. Crit Care Med 30:119-141

Kehlet H, Dahl JB (1993) The value of »multimodal« or »balanced analgesia« in postoperative pain treatment. Anaesth Analg 77:1048-1056

Kong KL, Ho RTF (1992) Sedation in intensive care. Curr Anaesth Crit Care 3:221-226

Mendel PR, White PF (1993) Sedation in the critically ill patient. Int Anesthesiol Clinics 31:185-200

Pollard BJ (1993) Neuromuscular blocking agents in intensive care. Intensive Care Med 19:39-S39

Radke J (1992) Analgosedierung des Intensivpatienten. Anaesthesist 41:793-808

Ramsey MA, Savege TM, Simpson BR, Goodwin R (1974) Controlled sedation with alphaxalone-alphadolone. BMJ 2:656-659

Society of Critical Care Medicine, American Society of Health-System Pharmacists (2002) Sedative, analgesia, and neuromuscular blockade of the critically ill adult: Revised clinical practice guidelines for 2002. Crit Care Med 30:117-118

Soliman HM, Melot C, Vincent JL (2001) Sedative and analgesic practice in the intensive care unit: the results of a european survey. Br J Anaesth 87:183-185

Walting SM, Dasta JF (1994) Prolonged paralysis in intensive care units patients after the use of neuromuscular blocking agents: A review of the literature. Crit Care Med 22:884-893


## Analgo-sedazione


Devlin JW (2008) The pharmacology of oversedation in mechanically ventilated adults. Curr Opin Crit Care 14:403-407

Martin J, Spies C (2007) Analgosedierung des Intensivpatienten. In: Kuhlen R, Rossaint R (eds) Evidenzbasierte Medizin in Anästhesie und Intensivmedizin, 2 edn. Springer, Berlin Heidelberg New York

Martin J, Bäsell K, Bürkle H et al (2005) Analgesie und Sedierung in der Intensivmedizin – Kurzversion. S2-Leitlinien der Deutschen Gesellschaft für Anästhesiologie und Intensivmedizin. Anästhesiol Intensivmed 46: 1-20

# Assistenza polmonare

L'assistenza polmonare appartiene ai più importanti provvedimenti di tutela dei pazienti in terapia intensiva, soprattutto durante il sostegno meccanico della respirazione. Nessun'altra assistenza è così importante ed influente sulla funzionalità degli organi vitali, come quella del distretto polmonare. La necessità di una tutela polmonare intensiva deriva dalle particolarità dell'intubazione endotracheale e della ventilazione meccanica. Il tubo sospende le funzioni del tratto respiratorio superiore, motivo per cui i gas respiratori non vengono più sufficientemente riscaldati, umidificati e filtrati. Il riflesso della tosse viene compromesso, per la presenza del tubo o per la somministrazione di analgesici e sedativi o completamente annullato, per impiego di miorilassanti. La produzione di secreti aumenta, a causa della ventilazione meccanica e per lo stimolo determinato dal tubo. La "clearance" mucociliare è ridotta.

**La terapia meccanica respiratoria può, paradossalmente, peggiorare lo scambio gassoso polmonare, quando gli effetti collaterali indesiderati non vengono limitati o risolti da adeguati provvedimenti di assistenza e custodia polmonare.**

**I più importanti provvedimenti dell'assistenza polmonare sono:**
- Umidificazione e riscaldamento dell'aria inspirata;
- Aspirazione di secreti bronchiali;
- Terapia fisica.

## 18.1 Umidificazione e riscaldamento dei gas respiratori

L'umidificazione ed il riscaldamento dell'aria inspirata, sono compiti normalmente assolti dal tratto respiratorio superiore. Il contenuto acqueo dei gas respiratori dipende dalla temperatura e dalla pressione: quanto più alta è la temperatura, tanto maggiore sarà l'umidificazione; quanto maggiore è la pressione, tanto minore sarà il contenuto d'acqua. A livello della carena tracheale, la miscela dei gas respiratori ha raggiunto la temperatura corporea ed è completamente, fino al 100%, saturata di acqua. È definito limite di saturazione isotermica, l'assunzione massima possibile di acqua a ciascun valore di temperatura.

**Umidificazione assoluta (assoluto contenuto d'acqua).** È la reale quantità di vapore acqueo nell'aria ad una determinata temperatura. L'unità di misura dell'umidità assoluta è mg d'$H_2O$/l o g d'$H_2O$/metro cubo di aria o gas.

**Umidificazione relativa.** Il valore è dato in percentuale e rappresenta la quantità massima possibile d'acqua – ad una determinata temperatura – presente nell'aria. Il valore massimo è il 100%. Alla temperatura corporea, l'aria inspirata è umidificata al 100%, quando contiene 44 g d'$H_2O$ per metro cubo di aria. L'assunzione di acqua nell'aria inspirata può aumentare, per innalzamento della temperatura.

**Da ricordare**

Il contenuto di acqua nella miscela gassosa respiratoria, cioè l'umidificazione, a 37 °C equivale a 44 mg/l, la pressione parziale dell'acqua ($pH_2O$) è di 47 mmHg.

Un normale contenuto di acqua nella miscela di gas respiratori è importante per la motilità delle ciglia, l'integrità della mucosa e per una sufficiente fluidificazione dei secreti bronchiali.

### 18.1.1 Effetti dell'intubazione sull'umidificazione dei gas respiratori

Il tubo endotracheale, che venga posizionato per via nasale od orale, e la cannula endotracheale, sospendono la funzionalità del tratto respiratorio superiore. Si verifica un'alterazione dei processi di umidificazione, riscaldamento ed auto-pulizia, soprattutto perché i gas della respirazione meccanica, prelevati dalla fonte centrale o da contenitori, sono secchi e relativamente freddi. Anche senza intubazione, la somministrazione di una quantità elevata di flusso di aria fresca attraverso una sonda nasale od una maschera respiratoria, può ridurre notevolmente il contenuto di acqua dell'aria inspirata. Se la presenza di aria secca e fredda nelle vie aeree per un breve periodo di tempo, come durante il trasporto del paziente oppure una anestesia generale di non lunga durata, sono generalmente innocue, in caso di tempi lunghi, si devono considerare le seguenti **complicazioni**:

- Alterazione della motilità ciliare;
- Incremento della consistenza dei secreti e ritenzione fino alla possibile ostruzione del tubo;
- Alterazioni della mucosa;
- Tracheiti, bronchiti e polmoniti;
- Raffreddamento del paziente.

Pertanto vale che:

> **In tutti i pazienti intubati o con cannula tracheale, l'aria inspirata deve essere sufficientemente umidificata e riscaldata.**

L'umidificazione ed il riscaldamento dei gas inspirati, viene anche definito **condizionamento gassoso.** Avviene grazie ad umidificatori riscaldati presso il, cosiddetto, "naso artificiale".

## 18.1.2 Tecniche di condizionamento gassoso

Il gas inspiratorio può essere umidificato e riscaldato in modo attivo o passivo. Nelle tecniche attive – umidificatori e nebulizzatori – vengono direttamente forniti calore ed umidità all'aria inspirata. Nelle metodiche passive, il calore e l'umidità prodotte dal corpo, durante l'espirazione, vengono conservate, grazie ad un filtro e, durante l'inspirazione, restituite alla miscela inspirata ("naso artificiale"). Durante l'umidificazione artificiale, il contenuto di acqua della miscela inspirata deve essere limitato a 25-35 mg d'$H_2O$ per litro. Per elevato contenuto di acqua nella miscela gassosa, esiste il pericolo di eccessiva umidificazione ed iperidratazione del paziente con riduzione della FRC e della "compliance" polmonare.

### Vaporizzatori e nebulizzatori

Nei pazienti ventilati, per l'umidificazione dell'aria, vengono di "routine" impiegati vaporizzatori riscaldati. Nonostante diversi principi di funzionamento di ciascuno strumento, la loro efficienza è paragonabile. In casi favorevoli, è possibile raggiungere un'umidificazione della miscela gassosa fino al 100%. Alcuni strumenti sono servo-controllati, viene cioè prefissata una desiderata temperatura gassosa, mantenuta costante dal vaporizzatore, grazie ad un sensore posto in corrispondenza del tubo. Questo reagisce, comunque, lentamente e fornisce solo una temperatura media, mentre quella reale dei gas respiratori oscilla, per la ciclicità del flusso gassoso. Per raggiungere la temperatura fissata al sensore, quella presente nel "reservoir" del vaporizzatore deve essere più alta. Durante il suo percorso dal "reservoir" verso il paziente, i gas respiratori si raffreddano. In tal modo, si forma acqua condensata, che decade nei sistemi di conduzione.

**Umidificazione a caldo.** Nei vaporizzatori a flusso, il gas inspiratorio fluisce attraverso l'acqua riscaldata a circa 37 °C. L'umidificazione avviene secondo il principio a cascata, nel quale l'acqua fluisce in un sottile "film" a cascata e diffonde attraverso una grata od una rete. La temperatura dell'acqua può essere aumentata da elementi riscaldanti, in modo da raggiungere un'umidità relativa del 100%. La metodica è molto efficace, sebbene esista il pericolo di un riscaldamento eccessivo dei gas respiratori. Inoltre, nel mantenimento dell'attività spontanea, il lavoro respiratorio può aumentare tanto che il paziente è costretto ad esercitare più forza contro le aumentate resistenze nelle vie aeree, per adeguarsi al respiratore.

**Vaporizzatori.** L'aria inspirata fluisce sulla superficie dell'acqua riscaldata ed assume umidità e calore ("vaporizzatori Pass-over"). Il vantaggio è la mancanza dell'incremento delle resistenze nelle vie aeree. Per questo, nel mantenimento della respirazione autonoma, vengono preferibilmente impiegati vaporizzatori "Pass-over".

**Nebulizzatori.** A differenza dell'umidificazione, nella quale l'acqua è presente in forma molecolare, questi strumenti ne provocano una nebulizzazione, con formazione di gocce di diversa dimensione (aerosol), a seconda del principio di costruzione. Nebulizzatori sonografici producono una nebulizzazione con dimensioni comprese tra 0,5 e 3 micrometri, che possono essere trasportate da un flusso di gas. Sebbene possano indurre qualsiasi grado di umidificazione, la quantità di acqua nebulizzata è notevolmente maggiore di ciascun nebulizzatore convenzionale. Le particelle di acqua sono in parte così piccole che possono essere assimilate dagli alveoli direttamente nel sangue (pericolo di iperidratazione). Poichè l'aria umidificata inspirata deve contenere una miscela di particelle di dimensioni comprese tra 1 e 10 micrometri, la nebulizzazione indotta dalla sonografia, di spessore univoco, può avere effetti indesiderati. Inoltre, i nebulizzatori sonografici possono provocare incremento delle resistenze nelle vie aeree ed, eventualmente, ledere i polmoni. Pertanto vale che:

**I vaporizzatori sonografici non devono essere impiegati per l'umidificazione della miscela d'aria inspirata nei pazienti intubati.**

L'indicazione più importante per l'utilizzo dei nebulizzatori è la somministrazione di farmaci per aerosol.

**Umidificazione a freddo.** Il gas fluisce nel suo percorso verso il paziente, attraverso acqua fredda. A causa del mancato riscaldamento, è possibile solo una minima assunzione di acqua. Per questo gli strumenti a freddo vengono impiegati per l'umidificazione dell'ossigeno, nell'insufflazione con il sondino nasale e non nella ventilazione a lungo termine.

### Naso artificiale

Umidifica l'aria in maniera passiva: viene posizionato in corrispondenza del tubo e trattiene una parte cospicua dell'umidità espirata, che viene restituita con l'inspirazione successiva. L'effetto umidificante è soddisfacente, anche se non consente una completa saturazione. In commercio esistono diversi tipi di modelli:
- "heat and moisture exchanger" (HME);
- "heat and moisture exchanging filters" (HMEF);
- "hygroscopic condenser humidifier" (HCH);
- "hygroscopic condenser humidifier filters" (HCHF).

L'HME contiene più strati di alluminio sui quali, per la rapida variazione di temperatura, l'acqua condensa durante l'espirazione. Questo sistema è il meno efficiente. Gli altri sistemi contengono sostituenti idrofobi od igroscopici, con o senza filtri, che agiscono determinando un sufficiente scambio di calore ed umidità. Si assicura, così, una umidificazione di 22-28 mg d'acqua per litro e, nei sistemi altamente efficienti, fino a 30 mg/l. Quanto maggiori sono flusso inspiratorio e volume respiratorio per minuto, tanto minore sarà l'effetto umidificante. Il filtro aumenta la resistenza al flusso d'aria, per vincere la quale è necessario un gradiente di 1-4 cm d'$H_2O$. Dopo un utilizzo superiore a 24 ore, il gradiente può ulteriormente aumentare. Nella maggior parte dei pazienti, da un punto di vista clinico, la resistenza offerta dal naso artificiale, non riveste un ruolo importante. Può, però, assumere un certo significato nei pazienti con ridotto impulso respiratorio od evidente esaurimento della muscolatura respiratoria. Pertanto si deve osservare che:

**Nei pazienti con ridotto impulso respiratorio o progressivo affaticamento della muscolatura respiratoria, non dovrebbe essere interposto un naso artificiale, così come nei pazienti con secreti densi o sanguinolenti, poiché è possibile determinare l'ostruzione del filtro.**

**Controindicazioni.** I nasi artificiali sono, inoltre, controindicati nei seguenti casi:
- Ipotermia (temperatura inferiore a 32 °C);
- Elevati volumi per atto respiratorio (1 l) o volumi per minuto superiori a 10/l, a causa dell'esaurimento della capacità umidificante;
- Bassi volumi per atto respiratorio (inferiori a 150 ml), per l'aggiuntivo spazio morto;
- Volumi espiratori inferiori al 70% del volume inspirato, ad es. nelle fistole bronco-pleuriche o nel tubo non bloccato, poiché viene compromesso l'effetto umidificante;
- Durante la somministrazione di farmaci per aerosol.

**Pericoli e complicazioni dei sistemi di umidificazione**

L'impiego dei sistemi di umidificazione può comportare diversi pericoli e complicazioni:

- Ipertermia: eccessivo surriscaldamento del vaporizzatore;
- Ipotermia: naso artificiale, vaporizzatori riscaldati;
- Shock elettrico: vaporizzatori riscaldati;
- Lesione termica delle vie aeree: vaporizzatori riscaldati;
- Ustioni in pazienti determinate da tubi con spirale riscaldata integrata;
- Minima umidificazione con ispessimento di secreti: naso artificiale, vaporizzatori riscaldati;
- Aumento del lavoro respiratorio per secreti troppo densi ed insufficiente umidificazione: naso artificiale, vaporizzatori riscaldati;
- Ipoventilazione: aumento dello spazio morto per la presenza del naso artificiale;
- Incremento delle resistenze: acqua condensata a causa di vaporizzatori riscaldati;
- Ingresso di acqua in trachea per l'eccessivo riempimento di vaporizzatori riscaldabili;
- Constatazione di una contaminazione batterica della condensa nei casi di disconnessione dal respiratore con flusso elevato: vaporizzatori riscaldati;
- Ustioni del personale a causa del metallo caldo del vaporizzatore;
- Alterazioni del funzionamento dell'allarme di pressione di segnalazione del livello inferiore in caso di disconnessione: naso artificiale con elevata resistenza.

**Impieghi clinici.** I nasi artificiali sono indicati nella ventilazione di breve durata (2-4 giorni), premesso che non esistano controindicazioni, durante il trasporto e l'anestesia. L'impiego in tempi lunghi è possibile, ma non univocamente accettato. Si deve osservare che:

**Se i nasi artificiali vengono impiegati per lungo tempo, bisogna prestare attenzione ai segni indicanti una insufficiente umidificazione.**

### Fondamenti pratici per l'umidificazione dell'aria inspirata

- In tutti i pazienti intubati, l'aria inspirata deve essere umidificata. In tal senso, vengono integrati vaporizzatori nel respiratore, nasi artificiali o speciali nebulizzatori per il respiro spontaneo.
- I sistemi di umidificazione attiva e passiva hanno praticamente lo stesso effetto, però non devono essere impiegati contemporaneamente. Se si opta per il naso artificiale, devono essere valutati peso e volume per atto respiratorio.
- I nasi artificiali si prestano meglio a brevi tempi di utilizzo (ca. 4 giorni), i nebulizzatori a caldo sono adatti a tempi più lunghi (superiori a 4 giorni) o quando il naso artificiale sia controindicato.
- I nebulizzatori a caldo devono riscaldare l'aria inspirata a 31-35 °C, il contenuto di acqua deve essere di ca. 30 mg/l.
- In nessun caso la temperatura dei gas respiratori nel tubo deve superare i 37 °C. Per questo, si consiglia la misurazione della temperatura dei gas inspirati in corrispondenza dell'apertura delle vie aeree. Il livello superiore di allarme deve essere programmato a 37 °C, quello inferiore a 30 °C.
- I vaporizzatori non devono essere surriscaldati: un basso flusso gassoso favorisce l'eccessivo riscaldamento. A causa del pericolo di ustione, i vaporizzatori riscaldati non possono mai seccarsi. L'insufficiente riscaldamento del vaporizzatore può, però, determinare inadeguato riscaldamento ed umidificazione dell'aria inspirata.
- Il riempimento del vaporizzatore avviene con acqua distillata, non con soluzione fisiologica. L'incompleto riempimento provoca insufficiente umidificazione!
- I contenitori d'acqua ed i sistemi di conduzione favoriscono l'accrescimento batterico ed un vaporizzatore contaminato agisce

come un ricettacolo batterico. Per tale ragione, i contenitori di acqua devono essere giornalmente svuotati e sterilizzati ed essere riempiti immediatamente prima dell'impiego. I sistemi di conduzione devono essere sostituiti ogni 24 ore.
- Se la densità dei secreti aumenta durante l'impiego di un naso artificiale, si deve optare per un vaporizzatore.
- I nasi artificiali devono essere rimossi durante una terapia con aerosol e nebulizzazione.

**Controllo di infezioni.** I vaporizzatori riutilizzabili devono essere di volta in volta disinfettati. Il riempimento avviene con acqua distillata in rigida osservanza delle norme di asepsi. L'acqua condensata nei sistemi di conduzione deve essere considerata fonte di potenziale contaminazione batterica e, quindi, eliminata. In nessun caso, il condensato del serbatoio deve essere reintrodotto nel paziente.

## 18.2 Aspirazione endotracheale

L'intubazione e la ventilazione compromettono il riflesso della tosse, impedendo al paziente di espettorare completamente i secreti polmonari. I secreti che permangono possono ostruire parzialmente o totalmente le vie aeree, incrementarne le resistenze, aumentare il lavoro respiratorio e peggiorare lo scambio gassoso polmonare. Si deve quindi osservare quanto segue:

> **Nei pazienti intubati, i secreti polmonari devono essere rimossi per evitare gravi complicazioni, dovute alla ritenzione degli stessi.**

La rimozione avviene comunemente attraverso il tubo, solo in casi particolari si pratica la broncoscopia.

Nei pazienti non intubati, l'introduzione di un catetere da aspirazione in trachea o nell'albero tracheo-bronchiale non è semplice. In alternativa, è possibile rimuovere i secreti con una mini-tracheotomia.

### 18.2.1 Quando si deve aspirare?

Si deve procedere alla rimozione dei secreti solo quando si accumulano, non schematicamente o di "routine".

I **segni dell'accumulo** sono:
- Rumori umidi all'ascoltazione;
- Respiro spontaneo o con sostegno meccanico ricco di rumori;
- Incremento della pressione di picco inspiratorio nella ventilazione a volume controllato;
- Riduzione del volume d'esercizio nella ventilazione a pressione controllata;
- Visibilità dei secreti, ad es. nel tubo;
- Peggioramento dei valori emogasanalitici;
- Segni radiologici indicanti secreti polmonari.

L'aspirazione endotracheale è inoltre indicata nei casi di:
- Aspirazione polmonare, ad es. succhi gastrici, secreti o sangue;
- Per mantenere tubo o cannula tracheale pervi o per verificarne il funzionamento;
- Per ottenere espettorato da analizzare;
- Per stimolare il meccanismo della tosse, ad es. per alterazione dello stato di coscienza o per la diagnosi di morte cerebrale;
- Nelle atelettasie, a causa della ritenzione di secreti.

#### Controindicazioni

Non ci sono controindicazioni assolute alla rimozione endotracheale di secreti. Quelle relative sono le alterazioni ed i peggioramenti delle condizioni generali del paziente per procedimenti di aspirazione. Comunque vale quanto segue:

> **Il ritardo nell'aspirazione di secreti polmonari è più pericoloso di una rimozione attenta ed adeguata alle condizioni del paziente.**

### 18.2.2 Tecniche di aspirazione

L'aspirazione endotracheale di secreti avviene con cateteri di plastica flessibili. In tal, senso sono possibili due metodiche:
- Aspirazione aperta;
- Aspirazione chiusa.
- Aspirazione in broncoscopia (vedi Cap. 19).

**Aspirazione aperta.** Si pratica con un catetere monouso. Durante l'aspirazione il paziente deve essere staccato dal ventilatore.

**Aspirazione chiusa.** In questo caso il catetere è rivestito da una guaina trasparente, che lo protegge dalle contaminazioni esterne e può essere impiegato per 24 ore. Il vantaggio più importante rispetto alla metodica aperta è che non è necessaria una disconnessione del paziente dal ventilatore. Vengono, così, evitate pericolose riduzioni della pressione parziale arteriosa di ossigeno, in pazienti con gravi alterazioni della funzione polmonare, durante le manovre di aspirazione. Sono migliori anche le condizioni igieniche. Lo svantaggio è l'elevato costo del sistema.

Con entrambe le metodiche è possibile una aspirazione diretta di secreti accumulati nelle vie aeree prossimali, ma non nelle periferiche.

La rimozione efficace di secreti può indurre i seguenti effetti favorevoli:
- Rumori respiratori liberi;
- Riduzione delle pressioni di picco di fine inspirazione;
- Riduzione delle resistenze nelle vie aeree od incremento della "compliance" dinamica;
- Aumento del volume respiratorio per atto, nella ventilazione a pressione controllata.

### 18.2.3 Pericoli e complicazioni dell'aspirazione

Il risucchio e la manipolazione con catetere può ledere la mucosa e determinare la formazione di atelettasie. Particolarmente pericolosa è la disconnessione dal respiratore in pazienti con gravi alterazioni della funzione polmonare: la FRC si riduce e l'ossigenazione dei capillari polmonari peggiora. Durante la ventilazione con PEEP, si osserva che la pressione di fine espirazione, durante il distacco, si riduce rapidamente fino allo zero. La conseguenza è l'aumento del ritorno venoso che, nei pazienti con insufficienza cardiaca, può favorire lo scompenso acuto. Una espettorazione attraverso il tubo durante la disconnessione può facilitare la diffusione di infezioni.

**Pericoli e complicazioni dell'aspirazione**
- Lesioni della mucosa dell'apparato respiratorio;
- Riduzione della $p_aO_2$ fino all'ipossia;
- Arresto cardiaco;
- Arresto respiratorio;
- Atelettasie;
- Contrazione della muscolatura bronchiale fino allo spasmo;
- Emorragie polmonari;
- Aumento della pressione endocranica;
- Infezione di altri pazienti o del personale addetto;
- Ipertensione od ipotensione.

**Consiglio pratico**
- A causa dei pericoli specifici, non si deve procedere alla rimozione di "routine" dei secreti, ma solo quando si accumula una certa quantità.

### 18.2.4 Pratica dell'aspirazione endotracheale

Una aspirazione, per poter essere efficace, necessita di materiale e personale qualificato, dato che l'indicazione per la rimozione dei secreti, viene posta in base all'ascoltazione ed all'osservazione dei segni precedentemente descritti.

**Attrezzatura obbligatoria per l'aspirazione:**
- Fonte di aspirazione con possibilità di regolazione della forza del risucchio;
- Vasi di raccolta con sistemi di comunicazione;
- Catetere di aspirazione sterile con adeguato diametro, eventualmente con estremità curva per la selettiva aspirazione dei bronchi principali;

- Contenitori con acqua sterile;
- Soluzione fisiologica sterile con siringa;
- Fonte di ossigeno con pallone Ambu;
- Fonendoscopio.

**Si deve necessariamente disporre di:**
- Elettrocardiogramma;
- Pulsiossimetro;
- Sistema di aspirazione chiuso;
- Possibilità di raccolta di secreti;
- Catetere a doppio lume per la continua insufflazione di ossigeno.

### Basi pratiche
- Prima della aspirazione, il paziente deve essere ventilato con il 100% di ossigeno e, se necessario, iperventilato.
- Il catetere di aspirazione deve essere flessibile, di diametro non superiore a 1/3 di quello del tubo. È sufficiente un catetere di diametro compreso tra 14-16 Charr.
- Il risucchio deve essere il più basso possibile, tale da assicurare un'aspirazione efficace, ma in modo da evitare lesioni. Non è, comunque, noto un limite superiore sicuro.
- Il processo di aspirazione non deve superare i 10-15 secondi, soprattutto nei pazienti che necessitano di elevate concentrazioni inspiratorie di ossigeno e/o ventilati con PEEP o CPAP. Una pratica prolungata può condurre a bradicardia ed arresto cardiaco. Per questo, non ci si può privare del controllo elettrocardiografico e pulsiossimetrico, per l'osservazione clinica del paziente.
- Quando necessario, immediatamente prima dell'introduzione del catetere, il tubo può essere istillato con 1-2 ml di soluzione fisiologica.
- Il catetere da aspirazione viene introdotto profondamente nel sistema bronchiale e, sotto aspirazione e con movimenti di rotazione, lentamente ritirato. Evitare movimenti in avanti-indietro.
- Dopo l'aspirazione, il paziente viene ventilato con il 100% di concentrazione inspiratoria di ossigeno per circa 1 minuto e, quando necessario, i polmoni vengono insufflati più volte con una maggiore pressione (fino a 40-50 mbar), al fine di riaprire eventuali aree atelettasiche. Infine, si procede all'ascoltazione polmonare, al controllo dei parametri cardiocircolatori, all'ossigenazione del sangue ed all'ispezione dell'espettorato.
- Non devono essere effettuati movimenti di rotazione della testa durante le manovre di aspirazione perché, contrariamente a quanto creduto, ciò non favorisce il posizionamento del catetere nel bronco principale destro o sinistro.

## 18.3 Aspirazione naso-tracheale

Nell'aspirazione naso-tracheale di pazienti non intubati, si procede all'introduzione di un catetere, attraverso il naso e l'ipofaringe, in trachea, per rimuovere secreti o materiale aspirato. La metodica viene praticata quando il paziente non riesce ad espettorare sufficientemente e si vuole evitare l'intubazione endotracheale. Comunque, non sempre si riesce ad introdurre un catetere attraverso la glottide in trachea, soprattutto se il paziente non coopera.

### Indicazioni
L'aspirazione naso-tracheale è indicata quando un paziente non intubato, nonostante lo sforzo tossivo, non riesce ad espettorare i secreti, la cui presenza è valutabile all'ascoltazione. Tale ritenzione si verifica soprattutto dopo svezzamento ed estubazione, conseguenti ad una ventilazione di lunga durata e nei pazienti con BPCO. L'introduzione del catetere per via nasale non è indicato solo per provocare la tosse.

### Controindicazioni
Le più importanti controindicazioni sono:
- Infiammazione dell'epiglottide o "Croup" (assoluta);
- Spasmo laringeo;
- Vie aeree irritabili;
- Infezioni del tratto respiratorio superiore;

- Lesioni acute della testa, del viso e della gola;
- Emorragie nasali;
- Alterazioni della coagulazione.

### 18.3.1 Pericoli e complicazioni dell'aspirazione

L'aspirazione naso-tracheale alla cieca è una metodica rischiosa, il cui successo è difficile da valutare. I pericoli e le complicazioni corrispondono, a parte alcune particolarità, a quelle dell'aspirazione attraverso il tubo endotracheale.

**Aspirazione naso-tracheale alla cieca: Pericoli e complicazioni**
- Lesioni nasali ed emorragie;
- Perforazione della faringe;
- Tracheite;
- Emorragie della mucosa;
- Ipossia e ipossiemia;
- Alterazioni del ritmo cardiaco;
- Bradicardia ed arresto cardiaco;
- Ipertensione, ipotensione;
- Arresto respiratorio;
- Contrazione della muscolatura bronchiale fino allo spasmo;
- Colpi di tosse non controllabili;
- Atelettasie;
- Incremento della pressione endocranica, emorragia cerebrale, edema cerebrale;
- Vomito.

### 18.3.2 Pratica dell'aspirazione naso-tracheale

**Materiale:** vedi aspirazione endotracheale; ECG, pulsiossimetro, pallone Ambu con maschera, fonte di ossigeno, strumenti e farmaci per l'eventuale intubazione.

**Controllo:** vedi aspirazione endotracheale.

**Si deve procedere con l'aspirazione naso-tracheale alla cieca, quando i secreti non possono essere rimossi altrimenti.**

**Basi pratiche**
- Anestesia locale della narice.
- Ossigenazione del paziente per alcuni minuti.
- Umidificare il catetere, introdurlo nella narice e farlo scorrere verso la faringe.
- Mantenere l'estremità prossimale del catetere all'orecchio: a livello dell'epifaringe è possibile ascoltare i rumori respiratori.
- Se questi scompaiono con la successiva introduzione del catetere, si è in esofago ed il catetere deve essere ritirato.
- Se sono ascoltabili nuovamente rumori respiratori, lasciare inspirare profondamente il paziente e fare scivolare velocemente il catetere in trachea.
- Se il paziente inizia a tossire ed i rumori respiratori diventano più forti, il catetere si trova in posizione corretta e può essere ulteriormente spinto in profondità.
- Connettere quindi all'aspiratore, rimuovere i secreti dalla trachea e ritirare il catetere con movimenti di rotazione. Il processo non deve durare più di 15 secondi.
- Subito dopo l'aspirazione, somministrare 100% di ossigeno per breve tempo.
- Impiegare cateteri monouso.

**Aspirazione in laringoscopia.** Se l'aspirazione naso-tracheale non ha successo, è possibile rendere visibile la glottide in laringoscopia ed introdurre il catetere in trachea.

Se e quando indicata, deve prima essere eseguita una anestesia superficiale della laringe.

## 18.4 Terapica fisica

La terapia fisica respiratoria agisce da profilassi e trattamento delle alterazioni polmonari, grazie alla mobilizzazione di secreti ed ad una migliore distribuzione polmonare dell'aria inspirata.

Ai più importanti provvedimenti appartengono:

- Percussione e massaggio vibratorio del torace;
- Tosse;
- Drenaggi di posizione;
- Esercizi respiratori;
- Incremento artificiale dello spazio morto;
- Spirometria incentiva.

Alcuni di questi provvedimenti affiancano la terapia di ventilazione meccanica, altri sono possibili solo a paziente estubato.

## 18.4.1 Massaggi vibranti e percussione del torace

Questi provvedimenti facilitano la mobilizzazione di secreti densi dai bronchi. La percussione ed il massaggio aumentano la capacità di fluidificazione del sistema bronchiale. Il muco formato diminuisce di densità, supportato anche dai provvedimenti di posizione e, si dirige o viene trasportato dalla periferia verso le vie aeree principali. Percussione e vibrazione vengono praticati sia nei pazienti intubati che non intubati, nella maggior parte in concomitanza a provvedimenti di posizione.

### Percussione del torace

La tecnica soddisfa appieno la sua funzione quando il paziente assume la posizione che facilita il convogliamento dei secreti più fluidi verso la trachea. Se, invece, la percussione avviene a paziente seduto e, secondariamente, questo mantiene la posizione semiseduta, non ci si può attendere, nei casi di alterazione del trasporto di secreti, una loro sufficiente mobilizzazione.

### Tecnica

La parete toracica viene coperta con un telo di stoffa. Il terapeuta unisce le mani ed inizia la percussione che parte dal polso. Spalle e gomiti sono rilassati. I movimenti devono essere eseguiti lentamente e con delicatezza, per diverse volte sulla stessa regione. Per possibili lesioni, non si deve eseguire la percussione in corrispondenza di regioni renali e colonna vertebrale.



#### Controindicazioni alla percussione

- Dolore, ad es. per frattura in serie delle costole o dopo toracotomia;
- Spasmo bronchiale;
- Fase iniziale dopo sternotomia;
- Infezione polmonare acuta: pericolo dell'espansione alle parti sane;
- Instabilità cardiovascolare;
- Emorragie.

### Vibrazione

Consiste nell'eseguire fini movimenti vibratori, in corrispondenza delle aree polmonari interessate. I movimenti possono essere manuali o per impiego di strumenti vibranti (ad es. Vibrax). Le vibrazioni vengono eseguite durante l'espirazione. Attraverso la parete toracica, i movimenti si trasmettono ai tessuti polmonari sottostanti ed incrementano nei piccoli bronchi, la velocità di movimento dell'aria espirata. I secreti sono resi più fluidi e veicolati verso i bronchi principali.

### Vibrazione intrapolmonare

Grazie ad una ventilazione "jet" modificata, eseguita ca. 20 minuti prima dell'aspirazione, si induce una fluidificazione efficace dei secreti bronchiali. Un flusso di gas, attraverso adattatore ad angolo, viene convogliato nel tubo endotracheale. Non è necessario un catetere specifico. La metodica è praticabile anche nei pazienti che respirano spontaneamente attraverso una maschera. La ventilazione "jet" ad alta frequenza è impiegata con successo per la risoluzione e la profilassi di atelettasie. Le emorragie intrapolmonari sono una controindicazione, non lo sono invece le fratture in serie di costole od il trauma cranio-cerebrale.

## 18.4.2 Tosse

Nei pazienti intubati ed in ventilazione controllata, il meccanismo della tosse è, per la maggior parte, sospeso od inefficace, soprattutto se vengono impiegati sedativi a dosaggi elevati o rilassanti muscolari. Nei pazienti con respirazione spontanea ma intubati, il tubo, in corrispondenza delle corde vocali, impedisce riflesso tossivo (iniziale chiusura, quindi rapida apertura), così che non è possibile una espettorazione attiva. Comunque, anche pazienti intubati o con tracheotomia, possono espettorare significativamente. Durante l'espettorazione, infatti, la contrazione bronchiale assume il ruolo delle corde vocali. Nei pazienti, nei quali il meccanismo della tosse è sospeso, grazie a particolari tecniche di ventilazione con pallone Ambu, può essere indotto un colpo tossivo artificiale.

**Tosse indotta da pallone Ambu.** Inizialmente il paziente viene posto in posizione laterale, quindi i polmoni vengono profondamente insufflati con pallone Ambu. Dopo ogni insufflazione, il pallone viene improvvisamente rilasciato, contemporaneamente una seconda persona esegue delle percussioni sulla parete toracica. Questa deve essere eseguita aritmicamente su tutto l'ambito polmonare. La procedura imita il meccanismo tossivo, i secreti vengono mobilizzati a livello bronchiale ed, in casi favorevoli, anche nel tubo. Da qui devono essere poi aspirati. Il vantaggio di questa metodica è che il catetere da aspirazione è inserito meno profondamente nel sistema bronchiale ed il pericolo di lesione è considerevolmente minore.

**Tosse nei pazienti svegli e non intubati.** Nei pazienti svegli e non intubati, si può indurre la tosse. Questo vale soprattutto per pazienti dopo importanti interventi toracici od addominali che, delle volte, non sono nelle condizioni di espettorare sufficientemente i loro secreti, senza aiuto esterno. Questi pazienti sono invogliati ad inspirare profondamente una volta attraverso il naso e tre volte, a riprese, ad espirare attraverso la bocca. Quindi, viene invitato ad inspirare profondamente ed infine, ad espirare a bocca aperta e tossire con forza. Durante questa manovra, le incisioni toraciche ed addominali devono essere stabilizzate dalle mani dell'assistente, dallo stesso paziente o dal posizionamento di un cuscino, per ammortizzare il dolore provocato.

L'efficienza del colpo tossivo può essere incrementata quando il paziente si trova in posizione rilassata:
- testa leggermente piegata;
- spalle all'indietro;
- avambracci sostenuti da un cuscino.

In caso di forte sintomatologia algica, è opportuna la somministrazione di un analgesico, prima di procedere con la pratica della metodica.

### 18.4.3 Posizioni di drenaggio

Le posizioni di drenaggio sono delle posizioni corporee, nelle quali viene posto il paziente, al fine di drenare i secreti bronchiali. A causa della complessa costituzione anatomica dell'albero tracheale e bronchiale, la semplice posizione anti-Trendelemburg non è sufficiente a consentire un drenaggio bronchiale efficace. Si deve, invece, valutare quale posizione sia più indicata, quali siano, cioè, le regioni polmonari interessate dalla ritenzione di secreti. Le posizioni di drenaggio dei pazienti in terapia intensiva non sono semplici posizioni prive di rischio, ma necessitano della prescrizione e del controllo medico.

#### Basi pratiche per impostare le posizioni di drenaggio
- Nessuna posizione di drenaggio prima od appena dopo un pasto o dopo l'alimentazione attraverso sonde gastro-duodenali.
- Frequenza: ca. 3-4 volte al giorno per 20-30 minuti per ogni posizione.
- Porre il paziente in posizione comoda: cuscini di sostegno, affinché la posizione possa essere mantenuta. Piegare ginocchia ed articolazione dell'anca per rilassare la muscolatura addominale e quindi il suo carico, in caso di tosse.
- Anche nei piccoli pazienti possono essere programmate le posizioni di drenaggio, sebbene la anti-Trendelemburg sia poco tollerata.
- In caso di secreti densi e spasmo bronchiale, prima di effettuare posizioni di drenaggio, deve essere somministrata una terapia per inalazione.
- In caso di instabilità cardiocircolatoria, non si dovrebbero praticare posizioni di drenaggio.

I secreti fluidificati possono, grazie alle relative posizioni del paziente, essere drenate nelle vie aeree principali e, da lì, essere aspirate od espettorate. Oltre alla anti-Trendelemburg, vengono impiegate la posizione semi-seduta, di lato e la supina.

### 18.4.4 Mobilizzazione

Il paziente in terapia intensiva deve essere, quanto prima ed il più possibile, mobilizzato. La posizione seduta o la deambulazione con o senza sostegno, facilitano un migliore impiego della muscolatura respiratoria accessoria, un'inspirazione più profonda con equilibrata distribuzione polmonare dell'aria, una facilitazione dell'espirazione.

Altri effetti vantaggiosi sono: profilassi dell'embolia, positiva influenza sullo stato emozionale del paziente.

### 18.4.5 Respirazione con incremento dello spazio morto

Se il paziente riesce a respirare attraverso un condotto, viene invitato ad inspirare profondamente per eliminare l'anidride carbonica ed evitare l'ipercapnia. Quanto maggiore è il diametro del condotto, tanto più il paziente deve incrementare il suo respiro. L'incremento artificiale dello spazio morto aiuta a risolvere atelettasie sub-acute e croniche ed ad evitarne la formazione nel postoperatorio, soprattutto dopo interventi al torace e all'addome. Nella maggior parte dei casi, sono impiegati i cosiddetti condotti- Giebel. Contengono fino a 100 ml e, a seconda del bisogno, possono essere posti in serie. Frequente è l'impiego di 4-5 segmenti di ca. 20 cm di lunghezza ciascuno.

> **Impiego**
>
> L'esercizio con i condotti Giebel viene effettuato ca. 10 volte al giorno. Ogni sequenza prevede 20-30 atti respiratori, meno nei pazienti anziani. La frequenza respiratoria non deve superare i 20-24 atti al minuto.

Nella respirazione con incremento artificiale dello spazio morto, la pressione parziale arteriosa di ossigeno può diminuire. Pertanto, nei pazienti con alterazione della funzione respiratoria, nel condotto Giebel deve essere contemporaneamente somministrato ossigeno. Coesiste inoltre il rischio della ipoventilazione.

#### Controindicazioni

Nei pazienti con condizioni generali compromesse, il condotto Giebel può essere impiegato solo dopo consiglio medico. Nelle seguenti patologie, la respirazione a spazio morto incrementato, è controindicata:
- Enfisema polmonare;
- Asma bronchiale;
- Insufficienza respiratoria;
- Insufficienza cardiaca grave.

A causa dei pericoli e della dubbia efficienza, il condotto Giebel viene raramente impiegato.

### 18.4.6 Spirometria incentiva (SI)

La spirometria incentiva appartiene alle tecniche di espansione polmonare. Imita il periodico sospiro od inspirazione profonda ed agisce come profilassi delle atelettasie e delle polmoniti, nei pazienti estubati. L'effetto positivo si evidenzia soprattutto in quei pazienti che non vogliono o non possono eseguire ad intervalli una inspirazione più profonda del normale e, cioè, dopo interventi chirurgici al torace o all'addome superiore, nelle patologie della parete toracica, nelle alterazioni respiratorie per patologie neuro-muscolari. Discussa è comunque l'efficacia della metodica. Esistono però, prove che la sola periodica inspirazione profonda, senza ulteriori mezzi di aiuto meccanico, limiti o risolva le complicazioni polmonari.

#### Tecnica

Nella spirometria incentiva, il paziente respira lentamente in un sistema con basso spazio morto, fino a raggiungere la sua capacità polmonare totale. Nello strumento sono locate una o più sfere, che si sollevano proporzionalmente al flusso inspiratorio. Il paziente viene invitato a mantenere le sfere, con la sua forza inspiratoria, quanto più a lungo possibile ad un certo livello. Ciò si traduce in un'inspirazione profonda ed uniformemente distribuita. Grazie al profondo e prolungato atto inspiratorio – fino a 4 litri per un tempo superiore a 3 secondi – il volume inspirato si distribuisce in modo più regolare e l'ossigenazione migliora. Comunque, l'incremento della FRC, raggiunta con la spirometria incentiva, si mantiene solo per ca. 60 minuti. Pertanto, gli esercizi inspiratori devono essere ripetuti frequentemente. Da un punto di vista psicologico è favorevole l'aspetto giocoso della metodica: i pazienti vengono così motivati a praticare autonomamente la ginnastica respiratoria, potendo anche valutare visivamente i progressivi miglioramenti. L'impiego frequente ed intensivo può, però, comportare stanchezza del paziente.

### Indicazioni e controindicazioni

#### Indicazioni

La spirometria incentiva è particolarmente indicata quando si prevede la possibile formazione di atelettasie, ad esempio in caso di:

- Interventi toracici ed all'addome superiore;
- Alterazione della funzione del diaframma;
- Nelle alterazioni restrittive della funzione polmonare connesse ad una paraplegia.

La metodica può essere, inoltre, associata ad altre tecniche, quali percussione e vibrazione, che si impostano per la terapia delle atelettasie appena costituitesi.

#### Controindicazioni

La spirometria incentiva è controindicata quando il paziente non coopera, non vuole o non è in grado di comprendere. Altrettanto poco indicata è nei pazienti con bassa capacità vitale (inferiore a 10 ml/kg di peso corporeo). Si devono osservare anche le seguenti controindicazioni:

- Patologia polmonare cronica da ostruzione;
- Affaticamento della muscolatura respiratoria;
- Eccessiva secrezione bronchiale;
- Insufficiente cooperazione del paziente.

### Procedimento pratico

- Mostrare al paziente in maniera chiara la metodica, prestabilire il volume desiderato.
- Per le prime volte, il paziente deve essere controllato ed eventualmente corretto.
- Frequenza della pratica: durante il giorno, ogni ora per circa 5-10 atti inspiratori.
- Il paziente deve essere motivato ad eseguire autonomamente gli esercizi. La presenza costante del medico o del personale infermieristico non è necessaria. Importante è invece la valutazione dell'attività del paziente e lo scopo terapeutico.

## 18.4.7 Ventilazione a pressione positiva intermittente (IPPB)

Nella ventilazione a pressione positiva intermittente ("Intermittent Positive Pressure Breathing", IPPB), si conducono al paziente atti inspiratori, in maniera intermittente, con un respiratore a pressione controllata, attraverso un'imboccatura oppure una maschera. Il "trigger" è il paziente. La IPPB è, quindi, una ventilazione indotta dal paziente, limitata dal flusso e controllata dalla pressione. Lo scopo della IPPB è quello di incrementare la pressione nelle vie aeree durante l'inspirazione, aumentare il volume inspiratorio per atto e, conseguentemente, riaprire i segmenti atelettasici. L'entità del volume inspirato viene determinata secondo un'impostazione individuale della massima pressione inspiratoria. Non è del tutto chiaro se la IPPB superi l'efficacia della spirometria incentiva.

## 18.4.8 Ventilazione non invasiva (NIV)

Tra le singole terapie fisiche e la ventilazione non invasiva (NIV), vi è una netta separazione. Insieme alla IPPB, possono considerarsi facenti parte dei provvedimenti di fisioterapia respiratoria la maschera-CPAP e la PSV.

## 18.4.9 "Training" respiratorio contro resistenze artificiali

Il paziente respira attraverso un tubo immerso a 5-10 cm in un contenitore d'acqua. Così, a seconda della profondità del tubo, si sviluppa una pressione compresa tra 5 e 20 cm d'$H_2O$ ("Expiratory Positive Airway Pressure", EPAP). A differenza del condotto-Giebel, della IS e della IPPB, viene influenzata soprattutto l'espirazione e non l'inspirazione. La EPAP migliora l'ossigenazione e risolve le atelettasie. La metodica è paragonabile all'espirazione a labbra chiuse, cioè contro una resistenza: la velocità di flusso espiratorio viene ridotta, in modo che si generino minori turbolenze e venga facilitata l'espirazione di pazienti con patologia polmonare da ostruzione. La EPAP migliora l'ossigenazione in maniera meno efficace rispetto alla CPAP e l'effetto terapeutico è inferiore rispetto alle altre metodiche inspiratorie di ginnastica respiratoria.

## 18.5 Terapia di posizione

Le patologie polmonari sono spesso non omogeneamente distribuite in tutto il parenchima polmonare.

Nell'edema polmonare di origine non cardiaca, ad es. ALI e ARDS, in posizione supina, alcune regioni polmonari si consolidano, soprattutto le dorso-basali. Queste aree scarsamente ventilate possono essere definite parti "malate" del polmone e quelle sovrastanti, parti "sane". È stato clinicamente provato che il cambiamento dalla posizione supina a quella prona, lo spostamento quindi delle parti "malate" verso l'alto e delle "sane" verso il basso, migliora l'ossigenazione del sangue ed, in parte, anche l'eliminazione di anidride carbonica. Questo vale soprattutto per le fasi iniziali dell'ARDS.

**Meccanismo d'azione.** Perché la posizione prona migliori l'ossigenazione, non è del tutto chiaro. Probabilmente, vengono risolte le alterazioni del rapporto flusso-volume e, quindi, ridotto lo "shunt" di irrorazione (vedi Cap. 14.6).

**Patologie polmonari unilaterali.** Allo stesso modo, l'ossigenazione viene di regola migliorata quando il paziente assume la posizione laterale sul lato sano. In tal senso vale l'affermazione di Fishmans del 1970:

> "Down with the good lung!"

## 18.6 Letti rotanti

Un'alternativa alla posizione supina intermittente è l'assistenza nel cosiddetto letto rotante. Questo letto può, nel modello "morbido", ottenuto grazie ad un cuscino pneumatico, essere ruotato fino a 38° e, nel tipo "duro", cambiare posizione da destra a sinistra di 65° sull'asse longitudinale. Il paziente deve essere mantenuto fermo da cinture di sicurezza, in modo che non cada durante i movimenti di rotazione. L'angolo di rotazione e la durata di mantenimento di una posizione possono essere direttamente selezionati. L'impiego precoce del letto rotante può inibire la formazione di atelettasie dorsali da compressione. Comunque, per la riapertura di atelettasie appena costituitesi, il letto rotante è inferiore, come efficacia, alla posizione prona.

## 18.7 Drenaggio toracico

Le indicazioni al posizionamento di un drenaggio toracico (vedi Cap. 20), nella terapia intensiva del paziente ventilato, vengono poste quando sono presenti:
- Pneumotorace esteso;
- Pneumotorace iperteso;
- Importante versamento pleurico;
- Emotorace;
- Enfisema pleurico.

**Pneumotorace iperteso.** La più importante indicazione all'inserimento urgente di un drenaggio toracico è il pneumotorace da tensione, le cui cause possono essere indipendenti dalla ventilazione (trauma, complicazione conseguente al posizionamento di un catetere venoso centrale) od in relazione a questa (barotrauma). In particolare, nei pazienti ventilati, a causa della ventilazione con pressione positiva, si può sviluppare un pneumotorace iperteso che mette in pericolo la vita del paziente.

**Per ogni paziente ventilato che presenta elevate pressioni delle vie aeree (elevata pressione di picco, elevata PEEP intrinseca od estrinseca), deve essere posta diagnosi differenziale con un pneumotorace iperteso.**

**Segni non radiologici di un pneumotorace da tensione:**

- Mancanza di rumori respiratori nel lato interessato;
- Suono timpanico alla percussione del lato interessato;
- Incremento della pressione delle vie aeree nella ventilazione a volume controllato;
- Riduzione del volume d'esercizio nella ventilazione a pressione controllata;
- Ipotensione;
- Aumento della pressione venosa centrale;
- Tachicardia, seguita da bradicardia;
- Riduzione della gittata cardiaca.

**Segni radiologici:**

- Incremento della trasparenza del lato interessato;
- Possibile descrizione di una linea concava che delimita i segni da i non-segni polmonari,
- Spostamento del mediastino verso il lato sano.

**Un pneumotorace iperteso deve essere drenato quanto più velocemente possibile perché può condurre rapidamente a gravi alterazioni dell'ossigenazione, con riduzione della gittata cardiaca fino all'arresto cardiaco.**

In diverse situazioni, il pneumotorace da tensione deve essere drenato prima della conferma radiologica. Per questo, ciascun operatore di terapia intensiva deve conoscere perfettamente la metodica di posizionamento del drenaggio(vedi Cap. 20).

# Letture consigliate

## Condizionamento dei gas respiratori

Chatburn RL, Primiano FP (1989) A rational basis for humidity therapy. Respir Care 32:249-254

Hedley RM, Allt-Graham J (1994) Heat and moisture exchangers and breathing filters. Br J Anaesth 73:227-236

Shelly MP (1992) Inspired gas conditioning. Respir Care 37:1070-1080

## Aspirazione e broncoscopia

Hähnel J, Konrad F, Kogel H (1992) Bronchoskopie zur Erstversorgung nach schwerem Thoraxtrauma – grundsätzlich indiziert? Anaesthesist 41:408-413

Jolliet P, Chevrolet JC (1992) Bronchoscopy in the intensive care unit. Intensive Care Med 18:160-169

Morgan MDL (1990) Fibreoptic bronchoscopy. Curr Anaesthesia Crit Care 1:228-233

Zaitsu A (1992) Emergency use of fibre-optic bronchoscopy in the ICU. Clin Intensive Care 3:15-24

## Fisioterapia e terapia di posizione

Albert RK (1994) One good turn ... Intensive Care Med 20:257-248

Fishman AP (1981) Down with the good lung. N Engl J Med 304:537-538

Giattinoni L, Pelosi P, Vitale G (1991) Body position changes redistribute lung computed tomographic density in patients with acute respiratory failure. Anesthesiology 74:15-23

Kleinschmidt S, Ziegenfuß T, Bauer M, Fuchs W (1993) Einfluss intermittierender Bauchlage auf den pulmonalen Gasaustausch beim akuten Lungenversagen. Anästhesiol Intensivmed Notfallmed Schmerzther 28:81-85

Mang H, Weindler J, Zapf CL (1989) Postoperative Atemtherapie mit Incentive Spirometry. Anaesthesist 38:200-205

Neander KD (1994) Pflege des Intensivpatienten. In: Benzer H, Burchardi H, Larsen R, Suter PM (Hrsg) Intensivmedizin. Springer, Berlin Heidelberg New York Tokio, S36-55

# Broncoscopia con fibre ottiche

La broncoscopia con fibre ottiche appartiene ai procedimenti standard della medicina intensiva. Le finalità non sono solo diagnostiche, ma anche terapeutiche (lavaggio bronchiale). A differenza della broncoscopia con strumento rigido, l'impiego di fibre flessibili e sottili permette di valutare lo stato sei bronchi segmentali di 4°-5° ordine (Fig. 19.1). La tecnica è semplice, le complicazioni e lo stress per il paziente sono in genere minimi e, quindi, è possibile eseguirla anche in condizioni patologiche critiche, soprattutto perché non è necessario interrompere la ventilazione. Nei pazienti non intubati, lo strumento flessibile viene introdotto, dopo anestesia locale, attraverso il nasofaringe, nel sistema bronchiale; nei pazienti intubati, invece, direttamente attraverso il tubo endotracheale.

Il maggior svantaggio della broncoscopia è dato dalle piccole dimensioni del canale di lavoro, che non permette manipolazioni endoscopiche ampie. Nei pazienti intubati, inoltre, è possibile introdurre solo strumenti particolarmente sottili.

## 19.1 Indicazioni alla broncoscopia con fibre ottiche

Anche per i pazienti in terapia intensiva, la broncoscopia flessibile è utilizzabile a scopo diagnostico o terapeutico, anche se spesso è difficile delineare un confine netto tra le due indicazioni.

### 19.1.1 Indicazioni diagnostiche

Nei pazienti in terapia intensiva, la broncoscopia diagnostica viene eseguita contemporaneamente ad un lavaggio bronco-alveolare, raramente associata alla biopsia trans-bronchiale.

Questa metodica permette la diagnosi di processi flogistici infettivi e non infettivi e, seppur raramente, di neoplasie; consente, inoltre una valutazione di risposta ai procedimenti terapeutici.

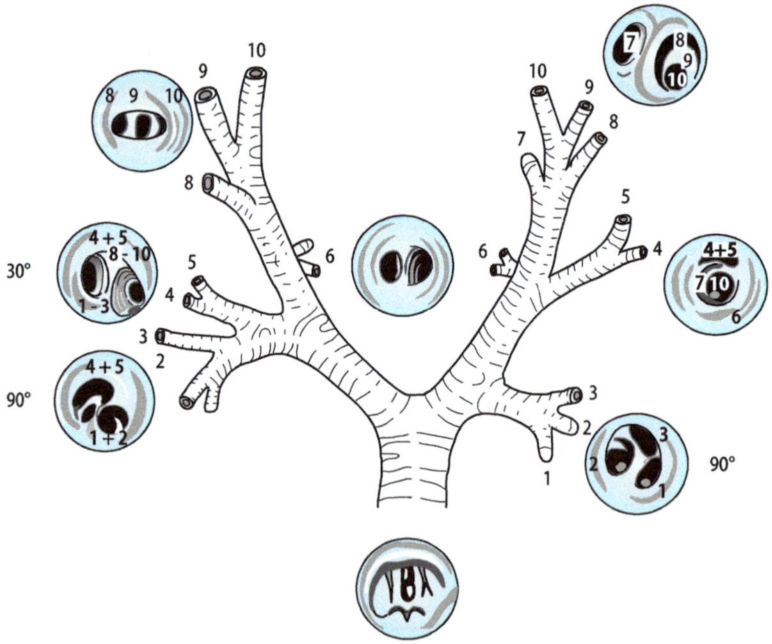


Fig. 19.1. Suddivisione dell'albero bronchiale in visione broncoscopica

**Broncoscopia diagnostica a fibre ottiche: indicazioni nei pazienti in terapia intensiva**
- Polmonite nosocomiale;
- Polmonite acuta nei pazienti con difese immunitarie normali o depresse ;
- Diagnosi di rottura bronchiale nel trauma toracico;
- Identificazione di una fonte emorragica bronchiale;
- Patologie polmonari interstiziali diffuse, non infettive;
- Neoplasie bronchiali e del parenchima.

**Diagnosi di polmoniti.** Le polmoniti appartengono alle più frequenti infezioni nosocomiali. Grazie ad un lavaggio bronco-alveolare protetto oppure ad una biopsia a spazzola, è possibile evitare la contaminazione del tratto respiratorio superiore, identificare il patogeno ed impostare un'adeguata terapia antibiotica. Il valore di questo procedimento diagnostico per la polmonite nei pazienti in terapia intensiva, non è del tutto certo.

**Aumento della pressione di ventilazione.** Parziali ostruzioni del tubo o dei bronchi, che possono comportare incremento della pressione di ventilazione, possono essere diagnosticate con la broncoscopia flessibile e, quando causate da accumulo di muco, rapidamente risolte. Comunque, nell'occlusione completa del tubo, la procedura di scelta sono l'estubazione e la reintubazione con un tubo nuovo.

### 19.1.2 Indicazioni terapeutiche

La più importante indicazione alla broncoscopia flessibile in pazienti in terapia intensiva è il lavaggio bronchiale terapeutico. Questa tecnica permette, infatti, di individuare e liberare, in maniera mirata, dai secreti tutti i segmenti ed i sub-segmenti del sistema bronchiale. Inoltre, grazie ad un canale specifico, è possibile applicare farmaci direttamente al sito d'azione bronchiale.

**Broncoscopia terapeutica con fibre ottiche: indicazioni in pazienti in terapia intensiva**
- Ritenzione di secreti in caso di atelettasie e lobi collassati;
- Aspirazione polmonare;
- Emorragie endobronchiali;
- Assistenza al tubo endotracheale ed alla cannula tracheale;
- Somministrazione locale di farmaci;
- Valutazione di anastomosi endobronchiali e segmenti di resezione;
- Controllo di fistole bronco-pleuriche;
- Alterazione di secrezioni nell'esacerbazione acuta di infezioni croniche delle vie aeree;
- Proteinosi alveolare;
- Difficile intubazione endotracheale;
- Controllo di posizione, ad es. nel tubo a doppio lume.

#### Ritenzione di secreti ed atelettasie

**Incremento della produzione e ritenzione di secreti.** Sono una tipica complicazione dopo interventi importanti, come in quelli dell'addome superiore e del torace. Alle cause più frequenti di incremento della produzione di secreti appartengono la ventilazione meccanica e lo stimolo determinato dal tubo endotracheale. Contemporaneamente, analgesici e sedativi alterano la funzione di "clearance" muco-ciliare ed il meccanismo della tosse, soprattutto in pazienti con patologie croniche delle vie respiratorie. La ritenzione di secreti interessa soprattutto nei segmenti dorsali e caudali che, con le tecniche alla cieca (vedi Cap. 18), non possono essere sufficientemente drenate. La ritenzione di secreti può comportare la formazione di atelettasie e lo sviluppo di polmoniti.

**Atelettasie.** Oltre che gli interventi estesi, anche la ventilazione meccanica e la prolungata immobilizzazione favoriscono lo sviluppo di atelettasie, soprattutto nei pazienti in terapia intensiva con patologie severe associate. Le atelettasie possono compromettere lo scambio gassoso polmonare ed iniziare una polmonite. In casi estremi, secreti molto densi possono indurre il completo collasso di un lobo polmonare. Non sempre è possibile risolverle con i convenzionali procedimenti, quali la ventilazione a pressione positiva, l'aspirazione endotracheale e manovre di posizione: in queste situazioni, la broncoscopia terapeutica con lavaggio bronchiale costituisce un valido ausilio. Se si osservano broncogrammi aerei, l'ostruzione bronchiale mucosa non è probabilmente la causa determinante le atelettasie e la broncoscopia è scarsamente efficace.

### Aspirazione di succhi gastrici

Non è una indicazione alla broncoscopia con lavaggio bronchiale, perchè il succo gastrico acido danneggia la mucosa del sistema bronchiale in pochi secondi e, inoltre, diffonde rapidamente verso le aree polmonari periferiche. Se, dopo l'aspirazione, è dimostrabile con la radiografia un'ostruzione delle vie aeree distali, con la broncoscopia è possibile rimuovere l'aspirato. Anche nell'aspirazione associata a farmaci o ad intossicazione alcolica, può essere indicata la broncoscopia, per rimuovere gli eventuali residui localizzati centralmente ed evidenziare la presenza di altri eventuali corpi estranei. Il risciacquo deve essere evitato, affinché i corpi estranei non vengano ulteriormente spinti in profondità, fenomeno che spesso conduce a formazione di atelettasie o polmoniti post-stenosi.

### Emorragia endobronchiale

È indicata per l'identificazione di lievi emorragie, come in caso di lesioni della mucosa. Nelle emorragie importanti, deve essere invece impiegata la broncoscopia rigida, affinché la cospicua perdita di sangue, possa essere effettivamente rimossa e sia possibile apporre tamponi endobronchiali. Nelle piccole emorragie, la broncoscopia a fibre ottiche permette di instillare emostatici locali e, nelle perdite ematiche periferiche, di occludere il segmento interessato. Se una emorragia locale non può essere arrestata con altre metodiche, si può procedere all'intubazione ed alla ventilazione unilaterale. Quindi, il paziente viene posizionato sul lato interessato, affinché l'emorragia, in casi favorevoli, possa auto-tamponarsi. Nel fallimento di tutti i provvedimenti, deve essere programmato l'intervento di chirurgia toracica.

Nelle **contusioni polmonari** la broncoscopia non è indicata in prima istanza, ma solo quando si verifica l'emorragia o vi è il sospetto di una rottura bronchiale.

### Assistenza di tubo e cannula

L'estremità distale del tubo e della cannula endotracheale determinano una irritazione meccanica della trachea e della parete bronchiale. La conseguenza è la formazione di membrane, la possibile necrosi e la ritenzione di secreti che, in casi gravi, con la broncoscopia flessibile è possibile rimuovere, mentre per l'asportazione di incrostazioni aderenti bisogna avvalersi anche dell'aiuto di una pinza.

### Patologie croniche delle vie aeree

Se le vie aeree centrali vengono occluse per grave bronchite, stato asmatico, bronchiectasie e mucoviscidosi, è possibile eseguire una broncoscopia flessibile con lavaggio bronchiale terapeutico. Per il procedimento, il paziente deve essere intubato, allo scopo di garantire un'adeguata sicurezza. In ogni caso, la broncoscopia deve essere eseguita disponendo di una ventilazione meccanica, soprattutto se si prevede una lunga durata dell'intervento, poiché l'insufficienza respiratoria può essere aggravata da uno spasmo bronchiale riflesso.

## 19.2 Controindicazioni alla broncoscopia con fibre ottiche

Le controindicazioni sono poche: deve essere posta particolare attenzione nei pazienti affetti da **asma,** dato che la broncoscopia può indurre lo spasmo bronchiale. Anche in pazienti con **"angina pectoris"** od **infarto acuto del miocardio,** la metodica deve essere eseguita solo se strettamente necessario, visto che una lieve ipossia può indurre alterazioni del ritmo cardiaco. Una tachicardia deve essere, in ogni caso, evitata, poiché provoca aumento del fabbisogno di ossigeno del miocardio. La broncoscopia non deve essere eseguita in pazienti con **rischio di emorragia.** Presupposti per una biopsia sono un numero di trombociti superiore a 50.000 per microlitro e normali tempi di tromboplastina e di Quick. Nei pazienti con ipertono polmonare deve essere considerata la possibilità di una forte emorragia dopo biopsia, nella ventilazione con PEEP elevata di un pneumotorace.

**Controindicazioni alla broncoscopia di "routine"**

- Asma bronchiale: pericolo di spasmo bronchiale.
- "Angina pectoris" instabile ed infarto acuto del miocardio: possibili alterazioni del ritmo cardiaco, ischemia del miocardio per tachicardia od ipertensione.
- Ipossiemia non controllabile.

**Controindicazioni ad una biopsia transbronchiale**

- Diatesi emorragica e trombocitopenia.
- Uremia, terapia con inibitori dell'aggregazione piastrinica.
- Ipertono polmonare.
- Ventilazione con PEEP elevata.

## 19.3 Complicazioni della broncoscopia

Solo raramente la broncoscopia si associa a gravi complicazioni, che sono da ricondurre alla metodica stessa od alla abituale terapia con farmaci. I sedativi e gli oppiacei nei pazienti non intubati, possono determinare depressione ed insufficienza respiratoria, la stessa broncoscopia può indurre reazione vagale, spasmo laringeo o bronchiale ed ipossiemia, in rari casi diffusione di patogeni ed infezioni. La maggiore complicazione è correlata alla biopsia transbronchiale. La complicanza più frequente è il pneumotorace (fino al 5%), seguito dall'emorragia endobronchiale (fino al 3%).

**Complicazioni della broncoscopia**

**Broncoscopia di "routine":**
- Reazione vaso-vagale;
- Spasmo laringeo;
- Spasmo bronchiale;
- Ipossiemia, ipercapnia;
- Aritmie;
- Infezioni.

**Lavaggio bronco-alveolare:**
- Incremento di infiltrati;
- Ipossiemia transitoria;
- Febbre.

**Biopsia transbronchiale:**
- Pneumotorace;
- Emorragie;
- Polmoniti.

## 19.4 Procedimento pratico

Nei pazienti ventilati od intubati con respiro spontaneo, lo strumento flessibile può essere introdotto attraverso il tubo, nei non intubati, dopo anestesia locale, preferibilmente per via nasale, in casi eccezionali per via orale. Il paziente deve essere a digiuno. Nei pazienti non intubati, ma con stato generale compromesso e non cooperativi, la broncoscopia deve essere eseguita in anestesia generale, con tubo endotracheale.

Al contrario dell'anestesia totale con impiego di rilassanti muscolari, la broncoscopia con anestesia locale permette di valutare meglio la dinamica del sistema tracheale e bronchiale. Si deve inoltre osservare che:

**! In caso di presenza di enfisema cutaneo o del mediastino o di altre condizioni che indichino una lesione del sistema tracheobronchiale, la broncoscopia deve essere eseguita, possibilmente, in anestesia locale senza miorilassamento e ventilazione: pericolo di pneumotorace iperteso!**

Prima della broncoscopia è necessaria l'osservazione radiologica per identificare e, se possibile, localizzare la presenza di ombre. Nei pazienti con gravi patologie, la broncoscopia deve essere eseguita solo da personale esperto.

In casi dubbi, si deve richiedere la presenza di uno pneumologo.

**Premedicazione.** I pazienti agitati possono essere sedati con una benzodiazepina (ad es. midazolam), in caso di necessità associata ad oppiacei (ad es. fentanil: 0,05-0,15 mg). A causa della potenziale depressione respiratoria, si deve prestare particolare attenzione, soprattutto nei pazienti anziani o con disfunzioni polmonari.

Le reazioni vagali e le eventuali costrizioni bronchiali riflesse possono essere evitate con la precedente somministrazione di atropina.

Questo farmaco può però alterare la "clearance" muco-ciliare. In casi di irritabilità del sistema bronchiale, prima dell'inizio della broncoscopia, è consigliabile somministrare una sostanza ad azione $\beta_2$-adrenergica (ad es. 1-2 applicazioni di salbutamolo "spray"), quando necessario, associata a cortisonici. Non è necessaria una completa soppressione del riflesso della tosse, poiché questo rende possibile l'eliminazione di secreti.

**Anestesia locale.** È necessaria nei pazienti non intubati. La lidocaina 4% è la molecola d'elezione per eseguire una anestesia superficiale della mucosa.

In primo luogo si anestetizzano naso ed orofaringe posteriore. Quando l'effetto è sufficiente, si introduce lo strumento e, attraverso l'apposito canale, si instillano, con lidocaina, l'ingresso tracheale ed il sistema bronchiale.

Si deve procedere con delicatezza, soprattutto nei pazienti con irritabilità del sistema bronchiale.

19

Negli asmatici deve essere considerata la possibilità di spasmo bronchiale: per tale motivo, come già ricordato, bisogna somministrare antecedentemente, farmaci ad azione inibitoria dell'ostruzione e, se necessario, cortisonici.

**Tubo endotracheale.** Il diametro deve essere tale da permettere, durante la broncoscopia, una sufficiente ventilazione. Nei pazienti intubati, delle volte, si rende necessaria la sostituzione con un tubo di maggiore calibro. Se viene introdotto uno strumento di 6 mm di diametro all'interno di un tubo di 7,5 mm, rimane uno spazio di 4 mm che consente una sufficiente ventilazione solo con elevate pressioni di esercizio. L'ostacolo all'espirazione determina lo sviluppo di una PEEP intrinseca. Una PEEP estrinseca elevata (superiore a 10 mbar), prima della broncoscopia, deve essere progressivamente ridotta.

La continua aspirazione può far decrescere la FRC e compromettere lo scambio gassoso polmonare.

**Diametro dello strumento flessibile.** Sono disponibili diverse misure con differenti canali di lavoro. In alcuni è possibile ottenere un'angolazione massima di 180°. Quanto maggiore è il diametro, tanto più alta è la possibilità di eseguire manovre terapeutiche, come l'aspirazione e la biopsia transbronchiale. Nei pazienti intubati per via nasale, lo strumento di normali dimensioni non può essere introdotto, tanto che è necessario impiegarne altri più sottili.

Quelli utilizzati in età pediatrica (diametro di 3 mm) possono essere introdotti in profondità, ma sono meno efficaci per l'aspirazione di secreti; inoltre, non consentono l'introduzione di pinze per biopsia. In casi particolari, come nelle emorragie importanti, deve essere introdotto uno strumento rigido.

**Controllo del paziente.** Durante la broncoscopia, particolare attenzione deve essere posta alla pressione di ventilazione, allo scambio gassoso polmonare ed alla funzione cardiovascolare.

Poichè spesso seguono temporanee ipossiemie, i pazienti devono usufruire di una fonte del 100% di ossigeno.

**Controllo del paziente durante la broncoscopia**

- Elettrocardiogramma;
- Misurazione non invasiva della pressione arteriosa, nei pazienti criticamente malati, cannula arteriosa;
- Pulsiossimetro;
- Capnometro;
- Pressioni, nella ventilazione.

Le ipossiemie che si manifestano durante la procedura devono essere corrette, così come l'eccessivo innalzamento della pressione di ventilazione. Queste, infatti, inibiscono il ritorno venoso e possono causare pneumotorace iperteso e pneumomediastino. Le broncoscopie ed i lavaggi bronco-alveolari estesi possono facilitare fasi di ipossiemia; per questo si deve procedere con una certa velocità. La broncoscopia in pazienti in terapia intensiva, non deve essere eseguita di "routine", per i possibili rischi ad essa connessi.

**La broncoscopia nei pazienti in terapia intensiva non deve essere eseguita di "routine" ma, solo in caso di precise indicazioni.**

## Letture consigliate

Stadling P (1994) Fiberoptische Intubation, 2. Aufl. Thieme, Stuttgart

Ovassapian A (1996) Fiberoptic endoscopy and the difficult airway. Lippincott-Raven, Philadelphia

Stradling P (1994) Atlas der Bronchoskopie, 2. Aufl. Thieme, Stuttgart

# Drenaggio toracico

Il drenaggio toracico viene inserito nella cavità pleurica, per favorire la fuoriuscita di aria o liquidi e permettere ai polmoni di distendersi completamente. Dopo il posizionamento nello spazio pleurico, il catetere viene collegato ad un sistema di drenaggio, che consente l'eliminazione dei liquidi raccolti o dell'aria accumulata. Si distinguono drenaggio anteriore e laterale. Per convogliare aria, viene posizionato un drenaggio anteriore, per liquidi o sangue uno laterale, così come per le raccolte miste di aria e liquidi. Questo perché un drenaggio anteriore non riesce o comunque non in maniera completa, a favorire l'eliminazione di liquidi.

Possono essere praticate due metodiche di drenaggio toracico: chiuso od aperto, attraverso minitoracotomia. Si deve osservare che:

> **Nei pazienti ventilati in terapia intensiva, il drenaggio toracico deve essere posizionato attraverso una minitoracotomia poiché, in tal modo, si riduce il rischio di lesione degli organi toracici ed addominali.**

## 20.1 Indicazioni

Le indicazioni più importanti per un drenaggio toracico sono:

- Pneumotorace, pneumotorace iperteso;
- Emotorace;
- Fratture in serie di costole nei pazienti ventilati;
- Dopo interventi di chirurgia toracica;
- Importanti raccolte di liquido in cavità pleurica in pazienti con insufficienza respiratoria o ventilati.

Nei pazienti in terapia intensiva sono importanti il pneumotorace, l'emotorace e l'emopneumotorace. La causa più importante di queste complicazioni è il trauma toracico.

**Pneumotorace.** Importanti pneumotoraci devono essere drenati, anche quelli di grado medio nei pazienti ventilati poiché, per eccessiva pressione, possono svilupparsi pericolosi pneumotoraci ipertesi. Un pneumotorace diagnosticato subito dopo un trauma deve, in ogni caso, essere drenato.

Nel praticare il drenaggio deve essere osservato che:

- Nel caso di pneumotorace isolato: primario drenaggio anteriore;
- Nelle fratture in serie di costole con pneumotorace: primario drenaggio laterale, poiché, in questo caso, si deve considerare l'eventuale contemporanea presenza di emotorace.

**Emotorace.** Importanti emotoraci devono essere drenati. Nel caso di fratture in serie di costole, si deve considerare il possibile sviluppo di emotorace e l'inserimento di un catetere nel cavo pleurico.

- Emotorace isolato: primario drenaggio laterale;
- Emopneumotorace: iniziale drenaggio laterale, poiché consente il drenaggio di aria e sangue, mentre il drenaggio anteriore consente soprattutto il drenaggio di aria.

**Fratture in serie di costole.** Nei pazienti con fratture costale, per i quali è previsto un intervento chirurgico od una ventilazione meccanica, deve essere posta l'indicazione all'inserimento di un drenaggio pleurico, poiché in caso di ventilazione con pressione positiva, si possono sviluppare pneumotorace o pneumotorace iperteso. Si deve, inoltre, considerare la possibilità che subentrino raccolte ematiche.

> **In caso di gravi traumi toracici, l'indicazione all'inserimento di un drenaggio pleurico deve essere non solo posta primariamente, ma quanto più presto possibile, al fine di evitare pericolose complicazioni.**

**Enfisema cutaneo e mediastinico.** Entrambe le condizioni, senza la contemporanea presenza di un pneumotorace, non sono indicazioni per un drenaggio. Piccole lesioni della mucosa tracheale o bronchiale, rotture alveolari con penetrazione di aria nell'interstizio non necessitano di drenaggio. Se, però, a causare l'enfisema sono rotture di trachea, bronchi, parenchima polmonare od esofago, nei pazienti ventilati meccanicamente deve essere inserito un drenaggio toracico, poiché frequentemente si associa pneumotorace.

**Inserimento profilattico di un drenaggio toracico nella ventilazione meccanica con elevate pressioni?** Picchi di pressione inspiratoria superiori a 60 mmHg comportano un pericolo di pneumotorace iperteso. Per questo, alcuni operatori in terapia intensiva consigliano il posizionamento di drenaggi, bilateralmente. Tale procedimento, oggi, viene considerato superato, anche perché sono diverse le complicazioni post-inserimento. Inoltre, per il rischio di lesioni da volume, devono essere evitate elevate pressioni nella respirazione artificiale (vedi Cap. 15).

## 20.2 Controindicazioni

Le controindicazioni all'inserimento di un drenaggio nello spazio pleurico sono limitate. In pazienti con alterazione della coagulazione, coagulopatie o disturbi della attività leucocitaria, bisogna porre particolare attenzione nella procedura di posizionamento. In pazienti con versamenti pleurici tubercolari, non dovrebbe essere posto un drenaggio per il pericolo di infezione piogena, così come nel caso di mesotelioma per il pericolo di crescita tumorale sulla parete toracica. In questi casi, sono indicate toracotomie o pleurotomie limitate.

## 20.3 Drenaggio toracico chiuso

L'inserimento di un drenaggio toracico chiuso è di semplice esecuzione. È la metodica di prima scelta in situazioni di pericolo per la vita. Possono, però, insorgere complicazioni, se il posizionamento viene praticato da personale inesperto. A seconda dello scopo da perseguire, il drenaggio viene posto anteriormente o lateralmente.

### 20.3.1 Preparazione

Viene eseguito posizionando un catetere Trokar sterile monouso, collegato ad un sistema di drenaggio sterile monouso oppure – oggi più raramente – ad una pompa aspirante toracica.

Il catetere di silicone presenta diverse aperture alla terminazione distale. Per facilitare l'inserimento e per evitare l'ingresso di aria in cavità pleurica durante il posizionamento, all'interno del catetere è inserito un Trokar di metallo.

È importante scegliere la misura adeguata del catetere che, senza piegarsi od occludersi, deve consentire a versamenti pleurici od aria di fuoriuscire.

**Preparazione per l'inserimento del drenaggio toracico**

- Set monouso sterile per il drenaggio;
- Sistemi di collegamento sterili;
- Teli sterili;
- Guanti sterili;
- Soluzioni cutanee disinfettanti;
- Materiale per fissare il drenaggio;
- Anestetico locale per infiltrazione.

### 20.3.2 Quale misura di catetere?

Possono essere solo forniti dei suggerimenti per la scelta della misura adeguata:

- Drenaggio di sangue, versamenti o nel caso di enfisema: almeno 28 Ch;
- Drenaggio di pneumotorace isolato: 20-24 Ch, in caso di pneumotorace recente anche 28 Ch;
- Cateteri di maggiori dimensioni, 32 Ch, vengono inseriti raramente;
- Cateteri di piccole dimensioni, 8 o 16 Ch, sono inadeguati per il drenaggio di pneumo-

torace isolato in terapia intensiva, perché si piegano facilmente e tendono ad occludersi, per infiltrazione di fibrina.

Come la misura adatta, anche la scelta del punto di inserzione dipende dallo scopo terapeutico.

### 20.3.3 Dove inserire il drenaggio?

I punti di posizionamento di un drenaggio toracico sono fondamentalmente due: anteriore e laterale, sebbene il secondo sia quello maggiormente utilizzato. Per il drenaggio di versamenti, il catetere viene posizionato dall'alto verso il basso, per il convogliamento di aria, dal basso verso l'alto. Si deve osservare che:

**! Per il pericolo di lesioni del diaframma e degli organi addominali interni, il drenaggio toracico chiuso, nei pazienti in terapia intensiva, non deve essere inserito al di sotto della linea mammillare e, nell'inserzione anteriore, mai mediale alla linea medioclavicolare, per non ledere l'arteria toracica interna.**

- Accesso laterale: 4°-6° spazio intercostale, sulla linea ascellare media.
- Accesso anteriore: 2°-3° spazio intercostale, sulla linea emiclaveare.

L'accesso anteriore non consente un completo drenaggio di versamenti. Nelle donne, inoltre, non garantisce risultati esteticamente soddisfacenti.

### 20.3.4 Procedura di inserimento del drenaggio laterale

Il catetere viene inserito in corrispondenza della linea ascellare media – comunque non al di sotto della linea mammillare – e dall'alto verso il basso rispetto alla cupola pleurica. Il paziente deve essere in posizione supina (Fig. 20.1).

- Viene segnato il punto di inserzione; l'incisione cutanea viene praticata a livello della linea ascellare anteriore, in modo che il catetere venga posizionato nella linea ascellare media e, nel torace, scivoli in direzione dorsale.
- Segue l'infiltrazione con anestetico locale, 4-5 cm in profondità nel canale sottocutaneo, fino al punto di inserimento, a livello del margine superiore della costola. Per anestetizzare in modo più completo il punto d'ingresso nella parete toracica, altro anestetico deve essere iniettato, 5 cm superiormente rispetto al punto di inserzione. In totale sono necessari circa 20 ml di anestetico locale.
- In base alle necessità, possono essere praticate nel catetere ulteriori aperture. Queste

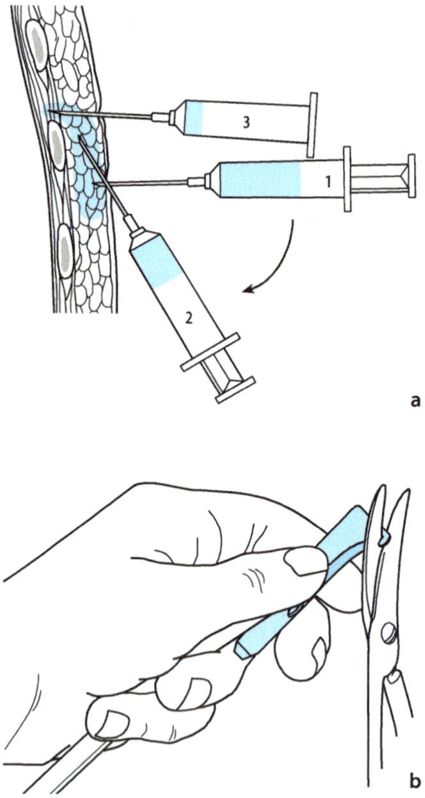


**Fig. 20.1. a-g.** Introduzione di un drenaggio toracico. **a** Anestesia locale. **b** Taglio dell'apertura laterale del sistema di drenaggio. **c** Inserimento del drenaggio nel sottocute. **d** Scivolamento del drenaggio nel sottocute. **e** Penetrazione della pleura impiegando l'altra mano come supporto, in modo da evitare una introduzione troppo profonda del drenaggio. **f** Inserimento del drenaggio attraverso la guida nello spazio pleurico. **g** Decorso del drenaggio nel canale sottocutaneo

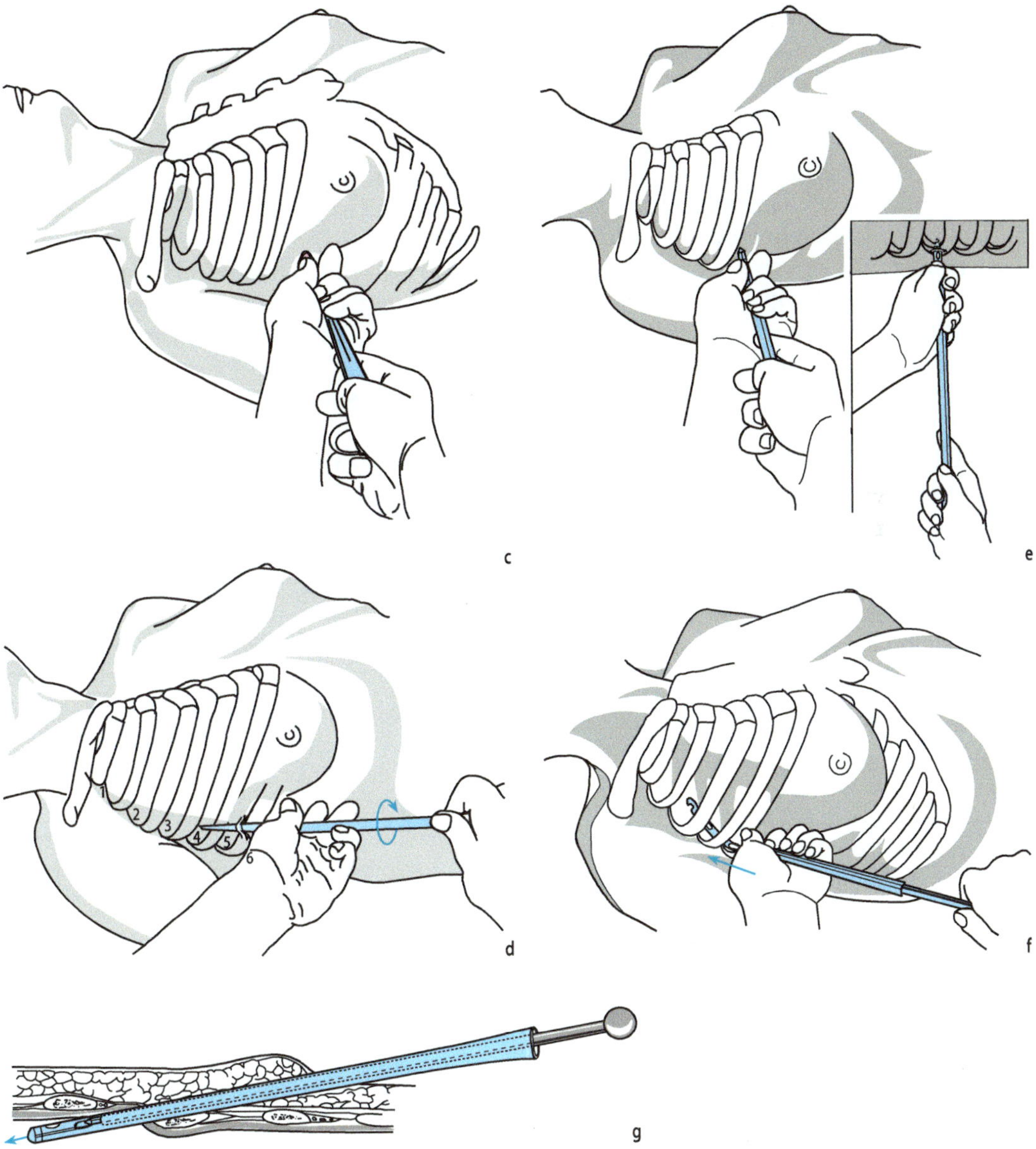


**Fig. 20.1. a-g** *(continua)*

non devono essere di dimensioni maggiori rispetto a quelle già presenti, per evitare di compromettere la stabilità del catetere. L'ultima apertura prima della terminazione del catetere deve essere marcata e radiologicamente riconoscibile.

- Si pratica l'incisione cutanea, affinché il catetere possa passare facilmente.
- Il Trokar viene inserito, come mostrato in Fig. 20.1c, perpendicolarmente rispetto al torace, attraverso la pelle, fino ai tessuti sottocutanei.
- La direzione di incisione viene, quindi, variata abbassando il catetere e facendolo scorrere nel sottocute, in direzione craniale.
- Il passo successivo avviene ponendo la mano sinistra in modo che le pressioni effettuate con la mano destra, non provochino lesioni, per improvviso cedimento di resistenza (Fig. 20.1e).

- Il catetere Trokar viene nuovamente riportato alla posizione iniziale perpendicolare, fino al contatto con il margine costale superiore e fatto ancora avanzare, in modo da raggiungere lo spazio toracico (sensazione di perdita di resistenza).
- Infine la direzione viene ancora variata ed il Trokar mantenuto in modo da favorire lo scorrimento del catetere come desiderato. La mano sinistra è impiegata per inserire il catetere, la destra tiene fermo il Trokar, la cui punta deve essere sufficientemente inserita nel torace, per favorirne la facile collocazione.
- Quando il catetere è stato inserito, si allontana il Trokar. Il corretto posizionamento si riconosce per la fuoriuscita di sangue o versamenti.
- Infine il catetere viene fissato alla cute e collegato al sistema di drenaggio.
- Subito dopo, si esegue il controllo radiologico della posizione del catetere.

### Drenaggio dei segmenti inferiori

In caso di emotorace dei segmenti inferiori, il drenaggio toracico può essere inserito nel seno costo-frenico. Il punto di inserzione è lo stesso di quello laterale, ma l'incisione cutanea deve praticarsi sulla linea ascellare anteriore, circa 5 cm al di sopra del punto d'ingresso del catetere nel torace. Affinché le aperture distali del catetere possano drenare, bisogna praticare fori aggiuntivi.

## 20.3.5 Procedura di inserimento del drenaggio anteriore

Il punto di incisione, per l'inserzione anteriore, è il secondo spazio intercostale, in corrispondenza della linea clavicolare media. Da qui il catetere viene inserito dall'avanti verso l'alto, contro la cupola pleurica. Questo punto di inserzione è scelto solo in caso di situazioni di pericolo vitale o se gli aspetti estetici sono di secondaria importanza. Nelle donne per la cicatrice dovuta all'incisione, il punto di inserzione deve trovarsi sulla linea ascellare anteriore, al di sopra della linea mammillare.

Il procedimento è simile a quello già visto per l'inserimento laterale:

- Anestesia locale ed incisione cutanea, come sopra descritto.
- Il punto di inserzione deve corrispondere al margine superiore della terza costola al di fuori della linea emiclavicolare, ad almeno 2 dita e mezzo di distanza dal margine sternale, per evitare lesioni dell'arteria toracica interna.
- Dopo il superamento della parete toracica, il Trokar deve essere mantenuto in posizione perpendicolare, affinché il catetere scivoli in cavità pleurica e non sotto il muscolo pettorale.

## 20.3.6 Complicazioni

Osservando le giuste regole, ponendo i dovuti accorgimenti, scegliendo i punti i inserzione elencati (al di sopra della linea mammillare ed all'esterno della linea emiclavicolare), il grado di complicazioni si riduce notevolmente. Fondamentalmente, possono seguire all'inserimento di un catetere nel cavo pleurico le seguenti complicazioni:

**Complicazioni del drenaggio toracico**

- Lesioni del diaframma e degli organi addominali interni, per punto di inserzione troppo basso (errore commesso spesso dai principianti!);
- Lesioni polmonari;
- Emorragie, per danneggiamento delle arterie intercostali o della toracica interna;
- Errata posizione del drenaggio;
- Aritmie cardiache, per contatto del drenaggio con il cuore;
- Erosione di grossi vasi;
- Infezioni.

**Lesioni del diaframma o di organi addominali interni.** Sono più frequenti per le inserzioni laterali, quando il punto di inserimento del catetere non può essere subito identificato e quando

20

questo viene inserito sotto il livello della linea mammillare. È di estrema pericolosità l'errato posizionamento del drenaggio toracico nel fegato: può condurre in breve a "shock" emorragico. Si sono verificate lesioni ad altri organi come milza, reni, intestino e cuore.

**Lesioni di vasi sanguigni.** Il drenaggio di sangue attraverso il catetere può indicare lesioni di arterie intercostali soprattutto negli inserimenti laterali e quando il punto di inserzione si trova a livello del margine costale inferiore. Il pericolo di lesione è più elevato nei soggetti anziani, poiché i vasi possono lasciare la loro posizione originaria e dal margine inferiore della costola spostarsi nello spazio intercostale. Una lesione dell'arteria toracica interna è dovuta, per lo più, ad errata scelta del punto di inserzione (vedi sopra).

**Lesioni del polmone.** Lesioni superficiali del polmone non sono pericolose. Se il catetere viene posizionato nel parenchima polmonare, possono essere lesi grossi vasi. Per verificare l'errato collocamento, si deve eseguire una radiografia toracica in posizione laterale. In caso di conferma, il catetere deve essere rimosso ed essere sostituito da uno nuovo, che consenta la completa espansione del polmone.

**Infezioni.** In rari casi il drenaggio toracico può condurre ad infezioni ed empiema pleurico. Nel trauma toracico la percentuale di questa complicazione si attesta sul 3%.

#### Come possono essere evitate le complicazioni?

La maggior parte delle complicazioni può essere evitata se vengono osservate le seguenti indicazioni:

- In caso di inserzione laterale, restare sempre al di sopra della linea mammillare o posizionare il catetere sotto guida ecografica.
- In caso di inserimento anteriore, non eseguire mai un'inserzione mediale rispetto alla linea emiclavicolare!
- Posizionare il catetere sempre sul margine superiore della costola, poiché i vasi intercostali, come noto, scorrono a livello del margine inferiore.
- Penetrare con delicatezza nello spazio pleurico (vedi pag. 388).
- Inserire il drenaggio solo dopo certa identificazione dello spazio pleurico (palpazione digitale del polmone).
- Nel dubbio, correzione del drenaggio, soprattutto in caso di pneumotorace iperteso, poiché un posizionamento errato può mettere in pericolo la vita del paziente.

## 20.4 Drenaggio toracico attraverso minitoracotomia

La minitoracotomia rappresenta la metodica di scelta impiegata in terapia intensiva, per posizionare il drenaggio toracico in pazienti in ventilazione meccanica. La tecnica consente, infatti, di ridurre i rischi di gravi lesioni agli organi interni ed, inoltre, la possibilità di inserire facilmente drenaggi di maggiori dimensioni.

### 20.4.1 Minitoracotomia: procedura

- Anestesia locale, così come descritto per l'introduzione del drenaggio toracico "chiuso", ma più ampia.
- Incisione cutanea, di circa 3-4 cm di lunghezza, a livello del 5° spazio intercostale o sopra la 6° costola, in corrispondenza della linea ascellare media.
- Quindi, preparazione del sottocute, del muscolo serrato anteriore, con forbici o pinze, se necessario del latissimo, come mostrato in Fig. 20.2.
- Determinazione del percorso fino ad attraversare la muscolatura intercostale e penetrare nello spazio pleurico. Se si percepiscono ostacoli durante la progressiva introduzione con il dito medio, è consigliabile cercare un nuovo punto di ingresso, al fine di evitare lesioni polmonari.
- Infine, utilizzando il dito come guida, si introduce il catetere nello spazio pleurico, fino alla posizione desiderata.
- Il catetere viene fissato, cute e sottocute chiusi con punti di sutura.

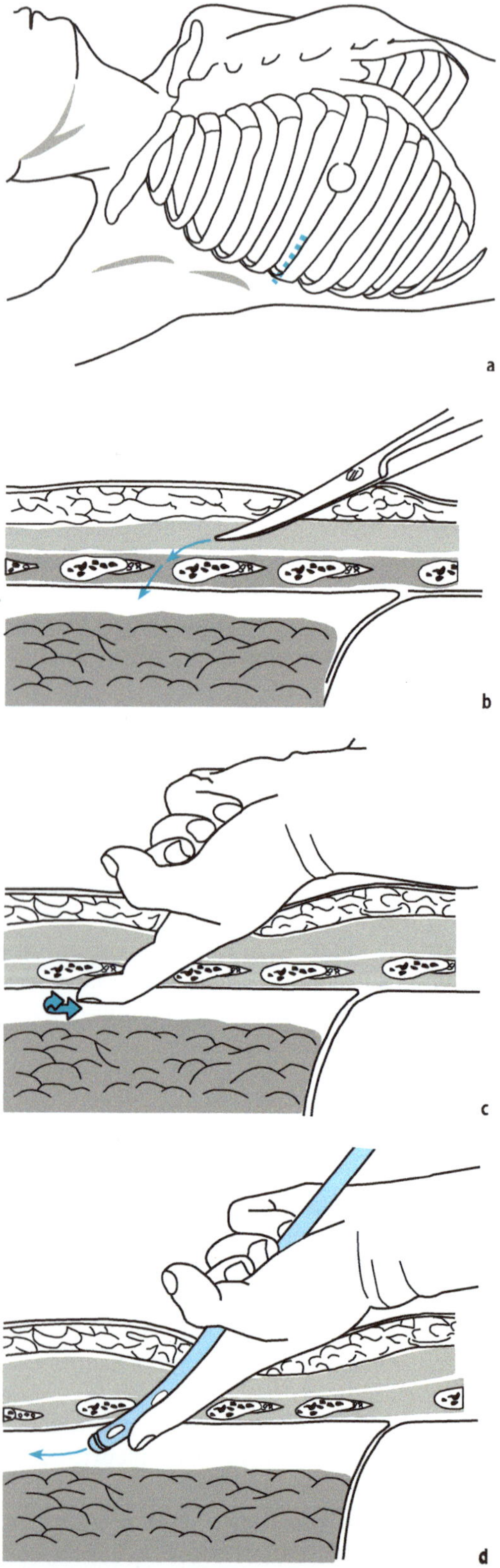

**Fig. 20.2 a-d.** Drenaggio toracico attraverso minitoracotomia. **a** Incisione della cute, al di sopra della 6° costola. **b** Preparazione del sottocute con forbici, incisione della muscolatura intercostale a livello del margine superiore della 6° costola. **c** Perforazione della pleura ed esplorazione digitale dello spazio pleurico. **d** Posizionamento del drenaggio, usando il dito come guida per la corretta collocazione nella posizione desiderata

## 20.5 Sistemi di aspirazione

Per favorire un migliore deflusso di versamenti ed aria dalla cavità pleurica e determinare una veloce espansione polmonare, il drenaggio toracico viene collegato ad un sistema di aspirazione continuo. Sono disponibili i seguenti sistemi:

- Sistema a valvola unidirezionale o ad un bottiglione;
- Sistema a valvola unidirezionale a due bottiglioni;
- Sistema di drenaggio a tre bottiglioni;
- Sistemi compatti secondo il principio a tre bottiglioni.

Sistemi compatti, chiusi, a senso unico, sono da preferire in pazienti in terapia intensiva, dato che si verificano raramente difetti di funzionamento e la maggior parte è facilmente riconoscibile.

### Procedimento

- La pressione di risucchio viene fissata a 20-25 cm d'acqua.
- Dopo una pneumectomia, questo valore non deve superare i 5 cm d'acqua, per evitare uno sbandamento mediastinico.
- Occasionalmente, in alcuni pneumotoraci, si devono fissare valori di risucchio di 40-45 cm d'acqua, per far espandere il polmone collassato.
- Esistono, comunque, opinioni discordanti circa il valore di risucchio da programmare per favorire la chiusura di fistole da pneumotorace. Secondo alcuni, questo valore deve attestarsi a livelli sufficientemente alti tali da consentire la distensione polmonare fino alla parete toracica, secondo altri invece, sono necessari bassi valori per accelerare la chiusura di fistole. In alcuni reparti di chirurgia toracica, non vengono connessi sistemi di aspirazione.

Se la capacità drenante di un solo sistema non è sufficiente, se ne deve inserire un secondo.

### 20.5 1 Sistema a valvola unidirezionale ad un bottiglione

In questo caso, non si verifica una condizione di aspirazione, quanto piuttosto una di drenaggio, grazie alla forza peso. Il drenaggio toracico è connesso al sistema a valvola unidirezionale, che viene riempito attraverso un corto tubo. La punta pesca circa 2 cm al di sotto della superficie acquosa. Se la pressione nella cavità pleurica aumenta, superando i 2 cm d'acqua, versamento od aria fluiscono dallo spazio pleurico nel bottiglione. L'aria si allontana verso l'esterno attraverso il piccolo tubo. Quanto maggiore è il dislivello, tanto più alta deve essere la pressione pleurica per consentire la fuoriuscita di aria o versamenti. Se, invece, il drenaggio non pesca in acqua, l'aria dall'esterno penetra nella cavità pleurica.

Si ha un normale funzionamento del drenaggio quando:

- Con l'inspirazione sale il livello d'acqua rispetto al drenaggio;
- Con l'espirazione questo livello si abbassa;
- Bollicine indicano una perdita nei polmoni o nei bronchi.

### 20.5.2 Sistema a valvola unidirezionale a due bottiglioni

Viene impiegato quando la sola forza peso non è sufficiente. Il secondo bottiglione serve come controllo dell'aspirazione. Questo è collegato al primo, attraverso un piccolo tubo, mentre un secondo lo connette con il sistema di aspirazione centrale. La profondità rispetto alla superficie acquosa corrisponde al valore del risucchio in cm d'acqua.

### 20.5.3 Sistema di drenaggio a tre bottiglioni

È costituito da tre bottiglioni: di drenaggio, di controllo dell'aspirazione e l'ultimo contenente

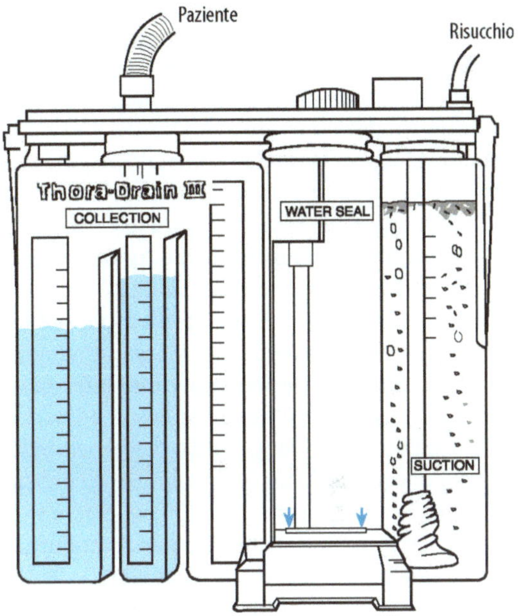


**Fig. 20.3.** Sistemi di drenaggio compatti

il livello d'acqua. Il secondo consente di quantificare l'entità del versamento drenato.

**Sistemi compatti.** Sono sistemi sterili monouso, funzionanti secondo il principio di drenaggio a tre bottiglioni (Fig. 20.3). Il risucchio determinato nella cavità pleurica può essere letto direttamente secondo il livello d'acqua. Il sistema compatto può essere appoggiato a terra o fissato al letto del paziente. I vantaggi sono:

- Possibilità di trasporto del paziente senza che ciò comporti lo sviluppo di un pneumotorace, dato che il risucchio viene mantenuto per circa due ore.
- Sicurezza nei confronti dello sviluppo di un pneumotorace, grazie alla presenza della valvola unidirezionale.
- Manometro per la segnalazione del risucchio nella cavità pleurica.
- Riduzione dei pericoli di contaminazione, poiché non avviene alcun cambiamento dei vasi di raccolta.

Gli svantaggi sono la capacità di risucchio relativamente bassa (massimo fino a 30 cm d'acqua) ed il prezzo elevato.

## 20.6 Controllo e manutenzione del drenaggio toracico

Difetti di funzionamento di drenaggi toracici possono mettere a rischio la vita del paziente. Per questo è necessario un controllo attento del sistema da parte di personale addetto.

- Il drenaggio ed i relativi sistemi di connessione devono essere regolarmente controllati, per ciò che riguarda la loro funzionalità e la loro capacità drenante. Il livello d'acqua, nel rispettivo bottiglione, deve seguire i movimenti respiratori del paziente. La causa più comune di non corretto funzionamento è l'occlusione di fibrina o sangue od il piegamento dei tubi di collegamento. Se il polmone è rimasto collassato per diversi giorni, deve essere evitata una rapida espansione per scongiurare l'edema polmonare da distensione.
- La capacità aspirante deve essere strettamente controllata: un minimo rumore di bollicine deve essere percepibile.
- I versamenti aspirati devono essere valutati nella loro entità, aspetto e consistenza.
- Potrebbe essere necessario, soprattutto per lunghi tempi di degenza, un controllo batteriologico del materiale aspirato o dei sistemi di connessione.

## 20.7 Rimozione del drenaggio toracico

A causa delle molte complicazioni, un drenaggio toracico, deve essere tenuto in sede solo per il tempo strettamente necessario.

### Consiglio pratico:

- Drenaggi che non aspirano più versamenti od aria devono essere clampati per alcune ore e, dopo controllo radiologico, rimossi. Il polmone, però, deve mostrarsi completamente espanso, senza alcuna perdita d'aria.

Una minima produzione di secreti pari a 100-200 ml al giorno, può essere provocata dal contatto del drenaggio con la pleura e non costituisce un motivo per rimandare la rimozione del drenaggio. Se nell'arco di 12 ore non viene drenata più aria, il drenaggio può essere rimosso. Prima deve essere valutata l'ermeticità del sistema: a tal proposito, nei sistemi compatti si può impiegare la colonna d'acqua del bottiglione o sollevando tutto il sistema. La presenza di importanti quantità d'aria può essere valutata piegando i tubi di drenaggio del sistema: si determina la formazione di bolle d'aria per la contemporanea presenza di liquidi.

**Procedimento pratico**

- Rimozione completa delle bende.
- Disinfezione della cute ed rimozione dei punti di sutura.
- La borsa di tabacco deve essere mantenuta ed il risucchio temporaneamente innalzato.
- Per evitare l'ingresso di aria nello spazio pleurico durante la rimozione del drenaggio, porre un cerotto quadrato con delle compresse sterili al centro del punto di ingresso del drenaggio.
- Quindi, rimuovere tempestivamente il drenaggio sotto aspirazione e,contemporaneamente, applicare compresse sterili, oppure tirare con decisione i fili della borsa di tabacco.
- Se si impiegano due drenaggi toracici confluenti in un solo sistema a Y, devono essere entrambi clampati, prima della rimozione affinché non penetri aria dal sistema nello spazio pleurico.
- Alla rimozione del drenaggio toracico segue un controllo radiologico. Se questo indica un discreto pneumotorace, il respiro spontaneo del paziente deve essere monitorato e un seconda radiografia del torace effettuata nell'arco di un'ora. Se, invece, non si rilevano anomalie importanti, è sufficiente un secondo controllo dopo otto ore e, successivamente, una volta al giorno.
- Se, invece, subito dopo la rimozione del drenaggio toracico si sviluppa un pneumotorace importante, permane, molto probabilmente, una perdita che pone indicazione all'inserimento di un nuovo drenaggio.

## Letture consigliate


Baumann MH, Sahn SA (1993) Tension pneumothorax: Diagnostic and therapeutic pitfalls. Crit Care Med 21:177-179

Brandt ML, Luks FI, Lacroix J et al (1994) The pediatric chest tube. Clin Intens Care 5:123-129

Gschnitzer F (Hrsg) (1989) Chirurgie des Thorax. 2. Auflage, Urban & Schwarzenberg, München

Kam AC, O'Brian M, Kam PCA (1993) Pleural drainage systems. Anaesthesia 48:154-161

Soni N, Riley B (1993) Insertion of a chest drain. Curr Anaesth Crit Care 4:46-52

# Sindrome acuta da stress respiratorio (ARDS)

21

## 21.1 Definizione

**Definizione**

**ARDS ("Acute Respiratory Distress Syndrome").** Con il termine ARDS (prima definita come "adult respiratory distress syndrome") si intende una forma acuta e grave di insufficienza respiratoria, come reazione del polmone a cause di vario genere. Non è una malattia, ma una sindrome infiammatoria polmonare, caratterizzata da lesioni alveolari diffuse ed aumento della permeabilità dei capillari polmonari, con incremento dell'acqua polmonare extracapillare (edema polmonare non cardiaco). Da un punto di vista clinico, la sindrome è caratterizzata da grave dispnea, tachipnea e cianosi, nonostante la somministrazione di ossigeno, riduzione della "compliance" polmonare ed infiltrati polmonari bilaterali diffusi a tutti i segmenti. Secondo la AECC, per una diagnosi di ARDS devono essere soddisfatti i seguenti criteri:

- Insorgenza acuta della malattia;
- Indice di ossigenazione $p_aO_2/F_iO_2$ inferiore a 200 mmHg, indipendentemente dal valore PEEP;
- Infiltrati bilaterali alla radiografia toracica in proiezione antero-posteriore;
- Pressione di chiusura dei capillari polmonari (PCWP) inferiore a18 mmHg (se valutata), cioè, nessuna prova di una origine cardiaca dell'edema polmonare.

**ALI ("Acute Lung Injury").** Secondo la definizione dell'AECC, si intendono con il termine ALI tutte le forme acute di alterazione della funzionalità polmonare alla cui base non vi è una patologia cardiaca. Criteri di diagnosi sono:

- Insorgenza acuta;
- Indice di ossigenazione $p_aO_2/F_iO_2 < 300$;
- Infiltrati bilaterali alla radiografia toracica in proiezione antero-posteriore;
- Pressione di chiusura dei capillari polmonari (PCWP) inferiore a18 mmHg.

Critiche alla definizione: l'indice di ossigenazione non tiene conto del fatto che sia impiegata o no una PEEP. Dato che la PEEP nell'ARDS migliora l'ossigenazione, i criteri dell'ARDS possono, allo stesso grado della malattia, a seconda della PEEP, essere o no soddisfatti.

## 21.2 Frequenza

L'esatta incidenza dell'ARDS non è nota, poiché nella maggior parte delle diagnosi non viene impiegata una definizione univoca. Si può, comunque, affermare che sussiste una frequenza di circa 2-8 casi di malattia per 100.000 abitanti.

## 21.3 Eziologia

Nonostante la varietà delle cause determinanti l'insorgenza della patologia, i quadri clinici e le variazioni anatomo-patologiche sono, nella maggior parte dei pazienti, molto simili. I fattori inizianti l'ARDS agiscono scatenando una lesione polmonare diretta, come per aspirazione di acidi gastrici, inalazione di gas tossici od a causa di batteri, virus, funghi, parassiti. Spesso però, la sindrome è secondaria ad altri processi che non coinvolgono primariamente il polmone, come sepsi, "shock", trasfusioni in notevoli quantità, trauma multiplo e coagulazione intravasale disseminata. Vengono, di seguito, elencate le cause note determinanti l'ARDS.

**Fattori scatenanti o predisponenti l'insorgenza dell'ARDS**

**Infezioni (batteri, virus, funghi, parassiti):**
- Polmonite primaria;
- Infezioni addominali;
- Infezioni extraaddominali.

**Traumi:**
- "Shock" emorragico con trasfusioni importanti;
- Ustioni;
- Contusioni polmonari;
- Ferite penetranti;
- Embolia lipidica, per fratture delle ossa lunghe.

**Trauma polmonare da inalazione:**
- Gas o vapori tossici;
- Ossigeno;

- Acidi gastrici;
- Aspirazione.

**Cause metaboliche:**
- Alterazione della funzionalità renale od epatica;
- Chetoacidosi diabetica.

**Farmaci e veleni:**
- Avvelenamento da barbiturici o altri sonniferi (ad es. a contenuto di bromo);
- Cocaina;
- Eroina, metadone;
- Ergotamina;
- Paraquat;
- Fosfati organici.

**Cause varie:**
- Pancreatite;
- Circolazione extracorporea;
- CID;
- Preeclampsia/eclampsia;
- Embolia da liquido amniotico;
- Corionamnioite;
- Embolia gassosa;
- Ischemia intestinale;
- Trasfusioni importanti;
- Lupus eritematoso sistemico;
- Impiccagione;
- Ostruzioni delle vie aeree.

**Le infezioni polmonari, la sepsi di origine non polmonare, il trauma multiplo e toracico, sono le cause più importanti per l'insorgenza di ALI ed ARDS.**

**SIRS, sepsi e sindrome da disfunzione multipla di organi.** Tra ARDS e SIRS, sepsi e sindrome da disfunzione multipla di organi, esiste una stretta relazione. La SIRS ("Systemic Inflammatory Response Syndrome") conduce, spesso, ad una ARDS ematogena. Alcuni autori sostengono che l'ARDS altro non è che una manifestazione di una severa SIRS, sebbene questa possa essere causata da diversi fattori, come processi infettivi e non infettivi quali trauma multiplo, ustioni, pancreatiti o lesioni da ischemia e riperfusione.

**Da ricordare**

**SIRS**

| | |
|---|---|
| temperatura | > 39 °C o < 36 °C, |
| frequenza cardiaca | > di 90/min, |
| frequenza respiratoria | > 20/min o $p_aCO_2$ < 32 mmHg, |
| leucocitosi | > 12.000/microlitro o leucopenia < 4.000/microlitro, |

**Sepsi:** SIRS come reazione ad una infezione batterica, virale o fungina.
**Grave sepsi:** sepsi associata ad alterazione della funzione di un organo.
**Grave SIRS:** SIRS con contemporanea alterazione della funzione di diversi organi.

Il 25% dei pazienti con sepsi da gram negativi sviluppa un'ARDS; nello "shock" settico da gram negativi, la percentuale sale al 95%.

**Trauma.** Pazienti gravemente feriti, mostrano un rischio ARDS più alto, sebbene altri fattori giochino un ruolo importante, quali lo "shock" emorragico, la contusione polmonare, trasfusioni importanti, embolia da grasso, infezioni.

**Le trasfusioni di notevoli entità** erano, in passato, considerate come fattori scatenanti una ARDS; per tale ragione si parlava di "polmone da trasfusione". L'esperienza clinica ha però dimostrato che, da sole, non sono responsabili della ARDS e devono essere associate ad altri fattori di rischio.

**"Shock".** Indipendentemente dalla causa, uno stato di "shock" può accompagnarsi alla ARDS. In passato era spesso usata la definizione "polmone da shock". Tale condizione non sembra giocare,da sola, un ruolo importante nello sviluppo di una ARDS, visto che questa manifestazione si riscontra solo nel 2-7% dei pazienti con "shock" emorragico. Gli altri fattori contribuenti sono: lesioni multiple, trasfusioni, ecc.

**Aspirazione polmonare.** La provata aspirazione di succo gastrico acido determina nel 34% dei pazienti lo sviluppo di un'ARDS, soprattutto quando il pH del materiale aspirato è inferiore a 2,5. L'evolversi del quadro patologico può, però, avvenire anche a valori di pH più alti, così come con l'aspirazione di particelle solide.

## 21.4 Patogenesi ed anatomia patologica

Nelle fasi iniziali dell'ARDS, il contenuto liquido ed il peso dei polmoni sono maggiori ("wet lung") ed il contenuto di aria è minore. Nello stadio più avanzato, il polmone macroscopicamente si presenta scuro e con consistenza epatica. Il fulcro della patogenesi dell'ARDS è una lesione della membrana alveolo-capillare su base infiammatoria.

La causa dell'alterazione può essere diretta, per l'azione di tossine od indiretta, mediata dal complemento e dal sistema di coagulazione, dai granulociti neutrofili, dai radicali dell'ossigeno, trombociti, serotonina, istamina e prodotti del metabolismo dell'acido arachidonico.

Indipendentemente dalla causa e dai fattori concomitanti, si ha un solo quadro morfologico di lesione polmonare, in base al quale si possono distinguere tre stadi:

- Fase essudativa o stadio acuto;
- Fase proliferativa iniziale o stadio intermedio;
- Fase proliferativa tardiva o stadio cronico.

### 21.4.1 Fase essudativa

Nella fase essudativa od acuta, per azione di diverse cause, si sviluppa, nell'arco di alcune ore, una lesione dell'endotelio capillare e delle cellule di Tipo I dell'epitelio alveolare. La permeabilità dell'endotelio a liquidi, macromolecole e cellule aumenta ed insorge un edema della membrana alveolo-capillare ricco di proteine, maggiore della capacità di drenaggio del sistema linfatico. Segue un edema alveolare con essudato proteico, fibrina, eritrociti e leucociti. Lo stadio iniziale dell'ARDS è anche definito come "capillary leakage syndrome".

### 21.4.2 Fase proliferativa iniziale

Dopo circa 7-10 giorni dall'evento scatenante, inizia la fase proliferativa iniziale o stadio intermedio: gli alveoli ed i loro ingressi si ricoprono di membrane ialine, l'epitelio alveolare prolifera e si depositano macrofagi e granulociti.

Nei capillari si repertano microtrombi, materiale ialino e fitti tessuti di legame. Questo stadio di minima fibrosi è completamente reversibile.

### 21.4.3 Fase proliferativa tardiva

Protagonista principale dello stadio proliferativo tardivo è la fibrosi: i setti alveolari sono ispessiti, lo spazio alveolare viene compresso da tessuti di legame o disteso da materiale cicatrizzante.

In prossimità dei capillari collassati compaiono spazi cistici ricolmi d'aria. I capillari alveolari e le arteriole sono in parte occlusi da materiale fibrotico.

La membrana alveolo-capillare è 5 volte più spessa rispetto al normale, volume e superfici capillari sono drasticamente ridotti e conseguentemente lo è anche la capacità di diffusione. Il quadro finale è dato dalla distruzione alveolare e della struttura acinare, spesso letale, ma che in casi isolati può essere reversibile.

## 21.5 Fisiopatologia

Da un punto di vista fisiopatologico, nell'ARDS si succedono i seguenti mutamenti:

- Edema polmonare non cardiaco;
- Ipossia arteriosa grave.

### 21.5.1 Edema polmonare

Come già detto, nell'ARDS aumenta l'acqua polmonare extravasale, sebbene inizialmente le pressioni colloidoosmotica e polmonare venosa siano normali. La causa dell'edema polmonare non cardiogeno è l'aumento della permeabilità polmonare capillare e della pressione arteriosa polmonare. L'edema polmonare, dapprima interstiziale e poi anche alveolare, si sviluppa a seconda della causa determinante, in un periodo di 24 ore. Il riempimento alveolare con liquidi, insieme ad alterazione della produzione di surfattante, conduce allo sviluppo di atelettasie.

**"Compliance" polmonare.** L'aumento dell'acqua polmonare extravasale nello stadio essudativo dell'ARDS, insieme al collasso degli alveoli, comporta una riduzione della "compliance" polmonare. Nello stadio tardivo ad evoluzione fibrotica, si sviluppa un polmone "duro", con bassa "compliance" e riduzione di tutti i volumi statici. Inoltre, può diminuire anche la "compliance" toracica (extrapolmonare).

### 21.5.2 Ipossia arteriosa

L'ipossia arteriosa, l'abbassamento della $p_aO_2$ o la riduzione dell'indice di ossigenazione $p_aO_2$ / $F_iO_2$, sono i criteri diagnostici centrali dell'ARDS. Dipendono essenzialmente da due meccanismi:

- "Shunt" destro-sinistro intrapolmonare;
- Alterazioni del rapporto volume flusso.

**"Shunt" destro-sinistro intrapolmonare.** La causa principale di ipossia nell'ARDS è il mantenimento del flusso in alveoli non ventilati. Questo disturbo non è influenzabile dall'aumento della concentrazione inspiratoria di ossigeno.

Gli alveoli non ventilati nell'ARDS sono ripieni di liquidi o collassati. Nelle forme lievi la percentuale di "shunt" equivale al 25-30% del volume cardiaco, nelle forme gravi, la percentuale sale fino al 70%.

**Alterazione del rapporto volume flusso.** In vicinanza di estese aree di "shunt", coesistono piccole regioni con riduzione del rapporto volume/flusso; anch' esse conducono ad ipossia, ma risentono positivamente dell'aumento della somministrazione di ossigeno.

Nello stadio iniziale dell'ARDS, la $p_aCO_2$ è, nella maggior parte dei casi, ridotta per l'iperventilazione da compenso nelle aree alveolari indenni con elevato rapporto volume flusso.

#### Riduzione della capacità funzionale residua

Nell'ARDS diminuisce la FRC fino alla metà del valore normale. Il collasso e l'edema alveolare sono le cause principali. La conseguenza di questa riduzione è l'aumento dello "shunt" destro-sinistro intrapolmonare, da cui deriva l'ipossia.

#### Distribuzione disomogenea dell'aria inspirata e delle regioni non ventilate

Immagini di tomografia computerizzata mostrano uno stato di ispessimento delle regioni polmonari interessate che si accompagna a zone ventilate e non, in maniera non equamente distribuita. Secondo Gattinoni è possibile distinguere tre zone del polmone di pazienti affetti da ARDS:

- Zona H;
- Zona R;
- Zona D.

**Zona H (h = "healthy").** Sono regioni polmonari sane con normale "compliance" e capacità funzionale residua ed adeguato rapporto volume flusso. Nelle forme gravi di ARDS, solo il 20-30% dell'area polmonare presenta una ventilazione ed una circolazione ematica normale. Solo in questa zona, definita anche come "polmone baby", è inizialmente possibile lo scambio gassoso.

**Zona R (r = "recruitable").** Sono aree polmonari atelettasiche che, per impiego di un adeguato volume respiratorio e/o della PEEP, possono essere riaperte, rendendosi disponibili per lo scambio gassoso. Suscettibili, quindi, di cambiamento in zone H.

**Zona D (d = "disease").** In queste aree ispessite non è più possibile lo scambio gassoso. Gli alveoli ispessiti rappresentano zone di vero "shunt", le regioni vascolari ispessite costituiscono lo spazio morto alveolare.

### 21.5.3 Ipertonia polmonare

Le micro- e le macrotrombosi del circolo polmonare determinano, già nella fase iniziale dell'ARDS, aumento delle resistenze arteriose nella piccola circolazione e vasocostrizione da ipossia. Inizialmente l'ipertensione polmonare può essere influenzabile per impiego di vasodilatatori, in stadio più avanzato è però fissa e resistente alla terapia. La pressione di chiusura dei capillari polmonari (pressione Wedge), presenta valori normali, a meno che non coesista insufficienza cardiaca sinistra.

## 21.6 Quadro clinico

Schematicamente, nell'ARDS è possibile distinguere tre stadi:

**Stadio 1.** Inizialmente vi è una causa scatenante quale "shock", sepsi, trauma, aspirazione. 12-24 ore più tardi, si sviluppa un respiro profondo e rapido che assume le caratteristiche di uno stato dispnoico. Si instaura, quindi, una condizione di iperventilazione di compenso: la $p_aCO_2$ si riduce, il pH aumenta (alcalosi respiratoria) e, nella maggior parte dei casi, insorge un grado minimo di ipossia (minima riduzione della $p_aO_2$). Si evidenziano, in corrispondenza dell'ilo polmonare, delle zone con segmenti vasali dilatati. Spesso, questo stadio viene riconosciuto in modo retrospettivo. Nel caso di lesioni iniziali gravi, come per aspirazione di succhi gastrici acidi od inalazione di gas tossici, può verificarsi il passaggio diretto allo stadio 2.

**Stadio 2.** Nonostante l'iperventilazione, si verifica una riduzione della $p_aO_2$. Il paziente presenta colorito pallido, cianotico, tachicardia, stato di agitazione ed affaticamento per l'aumentato lavoro respiratorio. La radiografia toracica evidenzia aree di edema polmonare, impronte velate di varia intensità distribuite irregolarmente e delimitabili dalle zone non ancora interessate dalla malattia. In vicinanza dei vasi dilatati sono riconoscibili piccole strutture acinari. Le immagini radiologiche non sono molto specifiche e non permettono di stabilire la causa scatenante.

**Stadio 3.** Se i primi due stadi della malattia non riescono ad essere risolti, segue l'evoluzione al terzo stadio. Nonostante l'impiego di pressioni inspiratorie più alte e di maggiori concentrazioni di ossigeno, il grave livello di ipossia non può essere corretto. Per il progressivo aumento dello spazio morto alveolare, aumenta la $p_aCO_2$ e si sviluppa un'insufficienza respiratoria totale. L'immagine radiologica del torace evidenzia la presenza di aree opache confluenti, che testimoniano la presenza di edema interstiziale. La morte, per una terapia respiratoria non adeguata, subentra a causa delle alterazioni cardiovascolari, dovute all'ipossia. Se viene eseguita una terapia di ventilazione meccanica, la causa del decesso non è attribuibile all'ipossia ma ad una alterazione generalizzata della funzionalità organica.

### 21.6.1 Grado di severità dell'ARDS

Il grado di severità dell'ARDS è definibile secondo Murray con un sistema a punti (Tab. 21.1), per il quale non è necessaria la determinazione della pressione arteriosa polmonare. Per caratterizzare ulteriormente la malattia, sono importanti i seguenti fattori:

- Causa polmonare primaria, ad es. aspirazione, tossicità, polmonite;
- Come conseguenza secondaria di altre alterazioni, ad es. sepsi, pancreatite;
- Sviluppo acuto di relativi fattori di rischio;
- Processo localizzato o sistemico.

**Tab. 21.1.** "Lung injury score": Grado di severità dell'insufficienza polmonare acuta. (Secondo Murray et al. 1998)

| | | Valore Score |
|---|---|---|
| 1. Radiografia toracica: | | |
| – nessuna ombra alveolare | | 0 |
| – ombre alveolari in un solo quadrante | | 1 |
| – ombre alveolari in due quadranti | | 2 |
| – ombre alveolari in tre quadranti | | 3 |
| – ombre alveolari in tutti i quadranti | | 4 |
| 2. Punteggio ipossia: | | |
| – $p_aO_2/F_iO_2$ | ≥ 300 mmHg | 0 |
| – $p_aO_2/F_iO_2$ | 225-299 mmHg | 1 |
| – $p_aO_2/F_iO_2$ | 174-224 mmHg | 2 |
| – $p_aO_2/F_iO_2$ | 100-174 mmHg | 3 |
| – $p_aO_2/F_iO_2$ | ≤ 100 mmHg | 4 |
| 3. Punteggio PEEP (in caso di ventilazione): | | |
| – PEEP | ≤ 5 cm $H_2O$ | 0 |
| – PEEP | 6-8 cm $H_2O$ | 1 |
| – PEEP | 9-11 cm $H_2O$ | 2 |
| – PEEP | 12-14 cm $H_2O$ | 3 |
| – PEEP | > 15 cm $H_2O$ | 4 |
| 4. "compliance" dell'apparato respiratorio: | | |
| – "compliance" effettiva | > 80 ml/cm $H_2O$ | 0 |
| – "compliance" effettiva | 60-79 ml/cm $H_2O$ | 1 |
| – "compliance" effettiva | 40-59 ml/cm $H_2O$ | 2 |
| – "compliance" effettiva | 20-39 ml/cm $H_2O$ | 3 |
| – "compliance" effettiva | < 19 ml/cm $H_2O$ | 4 |
| Il punteggio definitivo, è la somma dei valori dei singoli gruppi, diviso il numero dei gruppi valutati: | | |
| – Nessuna lesione polmonare | | 0 |
| – Da lieve a media lesione polmonare | | 0,1-2,5 |
| – Severa lesione polmonare | | > 2,5 |

## 21.7 Diagnosi dell'ARDS

La diagnosi viene impostata su anamnesi, quadro clinico, modificazioni radiologiche polmonari, emogasanalisi arteriosa, parametri di funzionalità polmonare ed alterazioni emodinamiche.

Non sono disponibili valori di laboratorio specifici per la diagnosi della malattia.

### Criteri per la diagnosi dell'ARDS

- Anamnesi positiva per fattori scatenanti, ad es. "shock", sepsi, aspirazione;
- $p_aO_2$ < 50 mmHg, nonostante $F_iO_2$ pari a 0,6, oppure rapporto $p_aO_2/F_iO_2$ inferiore a 200 mmHg, indipendentemente dal livello PEEP;
- Radiografia toracica: infiltrati bilaterali diffusi;
- Pressione Wedge < 18 mmHg o nessuna evidenza clinica di genesi cardiaca dell'edema polmonare.

### 21.7.1 Fattori scatenanti

Nella maggior parte dei casi si evidenziano o comunque si sospettano, nell'anamnesi del paziente, i fattori scatenanti dell'insufficienza respiratoria acuta. Questo vale specialmente per stati di "shock", gravi traumi,sepsi, aspirazione od inalazione di gas tossici.

### 21.7.2 Quadro clinico

Il quadro clinico iniziale dell'ARDS è caratterizzato dalla presenza di edema polmonare ed ipossia. Segni e sintomi sono comunque non specifici e subiscono variazioni, per l'impiego di provvedimenti terapeutici. I segni clinici iniziali sono:

- Dispnea;
- Respiro rapido e superficiale;
- Cianosi;
- Sollevamenti intercostali.

### 21.7.3 Emogasanalisi arteriosa

Tipiche della fase iniziale sono riduzioni di $p_aO_2$ e $p_aCO_2$ (per l'iperventilazione compensatoria). L'aumento della frazione inspiratoria di ossigeno incide solo minimamente sull'ipossia. Negli stadi più avanzati, insieme all'importante ipossia, si sviluppa progressivamente una significativa ipercapnia (vedi par. 21.6; Stadio 3) come segno di una grave insufficienza respiratoria totale. Il gradiente alveolo-arterioso di ossigeno aumenta, a causa dello "shunt" destro-sinistro intrapolmonare.

### 21.7.4 Radiologia toracica

L'immagine radiologica del polmone assume un significato importante per la diagnosi dell'ARDS, perché permette di descrivere gli infiltrati diffusi bilaterali senza modificazioni delle dimensioni cardiache o versamenti pleurici. Lo sviluppo successivo è caratterizzato dalla tipica immagine del "polmone bianco"e lo stadio finale, da figure reticolari. Si deve, inoltre, osservare che le modificazioni radiologiche possono essere influenzate da interventi terapeutici. Le infiltrazioni polmonari sono aggravate dall'iperidratazione del paziente; d'altro canto, elevate PEEP o pressioni inspiratorie, possono condurre ad eccessiva distensione polmonare o pneumotorace.

**Tomografia computerizzata polmonare.** Non è necessaria per la iniziale diagnosi di ARSD; si rende però utile per la successiva definizione delle alterazioni del parenchima polmonare, che si sviluppano nel corso della patologia. È possibile, inoltre, una precisa identificazione di processi localizzati, quali pneumotoraci delle sezioni polmonari ventrali o dorsali, versamenti pleurici, ascessi o bolle.

### 21.7.5 Pressione arteriosa polmonare e pressione di chiusura dei capillari polmonari (pressione Wedge)

Un catetere polmonare consente di evidenziare un incremento della pressione arteriosa polmonare, mentre la pressione Wedge, a differenza dell'edema polmonare di origine cardiaca, rimane, normalmente, entro valori fisiologici. Il catetere polmonare consente, quindi, la distinzione dell'edema polmonare nelle due differenti tipologie patologiche. Tuttavia, anche in pazienti affetti da ARDS, è possibile riscontrare un maggior valore di pressione Wedge. Probabilmente ciò è da ricollegarsi ad una miopatia cardiaca a genesi settica, con insufficienza della sezione sinistra del cuore oppure ad un aumento della pressione dell'atrio sinistro, riconducibile ad un'eccessiva somministrazione di volume.

**"Shunt" destro-sinistro.** Così come già sottolineato, nell'ARDS compare un significativo "shunt" destro-sinistro, che ammonta al 25-30% o più e che conduce ad ipossia, scarsamente influenzabile da un aumento della frazione inspiratoria di ossigeno.

### 21.7.6 Acqua polmonare extravasale

La determinazione dell'acqua polmonare extravasale consente una precoce diagnosi di

ARDS, poiché il suo incremento (valore normale 5 ml/Kg, nell'ARDS spesso superiore a 15 ml/Kg), appartiene alle modificazioni patologiche iniziali della patologia. Inoltre, stabilendo questo valore, è possibile perfezionare la terapia impostata per la cura dell'edema polmonare.

### 21.7.7 "Compliance" polmonare

Nell'ARDS si riduce la "compliance" delle vie aeree. La causa è una riduzione della "compliance" polmonare e della parete toracica. Nei pazienti ventilati artificialmente, la "compliance" statica totale ($C_{tstat}$) è approssimativamente definibile secondo la seguente formula:

$$C_{tstat}\ (ml/cmH_2O) = V_T/(P_{fine\ esp}\text{-}PEEP)$$

### 21.7.8 Diagnosi differenziale

Le patologie più importanti con le quali porre diagnosi differenziale sono:
- Edema polmonare di origine cardiaca;
- Embolia polmonare;
- Polmonite virale o batterica primaria;
- Polmonite da ipersensibilità;
- Polmonite eosinofilica;
- Alveolite idiopatica fulminante da fibrosi;
- Patologie polmonari indotte da farmaci.

## 21.8 Terapia dell'ARDS

Una terapia specifica dell'ARDS, grazie alla quale possono essere influenzate le perdite capillari e la fibrosi, non è attualmente disponibile. Il punto cardine dell'intervento terapeutico consiste nell'impiego della ventilazione meccanica con PEEP, completata da altri provvedimenti di supporto quali, sostegno della funzione cardiocircolatoria, somministrazione di volume, terapia nutrizionale, prevenzione e trattamento delle infezioni e complicazioni (iatrogene). Quando possibile, dovrebbero essere trattate le cause scatenanti e le patologie di base.

### 21.8.1 Terapia con respirazione artificiale

La maggior parte dei pazienti affetti da ARDS necessita di ventilazione meccanica con PEEP. Quando iniziare la respirazione artificiale non è comunque definito. Il criterio principale da considerare è la riduzione della $p_aO_2$, nonostante l'aumento di somministrazione di tale gas. La $p_aCO_2$ è al principio normale e, quindi, in questa fase di minimo ausilio; un valore normale di $p_aCO_2$, nonostante la riduzione della pressione parziale di ossigeno, deve considerarsi segno di un'imminente alterazione della funzione respiratoria. Secondo pareri concordanti, nell'ARDS la ventilazione artificiale o quanto meno la respirazione CPAP, deve essere iniziata prima possibile. Si deve comunque considerare che:

> **La ventilazione profilattica con PEEP non può ostacolare lo sviluppo dell'ARDS.**

L'importanza della ventilazione non invasiva nell'ARDS – a differenza della terapia della BPCO – non è esattamente definita. Reparti di terapia intensiva che vantano un'ampia esperienza nel trattamento della patologia, evitano, nelle forme lievi (quali ALI), una ventilazione invasiva. Negli stadi avanzati, comunque, l'impiego della respirazione artificiale è inevitabile.

### 28.8.2 Scopo della ventilazione meccanica

Lo scopo principale della ventilazione meccanica è il trattamento dell'ipossia, per aumento della ridotta FRC e miglioramento del rapporto volume flusso. Nelle forme di ARDS avanzate, questi "target" sono difficilmente raggiungibili. Una respirazione artificiale impostata con elevati volumi per atto inspiratorio e bassa frequenza respiratoria, in soggetti affetti da ARDS e quindi con bassa "compliance", può condurre ad elevate pressioni di ventilazione. Elevati volumi e maggiori pressioni di picco inspiratorio determinano, quanto meno in modelli animali, alterazioni polmonari acute. Elevate concentrazioni di ossigeno, maggiori del 50%, possono danneggiare tanto regioni polmonari già compromesse, quanto quelle indenni. Elevate pressioni inspiratorie compromettono la funzione cardiocircolatoria e, secondariamente, l'apporto di ossigeno ai tessuti. Il secondo fine della ventilazione meccanica è quello di ridurre le complicazioni iatrogene legate alla respirazione artificiale.

**Elevati volumi e pressioni inspiratorie, maggiori concentrazioni di ossigeno, devono essere evitati, poiché possono peggiorare le condizioni dell'ARDS.**

Gli scopi della terapia meccanica respiratoria sono di seguito elencati:
- Recupero delle regioni polmonari atelettasiche, infiltrate e consolidate;
- Riduzione dello spazio morto anatomico ed alveolare;
- Evitare le elevate concentrazioni inspiratorie di ossigeno;
- Protezione dei polmoni ventilati;
- Mantenimento, quando possibile, della respirazione spontanea.

Relativamente, nell'ARDS, la ventilazione *convenzionale* con impiego di elevati volumi e pressioni inspiratorie deve essere evitata.

**Principi della ventilazione nelle condizioni patologiche ALI e ARDS**

- Bassi volumi di esercizio inspiratorio (6-8 ml/Kg), con pmax < 30-35 mbar;
- PEEP 10-15 mbar (eventualmente anche maggiori);
- I:E = 1:2-1:1; eventualmente impiego di ventilazione con rapporto inspirazione espirazione inverso (IRV);
- Nei limiti del possibile, mantenimento e sostegno della respirazione spontanea (ad es. APRV);
- Evitare le elevate concentrazioni inspiratorie di ossigeno, con controllo del valore desiderato di ossigenazione: $p_aO_2$ 60-70 mmHg e $S_aO_2$ possibilmente superiore al 90%;
- Eventualmente ipercapnia permissiva;
- Eventualmente posizione prona nelle forme avanzate di ARDS.

**Provvedimenti successivi**
- Riduzione dell'edema polmonare;
- Bilancio negativo di volume, quando la condizione cardiocircolatoria lo consente;
- Diuretici, nel caso di eccessivo carico di volume;
- Emofiltrazione veno-venosa continua, in caso di eccessivo carico di volume resistente alla terapia diuretica.

### 28.8.3 Principi base della respirazione artificiale nell'ARDS

A causa della ridotta "compliance" nell'ALI ed ARDS, per la determinazione di un adeguato volume respiratorio, sono necessarie differenti pressioni di esercizio, rispetto alla ventilazione di un polmone sano. La curva volume-flusso nelle patologie in questione è appiattita (Fig. 21.1). Per tale motivo, il volume inspirato non viene equamente distribuito a tutti i segmenti polmonari, ma, preferibilmente, nelle sezioni sane (zone H secondo Gattinoni). Impiegando opportuni provvedimenti, si lasciano ventilare anche le regioni atelettasiche (zone R). Le zone D malate non prendono parte alla ventilazione e non possono essere riaperte, neanche con metodiche di ventilazione aggressive o differenziate. Devono piuttosto, essere prima curate. Nelle forme gravi ed avanzate di ARDS, la percentuale di zone D è cospicua e, anche in condizioni di ventilazione ottimale, le regioni ventilabili sono poche. Da ciò deriva la definizione di "polmone baby".

Una ventilazione con volumi di esercizio sostenuti, in soggetti affetti da ARDS e quindi con ridotta "compliance", conduce ad elevati livelli di pressione ed eccessiva distensione di segmenti polmonari ancora sani e ventilabili (vedi Cap. 15). La conseguenza è un'ulteriore lesione polmonare da volume (VALI, trauma da volu-

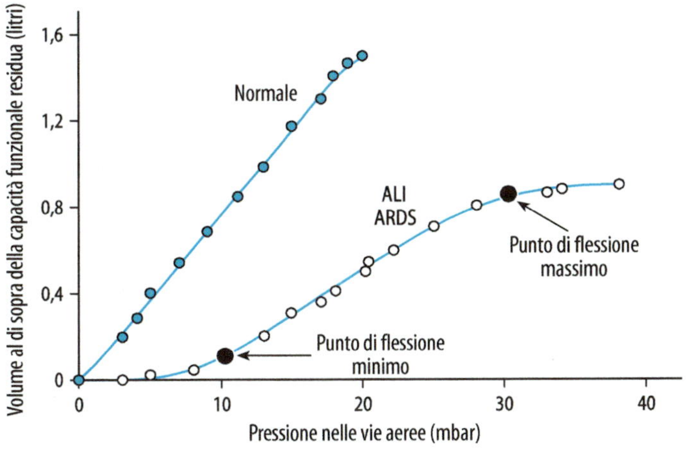


**Fig 21.1.** Modificazione della curva volume-flusso (curva V-P) in ALI ed ARDS. L'appiattimento della curva, per riduzione della "compliance", nelle condizioni di ALI ed ARDS, si può chiarire secondo la seguente interpretazione: al di sotto del punto di flessione minimo ("low inflection point"), molti degli alveoli recuperabili sono collassati, mentre al di sopra del punto di flessione massimo ("high inflection point"), le regioni alveolari sono eccessivamente distese. La ventilazione artificiale deve, quindi, essere impostata in modo da stabilire valori compresi tra il punto di flessione massimo e minimo (tra 12 e 30 mbar). Ciò è possibile, programmando una PEEP di 12 mbar ed una $p_{max}$ di 30 mbar

me) che può peggiorare la prognosi. Uno studio prospettivo randomizzato, il cosiddetto studio "ARDS-Network", ha dimostrato che una ventilazione con bassi volumi di esercizio (6 ml/kg) consente una percentuale di sopravvivenza maggiore rispetto all'impiego dei "tradizionali" 12 ml/kg. Altri, non ancora però chiaramente dimostrati, fattori ventilazione-associati, responsabili di lesioni polmonari, sono la ventilazione con piccoli volumi, che conduce a significative forze di taglio all'interno degli alveoli (lesione atelettasica) e l'impiego di elevate concentrazioni inspiratorie di ossigeno (tossicità da $O_2$).

Da ciò ne deriva che:

**La ventilazione meccanica nell'ARDS deve essere impostata in modo da impiegare minimi volumi di esercizio, una sufficientemente elevata PEEP, una concentrazione inspiratoria di ossigeno quanto più bassa possibile, accettando una minima ipercapnia.**

La scelta di una PEEP sostenuta con bassi volumi di esercizio non deve condurre a pressioni di fine espirazione superiori a 30-35 mbar. Sono consigliabili, piuttosto, temporanei e brevi livelli sostenuti di pressione superiore delle vie respiratorie, al fine di recuperare aree polmonari (zone R secondo Gattinoni) che, per impiego della PEEP, possono essere mantenute pervie. Queste cosiddette "manovre di recupero", entro il concetto dell'"Open-lung" sono comunque contestate (vedi par. 12.9).

Nella ventilazione con controllo di pressione (PCV), la distribuzione del volume inspirato avviene con più uniformità rispetto alla respirazione artificiale con controllo di volume (VCV). Una prevalenza della prima rispetto alla seconda non è stata comunque dimostrata, soprattutto se in entrambe i casi si utilizzano volumi di esercizio relativamente bassi (6-8 ml/kg) e simili pressioni di "plateau". In molte sezioni di terapia intensiva, la PCV viene preferita, in particolare in soggetti con ARDS, rispetto alla VCV (per le differenze riguardanti i due modi vedi Cap. 8 e 11). Nella PCV viene mantenuta, con frequenza di ventilazione e tempo predefiniti, la pressione impostata per tutta la durata del tempo inspiratorio. Gli alveoli, con la propria costante di tempo, possono così essere ventilati omogeneamente, evitando il fenomeno di iperventilazione di aree alveolari con costante di tempo maggiore. Le metodiche con controllo di pressione oggi in uso per la ventilazione di soggetti con ARDS sono:

- pcCMV con normale rapporto di tempo respiratorio;
- pcCMV-IRV: respirazione meccanica con controllo di pressione e rapporto di tempo respiratorio inverso;
- APRV ("Airway Pressure Release Ventilation");
- BIPAP (ventilazione con pressioni positive bifasiche nelle vie aeree);
- IMPRV ("Intermittent Mandatory Pressure Release Ventilation").

### pcCMV-IRV

Nella ventilazione con controllo di pressione e rapporto di tempo respiratorio inverso viene, nel corso della prolungata fase inspiratoria, mantenuta una significativa e costante pressione nelle vie aeree. Gli alveoli rimangono aperti per un intervallo di tempo più lungo ed il contatto del sangue capillare con i gas aumenta. Di conseguenza, migliora l'ossigenazione del sangue. Il minor tempo espiratorio aumenta il volume polmonare di fine espirazione. Si determina così una auto PEEP (vedi Cap. 12) che consente, grazie ad una maggiore pressione media delle vie aeree, un miglioramento dell'ossigenazione.

**La pcCMV-IRV riesce ad influenzare positivamente l'ossigenazione con basse pressioni di picco inspiratorio e minima PEEP, rispetto ai modi VCV e PCV con normale rapporto inspirazione/espirazione. Non è, comunque, provata la sua maggior efficacia, rispetto alle altre metodiche.**

Effetti positivi sulla distribuzione gassosa e sull'ossigenazione si raggiungono solo se al paziente non viene consentito di respirare spontaneamente. Deve, quindi, essere profondamente sedato e, delle volte, completamente miorilassato.

**Complicazioni.** Se vengono impostate elevate pressioni di esercizio nelle vie aeree (> 35 mbar), anche la pcCMV-IRV aumenta il rischio di trauma polmonare da pressione. L'elevata pressione inspiratoria media compromette la funzionalità del sistema cardiocircolatorio.

### "Airway Pressure Release Ventilation" (APRV) e BIPAP

Principi e funzionamenti delle due metodiche sono stati descritti nel Cap. 12. Con la APRV la pressione media nelle vie aeree ed il volume polmonare sono incrementati, nella BIPAP il paziente può respirare spontaneamente ad entrambi i livelli CPAP. Probabilmente, la prima consente il miglioramento dell'ossigenazione nelle condizioni di basse pressioni medie nelle vie aeree rispetto alla IRV. Sono inoltre necessari dosaggi inferiori di sedativi e rilassanti muscolari. Condizione necessaria affinché la APRV venga impiegata, è il mantenimento della respirazione spontanea. Questa tecnica consente, quindi, un sostegno anche nelle forme gravi di ALI e ARDS. In realtà, la metodica di ventilazione in questione, consente, accanto ad un miglioramento dell'ossigenazione, una condizione emodinamica favorevole, un più precoce tempo di estubazione ed una minore durata della degenza in terapia intensiva. Prove che dimostrino una prevalenza della APRV rispetto agli altri modi, non sono attualmente disponibili.

## 28.8.4 Pressione positiva di fine espirazione (PEEP)

L'alterazione dell'ossigenazione nei pazienti con ARDS è da ricollegarsi ad un aumento dello "shunt" destro-sinistro ed alla riduzione della capacità funzionale residua. L'impiego di un modo di ventilazione meccanica associato ad una PEEP aumenta la FRC e migliora l'ossigenazione. Effetti favorevoli sono da attendersi quando siano presenti sezioni alveolari ancora recuperabili, negli stadi precoci della patologia: la porzione polmonare ventilabile aumenta con l'incremento della PEEP e lo "shunt" destro-sinistro diminuisce. "Nell'Open-lung-concept", è necessaria una PEEP sufficientemente elevata, per mantenere pervi gli alveoli già aperti, grazie alla pratica di alte pressioni inspiratorie. Si deve, però, tener conto del fatto che l'impiego di PEEP non adeguate, può peggiorare la lesione polmonare. Valori impropriamente elevati possono, infatti, ostacolare la vascolarizzazione nelle zone alveolari n cui agisce la pressione. Il valore di PEEP ottimale ed i criteri per definirla sono controversi (vedi Cap. 10). Attualmente viene consigliato quanto segue:

**Nella ventilazione meccanica di soggetti con ALI ed ARDS, si deve impostare una PEEP compresa tra 10 e 15 mbar; nei gravi disturbi di ossigenazione, anche un valore maggiore.**

### 28.8.5 Ipercapnia permissiva

In passato, anche nell'ARDS, venivano impostati volumi inspiratori maggiori (fino a 10-12 ml/kg), con l'intento di determinare una normoventilazione anche a costo di pressioni inspiratorie elevate. Questi procedimenti conducono, però, come già sottolineato, a lesioni polmonari od a peggioramento di situazioni sfavorevoli preesistenti. Le nuove strategie di respirazione artificiale nell'ARDS, prevedono l'impiego di minori volumi ventilatori, la definizione di un valore PEEP individuale, bassi livelli di pressione di picco (< 35 mbar)ed una quanto più possibile bassa concentrazione inspiratoria di ossigeno, al fine di evitare le lesioni polmonari da volume o da pressione elevati.

Nelle forme avanzate di ARDS, con la pratica di questi nuovi concetti di ventilazione, si giunge inevitabilmente ad una ipercapnia che, in base al significato terapeutico, viene definita "ipercapnia permissiva"

**L'ipercapnia permissiva consente l'impiego di basse pressioni di picco e di un "plateau" inspiratorio.**

**Effetti dell'ipercapnia.** Se la condizione di ipercapnia si instaura lentamente nell'arco di ore o giorni, gli effetti sono minimi. Anche importanti valori di $p_aCO_2$, vengono ben tollerati. L'aumento della $p_aCO_2$ del 100%, permette una riduzione della ventilazione alveolare del 50%. Una probabile conseguente riduzione della $p_aO_2$ può essere compensata per aumento della frazione inspiratoria o dalla PEEP. In letteratura sono descritti valori medi di $p_aCO_2$ di 62 mmHg, come parte integrante del concetto di ventilazione. Si sono anche registrati valori superiori a 100 mmHg.

**Complicazioni.** La condizione di ipercapnia comporta lo sviluppo di acidosi. Il pH si riduce a valori inferiori a 7,2 solo raramente e l'acidosi intracellulare può normalizzarsi nell'arco di poche ore. Altre complicazioni sono:

- Convulsioni cerebrali (solo in caso di elevati valori di $p_aCO_2$);
- Vasodilatazione sistemica, con riduzione della pressione arteriosa;
- Alterazione della funzionalità cardiaca per l'acidosi ipercapnica;
- Aritmie cardiache;
- Iperkaliemia;
- Spostamento a destra della curva di dissociazione dell'emoglobina;
- Modificazioni della farmacocinetica di alcuni farmaci.

Secondo nuove ricerche, l'ipercapnia sembra avere un ruolo protettivo sui polmoni.

### 21.8.6 Posizione del paziente

In posizione supina, nelle relative sezioni polmonari postero-basali, in pazienti affetti da ARDS, si possono riscontrare ispessimenti regolarmente distribuiti, correlati ad una riduzione della ventilazione ed alla comparsa di atelettasie, che conducono ad alterazioni dell'ossigenazione. Il cambiamento in posizione prona determina miglioramento degli scambi gassosi, testimoniato da un aumento della $p_aO_2$. In queste condizioni si osserva, infatti, un miglioramento del rapporto flusso-volume. Il cambiamento di posizione induce effetti che possono essere immediati o protratti nel tempo. I primi si relazionano ad una migliore distribuzione del flusso sanguigno in aree ancora sane o, quanto meno, poco danneggiate con recupero di regioni alveolari. I secondi consistono in un incremento della FRC, modificazioni nella distribuzione dell'aria inspirata, attenuazione dell'edema polmonare, facilitazione nel drenaggio di secreti.

Da un punto di vista clinico vale quanto segue:

> **Nel paziente affetto da ARDS, la posizione prona può rappresentare un'alternativa ai fini del miglioramento dell'ossigenazione. Se il paziente risponde positivamente al provvedimento, questo deve essere adottato quotidianamente, per diverse ore.**

Studi prospettivi randomizzati, hanno dimostrato che nonostante le misure di posizione, i soggetti affetti da ARDS, pur non manifestando tempi di sopravvivenza particolarmente lunghi, presentano un tasso di mortalità immediato inferiore.

### 21.8.7 Inalazione di vasodilatatori

L'inalazione di vasodilatatori può migliorare l'ossigenazione e ridurre la pressione arteriosa polmonare. Il meccanismo per il quale questo avviene è il seguente: il vasodilatatore giunge attraverso le vie aeree alle regioni ventilate ed aumenta l'irrorazione a spese delle sezioni non ventilate. L'azione dei vasodilatatori fa sì che la circolazione si distribuisca, evitando le zone non ventilate (vasodilatazione selettiva). Il miglioramento dell'ossigenazione contrasta l'effetto dei vasodilatatori somministrati per via sistemica (ad es. nitrati):

- Somministrazione sistemica di vasodilatatori: riduzione della pressione polmonare arteriosa, aumento dello "shunt" destro-sinistro, peggioramento dell'ossigenazione;
- Somministrazione inalatoria di vasodilatatori: riduzione della pressione arteriosa polmonare, diminuzione dello "shunt" destro-sinistro, miglioramento dell'ossigenazione.

L'inalazione di vasodilatatori consente di ridurre la frazione inspiratoria di ossigeno. Le sostanze impiegate sono il monossido nitrico e la prostaciclina.

**Monossido nitrico (NO).** Sostanza rilassante la muscolatura delle cellule muscolari vasali: se somministrata per inalazione, conduce ad una riduzione della pressione arteriosa polmonare. Per migliorare l'ossigenazione, sono necessarie solo minime concentrazioni nell'ordine di poche parti per milione (ca. 1-10 ppm). Il monossido nitrico è stato introdotto in terapia fin dagli inizi degli anni novanta ed è, tra i vasodilatatori, quello più studiato.

Al miglioramento dell'ossigenazione non è però associata una migliore prognosi. Per tale motivo, l'impiego di "routine" nella terapia dell'ARDS non è consigliato. Tuttavia, nei pazienti affetti da forme avanzate, la terapia con NO rappresenta una giustificata opzione terapeutica.

**Prostaciclina.** Come l'NO, questo farmaco conduce ad una selettiva vasodilatazione delle regioni alveolari ben ventilate. La conseguenza è un miglioramento degli scambi gassosi. Se ciò comporti una evoluzione favorevole della patologia o miglioramento della sopravvivenza, non è ancora dimostrato.

### 21.8.8 Altre procedure terapeutiche non convenzionali

**Ventilazione ad elevata frequenza (HFV).** L'impiego di una ventilazione ad elevata frequenza e con piccoli volumi di esercizio si propone di migliorare l'ossigenazione ed, allo stesso tempo, di ridurre le lesioni polmonari collegate alla ventilazione (VALI). La migliore prognosi per l'impiego dell'HFV non è dimostrata.

Mentre la ventilazione dei prematuri in forma di HFO è una opzione terapeutica provata e sicura, la pratica di questo modo nell'ARDS è insicura ed in via di sperimentazione. Può comunque essere tentata nei casi di alterazione dell'ossigenazione resistenti alle convenzionali terapie (vedi Cap. 13).

**Ventilazione parziale assistita con perfluorocarburi (PLV-PFC).** Queste molecole si caratterizzano, per l'elevata solubilità di gas come ossigeno ed anidride carbonica. Viene impiegata per sostituire volumi del cosiddetto "sangue artificiale" (meglio definito come "trasportatore artificiale di ossigeno") e, nella respirazione meccanica, come mezzo di trasporto intrapolmonare di ossigeno. Nella PLV ("Partial Liquid Ventilation"), il PCV viene instillato nel polmone attraverso la trachea. La dose equivale a circa la metà della capacità funzionale residua.

La PLV consente di aumentare la capacità funzionale residua, grazie al recupero di aree polmonari aumentate di volume e ad una soppressione della risposta infiammatoria. Non vi sono, però, prove chiare che evidenzino un miglioramento dell'ossigenazione. Inoltre, non è stato dimostrato che la PLV migliori la prognosi dell'ARDS. La PLV con PFC è, a tutt'oggi, una terapia in fase sperimentale. Un valore evidente in qualità di procedimento terapeutico per il trattamento dell'ARDS, non è stato ancora provato.

**Sostegno polmonare extracorporale ("Artificial Lung Assist", ALA).** L'iniziale ALA, con la quale si intendeva una "ossigenazione venoarteriosa a membrana extracorporea" (ECMO) è stata, per gli svantaggi correlati ad un prolungato accesso veno-arterioso, sostituita dalla "eliminazione veno-venosa extracorporea di anidride carbonica" ($ECCO_2R$). Con entrambe le metodiche, comunque, non è stato dimostrato un miglioramento della sopravvivenza, rispetto all'impiego metodiche convenzionali.

Si sta però tentando l'inserimento di modifiche nei procedimenti tecnici e l'integrazione delle metodiche, secondo il concetto dell'agevolazione polmonare nella respirazione artificiale.

Prove certe di una migliore prognosi non sono tuttavia disponibili. Una terapia con polmone artificiale, dovrebbe essere iniziata nei centri attrezzati, quando l'ARDS si accompagni a livelli di ipossia che compromettono la funzionalità organica.

> L'impiego è quindi consigliabile nei casi di :
>
> $p_aO_2 < 50$ mmHg o $S_aO_2 < 85$-90%, quando la $F_iO_2$ è pari a 1 e la PEEP è superiore a 10 mbar.

**Impiego di surfattante.** La sostanza riduce la tensione superficiale negli alveoli, li mantiene aperti e li protegge dagli insulti infiammatori. Nell'ARDS si evidenzia un difetto quali-quantitativo del sistema surfattante.

Questa alterazione è una delle cause di riduzione della "compliance" nell'ARDS, può essere responsabile di ulteriori lesioni polmonari e viene peggiorata dalla respirazione artificiale.

Il surfattante può essere inserito mediante broncoscopia o per via endotracheale. È un procedimento "standard" nella sindrome da insufficienza respiratoria del neonato. L'impiego nell'ARDS è oggi oggetto di studio.

Non è stata dimostrata una dipendenza del miglioramento della prognosi dal tipo di surfattante (naturale bovino o sintetico).

A causa dei costi sostenuti, il surfattante non viene impiegato di "routine" nella terapia dell'ARDS.

### 21.8.9 Terapia farmacologia nell'ARDS

Nell'arco degli ultimi venti anni, si è tentata una somministrazione sistemica di farmaci, nell'intento di influenzare positivamente l'andamento dell'ARDS.

Appartengono alla categoria: antiossidanti, antinfiammatori, farmaci immunomodulanti, sostanze che simulano la produzione di surfattante.

Diversi studi non hanno provato l'utilità clinica derivante dall'impiego dei farmaci elencati.

Attualmente, glucocorticoidi ed immunostimolanti, sembra possano riscuotere successo.

## Glucocorticoidi

Negli anni settanta è stato valutato un approccio terapeutico con dosi elevate di glucocorticoidi (> 100 mg/kg di peso corporeo), la cui somministrazione però, sia a scopo profilattico che nell'ARDS già manifesta non ha mostrato di arrecare alcun beneficio (aumento della mortalità). Per tale motivo, l'impiego di dosi elevate di cortisonici nella fase iniziale della malattia, non è indicato. Dosi adeguate nella fase d'insorgenza della patologia sono consigliabili, quando l'ARDS si sviluppa in un quadro di "shock" settico, poiché queste condizioni si associano ad una insufficienza surrenale relativa. Sono quindi, indicati dosaggi di corticosteroidi di 200-300 mg di idrocortisone/die, eventualmente accompagnati a 50 ∝g di fludrocortisone. E' stato dimostrato un miglioramento della prognosi dell'ARDS, per l'impiego di corticosteroidi nella fase tardiva fibroproliferativa (2 mg/kg di peso corporeo di metilprednisolone/die). Per tale motivo, una terapia con basse dosi di glucocorticoidi, è indicata sia nello "shock" settico che nelle fasi tardive dell'ARDS.

## Immunonutrizione

Uno studio prospettico ha evidenziato una riduzione della durata della respirazione artifi-

**Tab. 21.2.** Valutazione delle evidenze dell'impiego delle differenti opzioni terapeutiche nell'ARDS. (Secondo Knopp et al. 2003)

| Opzioni terapeutiche | Raccomandate | Livello di raccomandazione |
|---|---|---|
| **Strategie di ventilazione** | | |
| Ventilazione polmonare protettiva con bassi volumi di esercizio ed ipercapnia permissiva | Si | A |
| Pressione positiva di fine espirazione | Si | C |
| Forme di ventilazione | Insicure | |
| Manovre di recupero | Insicure | |
| Respirazione spontanea | Si | C |
| Ventilazione separata per lato | Si | E |
| Ventilazione ad alta frequenza | Insicura | |
| Ventilazione parziale (PLV) | Insicura | |
| **Terapie di posizione** | | |
| Posizione prona di "routine" nell'ALI | No | B |
| Posizione prona nell'ARDS avanzata | Si | C |
| Continua rotazione di posizione | Si | E |
| **Ossigenazione a membrane extracorporea (ECMO)** | | |
| Impiego di "routine" | No | C |
| Impiego in condizione di emergenza per la limitazione dell'ipossia | Si | E |
| **Terapia farmacologia** | | |
| Impiego di "routine" del monossido d'azoto per inalazione | No | A |
| Inalazione di monossido d'azoto per la limitazione dell'ipossia | Si | C |
| Prostaciclina per aerosol (PGI2) | Insicura | |
| Surfattante | Insicura | |
| Glucocorticoidi nella fase iniziale dell'ARDS | No | A |
| Glucocorticoidi nella fase finale dell'ARDS | Si | C |
| Ibuprofene | No | C |
| Ketoconazolo | No | B |
| Lisofillina | No | B |
| Somministrazione sistemica di antiossidanti | Insicura | |
| Speciali diete enteriche con antiossidanti | Si | C |

A = alta evidenza; E = bassa evidenza

ciale, grazie all'impiego di una nutrizione enterica che contenga sostanze ad azione antinfiammatoria (acidi eicosanoidi e γ-linoleici) ed antiossidanti (Vitamine C ed E, β-caroteni, Taurina, L-Carnitina). Comunque, fino a quando non si avrà la certezza dei benefici derivanti, l'immunonutrizione non sarà un trattamento "standard" nella terapia dell'ARDS.

### 21.8.10 Strategia nella somministrazione di volume

La terapia con volume nell'ARDS è problematica per le seguenti ragioni:

- un'eccessiva somministrazione (senza limiti) di volume può provocare un aumento della quantità di acqua extravasale e incremento della pressione polmonare capillare, che inducono un peggioramento dell'ossigenazione;
- una riduzione della somministrazione (conservativa) di volume può provocare una diminuzione del volume cardiaco per minuto e condurre a una riduzione della perfusione degli organi, con conseguente minore apporto di ossigeno.

#### Quanto volume?

Esistono opinioni discordanti circa la strategia ottimale per la somministrazione di volume, fin da quando si è iniziata a impostare la terapia dell'ARDS. Nel 2006 è stato pubblicato uno studio prospettico su 1000 pazienti con ARDS (Fluid and Catheter Treatment Trial, FACT), divisi in due gruppi, di cui uno trattato con terapia con volume senza limiti, l'altro con terapia conservativa.

Nella prima settimana i pazienti trattati con terapia conservativa hanno mostrato un bilancio di fluidi negativo (circa – 130 ml).

I pazienti appartenenti al primo gruppo (terapia senza limiti) hanno mostrato un eccessivo "bilancio positivo" (circa + 7000 ml).

La letalità dopo 60 giorni è stata inferiore (25,5%) nel gruppo a terapia conservativa rispetto a quello trattato con terapia senza limiti (28,4%).

La durata della ventilazione e il tempo di degenza in terapia intensiva sono stati inferiori nel gruppo a terapia conservativa, senza che ciò abbia comportato lesioni agli organi extrapolmonari, come ad esempio insufficienza renale.

Sebbene la differenza nella letalità non sia stata significativa, i risultati complessivi hanno mostrato che nel trattamento dei pazienti con ARDS è da preferire una terapia conservativa.

Nella Tabella 21.3 è riportata una versione semplificata dell'algoritmo utilizzato nello studio FACT sulla terapia conservativa nei pazienti con ARDS.

**Tab. 21.3.** Strategia nella somministrazione di volume nei pazienti con ARDS. Versione semplificata dell'algoritmo FACT sulla terapia conservativa (restrittiva) nei pazienti con ARDS (secondo NHLBI ARDS Clinical Network, Calfee e Matthay 2007)

| ZVD (mmHg) suggerito | PCWP (mmHg) opzionale | Urina <0,5 ml/kg peso corporeo/ora | Urina ≥0,5 ml/kg peso corporeo /ora |
|---|---|---|---|
| E>8 | >12 | furosemide | furosemide |
| 4-8 | 8-12 | volume | furosemide |
| <4 | <12 | volume | nessuna terapia |

Premesse: Pressione arteriosa media >60 mmHg senza vasopressori (quindi assenza di shock) per almeno 12 ore.
Furosemide: ad esempio, 20 mg endovena oppure a infusione continua con 3 mg/ora (dose massima 620 mg/giorno).
Volume: ad esempio, 15 ml/kg di peso corporeo di soluzione cristalloide (circa 1000 ml nell'adulto). Nel caso di diuresi con urina <0,5 ml/kg di peso corporeo per ora: dopo un'ora dalla terapia rivalutare.
Nel caso di diuresi con urina ≥0,5 ml/kg di peso corporeo per ora: dopo 4 ore dalla terapia rivalutare.

**Quale fluido somministrare?**
Su quale sia il tipo migliore di fluido da somministrare nei casi di ARDS non vi è, come in passato, unità di pensiero: non è ancora chiaro se si debbano preferire soluzioni cristalloidi o colloidi. Alcuni studi mostrano vantaggi nell'impiego della combinazione di albumina con furosemide. Nell'importante studio SAFE, pubblicato nel 2004, nel sottogruppo dei pazienti con ARDS non è stata dimostrata una differenza, nella sopravvivenz,a tra i pazienti ai quali è stata somministrata albumina rispetto ai pazienti trattati con NaCl 0,9%.

### 21.8.11 Sguardo alle evidenze delle terapie opzionali dell'ARDS

Tra il 2002 ed il 2003 è stata svolta una valutazione circa i benefici derivanti dall'impiego delle varie opzioni terapeutiche descritte nel trattamento dell'ARDS, riassumendo i dati forniti dalla letteratura. Un'unica terapia opzionale non è definibile, sia per la mancanza che per il carattere contraddittorio di alcuni dati. In Tab. 21.2 sono elencati indicazioni e livelli dei consigli forniti, che aiutano ad impostare una terapia adeguata al trattamento dell'ARDS.

### 21.8.12 Prognosi dell'ARDS

Sebbene la letalità sia ancora alta, la prognosi negli ultimi 10-20 anni è migliorata. Questo grazie ai progressi in campo intensivo-terapeutico, infermieristico e, soprattutto, nell'ambito della ventilazione artificiale. Studi americani pubblicati alla fine degli anni novanta, hanno messo in evidenza una riduzione della letalità del 31%, nei pazienti ventilati con bassi volumi d'esercizio, rispetto al 39% dei gruppi di controllo.

Si deve anche considerare che solo raramente l'ARDS si presenta come condizione isolata. Nella maggior parte dei casi, infatti, si sviluppa nel quadro di una disfunzione d'organo multipla (MODS). La prognosi è tanto più infausta quanto maggiore è il numero degli organi compromessi. Solo una minima percentuale dei pazienti (10-16%) decede per disfunzione polmonare; per la maggior parte dei casi, infatti, la causa è da ricondursi ad alterazione della normale funzionalità di altri organi. Nel 60% dei pazienti con ARDS, si sviluppa una sepsi e, in quelli sopravvissuti ad un anno, si evidenzia una minima limitazione della funzione polmonare,senza che questo comprometta però la il normale stile di vita. Con il trascorrere del tempo si normalizza o, quanto meno, si stabilizza, la funzione polmonare.

## Letture consigliate


Amato MB, Barbas CS, Medeeiros DM et al (1995) Beneficial effects of the «open lung approach» with low distending pressures in acute respiratory distress syndrome. A prospective randomized study on mechanical ventilation. Am J Respir Crit Care Med 152:1835-1846

Artigas A, Bernard GR, Carlet J et al (1998) The American-European Consensus Conference on ARDS, part 2. Ventilatory, pharmacologic, supportive therapy, study design strategies and issues related to recovery and remodeling. Intensive Care Med 24:378-398

Ashbaugh DG, Bigelow DB, Petty TL, Levine BE (1967) Acute respiratory distress in adults. Lancet 2:319-323

Beale R, Grover ER, Smithies M, Bihari D (1993) Acute respiratory distress syndrome («ARDS»): no more than a severe acute lung injury? BMJ 307:1335-1339

Bernard CR, Artigas A, Brigham KL et al (1994) Report of the American-European consensus conference on ARDS: definitions, mechanisms, relevant outcomes and clinical coordination. Intensive Care Med 20:225-232

Bone RC, Balk RA, Cerra FB et al (1992) American College of chest physicians/society of critical care medicine consensus conference: Definitions for sepsis and organ failure and guidelines for the use of innovative therapies in sepsis. Crit Care Med 20:864-874

Brochard L, Roudot TF, Roupie E (1998) Tidal volume reduction for prevention of ventilator-induced lung injury in acute respiratory distress syndrome. The Multicenter Trial Group on Tidal Volume Reduction in ARDS. Am J Respir Crit Care Med 158:1831-1838

Brower RG, Rubenfeld GD (2003) S Lung-protective ventilation strategies in acute lung injury. Crit Care Med 31 [Suppl]: S312-S316

Brower RG, Shanholtz CB, Fessler HE et al (1999) Prospective, randomized, controlled clinical trial comparing traditional versus reduced tidal volume ventilation in acute respiratory distress syndrome patients. Crit Care Med 27:1492-1498

Calfee CS, Matthay MA (2007) Nonventilatory treatments for acute lung injury and ARDS. Chest 131:913-920

Deal EN, Hollands JM, Schramm GE et al (2008) Role of corticosteroids in the management of acute respiratory distress syndrome. Clin Ther30:787-799

Demling RH (1990) Current concepts on the adult respiratory distress syndrome. Circ Shock 30:297-309

Eklund J (1991) Management of the fluid balance in prevention and therapy of ARDS. Acta Anaesth Scand 35 [Suppl 95]:102-105

Esteban A, Alia I, Gordo F et al (2000) Prospective randomized trial comparing pressure-controlled ventilation and volume-controlled ventilation in ARDS. Chest 117:1690-1696

Finfer S, Bellomo R, Boyce N et al (2004) SAFE Study Investigators A comparison of albumin and saline for fluid resuscitation in the intensive care unit. N Engl J Med350:2247-2256

Gattinoni L, Pelosi P, Vitale G (1991) Body position changes redistribute lung computed tomographic density in patients with acute respiratory failure. Anesthesiology 74:15-23

Girard TD, Bernard GR (2007) Mechanical ventilation in ARDS: a state-of-the-art review. Chest131: 921-929

Hert R, Albert RK (1994) Sequelae of the adult respiratory distress syndrome. Thorax 49:8-13

Hickling KG, Henderson SJ, Jackson R (1990) Low mortality associated with low volume pressure limited ventilation with permissive hypercapnia in severe adult respiratory distress syndrome. Intensive Care Med 16:372-377

Ingram HI (1994) Adult respiratory distress syndrome. In: Harrison's principles of internal medicine, 13th edn. Mc Graw-Hill, New York St. Louis, pp 1240-1244

Joillet P, Bulpa P, Chevorlet JP (1998) Effects of the prone position on gas exchange and hemodynamics in severe acute respiratory distress syndrome. Crit Care Med 26:1977-1985

Kleinschmidt S, Ziegenfuß T, Bauer M, Fuchs W (1993) Einfluss intermittierender Bauchlage auf den pulmonalen Gasaustausch beim akuten Lungenversagen. Anästhesiol Intensivmed Notfallmed Schmerzther 28:81-85

Kopp R, Kuhlen R, Max M, Rossaint R (2003) Evidenzbasierte Medizin des akuten Lungenversagens. Anaesthesist 52:195-203

Kopp R, Kuhlen R (2007) Therapie des respiratorischen Versagens. In: Kuhlen R, Rossaint R (eds) Evidenzbasierte Medizin in Anästhesie und Intensivmedizin, 2. edn. Springer, Berlin Heidelberg New York

Krafft P, Friedrich P, Pernerstorfer T et al (1996) The acute respiratory distress syndrome: definitions, severity and clinical outcome. An analysis of 101 clinical investigations. Intensive Care Med 22:519-529

MacNaughton PD, Evans TW (1992) Management of adult respiratory distress syndrome. Lancet 339:469-472

Marini JJ (1994) Ventilation of the acute respiratory distress syndrome. Looking for Mr. Goodmode. Anesthesiology 80:972-975

Marini JJ, Evans TW (1998) Round table conference: acute lung injury. Intensive Care Med 24:878-883

Martin GS (2000) Fluid balance and colloid osmotic pressure in acute respiratory failure: emerging clinical evidence. Crit Care 4 Suppl 2:S21-S25

Mathhay MA, Lorraine LB (2000) The acute respiratory distress syndrome. N Engl J Med 341:1334-1349

McIntyre RC, Pulido EJ, Bensard DD et al (2000) Thirty years of clinical trials in acute respiratory distress syndrome. Crit Care Med 28:3314-3331

Messent M, Griffiths MJD (1992) Pharmacotherapy in lung injury. Thorax 47:651-656

Morris AH, Wallace CJ, Menlove RL et al (1994) Randomized clinical trial of pressure-controlled inverse ration ventilation and extracorporal $CO_2$ removal for adult respiratory distress syndrome. Am J Respir Crit Care Med 149:296-305

Murray FJ, Matthey MA, Luce JM, Flick MR (1988) An expanded definition of the adult respiratory distress syndrome. Am Rev Resp Dis 138:720

National Heart, Lung, and Blood Institute Acute Respiratory Distress Syndrome (ARDS) Clinical Trials Network, Wiedemann HP, Wheeler AP, Bernard GR et al (2006) Comparison of two fluid-management strategies in acute lung injury. N Engl J Med 354:2564-2575

Pesenti A (1990) Target blood gases during ARDS ventilatory management. Intensive Care Med 16:349-351

Pison U, Falke K (1991) Pathogenese und Diagnostik des akuten Lungenversagens. Dtsch Med Wochenschr 116:1599-1602

Putensen C, Zech S, Wrigge H et al (2001) Long-term effects of spontaneous breathing during ventilatory support in patients with acute lung injury. Am J Respir Crit Care Med 164:43-49

Repine JE (1992) Scientific perspectives on adult respiratory distress syndrome. Lancet 339:466-469

Rossaint R, Lewandowski K, Pappert D, Slama K, Falke K (1994) Die Therapie des ARDS. Teil 1. Anaesthesist 43:298-308

Rossaint R, Pappert D, Gerlach K, Falke K (1994) Die Therapie des ARDS. Teil 2. Anaesthesist 43:364-375

Seeger W (1992) Behandlung des ARDS – Gesicherte Konzepte und therapeutische Perspektiven. Intensivmedizin 29:201-218

Sokol J, Jacobs SE, Bohn D (2003) Inhaled nitric oxide for acute hypoxemic respiratory failure in children and adults (Cochrane Review). The Cochrane Library, Issue 2. Update Software Ltd, Oxford

Steinberg KP, Hudson LD, Goodman RB et al, National Heart, Lung, and Blood Institute Acute Respiratory Distress Syndrome (ARDS) (2006) Clinical Trials Network. Efficacy and safety of corticosteroids for persistent acute respiratory distress syndrome. N Engl J Med354:1671-1684

Stewart TE, Meade MO, Cook DJ et al (1998) Evaluation of a ventilation strategy to prevent barotrauma in patients at high risk for acute respiratory distress syndrome. Pressure- and Volume-Limited Ventilation Strategy Group. N Engl J Med 338:355-361

The Acute Respiratory Distress Syndrome Network (2000) Ventilation with lower tidal volumes as compared with traditional tidal volumes for acute lung injury and the acute respiratory distress syndrome. N Engl J Med 342:1301-1308

Thompson BT, Hayden D, Matthay MA et al (2001) Clinicians' approaches to mechanical ventilation in acute lung injury and ARDS. Chest 120:1622-1627

Toth I, Leiner T, Mikor A et al (2007) Hemodynamic and respiratory changes during lung recruitment and descending optimal positive end-expiratory pressure titration in patients with acute respiratory distress syndrome. Cit Care Med 35:787-793

Villar J, Kacmarek RM, Perez-Mendez L, Aguirre-Jaime A (2006)A high positive end-expiratory pressure, low tidal volume ventilatory strategy improves outcome in persistent acute respiratory distress syndrome:a randomized, controlled trial. Crit Care Med34:1311-1318

Wheeler AP, Bernard GR, Thompson BT, Schoenfeld D, Wiedemann HP, deBoisblanc B, Connors AF Jr, Hite RD, Harabin AL, National Heart, Lung, and Blood Institute Acute Respiratory Distress Syndrome (ARDS) (2006) Clinical Trials Network Pulmonary-artery versus central venous catheter to guide treatment of acute lung injury. N Engl J Med 354:2213-2224

Wiener-Kronish JP, Gropper MA, Matthay MA (1990) The adult respiratory distress syndrome: Definition and prognosis, pathogenesis and treatment. Br J Anaesth 65:107-129

# Insufficienza respiratoria acuta nella patologia polmonare cronica da ostruzione (BPCO)

Al gruppo delle malattie con ostruzione cronica delle vie aeree ("Chronic Airflow Obstruction" CAO), appartengono diversi quadri patologici, quali bronchite cronica, enfisema polmonare, bronchiolite, bronchiectasie e la forma cronica dell'asma bronchiale.

**Definizioni**

Il termine BPCO (broncopneumopatia cronica ostruttiva), comprende, secondo la definizione dell'American Thoracic Society, **la bronchite cronica e l'enfisema.** Queste sono accomunate da una condizione di ostruzione cronica delle vie aeree che, a differenza dell'asma bronchiale, è stabile o parzialmente reversibile. L'asma non viene quindi incluso nella classificazione, sebbene possa, successivamente, passare ad una fase con ostruzione parzialmente reversibile o cronica delle vie aeree.

**Bronchite cronica:** tosse ed espettorazione per almeno tre mesi all'anno e per due anni consecutivi. Patologie specifiche o bronchiectasie, quali cause della malattia, devono essere escluse. A livello bronchiale si instaura ipertrofia delle strutture ghiandolari mucose, atrofia delle strutture cartilaginee bronchiali ed iperplasia della mucosa bronchiale.

**Enfisema polmonare:** irreversibile dilatazione degli spazi aerei siti distalmente ai bronchioli terminali, con distruzione delle loro pareti e perdita dell'elasticità polmonare.
A seconda della sezione coinvolta, si distinguono l'enfisema centrolobulare, panlobulare ed irregolare, che raramente compaiono singolarmente, spesso compaiono condizioni miste.

In terapia intensiva, è importante l'insufficienza respiratoria acuta (ipercapnica), cioè la BPCO scompensata: molti pazienti con esacerbazione acuta necessitano di un trattamento terapeutico intensivo, circa 1/3 deve essere ventilato artificialmente.

## 22.1 Eziologia e patogenesi

Le cause più importanti sono: il fumo di sigaretta, l'iper-reattività bronchiale, fattori di inquinamento ambientale, ripetute infezioni virali e batteriche delle vie aeree.

In un numero limitato di pazienti vi è alla base una alterazione genetica, la mancanza cioè della $\alpha_1$-inibitore delle proteinasi ($\alpha_1$-antitripsina).

### 22.1.1 Enfisema polmonare

L'enfisema polmonare deriva dall'azione combinata di fattori esterni ed interni. A quelli interni, appartiene il disequilibrio tra proteasi ed antiproteasi. Il fattore esogeno più importante è l'inalazione del fumo di sigaretta: le componenti ossidanti in questo presenti, sequestrano i leucociti, inattivano gli inibitori delle elastasi ed alterano la sintesi "ex novo" di elastina.

Inoltre, il fumo da tabacco, inibisce l'attività di fagociti e macrofagi alveolari e compromette, così, le capacità di difesa del sistema bronchiale. Da un punto di vista anatomo-patologico, l'enfisema si caratterizza per una dilatazione irreversibile degli spazi aerei siti distalmente ai bronchioli terminali, con distruzione delle pareti alveolari. Nella forma panlobulare (Fig. 22.1), tutti gli spazi aerei di un lobulo sono più o meno uniformemente dilatate con dimensioni di meno di 1 mm nelle forme lievi, fino a 5 mm nelle gravi. La forma centrolobulare si caratterizza per distruzione dei bronchioli respiratori e degli alveoli tributari, con formazione di cavità, il cui diametro può raggiungere i 5 mm. La parete si presenta irregolare.

### 22.1.2 Bronchite cronica

Anche nel caso della bronchite cronica, è possibile elencare una serie di fattori esogeni ed endogeni. Condizioni costituzionali predisponenti si associano all'alterazione delle capacità immunitarie del sistema bronco-alveolare per

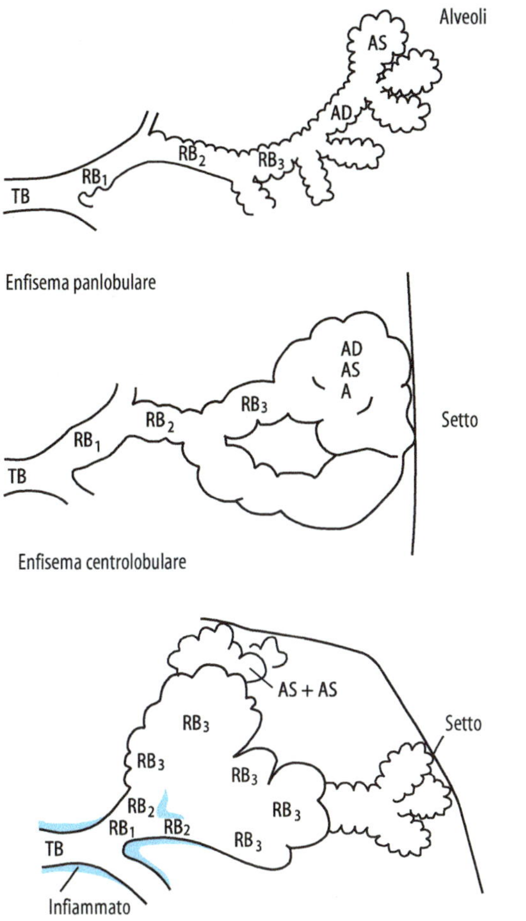


**Fig. 22.1.** *Sopra*: ricostruzione schematica di un acino normale. *In mezzo*: enfisema panlobulare. *Sotto*: enfisema centrolobulare

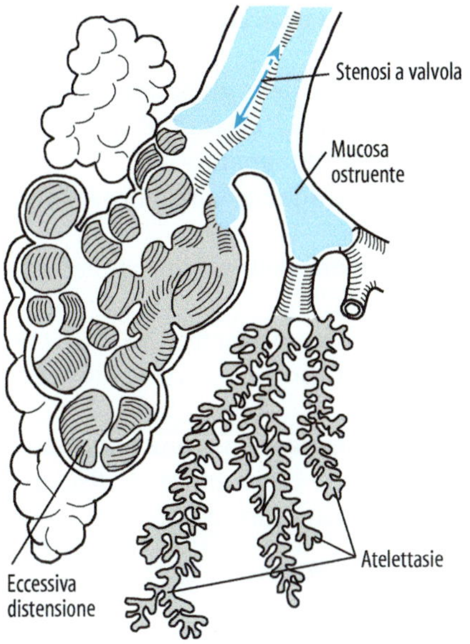


**Fig. 22.2.** Bronchite cronica e bronchiolite con discrinia, ritenzione di secreti con meccanismo a valvola ed eccessiva distensione così come ostruzione totale con atelettasie (Mod. da Matthys 1988)

azione di virus e batteri. Fattore esterno di estrema importanza è il fumo di sigaretta, mentre di minore rilevanza è l'azione degli inquinanti ambientali. L'azione di componenti esogeni si esplica con iperplasia ed ipertrofia delle ghiandole delle pareti bronchiali, aumento della produzione mucosa (ipercrinia) ed alterazione della sintesi dei suoi componenti (discrinia). Attraverso la modificazione del film e dell'epitelio cilindrico in una struttura piatta non funzionante, viene compromessa la "clearance" muco-ciliare. Successivamente, i batteri si approfondano nello strato della parete e provocano una bronchite deformante, con ipercrinia, discrinia e reazione infiammatoria, con conseguenti alterazioni della ventilazione di tipo ostruttivo.

## 22.2 Fisiopatologia della BPCO

Le conseguenze fisiopatologiche più importanti della BPCO sono:

- Limitazione del flusso respiratorio e della ventilazione alveolare per minuto;
- Alterazione nella distribuzione dell'aria inspirata;
- Disturbi degli scambi gassosi;
- Aumento della resistenza nelle vie aeree, con incremento del lavoro respiratorio;
- "Air trapping" ed eccessiva distensione polmonare;
- Riduzione della forza massima della muscolatura respiratoria.

### 22.2.1 Ostruzione espiratoria

Una delle alterazione fisiopatologiche più importanti nella BPCO è la limitazione del flusso espiratorio. A determinarlo sono diversi fattori:

- Ipertono della muscolatura bronchiale (broncospasmo);
- Ipersecrezione delle ghiandole mucose;
- Alterazione della "clearance" muco-ciliare;
- Formazione di tappi mucosi;
- Iperplasia ed edema della mucosa bronchiale;
- Infiammazione delle piccole vie aeree (bronchiolite);
- Perdita delle componenti elastiche, con collasso espiratorio delle piccole vie aeree.

Le modificazioni da ostruzione non sono equamente distribuite e comportano diseguale distribuzione dell'aria inspirata.

### 22.2.2 Disturbi del rapporto flusso-volume

L'ineguale distribuzione dell'aria inspirata comporta, da un lato una riduzione del rapporto dove è minore il flusso aereo medio, dall'altro un suo aumento in sezioni iperventilate. La riduzione del flusso determina ipossia ed ipossiemia, l'iperventilazione, invece, aumenta lo spazio morto fisiologico.

**Le alterazioni del rapporto flusso-volume nella BPCO predispongono ad ipossia ed ipercapnia arteriosa. Per mantenere livelli normali all'emogasanalisi, il paziente, per compenso, deve aumentare il volume respiratorio per minuto. Da ciò deriva un aumento del fabbisogno di ossigeno da parte della muscolatura respiratoria.**

### 22.2.3 Eccessiva distensione (iperinsufflazione)

L'ostruzione delle vie aeree può indurre lo sviluppo di resistenze così elevate che gli alveoli, all'inizio della successiva inspirazione, non sono stati ancora del tutto svuotati ed il precedente volume aereo inspirato, non viene del tutto espirato. Si determina il fenomeno "dell'air trapping", in cui l'aria viene imprigionata negli alveoli, comportando iperinsufflazione.

**Il volume polmonare in condizioni di riposo, il volume residuo e la capacità funzionale residua aumentano per iperinsufflazione.**

La perdita delle componenti elastiche (riduzione della forza di retrazione del polmone) e l'aumento delle resistenze nelle vie aeree riducono la pressione da distensione, favorendone il collasso durante l'espirazione. Se il paziente aumenta il suo sforzo espiratorio, aumenta la pressione positiva intrapolmonare ed il collasso alveolare peggiora.

L'iperinsufflazione alveolare nel collasso dinamico delle vie aeree, aumenta la forza di retrazione elastica di fine espirazione, conducendo a pressioni positive e determinando la cosiddetta PEEP intrinseca od auto-PEEP, che può ammontare a 2,5-10 mbar. La riduzione del tempo espiratorio ed il collasso dinamico delle vie aeree, causano aumento "dell'air trapping", dell'iperinsufflazione degli alveoli e dell'auto-PEEP.

### 22.2.4 Aumento del lavoro respiratorio

L'aumento delle resistenze delle vie aeree, una PEEP intrinseca e l'iperinsufflazione polmonare, causano aumento del lavoro respiratorio. Ad ogni atto inspiratorio, deve essere vinta la PEEP intrinseca, affinché l'aria fluisca nei polmoni.

A causa dell'eccessiva distensione alveolare, nella fase iniziale inspiratoria, i muscoli inspiratori sono più corti del normale. Il diaframma, comunque, nell'iperinsufflazione cronica degli alveoli, mantiene il rapporto tra lunghezza delle sue fibre muscolari e tensione sviluppata, quindi riesce a sviluppare la massima forza. Nello sviluppo acuto di iperinsufflazione, le fibre dei muscoli inspiratori hanno minor lunghezza e non possono contrarsi in maniera ottimale. Il diaframma è significativamente appiattito. La sua attività diminuisce. Peggiora il bilancio energetico, con affaticamento della muscolatura respiratoria.

Segue che:

> L'iperinsufflazione degli alveoli distali provoca un respiro superficiale e rapido. Peggiora il rapporto flusso-volume e l'ipercapnia aumenta.

### 22.2.5 Vasocostrizione polmonare da ipossia

L'ipossia alveolare determina vasocostrizione polmonare. Il sangue viene dirottato verso regioni meglio ventilate. La resistenza vascolare polmonare aumenta anche per rarefazione del letto capillare negli alveoli compromessi. La conseguenza è l'aumento del lavoro per il ventricolo destro. L'ipossia alveolare, oltre a determinare aumento delle resistenze vascolari polmonari, comporta una costrizione bronchiale regionale, rafforzando così l'ostruzione delle vie aeree.

### 22.2.6 Scambio gassoso polmonare

La disomogenea distribuzione dell'aria inspirata, con riduzione del rapporto flusso-volume e l'iperinsufflazione degli alveoli distali, con aumento dello spazio morto, conducono ad ipossia, seguita da ipercapnia cronica ed insufficienza respiratoria cronica. In questi casi, si possono registrare valori di pressione parziale arteriosa di anidride carbonica di 70 mmHg o maggiori.

**Acidosi respiratoria.** L'ipercapnia cronica comporta lo sviluppo di un'acidosi metabolica compensata. I bicarbonati "standard" e l'eccesso di basi sono aumentati, il valore di pH rimane a valori normali.

### 22.2.7 Regolazione del respiro

L'impulso respiratorio centrale è maggiore nei pazienti con BPCO, sebbene la capacità di risposta alle variazioni del pH e della pressione parziale di ossigeno arteriosi, a paragone dei pazienti sani, sia ridotta. Nei pazienti con ipercapnia cronica, la somministrazione di elevate concentrazioni di ossigeno conduce ad ipossia, probabilmente per inibizione dell'impulso respiratorio ipossico oppure per alterazioni del rapporto flusso-volume, attraverso l'incremento della vasocostrizione polmonare ipossica. I pazienti con BPCO stabile reagiscono solo raramente od in minima parte con ipercapnia alla somministrazione di ossigeno. Ma:

> Nell'insufficienza respiratoria acuta si deve considerare che la terapia con ossigeno conduce ad elevati valori di pressione parziale di anidride carbonica. Nel paziente ipossico con BPCO, la somministrazione di ossigeno deve essere limitata.

### 22.2.8 Funzione cardiaca

Le alterazioni cardiovascolari si sviluppano sulla base dell'aumento delle resistenze vascolari polmonari. Queste si determinano per rarefazione del letto capillare e per vasocostrizione polmonare da ipossia. L'ipertensione polmonare aumenta il post-carico del ventricolo destro, conducendo alla condizione di cuore polmonare cronico.Nell'ipertonia polmonare, è necessario un maggiore precarico, al fine di mantenere una sufficiente funzionalità. Una PEEP intrinseca può ridurre il precarico, soprattutto in condizioni di ipovolemia. Spesso è contemporanea una tachicardia, che determina riduzione del tempo di diastole con ulteriore riduzione del precarico. La riduzione del volume cardiaco per minuto e l'ipotensione possono esserne le conseguenze, in particolare quando viene praticata una ventilazione a pressione positiva.

## 22.3 Insufficienza respiratoria acuta nella BPCO

**Da ricordare:**
Un'insufficienza respiratoria acuta nella BPCO, è caratterizzata da una riduzione di $p_aO_2$ a valori inferiori a 50 (60) mmHg ed aumento di $p_aCO_2$ a livelli superiori a 50 mmHg, in condizioni di respirazione di aria ambientale.

Essendo questi criteri soddisfatti anche nei pazienti con BPCO stabile, per definizione, la $p_aO_2$ deve essere più bassa e la $pCO_2$ più alta, dei valori normalmente attesi nei pazienti affetti. Secondo la definizione, si manifesta un'alterazione ipercapnica della respirazione, quando le modificazioni dei valori emogasanalitici sono contemporanee ad una esacerbazione della dispnea e ad altri sintomi, insieme a segni obiettivi dello scompenso acuto.

## 22.3.1 Fattori scatenanti

I fattori più comuni che determinano uno scompenso respiratorio acuto sono le infezioni, i disturbi cardiaci, gli inquinanti ambientali, i farmaci, la somministrazione di elevate concentrazioni di ossigeno, l'embolia polmonare e l'affaticamento della muscolatura respiratoria.

### Infezioni

Le infezioni virali o batteriche del tratto respiratorio sono i fattori scatenanti più comuni di disturbi ventilatori in pazienti affetti da BPCO. Le colture dell'espettorato mettono spesso in evidenza streptococchi ed Emophilus, a testimoniare una discreta colonizzazione del tratto respiratorio. I vantaggi di una terapia antibiotica non sono certi. Questa viene comunque consigliata, in quanto i rischi della terapia sono trascurabili, rispetto al pericolo di un ulteriore peggioramento. Le polmoniti possono condurre ad una evoluzione negativa delle condizioni generali e devono, quindi, essere precocemente trattate.

### Disturbi cardiaci

Le malattie cardiache come la coronaropatia, le aritmie od il cuore polmonare, possono determinare una esacerbazione acuta. Gli effetti di queste malattie, sono accentuati dalla condizione ipossica ed ipercapnica. Nell'insufficienza respiratoria acuta in soggetti affetti da BPCO, spesso compaiono aritmie sopraventricolari, in particolare tachicardie, la cui prognosi è peggiorata dalle alterazioni elettrolitiche, dalla riduzione della $p_aO_2$ e dall'aumento di $p_aCO_2$.

### Farmaci

I pazienti affetti da BPCO devono seguire terapie che spesso impongono la somministrazione di diversi farmaci, la cui interazione può condurre ad aumento della tossicità o perdita dell'effetto. Molti pazienti, inoltre, non eseguono correttamente la terapia. Ciò può determinare esacerbazioni acute. Si deve inoltre osservare che i β-bloccanti possono condurre a spasmo bronchiale. Secondo visioni attuali comunque, non si deve rinunciare alla terapia con questi farmaci in pazienti affetti da BPCO ed altre patologie quali coronaropatie ed insufficienza cardiaca, dato che i vantaggi derivati sono maggiori degli svantaggi. La terapia deve essere iniziata con prudenza, preferendo i $\beta_1$-selettivi (ad es. metoprololo, atenololo). Ipnotici sedativi e benzodiazepine possono determinare depressione respiratoria e scatenare uno scompenso acuto.

Da ciò si deduce che:

**! Sedativi, ipnotici ed oppiacei, in pazienti affetti da gravi forme di BPCO e con respiro spontaneo, sono, in prima istanza, controindicati.**

### Embolia polmonare

Autopsie hanno dimostrato la presenza di embolie polmonari in un significativo numero di pazienti affetti da BPCO. La causa potrebbe essere una funzione trombocitaria anormale, associata ad una incrementata attività coagulatoria. La diagnosi può essere posta con l'angiografia, mentre la scintigrafia polmonare non sempre fornisce dei dati chiari. A causa della maggiore predisposizione dei pazienti affetti da BPCO alla tromboembolia, nei casi di compresenza con patologie cardiovascolari, è consigliata una terapia anticoagulante, a patto che non esistano controindicazioni.

### Affaticamento della muscolatura respiratoria

Ancora oggi non è del tutto chiaro se l'affaticamento della muscolatura respiratoria, possa essere la causa scatenante dello scompenso respiratorio in soggetti affetti da BPCO. Probabilmente, piuttosto che rappresentare il fattore scatenante acuto dell'insufficienza respiratoria, l'affaticamento respiratorio è il risultato di un processo già in corso. Determinati fattori alterano la funzione della muscolatura respiratoria e possono condurre ad insufficienza respiratoria. Appartengono a questi:

- Alterazioni elettrolitiche, quali riduzione delle concentrazioni di potassio, fosfato, calcio, magnesio;
- Ipossia ed ipercapnia;
- Corticosteroidi (reperti sperimentali);
- Alterazioni endocrine: iper- o ipotiroidosi;
- Condizioni nutrizionali compromesse;
- Limitazioni nella somministrazione di ossigeno;
- Aumentato fabbisogno di ossigeno;
- Sedativi.

Nell'impostazione della terapia, in casi di insufficienza respiratoria, si deve considerare la compresenza di questi fattori.

#### Pneumotorace e versamento pleurico

Il pneumotorace, come complicazione di uno stato di patologia da ostruzione bronchiale, può determinare uno scompenso respiratorio acuto.

Non sempre è facile porre diagnosi di pneumotorace, visto che i tipici segni clinici possono essere riscontrati anche nell'enfisema polmonare. Versamenti pleurici significativi, in pazienti affetti da BPCO, possono condurre ad insufficienza respiratoria acuta. Se presenti, devono essere drenati.

### 22.3.2 Quadro clinico

L'insufficienza respiratoria acuta, in pazienti affetti da BPCO, si manifesta primariamente come dispnea. Nella maggior parte dei casi si sviluppa progressivamente nell'arco di diversi giorni, raramente in maniera acuta. Altri segni tipici sono tosse ed espettorazione, sebbene la colorazione giallastra o verde scura dell'espettorato possano essere segni di un'infezione. Se in questi pazienti, aumenta improvvisamente la dispnea e si riduce l'espettorazione, può trattarsi di una condizione di ritenzione di secreti consolidati. Tachipnea, tachicardia e riduzione del volume respiratorio sono segni precoci dell'insufficienza respiratoria, mentre movimenti respiratori asincroni e paradossi ed impiego della muscolatura accessoria si riscontrano nell'insufficienza respiratoria avanzata. Movimenti respiratori atipici possono tuttavia essere presenti in soggetti affetti da forme stabili di BPCO. Il mal di testa può essere segno di uno stato di ipercapnia. Sudorazione, confusione, alterazione dello stato di coscienza, tremore, sono da ricondurre a condizioni di ipossia ed ipercapnia.

#### Suddivisione clinica:"pink puffer" e " blue bloater"

I pazienti con BPCO vengono, da un punto di vista clinico, suddivisi in due tipi:

- Tipo A ("pink puffer");
- Tipo B ("blue bloater").

Questa divisione considera gli estremi dei quadri clinici patologici. Il gruppo compreso tra i tipi A e B, comprende, invece, la maggior parte dei pazienti affetti da enfisema polmonare.

**Tipo A ("pink puffer").** Si tratta di pazienti astenici, con primario enfisema e colorito cutaneo rosa pallido.

Da un punto di vista morfologico, si riscontra un enfisema panlobulare. Il principale segno clinico è la dispnea.

**Tipo B ("blue boater").** Alla base vi è uno stato di bronchite cronica con tosse, espettorazione, cianosi e viso pletorico ("blue boater"). L'habitus è adiposo. Morfologicamente vi è un enfisema centrolobulare (Tab. 22.1).

## 22.4 Diagnosi di scompenso acuto

La diagnosi di insufficienza respiratoria acuta nella BPCO, viene posta clinicamente e

**Tab. 22.1.** Clinica, radiologia e reperto funzionale nella BPCO

| Tipo A ("pink puffer"): tipo enfisematoso | Tipo B ("blue bloater"): tipo bronchiolitico |
|---|---|
| Habitus astienico | Normale o adiposo |
| Torace a botte | Forma del torace normale |
| In maggioranza dispnea costante ed importante | Dispnea in alcuni casi o assente |
| Tosse debole | Tosse forte |
| Espettorazione mucosa scarsa | Importante espettorazione, a volte purulenta |
| Rumori respiratori deboli | Normali, rumori bronchiolitici |
| Ematocrito inferiore al 50% | Ematocrito superiore al 50% |
| Incremento della trasparenza radiologica | Trasparenza radiologica normale |
| Riduzione del disegno vascolare | Disegno vascolare normale |
| Forma cardiaca piccola e allungata | Distensione cardiaca |
| $FEV_1$ ridotta | $FEV_1$ ridotta |
| $R_{aw}$ normali o poco aumentate | $R_{aw}$ aumentate in maniera importante |
| RV e TLC aumentate | RV aumentata, TLC normale |
| Compliance aumentata | Compliance normale o aumentata |
| Per lungo tempo leve ipossia, solo più tardi insufficienza globale | Precoce ipossia ed insufficienza globale |
| Cuore polmonare: relativamente tardi | Cuore polmonare: precoce |

$R_{aw}$: resistenza nelle vie aeree

confermata dall'emogasanalisi arteriosa. Devono, tuttavia, essere escluse e poste in diagnosi differenziale, altre cause determinanti uno stato di alterazione ipercapnica acuta della ventilazione con dispnea e, possibilmente, anche di una condizione di spasmo bronchiale.

**Patologie con spasmo bronchiale associato**
- Asma;
- BPCO;
- Embolia polmonare;
- Stasi polmonare;

**Tab. 22.2.** Esacerbazione acuta della sintomatologia – BPCO, livello di severità ed indicazioni terapeutiche. (Secondo l'associazione tedesca di studio delle patologie delle vie aeree 2002: linee guida per la diagnosi e la terapia)

| Livello di severità | Sintomi | Terapia |
|---|---|---|
| Grave | Alterazione dello stato di coscienza<br>Tachicardia<br>Tachipnea<br>Cianosi<br>Edema | ± terapia delle complicazioni<br>± NIV<br>± $O_2$<br>± teofillina |
| Media | Insufficienza respiratoria progressiva<br>Peggioramento della funzione polmonare | + steroidi, event. teofillina<br>Incremento della tosse |
| Lieve | Lieve disturbo soggettivo<br>± peggioramento della funzione polmonare | anticolinergici e/o simpaticomimetici |
| Tutti | | evitare l' uso di nicotina,a ntibiotici in caso di espettorazione purulenta, terapia delle morbilità associate |

- Aspirazione di succhi gastrici;
- Fibrosi cistica;
- Sindrome da carcinoide;
- Anafilassi;
- Lesione da inalazione.

Secondo le linee guida dell'Associazione tedesca di Studio della patologia polmonare, l'esacerbazione acuta può essere suddivisa in tre gradi di severità. La sintomatologia e la relativa terapia sono riassunte in Tabella 22.2.

### 22.4.1 Esame della funzione polmonare ed emogasanalisi arteriosa

L'esame della funzione polmonare permette la diagnosi e la valutazione del grado di severità della BPCO, mentre con l'emogasanalisi arteriosa può essere definito il livello di insufficienza respiratoria. Nella BPCO con una limitazione al flusso espiratorio, l'inalazione di $\beta_2$-simpaticomimetici, non smorza, o solo di poco, l'ostruzione. Il volume residuo è aumentato, il rapporto FEV1 sulla FVC, è ridotto. Clinicamente vale che:

**Un'alterazione ipercapnica del respiro deve essere considerata quando il valore dell'FVC1 si riduce a 1 l o meno.**

Con l'aiuto dell'emogasanalisi arteriosa può essere stabilito se si tratta di una acutizzazione di uno stato cronico o di una acidosi respiratoria cronica. La diagnosi è definita dal rapporto tra le modificazioni della $p_aCO_2$ e del valore pH, cioè della concentrazione idrogenionica.

## 22.5 Terapia conservativa dello scompenso acuto

Bisogna distinguere tra provvedimenti conservativi con aiuto della funzione respiratoria spontanea e respirazione meccanica. Nella maggior parte dei pazienti, il primo dei provvedimenti riesce a migliorare la situazione. Solo nei casi con ipossia severa ed acidosi, è necessaria una respirazione artificiale, non raramente a lunga scadenza.

**Gli scopi della terapia sono:**

- Trattamento dell'ipossia;
- Riduzione della produzione di anidride carbonica, attraverso minimizzazione del lavoro respiratorio;
- Aumento dell'eliminazione di anidride carbonica, attraverso miglioramento della ventilazione alveolare;
- Trattamento dello spasmo bronchiale;
- Lisi dei secreti e loro mobilizzazione;
- Terapia di eventuali infezioni associate;
- Riattivazione della muscolatura respiratoria.

### 22.5.1 Somministrazione di ossigeno

Lo scopo primario della terapia è la rimozione dello stato di ipossia. A tal fine, è necessaria la somministrazione di ossigeno.

**La somministrazione di ossigeno è il provvedimento iniziale più importante nello scompenso acuto della BPCO. Lo scopo è il raggiungimento di una saturazione arteriosa di ossigeno del 90%, in caso di sufficiente contenuto di emoglobina nel sangue od una pressione parziale arteriosa di 50-60 mmHg.**

Nella maggior parte dei casi sono necessari pochi litri di ossigeno per minuto, cioè basse concentrazioni inspiratorie. Una rapida normalizzazione della pressione parziale arteriosa, raggiunta attraverso elevate concentrazioni inspiratorie di ossigeno, può causare, in pazienti ipossici ed ipercapnici, una caduta dell'impulso respiratorio ipossico, con conseguente aumento dello spazio morto respiratorio. In questo caso, la $p_aCO_2$ subisce ulteriore incremento. Tuttavia, i rischi di una terapia con ossigeno (aumento dell'ipercapnia fino allo stato di narcosi da $CO_2$ od arresto respiratorio) vengono sovrastimati ed il paziente viene ancor più danneggiato dall'abbassamento o dall'interruzione della somministrazione di ossigeno.

**Consiglio pratico**

- La somministrazione di ossigeno deve essere inizialmente limitata a 2-4 l/min attraverso un sondino nasale od al 24-28% di gas, per mezzo di una maschera Venturi facciale. In ogni caso, per pazienti in stato di scompenso respiratorio acuto, non si ci deve astenere dalla terapia con ossigeno, solo per la paura di accentuare lo stato ipercapnico.

**Effetti positivi della somministrazione di ossigeno:**
- La rimozione dello stato ipossico ha i seguenti effetti positivi:
- Riduzione del metabolismo anaerobio e della produzione di lattato;
- Miglioramento della funzione cerebrale e delle condizioni mentali;
- Riduzione delle aritmie cardiache e degli insulti cardiaci ischemici;
- Riduzione dell'ipertono polmonare;
- Miglioramento del funzionamento del ventricolo destro o dell'insufficienza delle sezioni destre del cuore;
- Riduzione della produzione di ADH e miglioramento della "clearance" renale;
- Riduzione dell'acqua polmonare extravasale;
- Riduzione degli elevati valori di ematocrito.

**Controllo della terapia con ossigeno.** La somministrazione di ossigeno può essere valutata osservando i seguenti parametri:
- Stato mentale del paziente;
- Ossigenazione del sangue arterioso;
- Valore pH.

Il valore reale della $p_aCO_2$ è di secondaria importanza, dato che la maggior parte dei pazienti con BPCO, sono "abituati" a livelli più elevati di questo gas nel sangue.

### 22.5.2 Broncodilatatori

Gli effetti positivi della terapia con questi farmaci sono da attendersi nei pazienti con iperreattività bronchiale. Anche nel caso dell'esacerbazione acuta, si può evidenziare, nello spasmo, una componente reversibile. In questi pazienti, l'impiego di $\beta_2$-mimetici e di teofillina facilita la dilatazione bronchiale e riduce il lavoro respiratorio.

#### $\beta_2$-simpaticomimetici

Sono broncospasmolitici, pertanto di prima scelta nella terapia dello scompenso respiratorio acuto nella BPCO. Questi farmaci, non solo dilatano i bronchi per stimolazione dei recettori $\beta_2$, ma migliorano anche la "clearance" mucociliare, attraverso l'attivazione della funzione delle cellule dell'epitelio ciliare e l'influenza sulla qualità della struttura mucosa. La reazione infiammatoria non specifica, non viene influenzata dall'attività dei $\beta_2$-mimetici.

**Impiego.** La via di somministrazione d'elezione è quella inalatoria come aerosol. In questo modo, sono ridotti gli effetti indesiderati vascolari e la dose da somministrare è ridotta di 1/10 rispetto a quella orale. L'iniezione endovenosa è, in prima linea, da evitare.

L'effetto, dopo somministrazione inalatoria, si evidenzia dopo 5-10 sec e raggiunge il picco massimo, nell'arco di 5-10 min. Il tempo di azione è di circa 4-6 ore.

**Dosaggio**

**Spasmolitici bronchiali $\beta_2$-adrenergici impiegati per via inalatoria**

| | |
|---|---|
| Carbuterolo: | 1 dose inalata = 0,1 mg, |
| Fenoterolo: | 1 dose inalata = 0,2 (0,1) mg, |
| Reproterolo: | 1 dose inalata = 0,5 mg, |
| Salbutamolo: | 1 dose inalata = 0,1 mg, |
| Terbutalina: | 1 dose inalata = 0,25 mg. |

Vengono somministrate 2-3 dosi per inalazione ogni 3-6 ore, sebbene il limite massimo non sia esattamente definito.

**Spasmolitici bronchiali $\beta_2$-adrenergici impiegati per via endovenosa**

Reproterolo 90 ∝g e.v. in bolo e/o 40 ∝g/h in infusione continua e.v.,

Terbutalina 0,25 -0,5 mg s.c.

Nelle ostruzioni severe delle vie aeree, le sostanze possono essere somministrate attraverso nebulizzatori, i quali possono essere anche inseriti nei sistemi di ventilazione. Lo **svantaggio della somministrazione inalatoria** è che soltanto il

10% della dose raggiunge i bronchi. Il corretto impiego è pertanto di notevole importanza:
- Agitare il contenitore prima dell'uso;
- Invitare il paziente ad espirare profondamente e, successivamente, a chiudere serratamene il beccuccio tra le labbra;
- Incitarlo poi ad inspirare lentamente somministrando la dose;
- A fine inspirazione, far trattenere il respiro per alcuni secondi.

### Consiglio pratico
- Adrenalina, orciprenalina ed isoproterenolo, non sono più consigliati come spasmolitici, per i loro importanti effetti collaterali cardiovascolari.

**Effetti collaterali.** L'impiego di $\beta_2$-mimetici determina quasi sempre tremore.

L'intensità dipende dalla dose impiegata, anche se la reazione è soggettiva. Per via inalatoria, gli effetti cardiovascolari sono minimi. La pressione rimane invariata, la frequenza cardiaca può aumentare. Le aritmie cardiache, come nel caso di somministrazione di eccessive dosi di teofillina, non sono tipiche.

## Teofillina

Il farmaco appartiene, come la caffeina e la teobromina, al gruppo delle xantine, sostanze stimolanti il sistema nervoso centrale. Il più importante effetto della teofillina è la dilatazione bronchiale. Altri effetti sono:
- Miglioramento della "clearance" mucociliare;
- Incremento della contrattilità cardiaca e del diaframma;
- Inibizione del rilascio di mediatori dell'infiammazione e, quindi, effetto antinfiammatorio;
- Riduzione della pressione arteriosa polmonare;

Stimolazione del centro del respiro.

**Impiego.** Lo spettro terapeutico della teofillina è limitato. Pertanto, la sostanza in terapia intensiva deve essere somministrata non schematicamente in base al peso corporeo, quanto, piuttosto, sotto controllo della concentrazione sierica.

### Dosaggio
Controllo della concentrazione sierica di teofillina: 10-12 (15) ∝g/ml.

Questo "range" di concentrazione non dovrebbe essere oltrepassato, a causa dell'incremento degli effetti collaterali cardiovascolari. Per l'individuale ampia variazione di eliminazione (tempo di dimezzamento plasmatico 3-10 ore) il dosaggio è spesso difficile da definire. Inoltre, devono essere considerate le interazioni con altre sostanze: cimetidina, antibiotici macrolidi ed allopurinolo, compromettono la "clearance" della teofillina, mentre barbiturici, carbamazepina, fenitoina e rifampicina, ne accelerano l'eliminazione.

### Dosaggio
Nell'insufficienza respiratoria acuta in caso di BPCO, la teofillina viene somministrata ad infusione continua ad una velocità di 0,05-0,1 mg/kg/h.

**I più importanti effetti collaterali dell'impiego della teofillina sono:**
- Disturbi del ritmo cardiaco, soprattutto in forma di tachicardie;
- Mal di testa;
- Ipotono;
- Irrequietezza, disturbi del sonno;
- Sintomi gastrointestinali: perdita di appetito, nausea, vomito, diarrea, dolori addominali;
- In caso di concentrazioni seriche superiori a 40 ∝g/ml, anche convulsioni cerebrali.

**Controindicazioni relative:**
- Aritmie in forma di tachicardia;
- Ipertiroidosi, tireotossicosi;
- Infarto cardiaco acuto;
- Cardiomiopatia ipertrofica da ostruzione;
- Epilessia.

## Cortisonici

La somministrazione sistemica di cortisonici, in caso di scompenso respiratorio acuto in pazienti con BPCO, determina dilatazione bronchiale. A tal proposito, non esistono comunque chiare prove.

Si consiglia un tentativo terapeutico per alcuni giorni con 0,5 mg/kg di metilprednisolone ogni 6-8 ore.

### Anticolinergici

Gli anticolinergici, ipratropio bromuro e oxitropio bromuro, agiscono da broncodilatatori, attraverso il blocco del recettore colinergico della muscolatura bronchiale. Queste sostanze sono utili nella BPCO con bronco costrizione riflessa vago-vagale, mentre nell'asma allergico e da sforzo, hanno una minima influenza. Ipratropio e oxitropio bromuro, vengono somministrati per via inalatoria. A paragone dei $\beta_2$-mimetici, l'effetto si manifesta dopo un tempo più lungo (massimo effetto dopo almeno 30 minuti), anche se persiste di più. Non sono da attendersi importanti effetti collaterali, anche a dosi elevate.

## 22.5.3 Espettoranti

La funzione mucociliare compromessa, nella BPCO, gioca un ruolo rilevante nell'ostruzione delle vie aeree. La rimozione della stasi mucosa agisce, quindi, in maniera positiva sull'insufficienza respiratoria acuta e migliora il benessere del paziente.

Vengono, pertanto, introdotte nella terapia sostanze espettoranti che migliorano il processo di auto pulitura bronchiale. Gli effetti clinici della maggior parte degli espettoranti non sono stati provati. I relativi effetti terapeutici delle sostanze attualmente impiegate sono sovrastimati.

**Secretolitici.** Queste sostanze agiscono sulle cellule muco-secernenti e riducendo la viscosità. Sono impiegate sostanze quali sali minerali, oli eterei, emetina, bromexina e ambroxolo.

**Mucolitici.** A questi appartengono N-acetilcisteina, proteinasi e mercaptoetansulfato. L'azione è quella di modificare la qualità del muco bronchiale. L'N-acetilcisteina rompe i ponti disolfuro e, quindi, depolimerizza, determinando una riduzione della viscosità del muco.

**Stimolatori della motilità del secreto.** Queste sostanze stimolano il movimento dell'epitelio con ciglia e facilitano il trasporto del muco. Le sostanze più importanti appartenenti a questo gruppo sono i $\beta_2$-simpaticomimetici e la teofillina, in parte anche gli anticolinergici e le benzilamine.

**! L'inalazione di N-acetilcisteina, proteinasi e mercaptoetansulfato, aumenta l'iper-reattività bronchiale e rafforza l'ostruzione bronchiale.**

A causa di questi effetti collaterali e della non certa azione favorevole, alcuni Autori consigliano – quando strettamente indicato – la somministrazione degli espettoranti solo per via orale od intravenosa, limitandosi ai soli N-acetilcisteina ed Ambroxolo.

**Idratazione.** In opposto alle vedute comuni, la maggiore somministrazione di liquidi nei pazienti con bronchite cronica – contrariamente all'asma bronchiale – non influenza positivamente sia la quantità di sputo prodotta che la sua viscosità. Anche una restrizione dell'idratazione non sembra essere svantaggiosa.

**Farmaci antitosse.** Gli inibitori della tosse dovrebbero essere somministrati solo nei casi di tosse secca o notturna, accompagnata da insufficienza respiratoria. I più importanti sono clobutinolo, diidrocodeina e, nel caso di forte tosse, anche idrocodone.

## 22.5.4 Fisioterapia toracica

È indicata nei casi di macroatelettasie od atelettasie evidenziabili alla radiografia del torace senza broncogramma aereo, nei pazienti con BPCO con scompenso respiratorio acuto ed aumentata produzione mucosa o secrezione di secreti densi con debole impulso tossivo. Se non si evidenziano miglioramenti in 1-2 giorni, la fisioterapia toracica non deve essere continuata.

### 22.5.5 Antibiotici

Nell'esacerbazione acuta della BPCO, vengono spesso somministrati antibiotici.

I vantaggi di questo procedimento non sono stati provati. Nuovi studi hanno però dimostrato che segni e sintomi dell'insufficienza respiratoria acuta trattata con antibiotici ad ampio spettro, regrediscono precocemente, anche se non di molto.

Alcuni autori consigliano l'impiego di antibiotici ad ampio spettro in ogni caso di esacerbazione acuta, altri solo se vi è produzione di secreti giallastri o sospetto di polmonite batterica.

### 22.5.6 Digitale e diuretici

**Digitale.** L'effetto del farmaco nella BPCO con ipertensione polmonare e cuore polmonare non è provata.

Nello scompenso acuto, aumenta inoltre il pericolo di intossicazione da digitale. In questi casi, la somministrazione di "routine" della digitale, non è indicata.

**Diuretici.** Nello scompenso acuto con insufficienza delle sezioni destre del cuore, funzione renale limitata con ritenzione idrica ed aumento del contenuto di acqua polmonare extravasale, può essere indicata la somministrazione di diuretici.

## 22.6 Respirazione meccanica

Se la terapia conservativa non è più sufficiente, deve essere considerata la possibilità di un sostegno respiratorio. È indicato nei casi in cui i livelli di gas ematici e di pH assumono i seguenti valori:

- in caso di BPCO non nota:
  $p_aO_2 < 60$ mmHg e $p_aCO_2 > 50$ mmHg con somministrazione di ossigeno e pH < 7,35,
- in caso di BPCO nota:
  $p_aO_2 < 50$ mmHg e $p_aCO_2 > 70$ mmHg con somministrazione di ossigeno e pH < 7,35.

È certo che il paziente con BPCO (considerando controindicazioni e criteri di esclusione,

**Tab. 22.3** Criteri di inclusione ed esclusione per la ventilazione non invasiva nei pazienti con BPCO ed insufficienza respiratoria acuta. (Secondo l'associazione tedesca di studio delle patologie respiratorie del 2002, linee guida per la diagnosi e la terapia della BPCO)

| Criteri di inclusione | Criteri di esclusione |
|---|---|
| Grave insufficienza respiratoria, impiego della muscolatura accessoria, respiro addominale paradosso. | Arresto respiratorio |
| Acidosi (pH < 7,35), ipercapnia ($p_aCO_2 > 50$ mmHg). | Instabilità cardiocircolatoria (infarto cardiaco, shock cardiogeno, aritmie severe) |
| Tachipnea > 25/min | Sonnolenza, sopore, coma<br>Mancanza di cooperazione del paz.<br>Aumento del rischio di rigurgito ed aspirazione (disturbi di deglutizione, occlusione intestinale, emorragie gastriche o intestinali) interventi chirurgici del viso, dell'esofago, dell'addome superiore trauma facciale, malformazioni naso-faringee significativa produzione mucosa con secreti viscosi. |

Tab. 22.3), è avvantaggiato dall'impiego di un sostegno respiratorio non invasivo.

**Il sostegno respiratorio non invasivo con impiego di maschera facciale (in alcuni casi anche di maschere nasali), in BPCO scompensata, rappresenta la terapia di scelta.**

La ventilazione non invasiva, come A/C o PSV meglio se a pressione controllata, può essere programmata nei modi che presentano l'opzione NIV. La metodica consente un successo terapeutico nel 75-80% dei pazienti con esacerbazione acuta grave. Per l'impiego della NIV vedi Cap. 12.

In caso di controindicazioni, criteri di esclusione o non funzionamento della NIV, il paziente deve essere intubato e ventilato convenzionalmente.

L'impiego della ventilazione invasiva, nel caso dello scompenso acuto in corso di BPCO, è una decisione da prendere con cautela. Spesso, infatti, si tratta di pazienti con patologie severe ed irreversibili che, talvolta in tempi lunghi, possono essere svezzati dal ventilatore con elevato dispendio.

## 22.6.1 Indicazioni

Fondamentalmente, il paziente viene ventilato meccanicamente, quando le terapie conservative falliscono. Tuttavia, quando questo punto venga raggiunto, non può essere stabilito solo in base alla definizione dei livelli dei gas nel sangue e dei risultati dei test di funzionalità polmonare.

Anche elevati livelli di $p_aCO_2$ non pongono l'indicazione alla respirazione artificiale, quando l'equilibrio acido-base sia compensato e manchino i segni clinici dell'ipercapnia. D'altro canto, non si può attendere fino a quando il paziente entri in uno stato stuporoso e comatoso per gli elevati livelli di anidride carbonica. Le indicazioni alla ventilazione artificiale vengono poste, considerando anche parametri clinici.

**Indicazioni alla respirazione meccanica**

- Acidosi respiratoria acuta ($p_aCO_2$ > 60 mmHg con basso pH < 7,2);
- Insufficiente $p_aO_2$ (< 45 mmHg), nonostante la somministrazione di ossigeno;
- Stupore o coma;
- Respiro rapido e superficiale: f > 30/min, VT < 5 ml/Kg;
- Respiro paradosso ed alternanza respiratoria, come segno dell'affaticamento della muscolatura respiratoria;
- Aumento del volume respiratorio per minuto (> 40% del valore normale);
- Conseguenti alterazioni della funzione cardiovascolare.

**L'intubazione endotracheale** è indicata nei pazienti comatosi senza riflesso di deglutizione e nei pazienti con eccessiva produzione di secreti compatti, che non possono essere più sufficientemente espettorati (Tab. 22.4).

## 22.6.2 Forme di ventilazione

Un solo e favorevole modo di ventilazione nei soggetti affetti da BPCO non può essere indicato. Vengono impiegati:

- SIMV;
- Ventilazione assistita con pressione controllata;
- Ventilazione con controllo di volume (VC-CMV);
- Ventilazione con volume costante con regolazione di pressione (PRVC);
- "Proportional Assist Ventilation" (PAV);
- "Adaptive Support Ventilation" (ASV).

Poche sono comunque le esperienze con la ventilazione nei modi PAV e ASV. Secondo i risultati ottenuti, la PAV sembra avere effetti positivi nei pazienti con BPCO.

### SIMV

I vantaggi più importanti della SIMV sono le basse pressioni nelle vie aeree e nello spazio pleurico. Inoltre, viene offerta al paziente la pos-

**Tab. 22.4** Criteri per l'intubazione e la ventilazione invasiva nell'esacerbazione della COPD [dalle Linee Guida dell'Associazione Tedesca per le Patologie delle Vie Respiratorie e Polmonari e Medicina della Ventilazione per la Diagnosi e Terapia dei pazienti con Bronchite Cronica Ostruttiva ed Enfisema Polmonare (COPD) 2007]

| Criteri principali | Criteri associati |
|---|---|
| Arresto respiratorio | frequenza respiratoria superiore a 35/min rispetto all'inizio del ricovero |
| Pause respiratorie con perdita di coscienza | valore pH inferiore a 7,3 e riduzione durante i controlli |
| Agitazione psicomotoria | $p_aO_2$ inferiore a 40 mmHg nonostante somministrazione di ossigeno e NIPPV |
| Frequenza cardiaca inferiore a 50/min | progressiva alterazione dello stato di coscienza |
| Instabilità emodinamica con pressione arteriosa inferiore a 70 mmHg | |
| Intubazione nel caso della presenza di un criterio principale | |
| Dopo un'ora di terapia NIPPV: intubazione se sono presenti 2 criteri associati; se si presentano criteri associati per la sospensione della NIPPV, questa può essere continuata | |

sibilità di influenzare $p_aCO_2$ e ventilazione, riducendo il pericolo di iperventilazione. Persiste il riflesso del respiro da parte di recettori di pressione polmonari e toracici. Pertanto, sono rare le alterazioni della coordinazione della muscolatura respiratoria, durante lo svezzamento dal respiratore. Se, però, l'impostazione della ventilazione aggiuntiva nella IMV non viene impostata adeguatamente, si può determinare affaticamento della muscolatura respiratoria.

**Consiglio pratico:**

- La frequenza respiratoria iniziale deve essere impostata in modo da avere valori compresi tra 4-6/min, eventualmente in seguito regolata, in modo da avere valori arteriosi di pH normali.

#### Ventilazione con supporto di pressione

Nei pazienti con stato di coscienza integro e con insufficienza respiratoria non ancora importante, può essere impostata una ventilazione assistita con supporto di pressione. Questa permette di ridurre il lavoro respiratorio del paziente, la pressione transdiaframmatica ed il fabbisogno di ossigeno.

#### Ventilazione controllata

Nelle forme gravi di insufficienza respiratoria, negli stati stuporosi o di respiro superficiale e rapido, deve essere praticata una ventilazione controllata. In tal modo, la muscolatura respiratoria si ristabilisce più velocemente, rispetto alla ventilazione assistita. Possono essere impiegati i modi VC-CMV o PRVC.

Se sono necessarie elevate dosi di sedativi o rilassanti muscolari negli stati di agitazione del paziente, si deve considerare la possibilità di sviluppo di atrofia della muscolatura respiratoria, che può rendere più difficile lo svezzamento dal respiratore.

### 22.6.3 Programmazione del ventilatore

L'esatta programmazione del ventilatore nel caso di pazienti affetti da BPCO, non è attualmente conosciuta. Per tale motivo vengono fornite solo delle raccomandazioni empiriche.

22

**Raccomandazioni per l'impostazione del ventilatore:**
- Volume per atto inspiratorio 8-10 ml/kg;
- Frequenza respiratoria 12-18/min;
- Pressione di picco inspiratorio inferiore a 30-35 mmHg;
- Rapido aumento del flusso di picco (60-120 l/min), con flusso costante o decelerante;
- Rapporto di tempo respiratorio 1:2, nel caso di ostruzione 1:3;
- $F_iO_2$ 0,3-0,4 o valore di saturazione arteriosa di ossigeno superiore al 90%.

Nuove impostazioni del respiratore si basano sui valori della $p_aCO_2$, secondo il principio dell'ipercapnia permissiva, per evitare eccessive pressioni di picco. La pO2 verrà regolata in base alla concentrazione inspiratoria di ossigeno.

### Consiglio pratico
- Una rapida riduzione della $p_aCO_2$ deve essere evitata, per non incorrere nel rischio di alcalosi metaboliche importanti. La $p_aCO_2$ deve, invece, essere gradualmente abbassata, anche nell'arco di giorni, possibilmente fino ad ottenere il valore precedente lo scompenso acuto.

**Volume per atto inspiratorio.** Nei pazienti affetti da BPCO, lo spazio morto fisiologico è aumentato. Conseguentemente, nella ventilazione artificiale, è necessario un volume per atto inspiratorio maggiore. Tuttavia il valore di 8-10 ml/kg non deve essere superato, per evitare i rischi di barotrauma ed una rapida caduta della $p_aCO_2$.

**Flusso inspiratorio.** Un flusso inspiratorio elevato determina turbolenze nelle vie aeree. Aumenta così, la resistenza bronchiale al flusso e la pressione inspiratoria nel caso di ventilazione a volume controllato. Se il flusso inspiratorio viene ridotto, le turbolenze sono minori e l'aria inspirata viene distribuita più equamente. Per un tale modello di ventilazione, il paziente deve essere sufficientemente sedato.

Nello stato di veglia, l'impiego di un basso flusso (con VCV) determina insufficienza respiratoria.

**Rapporto di tempo inspiratorio.** Per evitare il fenomeno "dell'air trapping" e della PEEP intrinseca, il rapporto I:E, in caso di ostruzione, deve essere impostato a 1:3. Questa regolazione non concorda, però, con l'impiego del basso flusso, per cui anche la frequenza respiratoria deve essere ridotta a 8-12/min. Viene pertanto impiegata la metodica PCV o PRVC. In tal modo, viene direttamente praticato un flusso rapidamente crescente e decelerante (vedi sopra).

#### PEEP intrinseca ed esterna

Nelle ostruzioni severe con breve tempo espiratorio, si sviluppa una PEEP intrinseca (auto-PEEP) che non permette la completa espirazione del volume aereo inspirato. Aumentano, così, l'iperinsufflazione, il rischio di barotrauma e gli effetti collaterali sul sistema cardiovascolare.

In alcuni casi, si è tentato di ridurre gli svantaggi dell'auto-PEEP non applicandone una esterna, cercando di ridurre il lavoro respiratorio del paziente. Secondo i pensieri correnti, nelle forme assistite o supportate di ventilazione, può essere impiegata una PEEP esterna quando:
- L'auto-PEEP, nonostante l'impiego di terapia dilatante bronchiale ed ottimale impostazione del ventilatore, è superiore a 4;
- Non si verifica nessuna variazione della pressione di picco inspiratorio e del volume polmonare in caso di annullamento della PEEP estrinseca;
- Nessun aumento dell'attività della muscolatura espiratoria.

La PEEP estrinseca deve essere inferiore rispetto a quella intrinseca. Nella respirazione artificiale controllata, l'impiego di una PEEP estrinseca non è consigliata.

## 22.6.4 Svezzamento dal respiratore

Lo svezzamento deve iniziare quando l'insufficienza respiratoria acuta viene rimossa, la muscolatura respiratoria si è ristabilita ed il paziente si ritrova in una situazione clinica stabile.

**Condizioni per lo svezzamento dal respiratore.**
- Muscolatura respiratoria ristabilita;
- Concentrazione inspiratoria di ossigeno < 50%;
- Valore pH > 7,35;
- Ematocrito > 30%.

**Valutazione della pressione di occlusione.** Nel paziente affetto da BPCO, la pressione orale ("negativa") di inizio inspirazione agisce come stimolo diretto per l'impulso respiratorio. Questa pressione non viene, nei primi 100 ms (0,1 s), influenzata da reazioni fisiologiche di compenso, come arresto respiratorio riflesso od impulso respiratorio incrementato. Inoltre non vi è dipendenza con la forza muscolare del diaframma. Nei pazienti con BPCO, può essere definita per stabilire quando iniziare lo svezzamento. Nelle lesioni polmonari, la pressione di chiusura po,1, in condizioni di normale respiro, è pari a 3-4 mbar. Un valore maggiore di po,1 determina un incremento dell'impulso respiratorio che può essere mantenuto, senza indurre affaticamento della muscolatura respiratoria, solo per un tempo limitato. Vale che:

> **Valori p 0,1 maggiori di 6 mbar nei pazienti affetti da BPCO, sono segno di un'incombente insufficienza respiratoria ("respiratory muscle fatigue").**

Alcuni respiratori moderni impiegati in terapia intensiva, consentono di determinare la pressione di occlusione.

Nella maggior parte dei pazienti, è possibile lo svezzamento nell'arco di circa tre giorni. Solo in un piccolo gruppo, i tentativi prematuri, non consentono, in tempi adeguati, il ripristino della respirazione spontanea (vedi par. 14.4).

In casi di ripetuto insuccesso, è consigliabile eseguire una tracheotomia. In tal modo vengono migliorati sensazione di benessere del paziente e possibilità di mobilizzazione.

> **Durante le manovre di svezzamento, deve essere evitato un maggiore lavoro respiratorio. In posizione semiseduta, il diaframma viene spostato verso il basso ed il volume per atto respiratorio aumenta.**

## 22.7 Complicazioni

La terapia respiratoria artificiale nei pazienti affetti da BPCO predispone ad una serie di complicazioni. Le più comuni sono:
- Alcalosi per una eccessiva riduzione dei livelli di $p_aCO_2$, con tachipnea, agitazione, tremore, mioclonie, convulsioni e disturbi del ritmo cardiaco;
- Complicazioni collegate al tubo endotracheale;
- Atelettasie;
- Pneumotorace;
- Errori nell'impostazione del respiratore;
- Ipercapnie severe;
- Infezioni nosocomiali, bronchiti e polmoniti;
- Disturbi del ritmo cardiaco in forma di tachicardie sopraventricolari;
- Infarto cardiaco,
- Emorragie gastrointestinali.

## 22.8 Prognosi

Nonostante le molteplici complicazioni, la prognosi a breve termine del paziente BPCO con scompenso respiratorio è relativamente buona. Nella fase acuta si è registrata una letalità ospedaliera media del 28%. Questa è particolarmente alta nei pazienti con una FEV1 minore del 25% del valore iniziale. Una preesistente ipercapnia, un basso valore pH, così come una condizione di cuore polmonare, peggiorano la prognosi. Questa è invece migliore, quando una esacerbazione acuta di una bronchite cronica, è stata la causa determinante dello scompenso.

Un numero significativo di pazienti con scompenso respiratorio acuto può essere trattato con successo, grazie all'impiego di una terapia conservativa. Circa 1/3 necessita di una terapia respiratoria invasiva. La durata della ventilazione artificiale è molto variabile e difficile da prevedere: alcuni pazienti vengono ventilati solo per 1-2 giorni, altri per 10-20 o anche più.

La sopravvivenza dopo la dimissione ospedaliera ad un anno è del 58% ed a cinque del 30%.

## Letture consigliate


Brochard L, Isabey D, Piquet J et al (1990) Reversal of acute exacerbation of chronic obstructive lung disease by inspiratory assistance with a face mask. N Engl J Med 323:1523-1530

Burchardi H, Kuhlen R, Schönhofer B et al für die Task Force Nicht-invasive Beatmung der AG Beatmung innerhalb der Deutschen Interdisziplinären Vereinigung Intensivmedizin (2001) Konsensus-Statement zu Indikation, Möglichkeiten und Durchführung der nicht-invasiven Beatmung bei der akuten respiratorischen Insuffizienz 38:611-621

Deutsche Atemwegsliga (2002) Leitlinien zur Diagnostik und Therapie der COPD. Thieme, Stuttgart New York

Ferlinz R (Hrgb) (1994) Pneumologie in Klinik und Praxis. Thieme, Stuttgart

Kuhlen R, Hausmann R, Pappert D et al (1995) A new method for p 0,1 measurement using standard respiratory equipment. Intensive Care Med 21:554-560

Lightowler JV, Wedzicha JA, Elliott MW, Ram FSF (2003) Non-invasive positive pressure ventilation to treat respiratory failure resulting from exacerbations of chronic obstructive pulmonary disesease: Cochrane systematic review and metaanalysis. BMJ 326:185-187

Pennock BE, Kaplan PD, Carlin BW et al (1991) Pressure support ventilation with a simplified ventilatory support system administered with a nasal mask in patients with respiratory failure. Chest 100:1371-1376

Petrof BJ, Legare M, Goldberg P et al (1990) Continuous positive airway pressure reduces work of breathing and dyspnea during weaning from mechanical ventilation in severe chronic obstructive pulmonary disease. Am Rev Respir Dis 141:281-289

Schönhofer B, Bals R (2007) COPD und Asthma bronchiale in derIntensivmedizin. In: Kuhlen R, Rossaint R (eds) Evidenzbasierte Medizin in Anästhesie und Intensivmedizin, 2 edn. Springer, Berlin Heidelberg New York

Vogelmeier C, Buhl R, Criee CP et al (2007) Leitlinie der Deutschen Atemwegsliga und der Deutschen Gesellschaft für Pneumologie und Beatmungsmedizin zur Diagnostik und Therapie von Patienten mit chronisch obstruktiver Bronchitis und Lungenemphysem (COPD). Pneumologie 61: e1-e40

# Stato asmatico

23

**Definizioni**

**Asma:** sindrome clinica caratterizzata da una ostruzione delle vie aeree variabile e reversibile, sulla base di una infiammazione ed iper-reattività del sistema bronchiale a diversi stimoli con occlusione delle vie aeree, che si risolve spontaneamente o dopo somministrazione di farmaci dilatatori bronchiali.

**Attacco di asma:** caratteristiche dell'attacco asmatico sono l'improvviso impostarsi di una severa insufficienza respiratoria, con rumori ascoltabili, attacchi di tosse ed espettorazione di uno sputo denso e perlaceo. L'attacco si risolve spontaneamente o dopo impostazione di adeguata terapia.

**Stato asmatico:** severo attacco asmatico che persiste, nonostante l'impiego della terapia "standard" con β-2 mimetici. Lo stato può durare anche 24 ore o più, con diversa intensità della sintomatologia, assumere un carattere costante e mettere in pericolo la vita del paziente.

**Asma cronico:** sintomatologia asmatica che si mantiene con diversa intensità per settimane, mesi od anni. Necessita di terapia antinfiammatoria e spasmolitica bronchiale.

## 23.1 Eziologia

Con il termine asma si intende un'ostruzione variabile e reversibile delle vie aeree, conseguente ad infiammazione ed iper-reattività, la cui esatta causa non è conosciuta.

Influenze ambientali, fattori genetici, lesioni primarie, reazioni immunitarie patologiche ed aumento di sensibilità nei confronti di stimoli di vario genere, rappresentano i fattori più comunemente associati.

**Iper-reattività.** Con questo termine si intende la risposta delle vie aeree a diversi stimoli non immunologici, con una reazione di costrizione. Tali fattori scatenanti non specifici sono:

- stimoli fisici come, aria fredda, inalazione di particelle, iperventilazione;
- stimoli chimici;
- farmaci.

**Infiammazione.** Le reazioni infiammatorie della parete bronchiale e l'iper-reattività delle vie aeree sono strettamente correlate. Quanto maggiore è la reazione infiammatoria, tanto più accentuata sarà l'iper-reattività bronchiale. La reazione infiammatoria è di per sè complessa e, nei suoi singoli stadi, non del tutto chiara.

## 23.2 Patogenesi e fisiopatologia

L'asma è un disturbo di funzionalità del sistema bronchiale non caratterizzato da chiare modificazioni morfologiche (questa è la principale differenza con la BPCO). Infatti, il rilievo autoptico di soggetti affetti dalla patologia e non deceduti durante l'attacco di asma, spesso mette in evidenza un quadro del tutto normale di vie aeree e polmoni. D'altro lato, nella malattia manifesta, sono dimostrabili variazioni macro- e microscopiche. Nel decesso acuto per attacco asmatico, si evidenziano polmoni ripieni di aria, le cui vie aeree sono chiuse da dense raccolte mucose. Si repertano, contemporaneamente, alveoli ricolmi d'aria insieme ad altri vuoti e collassati. Solo raramente, nella morte improvvisa per attacco asmatico, sono evidenziabili variazioni micro- e macroscopiche. La morte sovviene, molto probabilmente, per una condizione di severo spasmo bronchiale.

**Mediatori dell'infiammazione.** Nelle vie aeree si ritrovano mastociti, macrofagi alveolari e cellule epiteliali. Vengono definite cellule effettrici primarie, che possono essere attivate da diversi stimoli inalatori quali ozono, antigeni ed agenti infettivi. Vengono liberati i mediatori che richiamano sul luogo cellule effettrici secondarie, capaci di liberare a loro volta mediatori in grado di promuovere i processi infiammatori.

### 23.2.1 Ostruzione delle vie aeree

È la determinante di base della patologia asmatica. Sono i meccanismi coinvolti:

- Spasmo bronchiale;
- Edema mucoso infiammatorio;
- Chiusura delle vie aeree con muco denso e solido (ipercrinia, discrinia, stasi mucosa).

Nell'attacco acuto d'asma, prevale lo spasmo bronchiale. Nelle successive ore, giorni e settimane, si stabilisce la reazione infiammatoria, anche se lo spasmo può persistere.

L'ostruzione delle vie aeree conduce ad aumento delle resistenze, incremento del lavoro respiratorio e, nelle condizioni particolarmente importanti, alterazione della ventilazione e degli scambi gassosi polmonari (Fig. 23.1).

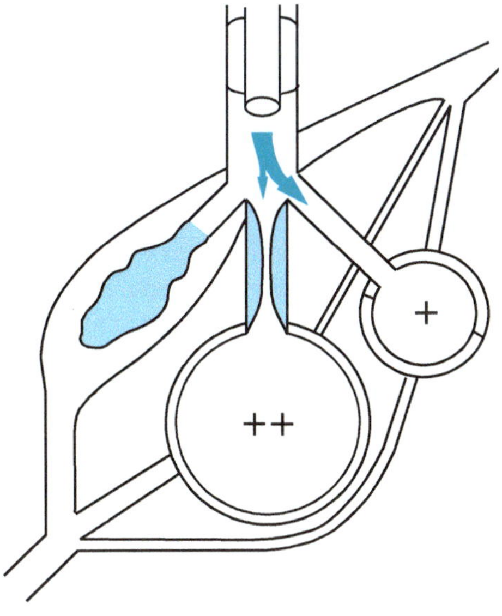


**Fig. 23.1.** Attacco acuto d'asma. Effetti a livello alveolare

## Alterazioni della ventilazione

L'ostruzione delle vie aeree conduce ad aumento delle resistenze e, di conseguenza, il lavoro respiratorio deve essere maggiore. Viene anche impiegata la muscolatura espiratoria. Comunque, ciò non migliora la ventilazione, in quanto si sviluppano pressioni pleuriche positive che conducono ad una compressione polmonare dinamica.

**Collasso espiratorio delle piccole vie aeree.** A causa del collasso espiratorio delle piccole vie aeree, il maggiore lavoro respiratorio viene eseguito dalla muscolatura inspiratoria. La velocità di inspirazione è maggiore, il tempo espiratorio si allunga, i volumi polmonari aumentano.

**Spostamento della posizione media delle vie aeree ed aumento dei volumi polmonari.** A causa dell'ostruzione delle vie aeree, la loro posizione media viene spostata in senso inspiratorio ed il volume aumenta (Fig. 23.2). L'aumento di volume conduce ad una riduzione di resistenza e la pressione all'interno dei bronchi aumenta a causa dell'aumento della forza di retrazione dei polmoni di fine inspirazione. Ciò consente una riduzione del collasso espiratorio delle vie aeree. Questa iperinsufflazione dinamica, scompare completamente dopo la fase acuta.

## Alterazioni dello scambio gassoso

Alterazioni del rapporto flusso-volume e aumento dello spazio morto respiratorio a causa

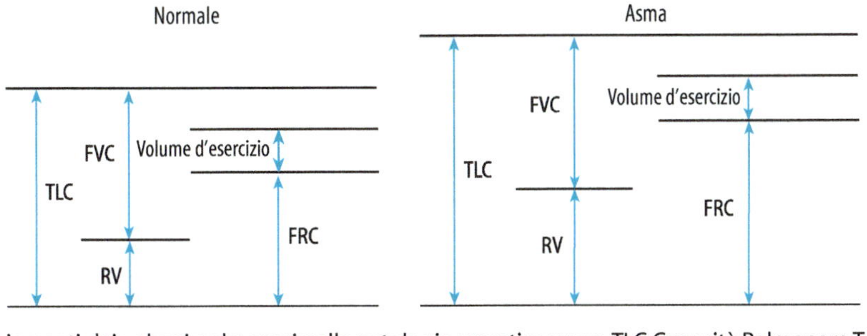


**Fig. 23.2.** Cambiamenti dei volumi polmonari nella patologia asmatica grave. TLC Capacità Polmonare Totale, FVC Capacità Vitale Forzata, FRC Capacità Funzionale Residua

dell'iperinflazione, conducono ad alterazioni degli scambi gassosi con ipossia ed ipercapnia.

**Disturbi del rapporto flusso-volume.** L'ostruzione acuta delle vie aeree a causa dello spasmo bronchiale, l'edema infiammatorio, l'occlusione da accumulo mucoso, conducono ad alterazioni del rapporto flusso-volume, riducendolo e costituendo compartimenti lenti (a lenta ventilazione). A ciò consegue l'ipossia. La $p_aCO_2$ rimane, per l' iperventilazione di compenso di altre regioni, normale o si riduce. Nel caso però di ostruzioni importanti ed affaticamento della muscolatura respiratoria con riduzione del volume respirato per minuto, si determina anche una ipoventilazione alveolare e conseguente ipercapnia.

**Vasocostrizione polmonare ipossica.** Le alterazioni di distribuzione dell'aria inspirata, vengono in parte compensate dalla vasocostrizione polmonare da ipossia. Nelle ostruzioni importanti, questo meccanismo non riesce a compensare le alterazioni del rapporto flusso-volume.

**Attività del cuore destro.** L'ipossia alveolare, le importanti variazioni di pressione intratoracica, con la compressione dei vasi in esso contenuti, contribuiscono, nell'attacco acuto, all'aumento della pressione arteriosa polmonare e del carico di lavoro per il ventricolo destro. La risoluzione della fase acuta comporta una regressione di queste modificazioni.

## 23.3 Clinica dello stato asmatico

Lo stato asmatico viene frequentemente scatenato da un'infezione acuta broncopolmonare. Più raramente, dall'inalazione di allergeni, sostanze irritanti, gas o da ipersensibilità verso determinati farmaci.

Nel 40% dei casi, non si riesce a risalire ad una causa precisa.

I prodromi dello stato asmatico sono:

- Riduzione delle prestazioni fisiche;
- Aumento della frequenza degli stati di insufficienza respiratoria, soprattutto notturni;
- Incremento dello stimolo tossivo;
- Aumento del fabbisogno di spasmolitici bronchiali.

> **!** **Spesso, i prodromi dello stato asmatico, vengono sottovalutati da paziente e medico, che tralasciano, così, i necessari provvedimenti terapeutici. La maggior parte dei decessi per asma è da ricondurre a tali errate valutazioni.**

Tuttavia, si descrivono delle forme insolite, per le quali non è possibile evidenziare una causa scatenante o particolari sintomi, che possono assumere nell'arco di ore o addirittura di minuti, proporzioni tali da mettere in pericolo la vita del paziente.

Per questo, alcuni Autori descrivono due forme di andamento clinico delle alterazioni respiratorie nella patologia asmatica (Tab. 23.1).

**Tab. 23.1.** Sviluppo clinico dei disturbi respiratori nella patologia asmatica

| | Gruppo I attacco asmatico acuto | Gruppo II asma acuto anafilattico |
|---|---|---|
| Sesso | Donne più degli uomini | Uomini più delle donne |
| Precedente presenza di alterazioni della funzione | Ostruzione delle vie aeree da media a grave | Funzione polmonare normale o solo minimamente alterata |
| Sviluppo | Giorni fino a settimane | Minuti fino a ore |
| Patologia | Edema delle pareti | Spasmo bronchiale acuto<br>ipertrofia delle ghiandole mucose |
| Successo della terapia | Lento | Rapido |

### 23.3.1 Sintomatologia

Nello stato asmatico prevale una grave dispnea a riposo, che non si risolve con l'impiego dei comuni spasmolitici bronchiali. L'intensità dei disturbi può assumere andamento differente. I più importanti segni e sintomi sono:
- Grave dispnea;
- Tachipnea (> 25/min);
- Espirazione prolungata;
- Impiego della muscolatura respiratoria accessoria;
- Tachicardia > 120 bpm, per l'incrementato lavoro respiratorio, azione di spasmolitici bronchiali e "stress".

**Ai segni prognostici sfavorevoli appartengono:**
- Frequenza respiratoria > 50/min;
- Massimale impiego della muscolatura respiratoria accessoria;
- "Silenzio polmonare" all'ascoltazione;
- Affaticamento fisico, alterazioni dello stato di coscienza;
- Scambio tra respirazione toracica e addominale;
- Tachicardia con valori superiori a 140/min;
- Polso paradosso, con abbassamento di pressione di entità maggiore a 20 mmHg in fase inspiratoria.

### 23.3.2 Diagnosi

La diagnosi si pone in base a segni clinici, anamnesi e visita clinica.

**Test di funzionalità polmonare.** Viene determinato la $FEV_1$ od il flusso di picco (massimo flusso espiratorio). Se non è praticabile una manovra respiratoria forzata, è possibile la definizione dello stato di gravità della patologia.

**Emogasanalisi arteriosa.** La determinazione dei valori dei gas nel sangue è indispensabile. Deve essere effettuata appena possibile senza contemporanea somministrazione di ossigeno.

**Radiografia toracica.** Importante per la diagnosi differenziale (vedi sotto)! Nei casi tipici, si evidenzia un polmone ricolmo d'aria, con appiattimento diaframmatico ed occasionalmente atelettasie per occlusioni mucose.

**Elettrocardiogramma.** Si definisce uno stato di tachicardia, spesso accompagnato dai segni del sovraccarico del cuore destro.

**Esami di laboratorio.** Importanti sono il quadro ematico generale, l'ematocrito e gli elettroliti. Nei pazienti trattati con teofillina, è consigliabile effettuare la determinazione della relativa concentrazione nel sangue.

#### Diagnosi differenziale

Nelle condizioni di spasmo bronchiale acuto, si pone diagnosi differenziale con:
- BPCO;
- Edema polmonare di origine cardiaca o tossica;
- Polmonite diffusa;
- Pneumotorace;
- Embolia polmonare;
- Aspirazione polmonare;
- Stenosi delle vie aeree superiori;
- Anafilassi.

### 23.3.3 Suddivisione in stadi

Durante lo stato asmatico, la $FEV_1$ assume, di regola, un valore inferiore a 1 ed il flusso di picco a 100 litri al minuto. Tuttavia, in queste condizioni è difficile definire correttamente i parametri di funzionalità polmonare. Per tale motivo, vengono definiti i valori dei gas arteriosi per la suddivisione dei gradi si severità e l'osservazione dell'andamento della patologia.

**Suddivisione dei gradi di severità dello stato asmatico in base ai valori dei gas nel sangue.**

Stadio 1: $p_aO_2$ normale, $p_aCO_2$ ridotta per l'iperventilazione;
Stadio 2: $p_aO_2$ 53-58 mmHg, $p_aCO_2$ normale;
Stadio 3: $p_aO_2$ < 53 mmHg, $p_aCO_2$ > 49 mmHg, acidosi respiratoria (spesso anche metabolica): pH < 7,35.

Una normalizzazione dell'iniziale basso livello di $p_aCO_2$ ed un riduzione del pH sono segni dell'iniziale esaurimento. L'insufficienza respiratoria acuta generalizzata nello stato asmatico (ipossia ed ipercapnia), sono segni prognostici sfavorevoli.



## 23.4 Terapia dello stato asmatico

Lo scopo primario della terapia nello stato asmatico è la risoluzione dell'ostruzione bronchiale con spasmolitici ed antinfiammatori. A causa della possibile mortalità indotta dallo stato asmatico, il trattamento deve essere eseguito sotto controllo medico intensivo.

**Trattamento dello stato asmatico**

1. Ossigeno: 2-4 litri attraverso sondino nasale o maschera.
2. Corticosteroidi: quantità equivalente a 40-125 mg di prednisolone endovena ogni 4-6 ore.
3. $\beta_2$-simpaticomimetici:
   a) per inalazione: 2-4 volte ripetute o continua somministrazione attraverso nebulizzatori,
   b) per via sottocutanea: ad es. 0,2-0,5 mg di terbutalina ogni 4-6 ore,
   c) per via endovenosa: ad es. 0,09 mg di reproterolo lentamente con eventuale seconda somministrazione. Dopo 10 minuti infusione continua con 0,018-0,09 mg di reproterolo per ora, oppure 0,25-0,5 mg di salbutamolo lentamente con successiva somministrazione continua del farmaco a 1-5 mg per ora.
4. Teofilllina:
   a) nei casi di precedente trattamento: 0,3 mg/kg/h,
   b) nei casi di non precedente trattamento: 5 mg/kg nell'arco di 20 minuti seguiti dalla somministrazione continua di 0,5 mg/kg/h.
5. Antibiotici: nei casi di diagnosticata infezione batterica.
6. Sedativi: evitare se possibile la somministrazione. Se strettamente necessario, solo se disponibile una intubazione d'urgenza.
7. Digitale: solo nel caso di fibrillazione atriale associata a tachicardia.
8. Diuretici: solo nei casi indicati.
9. Intubazione e ventilazione: nelle condizioni di esaurimento muscolare.

La modalità di impiego della terapia spasmolitica è descritta nel Capitolo 22.

**Ossigeno.** La somministrazione di ossigeno appartiene ai provvedimenti di primo soccorso.

Elevate concentrazioni inspiratorie sono da evitare, poiché possono determinare la formazione di atelettasie ed ulteriore peggioramento del rapporto flusso-volume. Lo scopo è raggiungere una saturazione di ossigeno superiore al 90%.

**$\beta_2$-simpaticomimetici.** Anche nelle ostruzioni severe, l'iniziale somministrazione inalatoria determina un certo effetto. La dose deve essere proporzionata agli effetti desiderati e collaterali, come tremore e tachicardia. Alternativamente od in aggiunta, è possibile la somministrazione per via parenterale. Da una recente pubblicazione del gruppo Cocharne, si evince che:

> **"Non vi è nessun dato che indichi che la somministrazione endovenosa dei $\beta_2$-mimetici, riesca a sostenere i pazienti con grave stato asmatico. La via inalatoria deve essere prediletta. Non è stata possibile la identificazione di sottogruppi, per i quali la via endovenosa possa essere maggiormente indicata.**

**Teofillina.** Le metilxantine agiscono solo in minima parte come spasmolitici. Sebbene non sia stato evidenziato ulteriore effetto rilassante sulla muscolatura bronchiale, rispetto all'impiego di adeguate dosi di $\beta_2$-simpaticomimetici, vengono inseriti di "routine" nello schema terapeutico dello stato asmatico. Bisogna monitorare gli effetti collaterali, quali aritmie e tachicardie. Nelle terapie a lungo tempo deve essere valutato il dosaggio e l'eventuale concentrazione tossica nel sangue.

**Cortisonici.** Vengono impiegati per il loro effetto antinfiammatorio. La dose ottimale da impiegare non è nota. Le cosiddette "megadosi" non presentano un vantaggio rispetto alle dosi medie.

Nella maggior parte dei casi, viene consigliata una dose equivalente a 150-200 mg di prednisolone al giorno, suddivisa in 3-4 somministrazioni, quindi 40 mg ogni 6 ore. Con attività gastro-intestinale integra, gli stessi effetti possono essere ottenuti con la somministrazione per via orale.

In casi gravi è, comunque, consigliata la via endovena. L'effetto è evidenziabile dopo alcune ore.

**La via inalatoria nelle condizioni di stato asmatico è inefficace.**

**Antibiotici.** Le infezioni virali sono una delle cause più comuni determinanti lo stato asmatico. L'impiego di "routine" di antibiotici deve essere pertanto evitato.

**Mucolitici.** N-acetilcisteina ed altri mucolitici possono stimolare le vie aeree e rafforzare l'iper-reattività bronchiale nelle condizioni di spasmo bronchiale. Il loro impiego non è indicato.

## 23.5 Respirazione artificiale nello stato asmatico

Anche nello stato asmatico può, in caso di peggioramento clinico, inizialmente essere tentata una ventilazione non invasiva. Gli effetti positivi sono comunque minori rispetto all'impiego nella BPCO scompensata.

Nello stato asmatico, l'intubazione endotracheale e la ventilazione meccanica sono associate ad elevata morbilità e mortalità. La letalità si aggira attorno al 10% e significative complicazioni si registrano nell'80%. Per questo, solo i pazienti con stato asmatico severo e refrattario alla terapia, con significativa ipossia ed ipercapnia, devono essere intubati e ventilati meccanicamente.

### 23.5.1 Indicazioni

Deve essere posta indicazione alla ventilazione meccanica solo dopo fallimento dei tradizionali provvedimenti terapeutici. La scelta si orienta sugli attuali valori emogasanalitici e sul quadro clinico generale.

**Un valore elevato di $p_aCO_2$ non è una indicazione alla ventilazione meccanica. Solo se dopo ripetute valutazioni, nonostante la terapia, si evidenzia un progressivo aumento è probabilmente necessario procedere all'intubazione ed alla respirazione meccanica.**

**Indicazioni alla ventilazione artificiale nello stato asmatico:**

- Bradipnea, respiro affannoso, arresto respiratorio;
- Esaurimento muscolare, progressiva agitazione, stato comatoso;
- Aumento della $p_aCO_2$, con acidosi respiratoria.

**Esaurimento della muscolatura respiratoria.** È una delle indicazioni base alla ventilazione invasiva.

Non subentra improvvisamente, ma solo a seguito di un alternarsi di respiro toracico e addominale, polso paradosso e sudorazione in posizione supina.

**Se si presentano i prodromi dell'esaurimento muscolare, si deve considerare la possibilità di un improvviso peggioramento con necessità di intubazione d'urgenza. In tali situazioni, è pertanto necessario un controllo attento.**

**Arresto cardiaco imminente.** Alcuni pazienti decedono prima dell'arrivo al pronto soccorso. Nei pazienti in condizioni di estremo affaticamento generale, esaurimento della muscolatura respiratoria ed acidosi respiratoria scompensata, si deve considerare la possibilità di arresto cardiocircolatorio improvviso.

23

Segni sono:
- Alterazioni dello stato di coscienza;
- Evidente esaurimento;
- Sudorazione in posizione supina;
- Silenzio polmonare;
- Ipercapnia progressiva;
- Pneumotorace;
- Pneumomediastino.

**Emogasanalisi arteriosa.** Valori arteriosi di $p_aCO_2$ compresi tra 55 e 70 mmHg, così come aumenti di più di 5 mmHg/h, associati ad una riduzione della $p_aO_2$ a valori inferiori a 60 mmHg ed acidosi metabolica, mostrano un progressivo peggioramento delle condizioni generali, ponendo indicazione alla ventilazione meccanica.

### 23.5.2 Intubazione endotracheale

Deve essere eseguita solo da medici esperti, poiché manipolazioni possono causare spasmo laringeo ed accentuare quello bronchiale.

L'intubazione *elettiva* con tubo endotracheale di adeguate dimensioni deve essere preferita rispetto a quella eseguita d'urgenza.

Alcuni Autori consigliano la via nasale, quando possibile eseguita alla cieca. D'altro lato questa viene oggi eseguita solo raramente.

Nelle condizioni asmatiche è necessario, inoltre, un tubo di dimensioni sufficienti a consentire l'aspirazione di secreti densi. Oggi viene quindi preferita l'intubazione oro-tracheale.

A tal fine è richiesta un'anestesia adeguata e profonda.

Come ipnotico, è indicato l'impiego di ketamina o propofol – anche in combinazione- visto che entrambe le sostanze hanno effetto dilatante bronchiale.

Eventualmente, il paziente può essere rilassato con succinilcolina o rocuronio.

#### Procedimento nell'intubazione endotracheale

- Quando possibile tranquillizzare il paziente ed informarlo circa i provvedimenti programmati;
- Preparazione attenta dell'occorrente;
- Preossigenazione per più di un minuto;
- Intubazione orale in anestesia totale, ad es. con ketamina 50 mg e propofol 150-200 mg endovena. Se necessario, rilassanti muscolari come succinilcolina 100 mg o rocuronio endovena. Alternativamente, intubazione nasale dopo somministrazione endovena di 5 mg di midazolam endovena e/o applicazione topica di anestetico locale.

### 23.5.3 Ventilazione artificiale

Nello stato asmatico severo, la resistenza delle vie aeree è notevolmente aumentata a causa dell'ostruzione. Per permettere una sufficiente ventilazione, sono quindi necessarie pressioni più elevate. Ne consegue maggiore pericolo di lesioni traumatiche da pressione, effetti emodinamici sfavorevoli, soprattutto ipotensione per tamponamento cardiaco. Aumentano anche le resistenze nel circolo polmonare, per distensione alveolare. Per ridurre il rischio di complicazioni, le pressioni respiratorie devono essere mantenute quanto più basse possibili. La respirazione meccanica deve essere applicata solo per il tempo strettamente necessario. Nella maggior parte dei casi sono sufficienti alcuni giorni, in altri si deve prolungare per alcune settimane.

#### Raccomandazioni per la ventilazione controllata nello stato asmatico

- Concentrazioni inspiratorie di ossigeno inferiori al 50%;
- Bassa frequenza: ca. 10-14 al min;
- Rapporto di tempo respiratorio 1:2-1:3 (4);
- Ventilazione a volume controllato: volume per atto respiratorio 5-10 ml/kg di peso corporeo,elevato flusso inspiratorio, limitazione della pressione a 35 mbar;

▼

- Ventilazione a pressione controllata: limitazione della pressione a 30-35 mbar;
- Valore di pH superiore a 7,2, $p_aCO_2$ inferiore a 120 mmHg, $S_aO_2$ poco superiore al 90%;
- Posizione semiseduta;
- Il paziente deve essere sedato e, se necessario, rilassato;
- Continuazione della terapia spasmolitica e somministrazione di cortisonici.

**Miglioramento dell'ossigenazione.** L'episodio asmatico altera, in primo luogo, la ventilazione e non l'ossigenazione. Una sufficiente ossigenazione si raggiunge, quindi, con la somministrazione di una concentrazione inspiratoria compresa tra 0,3 e 0,5. Un valore maggiore di $F_iO_2$ può, soprattutto nelle condizioni di stato asmatico, per la ventilazione alveolare alterata, condurre ad atelettasie. La concentrazione inspiratoria di ossigeno deve essere tale che la saturazione si attesti a valori poco più alti del 90%. D'altro canto vale che:

> **La ventilazione meccanica in condizioni di stato asmatico determina, rispetto alla respirazione artificiale nell'ARDS, un peggioramento dell'ossigenazione, non tanto per i livelli PEEP, quanto per le elevate $F_iO_2$.**

**Rapporto di tempo inspiratorio.** Viene impostato un rapporto inspirazione espirazione di 1:2-1:3, in casi particolari anche di 1:4, per consentire al polmone un tempo sufficiente di espirazione ed impedirne l'iperinflazione.

**Ipercapnia permissiva.** Per evitare elevati "plateau" e picchi di pressione, nella VCV si devono impostare bassi volumi per atto respiratorio ed, eventualmente, programmare al respiratore una limitazione della pressione. In alternativa, nei modi con controllo di pressione, si deve impostare una massima di 30-35 mbar. La conseguente ipercapnia può essere tollerata fino a che ciò non comporti lo sviluppo di acidosi. Alcuni Autori introducono nella terapia bicarbonato di sodio quando si raggiungono bassi valori pH. Si deve però considerare il possibile sviluppo di ipernatriemia ed iperosmolarità.

**Auto PEEP.** Così come già sottolineato, nelle importanti limitazioni dell'espirazione può svilupparsi iperinsufflazione dinamica (auto PEEP). Questo effetto si accentua se al respiratore viene impostato un breve tempo espiratorio. Per tale motivo, bisogna porre particolare attenzione all'impiego di modi parziali di ventilazione meccanica, quali SIMV e PSV.

**PEEP esterna.** L'impiego di una PEEP esterna nella respirazione artificiale viene da alcuni Autori assolutamente sconsigliata. Tuttavia, l'impostazione di una minima PEEP, riduce il lavoro respiratorio.

**Impiego di sedativi e rilassanti muscolari.** Spesso durante la ventilazione, è necessario l'utilizzo di sedativi, al fine di evitare la "lotta" del paziente contro il respiratore. Il basso pH ed il maggiore livello di pressione parziale arteriosa di anidride carbonica, agiscono infatti come potenti stimoli respiratori. È consigliata la somministrazione continua di farmaci, quali ketamina e propofol, per il loro effetto dilatante bronchiale, eventualmente in combinazione con benzodiazepine. Gli oppiacei sono, per lo più, sconsigliati per il loro effetto accentuante la broncocostrizione e quindi per l'incremento delle resistenze nelle vie aeree (ad es. la morfina). Possono, comunque, essere cautamente impiegati, in associazione a benzodiazepine, ketamina e propofol, per aumentare la tolleranza al tubo endotracheale ed impedire insufficienza respiratoria. I rilassanti muscolari vengono somministrati raramente. Se ne è indicato l'uso, si deve considerare che:

> **! La somministrazione continua, a lunga scadenza e contemporanea di rilassanti muscolari e cortisonici, incrementa il rischio comparsa di miopatie persistenti.**

Per tale motivo, l'indicazione all'impiego di rilassanti muscolari deve essere posta solo in casi strettamente necessari ed, eventualmente, limitata solo ad un breve periodo (inferiore ad un giorno). Delle volte, la somministrazione di anestetici inalatori, può porre termine allo stato asmatico. Questo procedimento, per i problemi collegati alla somministrazione dei gas in terapia intensiva, viene poco praticato. D'altro lato, mancano ancora a riguardo controlli sistematici. In passato, come anestetico inalatorio, veniva prediletto l'alotano, che ,però, oggi è stato abbandonato, in ragione dello sviluppo di aritmie associate alla contemporanea somministrazione di catecolammine.

Altri anestetici inalatori, come sevoflurano ed isoflurano, agiscono come dilatatori bronchiali e possono essere impiegati, come "ultima ratio".

#### Procedimenti di controllo

La terapia respiratoria meccanica deve essere monitorata secondo i seguenti procedimenti:

- Valutazione della meccanica respiratoria: differenza tra il picco di pressione inspiratoria e la pressione di fine inspirazione (pressione "plateau"), come indice della costrizione bronchiale (solo nella VCV).
- Determinazione dell'auto PEEP, occludendo il condotto espiratorio del ventilatore al termine dell'inspirazione e lettura del valore di pressione direttamente sul monitor.
- Controllo diretto e continuo della pressione arteriosa con sistemi appositi che consentano la regolare valutazione dei valori dei gas nel sangue.
- Ossimetro per la valutazione dell'adeguata concentrazione inspiratoria di ossigeno.
- Capnometria. È una metodica poco affidabile nelle condizioni di stato asmatico, per il maggiore spazio morto e la disomogenea ventilazione.
- Elettroliti sierici e livelli di fosfato.
- Concentrazione di teofillina nel sangue.
- Controllo radiologico toracico.
- Catetere polmonare: l'impiego di "routine" è sconsigliato.

### 23.5.4 Complicazioni della ventilazione invasiva

La ventilazione meccanica nello stato asmatico, comporta una serie di complicazioni che possono, talvolta, mettere in pericolo la vita del paziente. In parte sono evitabili o, comunque, è possibile riconoscerne tempestivamente lo sviluppo.

Le più importanti complicazioni sono:

- Lesione polmonare da pressione: enfisema polmonare interstiziale, pneumotorace da tensione, pneumomediastino;
- Riduzione del ritorno venoso e del volume cardiaco per minuto;
- Aritmie cardiache;
- Ipotono;
- Ipertensione polmonare ed insufficienza del cuore destro;
- Occlusione bronchiale da secreti con atelettasie;
- Sepsi e polmoniti nosocomiali;
- Embolie da trombi;
- Complicazioni tecniche;
- Ulcera da stress.

**! Le complicazioni tecniche correlate al tubo endotracheale ed alterazioni di funzionamento del respiratore, appartengono alle più frequenti e letali complicazioni dello stato asmatico.**

### 23.5.5 Svezzamento dal respiratore

A differenza delle condizioni di BPCO, lo svezzamento in caso di stato asmatico avviene senza particolari problemi. Spesso è possibile già dopo 24-48 ore l'inizio della terapia respiratoria.

Il tempo medio di intubazione è di 3-5 giorni. Un tentativo di svezzamento è giustificato quando, con l'impiego della ventilazione meccanica e pressioni medie di esercizio (inferiori a 30-35 mbar), la $p_aCO_2$ e l'auto PEEP diminuiscono, la secrezione si riduce e la forza muscolare è sufficientemente ristabilita.

Le indicazioni all'estubazione, devono essere poste, così come per l'intubazione, considerando nell'insieme criteri clinici, valori di laboratorio e parametri meccanici al ventilatore.

**Criteri per lo svezzamento dal ventilatore:**

- Pressioni di picco inspiratorio < 35 mbar;
- $F_iO_2$ < 50%, rapporto $p_aO_2/F_iO_2$ > 150;
- $p_aCO_2$ < 45 mmHg;
- Volume respiratorio per minuto < 10 litri/min;
- Pressione massima di inspirazione < 25 mbar;
- Capacità vitale > 10-15 ml/kg;
- Adeguato stato di coscienza.

La terapia con cortisonici deve essere prolungata fino a quando i valori di $FEV_1$ e $p_aO_2$ non sono significativamente migliorati.

### 23.5.6 Prognosi

Un paziente che a causa dello stato asmatico deve essere intubato e ventilato artificialmente, appartiene al gruppo dei pazienti ad alto rischio. È necessario l'impiego di terapia medico-intensiva, personale specializzato e deve anche considerarsi la possibilità di decesso per la malattia sottostante.

## Letture consigliate

Levy BD, Kitch B, Fanta CH (1998) Medical and ventilatory management of status asthmaticus. Intensive Care Med 24:105-117

Papiris S, Kotanidou A, Malagari K, Roussos C (2002) Severe asthma. Crit Care Med 6:30-44

Peigang Y, Marini JJ (2002) Ventilation of patients with asthma and chronic obstructive pulmonary disease. Curr Opin Crit Care 8:70-76

Travers A, Jones AP, Kelly K, Barker SJ, Camargo CA Jr, Rowe BH (2003) Intravenous beta2-agonists for acute asthma in the emergency department (Cochrane Review). The Cochrane Library, Issue 2. Update Software Ltd, Oxford

# Ventilazione nel trauma toracico

Da un punto di vista medico intensivo, le più importanti lesioni toraciche sono:

- Fratture costali in serie, con torace instabile, che conducono ad alterazione della ventilazione.
- Pneumotorace, emotorace, pneumotorace iperteso: conducono ad alterazione della ventilazione, dell'ossigenazione e disturbi della funzione cardiocircolatoria.
- Contusioni polmonari: agiscono determinando alterazioni dell'ossigenazione.
- Rotture tracheali o bronchiali, determinano emorragie nel sistema tracheo-bronchiale.

Attenzione alle pericolose lesioni associate: contusioni cardiache con aritmie, versamenti pericardici, rotture dell'aorta e del diaframma.

## 24.1 Frequenza e letalità

Le lesioni del torace sono frequenti. Circa il 25% delle morti riconducibili a traumi, sono associate a lesioni del torace. La letalità ospedaliera del trauma toracico isolato si aggira attorno al 4-8%, l'associazione con lesioni di altri organi aumenta la mortalità.

Il più frequente è il trauma toracico in seguito ad incidenti stradali. Lesioni da colpi da arma da fuoco, ferite da punta o da penetrazione di pali, sono in Germania più rare. Lesioni da taglio hanno una bassa letalità (2-3%), quelle da arma da fuoco ne presentano una più alta (14-20%).

## 24.2 Quadro clinico e diagnosi

Dolore e respiro breve sono i sintomi più frequenti, nei casi di gravi lesioni toraciche. Dispnea, tachipnea, sono indicative ma non specifiche. La diagnosi viene posta in base alla visita clinica.

Esame clinico nel trauma toracico

1. Ispezione
   - Segni di contusione nel torace,
   - Movimenti toracici paradossi,
   - Ferite toraciche sanguinanti,
   - Movimenti toracici trascinanti,
   - Emorragie esterne,
   - Stasi delle giugulari (tamponamento cardiaco, insufficienza cardiaca),
   - Cianosi, gonfiore di viso e collo (compressione del mediastino?),
   - Alterazione della conformazione addominale (rottura diaframmatica?).

2. Palpazione
   - Andamento della trachea nella linea mediana?
   - Percezione come da contatto con neve fresca tipico dell'enfisema sottocutaneo?
   - Parziale movimento dello sterno o gonfiore per fratture?
   - Frammenti toracici abnormi tastabili durante la tosse?

3. Percussione
   - Rumore timpanico indebolito ad un lato? (emotorace?)
   - Rumore timpanico accentuato ad un alto? (pneumotorace?)
   - Indebolimento dei toni cardiaci? (emopericardio?)

4. Ascoltazione
   - I rumori toracici sono in entrambe i lati percepibili?
   - Il rumore respiratorio è indebolito ad un lato? (emotorace?, pneumotorace?)
   - Sono ascoltabili in regione toracica rumori intestinali? (rottura del diaframma?)

Le più importanti misure diagnostiche nel caso di dubbio di lesione toracica sono:

- Radiografia toracica;
- Tomografia computerizzata;
- Ecografia cardiaca,

- Elettrocardiogramma,
- Angiografia,
- Broncoscopia.

**Radiografia toracica.** Appartiene alle più importanti metodiche per la diagnosi e l'osservazione dell'andamento dei traumi toracici. Permette la descrizione di:
- Enfisema sottocutaneo,
- Corpi estranei,
- Fratture,
- Allargamento o sbandamento del mediastino,
- Versamenti nello spazio pleurico,
- Pneumotorace,
- Infiltrati, atelettasie, collassi, ascessi, cisti del polmone,
- Lesioni del parenchima polmonare,
- Contorno cardiaco.

**Tomografia computerizzata.** Consente la localizzazione di lesioni non sospettate o difficilmente definibili, come ad esempio:
- Fratture di costole o dello sterno,
- Lussazioni dell'articolazione sternoclavicolare,
- Corpi estranei,
- Ematomi retrosternali,
- Pneumotorace anteriore o mediale e subpolmonare,
- Raccolta di sangue o liquidi in regione posteriore,
- Contusioni polmonari superficiali,
- Lesioni della colonna vertebrale.

Consente, inoltre, l'esatta localizzazione del drenaggio toracico.

**Ecocardiografia.** Esame indispensabile per osservare il movimento delle pareti e la funzione delle valvole cardiache. Permette, inoltre, la diagnosi della presenza di corpi estranei, versamenti pericardici.

**Elettrocardiogramma.** I traumi toracici possono associarsi ad alterazioni evidenziabili all'elettrocardiogramma. Le più comuni sono: modificazioni del tratto ST e dell'onda T e segni di blocco di branca.

**Angiografia.** Rappresenta la metodica di scelta per la diagnosi di lesioni dei grossi vasi toracici.

**Broncoscopia.** È indicata nel sospetto di lesioni della trachea e/o dei bronchi, in caso di emottisi, collasso di segmenti o lobi polmonari, così come per l'estrazione di corpi estranei aspirati.

## 24.3 Frattura costale in serie ed instabilità toracica

Le fratture coinvolgono più frequentemente le costole comprese tra la 3° e la 10°, mentre raramente sono coinvolte la 1° e la 2°, l'11° e la 12°. Quelle coinvolgenti le prime due costole sono, di solito, innocue ma molto dolorose e possono essere trattate in ambulatorio. Nelle fratture in serie, è invece necessario il controllo ed eventualmente il trattamento in terapia intensiva. L'instabilità della parete toracica si determina quando si verificano almeno due fratture in due differenti segmenti costali. L'effetto sulla funzionalità dipende dalla estensione del segmento interessato. Il dolore e l'instabilità provocano alterazione della ventilazione.

> **Una condizione di instabilità toracica si manifesta per azione di forze importanti. Per questo, si deve sempre pensare alla coesistenza di gravi lesioni toraciche od addominali.**

Nelle lesioni coinvolgenti più di tre segmenti, si deve sospettare la coesistenza di una contusione polmonare. L'interessamento di organi quali fegato, milza, diaframma e reni, avviene più frequentemente per fratture della 10°, 11° e 12° costola.

### 24.3.1 Tipi di instabilità

Schematicamente è possibile distinguere tre tipi di instabilità toracica: laterale, anteriore e posteriore (Fig. 24.1):

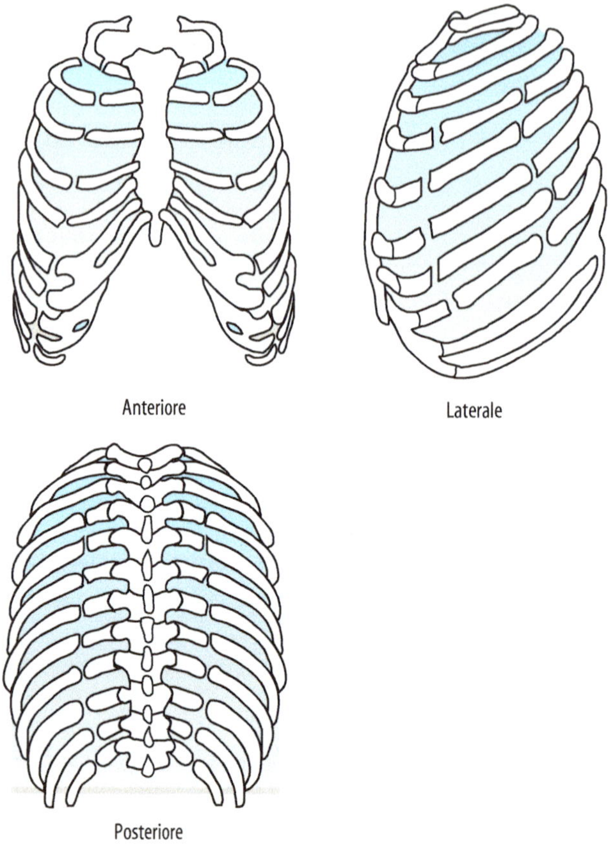


**Fig. 24.1.** Diversi tipi di instabilità toracica. (Da Larsen 2002)

- Tipo laterale: frattura di almeno due costole adiacenti nella regione anterolaterale o posterolaterale; tipo più comune.
- Tipo anteriore: fratture costali parasternali ad entrambi i lati, in corrispondenza delle strutture cartilaginee.
- Tipo posteriore: fratture costali ad entrambi i lati paravertrebali.

### 24.3.2 Fisiopatologia

**Respiro paradosso.** Le fratture costali in serie con instabilità della parete toracica, conducono ad un respiro paradosso: durante l'inspirazione, il segmento instabile viene tirato verso l'interno, durante l'espirazione verso l'esterno. In alcuni pazienti, lo scambio gassoso polmonare non è inizialmente alterato, in altri invece si sviluppa molto velocemente una pericolosa insufficienza respiratoria. Il grado di severità dell'alterazione dipende dall'estensione dell'instabilità e dall'associazione di lesioni polmonari.

**Dolore.** Le lesioni toraciche si associano spesso ad accentuata sintomatologia dolorosa. Il paziente evita di eseguire inspirazioni profonde ed atti di tosse. Le conseguenze sono:
- Ineguale ventilazione dei polmoni;
- Insufficiente espettorazione di secreti;
- Sviluppo di atelettasie;
- Infezioni polmonari.

**Aumento del lavoro respiratorio.** Lesioni della parete toracica conducono spesso ad incremento del lavoro respiratorio. I pazienti sani riescono, comunque, a tollerare l'aumento del carico di lavoro anche per un tempo abbastanza lungo. Il successivo sviluppo, soprattutto in soggetti anziani, può condurre allo scompenso.

### 24.3.3 Quadro clinico e diagnosi

La diagnosi di "instabilità toracica" viene posta con l'esame obiettivo e la radiologia toracica. Se si evidenziano fratture coinvolgenti tre o più costole in due punti diversi, si deve considerare il possibile sviluppo di instabilità toracica. Si consiglia, in questo caso, di eseguire la valutazione della Capacità Vitale. Se questa è ridotta a 15 ml/kg o meno, si pone indicazione all'intubazione endotracheale ed alla ventilazione meccanica.

**! Una instabilità toracica si sviluppa non raramente nell'arco di 8-24 ore dopo il ricovero, quando la stabilità par la contrazione della muscolatura respiratoria viene a mancare e subentra una rapida decompensazione della funzione respiratoria.**

### 24.3.4 Trattamento della frattura costale in serie

Il trattamento della frattura costale in serie è conservativo. Solo raramente si interviene per eseguire una sintesi ossea. I provvedimenti più importanti sono:
- Sufficiente terapia analgesica;
- Sostegno del respiro, nelle forme più gravi, intubazione endotracheale e ventilazione meccanica parziale o controllata.

#### Terapia del dolore

Nel caso di fratture costali, sono a disposizione diverse opzioni terapeutiche:
- Somministrazione sistemica di oppiacei (anche in forma PCA) e FANS;
- Analgesia perdurale con oppiacei e/o anestetici locali;
- Blocco nervoso intercostale;
- Analgesia intrapleurica.

Il posizionamento di un catetere peridurale è la metodica di prima scelta. Dovrebbe essere eseguita da anestesisti esperti. I più importanti effetti collaterale sono:
- Prurito;
- Ritenzione urinaria;
- Depressione respiratoria.

#### Terapia respiratoria, ventilazione meccanica

In pazienti con frattura costale in serie e lieve instabilità toracica, è sufficiente un continuo monitoraggio in terapia intensiva e controllo dei valori emogasanalitici arteriosi. La riduzione della $p_aO_2$ è un campanello d'allarme indicante lo sviluppo imminente di scompenso respiratorio, più sensibile della riduzione della Capacità Vitale.

**Forme da lievi a medie.** Queste forme di instabilità della parete toracica, nella maggior parte dei casi, non richiedono un sostegno invasivo del respiro, a meno che non coesistano contusioni polmonari importanti od altre lesioni gravi.

Ai più importanti provvedimenti terapeutici appartengono:
- Terapia analgesica;
- Somministrazione di ossigeno, se necessario maschera-CPAP;
- Tempestiva pulizia bronchiale con espettorazione;
- Fisioterapia toracica.

**Sostegno del respiro.** Nelle gravi forme di instabilità della parete toracica, è necessario il sostegno meccanico del respiro. Gli scopi più importanti sono:
- Miglioramento della compromessa ossigenazione con l'impiego della PEEP;
- Sostegno dell'alterata ventilazione.

Questi scopi possono essere raggiunti con la pratica dei diversi modi di respirazione meccanica, osservando indicazioni ed effetti collaterali.

La progressiva riduzione della $p_aO_2$ pone chiara indicazione all'impiego della ventilazione artificiale. Nella maggior parte dei pazienti con gravi lesioni polmonari, è necessaria una ventilazione a lungo termine. Solo in pochi casi è possibile limitare la terapia respiratoria invasiva ad una sola settimana. Tuttavia, non è necessario attendere il completo risanamento della frattura per iniziare lo svezzamento dal ventilatore.

## 24.4 Contusione polmonare

Nel 30-40% dei pazienti con trauma toracico da oggetti smussi, si deve considerare la coesistenza di una lesione polmonare (Fig. 24.2). La contusione polmonare semplice consiste in una lesione superficiale, con perdita di sangue limitata od emorragie poco più estese, ma delimitabili.

Nelle forme complesse, a ciò si associa edema interstiziale ed intraalveolare, con microatelettasie e riduzione del surfattante.

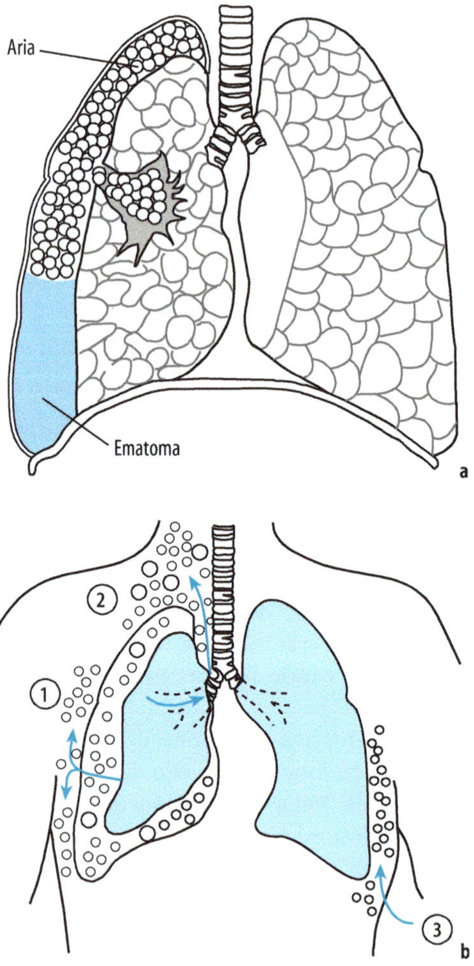


**Fig. 24.2 a,b.** Trauma toracico con emotorace, pneumotorace e lesione polmonare. (Da Larsen 1995)

### 24.4.1 Fisiopatologia

Nelle contusioni polmonari semplici, gli effetti sono insignificanti, probabilmente perché la superficie lesa, per vasocostrizione polmonare da ipossia e la non ventilazione, vengono funzionalmente escluse. Nelle forme gravi invece, intervengono, in conseguenza delle modificazioni morfologiche descritte, le seguenti alterazioni:

- Riduzione della capacità funzionale residua;
- Significativo "shunt" funzionale destro-sinistro;
- Ipossia arteriosa.

Contrariamente, non è però chiaro il perché una lesione localizzata del polmone possa condurre ad una insufficienza respiratoria generalizzata. Il quadro patologico può provocare anche l'ARDS.

### 24.4.2 Quadro clinico e diagnosi

Da un punto di vista clinico, è possibile distinguere tre gradi di severità della contusione polmonare.

**Grado I.** La contusione è definibile all'esame radiologico. Inizialmente si presenta come infiltrazione localizzata od ombra, che nelle successive 24-48 ore aumenta di dimensioni. La lesione si risolve nei successivi 3-4 giorni. L'esame clinico non evidenzia nulla di particolarmente importante o solo minimi segni dell'insufficienza respiratoria, quali tachipnea e tachicardia.

**Grado II.** Si presentano segni chiari dell'insufficienza respiratoria, quali:

- Tachipnea;
- Tachicardia;
- Ipossia, cioè riduzione della pressione parziale arteriosa di ossigeno;
- "Shunt" destro-sinistro funzionale.

L'esame radiologico evidenzia contusioni superficiali estese, che si risolvono nell'arco di 10-14 giorni.

**Grado III.** Si caratterizza per un'insufficienza respiratoria acuta con:

- Cianosi;
- Ipossia: $p_aO_2 < 50$ mmHg;
- Ipercapnia.

Il decorso è spesso mortale. La diagnosi viene posta con l'esame radiologico del torace e l'emogasanalisi arteriosa.

**Quadro radiologico della contusione polmonare.** A seconda della gravità, si evidenziano piccole ombre, infiltrazioni superficiali od ombre coinvolgenti un intero lobo polmonare. Non raramente, il quadro radiologico è modificato dalla aspirazione di sangue. Nelle contusioni severe, il quadro polmonare si presenta offuscato, sebbene inizialmente non interessi estesi segmenti polmonari.

> **La radiografia toracica non consente, nei casi di contusione polmonare, di porre indicazione alla ventilazione meccanica e di definire una prognosi certa.**

**Emogasanalisi arteriosa.** Il grado di severità della contusione polmonare è meglio definibile con l'emogasanalisi arteriosa. Un'ipossia severa, nonostante la somministrazione di ossigeno, è indice di una importante contusione polmonare.

La maggior parte dei disturbi si rendono evidenti solamente dopo ore dall'incidente, occasionalmente anche alcuni giorni più tardi. Non raramente, le importanti alterazioni radiologiche contrastano con le lievi modificazioni definibili all'emogasanalisi. Pertanto, l'entità di una contusione polmonare non si può definire solo in base alla radiografia toracica.

### 24.4.3 Trattamento

Contusioni lievi possono essere trattate con la sola somministrazione di ossigeno ed analgesici. Nel II livello di gravità, è quasi sempre necessaria l'intubazione e l'impiego di una respirazione parziale con minima PEEP. Il III livello di severità richiede la precoce intubazione e l'impostazione di una terapia di ventilazione artificiale secondo le modalità impiegate per l'ARDS.

## 24.5 Rotture polmonari

Le lacerazioni polmonari si associano quasi sempre ad emopneumotorace ed emottisi (Fig. 24.2). Emorragie importanti sono da attendersi solo nel caso di lesione dei grossi vasi. Possono condurre ad ipovolemia e, per versamento ematico nelle zone polmonari non interessate, ad alterazione dello scambio gassoso (sviluppo di atelettasie con "shunt" destro-sinistro). Altre possibili complicazioni sono: sviluppo di ematomi polmonari e formazione di cavità cistiche. La terapia della rottura polmonare è, per lo più, conservativa. Delle volte per lacerazioni estese del parenchima polmonare con sbandamento degli ili, si rende necessaria la resezione parziale o la pneumectomia totale.

## 24.6 Pneumotorace e pneumotorace iperteso

La raccolta di aria nello spazio pleurico, conduce a collasso parziale o totale del polmone (Fig. 24.2). Fino a quando non si sviluppi un pneumotorace iperteso, la condizione patologica viene ben tollerata, poiché il sangue viene deviato verso i segmenti polmonari non interessati.

**Quadro clinico**

- Ridotta od assente capacità di movimento dell'emitorace interessato;
- Suono timpanico accentuato;
- Rumore respiratorio affievolito.

La diagnosi viene confermata dalla radiografia toracica. L'introduzione di un drenaggio toracico è la terapia di prima scelta. Una speciale terapia respiratoria non è, nella maggior parte dei casi, necessaria.

**Pneumotorace iperteso.** Condizione che può mettere a rischio la vita del paziente. È riscontrabile, delle volte, già fin dall'inizio o può svilupparsi successivamente, durante la ventilazione a pressione positiva.

**Segni indicativi del pneumotorace iperteso.**

- Ipotensione;
- Turgore delle giugulari;
- Deviazione della trachea;
- Suono timpanico accentuato;
- Rumore respiratorio assente nel lato interessato;
- Rapido peggioramento della funzione respiratoria: elevata pressione nelle vie aeree, caduta della pressione parziale arteriosa di ossigeno.

La diagnosi viene confermata dalla radiografia toracica: collasso del polmone interessato, sbandamento del mediastino ed allargamento dello spazio intercostale.

**! Il pneumotorace iperteso è uno stato d'emergenza. La diagnosi deve essere posta clinicamente e non con una radiografia toracica richiedente tempi più lunghi.**

Nei casi di sufficiente sospetto, una cannula può essere rapidamente introdotta nel secondo spazio intercostale in corrispondenza della linea clavicolare media. L'aspirazione di aria nella siringa impiegata per l'introduzione, conferma la diagnosi.

Il secondo passo è l'introduzione di un drenaggio toracico.

**Pneumotorace aperto.** In questi casi, la continuità della parete toracica viene interrotta dal trauma. Si sviluppa una ferita toracica aspirante con un pneumotorace esteso e completo collasso del polmone. A seconda delle dimensioni della ferita della parete toracica, il paziente è inizialmente stabile da un punto di vista respiratorio oppure sviluppa precocemente una condizione dispnoica.

Il quadro clinico è drammatico quando la dimensione della ferita aperta è maggiore del diametro tracheale. L'aria inspirata predilige la via che attraverso la ferita la conduce verso l'esterno e non prende parte agli scambi gassosi polmonari.

- Diagnosi: rumore di trascinamento, per ingresso e fuoriuscita di aria dallo spazio pleurico.
- Terapia: immediato posizionamento di un drenaggio toracico, quindi chiusura chirurgica.

**! Mai tentare di chiudere una ferita toracica aspirante senza il posizionamento di un drenaggio toracico. Pericolo di pneumotorace iperteso.**

## 24.7 Emotorace

Nel 60-70% dei pazienti con trauma toracico da oggetto smusso e nel 50-60% con lesione da mezzi penetranti, si sviluppa emotorace od emopneumotorace. Possono essere interessati vari distretti:

- Lacerazione dei vasi della parete toracica, comprese arterie intercostali;
- Rottura polmonare;
- Lesione del cuore o dei grossi vasi.

La raccolta ematica nello spazio pleurico superiore a 1,5 litri, viene indicata come emotorace importante. Conduce ad ipovolemia con compressione delle grosse vene ed ostacolo dell'ulteriore estensione polmonare, con alterazione dello scambio gassoso.

**Segni clinici**

- Suono timpanico indebolito;
- Debole od assente rumore respiratorio;
- Turgore delle giugulari nei casi di emotorace importante.

La diagnosi viene confermata dalla radiografia toracica.

**Terapia**

- Drenaggio toracico e sostituzione di volume nei casi di emotorace importante;
- Chirurgia, solo nel caso di emotorace importante e di persistenza di perdita ematica > 200 ml/ora. Raramente necessaria!

## 24.8 Ferite della trachea e dei bronchi principali

Sono rare e, nella maggior parte dei casi, associate a traumi da oggetti smussi. Rotture o lacerazioni, hanno andamento trasversale tra gli anelli cartilaginei. Nella trachea è spesso interessata la pars membranacea. Si associano spesso a frattura in serie di costole, enfisema sottocutaneo, pneumomediastino e pneumotorace.

**Segni clinici**
- Tosse;
- Dispnea;
- Emottisi;
- Enfisema sottocutaneo;
- Pneumomediastino.

Nei casi di continua fuoriuscita di aria dopo l'introduzione di un drenaggio toracico per pneumotorace, si deve sempre sospettare una lesione della trachea o dei bronchi. La diagnosi viene posta con la broncoscopia. Il passo successivo è l'intervento chirurgico. Per le fistole bronco-pleuriche vedi Cap. 15.

## 24.9 Rottura del diaframma

Una rottura del diaframma è riconducibile ad aumento della pressione addominale interna. Il diaframma destro è più spesso interessato di quello sinistro. Il passaggio dell'intestino in cavità toracica, conduce ad una grave insufficienza respiratoria. Delle volte l'ernia compare in un secondo tempo. La diagnosi viene posta raramente in base al quadro radiologico, a meno che non sia stata introdotta una sonda naso gastrica.

Se non vi è ernia, la diagnosi viene emessa nel corso di una laparotomia eseguita per altro motivo. Nella maggior parte delle lesioni del diaframma penetranti, non si determina spostamento intestinale. Si ha invece, più spesso, raccolta di sangue addominale per le lesioni associate. La terapia è l'intervento chirurgico.

## Letture consigliate

Larsen R (2002) Anästhesie, 7. Aufl. Urban & Fischer, München

Lowry K, Coppel DL (1989) The management of chest trauma. Curr Anaesth Crit Care 1:26-31

Westaby S, Brayley N (1990) Thoracic trauma I. Br J Med 300:1639-1643

Westaby S, Brayley N (1990) Thoracic trauma II. Br J Med 300:1710-1712

# Ventilazione in corso di trauma cranio-cerebrale ed elevata pressione intracerebrale

## 25.1 Lesioni cerebrali primarie e secondarie

I traumi cranio-cerebrali devono essere distinti in primari e secondari. I primi sono causati da forze di taglio, da trazione o da impatto. Conducono a contusioni cerebrali focali e lesioni reversibili o irreversibili. I secondi, sono da ricondursi ad ipossia-ischemia cerebrale causate da contusione ed emorragia focale, ma anche diffusa, per aumento post-traumatico della pressione intracerebrale. Altre cause importanti di lesione cerebrale secondaria sono:

- Ematoma intracranico;
- Alterazioni metaboliche;
- Ipossia, ipercapnia ed ipotensione;
- Iperglicemia;
- Ipertermia;
- Alterazioni della barriera ematoencefalica.

Lo scopo primario del trattamento intensivo nel trauma cranio-cerebrale è la minimizzazione delle lesioni cerebrali ipossico-ischemiche.

## 25.2 Pressione intracerebrale elevata

L'aumento della pressione intracerebrale, nel trauma cranico e nel caso di altri stati patologici, è da ricondursi ad aumento di volume nella scatola cranica. Essendo la sostanza cerebrale incomprimibile e contenuta nel cranio, l'aumento di volume causa l'incremento della pressione intracerebrale. L'aumento di volume può interessare i seguenti compartimenti:

- Encefalo: rappresenta l'85% del volume intracerebrale e può aumentare per edema cerebrale o tumori.
- Volume ematico intracerebrale: partecipa con il 10% alla costituzione del volume intracerebrale; l'aumento è determinato dall'ipercapnia o paralisi vasale cerebrale.
- Liquor: è circa il 5% del volume intracerebrale; l'incremento è causato dall'idrocefalo, ad esempio per ostacolo nel sistema di deflusso.
- Compartimenti patologici: ematomi intracerebrali (subdurali, epidurali, intracerebrali).

Elevate pressioni possono ostacolare l'irrorazione cerebrale. Fasi di prolungata riduzione del flusso cerebrale medio peggiorano la prognosi di pazienti con trauma cranio-cerebrale o con altre patologie cerebrali.

### 25.2.1 Rapporto tra pressione intracerebrale e volume

Il rapporto intracerebrale pressione-volume (dp/dv), definito anche come "compliance" intracerebrale, non segue un andamento lineare, ma bifasico (Fig. 25.1).

**Sezioni con elevata "compliance" (basso dp/dv).** Nella pressione intracerebrale normale, un temporaneo aumento di volume di uno può essere compensato dalla diminuzione di un altro

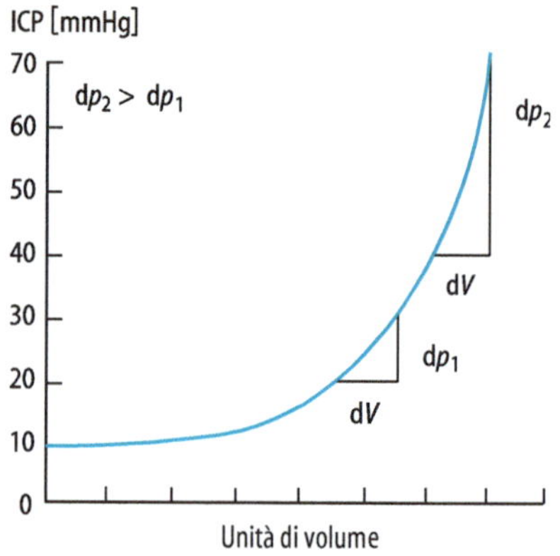


**Fig. 25.1.** Rapporto tra la pressione intracerebrale (ICP) e la variazione volumetrica dei vari compartimenti. La curva descrive l'andamento della "compliance" intracerebrale (espansibilità volumetrica). All'inizio del tratto orizzontale (elevata "compliance"), gli aumenti di volume dei singoli costituenti, non determinano incremento della pressione intracerebrale. Nello stadio di passaggio, l'aumento della pressione, per incremento del volume, è invece significativo. Nel tratto finale ripido della curva, la "compliance" è esaurita: anche minimi aumenti di volume,conducono ad importanti incrementi della pressione intracerebrale. (Da Larsen 1995)

dei costituenti: la pressione intracerebrale non varia.

**Sezioni con bassa "compliance" (alto dp/dv).** Se il volume intracerebrale è già più alto, anche momentanei aumenti di volume conducono ad incremento della pressione intracerebrale.

### Ventilazione e pressione cerebrale

Tra l'irrorazione cerebrale (CFB) e la $p_aCO_2$, esiste un noto rapporto. L'ipocapnia determina vasocostrizione dei vasi cerebrali, inducendo una diminuzione del flusso di sangue al cervello. L'ipercapnia dilata, invece, i vasi cerebrali, con relativo aumento della vascolarizzazione (Fig. 25.2). Questa relazione è indipendente dalla pressione arteriosa media o pressione di flusso cerebrale (CPP). Solo quando la pressione di flusso cerebrale si abbassa al di sotto del livello di autoregolazione, cessa l'influenza della $p_aCO_2$ sull'irrorazione cerebrale.

**L'irrorazione cerebrale cambia di circa 2 ml/min · 100 g, per ogni mmHg di variazione della $p_aCO_2$.**

Ad un valore di $p_aCO_2$ di 15-20 mmHg, l'irrorazione cerebrale si riduce del 40-60% rispetto al valore normale (ca. 50ml/min · 100 g). Nel caso, invece, di livelli di $p_aCO_2$ di 70-80 mmHg, aumenta fino ad un valore massimo del 100-120%. Queste variazioni avvengono molto rapidamente, in pochi minuti. Nelle condizioni di maggiore "compliance", l'ipercapnia determina aumento del volume intracerebrale, ma nessun significativo incremento della pressione intracerebrale. Se invece, la "compliance" è bassa, come nell'edema cerebrale da trauma, l'aumento della $p_aCO_2$ può provocare un'importante ipertensione intracerebrale.

**L'iperventilazione riduce l'irrorazione e la pressione intracerebrale, l'ipoventilazione ne determina invece aumento.**

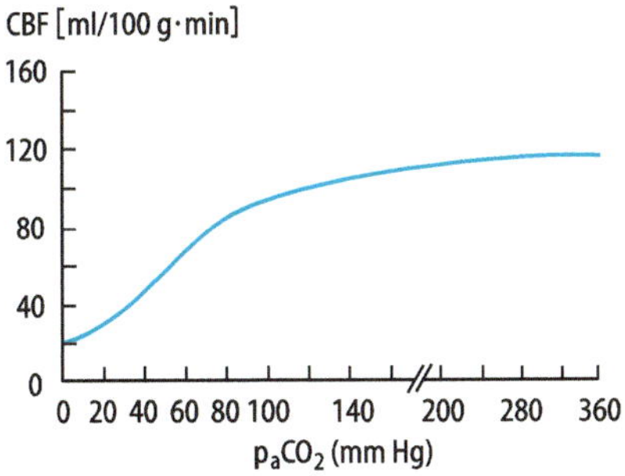


Fig. 25.2. Rapporto tra l'irrorazione cerebrale e la $p_aCO_2$; l'ipocapnia riduce, l'ipercapnia aumenta il flusso ematico cerebrale. (Da Larsen 1995)

## 25.2.2 Iperventilazione controllata

Conduce ad una riduzione del flusso, del volume ematico e della pressione intracerebrale. L'iperventilazione controllata è efficace nei casi di ipertensione intracerebrale. Nel trattamento prolungato nel tempo, comunque, si instaurano meccanismi di adattamento che normalizzano la vascolarizzazione cerebrale e l'iperventilazione controllata perde il suo effetto (Fig. 25.3). Ciò si determina dopo circa 24 ore. A questo punto,

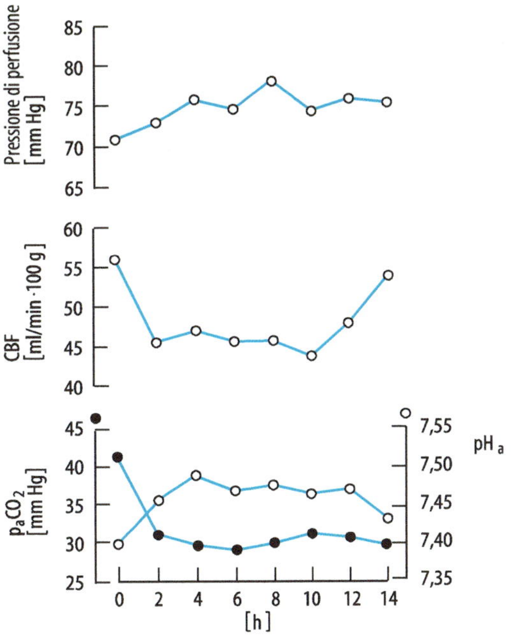


Fig. 25.3. Effetto dell'iperventilazione controllata nei pazienti con trauma cranio-cerebrale. Dopo riduzione iniziale, l'irrorazione cerebrale (CFB), si normalizza, nonostante la continuazione dell'iperventilazione per molte ore. (Da Larsen 1995)

l'effetto dell'iperventilazione si manifesta solo con l'impiego di volumi respiratori per minuto molto alti.

### Pericoli dell'iperventilazione

Il più importante pericolo dell'iperventilazione controllata è una significativa riduzione dell'irrorazione cerebrale, che conduce ad ischemia cerebrale regionale o totale ed a relative lesioni.



**! Il pericolo dell'ischemia cerebrale è particolarmente accentuato quando i livelli di $p_aCO_2$ si abbassano al di sotto di 25 mmHg.**

Diversi studi hanno dimostrato che – nonostante la riduzione della pressione cerebrale per l'iperventilazione – non si evidenziano vantaggi derivati dal provvedimento. Al contrario: l'impiego profilattico dell'iperventilazione dopo trauma cranico è collegato ad una prognosi peggiore rispetto alla normoventilazione. Sebbene si riesca a determinare una riduzione temporanea della pressione intracerebrale, coesiste il rischio di riduzione del flusso ed ipossia. L'ipocapnia inoltre può peggiorare le lesioni cerebrali.

Così come sconsigliato è l'impiego dell'iperventilazione, lo è anche quello dell'ipoventilazione. Si consiglia, invece, di impostare una ventilazione assistita in modo da mantenere i livelli di $p_aCO_2$ tra 35 e 40 mmHg.

### Quando deve essere impiegata l'iperventilazione?

Secondo le conoscenze attuali, riguardo all'impiego dell'iperventilazione, vengono forniti i seguenti suggerimenti:

- Nel caso di pressione intracerebrale normale, l'iperventilazione non è indicata.
- L'impiego profilattico nel caso di traumi cranici non è consigliato.
- Se viene impiegata, dovrebbe essere continuamente controllata la pressione intracerebrale, forse anche sotto valutazione della saturazione venosa di ossigeno nelle giugulari. Una riduzione di questo valore a 55-60% può indicare effetto lesivo dell'iperventilazione (ischemia cerebrale per vasocostrizione).
- Quando possibile, la metodica dovrebbe essere impiegata solo nei casi acuti e con pericolosi aumenti della pressione cerebrale (maggiori a 25 mmHg). L'impiego continuo conduce infatti a perdita dell'effetto.
- I vantaggi della pratica prolungata (più di 12-24 ore) non sono certi.
- L'attenzione deve essere posta, non solo al tentativo di ridurre la pressione intracerebrale, ma anche al possibile incombente pericolo della riduzione dell'irrorazione, valutando quindi i valori della pressione arteriosa media. Se non è possibile la valutazione della pressione intracerebrale, la pressione arteriosa media deve essere mantenuta, nei pazienti con ipertensione cranica, a livelli superiori a 100 mmHg.

## 25.3 Terapia respiratoria artificiale nel trauma cranio-cerebrale

**Scopi della terapia sono:**

- Approvvigionamento di un sufficiente livello di ossigeno al cervello con limitazione delle fasi ipossico-ischemiche.
- Protezione delle vie aeree nei soggetti con perdita di coscienza.
- Controllo della $p_aCO_2$.
- Riduzione della pressione intracerebrale elevata e limitazione di ulteriori aumenti.

In molti centri, i pazienti con gravi lesioni cranio-cerebrali vengono di "routine" rilassati e ventilati. La riduzione del tono muscolare consente un migliore deflusso venoso. Le metodiche sono comunque, oggetto di discussione, poiché probabilmente peggiorano la prognosi. Inoltre la respirazione artificiale di soggetti con lesioni cerebrali, viene preferibilmente eseguita senza l'impiego di rilassanti muscolari, per consentire la valutazione neurologica.

**Pressione nelle vie aeree.** La pressione nelle vie aeree, quindi la pressione media intratoracica e la PEEP, devono essere possibilmente impostate a bassi livelli, ai fini di non intralciare il deflusso venoso cerebrale.

**Una PEEP di 5-8 mmHg non ha una influenza svantaggiosa sulla pressione intracerebrale, per cui è praticabile nei casi di traumi cranici.**

La IRV aumenta la pressione intratoracica media e, quindi, nei casi di aumentata pressione intracerebrale, dovrebbe essere evitata.

**Forme di ventilazione parziale.** Nelle forme di ventilazione parziale come SIMV, MMV, PSV e BIPAP, le pressioni intratoraciche medie sono più basse rispetto alla ventilazione controllata. Quindi, possono essere impiegate, nei soggetti con trauma cranio-cerebrale e impulso respiratorio conservato.

**Nell'impiego delle forme di ventilazione parziale, il paziente deve essere attentamene controllato, per il rischio di ipoventilazione e conseguente aumento della pressione intracerebrale.**

### 25.3.1 Trauma cranio-cerebrale e ARDS

Occasionalmente, nei soggetti con traumi multipli, coesistono edema cerebrale ed ARDS. Da ciò deriva un dilemma terapeutico, in quanto molti dei concetti di terapia respiratoria artificiale nell'ARDS contrastano con quelli applicati nei soggetti con elevata pressione cerebrale: Ventilazione nell'ARDS: alti livelli di pressione media nelle vie aeree e PEEP (miglioramento dell'ossigenazione). Nelle forme gravi: ipercapnia permissiva.

Ventilazione nel trauma cranio-cerebrale: tendenzialmente basse pressioni medie nelle vie aeree e PEEP (limitazione dell'aumento di pressione intracerebrale). Controindicazione all'ipercapnia.

In questi casi deve essere definito un percorso terapeutico individuale. Le indicazioni, ai fini di un controllo invasivo, all'introduzione di un catetere polmonare e sonde per la valutazione della pressione cerebrale, devono essere poste con molta cautela.

## Letture consigliate

Demling R, Riessen R (1991) Lung dysfunction after head injury. In: Vincent JL (ed) Update in intensive care and emergency medicine 14. Springer, Berlin Heidelberg New York Tokio, pp 493-503

Diringer MN (1993) Intracerebral hemorrhage: Pathophysiology and management. Crit Care Med 21:1591-1603

Laffey JG, Kavanagh BP (2002) Hypocapnia. N Engl J Med 347:43-53

Larsen R (1995) Anästhesie, 5. Aufl. Urban & Schwarzenberg, München

Maroske D (1984) Das neurogene Lungenödem. In: Grumme T (Hrsg) Das Hirnödem. De Gruyter, Berlin New York, S79-88

Prien T, Lawin P, Schoeppner H (1984) Hirnfunktion und Beatmung. Anästh Intensiv Notfallmed 19:289-296

Prough DS, Joshi S (1994) Does early neuromuscular blockade contribute to adverse outcome after acute head injury? Crit Care Med 22:1349-1350

Hsiang JK, Chesnut RM, Crisp CB et al (1994) Early, routine paralysis for intracranial pressure control in severe head injury: is it necessary? Crit Care Med 22:1471-1476

Rawlinson JN (1992) The early management of head injury. Curr Opin Neurol Neurosurg 5:3-10

# Ventilazione in età pediatrica

Lo scopo del sostegno dell'attività respiratoria in età pediatrica è, come nell'età adulta, il mantenimento di un sufficiente scambio gassoso polmonare. Fondamentalmente, vengono praticate le stesse metodiche, anche se ciascuna tecnica ed apparato, per le specifiche condizioni anatomiche e fisiologiche, deve essere adeguata a questo gruppo di età.

## 26.1 Condizioni fisiologiche respiratorie dell'età pediatrica



La ventilazione meccanica dei bambini si differenzia da quella degli adulti, per le condizioni fisiologiche respiratorie e dipende in gran misura dalle tappe dello sviluppo degli organi deputati alla funzione respiratoria, cioè dall'età del bambino. Le condizioni fisiologiche più importanti che condizionano modo ed impostazione del sostegno respiratorio, sono:

- Frequenza respiratoria;
- Volume per atto respiratorio;
- Flusso inspiratorio;
- "Compliance" totale;
- Resistenze nelle vie aeree.

### 26.1.1 Frequenza respiratoria

I neonati hanno un'elevata frequenza respiratoria. A riposo è di circa 35-40/min. Nei prematuri questo valore si attesta sui 50-70/min. Con lo sviluppo, la frequenza si riduce progressivamente e raggiunge, al termine del periodo infantile, il valore tipico dell'adulto di 12-16/min. Il tempo inspiratorio di un bambino piccolo è di 0,4-0,5 sec, nell'adulto di 1,25 sec.

**Una tachipnea, nei lattanti e nei bambini, è spesso indice di una patologia polmonare.**

### 26.1.2 Volume per atto respiratorio

Viene determinato in base al peso corporeo. In età pediatrica è di circa 18 ml, nell'adulto si aggira attorno ai 500 ml.

**Tab. 26.1.** Parametri respiratori nell'età pediatrica ed in quella adulta

| Parametri | | età pediatrica | adulti |
|---|---|---|---|
| Frequenza respiratoria | (per minuto) | 30-40 | 12-16 |
| Tempo inspiratorio | (s) | 0,4-0,5 | 1,2-1,4 |
| Rapporto di tempo resp. | (I:E) | 1:1,5-1:2 | 1:2-1:3 |
| Flusso inspiratorio | (l/min) | 2-3 | 24 |
| Volume per atto insp. | (ml) | 18-24 | 500 |
| | (ml/kg) | 6-8 | 6-8 |
| FRC | (ml) | 100 | 2200 |
| | (ml/kg) | 30 | 34 |
| Capacità vitale | (ml) | 120 | 3500 |
| | (ml/kg) | 33-40 | 52 |
| Capacità totale | (ml) | 200 | 6000 |
| | (ml/kg) | 63 | 86 |
| "Compliance" totale | (ml/cm $H_2O$) | 2,6-4,9 | 100 |
| | (ml/cm $H_2O$/FRC) | 0,04-0,06 | 0,04-0,07 |
| "Compliance polmonare" | (ml/cm $H_2O$) | 4,8-6,2 | 170-200 |
| | (ml/cm $H_2O$/FRC) | 0,04-0,074 | 0,04-0,07 |
| Perdita respiratoria d'acqua | (ml/24 h) | 45-55 | 300 |

### 26.1.3 Flusso inspiratorio

Nei bambini, a riposo, è di circa 2 l/min. Nelle gravi insufficienze respiratorie può aumentare fino a 20 l/min. Nei bambini in età un po' più avanzata e negli adulti è di circa 24 l/min e può, a seconda delle esigenze, aumentare fino a 300-600 l/min.

### 26.1.4 "Compliance" totale

Esprime la capacità elastica polmonare. Rappresenta il rapporto tra la variazione di volume per unità di variazione di pressione (vedi Cap. 2).

Nella ventilazione meccanica, la "compliance" totale è data dal rapporto tra il volume aereo per atto inspiratorio e la differenza tra pressione nelle vie aeree in- ed espiratoria. Con il progressivo sviluppo, il valore assoluto della "compliance" totale aumenta fino ad assumere quello tipico dell'età adulta, di circa 20 volte maggiore.

Determinata in base al volume polmonare o al peso corporeo, la "compliance" totale non si differenzia da quella dell'età adulta: in entrambe i gruppi è di ca. 0,06 ml/cm d'acqua pro ml di volume polmonare.

### 26.1.5 Resistenza

Descrive l'ostacolo posto al flusso inspiratorio nelle vie aeree, compreso il tubo endotracheale (R = variazione di pressione/variazione di flusso; vedi Capitolo 2). Come noto, la resistenza è inversamente proporzionale alla quarta potenza del raggio delle vie aeree veicolanti il flusso.

A differenza dell'adulto e del bambino in età un po' più avanzata, nei quali la maggiore resistenza al flusso aereo è a livello della trachea e dei bronchi principali, nei bambini sotto i cinque anni, sono le vie aeree periferiche che determinano il 50% della resistenza totale. Di conseguenza, in questo gruppo di età, patologie quali, bronchioliti, conducono rapidamente ad ostruzioni severe con importante aumento delle resistenze nelle vie aeree. Con l'ulteriore sviluppo, la resistenza diminuisce progressivamente.

**Il tubo endotracheale, l'elevato flusso gassoso respiratorio ed una bassa FRC aumentano notevolmente le resistenze delle vie aeree nei bambini piccoli.**

### 26.1.6 Il diaframma – principale muscolo respiratorio nei neonati e nei bambini piccoli

Nei neonati e nei lattanti, il diaframma è il muscolo respiratorio principale, poiché in questo gruppo di età le costole hanno andamento orizzontale e, rispetto agli adulti, i muscoli intercostali non riescono ancora ad aumentare in modo significativo il diametro laterale del torace. Se il movimento del diaframma viene ostacolato, si sviluppano alterazioni della funzione respiratoria. Le cause più importanti sono:

- Eccessiva espansione dello stomaco, ad es. per insufflazione d'aria;
- Aumento della tensione addominale, ad es. per ileo od ascite.

Il respiro difficoltoso nei neonati e nei lattanti è riconoscibile dal movimento verso l'interno dello sterno e del torace.

## 26.2 Sostegno meccanico del respiro

### 26.2.1 Indicazioni al sostegno meccanico del respiro

La più importante indicazione alla respirazione artificiale è, come nell'adulto, l'insufficienza respiratoria. A fini pratici, possono essere definiti i seguenti criteri per porre indicazione alla ventilazione meccanica:

**Da ricordare**

**Insufficienza respiratoria nei neonati e nell'età infantile:**

$p_aO_2 < 50$ mmHg con una $F_iO_2$ di 0,6-1;

$p_aCO_2 > 60$ mmHg in respirazione spontanea.

Nei **prematuri e nei neonati**, i valori sopra indicati pongono indicazione al sostegno meccanico del respiro. L'apnea, che può determinare bradicardia altrimenti non correggibile con stimoli esterni, richiede allo stesso modo una terapia respiratoria meccanica.

Nei **lattanti e nei bambini piccoli**, l'indicazione alla ventilazione artificiale, spesso non può essere posta solo in base ai valori emogasanalitici. L'attenzione deve inoltre essere rivolta alle patologie di base, all'entità del lavoro respiratorio, alle condizioni cliniche generali ed allo stato di coscienza.

Nei bambini con **malformazioni cardiache cianotiche**, valori di pressione parziale arteriosa di ossigeno di 30-40 mmHg non pongono indicazione alla ventilazione meccanica.

Le cause più importanti di insufficienza respiratoria nei neonati e nei bambini piccoli sono di seguito riassunte:

**Importanti cause di insufficienza respiratoria nell'età pediatrica**

**Prematuri e neonati:**

- Sindrome da Insufficienza Respiratoria Idiopatica (RDS);
- Apnea recidivante;
- Aspirazione di meconio;
- Sindrome post-asfissia;
- Polmoniti;
- Dopo interventi chirurgici: malformazioni addominali, interventi con macchina cuore-polmone.

**Lattanti e bambini piccoli:**

- Gravi ostruzioni delle vie aeree;
- Broncopolmoniti;
- Malformazioni cardiache genetiche scompensate;
- Stato asmatico;
- Importanti interventi chirurgici: cuore, addome;
- ARDS.

### 26.2.2 Intubazione endotracheale e tracheotomia

Per preservare le vie respiratorie, nei bambini come negli adulti, è spesso necessaria una via respiratoria artificiale.

In questo senso, l'intubazione endotracheale precede la tracheotomia, poiché è più semplice da eseguire e presenta meno complicazioni.

**La tracheotomia è indicata solo quando l'intubazione endotracheale non sia possibile o controindicata per cause patologiche oppure quando viene posta indicazione a tempi lunghi di intubazione.**

Modalità di intubazione endotracheale e tracheotomia sono descritte nei relativi capitoli. Nei bambini molto piccoli, viene preferibilmente eseguita – ad esclusione delle condizioni d'urgenza – l'intubazione naso-tracheale. Questa presenta, rispetto alla classica oro-tracheale, evidenti vantaggi:

- È meglio tollerata dal bambino;
- Possibilità di fissazione sicura;
- La bocca rimane libera, gli atti di deglutizione sono meno ostacolati, permane la possibilità di nutrizione enterica.

Il tubo endotracheale viene inserito fino a quando la terminazione distale si ritrovi a metà della trachea, cioè 1-2 cm al di sopra della carena.

Fino all'ottavo anno di età viene usato un tubo senza blocco, tollerando una perdita di 20-30 cm d'acqua di pressione nelle vie aeree: una sostituzione di "routine" del tubo non è necessaria anche con un tempo di permanenza lungo.

### 26.2.3 Scelta del respiratore

Per la ventilazione artificiale vengono impiegati macchinari convenzionali oppure ad alta frequenza (vedi par. 13.1). Dopo i sei mesi, così come negli adulti, vengono quasi esclusivamente impiegate forme di respirazione convenzionale.

### Requisiti di un ventilatore convenzionale

Ai fini della ventilazione pediatrica, un respiratore meccanico deve avere i seguenti requisiti:

- Possibilità di regolazione di livelli della concentrazione inspiratoria di ossigeno;
- Frequenza respiratoria fino a 90/min.;
- Rapporto di tempo respiratorio regolabile;
- PEEP selezionabile;
- Diversi modi di ventilazione: A/C, SIMV e CPAP;
- Ventilazione con limitazione di pressione, guidata dal tempo;
- Umidificazione dell'aria inspirata;
- Sistemi di allarme.

### Ventilazione guidata dalla pressione o dal volume?

**Neonati.** Fino a poco tempo fa, i neonati ed i bambini di pochi anni di età, con un peso corporeo inferiore a 10 kg, venivano preferibilmente ventilati con modi a pressione limitata. I nuovi respiratori consentono, anche nei piccoli di peso al di sotto dei 1000 g, di ventilare in maniera sicura con modi a volume controllato. Come negli adulti, anche nei bambini, è controverso se una ventilazione a pressione controllata sia da preferire ad una a volume controllato:

- Nella ventilazione con controllo di pressione, il volume d'esercizio varia in dipendenza della modificazione della "compliance" e della resistenza del bambino;
- Nella ventilazione con controllo di volume, viene garantito un volume costante, ma le pressioni nelle vie aeree si modificano in relazione alle variazioni della "compliance" e della resistenza.

Diversi studi hanno dimostrato che per brevi tempi di ventilazione, una metodica a volume è equiparabile ad una a pressione controllata.

**Bambini in età scolare.** È possibile la pratica di una ventilazione meccanica con i respiratori di vecchia generazione. La prevalenza dell'una o dell'altra (a pressione od a volume controllato) non è ancora stata definita.

## 26.2.4 Scelta del modo di ventilazione

### Neonati

Anche nella terapia intensiva di questo gruppo d'età, prevale l'impiego della ventilazione secondo i modelli convenzionali. Alcuni centri impiegano, nel caso di patologie quali l'insufficienza respiratoria acuta, ventilazione ad alta frequenza (vedi par. 13.1). Da quando viene impiegato il surfattante nella terapia sostitutiva nei neonati, l'ECMO viene impiegato molto raramente.

**Modi di ventilazione convenzionale.** Nei neonati, i diversi modi di ventilazione devono essere impiegati ponendo particolare attenzione a ben definiti parametri:

- Sufficiente "apertura dei polmoni" sotto stretto controllo dell'impiego di transitori volumi respiratori o pressioni più alti;
- Mantenimento di una soddisfacente superficie di scambio gassoso con adeguata elevata PEEP; tuttavia è necessaria una pressione positiva di fine espirazione più bassa rispetto all'ARDS dell'adulto;
- Ventilazione con ampiezza minima, in modo che risultino basse pressioni respiratorie o volumi, con eventuale ipercapnia permissiva.

Problematica è "l'apertura del polmone": anche piccoli esercizi respiratori fino a 40 mbar, nell'immediato periodo post-natale, possono indurre importanti lesioni polmonari.

D'altro canto però, la ventilazione con piccoli volumi, può indurre lesioni polmonari da atelettasia. Nell'RDS, è oggi indicata la somministrazione di surfattante attraverso il tubo endotracheale (per la migliore distribuzione di surfattante dopo l'apertura polmonare).
I modi di ventilazione più frequentemente impiegati nel neonato sono:

- Respirazione spontanea ad un livello PEEP (CPAP);
- Ventilazione controllata (CMV);
- Ventilazione obbligatoria intermittente sincronizzata (SIMV).

I nuovi respiratori consentono una ventilazione del neonato anche con l'impiego dei seguenti modi:

- Ventilazione assistita (A/C);
- Ventilazione mandatoria per minuto (MMV);
- Ventilazione con sostegno di pressione (PSV), sola o in combinazione con SIMV o MMV;
- Ventilazione con rapporto respiratorio inverso (IRV);
- "Airway Pressure Release Ventilation" (APRV);
- Ventilazione a pressione controllata e volume costante (PRVCV e VAPS);
- Sostegno respiratorio proporzionale (PAV).



Per molti di questi modi esistono degli studi, anche se non è stato ancora definito quale determini un miglioramento della prognosi in patologie quali una patologia polmonare cronica o nelle displasie broncopolmonari. È rilevante l'osservazione dei principi sopra elencati e la limitazione dell'iperventilazione, che può condurre a gravi lesioni cerebrali. I nuovi respiratori offrono la possibilità di mantenimento di atti respiratori spontanei o, comunque, di alternarli con l'attività meccanica.

**CPAP.** Il modo CPAP può essere impiegato nell'età infantile, attraverso il tubo endotracheale oppure in maniera non invasiva. Per il modo non invasivo, possono essere utilizzati uno o due tubi a doppia via, che vengono introdotti attraverso la cavità nasale fino all'orofaringe oppure tramite una maschera facciale ben aderente. Il livello CPAP può essere regolato fino a 10 mbar. La PEEP viene aumentata di 2-3 mbar fino al raggiungimento di una ossigenazione soddisfacente. La CPAP non invasiva consente di una ventilazione delicata, nelle patologie quali l'RDS. Altre indicazioni sono l'aspirazione di meconio, la sindrome da apnea e l'insufficienza respiratoria dopo interventi cardiaci.

**Ventilazione ad alte frequenza (HFO).** Una chiara prevalenza di questo modo di ventilazione nell'RDS, non è stato fino ad ora dimostrato. L'HFO, quando praticata insieme a manovre di recupero di segmenti polmonari atelettasici, ha effetto positivo sulla sopravvivenza del bambino e può ridurre l'incidenza di lesioni polmonari croniche. Nell'HFO, l'ossigenazione viene influenzata modificando la frazione inspiratoria di ossigeno ed il valore della pressione media nelle vie aeree, la ventilazione invece attraverso variazione dell'ampiezza di oscillazione. La frequenza dell'HFO è tanto più alta quanto più piccolo è il bambino, in un "range" compreso tra 10 e 15 Hz. Le manovre di recupero polmonare vengono osservate da un punto di vista clinico e radiologico. Una adeguata "apertura polmonare" è definibile, quando sia visibile la parte posteriore dell'8° e la 9° costola.

### Bambini in età scolare

Per questo gruppo, sono a disposizione, le metodiche di ventilazione praticate in età più precoce e quelle dell'età adulta (ad es. ASV). Le metodiche non convenzionali, quali l'HFO e l'ECMO, non vengono impiegate, al di fuori del periodo perineonatale e nell'età adulta.

## 26.2.5 Programmazione del ventilatore

L'impostazione della respirazione meccanica può essere eseguita secondo le seguenti modalità:

**Programmazione iniziale del respiratore per la ventilazione con controllo di pressione (PVC)**

- Modo di ventilazione: CMV o A/C;
- $p_{max}$ (pressione di picco) 15-25 mbar (risultante volume d'esercizio ca. 6-8 ml/kg di peso corporeo);
- PEEP 3-5 mbar;
- f (frequenza) 40-60/min., orientamento sulla base della frequenza respiratoria in base all'età (Tab. 26.2);
- I:E = 1:1 - 1:2;
- $F_iO_2$ a secondo dell'esigenza (0,4-1,0);
- Temperatura dei gas respiratori 37°C.

**Programmazione iniziale del respiratore per la ventilazione con controllo di volume (VCV)**

- Modo di ventilazione: CMV o A/C;
- Volume per atto inspiratorio 6-8 ml/kg di peso corporeo;
- PEEP 3-5 mbar;
- f (frequenza) 40-60/min, orientamento sulla base della frequenza respiratoria in base all'età (Tab. 26.2);
- I:E = 1:1-1:2;
- $F_iO_2$ a seconda dell'esigenza (0,4-1,0);
- Temperatura dei gas respiratori 37°C.

**Valori dell'emogasanalisi arteriosa auspicabili per l'impiego della ventilazione meccanica**

- $p_aO_2$ 60-70 mmHg;
- $p_aCO_2$ 35-45 mmHg; eventualmente ipercapnia permissiva.

Le successive modificazioni da apportare alla programmazione iniziale, devono essere eseguite in base ai valori emogasanalitici (eventualmente associati all'osservazione clinica della meccanica del respiro e dei quadri radiologici) ed essere impostati individualmente.

**Volume respiratorio per minuto.** Di norma, viene impostato in modo da ottenere adeguati valori dell'emogasanalisi relativi all'età. La ventilazione controllata dei neonati e dei bambini in età prescolare, in base ai valori normali tabulati, richiede un volume respiratorio per minuto relativamente alto. Le ragioni più importanti di questa impostazione sono:

- Comprimibilità del volume aereo nei sistemi di conduzione;
- Perdite dovute all'impiego di tubo senza blocco;
- Maggiore bisogno di ventilazione nei neonati con alterazioni di adattamento.

**Tab. 26.2.** Impostazione della frequenza respiratoria al ventilatore nelle "frequenze normali di ventilazione"

| Età | Frequenza respiratoria (per min) |
|---|---|
| Prematuri | 35 |
| Neonati | 30 |
| 4 mesi | 27 |
| 1 anno | 24 |
| 3 anni | 22 |
| 5 anni | 20 |
| 8 anni | 18 |
| 12 anni | 16 |
| 15 Janni | 14 |

**Volume per atto inspiratorio.** Per raggiungere una sufficiente ventilazione alveolare, sono bastevoli volumi compresi tra 7 e 10 ml/kg di peso corporeo. Al fine di evitare il pericolo del barotrauma polmonare, deve essere scelto il volume minore possibile e, nel caso di insufficiente eliminazione di anidride carbonica, frequenze più alte.

**Pressione inspiratoria.** Il valore viene impostato in base alla gravità della patologia polmonare. Nelle condizioni di normale espansibilità polmonare o patologie da lieve fino a medio grado, con una pressione di 15-25 mbar, si raggiunge un volume d'esercizio di 7-10 ml. Per le patologie polmonari di grado severo invece, al fine di ottenere un simile volume, sono necessarie pressioni più elevate (fino a 50 mbar). Nuovi studi hanno dimostrato, però, come tali livelli di pressione possano determinare importanti, eventualmente persistenti, lesioni polmonari. Pertanto viene definito un limite massimo di 30 mbar, tollerando livelli ipercapnici, con riduzione del volume d'esercizio.

**Frequenza respiratoria.** I bambini vengono ventilati con la loro frequenza fisiologica (Tab. 26.2) o con una vicina a questi valori (ad es. 2/3 della frequenza fisiologica). Nelle condizioni di buona "compliance", possono essere impostate frequenze più basse, accompagnate da maggiori volumi d'esercizio. I volumi maggiori sono però associati ad incremento del rischio di trauma barometrico e volumetrico e, pertanto, si devono evitare nei casi di preesistenti patologie polmonari. Quindi, neonati con severe patologie polmonari come l'RDS e bambini in età un po' più avanzata con ARDS, devono essere ventilati con volumi di esercizio più bassi e frequenze respiratorie maggiori.

**Pressione media nelle vie aeree.** È di fondamentale importanza per l'ossigenazione del sangue. Nei casi di valori insufficienti di pressione parziale e saturazione di ossigeno – così come negli adulti – è possibile un miglioramento di questi valori grazie all'impostazione di livelli maggiori di pressione media nelle vie aeree.

A tal fine le metodiche impiegate sono:

- Aumento del flusso inspiratorio;
- Innalzamento del picco di pressione inspiratorio;
- PEEP;
- Allungamento del tempo inspiratorio fino all'IRV;
- Impostazione di un "plateau" inspiratorio.

**Rapporto di tempo respiratorio (I:E).** Viene spesso impostato un rapporto di 1:2 e, nei casi patologici quali l'insufficienza respiratoria idiopatica o gravi stati di ARDS, anche un maggiore tempo inspiratorio fino a 2-4:1. Comunque, il rapporto di tempo respiratorio, deve essere modificato, quando non si raggiunga un miglioramento del valore di pressione parziale di ossigeno.

**Concentrazione inspiratoria di ossigeno.** Elevate concentrazioni inspiratorie di ossigeno danneggiano i tessuti polmonari, eccessivi livelli di pressione parziale di ossigeno conducono a fibroplasia retrolentale con perdita della vista. Le concentrazioni inspiratorie di ossigeno devono, pertanto, essere impostate in modo da ottenere valori di $p_aO_2$ di 60-90 mmHg nei neonati e 70 mmHg nei lattanti. Nei prematuri, la somministrazione di ossigeno deve essere effettuata sotto continuo controllo della $pO_2$ transcutanea.

**PEEP.** Le indicazioni alla PEEP sono simili a quelle viste per gli adulti (vedi Cap. 10): aumento della FRC ridotta. Nella maggior parte dei casi, viene impiegata una PEEP compresa tra 2-6-10 cm d'$H_2O$. Variazioni devono essere apportate gradualmente ed a piccoli passi (1-2 cm d'$H_2O$). Riassumendo vale che:

> **La ventilazione meccanica dei neonati con gravi patologie polmonari quali l'RDS, ma anche dei bambini più grandi con ARDS, deve essere impostata programmando preferibilmente volumi d'esercizio più bassi ed elevate frequenze, un sufficiente livello PEEP, con una $F_iO_2$ che basta appena ad ottenere il mantenimento di una ossigenazione adeguata.**

## 26.2.6 Svezzamento dal ventilatore

Questo passaggio avviene soprattutto attraverso IMV e/o CPAP (vedi Cap. 10). Mancano attualmente criteri specifici in ambito pediatrico.

**Svezzamento dal ventilatore ed estubazione**

**Procedimento nello svezzamento**

- Riduzione della frequenza IMV
  - nei bambini piccoli fino a 2-4 min,
  - nei più grandi, fino a quando è possibile la CPAP.
- Quindi riduzione continua della pressione delle vie aeree (CPAP o PEEP)
  - nei bambini piccoli fino a 2-3 cm d'$H_2O$,
  - nei più grandi a 5 cm d'$H_2O$ o meno.

**Criteri di estubazione**

- Sufficiente riflesso di protezione e sicurezza delle vie aeree;
- $p_aO_2$ > 70-80 mmHg con una $F_iO_2$ pari o minore a 0,4;
- $p_aCO_2$ a livelli normali;
- Assenza di tachipnea, rientri muscolari respiratori o lavoro respiratorio eccessivamente aumentato;
- Sufficiente atto tossivo ed espettorazione di secreti;
- Risucchio inspiratorio massimo (quando misurabile) superiore a 20-30cm d'$H_2O$;
- Capacità vitale durante il pianto superiore a 10-15 ml/kg.

Se lo svezzamento non è possibile, il sostegno respiratorio assistito deve essere continuato, con i più bassi valori possibili di pressione e di frazione inspiratoria di ossigeno. Le cause più importanti di insuccesso dello svezzamento sono: Insufficiente stimolo respiratorio;

- Alterazioni della meccanica respiratoria;
- Affaticamento della muscolatura respiratoria;
- Atelettasie regionali;
- Alterazioni neurologiche per emorragie ventricolari nei prematuri, encefalopatia da ipossia nei neonati;
- Scadenti condizioni nutrizionali;
- Insufficienza cardiaca.

**Dopo l'estubazione.** Viene subito somministrato ossigeno. La concentrazione deve essere superiore del 10%, rispetto all'ultimo valore impiegato. È, inoltre, necessario un controllo attento e continuo dell'attività respiratoria.

**Dopo l'estubazione particolare attenzione deve essere posta ai segni dell'ostruzione delle vie aeree ed all'insufficiente ventilazione.**

Circa 15-20 min. dopo l'estubazione deve essere eseguito un controllo dei livelli dei gas nel sangue. Se questi si attestano su valori normali, può essere tentata una riduzione della frazione inspiratoria di ossigeno. L'alimentazione orale dovrebbe essere evitata per le successive 6-12 ore, poiché la chiusura della glottide durante la deglutizione potrebbe essere ancora compromessa.

## Letture consigliate

Bateman ST, Arnold JH (2000) Acute respiratory failure in children. Curr Opin Pediatr 12:233-237

Bohn D (2000) Mechanical ventilation in pediatrics. Curr Opin Crit Care 6:66-70

Donn SM, Sinha SK (2001) Newer modes of mechanical ventilation for the neonate. Curr Opin Pediatr 13:99-103

Marraro GA (2003) Innovative practices of ventilatory support with pediatric patients. Pediatr Crit Care Med 4:8-20

Riemensberger PC (2002) Neonatal respiratory failure. Curr Opin Pediatr 14:315-321

Schultz TR, Costarino AT Jr, Durning SM et al (2001) Airway pressure release ventilation in pediatrics. Pediatr Crit Care Med 2:243-246

# Ventilazione intra- e postoperatoria

## 27.1 Ventilazione assistita in anestesia

L'anestesia totale conduce ad alterazioni della meccanica respiratoria e dello scambio gassoso polmonare. Questi effetti si verificano sia con il mantenimento del respiro spontaneo che nella completa ventilazione meccanica ed in ventilazione meccanica e sono più accentuati nei soggetti obesi, negli anziani, nei fumatori, meno nei giovani. Nei pazienti non affetti da patologie polmonari, le variazioni non rivestono particolare significato e possono essere compensate con le relative tecniche di ventilazione. Se invece sussistono malattie dell'apparato respiratorio, l'anestesia totale può arrecare alterazioni della funzione polmonare, che necessitano di adeguati e specifici metodi di respirazione meccanica.



**L'anestesia totale conduce ad alterazioni del rapporto flusso-volume ed aumento del mescolamento venoso del 10%.**

L'entità dello "shunt" destro-sinistro, dipende dall'estensione delle atelettasie. La coesistenza di precedenti alterazioni della funzione polmonare aumenta, rispetto ai soggetti sani, lo "shunt" e l'ineguale distribuzione dell'aria inspirata.

### 27.1.1 Effetti degli anestetici sullo stimolo e sul modello respiratorio

Gli anestetici generali hanno effetto depressivo sul respiro; la reazione all'aumento delle concentrazioni di anidride carbonica viene ridotta, la curva di risposta della $CO_2$ spostata verso destra e la soglia dell'apnea innalzata nell'ambito di elevate concentrazioni di $CO_2$. Per lo scivolamento a destra della curva di risposta della $CO_2$, il respiro, a ciascuna concentrazione del gas, aumenta con minore entità rispetto al paziente non anestetizzato. Il lineare aumento del volume respiratorio per minuto in relazione all'innalzamento progressivo della $p_aCO_2$, viene a mancare. Gli effetti sul modello respiratorio in respirazione spontanea influenzano la contrazione dei muscoli inspiratori: mentre la muscolatura addominale non viene compromessa, la respirazione toracica diminuisce l'attività, in dipendenza dalla concentrazione dei farmaci impiegati. Le pause in- ed espiratoria vengono progressivamente perse ed alla fine, inspirazione ed espirazione hanno la stessa durata. Essendo l'attività dei muscoli inspiratori stimolata dagli alti livelli di $p_aCO_2$, l'indebolimento dello stimolo respiratorio dovuto ai progressivi aumenti dei valori di $CO_2$, a loro volta provocati dagli anestetici inalatori, agisce con effetto depressivo sulla muscolatura intercostale. Se la funzione della muscolatura addominale è compromessa, per **adiposità** importante o forme severe di **COPD**, è possibile un'accentuazione dell'ipoventilazione.

**Anestetici inalatori.** Agiscono tutti deprimendo il respiro e modificando il modello respiratorio: nel mantenimento del respiro spontaneo, diminuisce il volume per atto inspiratorio, la frequenza aumenta e la $p_aCO_2$ si innalza progressivamente, in relazione all'incremento della profondità dell'anestesia. Ad eguali valori MAC, l'aumento della pressione parziale arteriosa di anidride carbonica è meno accentuato con l'impiego dell'alotano rispetto all'isoflurano ed al desflurano. Il maggiore effetto si manifesta con l'enflurano. All'opposto, l'effetto respiratorio dell'N2 è minimo.

- 1 MAC alotano: $p_aCO_2$ ca. 45 mmHg;
- 1 MAC isoflurano: $p_aCO_2$ ca. 48-50 mmHg;
- 1 MAC enflurano: $p_aCO_2$ ca. 60 mmHg;
- desflurano: in minime concentrazioni come l'isoflurano, a più alte concentrazione come l'enflurano.

Negli stati profondi di anestesia gassosa, il respiro è più rapido e superficiale, ed in quelli molto profondi è irregolare e boccheggiante, per la perdita di contrazione della muscolatura intercostale e dell'attività inspiratoria del diaframma.

Da un punto di vista clinico si deve osservare che:

**L'effetto depressivo sull'attività respiratoria da parte degli anestetici inalatori viene accentuato dalla combinazione con oppiacei, anestetici endovenosi e sedativi.**

Inoltre, i gas in concentrazione anestetica (1 MAC), sopprimono l'incremento del respiro per ipossia. Anche concentrazioni sub-anestetiche, indeboliscono la reazione del centro del respiro all'ipossia. Questo effetto deve essere particolarmente controllato nella fase postoperatoria.

**Anestesia con oppiacei e $N_2O$.** La combinazione, a differenza dell'anestesia con inalatori alogenati, determina un rallentamento del respiro, mentre la sua profondità viene mantenuta.

### 27.1.2 Volumi polmonari e meccanica respiratoria

In anestesia totale, si instaurano alterazioni dei volumi polmonari e della meccanica respiratoria, che possono apportare modifiche allo scambio gassoso polmonare. In tal senso, giocano un ruolo importante la riduzione della FRC e della "compliance" totale.

#### Riduzione della capacità funzionale residua

In anestesia si riduce la capacità funzionale residua, indipendentemente dal fatto che il soggetto mantenga la respirazione spontanea o sia ventilato artificialmente. La riduzione della FRC ammonta a ca. 15-20%. Si sviluppa in posizione supina nell'arco di pochi minuti dopo l'induzione dell'anestesia e non aumenta con il prolungarsi della durata della stessa, ma persiste anche in fase postoperatoria. La riduzione della FRC determina aumento del gradiente alveolo-arterioso di pressione parziale di ossigeno, sia durante che dopo l'intervento. La diminuzione della FRC avviene sia in respirazione spontanea, che durante la ventilazione meccanica e non è particolarmente influenzata dal grado di rilassamento muscolare.

**Le cause più importanti della riduzione della FRC in anestesia totale sono:**
- Scivolamento del diaframma in senso craniale;
- Posizione del paziente;
- Modificazioni del tono della muscolatura toracica;
- Aumento delle resistenze nelle vie aeree;
- Elevate concentrazioni inspiratorie di ossigeno;
- Ritenzione di secreti.

**Spostamento del diaframma.** In posizione supina ed in anestesia totale, il diaframma scivola in direzione craniale ed il diametro trasversale del torace diminuisce.

**Posizione del paziente.** In posizione supina, una parte del polmone si ritrova nelle zone 3 e 4 secondo West (vedi Cap. 2). Negli interventi di lunga durata, a causa di trasudazione, possono accumularsi raccolte liquide nelle sezioni polmonari dipendenti e la FRC può diminuire. L'effetto viene accentuato per eccessive somministrazione di liquidi durante l'intervento. Per esigenze tecniche operative, simili raccolte possono accumularsi in posizione laterale e condurre ad alterazioni dello scambio gassoso.

**Tono della muscolatura intercostale.** In anestesia totale, si riduce il tono della muscolatura inspiratoria intercostale, mentre quello della muscolatura espiratoria addominale aumenta. La pressione di fine espirazione intraaddominale aumenta e sposta il diaframma verso l'alto: la FRC ed i volumi polmonari diminuiscono.

**Aumento della resistenza nelle vie aeree.** La riduzione dei volumi polmonari in anestesia totale comporta una diminuzione del diametro delle vie aeree ed un conseguente aumento delle resistenze al flusso aereo. L'aumento delle resistenze per ridotta capacità funzionale residua è, in parte, annullata dall'effetto dilatante bronchiale degli anestetici alogenati. Si deve comunque considerare l'azione concomitante di altri fattori che, in anestesia totale, contribuiscono all'effetto costrittore bronchiale.

**Elevate concentrazioni inspiratorie di ossigeno.** In pazienti con preesistenti regioni polmonari con basso rapporto volume flusso, la somministrazione di elevate concentrazioni inspiratorie di ossigeno può determinare atelettasie, ulteriore riduzione della capacità funzionale totale ed aumento dello "shunt" destro-sinistro. Già concentrazioni inspiratorie del 50% possono provocare l'effetto sopra descritto. D'altro lato, nel corso di interventi in anestesia totale, si devono considerare gli elementi positivi di una ventilazione con elevate concentrazioni inspiratorie di ossigeno:

- $F_iO_2$ pari a 0,8 intra- ed almeno nella prima ora postoperatoria riducono l'incidenza di insufficienza dell'anastomosi negli interventi di resezione intestinale;
- Una ventilazione con elevate $F_iO_2$ riduce probabilmente la possibilità di nausea e vomito nel postoperatorio (PONV). Uno studio ha dimostrato che la ventilazione con $F_iO_2$ pari a 0,3 determina PONV nel 30% dei pazienti ed una corrispondente a 0,8, solo nel 17%.
- Interventi con emorragie importanti (mancanza di trasportatori di ossigeno) in situazioni critiche, possono ridurre il contenuto di ossigeno nel sangue e, quindi, la sua offerta ai tessuti può essere incrementata dall'aumento delle frazioni disciolte di ossigeno.

In generale vale che:

**I vantaggi intra- e postoperatori di una ventilazione con elevate concentrazioni di ossigeno devono essere attentamente valutati ed correlati al singolo paziente.**

**Ritenzione di secreti.** Insufficiente umidificazione e riscaldamento dei gas inspirati, così come elevate concentrazioni inspiratorie di ossigeno durante l'intervento, alterano la "clearance" muco-ciliare e favoriscono la ritenzione di secreti bronchiali e la formazione di atelettasie.

#### Riduzione della "compliance"

La "compliance" del sistema respiratorio in anestesia totale è determinata da una minore capacità funzionale residua e dallo sviluppo di atelettasie, più che dalla riduzione della "compliance" polmonare. È, inoltre, favorita da un respiro veloce e rapido. Questo effetto viene però compensato dal recupero di alveoli collassati per iperinsufflazione polmonare. All'opposto, l'iperventilazione con alti volumi d'esercizio è meno efficace.

### 27.1.3 Scambio gassoso polmonare

> **Da ricordare**
> La ventilazione meccanica altera la distribuzione dei gas inspirati e determina lo sviluppo di aree polmonari con basso ed alto rapporto volume flusso ($\dot{V}_a/\dot{Q}$). Le conseguenze sono: aumento del gradiente parziale alveolo arterioso di ossigeno e della parte dello spazio morto del volume d'esercizio respiratorio, riduzione della $p_aO_2$ (in alcuni pazienti fino al 50%).

Il flusso regionale polmonare, in anestesia totale, non viene influenzato in maniera significativa.

Al contrario, la ventilazione meccanica altera la distribuzione dell'aria inspirata. Nella respirazione spontanea, questa si distribuisce nelle relative sezioni, in dipendenza dalla contrazione del diaframma. In posizione supina o laterale, la respirazione artificiale induce una distribuzione dei gas inspirati con preferenza di aree polmonari non dipendenti.

Questo effetto può essere influenzato positivamente dall'impiego di alti volumi d'esercizio (10-15 ml/kg). Tali procedimenti sono comunque oggi del tutto abbandonati, dato che elevati livelli di volume d'esercizio, sono causa di lesioni polmonari. In particolare, i pazienti con preesistenti patologie polmonari da ostruzione o restrizione richiedono bassi volumi d'esercizio.

## 27.2 Ventilazione meccanica durante l'anestesia totale

La ventilazione in anestesia totale non è molto differente rispetto a quella impiegata in terapia intensiva.

La maggior parte dei pazienti non sono affetti da patologie polmonari, per cui l'inizio e la conclusione di una ventilazione meccanica, sono di semplice impostazione. Particolare attenzione si deve invece porre quando esistono patologie del polmone: in questi casi, le tecniche di ventilazione devono essere adeguate al

paziente, secondo i principi di medicina intensiva. Si devono considerare inoltre i seguenti aspetti:
- Il ventilatore impiegato in sala operatoria si differenzia da quello della terapia intensiva;
- La posizione del paziente influenza la tecnica di ventilazione e la sicurezza del tubo endotracheale.

### 27.2.1 Ventilatore in anestesia totale

Oggi la ventilazione meccanica in anestesia totale, avviene soprattutto per l'utilizzo di sistemi semi-chiusi, nei quali i bracci in- ed espiratori sono separati da pistoni di direzione del flusso aereo ed il gas in eccesso viene veicolato in sistemi di aspirazione.

Si distinguono sistemi semi-aperti, chiusi e semi-chiusi.
- Sistemi semi-aperti: senza ritorno del gas espirato (i respiratori in terapia intensiva lavorano praticamente sempre con sistemi semi-aperti).
- Sistemi semi-chiusi: una parte del gas espirato, viene mescolato a quello inspirato e, dopo eliminazione di anidride carbonica, reinspirato.
- Sistemi chiusi: il gas espirato, ad eccezione dell'anidride carbonica, viene completamene re-inspirato.

Solo l'ossigeno assunto dall'organismo e l'anestetico inalatorio vengono sostituiti.

#### Eliminatori di $CO_2$

Nei sistemi semi-chiusi o chiusi, cioè con completo o parziale ritorno dei gas espirati, la $CO_2$ deve essere completamente eliminata, al fine di impedirne l'aumento di concentrazione nel sangue.

Ciò avviene grazie a sistemi di assorbimento integrati nel sistema di ventilazione. Sono composti da calce di bario o sodio con acqua che, a seguito della reazione chimica con l'anidride carbonica, vengono trasformati in bicarbonato di sodio, bario o calcio.

La reazione sviluppa calore e necessita di acqua. Un basso contenuto idrico compromette il legame. I sistemi contengono indicatori che all'esaurimento della calce si colorano di violetto.

#### Sistemi di raccolta di gas

Il circolo comprende un sistema di raccolta per i gas inspirati, dal quale viene, di volta in volta, prelevato gas destinato all'esercizio inspiratorio. La miscela di gas contenuta comprende:
- Aria fresca somministrata;
- Parte dell'aria di ritorno (nei sistemi chiusi e semi-chiusi).

#### Valvole di pressurizzazione

Affinché il gas in eccesso possa essere allontanato, una valvola di pressurizzazione viene integrata nel respiratore o nel sistema di circolo. Sono possibili le seguenti posizioni della valvola:
- Chiusa: non può essere allontanato alcun gas dal sistema. Nella ventilazione meccanica, il sistema è chiuso poiché l'uguaglianza di pressione avviene nel respiratore.
- Aperta: in questa posizione non si può sviluppare nessuna pressione in eccesso. Lo stato aperto si posiziona durante la respirazione spontanea, cioè nell'induzione e nella fase finale dell'anestesia prima dell'estubazione.
- Inserita: può essere definito il livello di pressione al quale il gas deve essere allontanato dal sistema. Questa regolazione viene impostata, ad esempio, quando il paziente viene ventilato con pallone Ambu attraverso una maschera facciale per evitare eccessive distensioni polmonari o l'introduzione di aria nello stomaco. La pressione limite viene impostata a 20 cm d'acqua. Questo livello può essere programmato anche durante la ventilazione meccanica, per evitare pericolosi innalzamenti di pressione nel sistema. In tal modo, anche nei ventilatori con controllo di volume può essere esegui-

ta una respirazione meccanica con controllo di pressione.

### A quale livello deve essere impostato il flusso di aria fresca?

Nei sistemi di ventilazione impiegati in anestesia totale, deve essere somministrata una sufficiente quantità di aria fresca. Questo flusso non deve essere confuso con il flusso inspirato.

**Flusso di aria fresca.** Definisce la quantità in litri di aria fresca per minuto introdotta nel sistema. Nei sistemi semi-chiusi e chiusi, il flusso di aria fresca è minore rispetto al volume per minuto del paziente.



**Flusso inspiratorio.** Definisce con quale velocità fluisce il gas nei polmoni del paziente, cioè la velocità con la quale il volume d'esercizio inspiratorio viene somministrato. Il flusso inspiratorio deve essere, quindi, molto più alto del volume respiratorio per minuto.

**Flusso di aria fresca nei singoli sistemi di ventilazione impiegati in anestesia totale.**

**Sistemi semi-aperti:**
- il flusso di aria fresca deve essere equivalente al volume respiratorio per minuto, per evitare, con sicurezza, il ritorno di aria.

**Sistemi semi-chiusi:**
- il flusso di aria fresca è minore rispetto al volume per minuto del paziente, comunque molto più alto dell'assunzione di gas inspiratorio da parte dell'organismo. Nell'anestesia a
- "Low-flow" il flusso di aria fresca è di circa 1 litro per minuto. Nell'anestesia
- "Minimal-flow" il flusso di aria fresca è di circa 0,5 litri per minuto.

**Sistemi chiusi:**
- viene somministrata la quantità di ossigeno di cui il paziente ha bisogno.

### Vantaggi e svantaggi dell'anestesia "Low-flow" e "Minimal-flow"

I vantaggi più importanti dell'anestesia con flusso basso o molto basso, con ritorno del gas espirato sono:
- Riduzione del fabbisogno di gas e quindi minori costi;
- Riduzione della contaminazione ambientale da parte degli anestetici alogenati;
- Riduzione della perdita di calore ed umidità dal tratto respiratorio.

L'impiego in anestesia di sistemi a basso flusso richiede, comunque, un controllo attento, al fine di evitare ipoventilazione, ipossia ed ipercapnia, per perdite nel sistema od esaurimento degli eliminatori di $CO_2$. Inoltre, si deve osservare che, nei sistemi a basso flusso, variazioni delle concentrazioni vaporizzate degli anestetici inalanti, agiscono con ritardo. Per tale motivo, nelle seguenti fasi, deve essere somministrato un più alto flusso di aria fresca:
- Fase iniziale dell'anestesia (circa 15-20 minuti);
- Quando è necessario un rapido approfondimento dell'anestesia;
- Nella fase finale dell'anestesia, circa 5-10 minuti prima dell'estubazione.

Per il termine dell'anestesia, la somministrazione dell'anestetico volatile può essere interrotto circa 15 minuti prima del termine dell'intervento; il flusso di gas fresco, tuttavia, deve essere mantenuto basso.

### Composizione del gas inspirato

A differenza dei gas respiratori impiegati in terapia intensiva, composti per la maggior parte da ossigeno ed azoto, quelli dei sistemi adoperati in anestesia totale sono costituiti da diversi componenti:
- Ossigeno;
- Azoto;
- Monossido d'azoto;
- Anestetici volatili: alotano, enflurano, isoflurano, desflurano o sevoflurano.

L'azoto viene somministrato in forma equivalente a quello dell'aria circostante, anche se non è sempre mescolabile ai diversi sistemi di ventilazione.

L'impostazione della quantità dei gas da somministrare viene eseguita per mezzo di manopole integrate nel ventilatore, mentre la concentrazione degli anestetici inalatori viene definita direttamente sul vaporizzatore. **Nell'anestesia totale endovenosa** (TIVA), in cui si evita la somministrazione di anestetici inalatori, la ventilazione avviene con ossigeno ed aria ambientale.

### 27.2.2 Forme di ventilazione in anestesia totale

A paragone dei respiratori impiegati in terapia intensiva, i ventilatori meccanici adoperati in anestesia totale mettono a disposizione solo pochi modi di ventilazione.

Anche la possibilità di variazione dei modelli di ventilazione è limitata. In anestesia totale è compromessa la funzione respiratoria e viene momentaneamente sospesa la capacità di contrazione muscolare, per l'impiego di miorilassanti, la ventilazione meccanica avviene in maniera controllata.

Solo nel caso di anestesia con maschera, maschera laringea od in interventi di breve durata con intubazione, viene mantenuta una respirazione spontanea o praticata una ventilazione assistita.

I vecchi sistemi di ventilazione permettevano solo la respirazione meccanica controllata. I nuovi sistemi mettono, invece, a disposizione modi come A/C, PCV, IMV e SIMV. Nel caso in cui esistano gravi alterazioni dell'ossigenazione, deve essere impiegato un sistema di terapia intensiva, che non consente l'impiego di anestetici inalatori, a meno che non si inserisca nel sistema un vaporizzatore.

**La forma di ventilazione più comunemente impiegata in anestesia totale è il modo a volume controllato (VC-CMV) nei sistemi semi-chiusi con un flusso di aria fresca di 1-4 l/min.**

### 27.2.3 Impostazione dei parametri di ventilazione

Nella maggior parte dei casi viene impostato un volume d'esercizio sufficientemente alto, per impedire lo sviluppo di atelettasie e per compensare le variazioni della funzione polmonare, dovute all'anestesia ed alla posizione del paziente. In anestesia diminuisce il fabbisogno di ossigeno. Il volume respiratorio per minuto può essere quindi ridotto. Spesso viene eseguita un'iperventilazione per inibire la stimolazione del respiro da ipercapnia. Un'eccessiva iperventilazione deve essere però evitata per non incorrere nei pericoli dell'ipocapnia, quali l'alcalosi respiratoria e la riduzione dell'irrorazione cerebrale. Come orientamento, deve essere valutata la concentrazione di anidride carbonica di fine espirazione.

**Per eliminare la $CO_2$ derivante dai diversi processi metabolici, è necessario un volume respiratorio per minuto di 80-100 ml/kg/min.**

La ventilazione deve essere impostata in modo da ottenere i seguenti valori:
- $p_aO_2$ ca. 100 mmHg,
- $p_aCO_2$ 35-45 mmHg.

**Volume per atto inspiratorio.** Nella maggior parte dei casi (pazienti senza patologie polmonari) vengono impostati volumi d'esercizio di 10-15 ml/kg. Si deve inoltre osservare che in molti respiratori impiegati in anestesia totale il predefinito volume per atto inspiratorio ($V_{tset}$) viene veicolato dal flusso di aria fresca (FGF) durante il tempo inspiratorio ($T_i$). Il reale volume inspiratorio ($V_{teff}$) è minore di quello impostato per il cosiddetto volume di compressione. Ciò dipendente dalla "compliance" (C) del sistema di ventilazione (macchina e sistemi di conduzione dei flussi gassosi) e dalla pressione di picco nelle vie aeree.

Il volume effettivo inspirato è quindi:

$$V_{teff} = V_{tset} + (FGF \cdot T_i) - (C \cdot PAWP)$$

Il volume d'esercizio effettivo non corrisponde a quello impostato al respiratore. Questa differenza (1-5%) può essere tuttavia trascurata solo in caso di impostazione di volumi di esercizio molto bassi con elevato flusso di aria fresca.

**Frequenza respiratoria e rapporto di tempo respiratorio.** Negli adulti, vengono impostate frequenze di 8-10/min (bambini vedi Cap. 26) ed un rapporto di tempo respiratorio I:E a valori di 1:2-1:3.

**Concentrazione inspiratoria di ossigeno.** Spesso, pensando in termini di sicurezza, viene impostata una concentrazione inspiratoria di ossigeno elevata. Se ciò è accettabile per interventi di breve durata, per anestesie totali più lunghe si possono indurre atelettasie ed alterazioni della "clearance" muco-ciliare.

In ogni caso vale che:

> **Nel corso di un'anestesia totale, in caso di riduzione della $p_aO_2$ e della $S_aO_2$, si deve subito innalzare la concentrazione inspiratoria di ossigeno e rimandare ad un secondo tempo la ricerca della causa di tali riduzione.**

**Impiego di "routine" della PEEP?** È possibile impostare una ventilazione PEEP in tutti i sistemi oggi a disposizione per la ventilazione in anestesia totale. L'impiego di "routine" non è tuttavia indicato. La FRC viene incrementata dalla PEEP, ma non obbligatoriamente la $p_aO_2$. Nella maggior parte dei casi, questo scopo viene raggiunto grazie all'aumento della concentrazione inspiratoria di ossigeno. D'altro lato però, in caso di interventi di maggiore durata ed importanti disturbi di ossigenazione- così come per le indicazione in terapia intensiva- può essere praticata la PEEP.

**Impostazione base del respiratore per la ventilazione in anestesia totale.**

- Elevati volumi per atto inspiratorio 10-15 ml/kg;
- Bassa frequenza respiratoria;
- I:E = 1:2-1:3;
- Concentrazione inspiratoria di ossigeno inferiore al 50%;
- Impiego di "routine" della PEEP non consigliato.

### 27.2.4 Termine della ventilazione ed estubazione

Un particolare svezzamento dal ventilatore non è necessario.

Nella maggior parte dei casi è possibile, al termine dell'anestesia, passare in pochi minuti da una forma di ventilazione controllata ad una parziale, successivamente assistita e, quindi, al respiro spontaneo.

**Estubazione in anestesia.** Deve essere eseguita cercando di impedire tosse, pressione, stimolazione del tratto respiratorio o dell'apparato cardiovascolare.

> **L'estubazione non deve avvenire durante lo stadio di eccitazione della fase di risveglio. In questo arco di tempo, è possibile l'insorgenza di spasmo laringeo e bronchiale.**

**Estubazione dopo il risveglio.** Se i riflessi di protezione e la sicurezza dell'apparato respiratorio sono obbligatoriamente richiesti, l'estubazione deve aver luogo solo dopo il risveglio, anche se questa pratica può essere mal tollerata dal paziente.

### 27.2.5 Ventilazione manuale

Ogni sistema di ventilazione offre la possibilità di eseguire una ventilazione manuale. Il pallone destinato a tal fine è impiegato come riserva dei gas respiratori ed, in alcuni ventilatori, anche durante la ventilazione meccanica. La ventilazione manuale può essere controllata oppure assistita.

**Ventilazione manuale controllata.** L'anestesista definisce l'inizio dell'inspirazione, il volume inspirato, la pressione delle vie aeree, l'inizio dell'espirazione, la frequenza respiratoria e la durata dei tempi in- ed espiratori.

**Ventilazione manuale assistita.** L'anestesista, in tal caso, sostiene il respiro spontaneo del paziente (che definisce l'inizio dell'inspirazione e la durata dell'espirazione) ed imposta la durata dell'inspirazione, il volume per atto inspiratorio e l'inizio dell'espirazione.

#### Ventilazione manuale con pallone Ambu o Ruben

La ventilazione controllata è possibile anche senza respiratore, con il pallone Ambu o Ruben.

Questi non hanno nessuna valvola di ritorno respiratorio, cosicché in- ed espirazione sono completamente separati.

Normalmente, all'interno del pallone è presente aria ambientale, ma, a seconda delle necessità, è possibile addizionare all'aria inspirata ossigeno.

Con 4-6 litri di ossigeno si raggiunge una concentrazione inspiratoria del 40%. Ulteriori aumenti non sono possibili, a causa delle dimensioni del pallone.

A tal fine, deve essere associato un pallone di riserva. È inoltre possibile introdurre una valvola PEEP, in modo che la ventilazione manuale possa eseguirsi con una PEEP fino a 10 mbar.

## 27.3 Ventilazione postoperatoria

La maggior parte degli interventi non richiede una ventilazione postoperatoria. La respirazione meccanica termina in sala operatoria, dove il paziente viene estubato.

Negli interventi interessanti l'addome superiore ed il torace, possono svilupparsi disturbi della funzione polmonare, che richiedono un temporaneo sostegno respiratorio od una ventilazione controllata.

Una temporanea ventilazione postoperatoria può essere necessaria nelle seguenti condizioni:

- Prolungato effetto degli anestetici;
- Importanti ipotermie;
- Funzioni vitali instabili;
- Interventi di neurochirurgia, di chirurgia toracica e addominale molto estesi;
- Sviluppo, durante l'intervento, di una insufficienza respiratoria importante.

### 27.3.1 Funzione respiratoria nell'immediato postoperatorio

In questa fase, spesso, si sviluppa un disturbo della ventilazione di tipo restrittivo, con riduzione della capacità vitale e della FRC. Il paziente presenta un respiro superficiale o profondo e tosse poco efficace ai fini espettoranti. Gli effetti descritti si evidenziano soprattutto nel caso di interventi in prossimità del diaframma (addome superiore, torace). Alterazioni dell'ossigenazione con riduzione della $p_aO_2$ si verificano nell'immediata fase postoperatoria. Le cause sono gli effetti degli anestetici sulla funzionalità respiratoria, la somministrazione di sedativi od oppiacei, il prolungato effetto di miorilassanti e tremori postoperatori.

La riduzione della $p_aO_2$ può essere corretta dalla somministrazione di ossigeno. La funzione polmonare, nel caso di interventi limitati, si normalizza nell'arco di due ore dopo il termine dell'anestesia.

### 27.3.2 Insufficienza respiratoria postoperatoria

Dopo interventi all'addome superiore od al torace si sviluppano, spesso, alterazioni della meccanica respiratoria e della ventilazione, con riduzione dei volumi polmonari e della FRC. La $p_aCO_2$ può essere aumentata oppure, a causa dell'iperventilazione, ridotta. Significative sono le alterazioni polmonari nella fase postoperatoria precoce, successiva ad interventi all'addome superiore: la capacità vitale forzata e la FEV1 sono ridotte fino al 60%, la FRC fino al 30%. Negli interventi di chirurgia toracica, queste modificazioni sono più accentuate.

**Cause importanti di alterazione della funzione polmonare**

- Limitazione del movimento del diaframma, ad es. per meteorismo, atelettasie, edema polmonare, versamenti;
- Spasmi ed aumento del tono della muscolatura addominale e del diaframma;
- Alterazioni della contrazione del diaframma;
- Limitazione del respiro, dovuta al dolore;
- Ritenzione di secreti, per ispessimento di questi e compromissione del riflesso tossivo.



Nella maggior parte dei pazienti, la funzione polmonare si normalizza in circa 14 giorni. Nei soggetti che invece sviluppano una severa insufficienza respiratoria postoperatoria, sono necessari un sostegno respiratorio od una ventilazione meccanica controllata.

### Fattori di rischio

Frequenza e gravi complicazioni polmonari postoperatorie sono influenzate da alcuni fattori di rischio.

**Fattori di rischio concorrenti allo sviluppo di complicazioni polmonari nel postoperatorio**

- Età avanzata, obesità, abuso di nicotina, riduzione delle capacità immunitarie;
- Preesistenti patologie cardiovascolari, BPCO, edema polmonare;
- Interventi all'addome superiore, al torace ed operazioni di lunga durata;
- Insufficiente preparazione all'intervento.

Le preesistenti patologie polmonari restrittive sono associate a minori complicazioni polmonari postoperatorie rispetto a quelle da ostruzione.

Un'insufficiente mobilizzazione postoperatoria di pazienti con concomitanti patologie polmonari è un fattore di rischio importante per lo sviluppo di insufficienza respiratoria.

### Terapia

Nei pazienti con insufficienza respiratoria postoperatoria possono essere impostate le seguenti opzioni terapeutiche:

- Sufficiente terapia analgesica con adeguati farmaci (oppiacei), eventualmente in combinazione con cateteri peridurali;
- Somministrazione di ossigeno;
- Precoce mobilizzazione;
- Fisioterapia, ginnastica respiratoria;
- Drenaggio di versamenti pleurici;
- Ventilazione non invasiva, ad es. con maschera CPAP.

Nonostante questi provvedimenti, in alcuni pazienti può essere comunque necessaria la ventilazione meccanica controllata.

# Indice analitico

## A

## B



## C

## D



## E

## F



## G



## H



## I

## J



## K



## L



## M



## N

## O



## P

## Q



## R



## S

## T

## U



## V

## W

Finito di stampare nel mese di settembre 2011

FSC
www.fsc.org
MIX
Papier | Fördert
gute Waldnutzung
FSC® C083411

Kolibri 360 GmbH
Ferdinand-Jühlke-Straße 7
99095 Erfurt, Deutschland
produktsicherheit@kolibri360.de